Wie die Natur Ihnen helfen kann. Alle wichtigen Verfahren, um Ihre Erkrankung natürlich selbst zu behandeln.

W0231526

(→ Behandlung durch Kardiologen, gegebenenfalls Operation erforderlich)

- Herzrhythmusstörungen (→ *Herzrhythmusstörungen*, S. 253, oft kardiologische Therapie, z.B. Medikamente, Schrittmacher erforderlich)
- Verengungen der Herzkranzgefäße (→ *Koronare Herzkrankheit*, S. 248)
- Veränderungen des Herzmuskels selbst (nur das soll Thema dieses Kapitels sein)

Die häufigsten Ursachen für die Herzmuskelschwäche sind **Bluthochdruck** und **Koronare Herzkrankheit**.

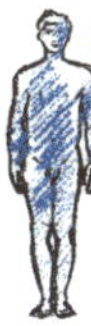

Symptome

Woran ist eine Herzmuskelschwäche zu erkennen?

Bei *Rechtsherzinsuffizienz*:

- Schnelles Herzschlagen, Herzrhythmusstörungen
- Lebervergrößerung, Aszites (Bauchwassersucht), gestaute Halsvenen, Rippenfellerguß
- Ödeme (Wasseransammlung in den Beinen), nächtliche Harnflut (Nykturie)

Bei *Linksherzinsuffizienz*:

- Schneller Herzschlag, Herzrhythmusstörungen
- Luftnot bei körperlichen Belastungen und/oder in Ruhe, Reizhusten, Blaufärbung der Lippen (Zyanose), Lungenödem (Wasser in der Lunge)

Nicht selten sind Links- und Rechtsherzinsuffizienz kombiniert (Globalinsuffizienz).

Woran kann man die Krankheit erkennen?

Diagnostik und schulmedizinische Therapie

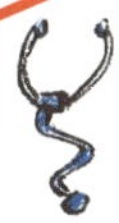

Das sollte Ihr Arzt wissen!

Was können Sie als Patient vom Arzt erwarten?

Der Arzt erkennt die Herzinsuffizienz an den vom Patienten geschilderten Beschwerden und den bei der körperlichen Untersuchung erhobenen Befunden. Mit Ultraschalluntersuchungen des Herzens (Echokardiographie) kann die Herzmuskelschwäche bestätigt und genauer bewertet werden. Bei schwerer Herzinsuffizienz ist eine medikamentöse Behandlung zur Entlastung des Herzens unvermeidlich - es sei denn, die Ursache der Herzinsuffizienz kann beseitigt werden (z.B. bei einem Herzklappenfehler durch Operation).

Naturheilkundliche Therapie

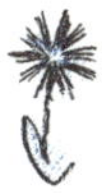

Einer Behandlung mit Naturheilverfahren sind die Stadien I und II zugänglich, gegebenenfalls unterstützend Stadium III. Die Stadien III und IV gehören auf jeden Fall in fachärztliche Behandlung!

Was sollten Sie als Patient tun?

- ▶ Entlastung durch richtige **Ernährung**.
- ▶ Richtig dosierte **Bewegung**.
- ▶ **Ordnungstherapeutische Hinweise** beachten.
- ▶ Unterstützung durch weitere Naturheilverfahren (z.B. Pflanzenheilkunde, Homöopathie).

Was Sie selbst tun können!

Stadien der Herzmuskelschwäche

Es werden vier Stadien der Herzinsuffizienz (sogenannte NYHA-Stadien) unterschieden:

▶ **Stadium I**: Durch geeignete Untersuchungsmethoden wird eine beginnende Herzinsuffizienz festgestellt, die jedoch keine Beschwerden bereitet.

▶ **Stadium II**: Leichte Beschwerden bei normaler Belastung, die Leistungsfähigkeit ist gering gemindert (z.B. Luftnot nach Treppensteigen über 3 Stockwerke bei Ausschluß anderer Ursachen).

▶ **Stadium III**: Deutliche Beschwerden bei normaler Belastung, die Leistungsfähigkeit ist erheblich eingeschränkt (z.B. Luftnot nach 5 Treppenstufen).

▶ **Stadium IV**: Beschwerden bereits in Ruhe.

Schmiedel/Augustin

Handbuch Naturheilkunde

W0244279

Handbuch Naturheilkunde

Methoden
Anwendung
Selbstbehandlung

Von Dr. med. Volker Schmiedel
und Dr. med. Matthias Augustin

Mit 180 Abbildungen und 34 Tabellen

HAUG

Karl F. Haug Verlag · Heidelberg

Die Deutsche Bibliothek - CIP-Einheitsaufnahme

Schmiedel, Volker:
Handbuch Naturheilkunde : Methoden, Anwendung, Selbstbehandlung / von Volker Schmiedel und Matthias Augustin. - Heidelberg : Haug, 1997
(Homöopathie und biologische Medizin)
ISBN 3-7760-1624-8

Alle in diesem Buch enthaltenen Angaben und Daten wurden von den Autoren nach bestem Wissen erstellt und vom Verlag mit größtmöglicher Sorgfalt überprüft. Dennoch sind inhaltliche Fehler nicht völlig auszuschließen. Daher erfolgen die Angaben usw. ohne jegliche Verpflichtung oder Garantie des Verlages oder der Autoren. Beide übernehmen keinerlei Verantwortung und Haftung für etwa vorhandene inhaltliche Unrichtigkeiten.

© 1997 Karl F. Haug Verlag, Hüthig GmbH, Heidelberg

Alle Rechte, insbesondere die der Übersetzung in fremde Sprachen, vorbehalten. Kein Teil dieses Buches darf ohne schriftliche Genehmigung des Verlages in irgendeiner Form - durch Photokopie, Mikrofilm oder irgendein anderes Verfahren - reproduziert oder in eine von Maschinen, insbesondere von Datenverarbeitungsmaschinen, verwendbare Sprache übertragen oder übersetzt werden.
All rights reserved (including those of translation into foreign languages). No part of this book may be reproduced in any form - by photoprint, microfilm, or any other means - nor transmitted or translated into a machine language without written permission of the publisher.

ISBN 3-7760-1624-8

Die Abbildungen 22, 23 (Seite 71) und die Abbildungen 51 bis 54 (Seite 194 ff.) wurden dem Verlag mit freundlicher Genehmigung der Habichtswaldklinik Ayurveda, Kassel, zur Verfügung gestellt.

Konvertierung und Satz: Wolfgang Seidel, Kommunikationsservices, 76855 Annweiler
Druck: Druckhaus Darmstadt GmbH, 64295 Darmstadt
Buchbinderische Verarbeitung: Fikentscher, 64295 Darmstadt

Willst Du das Land in Ordnung bringen,
mußt Du erst die Provinzen in Ordnung bringen.

Willst Du die Provinzen in Ordnung bringen,
mußt Du die Städte in Ordnung bringen.

Willst Du die Städte in Ordnung bringen,
mußt Du die Familien in Ordnung bringen.

Willst Du die Familien in Ordnung bringen,
mußt Du die eigene Familie in Ordnung bringen.

Willst Du die eigene Familie in Ordnung bringen,
mußt Du Dich in Ordnung bringen.

(Orientalische Weisheit)

Inhalt

Beschwerden und Behandlung (Therapieteil)

Informationsteil

Geleitwort

Wir leben in einer Zeit großer Veränderungen, die sich in besonderer Weise auch im Bereich der Medizin vollziehen. Der Glaube an die Allmacht moderner Therapie ist im Schwinden begriffen und gleichzeitig das Vertrauen in die Naturheilkunde gewachsen. Dieses Umdenken findet vor allem im Bereich der „Nicht-Therapeuten“ statt, d.h. Laien sind kritischer geworden, selbständiger, sehr interessiert an Information und entwickeln mit großer Phantasie – man kann z.T. sogar sagen, mit recht guten Kenntnissen – eigene Ideen, wie man der betreffenden Krankheit doch vielleicht Herr werden könnte. Und dies immer wieder unter Einbeziehung der Naturheilkunde oder sogar durch einen vollständigen Wechsel von der Schulmedizin zur Naturheilkunde.

So sehr man einerseits diese Entwicklung begrüßen kann, gibt sie doch manchmal auch Anlaß zur Sorge. Denn der Laie ist oft überfordert und kennt nicht immer die Grenze des Machbaren. Andererseits sind seine Informationen von Zufälligkeiten geprägt. Er kann keinen Überblick über das riesige Gebiet der Medizin mit all ihren Facetten haben. Nicht einmal wir Ärzte oder Heilpraktiker sind dazu in der Lage. Was not tut, ist ein unvoreingenommener Berater, der in nicht zu ausführlicher Form sinnvolle Wege aufzeigt.

Ein einzelner ist dazu auch nicht in der Lage. Nur eine Gruppe von Fachleuten kann eine solche Aufgabe einigermaßen kompetent übernehmen.

Das vorliegende Buch erfüllt solche Anforderungen in sehr erfreulicher Weise und kann allen empfohlen werden, die Wegweiser in schwierigen Situationen suchen.

So möchte ich diesem Werk eine größtmögliche Verbreitung sowohl in Laien- als auch in Ärztekreisen wünschen. Denn wer weiß schon alles? Auch wir Ärzte müssen uns in schwierigen Situationen hin und wieder ins Gedächtnis rufen, welche weiteren Naturheilverfahren noch sinnvoll eingesetzt werden können. Ebenso wichtig ist es zu wissen, was man dem interessierten Patienten als Lektüre empfehlen kann.

Die Carstens-Stiftung und ihre Fördergemeinschaft NATUR UND MEDIZIN versuchen seit vielen Jahren, ein vernünftiges Miteinander von Hochschulmedizin und Naturheilkunde herbeizuführen: durch wissenschaftliche Forschung zum Nachweis der Wirksamkeit von Homöopathie, Heilpflanzen und anderen Naturheilverfahren, durch Finanzierung von Vorlesungen über Homöopathie und Naturheilverfahren an den Universitäten und durch intensive Öffentlichkeitsarbeit zur Information der interessierten Bürger in unserem Land.

Gerade das letztgenannte Anliegen wird durch das vorliegende Buch in sinnvoller Weise unterstützt. Ich bin sicher, es wird größte Beachtung auf dem Buchmarkt finden.

Bonn, im August 1997

Veronica Carstens

Vorwort und Danksagung

Aus vielen Gesprächen mit unseren Patienten haben wir erfahren, daß ein großer Bedarf an guter naturheilkundlicher Literatur besteht. Mittlerweile gibt es zu vielen Naturheilverfahren bzw. Erkrankungen auch verständliche und differenzierte Bücher – am Ende der meisten Kapitel haben wir daher eine Auswahl geeigneter Literatur aufgeführt. Eine umfassende Darstellung der Grundlagen der Naturheilkunde, aller wichtigen Verfahren und praktischer Anwendungshinweise bei den verschiedensten Erkrankungen existiert unseren Wissens bisher nicht. Ein solches Buch muß verständlicherweise einen Umfang von mehreren hundert Seiten aufweisen, wenn es nicht oberflächlich sein soll. Wir hatten Glück, einen Verlag zu finden, der das Erscheinen des vorliegenden Werkes in jeder erdenklichen Weise gefördert hat.

Wir wollten ein Buch schreiben, welches die einzelnen Naturheilverfahren umfassend erklärt – und zwar so, daß der Laie sofort mit der Selbstbehandlung beginnen kann (z.B. bei der Kneippschen Therapie oder bei der Einnahme von Nahrungsergänzungspräparaten) oder weiß, was ihn beim Fachtherapeuten erwartet (z.B. beim Neuraltherapeuten oder beim klassischen Homöopathen). Darüber hinaus sollten zu einer Vielzahl von Krankheiten – vom grippalen Infekt bis zu Krebserkrankungen – allgemeine Informationen (z.B. auch zur schulmedizinischen Diagnostik und Therapie) und vor allem die natürlichen Behandlungsmöglichkeiten vermittelt werden.

Kritiker der einen Seite werden vielleicht einwenden, daß wir zuviel schulmedizinische Erklärungen gegeben haben, daß wir die Erfolgsaussichten der Naturheilverfahren zu zurückhaltend geschildert und immer wieder auf deren Grenzen hingewiesen haben. Kritiker der anderen Seite werden möglicherweise bemängeln, daß in diesem Buch auch Verfahren dargestellt werden, die teilweise noch umstritten sind (z.B. Bach-Blüten-Therapie). Auch bei den Therapieempfehlungen ist längst noch nicht alles wissenschaftlich abgesichert, sondern beruht zum Teil auf erfahrungsheilkundlichen Erkenntnissen. Wir meinen jedoch, daß in dieses Buch beides hineingehört. Es ist gut, daß Gefäßkranke schon seit Jahren Vitamin E in hohen Dosen zu sich nehmen, auch wenn die Wissenschaft erst jetzt langsam die ersten Hinweise auf einen Nutzen einer solchen Therapie belegen kann. Wenn eine Therapie sehr nebenwirkungsarm und kostengünstig ist, darf unserer Meinung nach auch damit behandelt werden, bevor sie wissenschaftlich bis ins Letzte abgesichert ist - vorausgesetzt Behandlungserfolge sind zumindest plausibel und erfahrungsmedizinisch belegt.

Es gibt nicht eine Naturheilkunde und eine Schulmedizin, es gibt nur **eine** Medizin. Die Polarität, die in den Medien immer wieder zu beobachten ist, ist künstlich. Eine Trennung beider Facetten ein und derselben Medizin wird den Erfordernissen einer modernen Therapie komplexer Erkrankungen nicht gerecht. Sie wird lediglich von Hardlinern beider Seiten künstlich aufrechterhalten. Eine ganzheitliche Synthese von Naturheilkunde und Schulmedizin ist ein wesentlicher Bestandteil einer modernen, dem Patienten zugewandten Medizin. Deshalb haben wir in diesem Buch auch beide Aspekte berücksichtigt, wobei natürlich – wie der Titel ja verheißt – der Schwerpunkt im Bereich der Naturheilkunde liegt.

Wir hoffen, daß Sie als naturheilkundlich interessierter Leser, für den das Buch in erster Linie geschrieben ist, von den umfangreichen Informationen und Empfehlungen profitieren werden. Vielleicht werden Sie es nicht nur mit Gewinn, sondern auch ein wenig mit Lust lesen, wenn Sie in einzelnen Kapiteln einmal nur „schmökern".

Wir würden uns auch wünschen, mit Ihnen in einen konstruktiven Dialog zu treten. Wenn Ihnen das eine oder andere nicht gefällt, wenn Sie meinen, weitere Naturheilverfahren oder Erkrankungen gehören unbedingt in die nächste Auflage hinein, so zögern Sie bitte nicht, uns dies wissen zu lassen. Wir sind an einer stetigen Verbesserung dieses Buches, welches niemals vollständig oder gar fertig sein kann, stark interessiert und benötigen dafür Ihre Mithilfe.

Abschließend möchten wir den vielen Menschen danken, ohne die ein solches Werk nicht entstehen kann. In erster Linie danken wir den Mitarbeitern des Karl F. Haug Verlages, die unser Konzept sofort verstanden und dessen Umsetzung in die Realität mit allen ideellen und materiellen Möglichkeiten gefördert haben.

An erster Stelle seien hier Florian Fischer, Rolf Lenzen und Dr. Michael Golenhofen zu nennen, die durch einen ständigen Gedankenaustausch und regelmäßige Treffen mit uns die Gestaltung des Inhalts und der Aufmachung entscheidend gefördert haben, außerdem Frau Metzger, Frau Mensing, Frau Schäffner und Herr Geiss, die durch ihre Mitarbeit am raschen Erscheinen des Buches in dieser Form beteiligt waren.

Wir danken darüber hinaus

Herrn Ananda Chopra, Arzt, Kassel, für die Mitarbeit am Kapitel *Ayurveda*

Herrn Dr. Heinz Grombach, Diplom-Pyschologe, Bad Berleburg, für die Mitarbeit am Kapitel *Autogenes Training*

Herrn Markus Hoffmann, Apotheker, Fulda, für die Mitarbeit an der *Nährstoffliste*

Herrn Uwe Schwan, Diplom-Sportlehrer, Bad Berleburg, für die Mitarbeit an den Kapiteln *Bewegungstherapie* und *Muskelentspannungstraining*.

Herrn Bruno Vonarburg, Teufen, Schweiz, für die Überlassung der Heilpflanzenfotos.

Zu besonderem Dank sind wir Frau Dr. Veronica Carstens verpflichtet, die durch ihre Arbeit in der Carstens-Stiftung die Naturheilkunde bereits nach Kräften fördert und für unser Buch freundlicherweise ein sehr wohlwollendes Geleitwort gefunden hat.

Kassel / Freiburg, August 1997

Dr. Volker Schmiedel,
Dr. Matthias Augustin

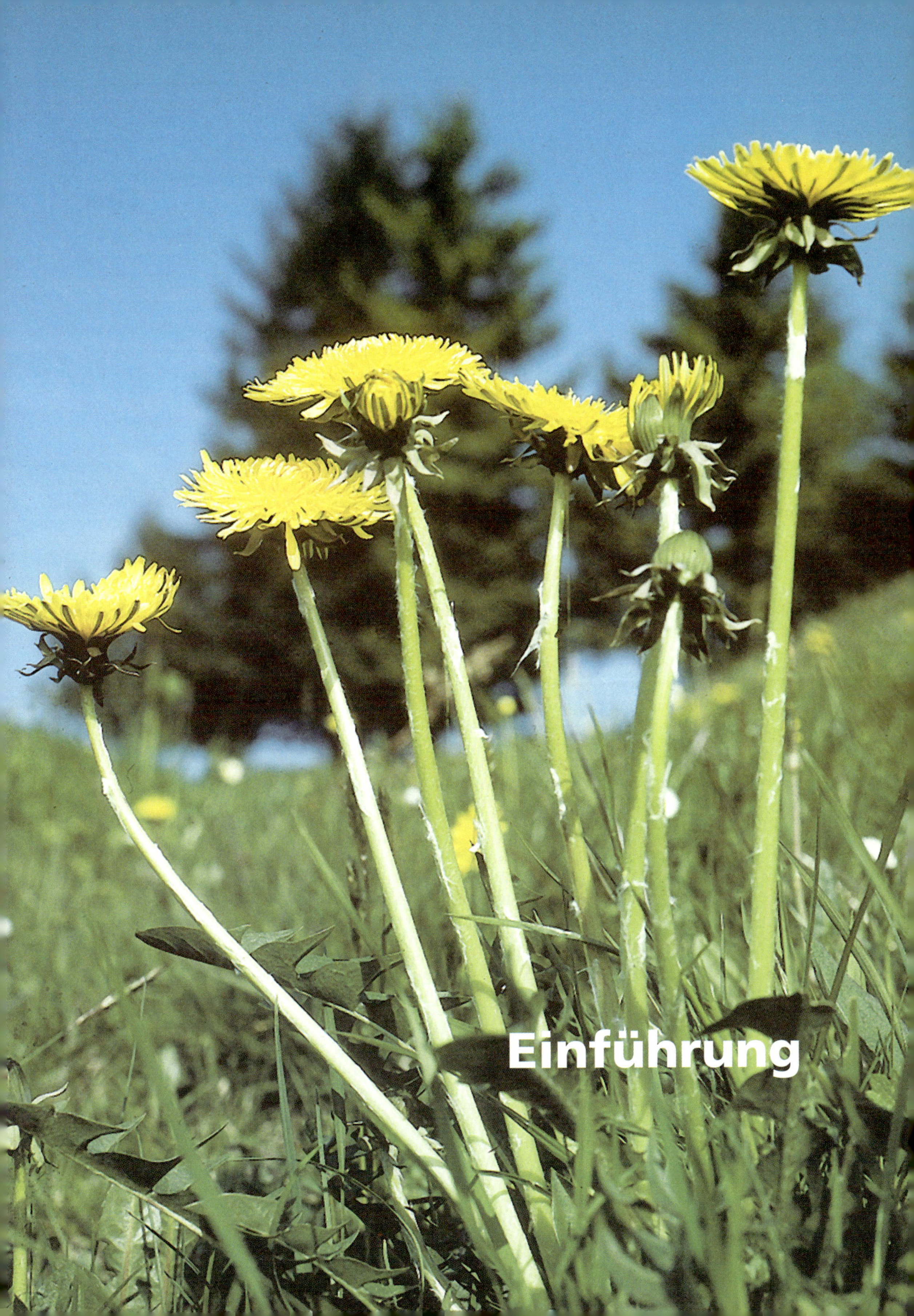

Einführung

Was ist Naturheilkunde?

Einleitend möchten wir gleich darauf hinweisen, daß es **die** Naturheilkunde, unter der alle dasselbe verstehen, eigentlich gar nicht gibt – es existiert keine präzise, einheitliche Definition. Dieser Tatsache sollte man sich stets bewußt sein, wenn von Naturheilkunde die Rede ist.

In diesem Buch werden folgende Begriffe verwendet:

Zur **Naturheilkunde** gehören die Naturheilverfahren und ganzheitliche diagnostische Methoden sowie die zugrundeliegenden theoretischen Erklärungsmodelle.

Naturheilverfahren sind medizinische Heilverfahren, die der Vorbeugung, Linderung oder Heilung von Krankheiten dienen, wobei die selbstregulativen Kräfte des Organismus angesprochen werden. Die Fähigkeit des Organismus, seine Gesundheit zu erhalten oder wiederherzustellen, bezeichnen wir als selbstregulative Kräfte. Die Naturheilverfahren sind überwiegend „natürlichen Ursprungs" (z.B. Pflanzenheilkunde, Kneippsche Wasseranwendungen, Ernährungstherapie).

Ganzheitliche diagnostische Methoden (z.B. Elektroakupunktur nach Voll, Regulationsthermographie nach Rost) erbringen Informationen über den Zustand der selbstregulativen Kräfte des Organismus. Während die in der Medizin üblichen diagnostischen Verfahren meist einen Ist-Zustand beschreiben (z.B. Kaliumgehalt des Blutes, aktuelle Herzfrequenz), spiegeln die meisten ganzheitlichen Methoden die Reaktion des Organismus auf einen gegebenen Reiz (z.B. Kältereiz) wider. Sie geben daher Auskunft über den funktionellen Zustand des Organismus bzw. seiner Teile.

Erfahrungsheilkunde: Soweit die Wirksamkeit der Naturheilverfahren nicht mit strengen, naturwissenschaftlichen Methoden bewiesen wurde, werden diese dem Bereich der Erfahrungsheilkunde zugerechnet. Einige Verfahren entziehen sich aus methodischen Gründen einer statistisch-wissenschaftlichen Bewertung, was aber nicht heißt, daß sie unwirksam sind. Die Wirksamkeit ist oft von der individuellen Situation des Patienten und den Erfahrungen des Therapeuten abhängig. Dies macht es mitunter schwierig, auch eindeutige Therapieerfolge an größeren Patientengruppen statistisch abzusichern (z.B. Homöopathie). Andere Verfahren sind aufgrund der überzeugenden Grundlagenforschungen von Biochemikern, Physiologen und Physikern sowie der eindeutigen klinischen Ergebnisse gerade dabei, aus der Erfahrungsheilkunde herauszutreten, um in die etablierte Medizin aufgenommen zu werden (z.B. Akupunktur).

Ganzheitsmedizin ist eine Medizin, die den Patienten nicht nur in isolierten Organ- oder Geistesfunktionen sieht, sondern im Zusammenhang mit seinem körperlichen, geistigen und seelischen Befinden sowie seiner Umwelt. Krankheit ist dann nicht nur ein möglichst rasch zu reparierender Defekt, sondern unter Umständen ein für den Lebensweg des Patienten notwendiges Geschehen mit Symbol- und Signalcharakter. Es geht daher in der ganzheitlichen Medizin nicht allein um die Beseitigung von Defekten, sondern um das Auffinden von Ursachen und um das Verständnis dieser Symbolbotschaften. In diesem Sinne kann auch ein Universitätskliniker, der Naturheilverfahren sehr skeptisch gegenüber steht, ein guter ganzheitlich behandelnder Arzt sein. Ein Therapeut, der beispielsweise fast ausschließlich Elektroakupunktur nach Voll anwendet, dabei die Ernährung oder das soziale Umfeld des Patienten außer acht läßt, ist dagegen kein ganzheitlich behandelnder Arzt, auch wenn er Experte auf seinem Spezialgebiet sein mag. Ein ganzheitlich behandelnder Therapeut bedient sich aber schon überwiegend naturheilkundlicher Verfahren, da diese der Komplexität von Krankheit eher gerecht werden können und in der Regel auf einer regulativen, die Selbstheilung fördernden Ebene ansetzen.

Schwierigkeiten der Abgrenzung

Wann ist ein Verfahren naturheilkundlich?

So einleuchtend diese Definitionen sein mögen, so wenig können sie in der Praxis befriedigen.

Beispiele:

- Die Impfung mit einem gentechnisch hergestellten Hepatitis-Impfstoff wirkt vorbeugend durch eine Aktivierung des körpereigenen Immunsystems, spricht also die selbstregulativen Kräfte an.
- Bei der Behandlung einer eitrigen Mandelentzündung mit dem Antibiotikum Penicillin bedient man sich eines Stoffes natürlichen Ursprungs – Penicillin entstammt einem Schimmelpilz.

Trotzdem die Definitionskriterien für Naturheilverfahren erfüllt sind, dürfte Einigkeit darüber herrschen, in beiden Fällen nicht von Naturheilverfahren zu sprechen. Andererseits haben einige Methoden in der Naturheilkunde mittlerweile einen derart hohen Grad der Technisierung erfahren, daß es selbst manchen Naturheiltherapeuten schwerfällt, solche Verfahren noch als „natürlich" einzustufen. Als Beispiel, wie selbst innerhalb eines unstrittig als Naturheilverfahren anerkannten Verfahrens eine Abgrenzung dessen, was noch Naturheilkunde ist, Schwierigkeiten bereitet, sei die Pflanzenheilkunde (Phytotherapie) genannt:

- Ein Teeaufguß mit Johanniskraut zur Behandlung einer leichten Depression ist sicher eine natürliche Therapie.
- Die Behandlung mit einfachen pharmazeutischen Zubereitungen (z.B. alkoholischer Auszug aus Keuschlammfrüchten zur Behandlung von Menstruationsstörungen) sollte auch noch unter eine natürliche Phytotherapie fallen.
- Isoliert man jedoch einen einzelnen Wirkstoff einer Pflanze (z.B. Azulen aus der Kamille) oder stellt einen solchen synthetisch her, so ist es schon etwas fraglich, ob man in solchen Fällen noch von einer natürlichen Phytotherapie reden darf.
- Werden sehr stark wirkende Pflanzen oder aus ihnen gewonnene Stoffe zur Therapie genutzt (z.B. Opium-Tinktur bei Schmerzzuständen, Colchicin aus der Herbstzeitlosen zur Behandlung eines akuten Gichtanfalles), so fällt dies immer noch unter Pflanzenheilkunde. Im engeren Sinn ist das aber sicher keine Naturheilkunde mehr.

Gerade die letzten beiden Punkte machen deutlich, daß der Übergang von einer natürlichen Pflanzenheilkunde zu einer schulmedizinisch orientierten Therapie mit Pharmaka durchaus fließend ist. In der Tat sind auch die meisten Pharmaka auf Pflanzenstoffe zurückzuführen (z.B. ist die Acetylsalicylsäure des Aspirin® eine chemisch nur wenig veränderte Substanz, die in der Weidenrinde vorkommt).

Ein anderes Beispiel mag verdeutlichen, daß ein und dieselbe therapeutische Maßnahme je nach Zielsetzung Schulmedizin oder Naturheilkunde sein kann:

- Wenn ein Zahnarzt mit einem Lokalanästhetikum (z.B. Procain, Lidocain) einen Zahn anspritzt, um eine Betäubungswirkung zu erzielen, weil er diesen bohren oder herausziehen möchte, so handelt er schulmedizinisch.
- Wenn ein Zahnarzt mit einem Lokalanästhetikum einen Zahn anspritzt, um herauszufinden, ob dieser Zahn im neuraltherapeutischen Sinne ein Störfeld für einen vielleicht weit davon entfernten Krankheitsprozeß darstellt, so handelt er naturheilkundlich.
- Wird ein Zahn gezogen, weil er stark kariös und nicht mehr zu retten ist, so ist das Schulmedizin.
- Wird ein Zahn gezogen, weil er durch entsprechende Testung als ein Störfeld identifiziert wurde, so ist selbst ein solcher operativer Eingriff angewandte Naturheilkunde.

Diese Beispiele mögen Sie jetzt vielleicht verwirren, wir halten die ausführliche Schilderung dieser schwierigen Sachverhalte aber für notwendig, weil ein solch komplexes Gebiet, wie es die Naturheilkunde mit ihren zahlreichen verschiedenen Verfahren und diagnostischen Methoden nun einmal darstellt, nicht ganz einfach beschrieben werden kann. Aus unzulässigen Vereinfachungen resultieren auch viele Mißverständnisse und Vorurteile in bezug auf die Naturheilkunde.

Es mag aber tröstlich sein, daß das Fehlen einheitlicher Definitionen nicht daran hindert, erfolgreich zu behandeln.

Vorurteile gegenüber der Naturheilkunde – Vorurteile in der Naturheilkunde

In der Bevölkerung, vor allem aber unter der schulmedizinisch orientierten Ärzteschaft, gibt es auch heute noch viele, die der Naturheilkunde insgesamt sehr skeptisch bis ablehnend gegenüberstehen. Die Gründe dafür sind sehr vielfältig:

- Bis vor kurzem wurde die Naturheilkunde offiziell nicht an der Universität gelehrt. Ein Arzt konnte also seine Ausbildung erfolgreich beenden, ohne je etwas von Naturheilkunde gehört zu haben – abgesehen von gelegentlich in Vorlesungen eingeflossenen negativen Bemerkungen mancher Dozenten. Erst ab 1993 gehört die Naturheilkunde zum Gegenstandskatalog der ärztlichen Prüfungen und muß daher auch an den Universitäten gelehrt werden. Weder der Umfang der Prüfungsfragen, noch der Lehrveranstaltungen sind sehr groß, so daß diesem Umstand nicht mehr (aber auch nicht weniger) als symbolische Bedeutung zukommt.
- Vorurteile pflegen sich in der Regel recht lang zu halten: Überkommene Lehrmeinungen sterben erst dann aus, wenn diejenigen, die sie verbreiten **und** deren Schüler gestorben sind (oder nicht mehr ärztlich tätig sind).
- Einige Mediziner, die sich meist wissenschaftlich orientiert nennen, sind in ihrer Ablehnung der Naturheilkunde so fixiert, daß sie gewissermaßen mit Blindheit geschlagen sind. Sie lehnen fast alle Naturheilverfahren ab. Lediglich die Naturheilverfahren, an deren Wirksamkeit seit Jahrzehnten keine wissenschaftlich begründeten Zweifel mehr bestehen, deren Wirkprinzipien auch von der Grundlagenforschung mittlerweile weitgehend geklärt sind und die sich mittlerweile in weitem Umfang in Kliniken und Praxen etabliert haben, finden vor ihren Augen Anerkennung (z.B. Bewegungstherapie, Kneippsche Therapie). Alle anderen Verfahren werden abgelehnt oder sogar in einer Weise bekämpft, die teilweise recht fanatische Züge annimmt. Diese Ablehnung wird mit theoretischen, sogenannten wissenschaftlichen Argumenten begründet. Allerdings werden selbst strenge, wissenschaftlichen Kriterien genügende Studien, die die Wirksamkeit eines Verfahrens bei einer Krankheit eindeutig belegen, in der Regel nicht zur Kenntnis genommen (daher die Bezeichnung „Blindheit"). Es wird dann stets auf die fehlende Kenntnis des Wirkprinzips hingewiesen. Beispiel: In der Akupunktur gibt es inzwischen so zahlreiche, gute wissenschaftliche Studien, die deren Wirksamkeit belegen, daß unter seriösen Medizinern, die wissenschaftlichen Prinizipien folgen, kein Zweifel mehr an einer Wirksamkeit der Akupunktur bei bestimmten Erkrankungen besteht. Wie Akupunktur aber nun wirkt, kann heute noch nicht genau gesagt werden. Auch in der Schulmedizin werden aber seit langem Verfahren und Medikamente erfolgreich angewendet, deren genaues Wirkprinzip noch nicht bekannt ist. So wurde jahrzehntelang ASS (Aspirin®) zur Behandlung von Schmerzen, Entzündungen oder Fieber eingesetzt, ohne daß bekannt war, wie es genau wirkt.
- Viele Mediziner sind zwar nicht mit Blindheit geschlagen, tragen aber gewissermaßen Scheuklappen und können nicht über deren Rand hinaussehen. Ihr Blick ist fixiert auf das, was sie in der Universität gelernt haben. Neue Erfahrungen werden nur zur Kenntnis genommen, wenn sie vom etablierten System akzeptiert worden sind. Da sie keine eigenen Erfahrungen auf dem Gebiet der Naturheilkunde sammeln (wollen), können sie natürlich auch keine guten Erfahrungen sammeln. Gelegentlich sehen sie jedoch Patienten, die nach Mißerfolgen mit Naturheilverfahren oder sogar nach Komplikationen oder Schäden nach Kunstfehlern, die wie bei jeder medizinischen Therapie selbstverständlich auch bei Naturheiltherapeuten vorkommen können, zu ihnen kommen. Aus einer solchen negativen Auswahl – die guten Behandlungserfolge sehen sie ja nicht, da sie von den erfolgreich Behandelten in der Regel nicht aufgesucht werden – leiten sie ihre Beurteilung der Naturheilkunde ab.
- Andererseits muß vielen Befürwortern der Naturheilkunde der Vorwurf gemacht werden, die Medizin mit einer getönten Brille zu betrachten. Mit einem rosa

gefärbten Glas betrachten sie die Naturheilkunde, mit einem schwarzen Glas die sogenannte Schulmedizin. Eigene schlechte Erfahrungen mit der etablierten Medizin, positive Erfahrungen mit der Naturheilkunde sowie ideologische Sichtweisen (z.B. Naturphilosophie, Esoterik) ermöglichen einen solchen „getönten Blick", der unter Naturheiltherapeuten, mehr aber noch unter Patienten verbreitet ist. Es besteht hier immer die große Gefahr, daß die Kritikfähigkeit gegenüber den favorisierten Verfahren schwindet. Mangelnde Kritikfähigkeit und daraus entstehende Fehleinschätzungen können aber durchaus Schäden zur Folge haben:

– Eine notwendige schulmedizinische Behandlung kann unterbleiben (z.B. Hüftgelenksersatz bei vollständig abgenutztem Knorpel mit ständigen Schmerzen und Fehlbelastungen wird abgelehnt - Gefahr weiterer Schäden durch Immobilisation und Fehlbelastungen; eine Cortisontherapie im schweren asthmatischen Schub wird aus ideologischen Erwägungen abgelehnt, was für den Patienten lebensgefährlich sein kann).

– In einer unkritischen Verblendung wird alles für gut gehalten, was das Etikett „natürlich" trägt. Es wird nicht mehr hinterfragt, ob die besagte Therapie prinzipiell wirksam oder – wenn sie das ist – ob sie auch im individuellen Fall wirksam ist.

– Viele Patienten mit einer solch unkritischen Sichtweise wenden sich besonders gern sehr exotischen oder sehr aufwendigen technischen Verfahren zu.

– Aus ideologischen Gründen erhoffen sie sich von fremdartigen medizinischen Methoden den größten Erfolg. Je weiter ein solches Verfahren von der Schulmedizin, aber auch von in Europa seit langem bewährten Naturheilverfahren entfernt ist, desto größer scheint deren Attraktivität für manche Menschen zu sein (z.B. chinesische Moxibustion und Kräutermedizin, tibetanische Medizin, indianische Schamanenmedizin). Wir möchten an dieser Stelle nicht falsch verstanden werden und kritisieren mit diesem Hinweis keineswegs die erwähnten Verfahren (für die chinesische Kräutermedizin gibt es inzwischen sogar einige überzeugende wissenschaftliche Studien, die deren Wirksamkeit bei bestimmten Erkrankungen belegen). Wir trauen uns eine Kritik dieser Verfahren auch gar nicht zu, da wir mit diesen nicht genügend vertraut sind. Wir sind aber auch der Überzeugung, daß viele gesundheitliche Störungen mit einfachen, zugegebenermaßen unspektakulären Maßnahmen wie Kräutertees, Umstellung der Ernährung oder Ordnungstherapie mindestens ebenso erfolgreich – und in der Regel preiswerter – zu behandeln sind wie mit exotischen, sensationell anmutenden Heilmethoden.

– Ähnlich ist unsere Kritik an den Menschen, die der Faszination hochtechnisierter Naturheilverfahren erliegen (z.B. Sauerstoffmehrschrittherapie, Ozonisierung des Blutes, Elektroakupunktur nach Voll). Auch hier richtet sich unsere Kritik nicht gegen eine mangelnde Wirksamkeit dieser Methoden, die damit gar nicht negativ beurteilt werden soll. Im Einzelfall mag es durchaus angebracht sein, auch auf ein aufwendiges Verfahren wie die Elektroakupunktur zurückzugreifen, wenn ein besonders komplexes Krankheitsgeschehen vorliegt oder aber einfache Therapiemöglichkeiten ausgeschöpft worden sind, ohne daß ein nennenswerter Erfolg eingetreten ist. In der Regel wird man sich eines solchen Verfahrens aber nicht als erstes bedienen. Therapeut und Patient sollten sich auch stets darüber bewußt werden, daß auch technische, computerisierte Verfahren nur Hilfsmittel darstellen. Sie können unter Umständen entscheidende diagnostische und therapeutische Weichen stellen, sind aber auch nicht unfehlbar. Gerade diagnostische Hilfsmittel liefern zwar viele Informationen, die aber mitunter recht schwer zu interpretieren sind. **Jedes Verfahren ist nur so gut wie derjenige, der damit umgeht!** Wenn ein Naturheiltherapeut z.B. allein aus einem einzigen Bluttest dem Patienten das Vorliegen einer Krebskrankheit diagnostiziert, so ist das sicherlich eine Überinterpretation und stellt unserer Meinung nach ein unverantwortliches Verhalten dar! Jeder Patient sollte sich seine Kritik- und Urteilsfähigkeit bewahren und sich bei fragwürdigen Diagnosen oder Therapievorschlägen zusätzliche Meinungen von anderen Naturheiltherapeuten und gegebenenfalls von Schulmedizinern, die der Naturheilkunde offen gegenüberstehen, einholen.

– Eine weitere Gefahr besteht bei unkritischen Patienten darin, daß sie sich leicht von unseriösen Therapeuten – die es nicht nur im Naturheilbereich, aber eben auch dort gibt – zu unnötigen, teuren und teilweise auch gefährlichen Maßnahmen überreden lassen. Die Grenze zwischen seriösen Therapeuten und Scharlatanen ist fließend. Niemand kann einen Scharlatan sicher als solchen identifizieren, aber besondere Vorsicht ist immer dann angebracht, wenn bereits zu Beginn der Behandlung einer bisher kaum zu beeinflussenden Erkrankung überzogene Erwartungen geweckt und Heilungen versprochen werden. Jemand, der z.B. bei Krebs – unabhängig von der Art des Krebses – 90%ige Heilungsraten „vorweist", ist nicht nur unglaubwürdig, sondern unseriös und gefährlich! „Wunderheilungen" gibt es nicht und wenn es sie doch gibt, so geschehen sie nicht im Rahmen einer überprüfbaren Naturheilkunde, sondern auf einer anderen Ebene.

Naturheilkundliche Diagnostik- und Therapieverfahren

Welche Verfahren gibt es?

Naturheilkundliche Therapeuten bieten mittlerweile eine unüberschaubare Fülle von Verfahren an, die einer ganzheitlichen, natürlichen Diagnostik und Therapie dienen sollen. Viele Verfahren haben darüber hinaus „Spezialdisziplinen" entwickelt, die sich teilweise zu eigenständigen Verfahren entwickelt haben und deren Anwender mitunter von den Anwendern des ursprünglichen, „klassischen" Verfahrens heftig bekämpft werden. All dies trägt nicht gerade zur Verbesserung der Übersichtlichkeit bei. Eine umfassende Darstellung der im weiteren Sinne naturheilkundlichen Verfahren zeigt die folgende Übersicht.

Übersicht über die Naturheilverfahren

▶ Anthroposophische Medizin

▶ Homöopathie

- Klassische Homöopathie
- Komplexmittelhomöopathie
- Antihomotoxische Therapie
- Isopathie
- Nosoden
- Spagyrik
- Biochemie nach Schüssler

▶ Phytotherapie (Pflanzenheilkunde)

- Aromatherapie
- Bach-Blüten-Therapie (könnte man auch der Homöopathie zuordnen)

▶ Kneippsche Therapie mit Hydrotherapie (Wasseranwendungen), Phytotherapie, Bewegungstherapie, Ernährungstherapie, Ordnungstherapie

▶ Enzymtherapie

▶ Neuraltherapie

▶ Ausleitende Verfahren

▶ Ernährungstherapie

- Vollwerternährung
- Haysche Trennkost
- Vegetarische Ernährung
- Zahlreiche weitere Kostformen
- Orthomolekulare Therapie (Nahrungsergänzung, Nährstofftherapie)

▶ Heilfasten

- Buchinger-Heilfasten
- Molkefasten
- Saftfasten
- Schrothkur

▶ Elementartherapie

- Dauerbrause
- Felkekur
- Heliotherapie („Sonnentherapie")
- Klimatherapie

▶ Organotherapie

- Zytoplasmatische biomolekulare vitOrgan-Therapie
- Frischzellentherapie
- Wiedemann-Serum-Therapie
- Therapie mit Organextrakten (z.B. Thymus, Milz)

▶ Fiebertherapie (aktiv oder passiv)

▶ Akupunktur

- Moxibustion
- Ohrakupunktur
- Mundakupunktur
- Schädelakupunktur
- Laser-Akupunktur
- Farb-Akupunktur
- Ton-Akupunktur
- Akupressur

Übersicht über die Naturheilverfahren

▶ Energetische Therapieformen
- Elektroneuraltherapie nach Croon
- Magnetfeldtherapie
- Bioresonanztherapie
- Elektroakupunktur

▶ Sauerstofftherapie
- Sauerstoffmehrschritttherapie nach Ardenne
- Ozon-Sauerstoff-Therapie
- Ionisierte-Sauerstoff-Intensiv-Therapie
- Oxygenierungstherapie
- Hämatogene Oxidationstherapie (HOT)

▶ Immuntherapie mit körperfremden oder -eigenen Stoffen
- Gegensensibilisierung nach Theurer
- Autovakzine-Therapie
- Eigenbluttherapie
- Therapie mit aktiviertem Eigenblut nach Höveler
- Eigenharntherapie
- Mikrobiologische Therapie (Symbioselenkung)
- Spenglersan-Therapie

▶ Übende oder suggestive Verfahren
- Autogenes Training
- Muskuläres Entspannungstraining nach Jacobson
- Atemtherapie nach Middendorf
- Hypnose
- Meditation
- Yoga
- „Geistheilung"

▶ Reflexzonentherapie
- Reflexzonentherapie am Fuß
- Petechiale Saugmassage
- Weitere Reflexzonenverfahren

▶ Physikalische Therapie
- Wasser- und Wärmetherapie (Hydro- und Thermotherapie)
- Bewegungstherapie
- Massagetherapie
- Elektro- und Ultraschalltherapie
- Lichttherapie (Phototherapie)
- Balneo- und Klimatherapie

Bereits bei der Auflistung wird deutlich, wie schwierig eine Einordnung bei manchen Verfahren ist. Das Muskuläre Entspannungstraining nach Jacobson kann unter Übende Verfahren, aber auch unter die Bewegungstherapie eingeordnet werden, ebenso ist die Ohrakupunktur sowohl Reflexzonentherapie als auch Akupunktur. Die Kneippsche Therapie ist ein in sich geschlossenes Therapiesystem, welches auf fünf verschiedenen Naturheilverfahren aufgebaut ist, die wiederum eigenständige Gebiete darstellen oder aber unter andere Gebiete subsumiert werden könnten. Andere Verfahren schließlich werden aufgrund ihrer (noch?) geringen Bedeutung gar nicht erwähnt, da sie für ein eigenständiges Gebiet als zu „klein" erscheinen, andererseits aber auch in kein anderes Gebiet einzuordnen sind (z.B. Therapie mit Bienenprodukten, Brottrunk, Edelsteintherapie). Die Liste kann also weder den Anspruch auf Vollständigkeit, noch auf eine klare, allseits anerkannte Systematik erheben.

Wir haben uns bemüht, möglichst viele, vor allem aber die bekannten und weit verbreiteten Verfahren zu berücksichtigen. Unsere Auswahl sagt aber nichts über die Wirksamkeit der erwähnten und schon gar nichts über die Wirksamkeit der nicht erwähnten Verfahren aus. Wenn wir beispielsweise die Edelsteintherapie nicht erwähnen, so deshalb, weil wir uns in diesem Verfahren nicht auskennen und sie – obwohl sie sich in der Bevölkerung zunehmender Beliebtheit erfreut – noch nicht als allgemein anerkannt und bewährt betrachten. Eine wirkliche umfassende Übersicht über alle Naturheilmethoden halten wir einerseits nicht für möglich – jedenfalls nicht in einem Buch diesen Umfangs –, andererseits aber auch gar nicht für zweckmäßig, weil dies eine Überforderung des Lesers darstellen würde, der sich rasch über ein Verfahren informieren möchte oder einige kurze, praktisch anwendbare Hinweise zur Vorbeugung oder Behandlung von Krankheiten erhalten will.

Als Leser sollen Sie in diesem Kapitel einen Eindruck von der Naturheilkunde und ihrer Komplexität bekommen. Ein Denken und Handeln in Schwarz-Weiß-Kategorien ist zwar bequem und einfach, wird dem Umgang mit Krankheit, insbesondere chronischer Krankheit aber nicht gerecht. Gerade der Umstand, daß beim Umgang mit der Naturheilkunde das in der Schulmedizin oft und erfolgreich angewandte Ursache-Wirkungs-Prinzip nur selten weiterhilft, sondern ein umfassendes, wirklich ganzheitliches Verständnis von Krankheit und Gesundheit gefordert wird, macht die Naturheilkunde so spannend und faszinierend. Wir wünschen Ihnen, daß Sie sich bei der Lektüre dieses Buches von dieser Faszination etwas anstecken lassen!

Was kann Naturheilkunde bewirken und was nicht?

Naturheilkundliche Therapieverfahren haben meist eine regulierende Wirkung, d.h. es wird ein Reiz gesetzt, der vom Organismus mit einer Gegenreaktion beantwortet wird. Diese Gegenreaktion bewirkt gleichzeitig eine Linderung von Beschwerden oder gar eine Ausheilung einer Krankheit (→ *Wie wirken naturheilkundliche Therapien?*, S. 28).

Beispiel: Die Neigung zu kalten Füßen wird in der Kneippschen Therapie u.a. mit kalten Kniegüssen behandelt (die Füße dürfen direkt vor dem kalten Guß allerdings nicht kalt sein, sondern müssen dann zunächst warm behandelt werden). Auf diesen Kältereiz hin ziehen sich die Blutgefäße zusammen. Als Gegenregulation kommt es jedoch später zu einer Erweiterung der Gefäße und damit auch zu einer verbesserten Durchblutung und Erwärmung der Füße.

Eine solche Gegenregulation kann aber nur erfolgreich sein, wenn es sich um eine **funktionelle Störung** handelt.

Beispiel: Die Beingefäße sind organisch gesund, sie ziehen sich nur zu stark zusammen und führen zu kalten Füßen, d.h. sie funktionieren nicht richtig. Liegt dagegen eine **organische Störung** vor, sind dem Erfolg von Regulationstherapien enge Grenzen gesetzt.

Beispiel: Ist eine Beinarterie zu 70% verengt und führt daher zu Durchblutungsstörungen mit kalten Füßen, so kann ein Gefäßtraining, wie es die Kneippschen Güsse darstellen, durchaus eine Verbesserung der Beschwerden erreichen. Bei einer 90%igen Verengung einer Beinarterie werden Regulationstherapien in der Regel aber nicht mehr ausreichen, um bleibende, deutliche Besserungen zu erzielen.

Gestörte Funktionen können wieder zur Normalität gebracht werden. Dies ist sowohl bei einem „Zuwenig an Funktion" (z.B. relative Immunschwäche mit häufig wiederkehrenden grippalen Infekten), als auch einem „Zuviel an Funktion" (z.B. Überreaktion des Immunsystems bei Allergien) möglich.

Gute Therapieerfolge kann man also bei allen funktionellen Störungen erwarten:

Krankheiten mit guten Behandlungsmöglichkeiten durch Naturheilverfahren (Beispiele)

- ▶ Zu hoher oder zu niedriger Blutdruck
- ▶ Entzündungen
- ▶ Sexuelle Funktionsstörungen (soweit nicht organisch bedingt)
- ▶ Verschiedene Stoffwechselstörungen (z.B. Diabetes mellitus Typ II = Alterszuckerkrankheit)
- ▶ Störungen des Immunsystems (z.B. Allergien, rheumatische Erkrankungen)
- ▶ Verschiedene Hauterkrankungen (z.B. Neurodermitis, Akne)

Nur begrenzte Therapieerfolge wird man in der Regel bei organischen Krankheiten erreichen.

Krankheiten mit begrenzten Behandlungsmöglichkeiten durch Naturheilverfahren (Beispiele)

- ▶ Frakturen (Knochenbrüche)
- ▶ Arthrose in fortgeschrittenem Stadium
- ▶ Arteriosklerotische Veränderungen der Gefäße
- ▶ Bestimmte Stoffwechselstörungen (z.B. Diabetes mellitus Typ I = jugendliche Zuckerkrankheit)
- ▶ Krebs

Ein Beispiel für Stoffwechselerkrankungen ist die **Zukkerkrankheit (Diabetes mellitus)**. Beim Diabetes mellitus Typ II, dem sogenannten Alterszucker, kann man mit regulativen Therapien in der Regel gute Erfolge, unter Umständen sogar eine vollständige Normalisierung der Zuckerwerte ohne Medikamente erreichen. Das von der Bauchspeicheldrüse ausgeschüttete Insulin bewirkt die Aufnahme von Zucker in die Zellen. Ist zuwenig Insulin vorhanden, kann nicht genügend Zucker in die Zellen gelangen, und der Blutzucker steigt an. Der Alterszuckerpatient, insbesondere wenn er übergewichtig ist, produziert aber zunächst nicht zuwenig Insulin, sondern sogar absolut mehr als der Stoffwechselgesunde. Es ist nur relativ zuwenig Insulin, da die Zellen insulinresistent geworden sind und mehr Insulin für die Aufnahme der gleichen Zuckermenge benötigen. Mit Lebensstiländerungen, die allerdings teilweise recht radikal sein müssen, wenn sie erfolgreich sein sollen, können die Zellen wieder insulinsensibler gemacht werden. Dazu gehört in erster Linie der Abbau des Übergewichtes, da Fettzellen besonders viel Insulin „verbrauchen", durch eine geeignete Ernährung und viel Bewegung, da durch körperliche Betätigung Zucker insulinunabhängig „verbrannt" wird. Erst wenn nach lange bestehender Zuckerkrankheit die Bauchspeicheldrüse quasi erschöpft ist und zu dem relativen auch ein absoluter Insulinmangel hinzukommt, können auch regulative Therapien nichts mehr ausrichten und eine Behandlung mit Insulininjektionen wird unumgänglich.

Dies ist auch beim Diabetes mellitus Typ I, dem sogenannten jugendlichen Diabetes, der Fall. Durch einen Ausfall der Insulinproduktion, deren Ursache bis jetzt noch immer unbekannt ist, kommt es von vornherein zu einem absoluten Insulinmangel, der entsprechend von außen durch Insulingaben zu ersetzen ist. Bewegung, Ernährung oder andere regulative Therapien können hier nicht mehr zu einer Ausheilung führen. Mit geeigneter Ernährung und viel Bewegung sollte aber versucht werden, den Insulinbedarf möglichst klein zu halten.

Ein weiteres Beispiel sei mit der Behandlung der **Arthrose** genannt. Liegt eine Gelenkschädigung mit fast vollständigem Abbau des Gelenkknorpels vor, so gibt es keine naturheilkundliche Therapie, die den Knorpel wiederherstellt und die Leistungsfähigkeit des Gelenkes sowie Schmerzfreiheit ermöglicht. Aber auch hier können Naturheilverfahren noch zur Linderung beitragen. Besteht ein deutliches Übergewicht, so kann dieses mit Fasten und/oder mit einer nährstoffreichen, energiearmen Kost abgebaut werden, was zu einer Entlastung des Gelenkes und damit auch möglicherweise zu weniger Schmerzen führt. Verfahren wie die Neuraltherapie oder eine Reiztherapie mit einem Mistelpräparat können die Schmerzprozesse, die sich in der Umgebung des geschädigten Gelenkes abspielen, positiv beeinflussen und die Schmerzen verringern sowie die Beweglichkeit vergrößern. Selbst eine adäquate Bewegungstherapie ist unter Umständen noch möglich und kann sich hilfreich auswirken.

Bei Verkalkungen der Gefäße handelt es sich um organische Veränderungen, von denen bis vor wenigen Jahren angenommen wurde, sie seien nicht mehr reversibel. Neuere Forschungen haben jedoch ergeben, daß selbst **Verengungen der Herzkranzgefäße** in gewissem Umfang wieder rückgängig gemacht werden können (→ *Koronare Herzkrankheit*, S. 248). Dies gelingt aber nur durch eine sehr aggressive medikamentöse Therapie oder durch eine sehr radikale Umstellung der Lebensweise. Eine amerikanische Studie konnte belegen, daß mit einer Kombination aus einer sehr strengen vegetarischen Ernährung, einem ziemlich umfangreichen Bewegungstherapieprogramm und täglichen Entspannungsübungen ein objektiv erfaßbarer Rückgang der Herzkranzgefäßverengungen bei gleichzeitiger deutlicher Verbesserung der subjektiven Beschwerdesymptomatik erzielt werden kann.

Auch beim **Krebs** lassen neuere Studien in renommierten Instituten erkennen, daß naturheilkundliche Therapien wie z.B. die lange Zeit verpönte Misteltherapie mehr als nur Plazebo-Effekte (eingebildete, nur scheinbare Wirkungen) erzielt. Bestimmte Inhaltsstoffe der Mistel wurden nämlich als starke krebshemmende bzw. immunstimulierende Substanzen identifiziert. In langjährigen Beobachtungen an großen Kollektiven von Versuchspersonen konnten Hinweise darauf gefunden werden, daß bei einer reichlichen Zufuhr von Vitaminen, insbesondere den sogenannten antioxidativen Vitaminen A, E und C sowie dem Spurenelement Selen Krebserkrankungen seltener auftreten. Daß mit einer fettarmen, ballaststoffreichen Ernährung einige Krebsarten (z.B. Dickdarmkrebs) sehr viel seltener auftreten, war schon länger bekannt.

Eine naturheilkundliche Therapie der Krebskrankheit – zumindest zusätzlich zu schulmedizinischen Verfahren – sollte daher nicht länger von rein schulmedizinisch orientierten Ärzten verdammt werden. Auch wenn naturwissenschaftlich eindeutige Beweise für eine Verlängerung der Lebenserwartung bei Anwendung bestimmter Naturheilverfahren noch ausstehen, darf man dem Patienten solche Therapien nicht unbegründet vorenthalten, darf andererseits aber auch keine falschen Hoffnungen wecken – wie es leider auch bei Naturheiltherapeuten immer wieder geschieht. Die Erfahrung vieler naturheilkundlicher Therapeuten und ihrer Patienten gibt Hinweise darauf, daß zumindest eine Verbesserung der Lebensqualität häufig ermöglicht wird.

Diese Liste von Beispielen der günstigen Wirkungen, aber auch der Grenzen naturheilkundlicher Therapien ließe sich noch lange fortsetzen.

Mitarbeit des Patienten

Was müssen Sie als Patient leisten?

Aus den genannten Beispielen wird deutlich, daß die Mitarbeit des Patienten von großer Bedeutung für den Erfolg naturheilkundlicher Therapien ist. Ein herkömmliches Medikament muß vom Patienten „nur" nach Anweisung des Arztes eingenommen werden (zahlreiche Untersuchungen zeigen allerdings, daß bereits dabei nicht selten Defizite in der Mitarbeit des Patienten auftreten). Maßnahmen wie Ernährungsänderungen, regelmäßige Bewegungstherapie oder gar eine so einschneidende Therapie wie das Heilfasten erfordern vom Patienten nicht nur das Verständnis für die Notwendigkeit der empfohlenen Therapie, sondern einen teilweise beachtlichen Einsatz.

Mögliche „Belastungen" des Patienten durch Naturheilverfahren

- ▶ Erhöhte **materielle Aufwendungen** (z.B. möglicherweise teureres Essen, Sportausrüstung, Medikamente, die die Krankenkasse gegebenenfalls nicht erstattet)
- ▶ Erhöhter **zeitlicher Aufwand** (z.B. Bewegungstherapie mit mehrstündigem Training pro Woche; Entspannungsübungen, die möglicherweise täglich absolviert werden)
- ▶ **Wille** und **Kraft**, liebgewordene, aber die Krankheit begünstigende Faktoren auszuschalten (z.B. Nikotinverzicht, Alkoholeinschränkung) oder neue, ungewohnte Lebensweisen einzuüben (z.B. regelmäßigen Schlaf-Wach-Zyklus, andere Eßgewohnheiten)
- ▶ Genügend **Widerstandsfähigkeit**, die einmal für richtig erkannten Behandlungen und Lebensstiländerungen gegen die eigene Bequemlichkeit (sogenannter „innerer Schweinehund"), aber auch gegen eine ablehnende Haltung oder Verlockungen von außen („Was, Du willst jetzt Körnerfresser werden?", „Na, ein Sahnetörtchen/ ein Bier/ eine Zigarette wird doch noch erlaubt sein.") durchzusetzen
- ▶ **Einsicht**, um den Sinn der empfohlenen Maßnahmen zu erkennen und die teilweise anspruchsvolle Durchführung auch zu verwirklichen

Grenzen der naturheilkundlichen Therapien

Wo wirken Naturheilverfahren nicht oder kaum?

Die Bedeutung der **Mitarbeit des Patienten** wurde oben schon betont. Hier liegen auch Grenzen für den Erfolg von Naturheilverfahren, wenn der Patient nicht zu einer weitgehenden Mitarbeit bereit ist, die nicht nur das genaue Befolgen medikamentöser oder nichtmedikamentöser therapeutischer Maßnahmen betreffen, sondern nicht selten auch drastische Änderungen der Lebensweise erforderlich machen.

Beispiel: Bei der Behandlung der chronischen Bronchitis vermag die Naturheilkunde mit Pflanzenheilmitteln, Homöopathika, Ernährungsumstellung, Kneippschen Umstimmungsmaßnahmen, gegebenenfalls auch Akupunktur oder Eigenbluttherapie beachtliche Verbesserungen zu erzielen. Alle Maßnahmen fruchten jedoch nichts, wenn der Patient nicht bereit ist, sein Zigarettenrauchen aufzugeben.

Bei einer **starken gesundheitlichen Störung** (z.B. schwerer Asthmaanfall, Magengeschwür) können die Effekte naturheilkundlicher Therapien möglicherweise zu mild oder aber die Zeit bis zum Wirkungseintritt unannehmbar lang sein, so daß – um größere Gefahren für Leib oder Leben abzuwenden – eine schulmedizinische Therapie notwendig sein kann. Ist eine Bedrohung des Lebens gegeben, darf gegebenenfalls keine Zeit vergeudet werden, und naturheilkundliche Therapien sollten in der Anwendung zurückstehen oder nur zusätzlich zur Schulmedizin angewendet werden (bei Versagen anderer Therapien kann z.B. eine Cortisontherapie bei einem schweren Asthmaanfall notwendig und lebensrettend sein).

Auch der beste Wille, die ausgefeiltesten therapeutischen Maßnahmen und die gewissenhafteste Mitarbeit des Patienten fruchten jedoch nichts, wenn der Organismus nicht in der Lage ist, auf die ihm angebotenen Reize entsprechend zu reagieren. Man spricht in einem solchen Fall von einer **mangelnden Regulationsfähigkeit des Organismus**. Viele Therapieverfahren beruhen darauf, daß der Organismus Reize beantwortet (z.B. gegenregulative Weitstellung der Hautgefäße einige Zeit nach einem kalten Guß). Dies ist aber eine aktive Leistung, zu der manche Patienten mitunter nicht mehr in der Lage sind.

Die in der Übersicht aufgeführten Ursachen für eine mangelnde Regulationsfähigkeit können, müssen aber nicht immer wirksam sein. Nicht jeder frisch Operierte, nicht jeder, der Cortison erhält, nicht jeder Amalgamträger muß deshalb gleich regulationsunfähig sein. Aber ein solcher Faktor **kann** eben dafür verantwortlich sein, wenn Naturheilverfahren nicht den erwünschten Erfolg zeigen. Ältere Naturheiltherapeuten mit jahrzehntelanger praktischer Erfahrung behaupten, daß solche „Blockierungen" mit Versagen einer eigentlich richtig gewählten Therapie in den letzten Jahren deutlich zugenommen haben. Bei der zunehmenden Belastung des Organismus mit meist mehreren der aufgeführten Faktoren – bedenken Sie allein die Zunahme der Umweltgifte in Wasser, Luft und Nahrung! – kann dies nicht verwundern.

Diese Therapiehindernisse zu erkennen und gegebenenfalls zu beseitigen gehört zu den schwierigsten Aufgaben, mit denen der Naturheiltherapeut konfrontiert wird (siehe S. 27).

Ursachen für eine mangelnde Regulationsfähigkeit („Regulationsstarre")

- **Schwächung des Organismus** durch lange, schwere Krankheit, Alter oder Zustand nach Operation
- **„Blockierung" des Organismus** durch „unterdrückende" **Medikamente** (z.B. Cortisonpräparate, Immunsuppressiva, Zytostatika)
- Blockierung durch **Gifte** (z.B. Quecksilber, organische Lösungsmittel)
- Sogenannte **„Störfelder"** (z.B. Narben, chronische Organerkrankungen wie chronische Mandelentzündung, Besiedelung des Darms mit ungünstigen Bakterien)
- **„Seelische Hindernisse"**

  – Der Patient „braucht" möglicherweise seine Krankheit, um im Leben zurechtzukommen. Dies muß ihm gar nicht bewußt sein.

  – Er hat so starke psychische Probleme oder Konflikte, daß sein Organismus nicht in der Lage ist, sich mit anderem zu „beschäftigen".

  – Er wehrt eine Krankheit im Übermaße ab, erschöpft sich in einer Überaktivität, die gegen die Krankheit gerichtet ist, erkennt dabei aber nicht die möglicherweise vorhandene Sinnhaftigkeit dieser Krankheit an. Die Krankheit wird nicht angenommen (oft bei Krebserkrankungen).

Möglichkeiten der Behandlung von Therapiehindernissen

- ▶ Zunächst Erkennen von Störfaktoren der Regulation (siehe S. 26)
- ▶ Verzicht auf Regulationstherapien mit starken Reizen bei sehr geschwächten Patienten (spätere Reizintensivierung ist gegebenenfalls möglich)
- ▶ Heilfasten
- ▶ Mikrobiologische Therapie (Symbioselenkung) und anschließende gesunde Ernährung bei Fehlbesiedelung des Darms
- ▶ Ausleitende Heilverfahren
- ▶ Neuraltherapie (z.B. durch Narbenunterspritzung)
- ▶ Gegebenenfalls muß ein Störfeld sogar durch eine Operation entfernt werden (z.B. Zahnwurzelgranulom, chronische Mandelentzündung)
- ▶ Gegebenenfalls Sanierung der Zähne mit Amalgamentfernung und Quecksilberausleitung
- ▶ Gegebenenfalls beratende Gespräche oder sogar Psychotherapie zur Erkennung und Behandlung „seelischer Hindernisse"

Literatur

Abele, U.: Ganzheitstherapie. Bekenntnisse und Erkenntnisse eines Naturheilarztes. Jungjohann, Neckarsulm.

Wie wirken naturheilkundliche Therapien?

Regulationstherapie und Reizwirkungen

Die Naturheilkunde weist eine große Vielfalt einzelner Verfahren auf. Entsprechend vielfältig sind auch die Wirkmechanismen. Dennoch können zahlreiche Gemeinsamkeiten der naturheilkundlichen Verfahren festgestellt werden: Während die sogenannten schulmedizinischen Verfahren, z.B. die Pharmakotherapie, tendenziell eher substituierend (etwas Fehlendes ersetzend), supprimierend (eine Funktion unterdrükkend) oder aktivierend (eine Funktion verstärkend) wirken, haben Naturheilverfahren eher regulative Effekte, welche die Selbstheilungskräfte des Körpers anregen.

Zum Beispiel führt die Behandlung mit Wasseranwendungen zu milden bis starken Reizungen des Körpers, welche diesen zu einer Gegenregulation veranlassen. Diese Reizantwort ist eine Art Anstoß, um den Körper in ein Ungleichgewicht zu bringen und dann seinen ausgewogeneren Zustand wiederfinden zu lassen.

Aus diesem Grunde werden die naturheilkundlichen Verfahren auch als Regulationstherapien bezeichnet. Ziel der Behandlung mit Regulationstherapien ist es stets, Fehlfunktionen des Organismus nach Anregung zu normalisieren. Demgemäß können Regulationstherapien nur dort greifen, wo eine Regulation noch möglich ist, nicht aber bei absoluter Regulationsstarre oder bei bereits nicht mehr rückgängig zu machenden Veränderungen des Körpers. Beispiele für gut regulationsfähige Erkrankungen sind viele Formen des Kopfschmerzes, zahlreiche Hauterkrankungen, ferner die sogenannten funktionellen Herzerkrankungen.

Reize und Reflexe

Als Wirkreize der Regulationstherapien kommen sowohl physikalische Reize in Frage (z.B. Wasseranwendungen, Kältereize, Massagereize) wie auch Reize durch zugeführte Substanzen (z.B. Eigenblut, Homöopathika, pflanzliche Mittel, Akupunktur). Durch die verschiedenen Reize werden bestimmte, reproduzierbare Antworten des Organismus ausgelöst. Vermittelt werden sie sowohl über vegetative Nervenfasern, wie auch über hormonelle und immunologische Wege.

Wenn die Gegenantworten des Körpers auf einen Reiz über beschreibbare „Bahnen" laufen und sich wiederholt auslösen lassen, werden diese Antworten als „Reflexe" bezeichnet. So führt die Massage bestimmter Haut- und Unterhautareale zu Effekten an immer den gleichen, zugeordneten Organen. Man spricht in diesem Fall von einem kutiviszeralen (Haut-Eingeweide-) Reflex. Die mit dem Wirkort in Verbindung stehenden Hautareale werden als „Reflexzonen" oder Headsche Zonen bezeichnet (Beispiel: Abb. 1). Andere Reflexe sind z.B. die Verbindungen zwischen Akupunkturpunkten und inneren Organen.

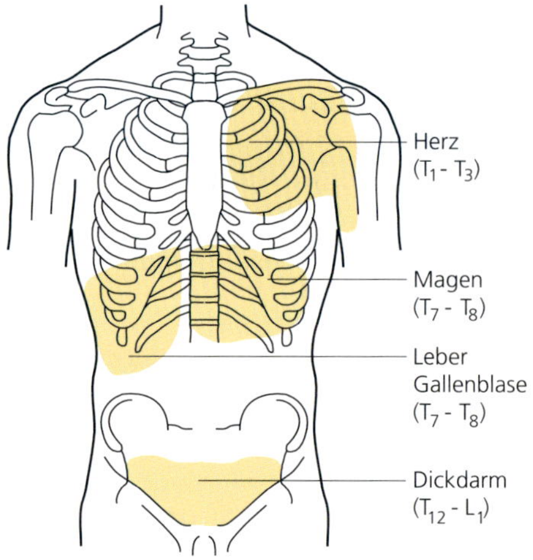

Abb. 1: Hautzonen mit Verbindung zu inneren Organen

Gegenreaktionen des Organismus lassen sich nicht nur über die gezielte Behandlung von Reflexzonen hervorrufen, sondern auch über eine allgemeine, unspezifische Reizung des Körpers. So erreicht man z.B. auch mit gut dosierter Bewegungstherapie eine Verbesserung der Darmtätigkeit, obwohl hier keine spezifischen Reflexwege des Darmes angesprochen werden. Diese Wirkungen beruhen vielmehr auf der Annahme, daß der Organismus ein Netzwerk verknüpfter Regelkreise ist und diese durch komplexe Regelvorgänge organisiert werden. Die Aktivierung eines Teilsystems, z.B. des Herz-Kreislauf-Systems bei der Bewegungstherapie, zieht stets auch die Aktivierung und verbesserte Regulation anderer Funktionen nach sich, sofern die Dosierung richtig gewählt wird. Man spricht hier von einem „regulationsorientierten" Erklärungsmodell der Wirkung dieser Verfahren. Auch anderen Therapien wie Bädertherapie, pflanzlicher Therapie (Phytotherapie) und Eigenblutbehandlung wird eine Wirkung auf die Gesamtregulation des Organismus zugeschrieben.

Individuelle Dosierung von Reizen

Der berühmte Mediziner Paracelsus formulierte bereits im 16. Jahrhundert die Erkenntnis, daß alles auch ein Gift sein kann, denn es komme nur auf die Dosis an. Dieser Satz gilt auch für die Reiztherapie des Organismus: Ist der Reiz an ihn zu gering, so trainiert er ihn nicht, ist er zu groß, so überfordert er ihn und macht ihn noch kranker. Wichtige Grundbedingung einer Reiztherapie ist daher, die Dosierung individuell so zu steuern, daß sie eine optimale Herausforderung darstellt.

Die Reizstärke richtet sich grundsätzlich nach folgenden Größen:

- Konstitution: Die Reizstärke hat sich sowohl dem angeborenen Typus wie auch der augenblicklichen Verfassung des Patienten anzupassen. Fieber, schwere Erkrankungen, Medikamente und psychische Labilität können die Reaktionsfähigkeit des Organismus beeinträchtigen.
- Erkrankung: Die Fähigkeit zur Gegenantwort des Körpers ist der Erkrankung entsprechend zu prüfen, Risikofaktoren sind zu beachten.
- Stadium der Erkrankung: Chronische Erkrankungen verlangen oft stärkere Reize, bei akuten liegt eventuell bereits ein „Reizzustand" vor.
- Alter: Kinder zeigen oft überschießende Reaktionen (z.B. hohes Fieber), ältere Menschen hingegen verminderte Reizantworten (z.B. fehlendes Fieber bei Infekten).

Besonderheiten bei der Reiztherapie

Erstreaktion

Die erste Antwort des Organismus auf einen Reiz ist nicht selten sehr heftig. Sie kann die bestehenden Krankheitszeichen verstärken oder neue hervorbringen. Dies wird als „Erstverschlechterung" bezeichnet und auf die intakte Regulationsfähigkeit des Organismus zurückgeführt. Sie ist daher ein prognostisch eher günstiges Zeichen, muß bei starken Reaktionen, z.B. sehr hohem Fieber, jedoch gegebenenfalls therapeutisch gemildert werden.

Beispiel: Ausbruch von Übelkeit, starken Kopfschmerzen und Kreislaufstörungen beim Fasten als Ausdruck der einsetzenden Gegenregulationen auf den Nahrungsentzug.

Zu diesen Reaktionen gehören auch Trainingskrisen (Leistungsabfall in der Anfangsphase einer Bewegungstherapie) und Kurkrisen (vermindertes Wohlbefinden, geringere Erholung nach einigen Tagen der Kurtherapie).

Regulationsstörungen und Regulationsstarre

Voraussetzung für eine intakte Antwort des Körpers auf äußere Reize ist die ausreichende Regulationsfähigkeit des Organismus. Ihre Störung durch chronische Belastungen kann zu einer abgeschwächten Gegenregulation oder gar „Regulationsstarre" führen. Letztere haben in den letzten Jahrzehnten erheblich zugenommen. Sie erklären die immer schlechteren Reaktionen vieler Patienten auf Regulationstherapien. Zu den Ursachen für Regulationsstörungen gehören: Schwermetallbelastungen und andere Einwirkungen von Umweltgiften, chronische Fehlernährung und

Genußgifte (Alkohol, Nikotin), Dauerbelastungen durch Lärm, Schichtarbeit, entzündliche Herde im Körper (Tab. 1).

In diesen Fällen ist zunächst eine Behandlung der Störungen erforderlich (siehe Störfeldtherapie), bevor die eigentliche Therapie des Grundleidens beginnt.

Übertraining

Eine optimale Verbesserung der Körperfunktionen ist nur dann gegeben, wenn der Körper nach einer Reiztherapie oder einem Bewegungstraining ausreichend Erholungszeit hat. Liegen die Trainings- oder Reizintervalle hingegen zu eng beieinander, so ist die Regenerierungsphase zu kurz, es kommt zum Übertraining mit verminderter Leistungsfähigkeit. Eine Überforderung liegt z.B. vor, wenn Untrainierte täglich 10 km-Läufe durchführen, wenn man täglich in die Sauna geht, wenn pflanzliche Heilmittel überdosiert oder homöopathische Mittel in zu engen Abständen gegeben werden.

Störungen der Reflexwege und Störfelder

Der gesunde Austausch von Stoffen und Energie im Körper vollzieht sich nach naturheilkundlichem Verständnis in vernetzten Regelkreisen über den gesamten Organismus, z.B. entlang den Meridianen der Akupunktur. Kommt es im Organismus zu Störungen des Stoff- und Energieflusses, so können dadurch alle zu diesem Regelkreis gehörigen Teile des Organismus beeinträchtigt sein. Dies ist prinzipiell auch aus der sogenannten Schulmedizin bekannt, wo beispielsweise bei bestimmten Hauterkrankungen nach Foci, d.h. chronischen Entzündungsherden, als Auslöser gesucht wird. Sie treten besonders häufig an den Mandeln, im Kieferbereich oder an den Nasennebenhöhlen auf und werden aus naturheilkundlicher Sicht als „Herde" oder „Störfelder" angesehen, die nicht nur in ihrer Umgebung, sondern auf reflektorischem Wege auch an weit entfernten, jedoch ihnen zugeordneten Organen Beschwerden verursachen. Hier kehrt sich das Prinzip um, nach dem man Organe über Reflexzonen therapeutisch beeinflussen kann: Störfaktoren können über

Tab. 1: Störfelder

Störfaktoren	Beispiel	Mögliche Behandlungsmethode
• Chronische Entzündungen	Chronische Mandelentzündung als Auslöser einer Schuppenflechte	Mandeloperation, Neuraltherapie der Mandeln
• Jede Art von Narbengewebe	Blinddarmnarbe als Ursache chronischer Arthritisschmerzen	Neuraltherapie
• Durch Umwelttoxine belastete Organe	Schleichende Bleivergiftung mit chronischer Müdigkeit, muskulären Verspannungen, Kopfschmerzen	Entgiftung durch homöopathische Entgiftungsreihen, Änderung der Ernährung
• „Blockierte" Wirbel	HWS-Blockade mit Globus-Gefühl, chronischem Schnupfen oder zerebralen Durchblutungsstörungen	Manuelle Therapie
• Gestörte Darmsymbiose	Darmbefall mit Candida-Pilz als Auslöser chronischer Oberbauchbeschwerden oder Hauterkrankungen	Antibiotika-Behandlung, Mikrobiologische Therapie, Ernährungstherapie
• Chronische Reizüberlastung	Dauerbelastung durch Berufslärm und Schichtdienst als Ursache für Schlafstörungen, chronische Kopfschmerzen und depressive Verstimmungen	Ordnungstherapie, Änderung der Lebensführung, Entspannungstraining

Reflexwege zu einer Belastung des verbundenen Organes führen.

Reflexwege sind oft kutiviszerale Bahnen (Haut-Eingeweide), daneben aber auch muskulokutane (Muskel-Haut), muskulo-viszerale (Muskel-Eingeweide), viszerokutane, kutikutane und viszeroviszerale Verbindungen. Beispiele für Störfelder zeigt Tabelle 1.

Pharmakologische Wirkungen

Neben den regulativen Wirkungen können bei manchen naturheilkundlichen Therapien auch Wirkmechanismen wie in der schulmedizinischen Pharmakotherapie gefunden werden. So können zahlreiche pflanzliche Präparate ebenso wie synthetische Medikamente Funktionen des Körpers hemmen (Suppressionstherapie) oder fehlende Anteile ersetzen (Substitutionstherapie). Auch wurden aus manchen Pflanzen wirksame Einzelsubstanzen gewonnen und anschließend synthetisch hergestellt oder weiterverarbeitet, z.B. die Digitalis-Präparate bei Herzschwäche.

Gegenüber den pflanzlichen Präparaten haben die synthetisch hergestellten den Vorteil, daß sie die wirksamen (und eventuell nebenwirkungsträchtigen) Substanzen in immer gleicher Menge enthalten, während pflanzliche Mittel im Gehalt schwanken können. Synthetische Reinsubstanzen sind deswegen besser steuerbar, weshalb sie bevorzugt werden, wenn beträchtliche Nebenwirkungen nicht auszuschließen sind.

Ein Vorteil der pflanzlichen Präparate ist, daß sie im Gegensatz zu den synthetischen Gemischen aus vielen Einzelstoffen bestehen, die oftmals erst in der Kombination wirken. Trotz guter Wirkung haben sie dabei nicht selten weniger Nebenwirkungen.

Pflanzliche Pharmaka unterscheiden sich von synthetischen Präparaten ferner dadurch, daß sie oft eine etwas schwächere, jedoch längerfristige Wirkung haben.

Synergistische Wirkungen

Auch bei den naturheilkundlichen Therapien ist von Bedeutung, daß ihre Wirkungen sich bei kombinierter Anwendung zum Teil ergänzen oder sogar verstärken. Letzteres wird als „synergistische" Wirkung bezeichnet. Dies gilt z.B. für viele Kombinationen aus pflanzlicher Therapie und Hydrotherapien, wie sie bereits von Kneipp durchgeführt wurden (Abb. 2). Aufgrund der vielfältigen gegenseitigen Beeinflussung und z.T. Wirkverstärkung ist es schwierig, einzelne Therapieverfahren in ihrer Wirksamkeit zu beurteilen. In entsprechenden kontrollierten Studien können häufig nur Teilwirkungen der naturheilkundlichen Präparate und Therapieformen abgeschätzt werden. Insgesamt lassen sich jedoch für alle der in diesem Buch dargestellten Therapien Wirkungsansätze, wenn nicht sogar gute Wirksamkeitsbelege finden.

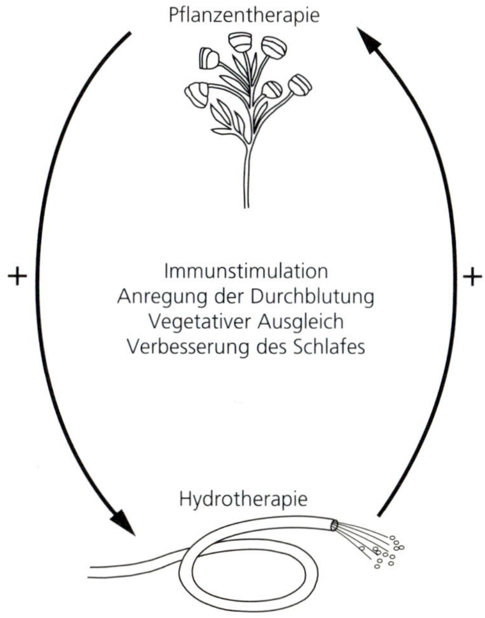

Abb. 2: Schema der Synergie-Effekte von Hydrotherapie und Phytotherapie

Nebenwirkungen

Naturheilkundliche Therapien zeichnen sich häufig durch ein günstiges Verhältnis zwischen Wirkungen und in Kauf zu nehmenden Nebenwirkungen aus. Da sie insgesamt eher die Selbstheilungskräfte des Organismus ansprechen, kommen schwerwiegende Nebenwirkungen auch bei längerfristiger Anwendung seltener vor. Etliche Verfahren sind deswegen – bei entsprechenden Grundkenntissen – durchaus auch zur Selbstbehandlung geeignet, z.B. Kneippsche Anwendungen, Homöopathie, Bach-Blüten-Therapie, Akupressur oder ernährungstherapeutische Maßnahmen. Die Anwendung anderer naturheilkundlicher Therapien wiederum gehört in erfahrene Hände, z.B. die Akupunktur, die Manuelle Medizin oder Teile der pflanzlichen Therapie (Phytotherapie).

Bei pflanzlichen Therapien können z.B. bei zu langer Anwendung auch Nebenwirkungen in Form von Vergiftungen oder Allergien auftreten. Auch die Anwendung von Wasser, Bewegung und Klimatherapie setzt aber Kenntnisse der Körperfunktionen des einzelnen Patienten voraus, z.B. das Vorhandensein von Risikofaktoren des Herz-Kreislauf-Systems.

Bei den Reiztherapien kommen nicht selten Erstverschlimmerungen vor (siehe oben), welche kein schlechtes Zeichen sind, sondern das Ansprechen des Organismus auf die Therapie anzeigen. Da sie subjektiv störend sein können, sollten diese Behandlungen vorsichtig begonnen werden.

Grundsätzlich sollte die naturheilkundliche Therapie erst dann durchgeführt werden, wenn ausgeschlossen ist, daß schulmedizinische Maßnahmen notwendig wären. Dies gilt insbesondere für die Notfalltherapie. Allerdings können naturheilkundliche Verfahren auch in der konventionellen Notfall- und Akutbehandlung als zusätzliche Maßnahmen sinnvoll sein.

Auf diejenigen Verfahren und Erkrankungen, bei denen Selbstbehandlungen gefahrlos möglich sind, wird in diesem Buch jeweils hingewiesen.

Naturheilkunde und Schulmedizin

Schulmedizin ist definitionsgemäß das, was dem angehenden Mediziner in der „Schule", d.h. an der Universität gelehrt wird. Wir verstehen darunter die Gesamtheit der diagnostischen und therapeutischen Maßnahmen sowie die zugrundeliegenden wissenschaftlichen Erklärungsmodelle, die in dieser universitären Ausbildung anerkannt sind und gelehrt werden.

Da ab 1993 im medizinischen Staatsexamen auch die Naturheilkunde abgefragt wird und demzufolge auch gelehrt werden muß, ist sie damit gewissermaßen zu einem Bestandteil der Schulmedizin geworden. Überdies waren die Übergänge zwischen Naturheilkunde und Schulmedizin immer fließend (z.B. hat auch der überzeugteste Schulmediziner einen Wadenwickel bei Fieber oder einen Kamillentee bei Magenbeschwerden verordnet und der entschiedenste Naturarzt eine bakterielle Blutvergiftung mit Antibiotika behandelt). Auch wenn die Naturheilkunde somit „offiziell" in die Gesamtmedizin integriert ist, gibt es noch zahlreiche Widerstände innerhalb der Ärzteschaft – insbesondere an den Universitäten.

Wenn im folgenden der Begriff „Schulmedizin" verwendet wird, so ist damit der Teil der Gesamtmedizin gemeint, der sich streng einem Ursache-Wirkungs-Denken verpflichtet fühlt und ganzheitliche Aspekte bei der Behandlung nicht berücksichtigt.

Gibt es einen Gegensatz zwischen Schulmedizin und Naturheilkunde?

Ein Gegensatz zwischen Naturheilkunde und Schulmedizin existiert praktisch, seit es die Medizin gibt. Unterschiedliche Auffassungen von Krankheit und Heilung in diesem Sinne lassen sich bereits in der antiken griechischen Heilkunde bei den Schulen von Kos und Knidos nachweisen. Seit der Mitte des 19. Jahrhunderts schien die Auseinandersetzung beider Richtungen endgültig zugunsten der sogenannten Schulmedizin und gegen die Naturheilkunde entschieden. In diese Zeit fallen spektakuläre Erfolge einer rein mechanistisch-naturwissenschaftlich ausgerichteten Medizin (z.B. Infektionsbekämpfung durch Desinfektion und antibiotische Behandlung, Narkose in der Chirurgie). Diese großartigen Erfolge verführten zu dem Glauben, daß alle medizinischen Probleme prinzipiell mit einer mechanistisch-naturwissenschaftlichen Denkweise lösbar sind. Daß bei komplexen chronischen Erkrankungen (z.B. Krebs, Rheuma), die nicht (monokausal) auf eine oder wenige Ursachen zurückgeführt werden können, mit dieser Denkweise nur wenig befriedigende, symptomatische Erfolge zu erzielen sind, wurde dabei weitgehend verkannt. Die heutige Medizin wird vom **mechanistisch-naturwissenschaftlichen Paradigma** beherrscht, wobei unter Paradigma die Gesamtheit der Denkweisen, Vorstellungen und Arbeitsmethoden verstanden wird. Ein Paradigma stellt somit eine Arbeitsgrundlage dar, kann aber nicht für sich in Anspruch nehmen, die allein gültige Wahrheit zu vertreten oder die Wirklichkeit vollständig und umfassend erklären zu können.

Das Ende des mechanistisch-naturwissenschaftlichen Paradigmas

In der Physik und den anderen Naturwissenschaften hat das mechanistisch-naturwissenschaftliche Paradigma längst ausgedient, da zuviele Vorgänge in der Natur (Naturwissenschaft will schließlich die Natur beschreiben) sich nicht mehr in dieses Paradigma einpassen ließen. Das Newton-Cartesianische ist durch das quantenmechanische Weltbild abgelöst worden. Die Sicht unserer Welt einschließlich Mikro- und Makrokosmos ist hierdurch komplexer geworden. Es konnte bewiesen werden, daß ein Maximum an Wissen nicht erreichbar ist, und zwar nicht nur aus methodischen, sondern aus prinzipiellen Gründen (Heisenbergsche Unschärferelation). Betrachtet man etwa eine große Anzahl von Gasmolekülen, so kann nur der Zustand der Gesamtheit (z.B. Temperatur), nicht aber des einzelnen Moleküls (z.B. Geschwindigkeit) sicher bestimmt werden. Dies erinnert in bemerkenswerter Weise an viele Zivilisationskrankheiten.

Beispiel: Bei einer großen Menschenmenge kann man unter Berücksichtigung von Alter, Geschlechtsverteilung und weiteren Risikofaktoren abschätzen, wie viele Menschen in einem bestimmten Zeitraum einen Herzinfarkt erleiden werden, für den Einzelnen kann der Eintritt eines solchen Ereignisses aber nicht vorhergesagt werden. Es kann lediglich eine gewisse Wahrscheinlichkeit angegeben werden, mit der bei einer bestimmten Person ein Herzinfarkt eintritt.

Die Schulmedizin hat den in den Naturwissenschaften bereits vollzogenen **Paradigmenwechsel** bisher nicht wahrgenommen, sondern ist im wesentlichen immer noch einem **Ursache-Wirkungs-Denken** verhaftet. Die Schulmedizin forscht und arbeitet immer noch überwiegend nach Modellen, die ihren Ursprung im 19. Jahrhundert haben und die auf komplexe Geschehnisse gar nicht anwendbar sind. **Komplexe Krankheiten** aber sind es, die die große Herausforderung der Medizin der Gegenwart und der Zukunft darstellen! Die Schulmedizin behandelt immer noch die Maschine „Mensch“ – die Austauschbarkeit der „Pumpe“ Herz durch eine Transplantation ist das treffende Symbol hierfür, die mechanistische Medizin hat hiermit ihren Höhepunkt erreicht. Das komplexe, biologische System „Mensch“ und seine psychischen, sozialen und ökologischen Aspekte werden in der Schulmedizin häufig nur ungenügend berücksichtigt.

Daß sich in unserer Medizin aber ein Wechsel des Weltbildes ankündigt, zeigt sich einerseits in der **Erfolglosigkeit** bei der Behandlung vieler bedeutender Krankheiten, anderseits an den **krisenhaften Erscheinungen** innerhalb der Schulmedizin. Trotz riesiger personeller und materieller Anstrengungen sind die Erfolge bei der Behandlung von Krankheiten wie Herzinfarkt, Krebs oder Rheuma relativ gering. Trotz sensationeller, neuer Techniken (z.B. Bypassoperation, Ballonerweiterung verengter Herzkranzgefäße) und guter Erfolge damit im Einzelfall ist die Gesamtsterblichkeit an **Herz-Kreislauf-Erkrankungen** in Deutschland seit Jahrzehnten praktisch unverändert. Lediglich in Amerika, wo seit Jahren intensiv versucht wird, die Lebensweise der Menschen zu beeinflussen, also quasi eine ganzheitliche Vorbeugung und Behandlung durchzuführen, ist ein signifikanter Rückgang der Erkrankungs- und Sterberaten zu verzeichnen. Bei der Behandlung von **Krebs** werden ständig die Operationstechniken verbessert, immer besser mit aufwendiger Computertechnik gesteuerte Bestrahlungsserien entwickelt und immer teurere Chemotherapien eingeführt, aber die 5-Jahres-Überlebensraten werden – von wenigen Ausnahmen abgesehen – nur unwesentlich beeinflußt. Die Volkskrankheit **Rheuma** kann bis heute nur symptomatisch durch eine Unterdrückung der Entzündung behandelt werden. Was Rheuma letztlich dem Wesen nach ist und wie es geheilt wird, ist trotz allen Forschungsaufwandes bis heute noch nicht verstanden worden.

Diese Erfolglosigkeit führt dazu, daß sich immer mehr Patienten und zunehmend auch Ärzte umorientieren und nach anderen, längerfristig möglicherweise besseren Methoden suchen. Dies wiederum provoziert die etablierte Medizin dazu, die sogenannte alternative Medizin zu bekämpfen. „Außenseiterverfahren“ oder „Paramedizin“ werden als unwirksam, wenn nicht gar gefährlich diffamiert. Wenig realistische, theoretische Überlegungen und Forschungsansätze werden bemüht, um die Unwirksamkeit bzw. Gefährlichkeit der unerwünschten Verfahren „wissenschaftlich“ zu beweisen.

Beispiel: Tiere werden über längere Zeit mit Huflattichmengen zwangsernährt, die beim Menschen einer Aufnahme von mehreren Kilogramm täglich entsprechen. Aus der entstehenden Leberentzündung (Huflattich enthält leberreizende Substanzen) entwikkeln sich vermehrt Lebertumore. Dies reicht aus, um vor dem „gefährlichen“ Huflattich zu warnen.

Die Mitglieder eines medizinischen Dekanates einer altehrwürdigen deutschen Universität gar sind sich nicht zu schade, mit Scheinargumenten in einer Weise, die sie selbst als Wissenschaftler disqualifizieren, gegen die Einführung der Naturheilkunde als Lehrfach an der Universität zu polemisieren. Aus wissenschaftshistorischer Sicht kündigen solche erbittert geführten ideologischen Grabenkämpfe und die krampfhaft anmutenden Versuche, Omnipotenzansprüche mit gigantistischen Anstrengungen zu untermauern, stets das Ende eines lange Zeit herrschenden Systems durch einen Paradigmenwechsel an.

Dieser Paradigmenwechsel vollzieht sich bereits. In den letzten Jahren etablierten sich zunehmend ganzheitliche Therapieverfahren (z.B. Psychosomatik, Kneippsche Therapie, aber auch Verfahren wie Akupunktur in der Schmerzbekämpfung) in der offiziellen Medizin. Nach Umfragen geben 80% der niedergelassenen Ärzte an, auch Naturheilverfahren anzuwenden. Die Zulassung der Naturheilkunde zu universitärer Lehre und Prüfung ist ein weiterer Meilenstein. Trotzdem kann noch längst nicht davon ausgegangen werden, daß die Naturheilkunde die volle Anerkennung innerhalb der offiziellen Medizin besitzt. Hierfür sind die Naturheilkundler zum Teil selbst verantwortlich zu machen. Sie haben es bisher versäumt, durch wissenschaftliche Forschung ihre Erfolge zu untermauern. Forschung ist in der Naturheilkunde zwar schwieriger, weil es einige methodische Probleme gibt und die Therapie oft sehr individualisiert ist, jedoch sind diese Hindernisse nicht unüberwindbar.

Beispiel: Eine Studie der Universität Oslo zeigt, daß bei einer Behandlung rheumatoider Arthritis mit Heilfasten und anschließender lakto-vegetabiler Ernährung auch nach einem Jahr eine statistisch signifikante Verbesserung subjektiver und objektiver Meßwerte im Vergleich zu einer Kontrollgruppe ohne Fasten und Ernährungsänderung beobachtet werden kann.

Die Schulmedizin, die ansonsten doch stets strenge Definitionen fordert, hat es bisher nicht vermocht, die Begriffe „**Gesundheit**" und „**Krankheit**" einheitlich und klar zu definieren. Aus dem real existierenden Umgang mit Krankheit und deren Symptomen kann allerdings abgeleitet werden, daß unter Gesundheit ein Zustand der Abwesenheit von Krankheit und Krankheitssymptomen verstanden wird (in der mehr funktionell arbeitenden Naturheilkunde kann eine solche Abwesenheit sogar eine Regulationsstarre und damit die Vorstufe einer schweren Krankheit darstellen). Fieber wird demzufolge ursächlich (mit Antibiotika bei bakteriellen Infekten) oder symptomatisch (mit Anti-Fiebermitteln bei viralen Infekten) bekämpft. Naturheilkundlich wird Krankheit hingegen als dynamisches Geschehen verstanden. Nur ein gesunder Körper kann auf bestimmte Krankheitsreize auch mit entsprechenden Krankheitssymptomen reagieren. Fieber ist daher als adäquate Reizantwort des Immunsystems auf Erreger aufzufassen. Diese gesunde Reaktion ist daher im allgemeinen nicht zu unterdrükken (Ausnahmen: z.B. Fieberkrämpfe bei Kindern, Herzschwäche bei alten Menschen), sondern durch geeignete Maßnahmen zu unterstützen (→ *Fieber*, S. 561).

Gegensätze zwischen Schulmedizin und Naturheilkunde

In der folgenden tabellarischen Übersicht (Seite 36) sind einige Gegensätze zwischen Schulmedizin und Naturheilkunde aufgeführt. Dabei ist anzumerken, daß sowohl in der Tabelle 2 als auch in diesem Kapitel einer vereinfachenden, dafür aber prägnanten Darstellung Vorrang vor einer subtilen, sehr differenzierten eingeräumt wurde.
Die Tabelle erweckt – schwarzweißmalend – möglicherweise den Eindruck, die Schulmedizin sei „schlecht" und die Naturheilkunde sei „gut". Dieser naiv-idealistischen, aber – bei Therapeuten und mehr noch bei Patienten – weit verbreiteten Meinung soll hier entschieden widersprochen werden.

Schulmedizin und Naturheilkunde als Grundlagen einer gemeinsamen Ganzheitsmedizin

Es gibt lebensgefährliche Situationen, in denen die Selbstregulation des Körpers nicht mehr ausreicht und eine Unterstützung dieser Mechanismen zu schwach wäre oder zu spät käme (z.B. allergischer Schock, schwerer Asthmaanfall, Herzinfarkt). Hier ist es lebensnotwendig, mit allen zur Verfügung stehenden Mitteln (einschließlich Cortison und anderen Pharmaka) massiv zu intervenieren (=schulmedizinische Notfalltherapie). Bei anderen Erkrankungen (z.B. Jugendlicher Diabetes mellitus) ist eine Zuführung der fehlenden Substanzen erforderlich, die durch Naturheil-

Tab. 2

	Schulmedizin	Naturheilkunde
Denken	überwiegend linear, kausalanalytisch, positivistisch	überwiegend komplex, holistisch, nicht-positivistisch
Repräsentant des Denkens	Descartes: sicheres, evidentes Wissen	Heisenberg: Unschärferelation
Definition von Gesundheit	Zustand der Abwesenheit von Krankheit Mensch = Maschine Krankheit = reparaturbedürftiger Fehler	Prozeß, der auch Krankheiten beinhalten kann Mensch = komplexes, biologisches System Krankheit = funktioneller, kybernetischer Fehler
Gegenstand	Teilaspekte, Quantitäten, Zahlen	Ganzheiten, Qualitäten, Eigenschaften
Basis	wissenschaftliche, klinische Studie, nur ein Einflußfaktor (oder wenige) wird (werden) geprüft	Erfahrung, Wissen um physische, psychische, soziale und ökologische Aspekte
Entsprechung in der Naturwissenschaft	klassische Mechanik, Trennung von Geist und Materie (Descartes)	Quantenmechanik, Einheit von Energie und Materie ($E=mxc^2$)
Diagnostik	Betonung objektiver Fakten (Befunde), insbesondere physikalische, bildgebende und laborchemische Diagnostik	Berücksichtigung subjektiver Angaben (Befinden), diagnostische Verfahren, die die Regulationsfähigkeit bestimmen
Therapie	antagonistisch (anti-), substitutiv (ersetzend), Droge, Operation, Bestrahlung	regulativ, häufiger kurativ, auch präventiv, klassische Naturheilverfahren, Akupunktur, Homöopathie etc.
„Zielobjekt"	Organ oder Symptom	Gesamtorganismus als Einheit „Körper, Geist, Seele"
Mitarbeit des Patienten	eher passiv, körpereigene Regulation wird oft unterdrückt	eher aktiv, körpereigene Regulation wird oft angeregt
Nebenwirkung	relativ oft	relativ selten
Kosten	hoch	niedriger
Domäne	akute Krankheiten, vitale Bedrohungen	chronische Krankheiten, funktionelle Störungen
Blütezeit	19.-20. Jahrhundert	ab Ende des 20. Jahrhunderts?

verfahren nicht zu gewährleisten ist. Gelegentlich ist der Organismus durch Alter oder schwere Krankheit so geschwächt, daß er die Selbstregulation ansprechende Reize nicht mehr entsprechend beantworten kann. Hier ist – zumindest vorübergehend – eine symptomatische, den Organismus entlastende schulmedizinische Therapie erforderlich. In all diesen Fällen können Naturheilverfahren zwar zusätzlich, nicht jedoch alternativ zur Schulmedizin eingesetzt werden.

Umgekehrt werden viele Krankheiten mit der bisher üblichen Therapie nicht nur nicht gebessert, sondern langfristig sogar schlechtere Ergebnisse erzielt, da die Nebenwirkungen der – wenig erfolgreichen – schulmedizinischen Therapie sich zu den Symptomen der eigentlichen Krankheit hinzugesellen.

Beispiel: Mit Schmerzmitteln und Cortison können zwar die Entzündungszeichen der rheumatoiden Arthritis eingedämmt werden, eine Heilung ist hiermit jedoch nicht möglich. Bei Dauergebrauch besteht aber die Gefahr der Entstehung von Magengeschwüren (Schmerzmittel) oder des Knochenabbaus (Cortison). Mit Insulininjektionen kann beim übergewichtigen Altersdiabetiker zwar eine gute Blutzuckereinstellung erzielt werden, das Insulin begünstigt jedoch arteriosklerotische Ablagerungen an den Gefäßen und behindert die eigentlich erforderliche Gewichtsabnahme („Insulinmast").
Näheres hierzu findet sich ausführlich im *Therapieteil* (S. 244).

Die Frage, ob denn nun die Schulmedizin oder die Naturheilkunde die bessere Medizin ist, stellt sich in dieser Form gar nicht. Die Frage lautet vielmehr, bei welcher Krankheit und bei welchem Patienten zu welchem Zeitpunkt naturheilkundliche oder schulmedizinische Behandlungsverfahren angebracht sind – mitunter kann es auch sinnvoll sein, das eine zu tun, ohne das andere zu lassen. Eines Tages wird es vielleicht eine Medizin geben, in der beide medizinischen Systeme gleichberechtigt nebeneinander bestehen – nicht gegeneinander ankämpfend, sondern sich zum Wohle des Patienten ergänzend. Das neue Paradigma der Medizin würde dann umfassend die bisherige Schulmedizin und die Naturheilkunde in sich vereinigen.

Anleitung zum Gebrauch des Handbuchs und allgemeine Hinweise zur naturheilkundlichen Therapie

Wie ist der Ratgeber aufgebaut?

Dieser Ratgeber ist in vier Teile unterteilt:

- Die **Einführung** gibt einführende und allgemeine Hinweise zur Naturheilkunde und zum Gebrauch des Ratgebers.
- **Naturheilkundliche Verfahren** erläutert verschiedene naturheilkundliche diagnostische und therapeutische Verfahren, wobei die Verfahren alphabetisch geordnet sind.
- Das Kapitel **Beschwerden und Behandlung (Therapieteil)** gibt praktische Behandlungshinweise zu verschiedenen Erkrankungen, wobei eine organbezogene Zuordnung der Erkrankungen vorliegt (beginnend mit Herzerkrankungen, dann Kreislauferkrankungen usw., → Inhaltsverzeichnis).
- Der **Informationsteil** enthält in Listen aufgeführt weitere Zusatzinformationen, die für den Leser nützlich sein könnten (z.B. Adressen, Nährstoffe, Heilpflanzen).

Mit diesem einfachen, übersichtlichen System ist eine rasche Orientierung möglich. Das Inhaltsverzeichnis und ein umfangreiches Register helfen Ihnen beim Aufsuchen bestimmter Informationen zusätzlich weiter.

Naturheilkundliche Methoden

Das Ziel dieses Ratgebers ist es, Sie bei der Vorbeugung, Linderung und Heilung von Krankheiten mit naturheilkundlichen Methoden zu unterstützen. Wenn Sie sich für ein bestimmtes Heilverfahren interessieren (z.B. weil ein Bekannter mit dieser Methode bei seiner Erkrankung gute Erfahrungen gesammelt hat oder Ihr Therapeut Ihnen vorschlägt, Sie mit dieser Methode zu behandeln), so soll dieses Buch Ihnen die Gelegenheit geben, sich rasch einen Überblick über die Grundlagen der besagten Methode zu verschaffen. Das Vorgehen bei der Behandlung mit diesem Verfahren und die besonders gut zu behandelnden Krankheiten (Indikationen) werden dabei ebenso beschrieben wie Nebenwirkungen, Risiken und Gegenanzeigen.

Therapiehinweise

Sehr häufig werden Sie wahrscheinlich den *Therapieteil* (S. 244) benutzen, in dem krankheitsbezogene Behandlungsempfehlungen gegeben werden. Von einer einfachen Erkältung bis zur Krebserkrankung können Sie sich hier informieren. Dabei werden den Behandlungsvorschlägen stets allgemeine Informationen über die Krankheit (Definition, Ursachen, Symptome, Diagnostik, konventionelle Therapie oder andere wichtige Informationen) vorangestellt. Bei den anschließenden Behandlungsvorschlägen werden die Beiträge der verschiedenen Naturheilverfahren vorgestellt. Sie sind nach ihrer Bedeutung geordnet, wobei diese „Rangfolge" nicht als verbindlich anzusehen ist. Sie entspricht der Häufigkeit der Anwendung im deutschen Sprachraum (in China würde den dortigen Erfahrungen entsprechend sicher eine ganz andere Reihenfolge gewählt werden), den Angaben in der Literatur und den persönlichen Erfahrungen der Autoren. Die Anordnung der Verfahren ist also durchaus subjektiv und bei manchen Erkrankungen bestimmt auch diskussionswürdig. Wir haben uns trotzdem für diese Vorgehensweise entschieden, um Ihnen zumindest eine gewisse Richtschnur an die Hand zu geben.

Bei den Behandlungsempfehlungen sind „Basisverfahren" wie Ernährung oder Ordnungstherapie fast immer vorrangig berücksichtigt. Mit der Befolgung der entsprechenden Hinweise zur Ernährung und zur Ordnung des Lebens lassen sich manche Krankheiten möglicherweise schon allein erfolgreich behandeln. Bei vielen Erkrankungen – insbesondere komplexen oder solchen, die in einer schweren Form vorliegen – wird erst der gezielte Einsatz eines oder mehrerer weiterer zusätzlicher Verfahren den entscheidenden Behandlungsdurchbruch erzielen (z.B. Finden des richtigen homöopathischen Konstitutionsmittels, mehrfache Behandlung der richtigen Akupunkturpunkte, Ausschalten eines Störfeldes durch Neuraltherapie). Aber auch unter diesen Umständen ist das Befolgen bestimmter basistherapeutischer Hinweise durchaus sinnvoll. Auch wenn beispielsweise eine Ernährungsumstellung allein den Behandlungserfolg bei einer bestimmten Krankheit noch nicht erreicht, so wird er auf der Grundlage einer gesunden Ernährung doch eher ermöglicht. Der gesund ernährte Organismus ist besser in der Lage, therapeutische Reize anzunehmen als der Organismus, der zusätzlich durch eine Fehl- oder Überernährung belastet ist und einen Teil seiner Energien dafür aufwendet, die Folgen einer falschen Ernährung zu kompensieren. Die Ernährung sei hier nur beispielhaft genannt. Für Ordnungstherapie, Bewegungstherapie, Kneippsche Anwendungen und weitere Verfahren, die zu einer gesunden Grundlage beitragen, gilt prinzipiell dasselbe.

Individualität des Patienten berücksichtigen

Bei der Rangordnung der Verfahren sind die Erfahrungen berücksichtigt, die bei einer großen Anzahl von Menschen gemacht wurden. Für den „Durchschnittspatienten" ist die angegebene Reihenfolge daher im wesentlichen gültig. Im Einzelfall kann jedoch auch einmal ein Verfahren, welches im Text erst später beschrieben wird, von entscheidender Bedeutung sein.

Beispiel: In der Regel kann ein Bluthochdruck mit richtiger Ernährung, Abbau eines eventuell vorhandenen Übergewichtes, ausreichender Bewegung und Wiederherstellen einer Ordnung des Lebens erfolgreich naturheilkundlich behandelt werden, wenn es sich um einen sogenannten essentiellen Bluthockdruck handelt, also keine organisch faßbare Ursache vorliegt. Je nach individueller Konstitution kann jedoch auch ein anderes Verfahren entscheidend sein. Ein „vollblütiger" Hochdruckpatient profitiert möglicherweise von wiederholten kleinen Aderlässen oder blutigem Schröpfen ganz erheblich. Diese Ausleitungsverfahren sind unter *„Bluthochdruck"* (S. 262) eher weiter unten, also bei den weniger bedeutsamen Verfahren angesiedelt, da sie heute nicht mehr häufig angewendet werden und nicht bei allen Bluthochdruckpatienten sicher wirken. Im geschilderten Einzelfall können jedoch gerade diese ausleitenden Verfahren die „Methode der Wahl" darstellen, die eine rasche, sichere Blutdrucksenkung erreichen.

Dauer bzw. Wiederholung einer Behandlung

Je nach Art des Naturheilverfahrens und der Reaktion des Behandelten kann die Dauer bzw. die Wiederholung der Behandlung variieren.

Beispiel: Eine gesunde Ernährung und regelmäßige Ausdauerbelastungen tragen bei erhöhtem Blutdruck zu einer verbesserten Blutdruckeinstellung bei. Der Blutdruckkranke sollte sich nach Möglichkeit lebenslang gesund ernähren und körperlich in der für ihn optimalen Weise belasten.

Ein Aderlaß bei einem vollblütigen Blutdruckkranken kann den Blutdruck schon senken, aber meist noch nicht langfristig. Hier kann eine ganze Serie von kleinen Aderlässen gegebenenfalls den erwünschten Erfolg erzielen. Wenn andere Verfahren nach einiger Zeit greifen, kann von weiteren Aderlässen Abstand genommen werden. Möglicherweise ist aber auch in regelmäßigen, größeren Abständen ein weiterer Aderlaß oder eine kleine Serie erforderlich, um einen dauerhaften, guten Behandlungserfolg zu erzielen.

Liegt ein Störfeld als Ursache einem erhöhten Blutdruck zugrunde, so kann möglicherweise eine einzige Injektion an dieses Störfeld den Bluthochdruck für immer beseitigen.

Kombination verschiedener Verfahren

Die Kombination von Verfahren mit ganz unterschiedlichen Wirkungsansätzen ist günstig, da das Ansprechen verschiedener „Ebenen des Krankheitsgeschehen" die Erfolgswahrscheinlichkeit und die Effizienz einer Behandlung erhöht.

Beispiel: In einer amerikanischen Studie konnte gezeigt werden, daß unter der Kombination

- sehr fettarme, vegetarische Ernährung
- häufige Bewegungstherapie in der richtigen Intensität
- tägliche Entspannungsübungen

eine Rückbildung von Verengungen der Herzkranzgefäße zu registrieren war. Damit einher ging eine 90%ige Reduzierung von Angina-pectoris(Herzenge)-Anfällen. Der Erfolg war um so größer, je besser die Kombination der genannten Naturheilverfahren eingehalten wurde.

Auch eine zeitlich nacheinander geschaltete Kombination sinnvoller Verfahren vermag gute Ergebnisse zu erzielen.

In einer norwegischen Studie mußten sich Rheumapatienten einem Heilfasten unterziehen, welches nicht selten die Rheumaerkrankung günstig beeinflußt. Aber erst der nachfolgende Kostaufbau über eine Rohkost zu einer lakto-vegetabilen Ernährung (vegetarisch mit Milchprodukten) vermochte – auch über einen Untersuchungszeitraum von einem Jahr – deutliche Verbesserungen im Vergleich zu einer Kontrollgruppe ohne Fasten und Ernährungsumstellung zu zeigen.

Die gezeigten Beispiele günstiger Wirkungen von Naturheilverfahren sollen allerdings nicht zu einem unkritischen Polypragmatismus verleiten. Zwei bis drei sinnvoll kombinierte Verfahren, die konsequent durchgeführt werden, bringen vermutlich bessere Resultate als eine „Schrotschuß-Therapie" mit vielen ungezielt eingesetzten Methoden. Insbesondere im Bereich der medikamentösen Therapien – auch und gerade in der Naturheilkunde – werden nicht selten Therapiestrategien veranlaßt, die – wenn vielleicht auch nicht schädlich – sicher als unsinnig anzusehen sind. Selbstverständlich können auch einmal Kombinationen verschiedener pflanzlicher Mittel sinnvoll sein (etwa ein Präparat zur Unterstützung der Ausscheidung der Niere, eines zur Anregung der Lebertätigkeit und eines mit der spezifischen Wirkung auf die Krankheit), aber auch bei solchen Kombinationen kommt man in der Regel mit einer überschaubaren Anzahl von Präparaten aus.

Wir müssen uns immer wieder vergegenwärtigen, daß Naturheilverfahren Reize für den Organismus setzen, die dieser beantworten muß. Erst die erfolgreiche Antwort auf diese Reize stellt die Grundlage einer erfolgreichen Therapie dar. Wird der Organismus aber mit zu vielen Reizen überschüttet (Reizüberflutung), so kann die erwartete Reaktion auch einmal ausbleiben oder sogar eine scheinbar nicht zu erklärende Verschlechterung beobachtet werden. Gerade der erkrankte und geschwächte Organismus ist aber in der Fähigkeit, Reize zu beantworten, reduziert, so daß gerade der schwerkranke Patient vorsichtig zu behandeln ist und nicht nach dem Motto „Viel hilft viel"!

Viel hilft nicht immer viel! Wenden Sie neben den „Basisverfahren" (z.B. Ernährung, Ordnungstherapie, Kneippsche Therapie) nicht mehr als zwei bis drei Naturheilverfahren an und setzen Sie diese gezielt ein!

Erwarten Sie – besonders bei lange bestehenden Krankheiten – keine raschen Wunder, sondern üben Sie sich in Geduld! Oft müssen Naturheilverfahren erst lange genug wirken, manchmal muß erst mehrfach probiert werden, bis die „richtige" Methode, die richtige Kombination von Naturheilverfahren oder innerhalb eines Verfahrens das richtige Mittel gefunden wird.

Bei komplexen Erkrankungen (z.B. Krebs, Rheuma, Migräne) muß meist zusätzlich ein erfahrener Therapeut aufgesucht werden.

Ausbleiben von Therapieerfolgen

Nicht selten werden auch in der Naturheilkunde keine oder nur mäßige Erfolge erzielt, die weit hinter den Erwartungen von Therapeut und Behandler zurückbleiben. Die Ratlosigkeit des Therapeuten, der möglicherweise zahlreiche Patienten mit gleicher Erkrankung mit denselben Methoden erfolgreich behandelt hat, deckt sich dann mit der Ratlosigkeit des Patienten, der alle Behandlungsvorschläge gewissenhaft befolgt hat. Ursache für das Ausbleiben der erhofften Wirkung kann die Wahl des falschen Therapieverfahrens sein.

Beispiel: Ein Patient mit erhöhten Cholesterinwerten ändert seine Ernährung und lebt konsequent vegetarisch, wobei er sogar den Konsum von Milchprodukten wegen des darin enthaltenen Cholesterins einschränkt. Obwohl bei den meisten Menschen mit erhöhten Cholesterinwerten unter einer solchen Therapie eine deutliche Senkung des Cholesteringehaltes im Blut eintreten würde, kommt es bei dem besagten Patienten nur zu einer minimalen Absenkung. Der Grund dafür könnte darin liegen, daß in diesem besonderen Fall nicht die Zufuhr von viel Cholesterin über die Nahrung zu den erhöhten Werten geführt hat, sondern Streßbelastungen und unbearbeitete seelische Konflikte die Cholesterinwerte hoch halten. Auch wenn dieser Patient seine Ernährung noch radikaler vom Cholesterin befreien würde und zusätzlich Stoffe einnehmen würde, die die Aufnahme von Cholesterin aus dem Darm ins Blut behindern (z.B. Apfelpektin, Weizenkleie), käme es zu keiner wesentlichen Absenkung. Allein Entspannungsübungen zum Abbau der Streßbelastungen oder psychotherapeutische Maßnahmen zur Bewältigung der Konflikte würden hier den entscheidenden Erfolg erbringen.

Andere Ursachen für Mißerfolge naturheilkundlicher Therapien können sogenannte Blockaden sein, verursacht durch:

- Störfelder (z.B. Narben, chronisch entzündete Mandeln)
- Toxische (Gift-) Belastungen (z.B. Amalgam, Pestizide)
- Dysbiose (Besiedelung des Darmes mit ungünstigen Keimen)
- Medikamente (z.B. Cortisonpräparate, Immunsuppressiva)

Diese Blockaden müssen erst entsprechend behandelt werden (z.B. durch Neuraltherapie, ausleitende Verfahren, Fasten, Amalgamsanierung, Symbioselenkung) damit die anschließende Therapie der eigentlich zu behandelnden Krankheit wieder greifen kann.

Zusammenfassung

Die angegebenen Hinweise und Beispiele können nur orientierende Hilfen bei der Behandlung von Krankheiten mit naturheilkundlichen Mitteln sein. Abschließend und zusammenfassend noch einmal einige wichtige Regeln, die berücksichtigt werden sollten:

▶ **Ordnungstherapeutische Hinweise** sind immer vorrangig (z.B. sollten Schlafstörungen mit anderen Verfahren erst dann behandelt werden, wenn eine ungünstige Gliederung des Tagesablaufes als Ursache der Störung ausgeschlossen bzw. beseitigt ist).

▶ Bei Versagen von bewährten naturheilkundlichen Therapien sollte daran gedacht werden, daß **Blockaden** vorliegen könnten.

▶ Bei jeder naturheilkundlichen Behandlung sollte hinterfragt werden, ob eine solche überhaupt angezeigt ist (Beispiel für eine **Gegenanzeige**: Zuckerkrankheit des Jugendlichen).

▶ Es sollte berücksichtigt werden, ob der Patient körperlich und seelisch überhaupt in der Lage ist, **Reize anzunehmen** und entsprechend zu verarbeiten, die die selbstregulativen Kräfte des Organismus ansprechen.

▶ Besonders bei chronischen Krankheiten sollten **psychosomatische Gesichtspunkte** berücksichtigt werden (Ein Magengeschwür kann mit naturheilkundlichen Verfahren gut behandelt werden, die Geschwürskrankheit besteht aber möglicherweise fort).

▶ Die **Kombination** verschiedener Verfahren ist grundsätzlich möglich und sinnvoll - besonders wenn die angewendeten Verfahren unterschiedliche Ebenen ansprechen; eine unkritische, ungezielte Kombination zu vieler Verfahren sollte allerdings vermieden werden.

▶ Die **Individualität** des Patienten sollte bei der Auswahl des oder der Verfahren unbedingt beachtet werden.

▶ Schließlich sollte auch die **Sinnhaftigkeit einer Krankheit** für den Patienten bedacht werden. Was wird dem Patienten entzogen, wenn ihm die Krankheit oder Krankheitssymptome genommen werden? Kann der Patient aus seiner Krankheit etwas für sein Leben lernen? Es darf nicht vergessen werden, daß Krankheiten und deren Begleiterscheinungen natürliche und mitunter sinnvolle Bestandteile unseres Lebens sind.

Rechtliche und wirtschaftliche Aspekte

Das deutsche Gesundheitssystem sieht vor, daß medizinische Leistungen im Erkrankungsfall von den Krankenkassen übernommen werden, welche sich aus Pflichtbeiträgen finanzieren.

Bis vor wenigen Jahren erstatteten gesetzliche wie private Krankenkassen dennoch nur in Ausnahmefällen Behandlungen mit naturheilkundlichen Verfahren. Von diesen Ausnahmen (z.B. Phytotherapie, physikalische Maßnahmen) abgesehen, mußte der Rest direkt vom Patienten bezahlt werden. Diese Praxis beruhte auf einem Urteil des Bundesgerichtshofes, das eine sogenannte „Wissenschaftlichkeitsklausel" enthält. Demnach brauchten die Krankenkassen „wissenschaftlich nicht allgemein anerkannte Untersuchungs- und Behandlungsmethoden und Arzneimittel" nicht zu bezahlen.

Inzwischen haben mehrere Gerichtsurteile unter Berufung auf ein weiteres Urteil des BGH (Urteil vom 23.06.93) unterstrichen, daß die Krankenkassen nicht nur die schulmedizinischen, „wissenschaftlich anerkannten" Verfahren zu erstatten hätten, sondern auch andere Therapien, wenn diese im Einzelfall geholfen haben.

Aus der aktuellen Rechtsprechung folgt, daß Behandlungen mit sogenannten alternativ-medizinischen Methoden in der Regel erstattet werden müssen, insbesondere wenn die schulmedizinischen Maßnahmen bereits erfolglos versucht worden sind. Aufgrund des Wettbewerbs zwischen den Krankenkassen wurde von den meisten ohnehin selbst ein erweitertes Spektrum an naturheilkundlichen Verfahren in die vertraglichen Leistungen aufgenommen. Dennoch gibt es bei verschiedenen Anbietern der gesetzlichen und privaten Kassen unterschiedliche Gepflogenheiten der Rückerstattung bzw. Kostenübernahme. Sogar verschiedene Sachbearbeiter einer Versicherung entscheiden Eingaben manchmal unterschiedlich.

Die Kostenübernahme hängt auch vom jeweiligen Verfahren ab. So werden Behandlungen aus den Bereichen Homöopathie, Akupunktur oder Phytotherapie meist übernommen, während „exotischere" Verfahren wie die Kinesiologie bei den Kassen auf Distanz stoßen.

Bei manchen naturheilkundlichen Verfahren sind für bestimmte Erkrankungen in den letzten Jahren erfolgreich Wirksamkeits- und auch Wirtschaftlichkeitsbelege erbracht worden, andere werden derzeit noch Studien unterzogen. Aufgrund dieser Wirksamkeitsstudien werden die Kassen vermutlich zukünftig noch mehr Leistungen übernehmen müssen.

Was können Sie als Patient tun, wenn die Kostenübernahme einer Behandlung durch Ihre Kasse verweigert wird?

Da die politische und juristische Situation im Gesundheitswesen Änderungen unterworfen ist, ist es kaum möglich, an dieser Stelle konkrete Angaben zu den Kostenübernahme-Gewohnheiten der Kassen zu geben.

Für den Behandlungsfall ist es empfehlenswert, sich vor Therapiebeginn mit dem behandelnden Arzt über die vorgesehenen Maßnahmen zu verständigen und bei unklarer Kostenübernahme die Krankenkasse vorher zu kontaktieren. Sollte dann keine Kostenübernahme folgen, so genügt oft der Verweis auf Musterurteile oder die gängige Praxis anderer Krankenkassen. Meist kann Ihr Arzt Sie dabei beraten. Von den Bundesverbänden der Krankenkassen können Sie außerdem erfahren, welche Kosten üblicherweise von anderen Kassen übernommen werden.

Häufige telefonische, schriftliche oder persönliche Kontakte mit dem Sachbearbeiter sind oft hilfreich, wobei es ratsam ist, dort freundlich, aber bestimmt aufzutreten. Mancher „genervte" Sachbearbeiter wird dann doch etwas auf dem Kulanzwege einleiten können, besonders beim Hinweis auf einen möglichen Wechsel zu einer anderen Krankenkasse.

Sollten Sie an einer chronischen Krankheit leiden, so gibt es möglicherweise eine Selbsthilfeorganisation

(→ *Adressenliste*, S. 619), die Erfahrungen mit Kostenübernahmeproblemen und Musterprozessen hat.

Wenn die Krankenkasse auch diese Argumente ignoriert, so ist durchaus der Rechtsweg zu erwägen – was allerdings Zeit kostet und ein gewisses finanzielles Risiko bedeutet.

In jedem Falle kann es wichtig werden, die Behandlung mit einem alternativ-medizinischen Verfahren ausreichend dokumentiert zu haben. Ihr behandelnder Arzt sollte deswegen Verlaufskriterien aufstellen (z.B. Fotos, Laborbefunde), die im Zweifelsfalle als Belege der Wirksamkeit vorgelegt werden können.

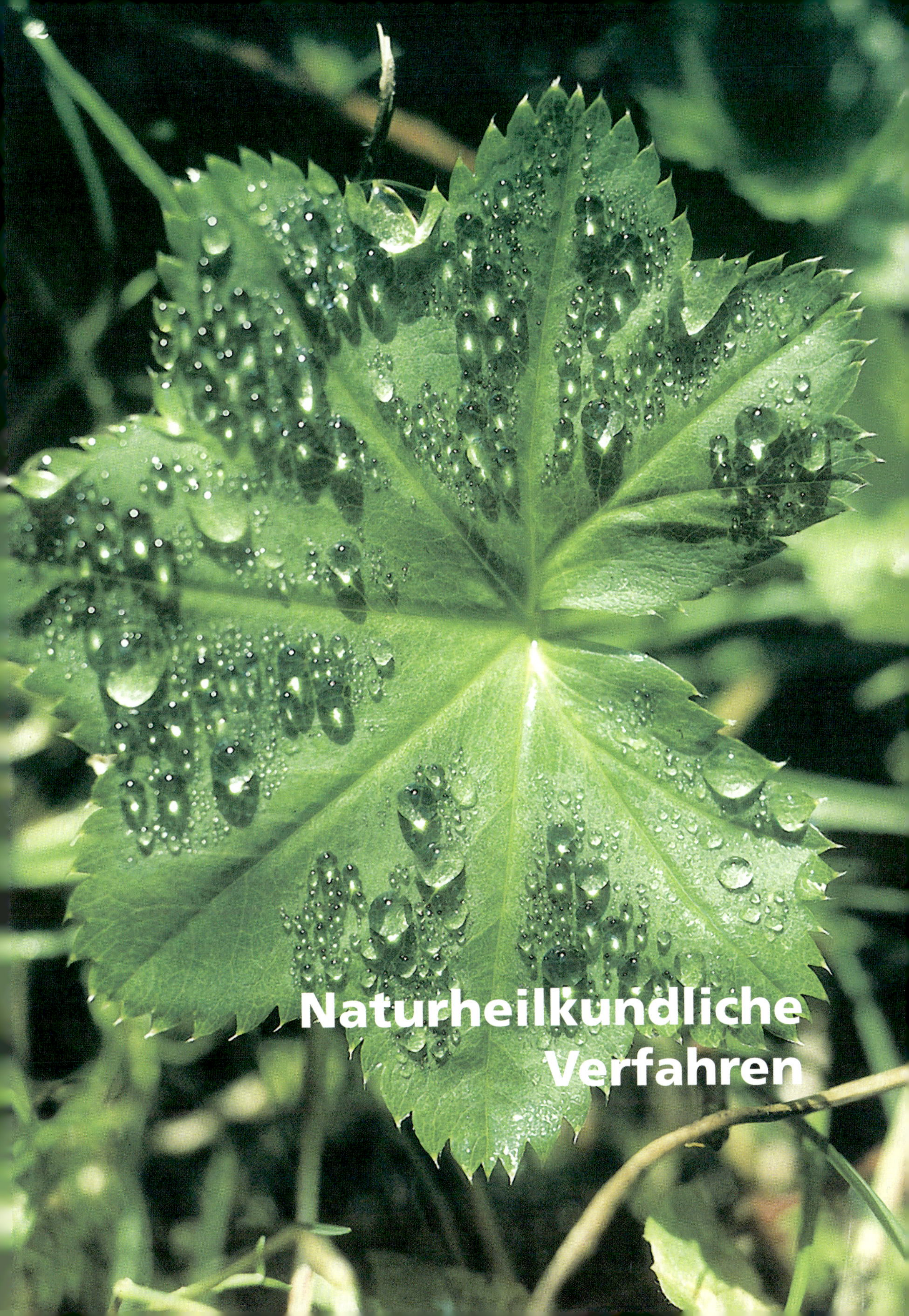
Naturheilkundliche
Verfahren

Akupunktur

Begriffsklärung

Was ist Akupunktur?

Die Akupunktur (lat. acus = Nadel, pungere = stechen) ist eine Heilweise der alten chinesischen Tradition, bei der mit Gold-, Silber- oder Stahlnadeln bestimmte „Akupunkturpunkte“ angestochen werden. Diese Punkte wurden über viele Jahrhunderte aus der Erfahrung gefunden und werden bestimmten Organen oder auch Körperfunktionen zugeordnet.

Energetisch oder organisch zusammengehörige Punkte sind durch sogenannte „Meridiane” miteinander verbunden (Abb. 1). Dies sind gedachte Längslinien durch den Körper, denen eine bestimmte energetische Eigenschaft zugesprochen wird, die jedoch keine bekannten anatomischen Korrelate haben. Bekannt sind 12 Hauptmeridiane mit Bezug zu jeweils einem Organ, ferner 8 Sondermeridiane mit Bezug zu bestimmten Körperfunktionen.

Die Meridiane werden als Energielinien verstanden, über die lebenserhaltende Energie (chinesisch: „Chi“) in stetem Fluß durch den Körper strömt. Krankheit beruht demnach auf einem gestörten Energiefluß, der durch das Einstechen von Nadeln an den Akupunkturpunkten wiederhergestellt wird.

Hierbei ist ein Zuviel an Energie ebenso möglich wie ein Zuwenig. Ein Überflußzustand von Energie, Körperausscheidungen oder Aktivität wird als „Yang-Zustand“ bezeichnet, einen Mangelzustand nennt man „Yin-Zustand“. Beide werden mit bestimmten Eigenschaften auch auf anderen Ebenen verbunden (Tab. 1). Gesundheit ist ein dynamischer Balancezustand zwischen Yin und Yang. Die Akupunktur vermag je nach Art des Stechens einen Energieüberfluß abzuleiten wie auch die Bildung mangelnder Energie anzuregen.

Die Akupunktur ist in der traditionellen chinesischen Medizin (TCM) keine isoliert verwendete Therapieform, sondern nur ein Teil der Heilkunst, zu der auch innere Therapien z.B. mit pflanzlichen Mitteln gehören. Beiden liegt ein für westliche Verhältnisse oft schwer verständliches Konzept von Leben und Krankheit zugrunde. In diesem Jahrhundert wurde deswegen ausgehend von der chinesischen Akupunktur eine pragmatischere europäische entwickelt, die die alten Lehren der TCM mit westlichen Diagnosen und Krankheitsvorstellungen verknüpft.

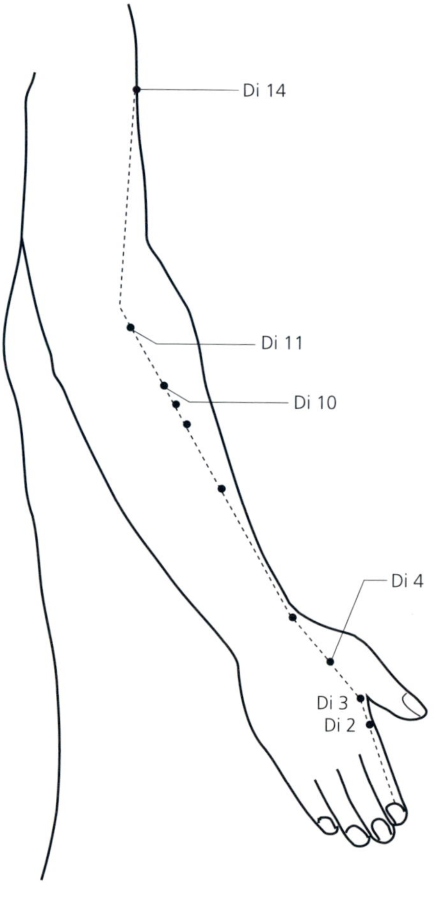

Abb. 1: Akupunkturpunkte auf dem Dickdarmmeridian am Arm

Tab. 1: Die Pole Yin/Yang in verschiedenen Ebenen. Aus: Augustin, M., Schmiedel, V.: Praxisleitfaden Naturheilkunde, Jungjohann, Neckarsulm 1994

Meridianpaar	**H - Dü** **Yin - Yang** **Zang - Fu**	**B - N** **Yin - Yang** **Zang - Fu**	**G - Le** **Yin - Yang** **Zang - Fu**	**Lu - Di** **Yin - Yang** **Zang - Fu**	**M - Mp** **Yin - Yang** **Zang - Fu**
Mikrokosmos, Innenleben					
Funktion Zang/Fu	**Zang**: Gefäßsystem, Kreislauf, Stofftransport **Fu**: Sammeln der aufbereiteten Nahrung zum Weitertransport durch Kreislauf (Herz)	**Zang**: Ausscheidung **Fu**: sammelt Harn der Niere	**Zang**: Stoffwechsel **Fu**: Sammeln des Lebenssekrets (Galle)	**Zang**: Atmung, Trennung von „guter" - „schlechter" Luft **Fu**: Trennung von Verwert- und nicht Verwertbarem	**Zang**: Aufnahme und Aufbereitung von Energie/ Nährstoffen **Fu**: Sammeln der Nahrung
Zugeordnetes Organsystem („Schichten")	Subkutis	Knochen	Sehnen, Muskeln als Bewegung	Haut, Haar	Bindegewebe, Muskeln als Masse
Wandlungsphasen	wachsen	bewahren	entstehen	aufnehmen	umwandeln
Öffner	Zunge	Ohr	Auge	Nase	Mund
Innere Faktoren (Modalitäten)	Freude, Hektik	Angst	Zorn	Trauer	Sorge
Makrokosmos, Umwelt					
Element	Feuer	Wasser	Holz	Metall	Erde
Äußere Faktoren	Hitze	Kälte	Wind	Trockenheit	Feuchtigkeit
Jahreszeit	Frühsommer	Winter	Frühling	Herbst	Spätsommer
Tageszeit	11-13 – 13-15	15-17 – 17-19	23-01 – 01-03	03-05 – 05-07	07-09 – 09-11
Himmelsrichtung	Süden	Norden	Osten	Westen	Mitte
Farbe	rot	schwarz	blaugrün	weiß	gelb
Aroma	bitter	salzig	sauer	herb	süß

Formen der Akupunktur

Grundsätzlich wird die Körperakupunktur von der Ohrakupunktur unterschieden. Letztere beruht auf der Annahme, daß der gesamte Organismus auch über das Ohr beeinflußbar ist, d.h. daß ein „Abbild" des Körpers im Ohr vorliegt (Abb. 2).

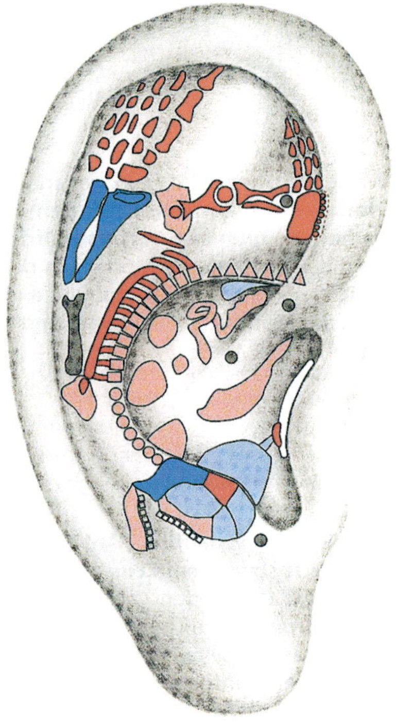

Abb. 2: Akupunkturpunkte am Ohr. Aus: Bucek, R.: Lehrbuch der Ohrakupunktur, Karl F. Haug Verlag, Heidelberg 1994

Bei der Körperakupunktur können vom Vorgehen her die eher traditionellen, der chinesischen Akupunktur entsprechenden Richtungen von den westlichen Richtungen unterschieden werden. Ein Unterschied ist die Diagnostik und Wahl der Akupunkturpunkte. In der traditionellen chinesischen Akupunktur richtet sich die Punktewahl nach einem für westliche Mediziner nur schwer verstehbaren diagnostischen System aus Körpererscheinung, Energiezustand und Pulszustand des Patienten. Die westliche Akupunktur setzt die Akupunkturpunkte mehr nach den uns geläufigen Diagnosen ein. Bei ausreichender Erfahrung des Akupunkteurs muß dies bei den meisten Erkrankungen nicht von Nachteil sein.

Sonderformen der Akupunktur

Moxibustion: Kombinierte Phyto- und Wärmetherapie, bei der Moxa (getrocknetes Beifuß- oder Wermutkraut, lat.: Artemisia vulgaris) verbrannt wird (Abb. 3). Das Moxakraut wird in der westlichen Welt „indirekt“, d.h. ohne direkten Hautkontakt, in Form von Moxa-Kegeln, Moxa-Zigarren und sogenannte Moxa-Boxen appliziert; in China läßt man das Moxa-Kraut bei einigen Indikationen bis auf die Haut abbrennen.

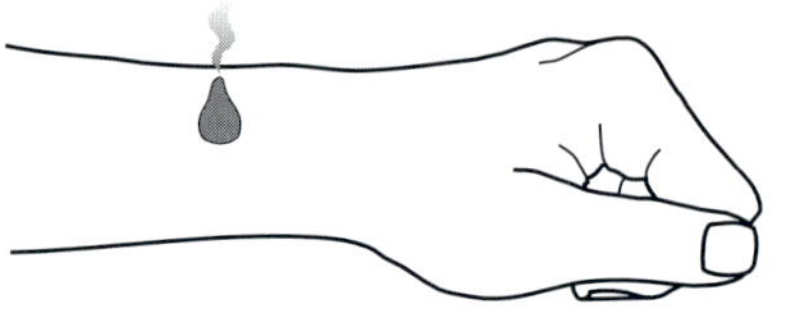

Abb. 3: Moxibustion am Arm

Lasertherapie: Lasergeräte mit Stärken von 2 bis 20 Watt können als Nadelersatz zur Bestrahlung der Akupunkturpunkte verwendet werden (Abb. 4). Die schmerzfreie Bestrahlung ist besonders bei Kindern und schmerzempfindlichen Personen von Vorteil. Auch zur Flächenbehandlung veränderter Hautareale wird sie eingesetzt.

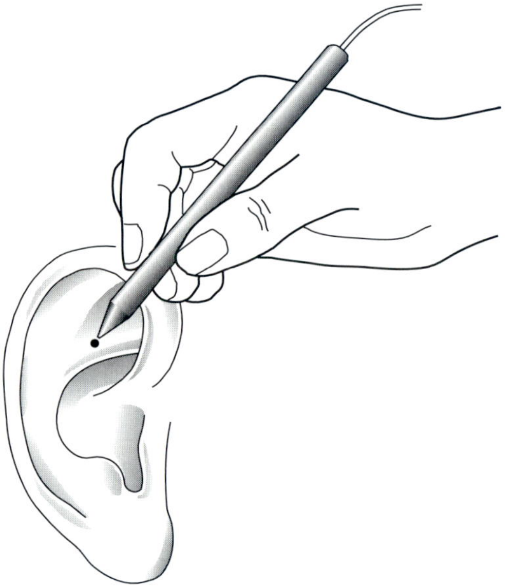

Abb. 4: Lasergerät am Ohr

● **Akupressur**: Man verwendet die gleichen Punkte wie in der Akupunktur, nur erfolgt hier die Reizung durch Druck und Massage. Diese Form ist auch durch den Patienten selbst anwendbar (→ *Akupressur*, S. 55)

Wirkungen

Zwar ist die Wirksamkeit dieser Behandlungsmethode einwandfrei gesichert, doch gibt es für die Akupunkturpunkte noch keine allgemein anerkannten anatomischen und physiologischen Erklärungen. Nach neueren Erkenntnissen besonders des Anatomen Heine (Universität Witten-Herdecke) findet man jedoch an den Akupunkturpunkten regelhaft feine Durchtrittsstellen von Nerven-/Gefäßbündeln.

Die örtlichen Effekte der Akupunktur beruhen danach auf der Einwirkung auf die vegetativen und sensiblen Nervenfasern in der Haut. Ferner werden an den Einstichstellen Reaktionen der Blutgefäße (z.B. Rötungen) und im Blut veränderte Hormonspiegel (z.B. Endorphine, körpereigene Morphin-ähnliche Substanzen) gefunden. Eine reflexbezogene Wirkungsweise über einen entsprechenden Meridian auf innere Organe oder bestimmte Körperfunktionen wird ebenfalls angenommen. Nach dem Modell der Regulationstherapie wird hierbei ein therapeutischer Reiz gesetzt, auf den der Körper mit einer Reihe von Gegenregulationen reagiert (→ *Wie wirken naturheilkundliche Therapien*, S. 28).

Wer kann mit Akupunktur behandeln?

Anders als bei der Akupressur (s.u.) sollte die Akupunktur nur durch geschulte Therapeuten durchgeführt werden. Die Anwendung ist allen Ärzten und Heilpraktikern ohne weitere Nachweise gestattet. Bislang gibt es noch keine Zusatzbezeichnung „Akupunktur" für Ärzte. Ausbildungszertifikate werden von mehreren Akupunktur-Gesellschaften vergeben. Sie weisen auf eine Mindestzahl an Ausbildungsstunden der Therapeuten hin.

Was erwartet Sie bei der Akupunktur?

Im Gespräch wird Ihr Therapeut zunächst ermitteln, welche Beschwerden vorliegen, welche Konstitution Sie aufweisen und welche Diagnose den Beschwerden zugrunde liegen könnte. Die Diagnostik wird durch die körperliche Untersuchung und gegebenenfalls auch weiterführende Verfahren unterstützt. Schließlich legt der Therapeut ein Programm der zu stechenden Punkte fest.

Die erste Akupunktur-Sitzung – oft auch alle folgenden – wird in liegender Position durchgeführt. Die festgelegten Akupunkturpunkte werden nacheinander mit Nadeln versehen. Die feinen Nadeln werden dabei unter leichtem Falten oder Ausstreichen der Haut eingestochen (Abb. 5). Beim Stechen können unterschiedliche Techniken angewendet werden. Von diesen unabhängig kann es an empfindlichen Körperstellen zu leichten Schmerzen oder Taubheitsgefühl kommen, was nicht als schlechtes Zeichen zu werten ist.

Durch leichtes Drehen oder Hin- und Herbewegen der Nadeln können noch besondere Effekte erzielt werden (Abb. 11, S. 55).

Nach ca. 10-30 Minuten werden die Nadeln wieder entfernt. Behandelt wird meist wöchentlich, bei akuten Zuständen auch häufiger. Eine Behandlungsserie umfaßt in der Regel 10-15 Sitzungen.

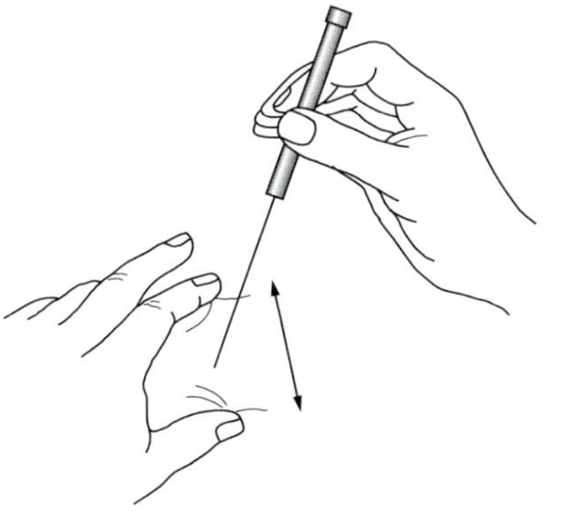

Abb. 5: Einstechen der Akupunkturnadeln

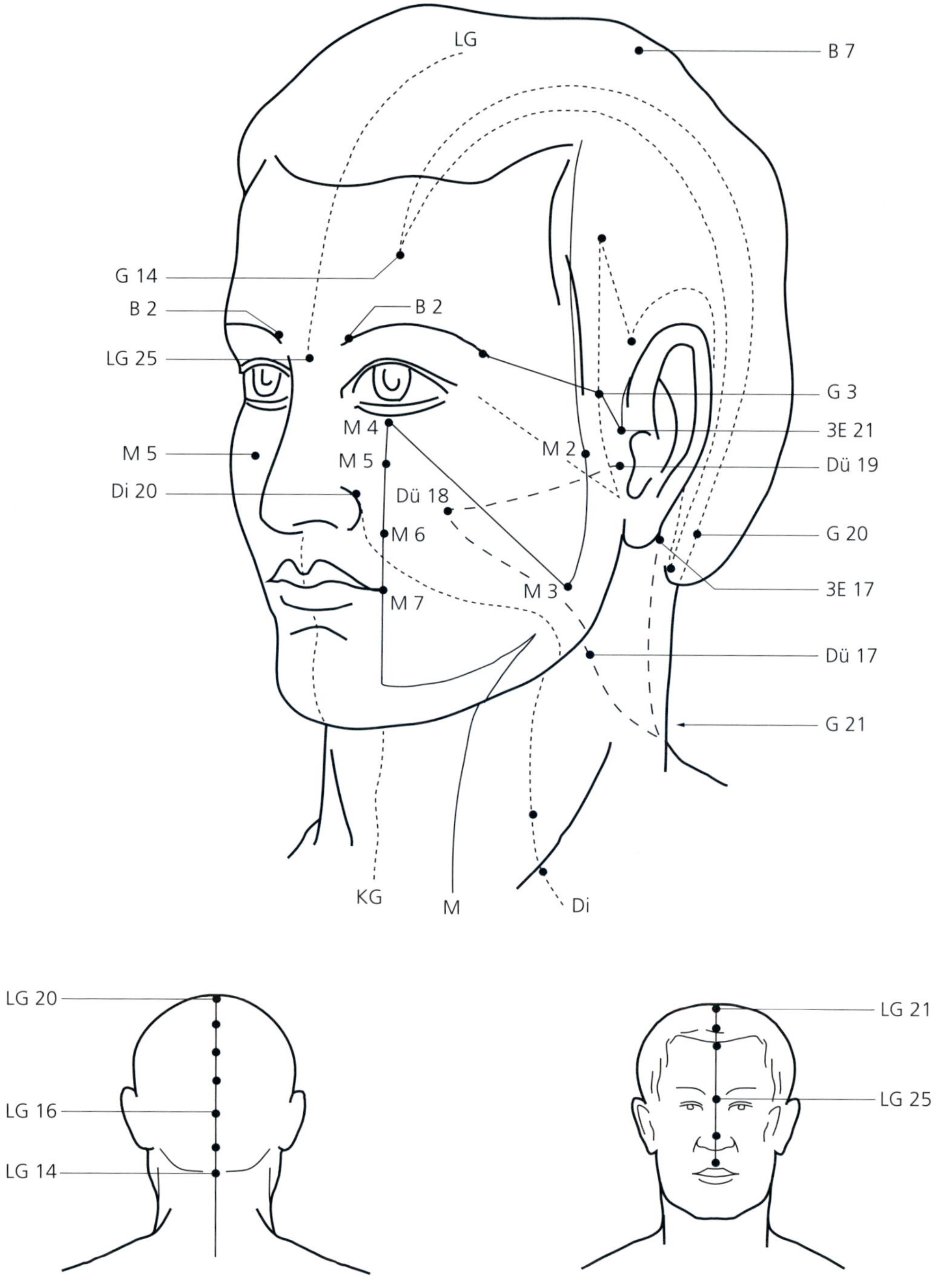

Abb. 6: Wichtige Akupunkturpunkte am Kopf

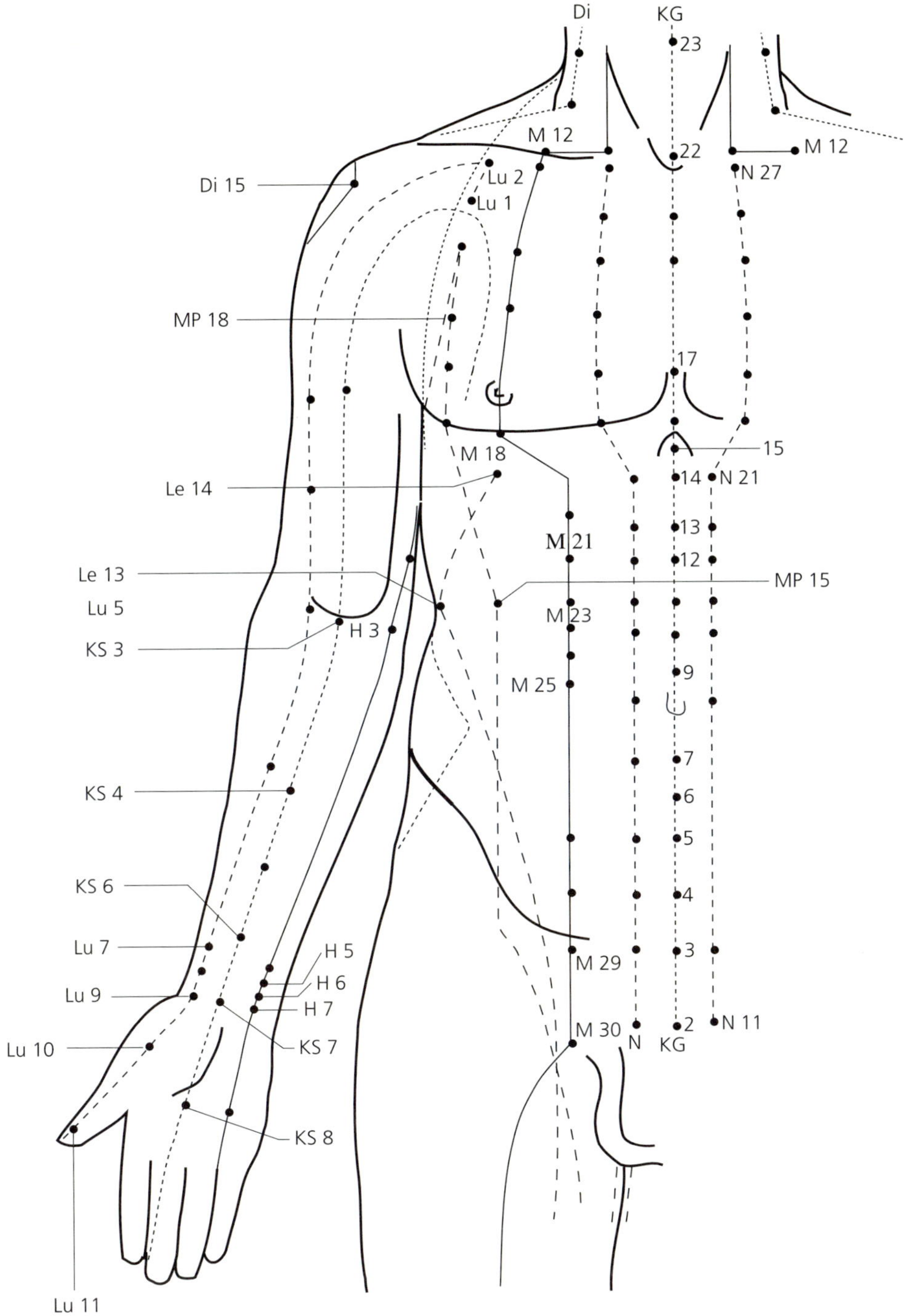

Abb. 7: Ventrale Akupunkturpunkte am Rumpf

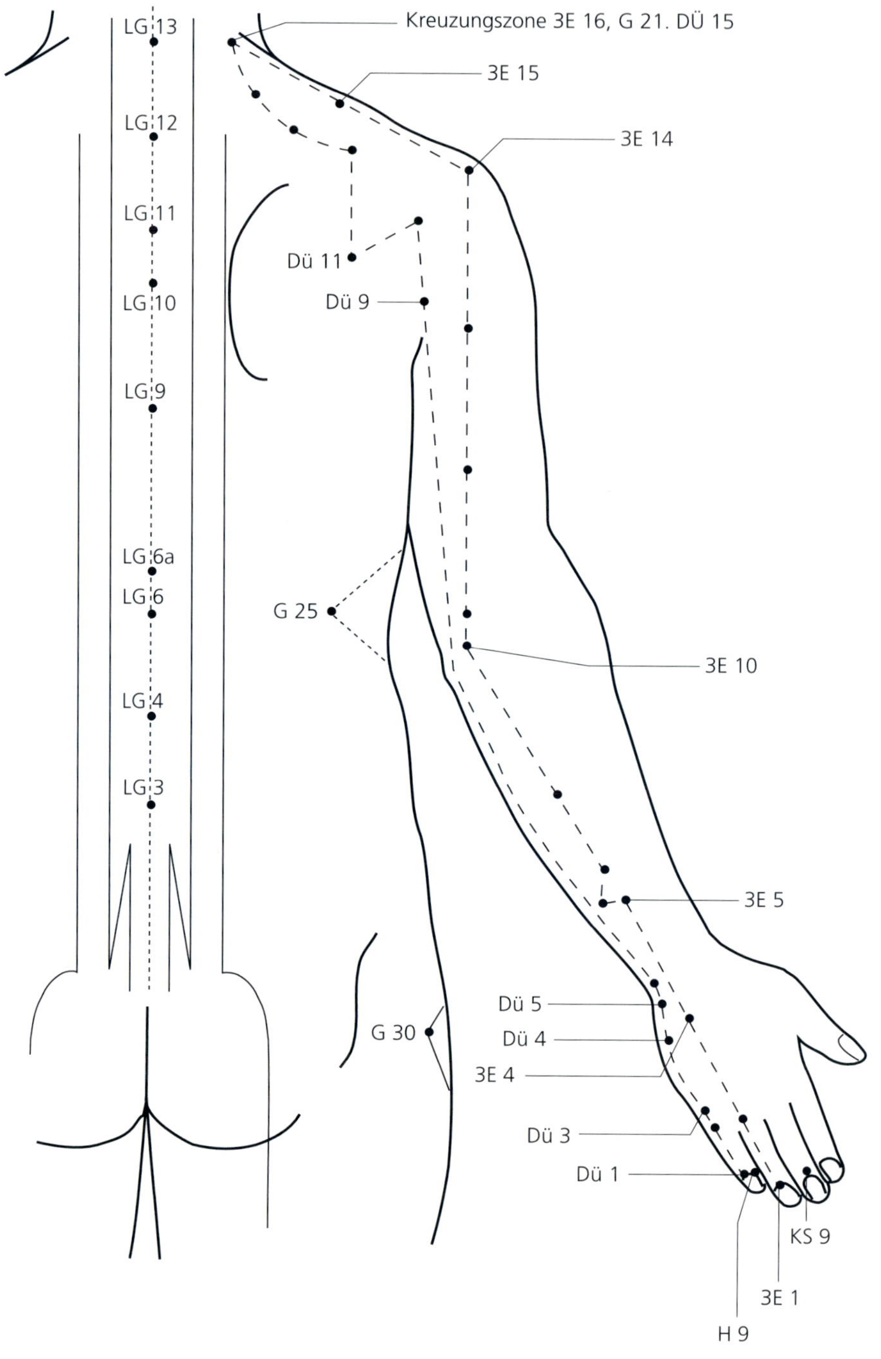

Abb. 8: Dorsale Akupunkturpunkte am Rumpf

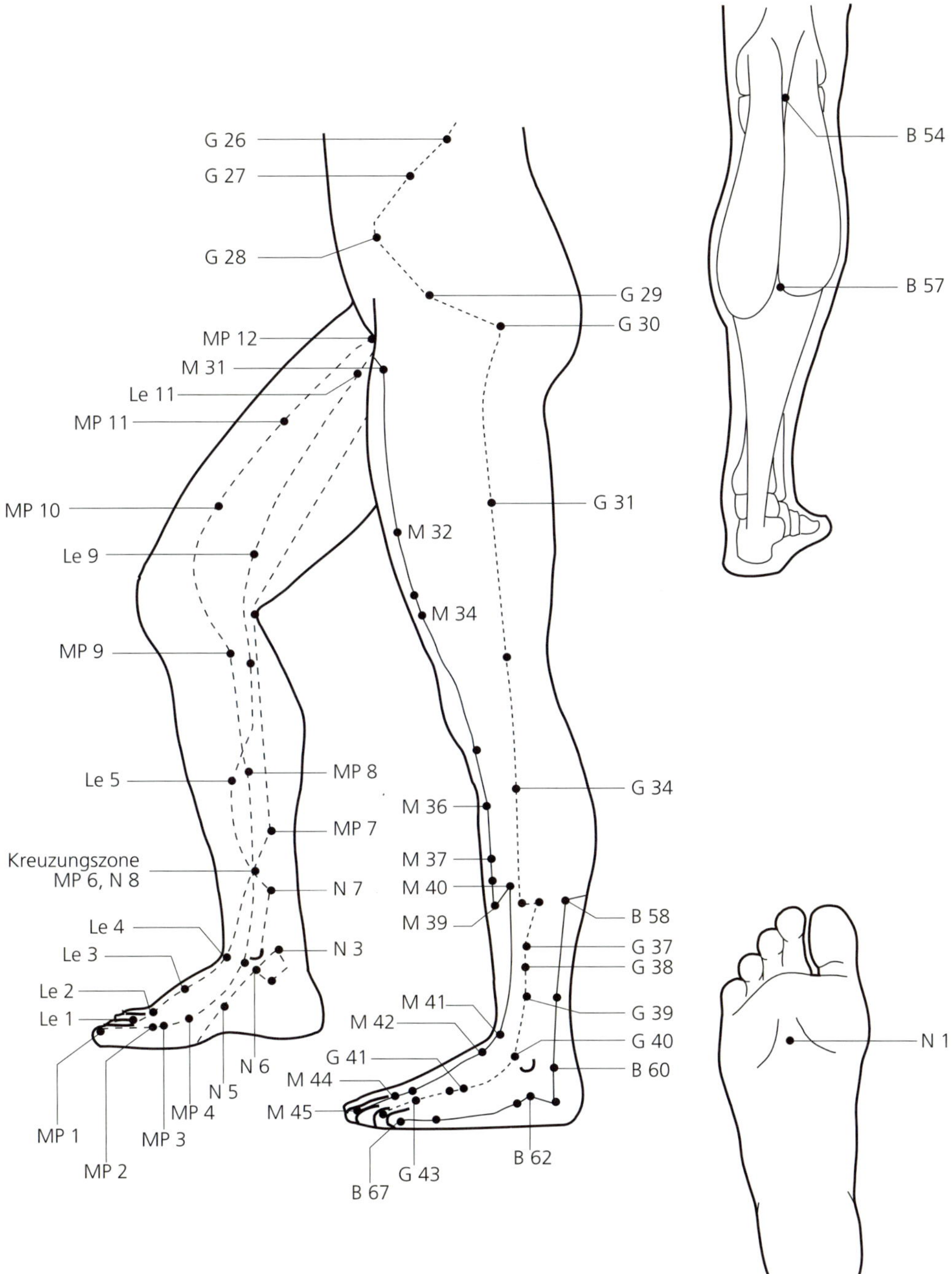

Abb. 9: Wichtige Akupunkturpunkte an den Beinen

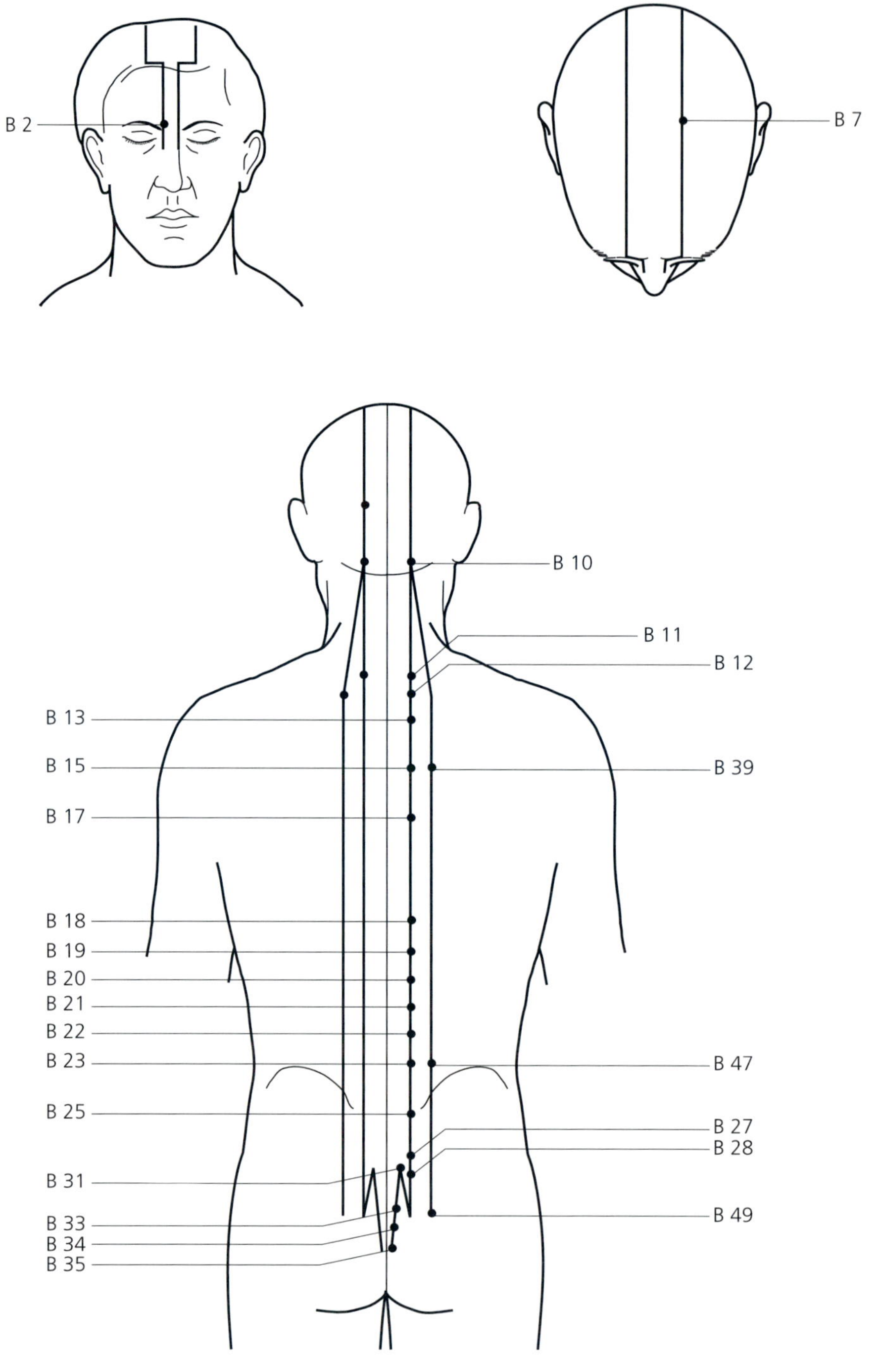

Abb. 10: Der Blasenmeridian

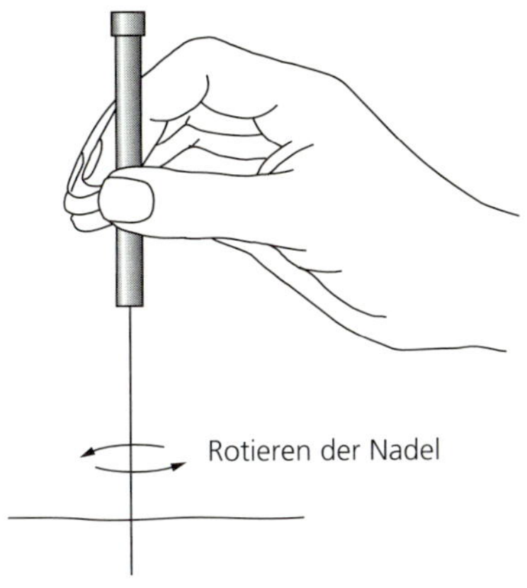

Abb. 11: Rotieren und Bewegen der Nadeln als zusätzlicher Effekt

Wann ist die Akupunktur sinnvoll?

Mit der Akupunktur können grundsätzlich nur funktionelle Störungen beseitigt werden, keine organisch manifesten. Als lindernde Maßnahme ist die Akupunktur jedoch auch bei vielen organischen Erkrankungen wirksam. Bewährte Indikationen sind:

- Schmerzzustände wie Kopfschmerzen, Migräne, Schmerzsyndrome bei Tumoren
- Störungen des Bewegungsapparates, soweit nicht irreversibel, d.h. insbesondere Schmerz- und Verspannungszustände, Bindegewebsveränderungen, posttraumatische Heilungsverbesserung
- Verdauungsbeschwerden: Blähsucht, Reizdarmsyndrom, Verstopfung oder Durchfall
- Herz- und Kreislauf: Funktionelle Herzbeschwerden, zu hoher oder zu niedriger Blutdruck
- Gynäkologische Erkrankungen: Menstruations- und Schwangerschaftsstörungen, Geburtserleichterung
- Suchterkrankungen: Raucherentwöhnung, Freßsucht, adjuvant bei der Drogentherapie

Nebenwirkungen und Risiken

Die Einstiche der Akupunkturnadeln können an manchen Körperstellen etwas schmerzhaft sein. Auch treten im Stichbereich gelegentlich Rötungen, Brennen und Schweißaustritt auf.

Bei empfindlichen Personen kann es – unabhängig vom eingestochenen Punkt – zu Kollapsreaktionen kommen, so daß meist im Liegen behandelt wird.

Infektionsrisiken bestehen theoretisch bei der Mehrfachverwendung von Nadeln. Deswegen wird heutzutage praktisch überall mit Einmal-Stahlnadeln gearbeitet.

Wann sollte die Akupunktur nicht angewendet werden?

Strenge Gegenanzeigen bestehen nicht, jedoch sollte die Akupunktur bei manifesten Organerkrankungen, z.B. Malignomen, nur ergänzend eingesetzt werden und keinesfalls die erforderliche konventionelle Therapie verzögern.

Auch bei schweren nervlichen Erkrankungen sollte mit großer Vorsicht behandelt werden. Ebenso sind bei einer Schwangerschaft bestimmte Punkte zu meiden, die vorzeitige Wehen auslösen könnten.

Akupressur

Begriffserklärung

Die Akupressur wurde in der altchinesischen Medizin entwickelt. Fast 3000 v. Chr. entdeckten die Chinesen, daß die Druckbehandlung bestimmter Hautareale zu Schmerzlinderung führte und auch Wirkungen an Organen zeigte. Die speziellen Punkte an der Körperoberfläche wurden gesammelt und überliefert. Erst später wurden sie auch mit Nadeln behandelt, was zur Akupunktur führte. Bis heute verwenden Akupressur und Akupunktur aber im wesentlichen die gleichen Punkte. Zusätzlich kann die Akupressur aber auch wie eine Massage ohne Bezug zu Akupunkturpunkten eingesetzt werden.

Wer kann mit Akupressur behandeln?

Die Akupressur eignet sich zur Selbstbehandlung. Eine Art Akupressur betreiben viele Menschen ohnehin, die z.B. Schulterschmerzen instinktiv mit dem Druck der eigenen Fingerspitzen unter kreisenden Bewegungen zu lindern versuchen.

Zur sachgerechten Akupressur gehört neben der Kenntnis der speziellen Punkte aber auch eine gewisse Erfahrung mit der Massage sowie ein Gefühl für die spirituelle Dimension der Behandlung, welche z.B. auch die Atmung mit einbezieht.

Praktische Hinweise

Im Indikationskapitel dieses Buches sind zu vielen Erkrankungen Akupunkturpunkte genannt, die auch mittels Akupressur selbst behandelt werden können. Die Punkte werden bei der Akupressur in einer Sitzung nacheinander behandelt.

Für die Behandlung dieser Punkte sind verschiedene Massagetechniken möglich, die möglichst in Kursen unter Anleitung eingeübt werden sollten.

Die folgenden Hinweise zur Technik sollen deswegen nur Anhaltspunkte für ein erstes „Probieren" darstellen:

- Grundhaltung

– Bei der Akupressur sollten Sie nach Möglichkeit eine entspannte Grundhaltung einnehmen.

– Zu enge Kleidung lockern, störenden Lärm vermeiden.

– Die Selbstakupressur kann in unterschiedlichen Positionen durchgeführt werden (Sitzen, Liegen).

- Fester Druck (Abb. 12)

– Grundtechnik der Akupressur

– Mit den Fingern, der Handkante oder den Knöcheln einen gleichmäßigen Druck ohne weitere Bewegung auf ein Hautareal ausüben.

– Der Druck sollte möglichst senkrecht erfolgen und höchstens leichte Schmerzen hervorrufen.

– Beim Auftreten von Schmerzen den Punkt in gleicher Stärke weiterbehandeln, bis diese langsam nachlassen, dann nur noch leicht drücken.

– Bei einer bestimmten Druckstärke kann beim geübten, sensiblen Behandler ein Pulsieren aus dem Gewebe auftreten, welches Zeichen der verbesserten Durchblutung und einer passenden Druckstärke ist.

– Der Druck kann gleichmäßig sein (was den Akupressurpunkt bzw. den Körper eher entspannt, beruhigt) oder langsam zunehmen (was eher aktiviert, stimuliert). Stimulierend wirken auch kurze Druckphasen von 3-5 Sekunden, während lange Phasen von ca. 1 Minute eher beruhigen.

– Die Druckstärke ist individuell unterschiedlich und variiert auch bei Ihnen selbst an verschiedenen Körperstellen.

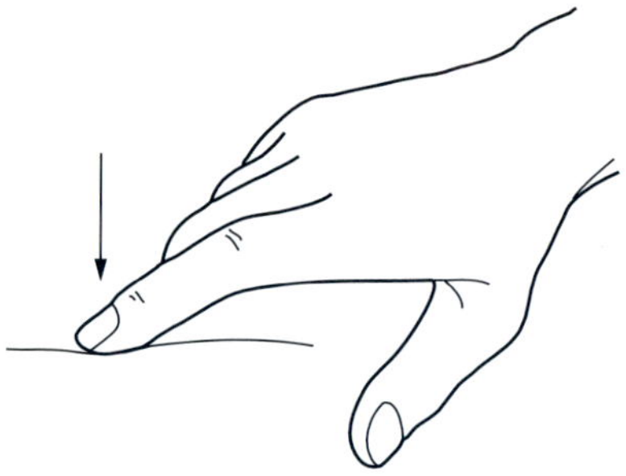

Abb. 12: Grundtechnik der Akupressur

- Langsames Kneten (Abb. 13)

– Hier werden mit Daumen, Fingern oder Handballen langsame, größere kreisende Knetbewegungen über Muskeln oder Bindegewebe ausgeübt.

– Die Haut bewegt sich mit und wird nur geringfügig gereizt.

– Diese Technik wirkt vor allem auf die Geschmeidigkeit und Durchblutung der Muskulatur, so daß sie vornehmlich bei Muskelverspannungen eingesetzt wird.

- Kräftiges Reiben (Abb. 14)

– Dieses erfolgt mit der flachen Hand oder Teilen davon durch kurzes, schnelles Hin- und Herbewegen.

– Auf die Haut wird nur ein leichter Druck ausgeübt, so daß sie sich kaum mitbewegt.

– Folge des Reibens ist eine örtliche Verbesserung der Durchblutung und des Hauttonus, dadurch auch eine bessere Entstauung und Erwärmung.

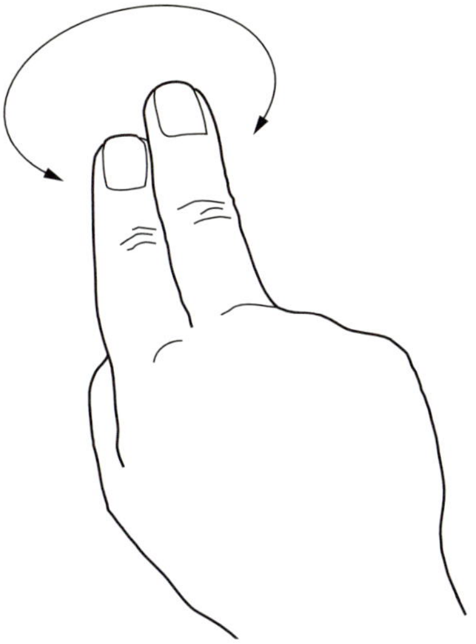

Abb. 13: Knettechnik der Akupressur

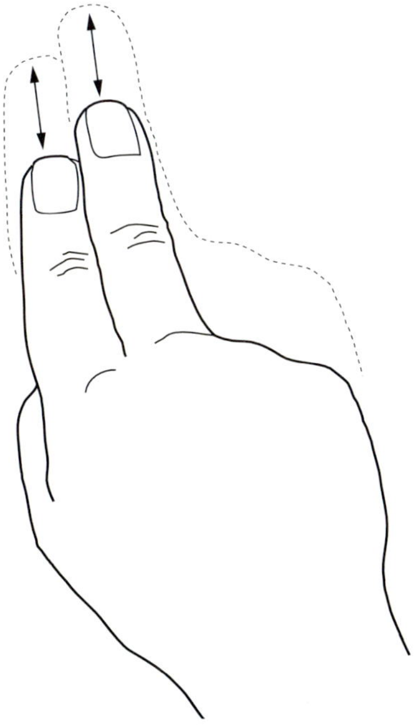

Abb. 14: Reibetechnik der Akupressur

Schnelles Klopfen (Abb. 15)

– Je nach Größe der zu behandelnden Fläche wird mit den Fingerspitzen, der Handkante oder der Faust ein Körperbereich beklopft.

– Die Stärke des Klopfens kann dem jeweiligen Körperbereich oder den Beschwerden angepaßt werden.

– Stärkeres Klopfen führt eher zu einer Aktivierung, schwächeres zu einer Beruhigung von Haut, Bindegewebe, Durchblutung und Muskulatur.

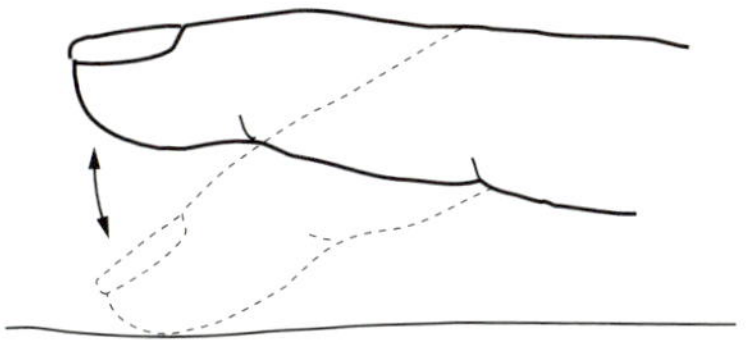

Abb. 15: Klopftechnik der Akupressur

Atmung

– Eine konzentrierte, tiefe Atmung ist für die Akupressur sehr wichtig, besonders bei der Schmerzbehandlung.

– Dazu eine entspannte Haltung einnehmen, beim Drücken des Punktes die Augen schließen und beim Einatmen den Atemstrom zu diesem Punkt hingleiten lassen.

– Dann beim Ausatmen den Schmerz mit ausatmen und sich auf das Abklingen des Schmerzes konzentrieren.

– Diesen Vorgang für 2 Minuten durchführen, anschließend weitere 3-5 Minuten sanft unter leichtem Druck und entspannter Atmung nachbehandeln.

Bewußtsein

– Die Wirkung der Akupressur ist größer, wenn Sie jede Behandlung bewußt erleben und sich dem Berührungsgefühl öffnen.

– Reaktionen des gesamten Körpers beobachten und auch die Veränderungen im Laufe der Zeit erspüren.

– Auch meditative Übungen können Sie in die Akupressurbehandlung einbauen.

Akupressur

Wann ist die Akupressur sinnvoll?

Die Akupressur ist bei einfachen körperlichen und psychischen Beschwerden wie Kopfschmerzen, Verspannungen, leichten Sportverletzungen, Übelkeit, Erschöpfung oder Nervosität einsetzbar. Auch im kosmetischen Sinne kann sie zur Behandlung müder, faltiger Haut oder von Narben eingesetzt werden. Gute Erfolge werden auch bei der Behandlung von Kindern erzielt.

Sie ersetzt keinesfalls eine ärztliche Behandlung, kann aber bei leichten Erkrankungen genügen. Bei anderen Krankheiten, die ärztlich versorgt werden müssen, ist sie ergänzend einsetzbar.

Wann sollte die Akupressur nicht angewendet werden?

● Folgende Punkte bzw. Bereiche sollten unter bestimmten Umständen nicht behandelt werden:

– bei schweren internistischen Erkrankungen nicht die Leib- und Unterleibspunkte behandeln

– im Halsbereich nur mit leichtem Druck arbeiten

– Wunden nicht direkt berühren

– frische Narben nicht spreizen oder reizen

– im Bereich von Tumoren oder Infektionen nicht behandeln

– während der Schwangerschaft nicht die Hormonpunkte behandeln (→ *Schwangerschaft*, S. 578)

● Stets vorsichtig beginnen, langsam und gleichmäßig drücken, keinesfalls gewaltsam arbeiten.

Literatur

Gach, M.R.: Heilende Punkte. Akupressur zur Selbstbehandlung von Krankheiten. Knaur, München.

Ausleitende Verfahren

Begriffsklärung

Was sind „ausleitende Verfahren" oder „Aschner-Verfahren"?

Unter ausleitenden Verfahren versteht man Therapieformen, die gezielt eine Ausscheidung „krankheitserzeugender Stoffe" fördern. Zu ihnen zählen die Schröpftherapie, die Blutegelbehandlung, der Aderlaß, das Ausleiten über den Darm und die Niere sowie verschiedene weitere hautreizende Methoden.

Historische Grundlage der ausleitenden Verfahren ist die Lehre der Humoralpathologie aus dem Altertum. Sie verstand Krankheit als eine Störung in der Balance der Körpersäfte Blut, Schleim, gelbe und schwarze Galle. Mit diesen Säften wurden die Elemente Erde, Feuer, Wasser und Luft wie auch besondere Wesenseigenschaften des Menschen in Verbindung gebracht (z.B. „galliger Typ, Choleriker" bei Vorherrschen des Gallensaftes). Auch das Vorliegen einer vergiftenden Substanz (materia peccans) wurde als Ursache von Krankheiten angesehen. Mittels diätetischer Maßnahmen versuchte man die Entstehung der materia peccans zu verhindern, durch Maßnahmen zur Förderung der Ausscheidung über die Haut sollte sie beseitigt werden. Hieraus entstand der Begriff „ausleitende Verfahren". Bis in die Gegenwart hinein haben sie in vielen Kulturen Verwendung gefunden. Wichtigster Vertreter im Mittelalter war Paracelsus von Hohenheim.

Eine Systematisierung erfuhren die ausleitenden Verfahren Anfang dieses Jahrhunderts durch B. Aschner, nach dem die heute verwendeten Verfahren auch „Aschner-Verfahren" genannt werden.

Wirkungen

Den Aschner-Verfahren ist gemein, daß sie als unspezifische Reiztherapien Selbstregulationsvorgänge des Körpers in Gang setzen, z.B. durch einen Aderlaß bei Bluthochdruck. Ferner können sie örtliche Veränderungen des Gewebes beeinflussen, z.B. bei der Blutegeltherapie der oberflächlichen Venenentzündung.

Als systemische Wirkungen werden von ihren Vertretern eine allgemeine Immunstimulation sowie – über die Reflexpunkte – organbezogene Effekte angenommen. Lokale Wirkungen der Aschner-Anwendungen sind ein verbesserter Bindegewebsstoffwechsel sowie eine vermehrte Ausscheidung von entzündungs- und schmerzvermittelnden Substanzen. Dementsprechend werden sie meist auf Reflexpunkte oder auf lokal veränderte Hautareale appliziert.

Wer kann mit ausleitenden Verfahren behandeln?

Die ausleitenden Verfahren sollten grundsätzlich von erfahrenen Therapeuten durchgeführt werden. Lediglich die trockene Schröpftherapie und die Schröpfkopfmassage können auch von Laien vorgenommen werden. Allgemein anerkannte Leistungsnachweise für Therapeuten gibt es nicht, ebenso keine zertifizierten Kurse.

Wann können ausleitende Verfahren eingesetzt werden?

Die Indikationen der Aschner-Verfahren sind sehr vielfältig und umfassen z.B. Gefäßerkrankungen, Stoffwechselstörungen, Erkrankungen innerer Organe (soweit diese einer Reflextherapie zugänglich sind), funktionelle Beschwerden, Schmerzzustände und Erkrankungen des Bewegungsapparates.

Gegenanzeigen und Risiken

Bei sachgerechter Anwendung und Beachtung der Gegenanzeigen sind die ausleitenden Verfahren risikoarm. Folgende Gegenanzeigen sind zu beachten:

- Aderlässe: Blutungsneigung (gilt auch für Blutegelbehandlung und blutiges Schröpfen), Blutarmut, Schwächezustände und Neigung zu niedrigem Blutdruck.

- Hautreizende Verfahren: Entzündliche und allergische Hautleiden, fieberhafte Erkrankungen und offene Wunden. Wegen der Verwendung von Reizsubstanzen sind – nicht nur, aber besonders bei unsachgemäßer Behandlung – allerdings Narbenbildungen, Fehlpigmentierungen und allergische oder toxische Hautreaktionen nicht auszuschließen.

Literatur

Abele, J.: Lehrbuch der Schröpfkopfbehandlung. Karl F. Haug Verlag, Heidelberg.

Abele, U., Stiefvater, E.W.: Aschner-Fibel. Karl F. Haug Verlag, Heidelberg.

Aschner, B.: Technik der Konstitutionstherapie. Karl F. Haug Verlag, Heidelberg.

Schröpftherapie

Begriffsklärung

Das Schröpfen ist eine uralte Therapieform. Darstellungen von Schröpfgläsern sind bereits aus dem alten Ägypten überliefert. Im klassischen Griechenland war das Schröpfen so geschätzt, daß die „Schröpfglocke" zum Emblem des Arztes wurde.

Was geschieht bei der Schröpftherapie?

Man unterscheidet grundsätzlich trockenes Schröpfen vom blutigen Schröpfen.

Beim trockenen Schröpfen wird auf bestimmte Hautareale (meist des Rückens) jeweils ein Glas gesetzt und aus diesem die Luft abgesaugt (z.B. durch einen Saugballon oder vorheriges Erwärmen der Luft im Glas, Abb. 16). Durch den Unterdruck bildet sich ein lokaler Bluterguß, das vom Körper abgebaut werden muß und dadurch einen Reiz darstellt.

Beim blutigen Schröpfen wird die Haut vorher mit einer Lanzette angeritzt, so daß es zum Austritt von Blut kommt. Neben dem Gewebereiz tritt also auch noch der Effekt eines Aderlasses ein.

Was erwartet Sie bei der Schröpftherapie?

Das Vorgehen bei beiden Verfahren ist folgendes:

- Zunächst tastet der Therapeut den Rücken des sitzenden Patienten ab und sucht nach Bindegewebsverhärtungen (Gelosen) oder teigigem Gewebe (Sulze). Beide sind Ausdruck gestörter Stoffwechselvorgänge im Bindegewebe.

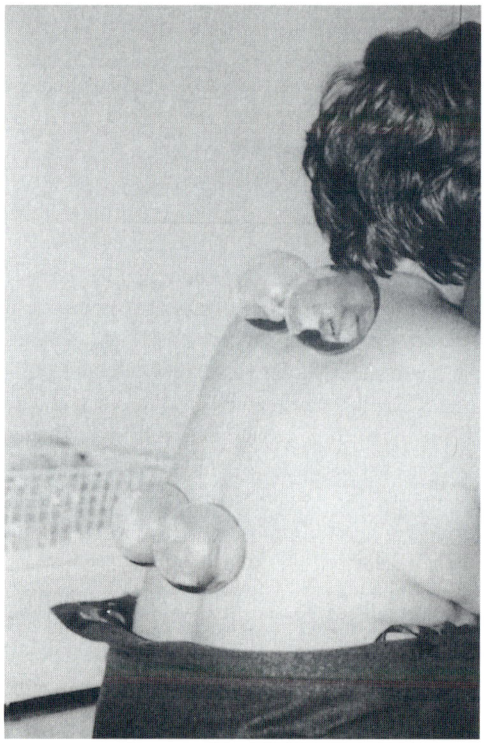

Abb. 16: Blutige Schröpftherapie mit Schröpfköpfen auf dem Rücken. Aus: Abele, J.: Lehrbuch der Schröpfkopfbehandlung. Karl F. Haug Verlag, Heidelberg, 5. Auflage 1995

- Die Bindegewebszonen stehen auch mit inneren Organen in Verbindung (Abb. 17). Bindegewebsstörungen können deswegen auch auf eine Störung in einem dazugehörigen Organ hinweisen.

- Nach dem Abtasten werden die auffälligen Zonen des Rückens geschröpft. Das Schröpfen erfolgt blutig, wenn die Zonen eher übermäßig durchblutet und angeschwollen sind (Füllegelosen). Im anderen Fall (Leeregelosen) werden sie trocken geschröpft.
- Das trockene Schröpfen ist normalerweise schmerzlos. Beim blutigen Schröpfen wird die Haut angeritzt, was kurzzeitig schmerzhaft ist.

Wo wird die Schröpftherapie eingesetzt?

Die Schröpftherapie wird bei vielen inneren Erkrankungen mit Bezug zu Reflexzonen verwendet. Sie ist eine unspezifische Reiztherapie und wird meistens in Kombination mit anderen naturheilkundlichen Verfahren eingesetzt. Häufigste Indikationen sind die folgenden:

- Allgemein Rückenzonen
  – Osteoporoseschmerzen, diffuse Rückenschmerzen, Rückenmuskelschwäche, Muskelverspannung
  – Schmerzen im Halswirbelsäulen-Bereich
- Niedriger Blutdruck und ständige Müdigkeit, chronische Schwächezustände
- Oberbaucherkrankungen
- funktionelle Herzbeschwerden
- akute und chronische Bronchialinfekte
- Leber-Gallenzone: Durchblutungssteigerung bei allen Energiemangelzuständen, Appetitlosigkeit und besonders bei Leberzirrhose

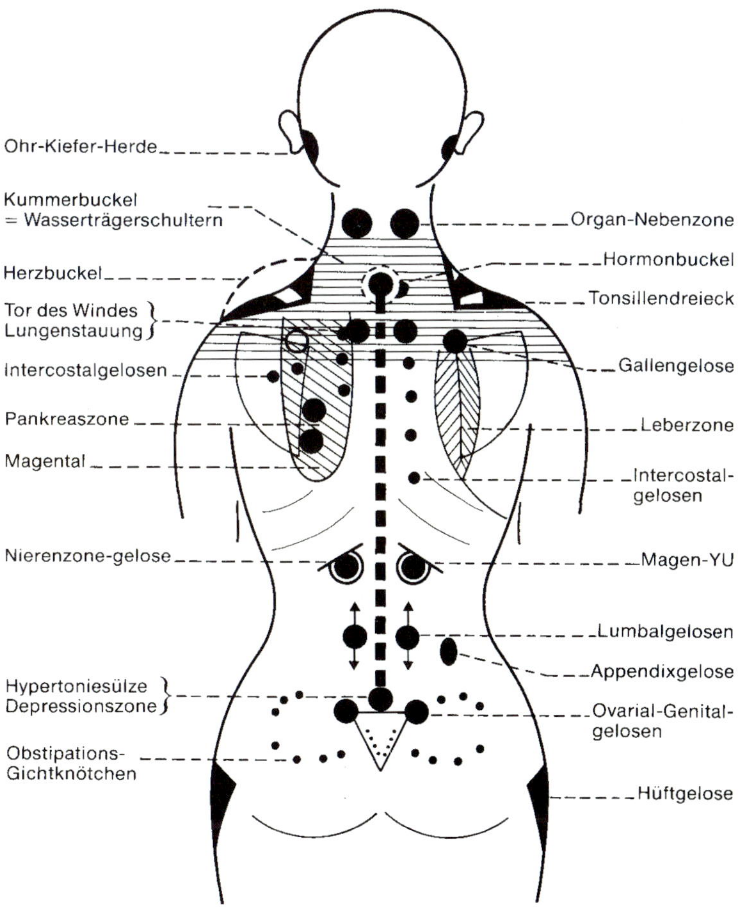

Abb. 17: Schröpfzonen des Rückens als Verbindungszonen zu inneren Organen. Aus: Abele, J.: Lehrbuch der Schröpfkopfbehandlung. Karl F. Haug Verlag, Heidelberg, 5. Auflage 1995

- Thoraxzonen: Bei akuten und chronischen Bronchialinfekten, Asthma bronchiale
- Oberbauch: Funktionelle Oberbauchbeschwerden, exkretorische Verdauungsschwäche
- Unterbauch, Leiste und Oberschenkelinnenseite: Funktionelle und organische Beschwerden des Darmes und der Urogenitalorgane
- Oberschenkel-Außenseite: Hüftgelenkschmerzen und Obstipation
- An Schmerzarealen: Wirbelsäulenschmerzen
- Lokal: Durchblutungssteigerung von Haut, Unterhaut und Bindegewebe, bei Narbennachbehandlung und zur Steigerung postoperativer Resorptionsvorgänge
- Lokal: Rheumatische Erkrankungen (M. Bechterew), Osteoporose und schmerzhaft verspannte Muskulatur. Am Rücken kann lokal oder großflächig gearbeitet werden
- Lokal: Weichteilrheumatische Beschwerden

Blutegelbehandlung

Begriffsklärung

Der Blutegel (Hirudo medicinalis officinalis) wurde schon seit Jahrtausenden zu therapeutischen Zwekken verwendet. Wie beim Aderlaß hat man diese Therapie aber in den letzten Jahrhunderten oft maßlos übertrieben, was schließlich eine Ursache für das Verschwinden der Methode und des in Mitteleuropa praktisch ausgerotteten Blutegels war.

Was geschieht bei der Blutegelbehandlung?

Blutegel werden einzeln auf akut entzündete Hautareale gesetzt (Abb. 18), wo sie ca. 10-40 Minuten lang Blut ansaugen und dabei eine Vielzahl von entzündungshemmenden und gerinnungsaktiven Substanzen freisetzen, z.B. Hirudin. Auf diese wird die besondere Wirkung der Blutegel gegen Entzündung und Blutgerinnung zurückgeführt.

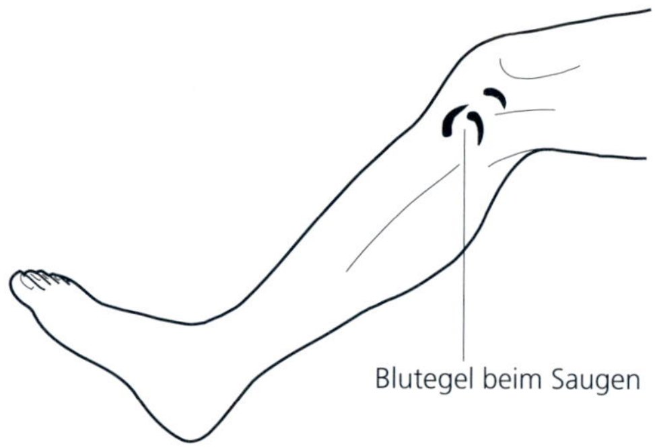

Abb. 18: Blutegeltherapie am Bein bei Venenentzündung

- Die Blutegel werden auf einem normalen Rezept verordnet und beim Apotheker bestellt.
- Die Blutegel-Applikation erfordert in der Praxis einige Zeit, Geduld und Ruhe: Der Patient muß sich einen ganzen Tag Zeit nehmen, darf nur wenig getrunken haben und sollte mit leerer Blase erscheinen.
- Der Patient liegt auf einem Gummituch. Die zu behandelnde Körperstelle wird ohne Seife gewaschen und getrocknet.
- Die vorher festgelegte Anwendungsstelle wird mit einer Hämolanzette etwas angeritzt.
- Anschließend wird der ca. 5 cm lange Blutegel mit einer Pinzette an die kleine Wunde gelegt, worauf er sich festbeißt.
- Der Patient spürt nur den Biß, danach nichts mehr.
- Je nach Indikation und Ort sollten 2 bis 12 Tiere anbeißen und wenn möglich in eine Linie gelegt werden.
- Die Egel brauchen für ihre Arbeit Ruhe und Halbdunkel und fallen nach einer Saugzeit von 10-40 Minuten ab, wenn sie sich vollgesogen haben.

Achtung

Die Egel darf man auf keinen Fall gewaltsam abreißen – Hautverletzungen möglich.

- Anschließend werden die Egel wieder eingesammelt und in der Natur ausgesetzt oder vernichtet.
- Aus der Wunde soll nun über Stunden Blut und Lymphe nachsickern, was einem verlängerten Aderlaß entspricht – diese Reaktion ist erwünscht.
- Nach etwa 7 Stunden, meist abends, wird ein Verband mit viel saugfähiger Watte angelegt. Bis dahin muß der Patient liegen.
- Nach 24 Stunden wird ein erster Verbandswechsel durchgeführt, nach ca. 1 Woche kann die Stelle wieder gewaschen werden.
- Bei zu starkem Nachbluten wird eine blutstillende Watte auf die Wunde gelegt.

Wo wird die Blutegelbehandlung eingesetzt?

Hauptanzeigen der Blutegeltherapie sind:

- Venöse Erkrankungen: akute Thrombophlebitis, Krampfadern, postthrombotisches Syndrom, Phlebothrombose
- Akuter Gichtanfall
- Infektionen: Gesichtsfurunkel, Phlegmone und infizierte Insektenstiche

Weitere Anwendungsbereiche:

- Akute und chronische Otitis media (Mittelohrentzündung)
- Glaukom (Grüner Star)
- Angina pectoris bei vollblütigen Patienten
- Akute Cholezystitis, Cholangitis und Postcholzystektomiesyndrom (Gallenentzündungen)
- Arterielle Hypertonie (Bluthochdruck)
- Hämorrhoidalsyndrom und Analthrombose
- Wundheilungsstörungen durch postoperativen Lymphstau oder infizierte Wunden
- Akute und chronische Osteomyelitis (Knochenmarkentzündung)

Welche Nebenwirkungen können auftreten?

- Zu starke Nachblutungen
- Theoretisch: Übertragung von Infektionen, wenn Blutegel mehrfach angelegt würden; deswegen dürfen sie nur einmal verwendet und müssen danach abgetötet und entsorgt werden, z.B. durch Eintauchen in konzentrierte Essigsäure oder kochendes Wasser.
- Bei Tieren, die aus Zuchtanstalten geliefert werden, besteht ansonsten kein Risiko einer Infektionsübertragung auf den Menschen.

Wann dürfen Blutegel nicht angewendet werden?

- Gerinnungskrankheiten (z.B. Bluter)
- Hauterkrankungen an den Applikationsorten
- Manche Formen der arteriellen Verschlußkrankheit, z.B. bei Diabetes

Aderlaß

Begriffsklärung

Die Aderlaßtherapie ist das klassische „blutentziehende Verfahren“ der Humoralmedizin. Sie wurde in sehr vielen Kulturen auch schon im Altertum angewendet. Im Mittelalter und in der Zeit bis zum 19. Jahrhundert wurde der Aderlaß stark übertrieben, was ihn später in Verruf brachte. Heute wird er bei bestimmten Erkrankungen auch in der etablierten Medizin angewendet, mehr aber noch in der Naturheilmedizin.

Was geschieht beim Aderlaß?

Beim therapeutischen Aderlaß werden meist 100-150ml venöses Blut ca. 1-2mal/ Woche entnommen.

Wann ist der Aderlaß angezeigt?

Die Indikationsstellung erfolgt nach der Konstitution des Patienten. Er ist besonders bei vollblütig-adipösen Patienten angezeigt. Ein Maß ist auch die Bluteindickung (Hämatokrit): Der Aderlaß ist besonders bei erhöhtem Hämatokrit wirksam. Spezielle Einsatzbereiche:

- Durchblutungsstörungen
- Erkrankungen des Stoffwechsels (Adipositas, Gicht, Hyperurikämie, Diabetes mellitus, Hyperlipidämie)
- Herz-Kreislauf-Erkrankungen
- Lungenerkrankungen
- Zerebrale Durchblutungsstörungen
- Alle Erkrankungen mit venösen Stauungen, insbesondere Krampfadern. Hier wird vor allem ein lokaler Aderlaß durchgeführt.

Baunscheidt-Verfahren

Begriffsklärung

Das Baunscheidt-Verfahren ist eine alte Heilmethode, bei der die Haut gestichelt und mit einem hautreizenden Öl eingerieben wird, so daß sich eine Entzündung bildet. Ein Feinmechaniker namens Baunscheidt entdeckte das Verfahren im 19. Jahrhundert wieder und verbreitete es rasch. Heute wird es nur von spezialisierten Ärzten mit guten Kenntnissen der ausleitenden Verfahren angewendet.

Was geschieht beim Baunscheidt-Verfahren?

- Vor der Prozedur wird die Haut rasiert und desinfiziert.
- Dann wird die ausgewählte Stelle mit einer Lanzette oder einer Stachelrolle gestichelt und mit hautreizender Paste oder Öl eingerieben (Abb. 19).
- Anschließend wird ein Verband angelegt.
- Ein Verbandswechsel wird nach 2-5 Tagen durchgeführt.
- Bis dahin hat sich die Haut entzündet und enthält viele kleine Eiterpusteln.
- Der Patient fühlt sich während der 5 Tage meist sehr warm, sollte sich in dieser Zeit im Bereich des behandelten Areals nicht waschen und sich zur Förderung der Heilwirkung unbedingt schonen.
- Die Reizwirkung soll zu Verbesserungen von Erkrankungen der inneren Organe, des Bewegungssystems und der Muskulatur führen.

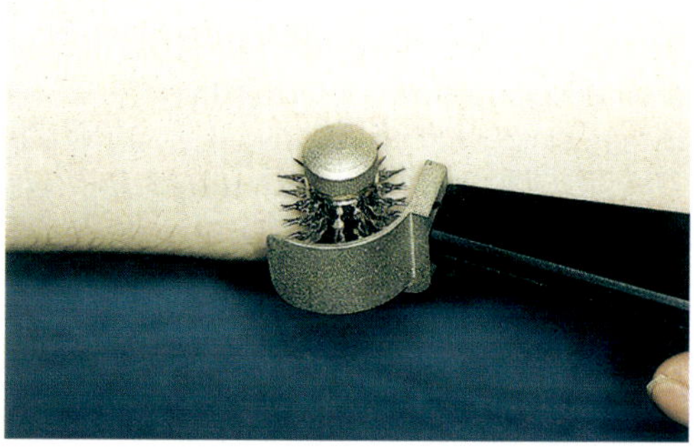

Abb. 19: Stichelung der Haut beim Baunscheidt-Verfahren

Nebenwirkungen

- An der Anwendungsstelle entwickelt sich ein erwünschtes toxisches Kontaktekzem. Dieses kann stark jucken, gelegentlich brennen und nässen.
- Narben treten in der Regel nicht auf.
- Schmerzen treten besonders beim Sticheln am Anfang auf.

Wann wird das Baunscheidt-Verfahren eingesetzt?

Baunscheidtieren ist eine sehr eingreifende Methode, deswegen sollte sie nicht unbedingt als erste Maßnahme eingesetzt werden!

Als gute Indikationen werden von Baunscheidt-Therapeuten genannt:

- Bewegungsapparat: Schmerzen durch degenerative Veränderungen der Wirbelsäule, Osteoporose, Schulter-Arm-Syndrom, Neuralgien, Periarthropathia humeroscapularis, „Rückenschwäche" und muskuläre Verspannungen, Weichteilrheumatismus , Arthritiden und Gicht, M. Bechterew, rheumatische Beschwerden, Migräne
- Allgemeine Infektanfälligkeit: Vor, beim und in der Nachphase eines Infektes, alle Grippefolgen (auch kardiale), akute oder chronische Bronchitis
- Verdauung: Reizmagen („nervöse Gastritis"), Magenatonie, Gallenwegsdyskinesien, chronische Verstopfung, Reizkolon
- Kinderheilkunde: Infektanfälligkeit der Kinder, chronische Tonsillitis, Keuchhusten, Bettnässen und Impffolgen in Form von Gelenkbeschwerden und Adynamie. Ohne Stichler und nur mit Paste kann schon ab dem 3. Lebensjahr behandelt werden, ab dem 10. Lebensjahr wie bei Erwachsenen behandeln.
- HNO-Bereich: Schwindel, Ohrensausen und Hörschwäche
- Urogenitale Erkrankungen: Harninkontinenz, chronische Harnwegsinfekte, Prostatitis, Potenzprobleme, Entzündungen der Eileiter, Amenorrhoe und Dysmenorrhoe junger und klimakterischer Frauen
- Psyche: Psychische Labilität, vegetative Dysregulationen, klimakterische Depressionen, Melancholie (ausgiebig und öfter den ganzen Rücken und das Abdomen behandeln)
- Augenerkrankungen: Auch rheumatischer Genese, Versuch bei Glaskörpertrübungen, Iriditiden, Liderkrankungen

Wann sollte das Baunscheidt-Verfahren nicht angewendet werden?

Absolute Gegenanzeigen

- Krankheiten aus dem allergischen Formenkreis, Autoimmunkrankheiten, akutes Fieber
- Nicht direkt über Entzündungen, Naevi und anderen Hautveränderungen behandeln.

Relative Gegenanzeigen

- Sehr pigmentreiche Typen wegen des möglichen kosmetischen Nebeneffektes einer Hyperpigmentierung nicht baunscheidtieren.
- An den Beinen wird zurückhaltend behandelt, außer lokal an den Waden, da sehr starke lokale Reaktionen möglich sind.

Cantharidenpflaster

Begriffsklärung

Cantharidenpflaster enthalten hautreizende Extrakte aus einer Laufkäferart, der spanischen Fliege (Lytta vesicatoria). Das Pflaster erzeugt eine toxische Hautreaktion wie bei einer Verbrennung 2. Grades (Abb. 20). Es wirkt ähnlich dem Baunscheidt-Verfahren als Reiztherapie über Reflexzonen.Es wurde bereits bei den Ärzten des römischen Reiches als Heilmittel eingesetzt.

Den medizinhistorischen Stellenwert des Cantharidenpflasters dokumentiert ein Ausspruch von Paracelsus, der sagte, daß „nur der den Namen Arzt verdiene, der (mit einem Cantharidenpflaster) die Gicht heilen kann". Denn „wo die Natur einen Schmerz erzeugt , dort will sie schädliche Stoffe anhäufen und ausleeren. Wo sie dies nicht selbst fertigbringt, dort mache man ein Loch in die Haut und lasse diese heraus." (zitiert nach F. Milz).

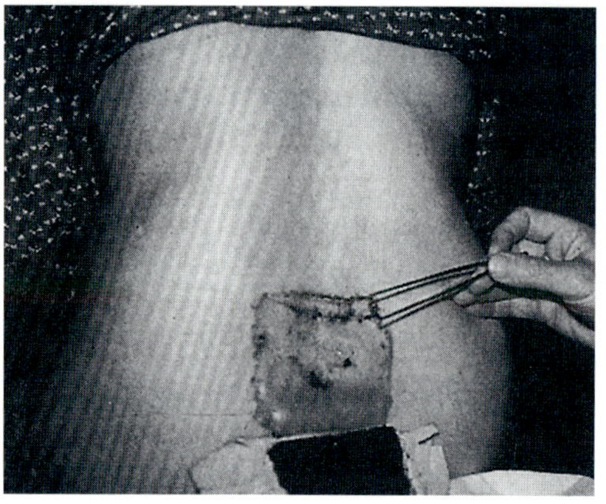

Abb. 20: Abnahme einer „entwickelten" Cantharidenblase. Aus: Abele, J.: Propädeutik der Humoraltherapie. Karl F. Haug Verlag, Heidelberg 1992

Was geschieht bei der Behandlung mit Cantharidenpflastern?

Cantharidenpflaster werden meist auf Reflexzonen gesetzt, welche mit bestimmten Organbereichen in Verbindung stehen.

Das Vorgehen ist wie folgt:

- Auf ein ausgewähltes Hautareal wird nach Waschen, Rasieren und Desinfizieren die Cantharidensalbe aufgetragen und anschließend mit einem großen Pflaster verschlossen.
- Ca. 4 Stunden nach dem Anlegen beginnt es unter dem Pflaster für einige Stunden zu „brennen". Bei starkem Brennen wird dann ein Schmerzmittel gegeben.
- Nach 12-16 Stunden (und eventuell einer Nacht mit wenig Schlaf) sollte eine ausreichend große Brandblase entstanden sein.
- Bei ausreichend großer Blase wird das Pflaster abgenommen und die Blase mit einer Kanüle angestochen.
- Ein zweites Pflaster an derselben Stelle wird frühestens nach 4 Wochen – d.h. nach der völligen Abheilung der Wunde – angewendet.

Nebenwirkungen

- Bei manchen Patienten treten an den behandelten Stellen stärkere, bleibende Pigmentierungen auf.
- Die örtliche Entzündung kann unangenehm jukken oder brennen.
- Niere: In größeren Mengen ist das Cantharidin auch bei örtlicher Anwendung nierenschädigend.

Wann werden Cantharidenpflaster eingesetzt?

Sehr gute Ergebnisse werden von den entsprechenden Therapeuten berichtet bei:

- Wirbelsäulenleiden: Alle Schmerzsyndrome, Okzipitalneuralgie, Schulter-Arm-Syndrom, Schmerzen nach Bandscheiben-Operation, Interkostalneuralgie, M. Bechterew
- Tumorschmerzen: Bei isolierten Knochenmetastasen
- Gelenkleiden: Trockene Kniegelenkarthrose, Handwurzelarthrosen (v.a. Daumengrund und -sattelgelenk), Gichtgelenke
- Thorax: Pleuraergüsse und -Verschwartungen
- HNO: Akute und chronische Mittelohrentzündung, vor allem bei Kindern, Stirn- und Kieferhöhlenvereiterungen
- Gynäkologie: Klimakterische Depressionen

Befriedigende Erfolge:

- Gelenkleiden: Arthrosen der kleineren Gelenke, des Schultergelenkes, der Sprunggelenke und Insertionstendinosen
- Gynäkologische Erkrankungen: Entzündungen der Eileiter und Eierstöcke
- HNO: Akuter Hörsturz, Schwindel

Wann sollten Cantharidenpflaster nicht angewendet werden?

- Entzündungen der Niere und Harnwege
- Arterielle Durchblutungsstörungen und alle unklaren Hautveränderungen
- Salbe auf keinen Fall auf akut entzündetes Gelenk, offene Wunden, Schleimhäute oder in Gelenkbeugen bringen.
- Bei dunklen, pigmentreichen Menschen zurückhaltend behandeln.

Ayurveda

Begriffsklärung

Was ist Ayurveda?

Beim Ayurveda handelt es sich um ein umfassendes und ganzheitliches Heilsystem, dessen Beginn vor mehr als 2000 Jahren in Indien lag. „Ayus" bedeutet im Sanskrit Leben, „veda" bedeutet Wissenschaft, so daß Ayurveda die Wissenschaft vom Leben darstellt. Das Heilsystem Ayurveda will den Menschen ein langes, erfülltes und gesundes Leben ermöglichen, wobei vorbeugende Aspekte besonders betont werden. Aber auch in der Therapie von inneren, gynäkologischen und anderen Krankheiten entstand im Laufe vieler Ärztegenerationen ein reicher Erfahrungsschatz, der sogar ein umfangreiches chirurgisches Repertoire einschließt („Die Gesundheit des Gesunden erhalten und die Krankheit des Kranken behandeln!"). Aus Platzgründen sei hier auf die weiterführende Literatur hingewiesen (eine kleine Auswahl einführender Literatur befindet sich im Anhang).

Die Tridosha-Theorie

Nach ayurvedischer Lehre bestehen alle Dinge im Kosmos aus den fünf Grundelementen **Äther** (oder Raum), **Luft**, **Feuer**, **Wasser** und **Erde**. Darüber hinaus gibt es drei Grundprinzipien, biologische Kräfte oder Körpersäfte, die als **Doshas** (sprich: Doscha) bezeichnet werden. Sie sind aus den Elementen zusammengesetzt, wobei

- Vata aus Äther und Luft
- Pitta aus Feuer (und Wasser) und
- Kapha aus Wasser und Erde

gebildet wird. Dosha bedeutet im Sanskrit wörtlich „Verderber". In moderner Terminologie würden wir „krankmachender Faktor" oder „Risikofaktor" dazu sagen. Es handelt sich um energetische Prinzipien, deren individuell unterschiedliche Zusammensetzung über die Grundkonstitution und deren mögliche Ungleichgewichte über aktuelle gesundheitliche Störungen entscheidet. Darüber hinaus lassen sich aber auch alle Dinge, Lebewesen und Vorgänge im Kosmos nach den Kriterien der Doshas einteilen, z.B. verschiedene „Zeiten" (Tab. 2) oder Sportarten (Abb.21).

Zum Zeitpunkt der Zeugung wird die individuelle, quantitative Zusammensetzung der drei Doshas festgelegt. Jeder Mensch enthält ein bestimmtes „Mischungsverhältnis" aller drei Doshas, wobei meist ein oder zwei Doshas deutlich überwiegen. Es sind daher 10 Konstitutionstypen denkbar:

- Vata-Typ (Vata ist deutlich vorherrschend)
- Pitta-Typ (Pitta ist deutlich vorherrschend)
- Kapha-Typ (Kapha ist deutlich vorherrschend)
- Vata-Pitta-Typ (Vata und Pitta herrschen vor, Vata überwiegt aber)
- Pitta-Vata-Typ (Vata und Pitta herrschen vor, Pitta überwiegt aber)
- Vata-Kapha-Typ (Vata und Kapha herrschen vor, Vata überwiegt aber)
- Kapha-Vata-Typ (Vata und Kapha herrschen vor, Kapha überwiegt aber)
- Pitta-Kapha-Typ (Pitta und Kapha herrschen vor, Pitta überwiegt aber)
- Kapha-Pitta-Typ (Pitta und Kapha herrschen vor, Kapha überwiegt aber)
- Vata-Pitta-Kapha-Typ (alle drei Doshas stehen etwa im Gleichgewicht miteinander).

Tab. 2

Einteilung verschiedener „Zeiten" nach den Doshas

Zeit	Vata	Pitta	Kapha
Tageszeit	2-6 Uhr, 14-18 Uhr	10-14 Uhr, 22-2 Uhr	6-10 Uhr, 18-22 Uhr
Jahreszeit (Europa)	Frühling, Herbst	Sommer	Winter
Lebenszeit	Greisenalter	Erwachsenenalter	Kindheit, Jugend

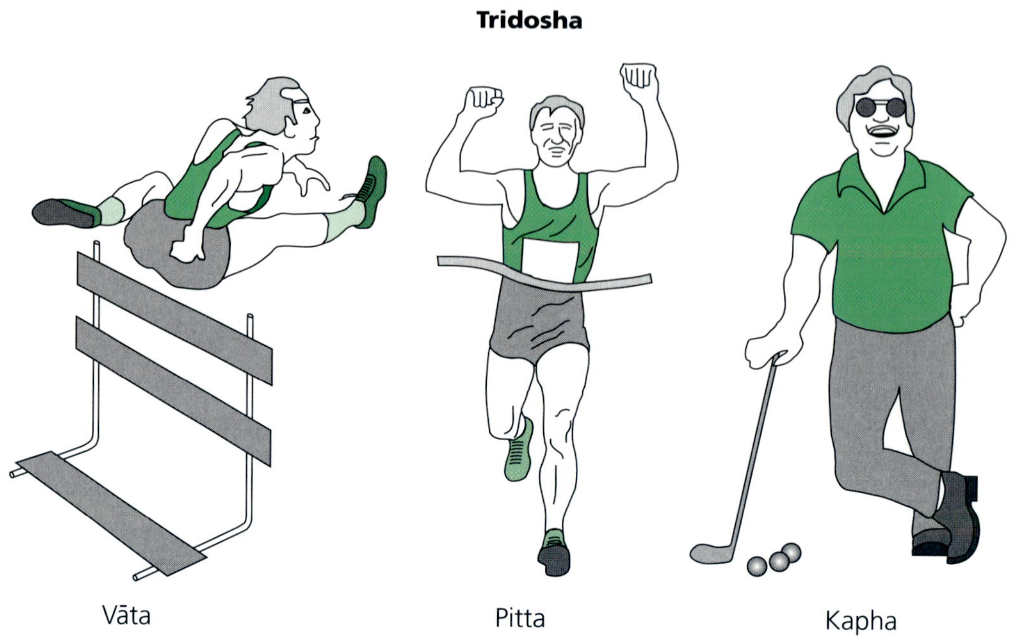

Abb. 21: Die Kriterien der drei Doshas übertragen auf Sportarten

Diese „Grundkonstitution" bleibt zeitlebens unverändert. Dieses individuelle Gleichgewicht sollte so weit als möglich aufrecht erhalten werden. Durch alle möglichen äußeren und inneren Einflüsse kommt es zu geringen Abweichungen vom normalen Gleichgewicht, die vom Organismus jedoch in der Regel wieder korrigiert werden. Es handelt sich also weniger um ein starres Gleichgewicht, welches unverändert erhalten bleibt, sondern es sind gewisse Auslenkungen vom idealen Gleichgewichtszustand möglich, ja sogar in Maßen sinnvoll (Beispiel: Rhythmische tages- und jahreszeitliche Betonungen der einzelnen Doshas, vergleichbar den Tages- und Jahresrhythmen , wie sie für viele physiologische Parameter aus der chronobiologischen Forschung bekannt sind – etwa Körpertemperatur, Gewicht oder Cholesterin). Die Gleichgewichtserhaltung der Doshas stellt also einen dynamischen Prozeß dar.

Wird dieses Gleichgewicht aber nachhaltig gestört, so beginnt bereits der Krankheitsprozeß. Bei einem Zusammentreffen eines Dosha-Ungleichgewichtes mit einer Disposition (Veranlagung, Neigung) eines Organes entsteht eine manifeste Krankheit. Aus ayurvedischer Sicht geht jede Krankheit mit einer Vermehrung oder Verringerung eines oder mehrerer Doshas einher. In der Tabelle 3 sind die wichtigsten Symptome der Vermehrung eines bestimmten Doshas und deren mögliche Ursachen dargestellt (ein vermehrtes Dosha führt eher zu einer Krankheit als ein verringertes Dosha). Die Therapie besteht nun darin, Ungleichgewichte der Doshas zu regulieren, wozu vorrangig bestimmte mineralische oder pflanzliche Medikamente, eine auf das zu regulierende Dosha zugeschnittene Ernährung und allgemeine Verhaltensmaßregeln (ebenfalls auf das zu behandelnde Dosha abgestimmt) eingesetzt werden. Beispiel: Kein Lebensmittel (z.B. scharfe Pepperoni) wird prinzipiell als gut oder schlecht klassifiziert, weil es für den einen Menschen gut sein kann (z.B. für Kapha), für den anderen aber möglicherweise schädlich ist (z.B. für Pitta), weil scharfe Gewürze Pitta noch erhöhen oder vermehren.

Tab. 3

Symptome eines erhöhten Dosha	Ursachen
Vata Alle Arten von Schmerzen (juckend, stechend, schneidend), Vergrößerung von Organen, Lageänderungen von Organen, übermäßige Bewegung	übermäßige Bewegung, trockene Kälte, abgestandenes Essen, kaltes, trockenes, bitteres, scharfes und zusammenziehendes Essen, übermäßige sexuelle Aktivität
Pitta Bedürfnis nach kaltem Essen oder kühler Umgebung, starker Hunger und/oder Durst, brennendes Gefühl der Haut, der Augen oder der Extremitäten, allergische Ausschläge, Fieber, alle Entzündungen, Schwindel, Ärger, Wut, Haß, Eifersucht	Umgang mit schädlichen Chemikalien, Nachtarbeit oder langes Aufbleiben, scharfes, salziges, saures Essen, zu heißes Essen, Alkohol, Rauchen, Ärger, Furcht, Begierde
Kapha Appetitverlust, Übelkeit, Erbrechen, Blässe, kalte Extremitäten, Schwellungen, Ödeme, Husten mit Schleimauswurf, großes Schlafbedürfnis, Lethargie, Konzentrationsschwäche	kaltes, öliges und schweres Essen, stark wasserhaltiges Obst und Gemüse, kalte und feuchte Lebensbedingungen, Habgier, übertriebene Anhänglichkeit

Bestimmung der ayurvedischen Konstitution

Anhand der Tabelle 4 mit der Beschreibung der Dosha-Konstitutionen können Sie selbst grob bestimmen, welches Dosha bei Ihnen vorherrscht. Beurteilen Sie bei jedem der 30 Merkmale (z.B. Körperbau, Appetit), welche Eigenschaft bei Ihnen am ausgeprägtesten ist und geben Sie dem jeweiligen Dosha einen Punkt. Nach Zuordnung aller Merkmale zählen Sie zusammen, welches Dosha (oder welche Doshas) überwiegen. Der Ayurveda-Arzt bedient sich neben der Patientenbefragung u.a. noch der körperlichen Untersuchung, insbesondere der Zungendiagnostik und der Pulsmessung am frühen Morgen.

Praktische Anwendungen

Die ayurvedische Medizin bedient sich in erster Linie folgender Naturheilverfahren:

Wichtige ayurvedische Therapien

- Panchakarma (Reinigungskur)
- Ayurvedische Kost
- Yoga
- Öl- und Trockenmassagen
- Svedana (ayurvedische Schwitzkur)
- Ayurvedische medikamentöse Behandlung (pflanzliche und/oder mineralische Mittel zur inneren oder äußeren Anwendung)

Tab. 4

Die Dosha-Konstitutionen (Prakrti)			
Merkmal	**Vata**	**Pitta**	**Kapha**
Körperbau	dünn, schlank	mittlerer Körperbau	starker Körperbau
Gewicht	gering, nimmt leicht ab	durchschnittlich, nimmt leicht ab und zu	übergewichtig, nimmt leicht zu
Haut	kalt, trocken, rauh, rissig	warm, trocken, Sommersprossen	kühl, weich, geschmeidig
Haare	eher wenig, rauh, trocken, schwer zu beherrschen	durchschnittlich, weich, dünn, glatt	eher viel, fest, dick, ölig, gut zu beherrschen
Stirn	niedrig	mittel	hoch
Augen	rund, rauh, stumpf, können im Schlaf offenbleiben	eng, unstet, Tendenz zur Gefäßinjektion durch Alkohol/Ärger/Sonne	groß, hell, glänzend
Augenbrauen	dünn, unregelmäßig	dünn	dick, regelmäßig
Zähne	klein, dünn, unregelmäßig	dünn, gelblich, unregelmäßig, Kariesneigung	dick, regelmäßig, geformt
Nägel	dünn, trocken, zerbrechlich	dünn, weich, mit Streifen	dick, weich,glänzend
Gelenke	nicht fest, knackend	locker und weich	wohlgeformt, stark
Gang	hastig, schnell	eilig	stabil, majestätisch
Stimme	scharf, heiser, unbeherrscht	mittlere Tonlage	gewichtig, angenehm
Sprache	schnell	ausdrucksstark	langsam, monoton
Appetit	wechselhaft, eher wenig	sehr gut, Heißhunger	gleichmäßig
Bevorzugter Geschmack	süß, sauer, salzig	süß, bitter, zusammenziehend	scharf, bitter, zusammenziehend
Stuhlgang	unregelmäßig, trocken, verstopft, durchfällig	häufig, locker	regelmäßig, schwer, ölig
Anzahl	0-1mal	oft 3mal oder häufiger	1-3mal
Schlaf	kurz, gestört	mittel, leicht	lang, tief
Kältetoleranz	gering	mäßig	stark
Wärmetoleranz	groß	gering	mäßig
Zittern	oft	gelegentlich	selten, nie
Temperament	reizbar, schwankend	durchsetzungsstark	ruhig, zufrieden
Aufnahmefähigkeit	exzellent	mäßig	bescheiden
Gedächtnis	schlecht	gut	ausgezeichnet
Gemütsruhe	gering	mittel	groß
Geist	ruhelos, aktiv	intelligent, aggressiv	bedächtig, langsam
Gefühl	ängstlich, unsicher	aggressiv, reizbar	gierig, verhaftet
Glaube	schwankend	fanatisch	stetig
Träume	ängstlich, vom Fliegen	feurig, von Gewalt	wäßrig, vom Meer
Finanzielle Verhältnisse	schlecht, gibt leicht Geld für belanglose Dinge aus	mittel, gibt Geld für Luxusgüter aus	gut, spart Geld, gibt Geld für Essen aus

Viele dieser einzelnen Verfahren existieren auch in der traditionellen westlichen Naturheilkunde. Reinigungskuren (z.B. Heilfasten, F.X. Mayr-Kur), Ernährungstherapie, Entspannungstherapien, Massagen, Schwitzkuren (z.B. Packungen, Sauna), Pflanzenheilkunde und Nährstofftherapie sind anerkannte Naturheilverfahren. Der Ayurveda bildet in seiner Gesamtheit jedoch ein geschlossenes, umfassendes Heilsystem, welches in dieser Form wohl nur dem Kneippschen Heilsystem vergleichbar ist, wobei Kneipp seine Erfahrungen in einem Menschenleben sammelte, während der Ayurveda hierzu einige Jahrtausende zur Verfügung hatte.

Von den einzelnen Verfahren sei hier auf die **Panchakarma-Kur** (sprich: Pantschakarma) etwas ausführlicher eingegangen. Panchakarma bedeutet „fünf Behandlungen". Diese Behandlungen sind:

- **Vamana** (Erbrechen, nur bei Kapha-Störungen)
- **Virechana** (sprich: Viretschana, Abführen, je nach Konstitution, z.B. mit Rizinus)
- **Basti** (Einlauf mit Öl oder Kräuterabkochungen, meist „nährend" und nicht abführend)
- **Nasya** (spezielle ausleitende Therapie für den Kopfbereich, Abb. 22)
- **Raktamoksana** (sprich: Raktamokschana, Aderlaß)

Nicht alle fünf Behandlungen werden bei jeder Panchakarma-Kur durchgeführt, individuelle und konstitutionelle Gesichtspunkte sind hierbei entscheidend. Unentbehrlich sind jedoch die vorbereitenden Maßnahmen für die anschließende Hauptbehandlung:

- Eine besondere **Ernährung** (leicht verdaulich, Dosha-ausgleichend)
- „Innerliches und äußerliches **Fetten**" (z.B. Trinken von Ghee, Massagen mit auf die Konstitution abgestimmten Ölen und Kräutern, Abb. 23)
- **Schwitzen** (trockene oder feuchte Hitzeanwendung).

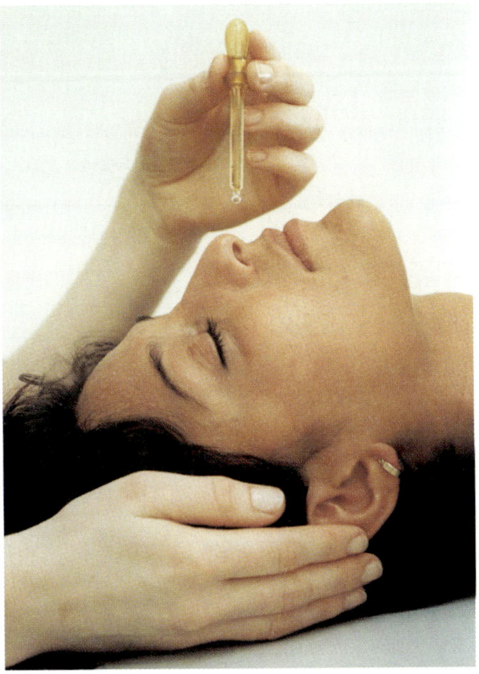

Abb. 22: Nasya, ayurvedische Behandlung der Nase mit schleimhautreizenden Ölen

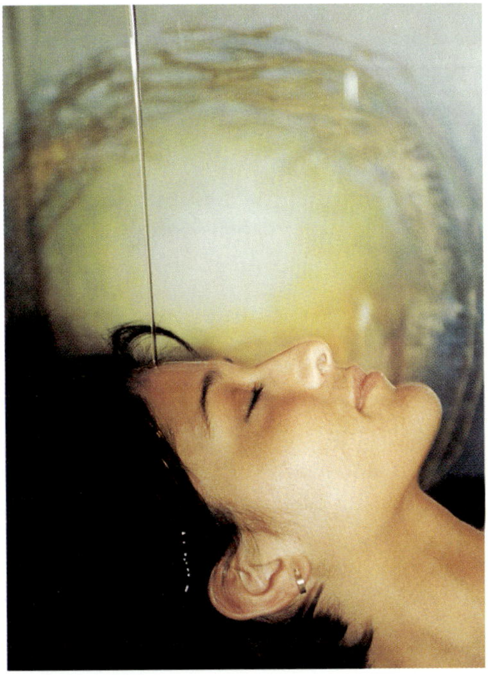

Abb. 23: Shirodara, ayurvedischer Stirnguß mit Öl

Tab. 5

Ayurvedische Ernährungsempfehlungen für die verschiedenen Doshas (Beispiele)		
Empfehlung	**zu bevorzugende Lebensmittel**	**zu vermeidende Lebensmittel**
Vata-Typ		
Allgemeines	**süß, sauer, salzig** warme Speisen und Getränke mit Öl zubereitete Nahrung	**scharf, bitter, zusammenziehend** kalte Speisen und Getränke trockenes und leichtes Essen
Obst	Apfel, Banane, Beeren, Kiwi, Mango, Orange, Trauben, Zitrone	Birne, Preiselbeeren, Trockenobst
Gemüse	alle Blattgemüse, Kartoffeln, Reis	Kohl
Getreide	Weizen, gekochter Hafer	Roggen, Dinkel, Gerste, Hirse
Hülsenfrüchte	schwarze und rote Linsen, Tofu	alle anderen Hülsenfrüchte
Nüsse und Samen	alle in kleinen Mengen, Mandeln	—
Öle	alle, besonders Sesam- und Erdnußöl	—
Gewürze, Kräuter	Anis, Gelbwurz, Hing, Ingwer, Knoblauch, Muskat	Chili
Süßmittel	alle natürlichen Süßmittel	weißer Zucker
Milchprodukte	alle in Maßen, besonders Ghee, Kuhmilch	—
Tierische Produkte	Geflügel, Rind	Wild
Getränke	Fenchel- und Ingwertee, Kokosmilch	Kaffee
Pitta-Typ		
Allgemeines	**süß, bitter, zusammenziehend** kühlende Speisen und Getränke	**salzig, sauer, scharf** erhitzende Speisen und Getränke
Obst	Apfel, Ananas, saure Beeren, Feige, süße Melone, Rosine, Trauben	Banane, saure Beeren, Zitrone
Gemüse	Avocado, Brokkoli, Kartoffeln, Okra, Pilze, Rosenkohl, Zucchini	Rote Bete, Knoblauch, Spinat,
Getreide	Gerste, Hafer, Reis, Weizen	Buchweizen, Roggen, Hirse
Hülsenfrüchte	alle außer Linsen	Linsen
Nüsse und Samen	Kokos, Sonnenblumenkerne	alle anderen Nüsse
Öle	Kokos-, Sonnenblumen- und Sojaöl	Distel-, Mandel- und Sesamöl
Gewürze, Kräuter	Anis, Kardamom, Safran	scharfe Gewürze
Süßmittel	alle natürlichen Süßmittel außer Honig und weißer Zucker	Honig, weißer Zucker
Milchprodukte	Ghee, ungesalzene Butter, Sahne	Butter- und Sauermilch, Sauerrahm
Tierische Produkte	Huhn, Truthahn	Lamm, Rind, Schwein, Meeresfisch
Getränke	Kräutertees, Milchgetränke	—

Forts. Tab. 5

Empfehlung	zu bevorzugende Lebensmittel	zu vermeidende Lebensmittel
Kapha-Typ		
Allgemeines	**scharf, bitter, zusammenziehend** leichte Speisen und Getränke warme Speisen und Getränke	**süß, sauer, salzig** fettige Nahrung kalte Speisen und Getränke
Obst	Apfel, Banane, Feige, Mango, Granatapfel, Trockenfrüchte	süße Melone, Papaya, süßes, saures und sehr reifes Obst
Gemüse	Kohl, Rote Bete, Lauch, Spinat	Kürbis, Süßkartoffel, süße Gemüse
Getreide	Dinkel, Hirse, Roggen, gek. Hafer	Weizen
Hülsenfrüchte	alle außer: Bohnen, Sojaprodukte	
Nüsse und Samen	Kürbis- und, Sonnenblumenkerne	alle anderen Nüsse und Samen
Öle	Mandel- und Sesamöl (geringe Mengen)	—
Gewürze, Kräuter	Ajowan, Bockshornklee, Estragon, Ingwer, Senfsamen	Salz, Tamarinde
Süßmittel	Honig, „Ursüße“, Trockenfrüchte	alle anderen
Milchprodukte	wenig Ghee, verdünnter Joghurt, wenig Butter, Ziegenmilch	alle anderen
Tierische Produkte	Huhn, allgemein wenig Fleisch	rotes Fleisch, Meeresfrüchte
Getränke	Kräutertees (besonders Ingwer, Mate), Obst- und Gemüsesaft, Sojamilch	—

© Habichtswaldklinik Ayurveda Kassel

Eine solche Reinigungskur hat bereits eine beachtliche therapeutische Wirkung und macht den Körper noch sensibler für möglicherweise anzuschließende weitere Therapien (z.B. pflanzliche Heilmittel).

Da auch der Laie ohne weiteres seine **Kost nach ayurvedischen Prinzipien** (Tab. 5) ausrichten kann und damit bereits beachtliche Auswirkungen auf das Gleichgewicht seiner Doshas erzielen kann, sollen diese Prinzipien hier näher beschrieben werden. Wichtig ist dabei, daß die ayurvedische Kost keineswegs eine indische Kost sein muß, die nur fremdartige und teilweise schwer zu besorgende Lebensmittel und Gewürze enthält. Man kann sich auch mit europäischen Lebensmitteln und Gewürzen ayurvedisch ernähren, wenn die grundlegenden Richtlinien eingehalten werden.

Zum Abschluß seien noch zwei wichtige Bestandteile der ayurvedischen Medizin beschrieben, da auch im Therapieteil immer wieder darauf hingewiesen wird, nämlich die Herstellung von **Ghee** (sprich: Gii) und das **Einölen** des Körpers **vor** dem Duschen.

Herstellung von Ghee (geklärte Butter)

Ghee nimmt in der ayurvedischen Ernährung und medizinischen Therapie eine zentrale Stellung ein. Nehmen Sie ein Kilo ungesalzene Butter und erhitzen Sie sie auf kleiner Flamme bis sie geschmolzen ist und leicht köchelt – sie darf nicht anbrennen! Schöpfen Sie den Schaum ab. Das Ghee ist nach etwa einer Stunde fertig, wenn alles Wasser verdampft ist und das

Eiweiß am Topfboden goldbraun abgesetzt ist. Gießen Sie das abgekühlte, aber noch flüssige Ghee in ein sauberes Gefäß, in dem es dann fest wird. Im Kühlschrank oder an einem kühlen, trockenen Ort ist es monatelang haltbar.

Ganzkörper-Heilmassage mit Öl (ein Tip zum Selbermachen)

„Der Körper wird durch die tägliche Ölmassage fest, geschmeidig, frei von Störungen des Vata und widerstandsfähig gegenüber Belastung und Bewegung... das Alter hat keine so große Macht."
(Charaka Samhita)

Prinzipiell sind alle Öle möglich. Nehmen Sie aber nur kaltgepreßte Öle oder Ghee, Sesamöl gleicht alle drei Doshas aus (nicht bei Hautentzündungen nehmen). Bevorzugen Sie:

- Bei Vata-Erhöhung: Sesamöl
- Bei Pitta-Erhöhung: Sonnenblumenöl, Ghee
- Bei Kapha-Erhöhung: Maisöl

Erwärmen Sie 4-8 EL Öl (wenn möglich im Wasserbad) auf etwas mehr als Körpertemperatur. Die Ölung wirkt am besten morgens **vor** dem Duschen. Ölen Sie den **ganzen Körper** etwa 30 Minuten lang ein:

- 1 EL für die Kopfhaut, massieren Sie mit flachen Händen den ganzen Schädel,
- dann Gesicht, Ohren, Rückseite der Ohren, Schläfen und die Stirn,
- vorsichtig die Kehle, kräftig den Nacken, die Schultern und Arme,
- Brust, Magen, Unterbauch großflächig, Rücken soweit möglich (oder durch Partner),
- Gesäß und Beine kräftig mit kreisenden Bewegungen,
- die Füße kräftig und ausführlich mit der flachen Hand, die Zehen einzeln, auch die Zwischenräume mit etwas Druck, an den Zehen ziehen.

Ein Kurzprogramm von 5 Minuten mit 2-4 EL Öl ist besser als gar nichts! Danach das Öl möglichst einige Minuten (am besten 20 Minuten oder länger) einwirken lassen, danach warm duschen oder baden. Ein dünner Ölfilm darf ruhig zurückbleiben. Sie werden die wohltuende, entspannende und doch belebende Wirkung bald nicht mehr missen wollen!

Anzeigen und Gegenanzeigen

Begreift man eine Krankheit oder gesundheitliche Störung als einen funktionellen Ungleichgewichtszustand, so ist ayurvedische Behandlung grundsätzlich für alle Krankheiten geeignet. **Funktionelle Störungen**, wenn also die Funktion nur gestört, aber nicht zerstört ist, sind die Domäne des Ayurveda (z.B. Migräne, Schlafstörungen, Bluthochdruck). Der Ayurveda geht dabei über die bloße Behandlung von Krankheiten sogar noch hinaus, da Ungleichgewichte der Doshas schon erkannt und reguliert werden können, bevor sie zu Krankheiten führen. Den Therapieerfolgen sind dort Grenzen gesetzt, wo organische Schäden vorliegen. Eine weit fortgeschrittene Arthrose (Gelenkverschleiß) mit Zerstörung des Gelenkknorpels läßt sich durch Ayurveda nicht mehr zurückbilden.

Trotzdem können auch bei **organischen Schäden** ayurvedische Therapien unterstützend noch hilfreich sein,

- um ein **weiteres Fortschreiten der Erkrankung aufzuhalten** und
- um symptomatisch noch eine **Linderung der Beschwerden** zu erreichen.

Eine echte **Gegenanzeige** zum Ayurveda gibt es nicht, jedoch sollten möglicherweise bestehende Gegenanzeigen gegen einzelne therapeutische Maßnahmen bedacht werden. Es wäre hier etwa an eine Allergie gegen bestimmte Pflanzen zu denken, die eine Behandlung mit den entsprechenden pflanzlichen Heilmitteln verbietet. Die doch etwas kreislaufbelastende Schwitzkur setzt stabile Herz-Kreislauf-Verhältnisse voraus. Weitere Gegenanzeigen sind möglich, aber nicht häufig. Im Zweifelsfall sollte der ayurvedische Therapeut zusammen mit dem Patienten entscheiden, ob eine Maßnahme sinnvoll sein kann oder nicht.

Literatur

Chopra, D.: Die Körperseele - Grundlagen und praktische Übungen der indischen Medizin. Knaur, München.

Chopra, D.: Die heilende Kraft - Das ayurvedische Wissen vom Leben und die moderne Naturwissenschaft. Knaur, München.

Lad, V.: Das Ayurveda Heilbuch. Windpferd, Aitring.

Ranade, S.: Ayurveda - Wesen und Methodik. Karl F. Haug Verlag, Heidelberg.

Schrott, E.: Ayurveda für jeden Tag, Mosaik Verlag, München.

(Das Buch von Ranade ist für professionelle Therapeuten geeignet, alle anderen Bücher sind auch für Laien gut verständlich.)

Kochbücher

Johari, H.: Grundlagen der ayurvedischen Kochkunst. Windpferd, Aitring.

Morningstar/Desai: Die Ayurveda Küche. Heyne, München.

Rosenberg, K.: Das Ayurveda Kochbuch. Peter Erd Verlag, München.

Schrott, E.: Die köstliche Küche des Ayurveda. Mosaik Verlag, München.

Die im Therapieteil erwähnten Nahrungsergänzungsmittel sind erhältlich bei: Charysat Global Health (Frau Dr. Gramminger), Holzweg 4, 50999 Köln, Tel. 02236-65246.

Bach-Blüten-Therapie

Begriffsklärung

Was ist Bach-Blüten-Therapie?

Die Bach-Blüten-Therapie wurde vom englischen Arzt Edward Bach (1886-1936) entwickelt. Bach behandelte ursprünglich mit homöopathischen Mitteln, er entdeckte dann jedoch, daß bestimmte Blüten von wildwachsenden Pflanzen und Bäumen nach homöopathieartiger Aufbereitung eine besondere Wirksamkeit hätten. Im Laufe der Jahre fand er 38 verschiedene Blüten, denen er jeweils bestimmte seelische Symptome (Archetypen) zuschrieb. Ähnlich wie in der Homöopathie sollen durch die Bach-Blüten fehlregulierte seelische und darüber hinaus auch körperliche Prozesse harmonisiert werden.

Noch heute werden die Original Bach-Blütenkonzentrate an den von Bach genannten Fundorten gesammelt und in der beschriebenen Weise weiterverarbeitet.

Tab. 6: Die 38 Bach-Blüten und ihre Merkmale. Abbildungen mit freundlicher Genehmigung des Instituts für Bach-Blüten-Therapie, Forschung und Lehre, Mechthild Scheffer, Hamburg

Blüte	Name	Symptome im blockierten Zustand	Typische Patientenäußerungen	Das gewinnt der Patient
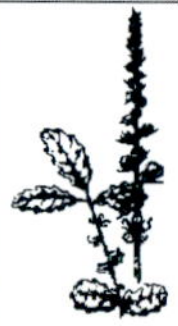	**1. Agrimony** (Agrimonia eupatoria/ Odermennig)	Man versucht, quälende Gedanken und innere Unruhe hinter einer Fassade von Fröhlichkeit und Sorglosigkeit zu verbergen	„Um des lieben Friedens willen mache ich viele Kompromisse."	Mehr Aufrichtigkeit gegenüber sich und anderen
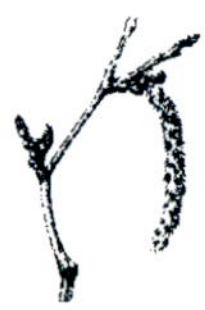	**2. Aspen** (Populus tremula/ Espe oder Zitterpappel)	Unerklärliche, vage Ängstlichkeiten; Vorahnungen; geheime Furcht vor irgendeinem drohenden Unheil	„In meiner Kindheit mußte die Schlafzimmertür immer offenbleiben, da ich im Dunkeln Angst vorm Einschlafen hatte."	Seine sensitiven Veranlagungen realistischer einschätzen und besser damit umgehen
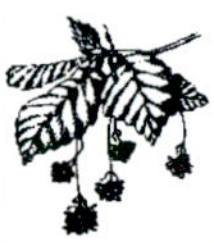	**3. Beech** (Fagua sylvatica/ Rotbuche)	Überkritische und intolerante Haltung, man zeigt wenig Mitgefühl und Einfühlungsvermögen	„Ob ich will oder nicht, die Schwachstellen anderer fallen mir sofort ins Auge!"	Mehr Mitgefühl und Toleranz
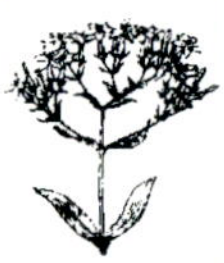	**4. Centaury** (Centaurium umbellatum/ Tausendgüldenkraut)	Schwäche des eigenen Willens, man kann nicht nein sagen, Überreaktion auf die Wünsche anderer	„Ich lasse mich leicht zu etwas überreden, was ich im Grunde gar nicht möchte."	Abgrenzung, eigene Bedürfnisse besser erkennen und zum Ausdruck bringen
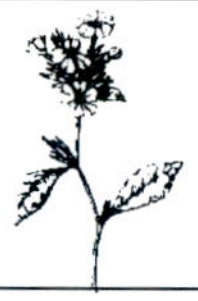	**5. Cerato** (Ceratostigma willmottiana/ Bleiwurz oder Hornkraut)	Man hat zuwenig Vertrauen in die eigene Meinung, fragt andere ständig um Rat	„Herr Doktor, was würden Sie denn an meiner Stelle machen?"	Eigene Intuition erkennen und darauf vertrauen, sich seine Meinung bilden und dazu stehen

Forts. Tab. 6: Die 38 Bach-Blüten und ihre Merkmale

Blüte	Name	Symptome im blockierten Zustand	Typische Patienten-äußerungen	Das gewinnt der Patient
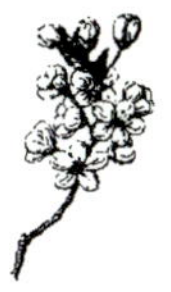	**6. Cherry Plum** (Prunus cerasifera/ Kirschpflaume)	Es fällt schwer, innerlich loszulassen, Angst vor seelischen Kurzschluß-handlungen und unbeherrschten Temperamentsausbrüchen	„In solchen Situationen fürchte ich, die Kontrolle über mich zu verlieren, durchzudrehen, verrückt zu werden."	Inneres Loslassen, mehr Gelassenheit in spannungsreichen Situationen
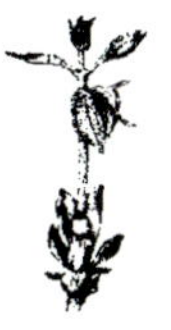	**7. Chestnut Bud** (Aesculus hippocastanum/ Knospe der Roßkastanie)	Man gerät immer wieder in die gleichen Schwierigkeiten, weil man seine Erfahrungen nicht wirklich verarbeitet und damit nicht genug daraus lernt	„Ich fahre jedesmal wieder in denselben Urlaubsort, obwohl ich mir jedes Jahr schwöre: das war das letzte Mal!"	Konstruktives Umsetzen von Erfahrungen
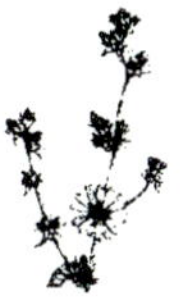	**8. Chicory** (Cichorium intybus/ Wegwarte)	Besitzergreifende Persönlichkeitshaltung (bewußt oder unbewußt), die sich viel einmischt oder glaubt, manipulieren zu müssen	Kinder: „Ich mache meine Hausaufgaben nur, wenn ich dafür morgen nicht zum Turnen muß."	Spontanere Gefühlszuwendung, besser mit den eigenen Bedürfnissen umgehen
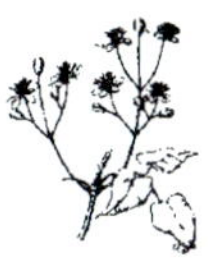	**9. Clematis** (Clematis vitalba/Weiße Waldrebe)	Man ist mit den Gedanken ganz woanders, zeigt wenig Aufmerksamkeit für das, was um einen herum vorgeht (Tagträumer)	„Ich habe ein schlechtes Gedächtnis, verlege oft Dinge. Aus Unachtsamkeit oft blaue Flecken."	Mehr in der Gegenwart seine kreative Anlagen praktisch umsetzen
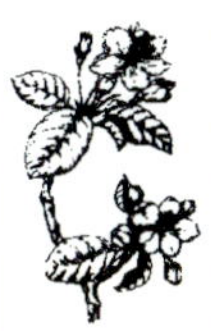	**10. Crab Apple** (Malus pumila/ Holzapfel)	Man fühlt sich innerlich oder äußerlich beschmutzt, unrein oder infiziert. Überstarkes Reinheits- und Ordnungsideal, Detailkrämer (die Reinigungsblüte)	„Alles um mich herum muß seine Ordnung haben. Dabei passiert es oft, daß ich mich verzettele und den roten Faden verliere."	Sinn für übergeordnete Zusammenhänge, ein besseres Verständnis für die eigene Körperlichkeit
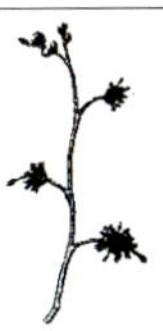	**11. Elm** (Ulmus procera/ Ulme)	Man hat das vorübergehende Gefühl, seiner Aufgabe oder Verantwortung nicht gewachsen zu sein (das psychologische Riechsalz)	„Obwohl ich weiß, daß ich solche Situationen bisher immer gemeistert habe, traue ich es mir jetzt einfach nicht mehr zu."	Stärkere Unterscheidung zwischen persönlichen Bedürfnissen und der Identifikation mit einer Aufgabe
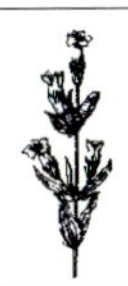	**12. Gentian** (Gentiana amerella/ Herbstenzian)	Man ist skeptisch, zweifelnd, pessimistisch, leicht entmutigt	„Zunächst bin ich grundsätzlich skeptisch; man kann gar nicht vorsichtig genug sein!"	Positivere Erwartungshaltung und Lebenseinstellung
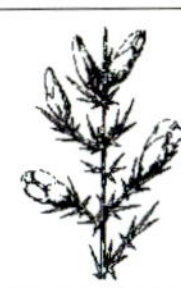	**13. Gorse** (Ulex europaeus/ Stechginster)	Man ist ohne Hoffnung, hat resigniert, „es hat doch keinen Zweck mehr"-Gefühle	„Was meine Zukunft anbelangt, habe ich ziemlich resigniert. Ich habe alles versucht, aber ohne Erfolg..."	Neue hoffnungsvolle Perspektive in schwierigen bis unabänderlichen Lebenssituationen

Forts. Tab. 6: Die 38 Bach-Blüten und ihre Merkmale

Blüte	Name	Symptome im blockierten Zustand	Typische Patienten-äußerungen	Das gewinnt der Patient
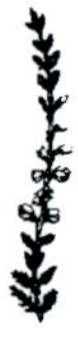	**14. Heather** (Calluna vulgaris/ Schottisches Heidekraut)	Man ist selbstbezogen, völlig mit sich beschäftigt, braucht das Publikum; das bedürftige Kleinkind	„Wenn ich über meine Probleme ausführlich reden kann, fühle ich mich gleich besser."	Aufmerksamkeit von eigener Problematik abwenden, Einfühlungsvermögen, mehr Blick für die Situation des Mitmenschen
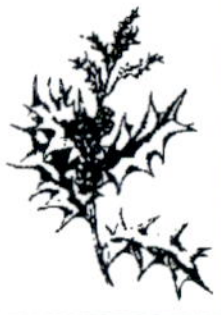	**15. Holly** (Ilex aquifolium/ Stechpalme)	Man ist gefühlsmäßig irritiert, Eifersucht, Mißtrauen, Jähzorn, Haß und Neidgefühle	„Wenn ich in meinen positiven Gefühlen enttäuscht werde, schlagen sie schnell ins Gegenteil um."	Gefühle in neuer Perspektive betrachten, tieferes Verständnis für menschliche Gefühlswelt, Großherzigkeit
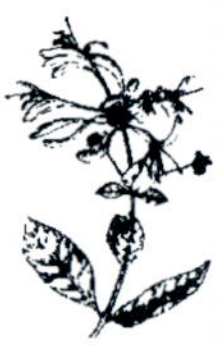	**16. Honeysuckle** (Lonicera caprifolium/ Geißblatt, Jelängerjelieber)	Man hat Sehnsucht nach Vergangenem. Bedauern über Vergangenes, Wehmutsgefühle. Oder: Man weigert sich unbewußt, bestimmte Ereignisse seiner Vergangenheit zu verarbeiten	„Ich neige dazu, mit meinen Gedanken viel in vergangenen Zeiten zu verweilen, z.B. als mein Mann noch lebte. Schade, daß diese Zeiten nicht wiederkommen!"	Konstruktive Auseinandersetzung mit seiner eigenen Vergangenheit
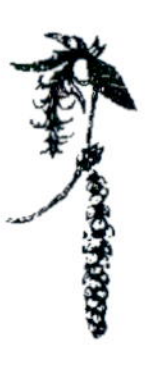	**17. Hornbeam** (Carpinus betulus/ Weißbuche oder Hainbuche)	Mentale Erschöpfung. Man glaubt, man wäre zu schwach, um die täglichen Pflichten zu bewältigen, schafft es dann aber doch („Montagmorgengefühl")	„Ich stehe morgens müder auf als ich mich abends hingelegt habe und kann mich zu nichts aufraffen. Ohne Kaffee und Vitamintabletten komme ich nicht in Gang."	Seelische Spannkraft, geistige Frische; Erkenntnis wichtiger Lebensrhythmen (Spannung/ Entspannung)
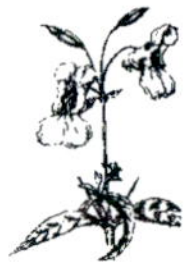	**18. Impatiens** (Impatiens glandulifera/ Drüsentragendes Springkraut)	Man ist ungeduldig, leicht gereizt, zeigt überschießende Reaktionen	„Bei mir muß alles schnell und reibungslos laufen, sonst werde ich sehr ungehalten."	Geduld und Verständnis für andere Menschentpyen
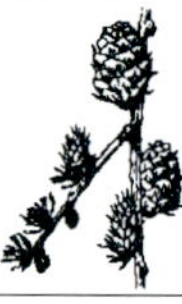	**19. Larch** (Larix decidua/ Lärche)	Man hat Minderwertigkeitskomplexe. Erwartungen von Fehlschlägen durch Mangel an Selbstvertrauen	„Ich habe zuwenig Selbstvertrauen und fühle mich anderen von vornherein unterlegen."	Selbstvertrauen. Gesundes Selbstwertgefühl
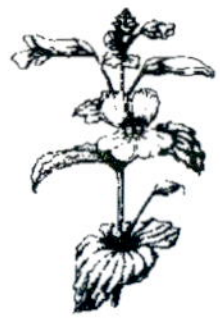	**20. Mimulus** (Mimulus guttatus/ Gefleckte Gauklerblume)	Man ist schüchtern, scheu, furchtsam, zurückhaltend, hat viele kleine Ängstlichkeiten	„Von Haus aus bin ich sehr empfindlich, z.B. gegen Lärm, Kälte und ungehobelte Mitmenschen."	Persönliche Tapferkeit, besseres Umgehen mit eigener Sensibilität, Hinauswachsen über bestimmte Ängste

Forts. Tab. 6: Die 38 Bach-Blüten und ihre Merkmale

Blüte	Name	Symptome im blockierten Zustand	Typische Patienten-äußerungen	Das gewinnt der Patient
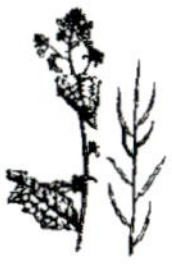	**21. Mustard** (Sinapis arvensis/ Wilder Senf)	Perioden tiefer Traurigkeit kommen und gehen ohne erkennbare Ursachen	„Ich fühle mich vollkommen blockiert, vom normalen Leben abgetrennt, ohne zu wissen, warum."	Heitere Gelassenheit, Seelengröße
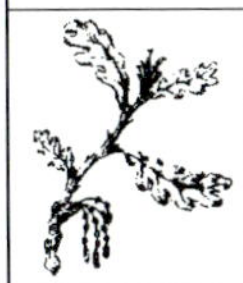	**22. Oak** (Quercus robur/ Eiche)	Man fühlt sich als niedergeschlagener und erschöpfter Kämpfer, der trotzdem tapfer weitermacht und nie aufgibt	„Ich sage mir fast täglich: Schlappmachen gilt nicht."	Erkennen und akzeptieren der eigenen Leistungsgrenze
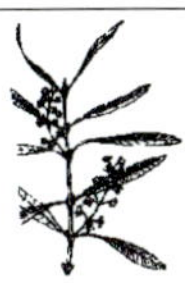	**23. Olive** (Olea europaea/ Olive)	Man fühlt sich körperlich und seelisch ausgelaugt und erschöpft: Alles ist zuviel!	„Auch zu Dingen, die mir eigentlich Spaß machen, kann ich mich nicht mehr aufraffen."	Stärkung, Erholung, sorgfältigeres Umgehen mit der Lebensenergie
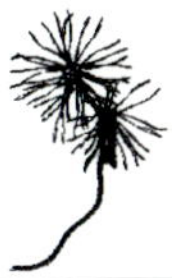	**24. Pine** (Pinus sylvestris/ Schottische Kiefer)	Man macht sich Vorwürfe, hat Schuldgefühle, bedrücktes Lebensgefühl	„Ich neige dazu, mich für die Fehler anderer mitverantwortlich zu fühlen."	Realistisches Gefühl für Verantwortlichkeiten, sich so annehmen können, wie man ist
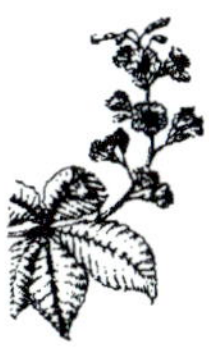	**25. Red Chestnut** (Aesculus carnea/Rote Kastanie)	Man macht sich mehr Sorgen um das Wohlergehen anderer als um das eigene, zu starke innere Verbundenheit mit einer nahestehenden Person auf physischer oder geistiger Ebene	„Wenn mein Mann abends später nach Haus kommt, denke ich gleich, es ist ihm etwas Schlimmes zugestoßen."	Wahrung und Abgrenzung der eigenen Persönlichkeit
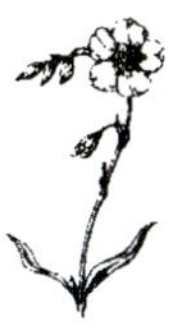	**26. Rock Rose** (Helianthemum nummularium/ Gelbes Sonnenröschen)	Man ist in innerer Panik. Terrorgefühle, akute Angstzustände nach lebensbedrohenden Ereignissen, z.B. Erstickungsanfällen, hohem Fieber, Autounfall, u.ä.	„Ich gerate häufig in panische Zustände und bekomme dann feuchte Hände, Atembeschwerden, Herzklopfen oder Durchfall."	Besseres Umgehen mit der eigenen nervlichen Konstitution
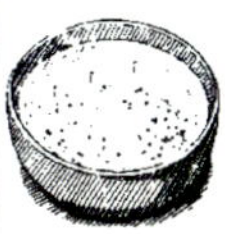	**27. Rock Water** (Wasser aus heilkräftigen Quellen)	Man ist zu hart zu sich selbst, hat strenge oder starre Ansichten, unterdrückt viele Bedürfnisse	„Ich bin sehr streng mit mir und ertappe mich laufend dabei, mir irgend etwas zu verbieten."	Innerliches Lockerlassen, sich die eigenen vitalen Bedürfnisse zugestehen, innere Freiheit
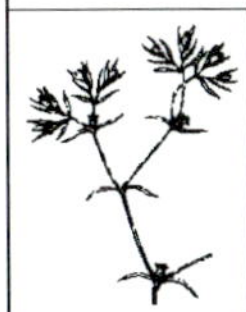	**28. Scleranthus** (Sclerantus annuus/ Einjähriger Knäuel)	Man ist unschlüssig, sprunghaft, innerlich unausgeglichen. Meinungen und Stimmungen wechseln von einem Moment zum anderen	„Ich bin gedanklich zwischen zwei Möglichkeiten hin- und hergerissen, möchte die Entscheidung aber allein finden."	Innere Ausgeglichenheit und Entscheidungskraft, Standfestigkeit

Forts. Tab. 6: Die 38 Bach-Blüten und ihre Merkmale

Blüte	Name	Symptome im blockierten Zustand	Typische Patientenäußerungen	Das gewinnt der Patient
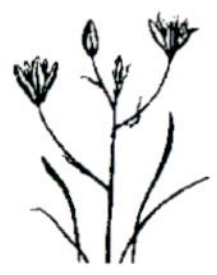	**29. Star of Bethlehem** (Ornithogalum umbellatum/ Doldiger Milchstern)	Man hat eine seelische oder körperliche Erschütterung noch nicht verkraftet. Der Seelentröster	„Unschöne Erlebnisse und Gefühle klingen noch lange in mir nach, ich werde sie innerlich schwer wieder los."	Bessere Erlebnisverarbeitung, innere Kraft
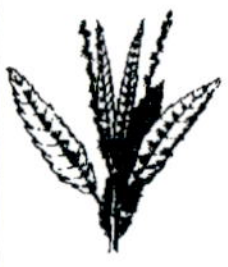	**30. Sweet Chestnut** (Castanea sativa/Eßkastanie oder Edelkastanie)	Innere Ausweglosigkeit. Man glaubt, die Grenze dessen was ein Mensch ertragen kann, sei nun erreicht.	„Meine Lage ist ausweglos, ich weiß nicht mehr, wie es weitergehen soll!"	Selbstfindung, Erkenntnis des Willen über uns, innere Bereitschaft zur seelischen Wandlung
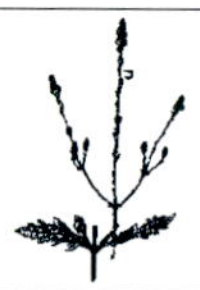	**31. Vervain** (Verbena officinalis/ Eisenkraut)	Im Übereifer, sich für eine gute Sache einzusetzen, treibt man Raubbau an seinen Kräften; reizbar bis fanatisch	„Manchmal bin ich so unter Spannung, daß ich beim Schreiben den Bleistift abbreche."	Gezielteren Umgang mit eigenen positiven Energien
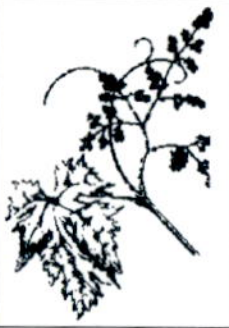	**32. Vine** (Vitis vinifera/ Weinrebe)	Man will unbedingt seinen Willen durchsetzen, ehrgeizig, dominierend (der kleine Tyrann)	„Ich habe Probleme, wenn es ums Befehlen und Gehorchen geht, darum kracht es immer wieder zwischen meinem Chef und mir."	Innere Großmut; Herz-, anstelle von Kopfdenken. Unterscheidung zwischen gesundem und ungesundem Ehrgeiz
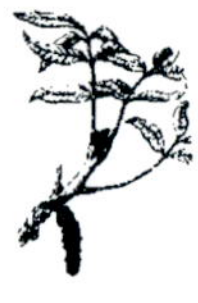	**33. Walnut** (Juglans regia/ Walnuß)	Man läßt sich verunsichern; Beeinflußbarkeit und Wankelmut während entscheidender Neubeginnphasen im Leben. Die Blüte, die den Durchbruch schafft	„Ich fühle innerlich, daß etwas ganz neues auf mich zukommt, weiß aber noch nicht, was."	Charakterstärke, bessere Adaption in biologischen und psychologischen Veränderungssituationen.
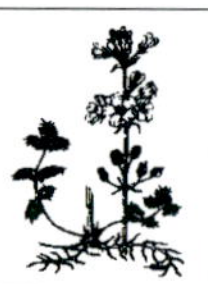	**34. Water Violet** (Hottonia palustris/Sumpfwasserfeder)	Man zieht sich innerlich zurück; isoliertes Überlegenheitsgefühl	„Fast immer versuche ich, allein zurechtzukommen, anstatt andere um Hilfe zu bitten."	„Miteinandergefühl, leichtere Kommunikation mit seinen Mitmenschen
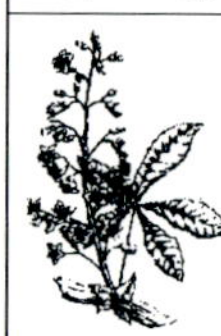	**35. White Chestnut** (Aesculus hippocastanum/ Weiße Roßkastanie)	Bestimmte Gedanken kreisen unaufhörlich im Kopf, man wird sie nicht wieder los, innere Selbstgespräche und Dialoge	„Mich verfolgen immer wieder die gleichen Gedanken und Bilder, aber ich kann sie nicht abstellen."	Geistige Ruhe, Gedankenklarheit
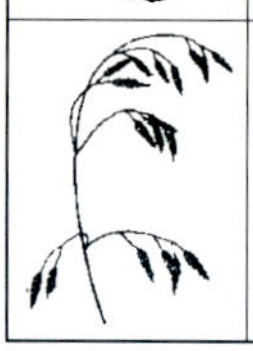	**36. Wild Oat** (Bromus ramosus/ Waldtrespe)	Man ist unklar in seinen Zielvorstellungen, innerlich unzufrieden, weil man seine Lebensaufgabe nicht findet.	„Ich sehe so viele Möglichkeiten vor mir, daß ich mich für nichts entscheiden kann und mich innerlich zersplittere."	Zielstrebigkeit, Klarheit in den Zielvorstellungen, innere Konsequenz

Forts. Tab. 6: Die 38 Bach-Blüten und ihre Merkmale.

Blüte	Name	Symptome im blockierten Zustand	Typische Patienten-äußerungen	Das gewinnt der Patient
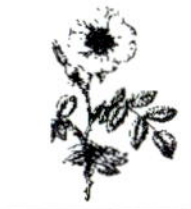	**37. Wild Rose** (Rosa canina/ Heckenrose)	Man fühlt sich apathisch, teilnahmslos, innere Kapitulation	„Ich fühle mich immer matt und habe an nichts mehr Freude."	Lebensfreude, neue positive Lebensmotivation
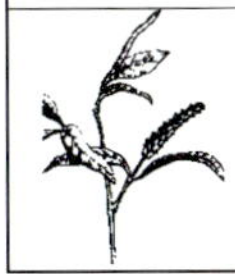	**38. Willow** (Salix vitellina/ Gelbe Weide)	Man ist verbittert und grollt; fühlt sich als Opfer des Schicksals	„Mir hat das Leben vieles vorenthalten, das finde ich ungerecht."	Konstruktives Denken, Eigenverantwortlichkeit

Anwendungsformen

Die klassische Anwendung der Bach-Blüten ist die Einnahme der verdünnten Tropfen. Die Konzentratflaschen können aus Apotheken oder direkt vom deutschen Bach-Zentrum in Hamburg (→ *Adressen*, S. 84) bezogen werden. Die Anwendung erfolgt in folgenden Formen:

- Akuter Zustand: Nach der Wasserglasmethode werden aus den Konzentratflaschen (stock bottles) zwei Tropfen in ein gefülltes Wasserglas gegeben und in kleinen Schlucken über den Tag verteilt getrunken. Im hoch akuten Zustand können mehrere Gläser innerhalb von Stunden leergetrunken werden, bis es zu einer Symptombesserung kommt.
- Chronische Erkrankungen: Hier empfiehlt sich die Herstellung einer „Einnahmeflasche": Aus den ausgewählten Konzentratflaschen wird jeweils ein Tropfen auf 10 ml eines Gemisches aus Alkohol und Wasser (im Verhältnis 1:3) verteilt.

Auszüge der Bach-Blüten können auch äußerlich verwendet werden:

- Umschläge: sechs Tropfen der gewählten Bach-Blütenmischung auf 0,5 Liter Wasser
- Bäder: fünf Tropfen auf ein Vollbad
- Direkte Anwendung auf der Haut: Eine Mischung der gewählten Blüten kann direkt auf der Haut verrieben werden, ferner kann bei Akutzuständen die sogenannte Rescue-Salbe eingesetzt werden.

Wer kann mit Bach-Blüten behandeln?

Die Bach-Blüten-Therapie ist bei ausreichend Kenntnissen über die Anwendung zur Selbstbehandlung geeignet. Sie kann von Ärzten und Heilpraktikern ohne erforderliche Zusatzqualifikation durchgeführt werden. Allgemein anerkannte Leistungsnachweise für Therapeuten gibt es nicht, jedoch eine Therapeutenliste im Bach-Zentrum (→ *Adressen*, S. 84).

Blütenwahl

Die Auswahl der Blüten richtet sich nach dem seelischen akuten Befinden des Patienten. Berücksichtigt werden sowohl Persönlichkeitsmerkmale wie auch akute Emotionen. Die vom Patienten geschilderten Symptome und auch die vom Behandler gefundenen Eigenschaften des Patienten werden dazu mit den Eigenschaften der Blüten verglichen. Im allgemeinen wird eine Auswahl von vier bis acht Blüten zusammengestellt, die dem Patienten in seiner gegenwärtigen Situation am besten entsprechen. Hierbei ist jede Blüte mit einer anderen beliebig kombinierbar.

Im Laufe der Behandlung kann sich das Spektrum der benötigten Blüten ändern.

Dosierungen

Bei akuten Erkrankungen werden gemäß der Wasserglasmethode (s.o.) ein oder mehrere Gläser schluckweise über den Tag verteilt getrunken. Bei chronischen Zuständen sollten mindestens vier mal vier Tropfen täglich direkt aus der Einnahmeflasche entnommen werden.

Die Einnahmezeit muß nicht exakt festgelegt werden, zweckmäßigerweise sollte morgens vor dem Aufstehen, mittags zwischen 12 und 13 Uhr, nachmittags zwischen 14 und 18 Uhr sowie abends vor dem Einschlafen die Einnahme erfolgen.

Um die Wirkung noch zu verbessern, können die Tropfen vor dem Hinunterschlucken für ca. 20-40 Sekunden im Mund gehalten werden.

Diagnostik

In der Bach-Blüten-Therapie wird die Diagnose im Gespräch gestellt durch Einfühlung in die seelische Situation des Patienten und intuitives Erkennen seiner derzeitigen negativen Seelenzustände (Tab. 6, S. 76-81). Ein solches Gespräch erfordert Übung und Geduld, jedoch keine psychologische Ausbildung, da es dabei primär um Beobachtung und nicht um Interpretation geht.

- Oberstes Diagnoseprinzip: Körperliche Signale sind unerheblich. Wichtig ist nur:
  – Wie reagiert der Patient?
  – Welche negativen Gemütszustände läßt er derzeitig erkennen?
- Eine Diagnostik aufgrund der positiven Seelenpotentiale („Das kann der Patient gewinnen") ist nicht möglich.
- Bach-Blütenwahl mittels Farbkarten, Kinesiologie und Meßverfahren der Elektroakupunktur sind durch Geübte möglich, sonst jedoch umstritten.
- Die Blütenwahl kann auch mittels Spontanwahl erfolgen: Der Patient greift in einen Korb mit allen Bach-Blüten-Flaschen und wählt die passenden intuitiv aus, ohne hinzusehen. Besonders bei Kindern bewährt.

Rescue

Unabhängig von den speziellen seelischen Merkmalen des Betroffenen können in Streß- und Notsituationen Rescue- (Notfall-) Tropfen eingenommen werden. Diese bestehen aus den Auszügen von fünf Bach-Blüten (Tab. 7) und werden als einziges Kombinationspräparat in fester Zusammensetzung eingesetzt. Zu den Anwendungen zählen Sportunfälle, Insektenstiche, Verletzungen, allergische Reaktionen. Auch für psychische Belastungssituationen wird die Wirkung von Rescue hervorgehoben, z.B. Prüfungsstreß, Angstsituationen, depressive Reaktionen.

Anwendung und Dosierung von Rescue

In akuten Situationen:

4 Tropfen aus der Ausgangsflasche (= stock bottle) in ein kleines Wasserglas mit Wasser oder einem anderen Getränk (Saft, Tee, Bier) geben und innerhalb von 10 Minuten in kleinen Schlückchen trinken.

Wenn der gewünschte Effekt noch nicht erzielt ist, ein zweites Glas zubereiten.

In Situationen, in denen kein Wasser verfügbar ist, Rescue direkt aus der stock bottle auf Lippen, Zahnfleisch, Schläfen, Handgelenke oder Ellenbeugen, in die Herzregion oder auf die Schilddrüse träufeln.

Zubereitung einer Einnahmeflasche für häufigeren Gebrauch:

- Im Unterschied zu den anderen 38 Konzentraten werden von Rescue 2 Tropfen auf 10 ml Flüssigkeit gegeben.
- Wird Rescue als Bestandteil einer anderen Mischung verwendet, so gilt es als eine Blüte (2 Tropfen auf 10 ml Flüssigkeit).

Äußere Anwendung

Für Umschläge, Wickel, Kompressen u.ä. werden 4 Tropfen aus der stock bottle in eine Schüssel mit ca. einem halben Liter Wasser gegeben.

Einnahmehäufigkeit

- Abhängig von der Veranlagung des Patienten und von der aktuellen Situation

Tab. 7: Blütenbestandteile von Rescue und deren Hauptmerkmale

Inhalt von Rescue	Hauptmerkmale
Star of Bethlehem	Lähmung und Schock
Rock Rose	Panikgefühle, Todesangst
Impatiens	Extreme innere Anspannung, Fluchtreaktion
Cherry Plum	Angst, gedanklich und körperlich die Selbstkontrolle zu verlieren
Clematis	Tendenz abzutreten, drohende Bewußtlosigkeit

Achtung

Rescue ist in akuten Notsituationen als zusätzliche Überbrückungshilfe gedacht, nicht als Ersatz der medizinischen Notfallbehandlung

- Rescue ist grundsätzlich nicht zum regelmäßigen Gebrauch geeignet. Dieses widerspräche dem Wesen des Präparates und seiner Wirkungsmechanismen.
- Es gibt Patienten, die Rescue nur zwei- bis dreimal im Jahr wirklich benötigen.
- Andererseits benötigen sensible Patienten das harmlose Rescue mehrmals in der Woche und können dadurch auf die regelmäßige Einnahme von Sedativa verzichten.
- In länger anhaltenden schweren Krisen, z.B. bei Pflege eines schwer erkrankten Familienangehörigen, ist es auch vertretbar und bewährt, Rescue während mehrerer Tage regelmäßig einnehmen zu lassen.
- Neben Rescue kann auch eine Langzeitmischung laufend weitergenommen werden.

Wann ist die Bach-Blüten-Therapie sinnvoll?

Der Einsatz der Blüten-Therapie gilt unter anderem als lohnend:

- Wenn die Beschwerden des Patienten offensichtlich mit einer schicksalhaften Veränderung der Lebenssituation in Zusammenhang stehen, z.B. Kündigung, Partnerschaftskrise, Sitzenbleiben in der Schule, Tod des Ehepartners, Pflege eines Schwerkranken in der Familie
- Wenn die psychische Symptomatik im Vordergrund steht, aber der Patient nicht psychotherapeutischer oder psychiatrischer Behandlung bedarf, z.B. bei resignativen seelischen Verstimmungen von Jugendlichen, Midlife-crisis mit überhöhten Leistungsansprüchen, Vereinsamungssymptomen bei alten Menschen, Ängsten und Phobien, wie z.B. Krebs-Angst oder Aids-Angst
- Unterstützend bei der Behandlung von psychischen Erkrankungen
- Bei somatischen Erkrankungen mit starker Beeinflußbarkeit durch psychische Faktoren, z.B. Neurodermitis, M. Crohn, rheumatische Erkrankungen
- Bei funktionellen Beschwerden wie

  – Schlafstörungen
  – Herzrhythmusstörungen
  – Postcholecystektomiesyndrom
  – Unterleibsbeschwerden nach Hysterektomie
  – therapieresistente Magenbeschwerden

  (gegebenenfalls begleitend zur notwendigen medikamentösen Therapie)
- Bei hartnäckigen, störenden kleineren Symptomen, z.B. chronischem therapieresistentem Schnupfen
- Wenn es im Laufe einer Therapie immer wieder zu Rezidiven, z.B. Erschöpfungszuständen, Infektionen, oder zu Symptomverschiebungen kommt.

Wann sollte die Bach-Blüten-Therapie nicht angewendet werden?

Grenzen der Bach-Blüten-Therapie sind:

- Akute psychiatrische Fälle – hier darf nur bei gleichzeitiger Psychopharmakagabe behandelt werden

- Gleichzeitige Pränatal-Therapie (metamorphische Massage)
- Neurotische Persönlichkeitsstrukturen, welche die Therapieanwendung ausdrücklich verweigern

Achtung

Die Bach-Blüten-Therapie ist häufig eine gute zusätzliche Maßnahme, auch bei somatischen und Notfall-Erkrankungen. Ihre Anwendung darf jedoch medizinisch notwendige weitergehende diagnostische und therapeutische Maßnahmen nicht verzögern.

Adressen

Dr. Edward Bach Centre, German Office, Lippmannstraße 57, 22769 Hamburg, Tel. 040-43257711

Dr. Edward Bach Centre, Swiss Office, Mainaustraße 15, CH-8034 Zürich, Tel. 0041-1-3823314

Institut für Bach-Blüten-Therapie, Dr. Edward Bach Centre, Austrian Office, Seidengasse 32/1, A-1070 Wien, Tel. 0043-222-5265651

Die genannten Stellen geben Informationen über alle Fragen zur Bach-Blüten-Therapie. Sie veranstalten auch Informationsvorträge und Ausbildungsseminare.

Literatur

Scheffer, M.: Lehrbuch der Original Bach-Blüten-Therapie für die Arzt- und Naturheilpraxis. Jungjohann, Neckarsulm.

Scheffer, M.: Bach-Blüten-Therapie. Theorie und Praxis. Hugendubel, München (Standardwerk in dt. Sprache mit der ausführlichsten Beschreibung der 38 Blütenkonzepte).

Bach, E.: Blumen, die durch die Seele heilen. Hugendubel, München.

Bioelektronische Therapien

Begriffsklärung

Was sind bioelektronische Therapien?

„Bioelektronische Therapien" oder „Biophysikalische Therapien" sind nur zwei von zahlreichen Begriffen, mit denen solche medizinische Verfahren bezeichnet werden, die körpereigene elektro-magnetische Vorgänge apparativ messen. Zu den apparativen Verfahren gehören die Bioresonanztherapie, Elektroakupunktur nach Voll, Elektroneuraltherapie bzw. Elektroneuraldiagnostik nach Croon, sowie – im weiteren Sinne – die Regulationsthermographie nach Rost. Ihnen gemeinsam ist die Annahme, daß sich Fehlfunktionen des Organismus und einzelner Organe an veränderten elektro-magnetischen Schwingungen, Hautwiderständen oder Wärmeabgabemustern erkennen lassen.

Bioresonanztherapie (BRT)

Begriffsklärung

Was ist Bioresonanztherapie?

Bei der Bioresonsanztherapie werden körpereigene „Schwingungen" aufgezeichnet und hieraus Informationen über den Zustand des Körpers und seiner Organe gewonnen. Wenn die registrierten Schwingungen krankhaft sind, werden sie in einem Gerät modifiziert und dem Körper wieder zugeführt. Hiervon verspricht man sich eine Korrektur der Fehlschwingungen und eine nachfolgende Gesundung.

Diese Therapie stößt in der konventionellen Therapie auf Ablehnung. Methodisch fundierte Wirksamkeitsstudien liegen nicht vor, das Wissen über die Effekte beruht auf Einzel-Erfahrungen langjähriger Anwender. Dessen ungeachtet ist diese Therapie in zunehmender Verbreitung.

Wirkungen

Von ihren Vertretern wird die Wirkung der Bioresonanztherapie über die Wechselwirkung der aufgenommenen und wieder angewendeten Schwingungen mit den Eigenschwingungen der Zellen und Gewebe des Gesamtorganismus erklärt. Die Wirkung setzt voraus, daß kranke Gewebe andere Frequenzspektren abstrahlen als gesunde und daß auf veränderte Schwingungsfrequenzen des Körpers von außen eingewirkt werden kann.

Die physiologischen körpereigenen Regulationskräfte sind an der Wiederherstellung des biologischen und bioenergetischen Gleichgewichts mitbeteiligt, so daß diese gezielt unterstützt werden müssen.

Formen der Bioresonanztherapie

Innerhalb der Bioresonanztherapien gibt es eine größere Zahl unterschiedlicher Anwendungsformen und Geräte, darunter das Bicomgerät, das MORA-Gerät und das Vegaselect-Gerät.

Eine Sonderform ist die Behandlung mit dem Multicomgerät, welches weitere Therapieelemente wie Farb-, Ton- und Edelsteintherapie beinhaltet.

Eine neue, erweiterte Form lautet „Biophysikalische Informations-Therapie".

Wer kann mit der Bioresonanztherapie behandeln?

Die Behandlung bleibt erfahrenen Therapeuten vorbehalten, zumal ein größerer apparativer Aufwand erforderlich ist. Allgemein anerkannte Leistungsnachweise für Therapeuten gibt es nicht. Zertifikate werden von der Internationalen Ärztegesellschaft für Biophysikalische Informations-Therapie nach Schulungskursen vergeben.

Was erwartet Sie bei der Bioresonanztherapie?

Zunächst werden in einem ausführlichen Gespräch die Beschwerden und ihre mögliche Herkunft geklärt. Gegebenenfalls müssen zusätzliche diagnostische Abklärungen eingeleitet werden.

Die Basisdiagnostik am Gerät beginnt mit einer Grundbehandlung, in der zunächst die energetische Situation des Körpers durch Messung an Fingern oder Zehen ermittelt wird.

Für die Messungen wird dem Patienten eine Ableitelektrode angelegt oder in die Hand gegeben. Die Messungen erfolgen dann mit einer Meßelektrode an unterschiedlichen Punkten, z.B. an den Händen und Fingern oder an verschiedenen Akupunkturpunkten (Abb. 24).

Entsprechend dieser Grundmessung werden dann in weiteren Sitzungen über die gleichen Elektroden Schwingungen verabreicht, bis es zu körperlichen Besserungen kommt. Behandelt wird meist einmal pro Woche oder in noch weiteren Abständen.

Da die Bioresonanztherapie bislang nur selten von den Krankenkassen übernommen wurde, muß mit erheblichen Kosten der Behandlung gerechnet werden. Diese sollten vor Therapiebeginn geklärt werden.

Wann ist die Bioresonanztherapie sinnvoll?

Die BRT ist nach der Einschätzung erfahrener Anwender bei einer großen Breite von Erkrankungen angezeigt. Vorbehaltlich einer endgültigen Klärung der Wirksamkeit in den jeweiligen Anwendungsbereichen gelten folgende Anwendungsschwerpunkte:

- Allergien, besonders Nahrungsmittelallergien
- Schmerzzustände aller Art wie Nervenschmerzen und Tumorschmerzen
- Prä -und postoperative Behandlungen
- Verletzungen aller Art
- Immunschwäche und Infektneigung, besonders bei Kindern
- Chronisch-degenerative Erkrankungen, besonders des rheumatischen Formenkreises

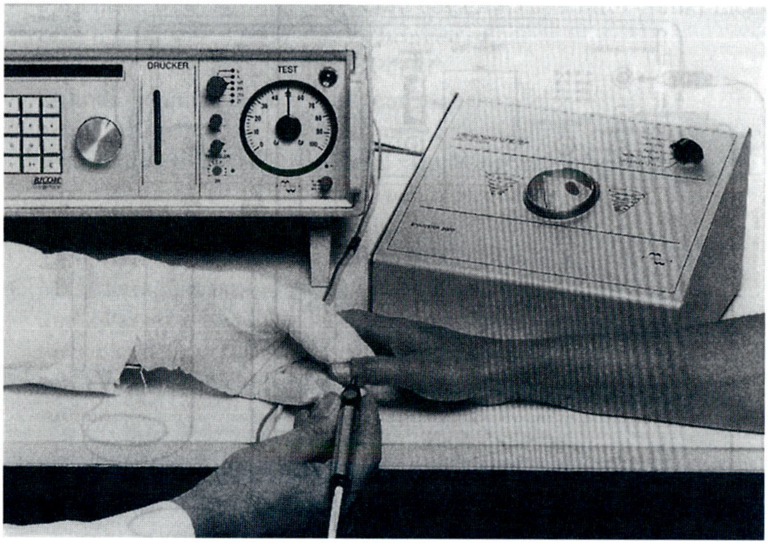

Abb. 24: Meßvorgang bei der Bioresonanztherapie. Aus: Brügemann, H. (Hrsg.): Bioresonanz- und Multiresonanz-Therapie (BRT). Karl F. Haug Verlag, Heidelberg 1993

- Atemwegserkrankungen (Asthma, Bronchitis)
- Magen- und Darmerkrankungen (Gastritis, Duodenitis, Ulkusleiden, Pankreatitis, Pankreaszysten)
- Herz- und Kreislauf-Erkrankungen
- Chronische und akute Erkrankungen des Lymphsystems
- Gynäkologische Erkrankungen (Mamma- und Ovarialzysten, Schwangerschaftserbrechen)
- Diabetes bei Erwachsenen und Kindern
- Urogenitale Leiden (Nephritis, Zystitis)
- Narbenstörfelder
- Migräne
- Schlafstörungen
- Nahezu alle Arten toxischer Belastung und ihre Entgiftung

Wann sollte die Bioresonanztherapie nicht angewendet werden?

Absolute Gegenanzeigen sind nicht bekannt.

- Bei schweren allergischen Erkrankungen, z.B. Asthma bronchiale, sind bei falscher Anwendung starke Erstverschlimmerungen möglich.
- Eine Krankheitsverschleppung durch unzureichende Diagnosestellung oder unterlassene schulmedizinische Therapie (wenn diese erforderlich wäre) sollte unbedingt vermieden werden.

Literatur

Brügemann, H.: Bioresonanz- und Multiresonanz-Therapie (BRT). Karl F. Haug Verlag, Heidelberg.

Köhler, B.: Bioresonanztherapie. Jungjohann, Neckarsulm.

Elektroakupunktur nach Voll (EAV)

Begriffsklärung

Was ist Elektroakupunktur nach Voll?

Bei der Elektroakupunktur nach Voll (EAV) werden Reizströme an festgelegten Akupunkturpunkten gemessen. Die ermittelte Leitfähigkeit des Gewebes ist Ausdruck des Funktionszustandes des mit dem Akupunkturpunkt verbundenen Organsystems (Abb. 25). Somit soll über die Hautmessungen an vielen Punkten ein Bild über den Gesundheitszustand des Körpers und mögliche Krankheitsgeschehen gewonnen werden.

Weiterhin kann bei diesen Messungen ermittelt werden, welche Medikamente bei den entsprechenden Belastungen verwendet werden sollten. Diese „Medikamententestungen" beruhen auf einer Änderung des elektrischen Signals, sobald entsprechende Substanzen in den Netzkreis gebracht werden.

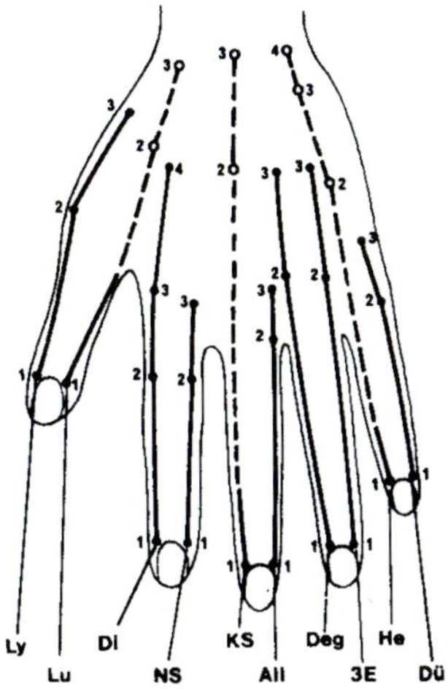

Abb. 25: Organbezug der EAV-Punkte an der Hand. Ly = Lymphsystem, Lu = Lunge, Di = Dickdarm, NS = Nervensystem, KS = Kreislauf, All = Allergie, Deg = Degeneration, 3E = Dreifach-Erwärmer, He = Herz, Dü = Dünndarm

Wirkungen

Für die von entsprechenden Ärzten genannten Phänomene konnten bislang keine wissenschaftlichen Erklärungen gefunden werden. Auch decken sich die ermittelten Diagnosen oftmals nicht mit den Befunden der sogenannten schulmedizinischen Diagnostik. Aus diesem Grunde ist die EAV nach wie vor umstritten und wird auch von zahlreichen naturheilkundlich behandelnden Ärzten abgelehnt.

Wer kann mit EAV behandeln?

Die Behandlung bleibt erfahrenen Therapeuten vorbehalten, zumal ein größerer apparativer Aufwand erforderlich ist. Allgemein anerkannte Leistungsnachweise für Therapeuten gibt es nicht. Fortbildungskurse für Therapeuten werden von der Internationalen Medizinischen Gesellschaft für Elektroakupunktur nach Voll durchgeführt.

Was erwartet Sie bei der EAV-Behandlung?

Die EAV-Behandlung beginnt mit einer Erstsitzung, in der nach eingehender Befragung und der Beurteilung von Vorbefunden eine Übersichtsmessung durchgeführt wird. Hierzu wird dem Patienten eine Elektrode in die Hand gegeben und dann mit einer Griffelelektrode durch den Behandler systematisch alle wesentlichen EAV-Meßpunkte abgefahren. An jedem Punkt wird mittels einer Meßskala des Gerätes registriert, ob der Reizstrom unauffällig ist oder auffällige Merkmale zeigt. Diese werden registriert, so daß am Ende für alle Organbereiche und Körperfunktionen Aussagen über den Gesundheitszustand möglich sind.

Nach dieser Übersichtsmessung werden an den auffälligen Punkten erneut Messungen gemacht und dabei jeweils homöopathisch zubereitete Medikamente in einen Metallbehälter gelegt, welcher sich auch im Stromkreis befindet. Gesucht wird dann nach Mitteln, welche nach Einbringen in den Stromkreis die auffälligen Meßwerte normalisieren. Diese werden dann am Ende der Testung verabreicht und rezeptiert. Je nach Erkrankung werden dann über mehrere Wochen entsprechende Therapeutika verabreicht und am Ende in einer Nachtestung das Ergebnis kontrolliert.

Da die EAV bislang nur selten von den Krankenkassen übernommen wurde, muß mit erheblichen Kosten der Behandlung gerechnet werden. Diese sollten vor Therapiebeginn geklärt werden.

Wann ist die EAV sinnvoll?

Die EAV kann nach den Aussagen erfahrener Therapeuten bei praktisch allen Erkrankungen eingesetzt werden. Sie wird meist ergänzend eingesetzt, um bislang nicht bekannte Regulationsstörungen zu erfassen, welche mit konventionellen Methoden nicht diagnostizierbar sind.

Vorbehaltlich einer endgültigen Klärung der Wirksamkeit in den jeweiligen Anwendungsbereichen gelten folgende Anwendungsschwerpunkte, besonders bei chronischen Erkrankungen:

- Allergien
- Rheumatischen Erkrankungen
- Tumorleiden (nur als zusätzliche Maßnahme)
- Fragen akuter oder chronischer Vergiftungen
- Erkrankungen des Zahn- Kiefer- Bereiches

Wann sollte die EAV nicht angewendet werden?

Echte Gegenanzeigen und Nebenwirkungen sind nicht bekannt, jedoch können Erkrankungen, die bereits mit anatomischen Veränderungen einhergehen, z.B. degenerative Gelenkerkrankungen, nicht rückgängig gemacht, sondern bestenfalls krankheitslindernd behandelt werden.

- Eine Krankheitsverschleppung durch unzureichende Diagnosestellung oder unterlassene schulmedizinische Therapie (wenn diese erforderlich wäre) sollte unbedingt vermieden werden.

Literatur

Kramer, F : Lehrbuch der Elektroakupunktur. Bd. I-IV. Karl F. Haug Verlag, Heidelberg.

Elektroneuraldiagnostik und -therapie nach Croon

Begriffsklärung

Was ist Elektroneuraldiagnostik und -therapie nach Croon?

Ähnlich wie bei der Elektroakupunktur nach Voll werden auch bei der Elektroneuraldiagnostik Hautwiderstände an definierten Punkten gemessen. Die dafür verwendeten 212 Reaktionsstellen der Haut geben in ihren Leitfähigkeiten den Funktionszustand des Organismus wieder. Zusammengefaßt bilden sie ein sogenanntes Elektroneuralsomatogramm (Abb. 26), welches Grundlage der anschließenden Behandlungen ist. Bei der Behandlung werden die auffälligen Meßstellen in mehrfachen Sitzungen mit Gleichstromimpulsen behandelt.

Wirkungen

Als Wirkung der Elektroneuraltherapie wird eine Normalisierung der elektrischen Verhältnisse an den jeweiligen Behandlungspunkten angenommen. Diese soll zu einer Normalisierung auch der gestörten zugehörigen Organe führen. Insgesamt sind Elektroneuraldiagnostik und -therapie, wie auch die anderen bioelektronischen Verfahren, in ihren Wirkungen und Wirkmechanismen noch nicht einwandfrei geklärt, so daß sie von weiten Bereichen der etablierten Medizin abgelehnt werden. Die berichteten Therapieerfolge beruhen auf Erfahrungswerten, nicht aber auf ausreichend gesicherten wissenschaftlichen Studien.

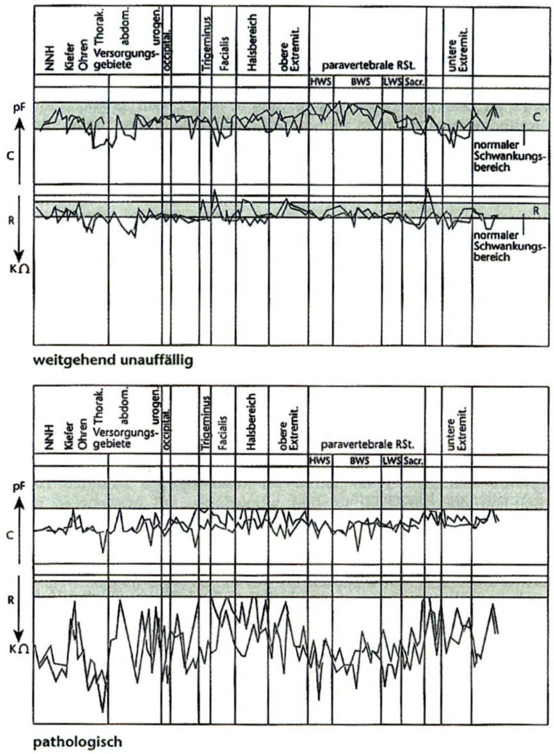

Abb. 26: Beispiel für ein Elektroneuralsomatogramm. Aus: Augustin, M., Schmiedel, V.: Praxisleitfaden Naturheilkunde. Jungjohann, Neckarsulm 1994

Wer kann mit der Elektroneuraltherapie behandeln?

Die Behandlung bleibt erfahrenen Therapeuten vorbehalten, zumal ein größerer apparativer Aufwand erforderlich ist. Allgemein anerkannte Leistungsnachweise für Therapeuten gibt es nicht.

Wann ist die Elektroneuraltherapie sinnvoll?

Sie wird meist ergänzend eingesetzt, um bislang nicht bekannte Regulationsstörungen zu erfassen, welche mit konventionellen Methoden nicht diagnostizierbar sind.

Vorbehaltlich einer endgültigen Klärung der Wirksamkeit in den jeweiligen Anwendungsbereichen gelten folgende Anwendungsschwerpunkte:

- Praktisch alle chronisch entzündlichen oder chronisch degenerativen Erkrankungen, u.a.

– Rheumatische Erkrankungen

– Neurologische Leiden

– Allergien

Wann sollte die Elektroneuraltherapie nicht angewendet werden?

Schädliche Nebenwirkungen der Elektroneuraltherapie sind bisher nicht beobachtet worden, so daß auch keine grundsätzlichen Gegenanzeigen bestehen. Bereits unwiderruflich veränderte Organ- und Gewebefunktionen können jedoch nicht behandelt werden. Nicht angewendet werden sollte die Elektroneuraltherapie bei

- Akuten Entzündungen
- Hohem Fieber
- In der Notfallmedizin, wenn andere Maßnahmen vorrangig sind.
- Eine Krankheitsverschleppung durch unzureichende Diagnosestellung oder unterlassene schulmedizinische Therapie (wenn diese erforderlich wäre) sollte unbedingt vermieden werden.

Literatur

Heintze, T.: Elektroneuraldiagnostik und -therapie nach Croon. In: Augustin / Schmiedel: Praxisleitfaden Naturheilkunde. 2. Aufl. Jungjohann, Neckarsulm.

Regulationsthermographie

Begriffsklärung

Was ist Regulationsthermographie?

Bei der Regulationsthermographie wird die Temperatur an einer Vielzahl von Hautpunkten ermittelt. Anschließend wird ein Reiz auf den Körper ausgeübt, in der Regel eine kurze Kältephase, und dann die Veränderung der Temperatur an den Meßpunkten im Vor-Nachher-Vergleich beobachtet. Die ermittelten Fehlfunktionen werden anschließend mit verschiedenen naturheilkundlichen, insbesondere homöopathischen Mitteln behandelt.

Wirkungen

Die Regulationsthermographie geht von der Annahme aus, daß die Hauttemperatur Teil eines übergeordneten biologischen Regulationssystems ist. Einzelne Hautareale werden in ihrer Temperaturregulation durch assoziierte Organbereiche oder -funktionen beeinflußt. Diese Beeinflussung zeigt sich unter anderem darin, daß bei Organstörungen die Reaktionsfähigkeit des damit verbundenen Hautpunktes auf einen Kältereiz von außen verändert ist.

Das Prinzip der Temperaturmessung (Thermographie) ist in weiten Teilen der Medizin geläufig. Aller-

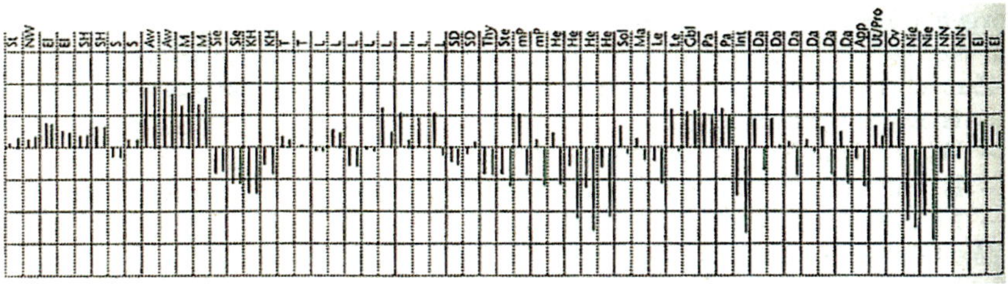

Abb. 27: Beispiel für ein Thermogramm. Aus: Augustin, M., Schmiedel, V.: Praxisleitfaden Naturheilkunde. Jungjohann, Neckarsulm 1994.
Erklärung des Original-Thermogramms
- Obere Zeile: Abkürzungen für die Meßstellen
- Ungerade Zahlen entsprechen den Meßstellen der rechten Seite, gerade Zahlen denen der linken
- Erste Schreibung (vor Kältereiz) in schwarzer, zweite Schreibung (nach Reiz) in roter (hier: grüner) Farbe
- Differenz zwischen zwei starken Linien 1° C, zwischen zwei schwachen Linien 0,2° C
- Nach oben: Temperaturzunahme; nach unten: Temperaturabnahme
- Null-Linie: Referenzwert (Stirn)

dings ist die Existenz einer regulativen Verbindung zwischen inneren Organen und dazu spezifischen Hautpunkten nicht allgemein akzeptiert. Die Erkenntnisse über die Thermoregulation entstammen vorwiegend der Erfahrungsmedizin, sollten aber in wissenschaftlich einwandfreien Studien überprüft werden.

Wer kann mit der Regulationsthermographie behandeln?

Die Behandlung bleibt erfahrenen Therapeuten vorbehalten, zumal ein größerer apparativer Aufwand erforderlich ist. Allgemein anerkannte Leistungsnachweise für Therapeuten gibt es nicht. Schulungen für Therapeuten werden von der Deutschen Gesellschaft für Thermographie koordiniert.

Was erwartet Sie bei der Regulationsthermographie?

Vor Beginn der Messung wird der Patient für mindestens 30 Minuten in ein gleichmäßig temperiertes Zimmer geleitet, er sollte dabei möglichst entspannt sein, am gleichen Tage keine koffeinhaltigen Getränke, sowie keinen Alkohol und Nikotin zu sich genommen haben. Auch Medikamente können die Messungen stören. Anschließend werden 60 definierte Meßstellen des Körpers in einem „Standardthermogramm" (Abb. 27) durch Meßelektroden erfaßt.

Nach einem Aufenthalt von etwa 10 Minuten im entkleideten Zustand bei Raumtemperatur wird dieses Meßprogramm erneut durchgeführt, um die Gegenregulation des Körpers zu überprüfen. Anschließend vergleicht der Therapeut beide Thermogramme und ermittelt, wo es zu übermäßigen oder ausbleibenden Reaktionen gekommen ist.

Gegebenenfalls wird nach Auswertung eine neuraltherapeutische Injektion (z.B. an ein verdächtiges Störfeld) vorgenommen, dann ein drittes Mal gemessen und geprüft, ob sich das Thermogramm verbessert hat.

Störungen in den Organbereichen werden dann mit naturheilkundlichen Mitteln behandelt.

Wann ist die Regulationsthermographie sinnvoll?

Mit der Regulationsthermographie können sowohl allgemeine Störungen (z.B. Über- oder Unterregulation des Organismus) wie auch lokale Störungen eines Organs erfaßt werden.

Vorbehaltlich einer endgültigen Klärung der Wirksamkeit kann sie daher bei allen chronischen Erkrankungen oder vermuteten Störungen eingesetzt werden, um bislang nicht bekannte Regulationsstörungen zu erfassen, welche mit konventionellen Methoden nicht diagnostizierbar sind. Meist wird sie dabei unterstützend zur konventionellen Diagnostik eingesetzt.

Wann sollte die Regulationsthermographie nicht angewendet werden?

Nebenwirkungen oder Gegenanzeigen sind für die Regulationsthermographie nicht bekannt.

Eine Krankheitsverschleppung durch unzureichende Diagnosestellung oder unterlassene schulmedizinische Therapie (wenn diese erforderlich wäre) sollte unbedingt vermieden werden.

Literatur

Rost, A.: Thermoregulationsdiagnostik. Leitfaden und Atlas für die tägliche Praxis. Hippokrates, Stuttgart.

Eigenbluttherapie

Begriffsklärung

Was ist Eigenbluttherapie?

Bei der Eigenbluttherapie wird aus einer Vene Blut entnommen und dieses anschließend dem Körper wieder zugeführt (Abb. 28). Die Rückführung kann intramuskulär, intravenös, in die Haut, über den Magen-Darm-Trakt oder auf offene Wunden erfolgen. Zur Rückgabe des Eigenblutes wird dieses bei manchen Therapieformen noch bearbeitet oder ihm Zusätze zugefügt.

Die Zuführung eigenen Blutes zu therapeutischen Zwecken ist eine sehr alte Methode, welche schon im Altertum praktiziert wurde. Anfang dieses Jahrhunderts wurde sie wieder aufgegriffen und systematisch ausgebaut.

Formen

Im Laufe der letzten 50 Jahre wurden zahlreiche Formen der Therapie weiterentwickelt. Dazu zählen:

- Native (= unveränderte) Eigenbluttherapie: Das Blut wird ohne weitere Verarbeitung wieder zurückgespritzt.
- Potenzierte Eigenblutbehandlung: Das Eigenblut wird nach Abnahme in homöopathischen Schritten verarbeitet (potenziert) und dann in bestimmten Abständen wieder zugeführt. Die erneute Gabe erfolgt meist oral, so daß diese Methode besonders für Kinder in Frage kommt.
- Hämolysierte Eigenblutbehandlung: Das Eigenblut wird durch Zufügen von destilliertem Wasser zur Auf-

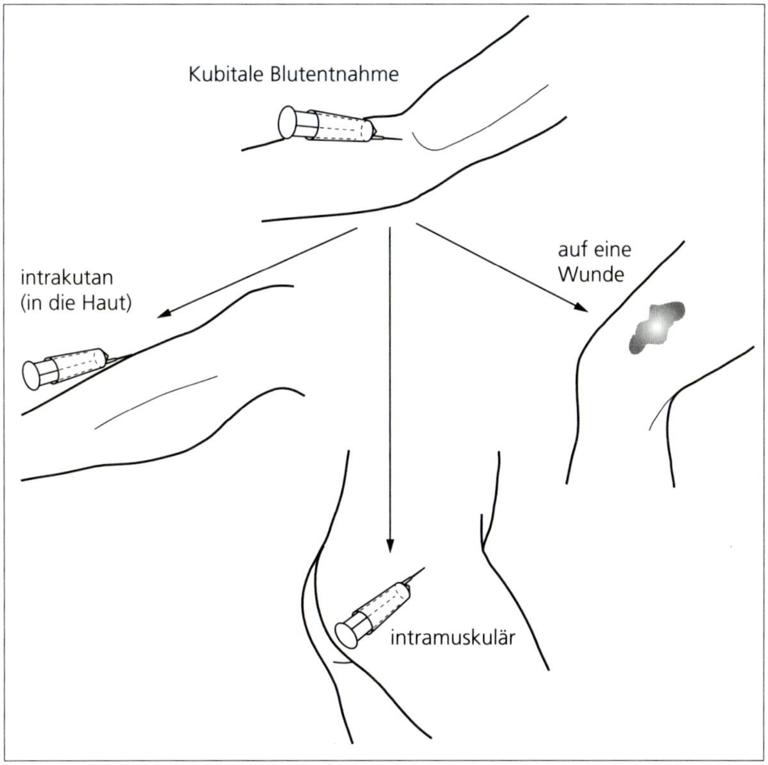

Abb. 28: Schema der Eigenblutbehandlung

lösung (Hämolyse) gebracht. Dieser Therapieform wird eine etwas stärkere Wirkung nachgesagt.

- Aktivierte Eigenbluttherapie: Das Eigenblut wird mittels Zusatzstoffen und einer kurzen UV-Bestrahlung verändert. Auch hiervon verspricht man sich eine Wirkungsverstärkung.

Wirkungen

Bei der Eigenblutbehandlung gelangt mit dem Blut gewebefremdes Material in das Bindegewebe von Haut, Unterhaut und Muskulatur, das vom Körper beseitigt werden muß. An der Einwirkungsstelle des Blutes entsteht zunächst eine geringfügige Entzündung und eine Aktivierung von Immunzellen. In der weiteren Umgebung und auch im gesamten Organismus kann es dann zu fortgeleiteten Reizreaktionen kommen. Insgesamt wird die Eigenbluttherapie daher unter die Reiz- und Regulationstherapien gefaßt.

Wer kann mit der Eigenbluttherapie behandeln?

Die Eigenblutbehandlung wird üblicherweise nur von ausgebildeten Therapeuten durchgeführt. Allerdings könnte die Aufbereitung von Blutstropfen zu potenzierten Eigenblutpräparaten auch vom Nicht-Therapeuten vorgenommen werden. Alle anderen Formen erfordern eine Blutabnahme aus der Vene sowie Injektionen.

Anerkannte Leistungsnachweise für Therapeuten gibt es nicht.

Was erwartet Sie bei der Eigenbluttherapie?

Die Eigenblutbehandlung wird meist als Zusatzbehandlung im Rahmen weiterer Maßnahmen angewendet. Blutabnahme und -rückführung sind einfache, in der Praxis nicht aufwendige Maßnahmen.

Die Injektionen erfolgen in die Haut (vor allem am Unterarm), unter die Haut (vor allem an Oberarm und Oberschenkel) oder in den Muskel (Gesäß, Oberschenkel). Sie sind gelegentlich leicht schmerzhaft, können bei Zusatz mancher Medikamente aber auch stärker schmerzen.

Bei Injektionen in den Muskel sollte eine gründliche Desinfektion erfolgen, damit keine Bakterien in die Tiefe verschleppt werden.

Wann ist die Eigenbluttherapie sinnvoll?

Sie wird oft unterstützend zu anderen Therapien eingesetzt, wenn das Immunsystem und die Körperregulation unspezifisch aktiviert oder normalisiert werden sollen (sogenannte Umstimmungstherapie).
Besonders bewährte Indikationen sind folgende:

- Akute und chronische Infektionen
- Degenerative Prozesse (z.B. rheumatische Erkrankungen)
- Blutbildungsstörungen
- Immunstimulation und Rekonvaleszenz
- Allergien
- Hauterkrankungen, vor allem Ekzeme
- Durchblutungsstörungen

Nebenwirkungen:

- Bei empfindlichen Personen kann es besonders nach den ersten Injektionen zu Überempfindlichkeiten und Symptomverschlechterungen (Erstverschlimmerungen) kommen.
- Fieberreaktionen treten ebenfalls gelegentlich auf.
- Bei unsachgemäßen Desinfektionen können bei den Einstichstellen bakterielle Entzündungen und Abszesse auftreten.

Wann sollte die Eigenbluttherapie nicht angewendet werden?

Als Gegenanzeigen gelten:

- Schwere, auszehrende Zustände (Kachexie)
- Aktive tuberkulöse Prozesse
- Bestehende Entzündungen der Venen (Thrombophlebitis, Thrombose), wenn aus diesen Blut entnommen werden soll.

- Gerinnungsstörungen und Behandlung mit gerinnungshemmenden Mitteln (wenn intramuskulär behandelt werden soll)

Literatur

Krebs, H.: Eigenbluttherapie. Jungjohann, Neckarsulm.

Eigenharntherapie

Begriffsklärung

Was ist Eigenharntherapie?

Man versteht hierunter die Zuführung kleiner Mengen frisch ausgeschiedenen eigenen Harns zu therapeutischen Zwecken. Dieser Gedanke erzeugt bei vielen zunächst Unbehagen. Unbestritten ist jedoch, daß der eigene Harn seit Jahrtausenden als Medikament eingesetzt wurde und es für seine Wirkungen zahlreiche positive Berichte gibt. So wurde diese Therapie auch u.a. von Mahatma Gandhi regelmäßig praktiziert.

Formen

Eigenharn wird sowohl in oraler Form als auch zur Injektion (meist intramuskulär) und zu äußerlicher Anwendung eingesetzt. Für jede Form gibt es zahlreiche abgewandelte Techniken.

Wirkungen

Der Eigenharnbehandlung werden grundsätzlich ähnliche Wirkungen wie der Eigenbluttherapie nachgesagt. Sie ist demnach eine umstimmende, regulative Therapie. Auch eine direkte Wirkung auf die Darmschleimhaut wird diskutiert.

Wer kann mit der Eigenharntherapie behandeln?

Die Eigenharnbehandlung wird vielfach auch von Laien durchgeführt. Allerdings sollte eine sorgfältige Aufklärung und Instruktion durch einen erfahrenen Therapeuten erfolgen.

Wann ist die Eigenharntherapie sinnvoll?

Die Anwendungsbereiche entsprechen im wesentlichen denen der Eigenbluttherapie. Von manchen Anwendern wird geradezu geschwärmt, welche Vorteile die Eigenharnbehandlung für sie habe.

Allerdings: Auch wenn klinische Wirkungen der Harntherapie möglich sind, so ist es doch eine Sache der persönlichen Einstellung, ob man diese Therapie wählt.

Wann sollte die Eigenharntherapie nicht angewendet werden?

Der menschliche Harn ist beim Gesunden hygienisch unbedenklich, wenn auch nicht unbedingt steril. Bislang ist allerdings nicht ausreichend untersucht, welche zusätzlichen Bestandteile, die der Körper eigentlich ausscheiden muß, sich im Harn negativ auswirken könnten. Neben toxikologischen Fragen stellt sich auch die Frage nach abgebauten Medikamenten, die über den Urin ausgeschieden werden. Zusammengefaßt sind die Gegenanzeigen für die Eigenharntherapie somit nicht eindeutig geklärt.

In jedem Falle sollte bei den folgenden Erkrankungen auf die Eigenharnbehandlung verzichtet werden:

- Diabetes mellitus
- Nierenversagen, akut oder chronisch
- Bluthochdruck, bestimmte Formen

Literatur

Abele, J.; Herz, K.: Die Eigenharnbehandlung. Karl F. Haug Verlag, Heidelberg.

Thomas, C.: Ein ganz besonderer Saft - Urin. vgs, Köln.

Ernährungstherapie

Begriffsklärung

Was ist Ernährungstherapie?

Ernährungstherapie (= **Diätetik**) ist die Lehre von der Ernährung des kranken Menschen einschließlich der krankheitsvorbeugenden Ernährung (nach DGE = Deutsche Gesellschaft für Ernährung).

Mit geeigneter Ernährungstherapie können also **Krankheiten**, die durch eine falsche Ernährung entstehen oder zumindest begünstigt werden, behandelt werden. Ernährungstherapie kann und sollte auch schon dann eingesetzt werden, wenn ernährungsabhängige Krankheiten noch gar nicht ausgebrochen sind, aber deren Entstehung aufgrund von **erblichen Belastungen** oder anderer bestehender **Risikofaktoren** droht. Auch bei nicht streng ernährungsabhängigen Krankheiten kann eine gesunde Ernährung die Grundlage dafür sein, daß der Organismus besser seine Selbstheilungskräfte entfalten kann und daß andere Naturheilverfahren erfolgreich wirken.

Die wissenschaftliche Ernährungsforschung seit dem 19. Jahrhundert hat dazu geführt, daß Lebensmittel in erster Linie nach ihrem Energiegehalt und dem absoluten und prozentualen Gehalt der einzelnen Nährstoffe beurteilt werden. Erhitzen, Konservieren, Pulverisieren, sonstige mechanischen und chemischen Bearbeitungen der Lebensmittel sowie Hinzufügen von künstlichen Lebensmittelzusätzen haben auf den quantitativen Gehalt der Nährstoffe keinen großen Einfluß und wurden daher als unbedenklich betrachtet. Erst seit einigen Jahren wächst in der breiten Öffentlichkeit das Bewußtsein, daß **qualitative Aspekte** (z.B. Naturbelassenheit, Einsatz von Kunstdünger und Pestiziden, ökologische Gesichtspunkte bei der Herstellung) stärker berücksichtigt werden sollten.

Der **Zusammenhang zwischen Fehlernährung und bestimmten Krankheiten** ist durch zahlreiche wissenschaftliche Studien mittlerweile gut abgesichert. Dem Einzelnen ist dieser Zusammenhang aber nur schwer einsichtig, da es mitunter Jahrzehnte dauert, bis eine Fehlernährung zu manifesten organischen Schäden führt. Die menschlichen Lernmechanismen sind nicht dafür ausgelegt, Zusammenhänge bei solch langen Zeiträumen zu erkennen. Diese Zusammenhänge lassen sich nur aus großen Statistiken mit vielen Teilnehmern errechnen. Solche Statistiken haben allerdings den Nachteil, daß sie zwar Zusammenhänge aufzeigen und das Auftreten von Krankheiten bei einer genügend großen Anzahl von Personen vorhersagen können, aber im Einzelfall können sie keine präzise Vorhersage treffen, sondern allenfalls die Wahrscheinlichkeit des Auftretens einer Krankheit bei einer bestimmten Lebensweise oder dem Vorliegen bestimmter Risikofaktoren vorhersagen. Daher kennt auch jeder mindestens einen Menschen, der trotz schlechter Ernährungsweise, Streß und Rauchen ohne Herzinfarkt alt geworden ist sowie einen anderen Menschen, der als Vegetarier oder Nichtraucher trotzdem einen Herzinfarkt erlitten hat, womit die Statistiken angeblich „widerlegt" werden.

Bei der Umstellung der Ernährungsweise wird oft nicht berücksichtigt, daß

- kurzfristige Ernährungsumstellungen auch nur kurzfristige, geringe oder auch gar keine Erfolge zeitigen (nach vierwöchiger vegetarischer Vollwerternährung kann nicht erwartet werden, daß die Folgen jahrzehntelanger Fehlernährung – z.B. Bluthochdruck, zuviel Cholesterin im Blut, Arteriosklerose – sofort verschwinden; Blutdrucksenkungen oder Cholesterinsenkungen können aber unter Umständen bereits nach einigen Wochen bis Monaten registriert werden),
- die Ernährungsumstellung auch radikal genug sein muß, um bedeutende Effekte zu erzielen (so ist es z.B. ein Trugschluß zu glauben, daß allein das Weglassen von Butter, die an unserer täglichen Cholesterinaufnahme nur zu etwa 10% beteiligt ist, eine deutliche Cholesterinsenkung bewirken würde).

Grundlagen der Ernährung

Durch richtige Ernährung werden dem Organismus ausreichend Energie, Eiweiß, Fett, Kohlenhydrate, Vit-

Tab. 8

Ernährungsverhalten und empfohlene Zufuhr in Deutschland		
Nährstoff	**Durchschnittliche tägliche Aufnahme**	**Empfohlene tägliche Zufuhr**
Energie	ca. 3200 kcal	ca. 2200 kcal
Eiweiß	85-95 g	45-70 g (0,6-0,8 g/kg Körpergewicht)
Fett	140-150 g	70-80 g (weniger als 30% der Gesamtenergiezufuhr)
Kohlenhydrate	300-310 g	300-320 g (50-60% der Gesamtenergiezufuhr)
Cholesterin	460 mg	280 mg
Alkohol	männl. 56 g weibl. 26 g	keine Empfehlung
Ballaststoffe	20 g	mehr als 30 g
(alte Bundesländer, Quelle DGE 1988, 1989)		

amine und Mineralien zugeführt, um die biologischen Funktionen des Körpers in optimaler Weise erfüllen zu können. Zum von außen zuzuführenden Bedarf an biologischen Substanzen gibt es noch keine einheitlichen Richtlinien. Die Tabelle 8 berücksichtigt die Empfehlungen der DGE (Deutsche Gesellschaft für Ernährung).

Zur empfohlenen Zufuhr von Vitaminen und Mineralen → unter *„Nährstofftherapie“* (S. 137). Aus der Tabelle 8 wird deutlich, daß die bundesdeutsche Bevölkerung sich im Durchschnitt zu energie-, eiweiß- und fettreich ernährt. Infolge der überreichlichen Zufuhr an tierischen Fetten ist auch die Cholesterinzufuhr deutlich höher als empfohlen (wobei auch für die empfohlene Menge keineswegs gesichert ist, daß hierunter Folgeerscheinungen von zuviel Cholesterin zurückgebildet oder auch nur aufgehalten werden können).

Alkohol wird nicht empfohlen, geringe Mengen werden aber auch nicht verboten. Kritisch ist jedoch anzumerken, daß bereits die mit dem Alkohol zugeführte Energiemenge (ca. 400 kcal bei Männern, ca. 180 kcal bei Frauen) zu einem nicht zu vernachlässigenden Anteil zur Überversorgung mit Energie beiträgt. Berücksichtigt man ferner, daß zur Verarbeitung des zugeführten Alkohols viele wichtige Vitamine und Mineralstoffe verbraucht werden und daß bereits eine Menge von 70 g täglich bei Männern und 35 g täglich bei Frauen langfristig als leberschädigend angesehen wird (diese Dosis dürfte von Millionen Deutschen überschritten werden, da es sich ja um Durchschnittswerte handelt), so sind die angegebenen Durchschnittsmengen für Alkohol als bedenklich anzusehen.

Bei den Ballaststoffen, die eine wichtige Funktion bei der Darmregulierung haben, ist eine deutliche Unterversorgung zu registrieren. Einzig bei Kohlenhydraten wird die empfohlene Menge erreicht. Hierzu ist aber kritisch anzumerken, daß ein großer Teil der Kohlenhydrate (mehr als 100 g) in Form von für eine gesunde Ernährung nicht sinnvollen raffinierten Kohlenhydraten (Zucker, Weißmehl) zugeführt wird. Reichliche Zuckerzufuhr und zu geringe Ballaststoffzufuhr bedeuten im einzelnen:

- Erhöhte Belastung des Magen-Darm-Systems (verstärkte Darmmuskeltätigkeit erforderlich, Bildung von Divertikeln möglich, die Aussackungen der Darmwand darstellen und zu gefährlichen Entzündungen neigen)
- Gärung der Zucker zu Säuren, giftigen Alkoholen und Gasen
- Fäulnis der Eiweiße und Bildung giftiger und krebsfördernder Abbauprodukte

- Besiedelung des Darms mit für den Menschen eher ungünstigen Keimen (Dysbiose)

Ernährungsbedingte Krankheiten

Ernährungsbedingte Erkrankungen werden durch eine Fehlernährung verursacht (z.B. die meisten Fälle von Fettsucht durch eine Überernährung) oder ungünstig beeinflußt (z.B. zusätzliche Steigerung des Serumcholesterins durch eine cholesterinreiche Ernährung bei erblicher Neigung zu Fettstoffwechselstörungen). Zu den ernährungsbedingten Erkrankungen zählen z.B. (Häufigkeit des Auftretens in der deutschen Bevölkerung in Klammern):

Ernährungsabhängige Krankheiten

- Adipositas (Fettsucht, krankhaftes Übergewicht über 20% des Normgewichtes; 30-50%)
- Fettstoffwechselstörungen (mehr als 50%)
- Gallensteine (10-30%)
- Verstopfung (ca. 30%)
- Divertikulose (Aussackungen der Darmwand)
- Diabetes mellitus Typ II (sogenannter Alterszucker; 3-5%)
- Gicht (ca. 3%)
- Bluthochdruck (10-20%)
- Arteriosklerose und Folgekrankheiten (ca. 50%)
- Bösartige Neubildungen (z.B. Dickdarmkrebs)
- Nahrungsmittelallergien
- Karies (96-100%!)
- Rheumatische Erkrankungen

Zahlreiche weitere Krankeiten, deren Entstehung bzw. Begünstigung durch Fehlernährung umstritten ist, können durch eine geeignete Ernährung zumindest günstig beeinflußt werden (z.B. Asthma, Colitis ulcerosa, Migräne, Neurodermitis, Heuschnupfen).

Die **Komplexität des Bereiches „Krankheit – Ernährung“** mag daran veranschaulicht werden, daß beispielsweise bei krankhaftem Übergewicht die Ursachen nicht ausschließlich in der Fehlernährung, sondern auch im psychosozialen Bereich zu suchen sind. Nicht bei allen Krebserkrankungen wird eine so starke Beziehung zur Fehlernährung wie beim Dickdarmkrebs gefunden. Bei den meisten Krankheiten (z.B. Koronare Herzkrankheit aus dem Bereich der arteriosklerotischen Erkrankungen) ist eine falsche Ernährung nur ein Risikofaktor neben vielen anderen, die diese Krankheiten mit begünstigen. Diese Beispiele zeigen, daß gerade im Bereich der Ernährung auf viele Fragen leider keine einfachen Antworten gegeben werden können, sondern daß meist ein komplexes Zusammenspiel vieler positiver und negativer Einflüsse vorliegt. Die Tatsache, daß verschiedene Menschen ganz unterschiedlich auf die verschiedenen Einflüsse – und ganz besonders auf die Ernährungseinflüsse – reagieren können (Individualität), erschwert die Betrachtungsweise noch mehr.

Achtung

Seien Sie sehr kritisch gegenüber sehr vereinfachenden Lehrmeinungen oder Diätvorschlägen (→ hierzu auch *Übergewicht*, S. 422).

Im günstigsten Fall naive und überzogene Versprechungen bis hin zu ausschließlich kommerziellen Programmen sind gerade auf dem Gebiet der Ernährung häufig anzutreffen („Brokkoli heilt Krebs“, „Nie wieder dick mit der xy-Diät“).

Nahrungsbestandteile

Nährstoffe

Essentielle Nährstoffe sind solche Substanzen in der Nahrung, ohne die der Mensch auf Dauer nicht leben kann und die er nicht selbst herstellen kann. Nach dem gegenwärtigen Stand der Forschung zählen hierzu:

- Vitamine
- Viele Mineralstoffe (z.B. Eisen, Kalium, Selen)

Tab. 9

Hauptnährstoffe			
Nährstoff	**Energiegehalt in kcal/g**	**Beispiel für ein Nahrungsmittel mit natürlichem Gehalt**	**Beispiel für einen (im wesentlichen) isolierten Nährstoff**
Kohlenhydrat	ca. 4	Getreide	Auszugsmehl
Eiweiß	ca. 4-5	Sojabohne	Eiweißpulver
Fett	ca. 9	Milch	Butter
(Alkohol)	ca. 7	Fruchtsaft (ca. 0,5%)	Spirituosen (ca. 40%)

- Einige Aminosäuren = Bausteine der Eiweiße
- Linolsäure und Alpha-Linolensäure = zwei mehrfach ungesättigte Fettsäuren

Darüber hinaus gibt es zahlreiche Substanzen, die einen nachgewiesenermaßen gesundheitsfördernden Effekt haben, die aber nicht zwingend lebensnotwendig, also nicht essentiell sind (z.B. Ballaststoffe). Die Liste der heute bekannten essentiellen Nährstoffe ist vermutlich nicht vollständig, da gerade in den letzten Jahren die Essentialität einiger Mineralstoffe neu nachgewiesen wurde (z.B. Selen, Chrom), weitere Mineralstoffe (z.B. Germanium) werden derzeit diesbezüglich diskutiert.

Hauptnährstoffe (Tab. 9) sind diejenigen Substanzen, aus denen der Körper Energie gewinnen kann (außer Alkohol, welcher mittlerweile in der deutschen Bevölkerung zwar mit mehr als 6% zur Energiebilanz beiträgt, aber nicht zu den Hauptnährstoffen gezählt wird).

Die Zufuhr eines Nährstoffes im Verbund des ganzen Nahrungsmittels ist günstiger als die Zufuhr des isolierten Nährstoffes. Die mechanische oder chemische Abtrennung ist bei einigen Nahrungsmitteln (z.B. Butter, kaltgepreßte Pflanzenöle, Quark) nicht als so wertmindernd anzusehen wie bei anderen (z.B. Margarine, Auszugsmehle, Eiweißpulver).

Eiweiß (Protein)

Während früher - nach den Erfahrungen der Hungerzeiten im und nach dem Weltkrieg - dem Eiweiß eine herausragende gesundheitliche Bedeutung beigemessen und eine möglichst hohe Zufuhr empfohlen (fünfziger Jahre: weit mehr als 1 g/kg Körpergewicht), wur-

Tab. 10

Eiweißgehalt		
pro 100 g Gewicht		
Tierische Lebensmittel	**Pflanzliche Lebensmittel**	**Beispiele**
Fleisch, Fisch, Geflügel: ca. 20 g	Getreide: ca. 10 g	▶ Eine Fleischportion (z.B. 200 g Schnitzel) enthält mit ca. 35 g bereits mehr als die Hälfte des Tagesbedarfs.
Eier: 13 g	Keimlinge: 27 g	▶ 3-4 Scheiben Käse enthalten genausoviel.
Milch, Joghurt: 3,5 g	Nudeln: ca. 15 g	▶ Eine große Portion Spaghetti (200-250 g) enthält genausoviel.
Käse: ca. 20 g	Obst: unter 1 g	
Frischkäse: ca. 12 g	Gemüse: unter 5g	▶ 1 Glas Milch enthält ca. 6 g.

den die Empfehlungen in den letzten Jahren immer weiter nach unten korrigiert (Neunziger Jahre: 0,6-0,8 g/kg KG). Bei einer günstigen Eiweißzusammensetzung (z.B. Milch + Getreide, Kartoffel + Ei) ist eine noch geringere Zufuhr optimal. Ein 70 kg schwerer Erwachsener benötigt also nicht mehr als ca. 50 g Eiweiß täglich – eine Menge, die beispielsweise bei Verzehr eines 250 g schweren Steaks bereits erreicht ist, jede weitere Zufuhr (Tab.10) wäre nicht mehr sinnvoll.

Neuere Forschungen gaben Hinweise darauf, daß eine **Eiweißüberernährung** zu verstärkten Ablagerungen des überschüssigen Eiweißes in den Basalmembranen (bestimmte Grenzschichten der Körperzellen) und im Interstitium (Zwischenzellraum) führen kann. Dadurch werden sowohl die **Versorgung** als auch die **Entsorgung der Zellen behindert** – der Stoffaustausch zwischen Blutgefäßen als Transportweg aller Nährstoffe und Abfallprodukte und den zu Zellen des Körpergewebes wird behindert. Als Folge davon können sich Krankheiten wie Bluthochdruck, Zuckerkrankheit und Fettstoffwechselstörungen einstellen (nach Wendt, → Literaturverzeichnis, S. 111). Das gespeicherte Eiweiß kann jedoch durch Fasten oder eiweißarme Ernährung wieder abgebaut und eine Normalisierung des Stoffwechsels ermöglicht werden.

Um eine richtige und nicht übermäßige Versorgung mit Eiweiß zu garantieren, sollte nicht die verzehrte Eiweißmenge in Gramm ausgerechnet werden, sondern einige einfache Regeln eingehalten werden.

Regeln für eine angemessene Versorgung mit Eiweiß

- Den Eiweißbedarf weitgehend durch Vollgetreide (Brot, Frischkornbrei, Nudeln, Reis), Gemüse, frisches Obst und Salate decken.
- Sehr eiweißreiche Lebensmittel (z.B. Fleisch, Fisch, Geflügel oder Eier) höchstens einmal wöchentlich verzehren.
- Milch und Milchprodukte (z.B. Quark, Joghurt, Käse) können, müssen aber nicht täglich verzehrt werden.

Gerade im Sportbereich (besonders bei Kraftsportarten, wie z.B. Bodybuilding, Gewichtheben, Boxen, Rudern) werden zahlreiche kommerzielle Eiweißprodukte angeboten, die – gemessen an ihrem Herstellungswert – völlig überteuert und dazu aus ernährungs- und sportmedizinischer Sicht sinnlos sind. In der Regel reicht auch in einer Phase intensiven Krafttrainings und Muskelaufbaus eine ausgewogene – am besten vollwertige – Ernährung aus, um den zusätzlichen Eiweißbedarf zu decken. Da der Körper am Tag nicht mehr als maximal 6 g Muskeleiweiß aufbauen kann, wird diese Eiweißmenge ohne weiteres durch die erhöhte Nahrungszufuhr gedeckt. Bereits 50 g Spaghetti (Rohgewicht) oder 1 Glas Vollmilch enthalten 6 g Eiweiß. Zusätzliche Eiweißzufuhr (z.B. aus sogenannter „Kraftnahrung“) belastet den Körper nur unnötig und kann sogar zu Nierenschäden führen (bei einigen Bodybuildern führte exzessive Eiweißzufuhr zu Nierenversagen).

Achtung

Auch bei sportlicher Betätigung keine zusätzlichen Eiweißgaben – insbesondere nicht in Form isolierter Eiweißpräparate!

Fett

Fett dient dem menschlichen Organismus in erster Linie als energiereiches Nahrungsmittel, lebenswichtig (essentiell) sind nur einige ungesättigte Fettsäuren (essentielle Fettsäuren), die vorwiegend in Pflanzen vorkommen. Reich an essentiellen Fettsäuren sind:

- Nüsse und Samen (z.B. Haselnüsse, Mandeln, Sonnenblumenkerne)
- Kaltgepreßte pflanzliche Öle
- Weitgehend naturbelassene Margarine oder Pflanzenfett (z.B. Vitaquell®-Margarine, Vitaquell®- und Diäsan®-Pflanzenfett).

Aufgrund der **hohen Energiedichte** stellt Fett einen idealen Energiespeicher im Körper dar. Während das in Überflußzeiten im Körper gespeicherte Fett die Überlebenschancen in Hungerzeiten erhöhte, stellt das im Übermaß angelegte Körperfett bei der Bevölkerung in Deutschland, wo seit den fünfziger Jahren – zumindest unter dem Aspekt der Ernährung – andauernder Überfluß herrscht, eine Bedrohung für die Gesundheit dar. Wer zu Fettstoffwechselstörungen oder Übergewicht neigt, sollte daher seinen Fettkonsum möglichst niedrig halten, wobei insbesondere auch auf die „versteckten" Fette geachtet werden sollte (auch „mageres" Fleisch enthält noch mehr als 20% Fett).

Bei großer Zufuhr ungesättigter Fettsäuren erhöht sich der Vitamin-E-Bedarf (hochwertige Pflanzenöle sind allerdings reich an ungesättigten Fettsäuren und Vitamin E). Chemisch behandelte Fette (Hydrierung und Umesterung in handelsüblichen Margarinen und Ölen) sind schwer verdaulich und wirken physiologisch ungünstig. Starkes Erhitzen ungesättigter Fettsäuren (z.B. Braten, Backen, Frittieren) führt zu einer Umwandlung der Fettsäuren (Cis-Fettsäuren zu Trans-Fettsäuren, die vom Körper schlechter verwertet werden, die Blutfettwerte verschlechtern und möglicherweise Krebserkrankungen begünstigen können). Daher sollte beispielsweise nicht mit Sonnenblumenöl oder Margarine, sondern (wenn überhaupt) mit dem eher hitzebeständigen Kokosfett gebraten werden (in Maßen auch mit Butter oder Olivenöl).

Kohlenhydrate

Kohlenhydrate liefern schnell verfügbare Energie für den Zellstoffwechsel. Unterschieden wird zwischen:

- Stärke, die hauptsächlich in Getreide, Kartoffeln und Gemüse enthalten ist, sowie den daraus hergestellten Produkten wie Brot oder Nudeln
- Zucker, der hauptsächlich in Obst enthalten ist

Die tägliche Nahrung sollte reich an beiden Formen von Kohlenhydraten sein. Zucker aus Obst wird rasch aufgenommen und liefert sehr schnell verfügbare Energie, während Stärke erst noch im Darm aufgespalten werden muß und zu keinen raschen Blutzuckeranstiegen führt (wichtig bei Zuckerkranken). Zucker in isolierter Form (raffinierter Zucker) sowie daraus hergestellte Produkte (z.B. Schokolade, Speiseeis, Süßigkeiten, Torten, Kuchen, Limonaden, Cola-Getränke) sollten eher gemieden werden, da sie – im Gegensatz zum Obst – nicht die zu ihrer Verwertung benötigten Vitamine enthalten. Dies gilt auch für isolierte Fruktose (Fruchtzucker), die in „alternativen" Kreisen gern als Süßungsmittel eingesetzt wird – sie bietet keinen ernährungsmedizinischen Vorteil gegenüber herkömmlichem Kochzucker (abgesehen davon, daß sie insulinunabhängig verstoffwechselt wird, was aber nur für den Zuckerkranken bedeutsam ist). Auch Süßungsmittel wie Apfeldicksaft, Honig, Ahornsirup, brauner Zucker oder Melasse sollten eher sparsam eingesetzt werden, da sie zwar noch einige wichtige Nährstoffe – allerdings in recht geringen Konzentrationen – enthalten, darüber hinaus aber dieselben ungünstigen Wirkungen wie raffinierter Zucker haben.

Ungünstige Auswirkungen isolierter Zucker

- Karieserzeugende Wirkung
- Verbrauch an wichtigen Vitaminen (besonders B-Vitaminen), die bei der Verstoffwechselung von Zucker dem Körper entzogen werden
- Durch die hohen Blutzuckerspritzen nach reichlichem Zuckergenuß kommt es zu einer hohen Insulinausschüttung mit nachfolgender Unterzuckerung, die wiederum Hunger erzeugt (besonders auf Süßes).
- Begünstigung von Übergewicht durch den energiereichen Zucker
- Förderung einer Besiedelung des Darmes mit ungünstigen Keimen (Dysbiose)
- Verdauungsstörungen (z.B. Verstopfung, Blähungen)

Auch bei stärkehaltigen Nahrungsmitteln ist die Verwendung des ganzen Nahrungsmittels günstiger als jenes, bei dem wichtige Bestandteile abgetrennt sind. Vollkornprodukte sind daher zu bevorzugen (Vollkornreis statt geschältem Reis, Vollkornnudeln statt Nudeln aus Auszugsmehl, Vollkornbrot statt Brot aus Auszugsmehl), da sie die Verdauung günstig beeinflussen und einen höheren Gehalt an Vitaminen und Mineralen sowie Ballaststoffen haben.

Vitamine und Mineralstoffe

Der Körper benötigt Vitamine zur Energiegewinnung aus der Nahrung und für sämtliche Auf-, Ab- und Umbauvorgänge. Mangelerscheinungen bei Abwesenheit eines Vitamins können sich bereits nach einigen Tagen bis Wochen bemerkbar machen (z.B. Vitamin C), können aber auch aufgrund einer hohen Speicherkapazität des Körpers erst nach Jahren in Erscheinung treten (z.B. Vitamin B_{12}).

Viele Mineralstoffe sind ebenfalls zum Erhalt der Lebensfunktionen unentbehrlich. Viele Eiweiße und Enzyme des menschlichen Körpers benötigen Mineralstoffe (z.B. kann Hämoglobin, der rote Blutfarbstoff, Sauerstoff nur mit Hilfe von Eisen transportieren). Man unterscheidet:

- **Mineralstoffe** im eigentlichen Sinne: Chemische Elemente, die dem Körper in einer relativ großen Menge (über 100 mg täglich) zugeführt werden müssen (Chlor, Kalzium, Kalium, Magnesium, Natrium, Schwefel und Phosphor)
- **Spurenelemente**, die in Milligramm oder Mikrogramm (tausendstel bzw. millionstel Gramm) zugeführt werden müssen (z.B. Eisen, Mangan, Selen)

Zu den empfohlenen Zufuhren → unter *„Nährstofftherapie"*, S. 137, zur Beschreibung der Bedeutung der einzelnen Vitamine und Mineralstoffe → unter *Nährstoffliste*, S. 625, 640. Ein genaues Errechnen der Zufuhr der einzelnen Nährstoffe ist im Alltag kaum realisierbar, aber auch gar nicht erforderlich, wenn eine ausgewogene Vollwerternährung verzehrt wird. Darüber hinaus sind Lebensmittel aus kontrolliert biologischem Anbau vorzuziehen, da moderne Züchtungs- und Düngeverfahren sowie ausgelaugte landwirtschaftliche Böden den Vitamin- und Mineralgehalt vermindern können; der erhöhte Schadstoffgehalt (z.B. Nitrate, Schwermetalle, Pestizide) verbraucht durch Entgiftungsprozesse im Körper zusätzlich wichtige Nährstoffe. Aufgrund des hohen Schadstoffgehaltes sollten insbesondere Innereien (z.B. Nieren, Leber) ganz gemieden oder höchstens einmal in der Woche in geringer Menge gegessen werden.

Schadstoffe in der Nahrung

Schadstoffe in der Nahrung können folgende Substanzen sein:

- Rückstände von Chemikalien, die in der Nahrungsproduktion verwendet werden (z.B. Düngemittel, Pestizide sowie aus der Tiermast Antibiotika, Hormone, Psychopharmaka)
- Verunreinigungen aus der Umwelt (z.B. Blei, Quecksilber, Schwefeldioxid, Staub, Abgase, Nitrate, Pestizide, radioaktive Substanzen)
- Natürliche Gifte, die sich in Nahrungsmitteln befinden (z.B. Solanin in grünen Kartoffelteilen, Hämagglutinine in rohen Hülsenfrüchten)
- Gifte, die erst durch Verarbeitung oder Lagerung im Nahrungsmittel entstehen (z.B. Schimmelpilzgifte bei Nüssen, Nitrosamine, die aus Nitraten entstehen können)
- Zusatzstoffe, die gesetzlich erlaubt der Nahrung zugesetzt werden dürfen. Diese Lebensmittelzusatzstoffe helfen, technische Verarbeitungen zu vereinfachen, das Nahrungsmittel haltbarer zu machen oder es ansprechender aussehen oder schmecken zu lassen. Langzeitversuche zur Giftigkeit der meisten Substanzen wurden bisher nicht durchgeführt. Um eine weitgehend naturbelassene Nahrung zuzuführen, sollten Nahrungsmittel mit Zusatzstoffen eher gemieden werden. Dies gilt aus Sicherheitsgründen insbesonders für erkrankte Menschen. Die wichtigsten Lebensmittelzusatzstoffe sind in der Tabelle 11 aufgeführt.

Bei der wissenschaftlichen Beurteilung der **Schadstoffbelastung** wird meist nur ein einzelner Schadstoff betrachtet. Die **Komplexität der möglichen Kombinationswirkung** und damit die giftige Gesamtwirkung bleibt hingegen unberücksichtigt, da alle möglichen Wechselwirkungen der Schadstoffe sowie ihrer mitunter sehr zahlreichen Abbauprodukte aus prinzipiellen Gründen naturwissenschaftlich gar nicht erfaßt werden können. Angesichts der bereits bestehenden Schadstoffbelastung der Nahrung (z.B. wäre die Muttermilch der meisten deutschen Mütter aufgrund der Pestizidbelastung als verkäufliches Lebens-

Tab. 11

Farbstoffe	
Tartrazin (E 102) Chinolingelb (E 104) Gelborange S (E 110) Azorubin (E 122) Amaranth (E 123) Cochenillerot A (E 124) Erythrosin (E 127)	Einige Farbstoffe werden verdächtigt, Krebs auszulösen, was aber noch nicht endgültig bewiesen ist. Häufige allergische bzw. pseudoallergische Reaktionen sind gesichert.
Konservierungsstoffe	
Sorbinsäure und Sorbate (E 200-203) Benzoesäure und Benzoate (E 210-213) PHB-Ester (E 214-219) SO_2 und Sulfite (E 220-227) Diphenyl und Orthophenyl (E 231, 232) Thiabendazol (E 233)	Allergische und pseudoallergische Reaktionen können ausgelöst werden.
Di-, Tri- und Polyphosphate (Säureregulatoren) Orthophosphorsäure, Phosphate (Säuerungsmittel)	Verstärkung des Knochenabbaus durch Beeinträchtigung des Kalziumstoffwechsels, Auslösung von Unruhe bei Kindern wird diskutiert.
Nitrate (E 251, 251)	Umbau zu den krebserregenden Nitrosaminen ist möglich.
Glutamate (E 620-625)	Überempfindlichkeitsreaktionen mit Übelkeit, Kopfschmerzen und Sehstörungen sind auch bei geringen Mengen möglich.

mittel nicht verkehrsfähig; trotzdem sollte wegen der gesundheitlichenVorteile auch heute noch ca. 4-6 Monate lang gestillt werden) ist jede nur mögliche Vermeidung von zusätzlichen Schadstoffbelastungen unbedingt anzustreben. Das gilt noch mehr für den bereits erkrankten Menschen, für den Schadstoffe eine zusätzliche Belastung des bereits geschwächten Organismus darstellen.

Achtung

Jede zusätzliche Belastung mit Schadstoffen ist möglichst zu vermeiden!

Vollwertkost

Was ist Vollwertkost?

Unter Vollwertkost versteht man eine überwiegend ovo-lakto-vegetabile (Ei-Milch-Pflanzen-)Nahrung in höchstmöglichem biologischem Wertzustand. Dieser ist gekennzeichnet durch einen möglichst geringen Einsatz chemischer Hilfsmittel bei der Erzeugung und Verarbeitung sowie durch Verzicht auf übermäßiges Verfeinern bei der Verarbeitung. Die Nahrung sollte also so natürlich wie möglich sein (Hippokrates, Kollath). Einschränkungen sind hierbei naturgegeben (z.B. Kartoffeln sollten wegen der besseren Verdaulichkeit der Stärke erhitzt werden, Bohnen müssen wegen hitzeempfindlicher Giftstoffe erhitzt werden). Isolierte und raffinierte Nahrungsmittel sollten weitgehend gemieden werden.

Die Vollwertkost ist eine Synthese aus bewährten Erfahrungen und neuen naturwissenschaftlichen Erkenntnissen. Sie berücksichtigt gesundheitliche, ethische, ökonomische und ökologische Aspekte.

Prinzipien der Vollwertkost

- Bevorzugung ovo-lakto-vegetabiler Kost (Eier, Milch, pflanzliche Kost)
- Geringe Zufuhr tierischer Nahrungsmittel (Fleisch, Fisch)
- Verzicht auf isolierte und raffinierte Produkte (Zucker, Auszugsmehle oder Nahrung, die große Anteile davon enthält)
- Verzicht oder nur mäßiger Konsum von Genußmitteln (Nikotin, Alkohol, koffeinhaltige Getränke wie Kaffee, Tee, Cola-Getränke)
- Geringer Verarbeitungsgrad der Nahrungsmittel durch mechanische und chemische Prozeßtechniken
- Zufuhr von ganzen Nahrungsmitteln anstelle von isolierten Bestandteilen oder von einzelnen Nährstoffen (z.B. ist aus Sicht der Vollwerternährung eine ganze Orange günstiger als Orangensaft, Orangensaft ist günstiger als eine Vitamin-C-Tablette)
- Bevorzugung von Nahrungsmitteln aus kontrolliertem, biologischem Anbau

Ziele der Vollwertkost

- Möglichst optimale Versorgung des Körpers mit allen essentiellen Nährstoffen
- Krankheitsvorbeugung durch Stärkung des Organismus gegenüber schädlichen Einflüssen (z.B. Krankheitserreger, Gifte, körperliche und seelische Belastungen) und dadurch langfristig Senkung der Kosten im Gesundheitswesen
- Bei eingetretener Krankheit Stärkung des Organismus zur Unterstützung der körpereigenen Abwehrmechanismen und Selbstheilungskräfte
- Ökologische und ökonomische Vorteile für die Volkswirtschaft durch Vermeidung von Verlusten bei übermäßiger Verarbeitung und durch Schonung der Umwelt. Besonders die Bevorzugung pflanzlicher Kost ist ökonomisch und ökologisch sinnvoll. Es werden 5-12 Kalorien Pflanzennahrung verbraucht, um 1 Kalorie tierische Nahrung zu erzeugen. Zu dieser Energieverschwendung kommen noch erhebliche Umweltbelastungen durch die Massentierhaltung hinzu (z.B. Gülle, Antibiotika, Umweltbelastungen durch den Transport der Futtermittel und der Tiere)
- Aus ethischer Sicht ist die Art und Weise der heute üblichen Tieraufzucht, -haltung und -schlachtung bedenklich. Insbesondere sollte man sich fragen, ob diese großen Mengen verzehrter Tiere noch gerechtfertigt werden können. Die Futtermittel (z.B. Fischmehl aus den Ozeanen, Soja aus den Entwicklungsländern) könnten an anderer Stelle sinnvoller eingesetzt werden.

„Die Ordnung unserer Nahrung" nach Kollath

Werner Kollath (1892-1970) sagte, daß die Wahrscheinlichkeit, daß eine Gesamtnahrung alle essentiellen Inhaltsstoffe in genügender Menge enthält, um so größer ist, je frischer und unverarbeiteter, d.h. natürlicher und naturbelassener die Nahrung ist. Da es hiervon auch Ausnahmen gibt (z.B. natürliche Giftigkeit mancher Pilze, Gifte in nicht-erhitzten Hülsenfrüchten) formulierte er:

„Laßt unsere Nahrung so natürlich wie möglich."

Da der Verbraucher nicht einzelne Nährstoffe, sondern stets ganze Nahrungsmittel zu sich nimmt, arbeitete Kollath ein System mit 6 Wertstufen aus, die eine rasche und einfache Orientierung ermöglichen:

a) Natürliche Lebensmittel
b) Mechanisch veränderte Lebensmittel
c) Fermentativ (durch Enzyme, z.B. Gärung) veränderte Lebensmittel
d) Erhitzte Nahrung
e) Konservierte Nahrung
f) Präparate

Die 6 Wertgruppen wurden von Kollath in zwei Obergruppen unterteilt:

- a) - c) Lebensmittel
- d) - f) Nahrungsmittel

Nach Kollath sind **Lebensmittel** noch lebendig (z.B. keimfähige Getreidekörner) oder zeigen noch Enzymreaktionen (lebenswichtige Fermente sind noch aktiv, z.B. in frischem Kopfsalat). Dagegen sind **Nahrungsmittel** tot (z.B. gebratenes Fleisch, Pommes frites).

Empfehlungen zur Vollwertkost

- Mindestens die **Hälfte der Nahrungsmenge** sollte aus **Lebensmitteln** im Kollathschen Sinne bestehen. Konservierte oder präparierte Nahrung ist nicht gänzlich verboten, sollte aber nur in Ausnahmefällen zugeführt werden.
- Mit Milch, Milchprodukten, Gemüse und Getreide wird der tägliche **Eiweißbedarf** leicht gedeckt. Fleisch und Wurst sind zu einer ausreichenden Versorgung mit Eiweiß nicht notwendig, führen im Gegenteil in reichlicher Menge genossen zu einer „Eiweißmast" mit gesundheitlichen Schäden. Täglicher Verzehr von Fleisch und Wurst ist nicht erforderlich, auch nicht sinnvoll. Eine Vollwerternährung kann einmal pro Woche eine Fleischmahlzeit beinhalten (z.B. den „Sonntagsbraten"), sie kann aber auch vegetarisch sein (muß es aber nicht). Auch Fisch und Eier sollten nur gelegentliche Beilagen sein.
- In der Vollwertkost wird wesentlich weniger **Fett** zugeführt, da weniger versteckte Fette aus Fleisch und Wurst verzehrt werden. Durch den hohen Anteil an pflanzlichen Fetten werden mehr ungesättigte Fettsäuren aufgenommen. Naturbelassene Öle und Fette (z.B. kaltgepreßtes Pflanzenöl, Butter) sollten bevorzugt und maßvoll (!) verwendet werden. Extrahierte und raffinierte Öle und Fette (die meisten herkömmlichen Öle und Margarinen) sollten gemieden werden.
- Bei den **Kohlenhydraten** sollten Vollkorngetreide und deren Produkte bevorzugt werden, Auszugsmehle und isolierte Zucker sowie daraus hergestellte Produkte sind zu meiden.
- **Ballaststoffe** sollten in unserer Nahrung mit mindestens 30 g vertreten sein. Diese Menge ist nur bei reichlicher Zufuhr von Vollkorngetreide, Obst, Gemüse und Salaten zu erreichen (ein großer Kopfsalat von 200 g enthält nur 3 g Ballaststoffe).
- Roh- bzw. Vorzugsmilch sollte gegenüber pasteurisierter oder ultrahocherhitzter **Milch** bevorzugt werden. Die Milch muß aus hygienisch besonders kontrollierten Betrieben stammen und rasch verzehrt werden.
- Ein ausreichender **Mineralgehalt** (insbesondere Kalium und Magnesium) ist durch eine großzügige Zufuhr von Obst und Gemüse zu gewährleisten. Das Kochwasser von gedünstetem Gemüse ist besonders reich an Mineralien und sollte daher nicht weggeschüttet, sondern mitverwendet werden.
- Eine ausreichende **Kalziumzufuhr** ist gewährleistet, wenn Milch und Milchprodukte (insbesondere Käse) verzehrt werden. Bei einer vegetarischen Ernährung ohne Milch und Milchprodukte müssen große Mengen an Gemüsen, Nüssen und Samen (z.B. Sonnenblumenkerne, Mandeln, Sesam) eingesetzt werden, um ausreichend Kalzium zuzuführen.
- Die empfohlene **Energieaufnahme** für den in der Regel nur körperlich leicht arbeitenden Deutschen (etwas mehr als 2000 kcal) kann durch eine Vollwertkost gut gedeckt werden. Die durchschnittliche Mehraufnahme von ca. 1000 kcal täglich errechnet sich durch Kuchen, Süßigkeiten und Salzgebäck, welches zwischendurch oder zum Fernsehen gegessen wird, sowie zu einem nicht geringen Teil durch Alkohol (1 g Alkohol hat ca. 7 kcal).
- Neben dem **Alkohol**, der in geringen Mengen erlaubt ist, sollten weitere Genußgifte ebensfalls gemieden werden, wobei **Nikotin** ganz gemieden und **Koffein** höchstens in geringen Mengen, aber nicht regelmäßig, zugeführt werden sollte.

Probleme bei der Ernährungsumstellung

Eine erfolgreiche Umstellung von herkömmlicher Zivilisationskost auf eine Vollwertkost mit hohem Rohkostanteil sollte langsam und schrittweise erfolgen.

Besonders wenn man jahrzehntelang an die Zivilisationskost gewöhnt ist, muß der Darm sich erst an eine naturgemäße Ernährung gewöhnen. Findet die Umstellung zu schnell statt, kann es unangenehme Begleiterscheinungen geben, die leider nicht selten zu einer Rückkehr zur gewohnten (ungesunden, aber scheinbar bekömmlicheren) Kost führen.

> **Achtung**
>
> Bei schneller Umstellung auf Vollwertkost kann es zu Beschwerden kommen!

Häufig werden individuelle und konstitutionelle Gesichtspunkte bei der Ernährungsform nicht berücksichtigt. Während „stabile", eher untersetzte, vollblütige Menschen eine vegetarische Ernährung eher vertragen, kann diese bei schmächtigen Personen – besonders bei hohem Rohkostanteil – zu Schwierigkeiten führen. „Verdauungsschwache" Menschen verteilen ihre Nahrung besser auf 4-5 Mahlzeiten, „verdauungsstarke" brauchen häufig nur 2 große Mahlzeiten. Sehr darmempfindliche Menschen sollten bei der Umstellung besonders bei der Rohkost vorsichtig sein. Wenn Unverträglichkeiten (z.B. Blähungen, Verstopfung, Durchfälle) auftreten, dann sollte Rohkost für einige Wochen gemieden und dann langsam, schrittweise in die Ernährung eingeführt werden, da die Darmflora (natürliche Keimbesiedelung das Darmes) sich der veränderten Kost erst langsam anpassen muß.

Das häufigste Problem bei der Kostumstellung stellen unangenehme **Blähungen** dar. Sie zeigen eigentlich nur an, wieweit sich der Darm schon von einer naturgemäßen Ernährung entfernt hat. Unsere Vorfahren ernährten sich Jahrtausende mit einer Vollwertkost mit hohem Rohkostanteil (Tiere kennen ausschließlich Rohkost) und waren gut daran angepaßt. Erst die zunehmende „Nahrungsveredelung" der letzten Jahrhunderte und besonders der letzten Jahrzehnte entfernte uns von dieser Ernährung – mit allen damit verbundenen negativen Folgen für unsere Gesundheit. Die Blähungen können durch sehr gutes Kauen und Einspeicheln der Nahrung sowie durch völligen Verzicht auf isolierten Zucker gelindert werden. Auch die Kombination Fruchtsaft/ballaststoffreiche Kost, gegebenenfalls sogar die Kombination Obst/ Getreide (Müsli, Frischkornbrei) kann die Blähungen verstärken. Nach einigen Wochen tritt aber gewöhnlich eine Normalisierung ein, wenn die Darmflora sich verändert hat.

Schwierigkeiten können außerdem bei **Gebißträgern** oder Menschen mit schlechtem Gebiß entstehen. Diese Schwierigkeiten können durch eine Gebißsanierung oder Pürieren der Vollwert- oder Rohkost beseitigt werden. Viele Menschen lehnen z.B. das Essen von Vollkornbrot ab, weil sie keine Körner kauen können.

Weitere wichtige Verhaltensregeln der Vollwerternährung

- Bei einer Mahlzeit gilt: Erst die rohe, dann die erhitzte Nahrung!
- Die Nahrung nicht zu heiß und nicht zu kalt verzehren!
- Nur essen, wenn man Hunger hat!
- Einfach und mäßig, jedoch schmackhaft und abwechslungsreich essen!
- Die Nahrung gründlich kauen!
- Zwischen, nicht zu den Mahlzeiten trinken! Der Durst sollte mit Wasser oder ungesüßten Früchte- oder Kräutertees gelöscht werden, nicht mit Limonaden oder alkoholischen Getränken.
- Zum Frühstück Brot oder Brötchen durch Obst oder Frischkornbrei ersetzen!
- Zum Mittagessen Getreide/ Gemüsekombinationen bevorzugen!
- Zum Abendessen nur eine kleine Mahlzeit verzehren, am späten Abend nichts mehr essen!
- In der Regel keine Zwischenmahlzeiten (Ausnahmen: Untergewichtige, geschwächte Menschen oder bei schweren Formen der Zuckerkrankheit)!
- Keine künstlichen Süßstoffe!

„Vollkornbrot“ bedeutet aber nicht, daß es ganze Körner enthält, sondern daß es aus dem Mehl ganzer Körner gebacken wird. Viele sogenannte „Mehrkornbrote“, die viele ganze Körner enthalten, haben einen hohen Anteil an Auszugsmehlen und sind daher aus Sicht der Vollwerternährung eher ungünstig. Ein Vollkornbrot aus feingemahlenem Vollkornmehl läßt sich genausogut wie ein Graubrot kauen – fragen Sie Ihren Bäcker nach einem solchen Brot.

Bei zu rascher Umstellung von Milchkost auf Vollwertkost bei **Kleinkindern** können ebenfalls Schwierigkeiten auftreten. Hier ist die Verträglichkeit der Nahrungsmittel kritisch zu prüfen und gegebenenfalls dem Kind auch nicht-vollwertige Nahrung zu geben. Spätestens nach einem Jahr ist das Darmsystem weit genug entwickelt, um vollwertige Kost ohne weiteres verdauen zu können.

Achtung

Das Wohlbefinden des Kindes hat Vorrang vor strengen, ideologischen Grundsätzen!

Spezielle Ernährungstherapien

Bei einigen Krankheiten kann es sinnvoll sein, die Ernährung – zumindest vorübergehend – etwas intensiver zu ändern. Deutliche Verbesserungen von ernährungsabhängigen Erkrankungen kann man durch leichte Änderungen der Ernährung über längere Zeit oder durch radikale Änderungen in kurzer Zeit erreichen. Auch bei der Wahl der speziellen Ernährungstherapie sollten zwar Erfahrungen, die bei vielen Menschen gemacht wurden, bei der Empfehlung berücksichtigt werden, letztendlich entscheidet aber auch hier das individuelle Krankheitsgeschehen und die individuelle Verträglichkeit.

Rohkost

Bircher-Benner (1867-1939) setzte als erster vegetarische, rohe Kost in breitem Umfang in der Behandlung von Krankheiten ein.

Unter **Rohkost** (oft auch als **Frischkost** bezeichnet) versteht man eine Nahrung aus pflanzlichen Produkten, die möglichst alle Teile der Pflanzen umfaßt (Wurzel, Stengel, Blätter, Kerne, Samen, Früchte), die sich in frischem Zustand befindet und die keinen Substanzveränderungen, Verlusten durch Erhitzen oder enzymatischen Prozessen (z.B. Gärung) unterlag.

Eine Rohkosternährung enthält Obst, Gemüse, Körner, Früchte, Kräuter und kaltgepreßte Pflanzenöle. Ein erweiterter Rohkostbegriff umfaßt außerdem frische, nicht erhitzte, tierische Produkte (z.B. Vorzugsmilch, Butter).

Der bereits bei der Vollwertkost empfohlene Anteil von 50% Rohkost wird bei reiner Roh- oder Frischkost auf 100% ausgedehnt.

Vorteile der Rohkost

- Hohe Dichte an essentiellen Nährstoffen
- Hoher Gehalt an Ballaststoffen
- Geringe Energiedichte (wenig Energie pro Volumen- oder Gewichtseinheit)
- Hoher Sättigungswert

Eine zumindest zeitweise Ernährung ausschließlich mit Rohkost bzw. eine Vollwertkost mit sehr hohem Rohkostanteil stellt eine besonders intensive ernährungsmedizinische Maßnahme dar und kann ernährungsabhängige Krankheiten günstig beeinflussen. Oft bietet sich eine solche Kost auch im Anschluß an ein Heilfasten als Übergang zur Vollwertkost an. Die Verträglichkeit von Rohkost ist individuell sehr unterschiedlich. Eine sehr schlechte Verträglichkeit kann eine Gegenanzeige darstellen. Auch die Dauer der reinen Rohkosternährung ist abhängig von der Krankheit, ihrem Verlauf und der individuellen Reaktion auf Rohkost. Sie kann von einem Rohkosttag (als sogenannter Schalttag) in der Woche, über eine Woche bis hin zu mehreren Monaten reichen. Hier stößt die Rohkost jedoch einerseits an die Grenzen der Akzeptanz des Patienten, andererseits sind Mängel in der Energiezufuhr oder der Zufuhr bestimmter Nährstoffe nicht sicher auszuschließen.

Vegetarische Ernährung

Vegetarische Kost ist eine Nahrung ohne tierische Produkte. Bereits die Vollwertkost ist eine vegetarisch orientierte Kostform (Fleisch, Fisch und Eier sind in geringen Mengen zulässig, aber nicht notwendig). Da es zahlreiche Unterarten vegetarischer Ernährung gibt, sind zur Vermeidung von Mißverständnissen Begriffserklärungen notwendig:

Formen der vegetarischen Ernährung

- Rein vegetarische Kost (veganische Ernährung): Völliges Fehlen tierischer Produkte
- Lakto-vegetabile Kost: Zusätzlich Milchprodukte
- Ovo-lakto-vegetabile Kost: Zusätzlich Ei- und Milchprodukte
- „Pudding-Vegetarismus": Fehlen von Fleischprodukten, aber keine Ausrichtung der Ernährung auf Grundsätze der Vollwerternährung

Viele Menschen ernähren sich aus ethischen, religiösen, ökologischen oder gesundheitlichen Gründen vegetarisch. Bei zahlreichen ernährungsabhängigen Erkrankungen (z.B. Fettstoffwechselstörungen, Gicht, koronare Herzerkrankung, rheumatische Erkrankungen) ist der Nutzen einer vegetarischen Ernährung belegt. Es gibt Studien, die auf eine deutlich geringere Sterblichkeit bei Vegetariern in bezug auf Herzkrankheiten und Krebs – die Haupttodesursachen in Deutschland – hinweisen. Eine rein vegetarische Ernährung (veganisch) kann möglicherweise zu Mangelerscheinungen führen – Mangel an Eiweiß, Eisen, Kalzium und Vitamin B_{12} sind denkbar. Bei einer ausgewogenen ovo-lakto-vegetabilen Kost sind in der Regel keine Mangelerscheinungen zu befürchten (junge Frauen sollten allerdings gelegentlich ihren Blutfarbstoff und das Eisen im Körper überprüfen lassen). Beim sogenannten Pudding-Vegetarier, der zwar keine Fleischprodukte, dafür aber reichlich Süßigkeiten, wenig Rohkost verzehrt und seine Ernährung auch sonst nicht an den Grundsätzen einer Vollwerternährung orientiert, sind sogar eher gesundheitliche Nachteile gegenüber einer fleischhaltigen, aber vollwertigen Ernährung zu erwarten.

Heilfasten

Das Heilfasten (nach Buchinger) wird ausführlich unter *„Heilfasten"* (S. 112) erläutert. Eine Sonderform des Heilfastens ist die **F.X.Mayr-Kur**, bei der nach einigen Tagen Teefasten abgelagerte Semmeln und Milch gegeben werden. Sehr intensives Kauen und gründliche Darmreinigungen mit Bittersalz sind wichtige Bestandteile der Kur. Ergänzt wird sie durch eine spezielle Bauchdiagnostik und -behandlung mit Betrachten, Abtasten und Massagegriffen.

Haysche Trennkost

Nach den Erkenntnissen des amerikanischen Arztes Hay ist es als ungünstig anzusehen, konzentriert eiweißhaltige und konzentriert kohlenhydrathaltige Kost zusammen in einer Mahlzeit einzunehmen. Konzentriert eiweißhaltige Lebensmittel sowie saures Obst sollen saure Verdauungssäfte verbrauchen, konzentriert kohlenhydrathaltige basische Verdauungssäfte. In Nahrungstabellen ist nachzulesen, welche Nahrungsmittel konzentriert eiweißhaltig oder konzentriert kohlenhydrathaltig sind oder als saures Obst bezeichnet werden. Daneben gibt es noch sogenannte neutrale Lebensmittel, die nach Belieben mit den anderen gemischt werden können. Unter Ernährungsphysiologen ist diese Diät äußerst umstritten, da die zugrundeliegenden theoretischen Erklärungen wissenschaftlich nicht nachvollzogen werden können. Viele Therapeuten und Patienten haben mit der Hayschen Trennkost bei zahlreichen Erkrankungen positive Erfahrungen gesammelt – nicht zuletzt deshalb, weil neben den Anweisungen zur Nahrungstrennung viele Grundsätze einer Vollwertkost Bestandteil der Hayschen Trennkost sind.

Makrobiotik

Die makrobiotische Ernährung ist Bestandteil einer Weltanschauung. Ihr geistiger Ursprung liegt im Zen-Buddhismus.

- Die Nahrung wird in Yin und Yang eingeteilt (Begriffe des Taoismus).
- Das Ziel ist der in harmonischem Gleichgewicht lebende Mensch.
- Produkte aus kontrolliertem biologischen Anbau werden bevorzugt.
- Einheimische Erzeugnisse werden bevorzugt.
- Die Nahrung wird in 10 Koststufen (3 bis 7) eingeteilt.

Während die Stufe „3" eine Mischkost (u.a. 30% tierisches Eiweiß, 30% Gemüse, 10% Getreide) darstellt, besteht die Stufe „7" zu 100% aus Getreide. Bei den Stufen 3-7 können bei dauerhafter Einnahme Mangelerscheinungen nicht ausgeschlossen werden (z.B. Vitamin A, B_{12}, C, Folsäure, Eisen, Kalzium, Jod). Der hohe Anteil von Vollkornprodukten, komplexen Kohlenhydraten und Ballaststoffen bei gleichzeitigem Meiden von Zucker, Auszugsmehl und Alkohol sowie die geringe Fettzufuhr lassen eine gemäßigte makrobiotische Ernährungsweise ernährungsphysiologisch als günstig erscheinen. Die geforderte Reduktion der Trinkmenge ist hingegen eher als ungünstig anzusehen.

Grenzen der Ernährungstherapie

Zu Fragen der **Verträglichkeit** siehe S. 105ff.. Der gesundheitliche Wert von Ernährungsumstellungen bei ernährungsabhängigen Erkrankungen ist heute allgemein anerkannt. Auch bei Krankheiten, bei denen noch vor wenigen Jahren ein Zusammenhang mit der Ernährung von „Experten" schlichtweg geleugnet wurde (z.B. rheumatische Erkrankungen), wurde der Nutzen einer Kostumstellung mittlerweile eindeutig nachgewiesen. Es muß jedoch bedacht werden, daß

- **die Ernährungsumstellung konsequent genug sein muß,**
- es **Monate bis Jahre** dauern kann, bis sich spür- oder meßbare positive Effekte einstellen.

Ferner ist zu bedenken, daß die richtige **Ernährung nur selten als alleiniges Behandlungsverfahren** den erwünschten Erfolg sicherstellen kann (z.B. ist eine Rückbildung von Verengungen der Herzkranzgefäße durch eine strenge vegetarische Ernährung nur in Verbindung mit Bewegungstherapie und Entspannungsübungen belegt). Als Grundlage ist eine gute, gesundheitsfördernde Ernährung allen Kranken zu empfehlen. Diese Kost ist als gesunderhaltende Ernährung gleichermaßen allen gesunden Menschen anzuraten.

Besondere **Diäten** (z.B. Gallen-, Leber- oder Magenschonkost) **werden damit überflüssig**. Eine Vollwerternährung kann im Prinzip von allen Kranken verzehrt werden, bei bestimmten Erkrankungen gilt es dann nur noch, bestimmte Modifikationen zu beachten (z.B. kein Honig bei Zuckerkranken, sehr eiweißarme Kost bei fortgeschrittenen Stadien des Nierenversagens). Der Begriff „Diät" sollte ohnehin für eine Gesundheitskost nicht verwendet werden, da er mit dem Makel der Entbehrung behaftet ist (z.B. Abmagerungsdiäten). Ursprünglich wurde unter diesem Begriff (nach griechisch „diaita" = Lebensweise) nicht nur die Ernährung, sondern alles, was mit der Lebensführung zusammengehört, verstanden.

Ernährung kann nicht wie ein Medikament verordnet werden. Ganz besondere Bedeutung kommt daher der **Motivation** und der **Mitarbeit** des Patienten zu. Durch umfassende Aufklärung über Notwendigkeit und Inhalte einer gesunden Voraussetzung kann das Bewußtsein für die Zusammenhänge zwischen Ernährung und Gesundheit und damit die Voraussetzung für eine Ernährungsumstellung geschaffen werden. Das allein reicht aber noch nicht aus! Der Patient muß auch den starken Willen zu entscheidenden Änderungen seiner Lebensweise und seiner Ernährung aufbringen. Er muß damit auch zum Verzicht auf bestimmte Dinge bereit sein und wird erst nach einiger Zeit erkennen, daß dem Verzicht auf der einen Seite ein viel größerer Gewinn auf der anderen Seite gegenübersteht. Diese Erkenntnis kann aber nicht wie eine Information vermittelt werden, sie muß am eigenen Leibe erfahren werden!

Patienten-Schulungen in geeigneten Kliniken, Sanatorien, Praxen, in Volkshochschul- und anderen Kursen sowie das Studium von guten Gesundheitskochbüchern und das Ausprobieren von Rezepten können das selbständige Erlernen neuer Kostformen hilfreich unterstützen. Möglicherweise tauchen beim Umsetzen der neuen Kenntnisse aber auch große, unerwartete Hindernisse auf. Ihre Umgebung (z.B. Angehörige, Kollegen, Freunde) wird nicht immer von den Veränderungen der Lebensweise angetan sein, falls Sie sich zu einer radikalen Änderung Ihrer Ernährung entscheiden. Sie sind dies um so weniger, je größer der Eifer ist, mit dem Sie die Veränderungen vorantreiben; der Widerstand wird wachsen, je mehr Sie versuchen, Ihre Umgebung mit Ihrer neuen Lebensweise zu bekehren. Lassen Sie sich andererseits aber auch nicht von falschen Belehrungen oder Spott irritieren, sondern gehen Sie den Weg, den Sie für richtig halten, konsequent weiter. Wer die Ernährung im richtigen Sinne ändert, um seine Krankheit zu heilen oder zu lindern, wird nicht mehr nur behandelt, er behandelt sich damit selbst und zeigt, daß er in der Lage ist, Verantwortung für seine Gesundheit und Gesundung zu übernehmen.

Achtung

Ändern Sie Ihre Ernährung, wenn Sie dazu bereit sind, „missionieren" Sie aber nicht Ihre Angehörigen und Bekannten, die (noch) nicht dazu bereit sind!

Ein Beispiel für Vollwertkost – Der Frischkornbrei

Ein guter Start in den Tag gelingt am besten mit einem reichhaltigen, nährstoffreichen Frühstück. Kaffee putscht zwar kurzfristig auf, der rasche Blutzuckeranstieg nach einem Marmeladebrötchen verleiht zwar schnell verfügbare Energie, doch mit dem Nachlassen der Kaffeewirkung (wenn die Aktivität nicht weiter mit Kaffee aufrechterhalten wird) und der reaktiven Unterzuckerung am späten Vormittag nach einer Blutzuckerspitze am Morgen kommt es zu nachlassender Leistungsfähigkeit, Müdigkeit und Hungergefühlen. Mit einem energie-, vitamin- und mineralstoffreichen Frischkornbrei kann man diesen Erscheinungen entgegenwirken. Rezept für eine Person:

- 60 g Weizenkörner
- 15 g Sahne (1 1/2 EL)
- 100 g Apfel (mittelgroß)
- 50 g Banane (1/2)
- 10 g Nüsse (1-2 EL)
- 15 g Zitronensaft (1 1/2 EL)

Die Weizenkörner müssen am Abend vorher geschrotet (mit einer Getreidemühle oder einer alten Kaffeemühle) und in Wasser eingelegt werden. Die Feinheit der Schrotung hängt davon ab, wie „kaufreudig" man ist. Man kann auch einige ganze Weizenkörner zusätzlich ins Wasser legen. Am nächsten Morgen reibt man einen Apfel – möglichst mit Gehäuse –, gibt den Zitronensaft hinzu, damit der Apfel nicht oxidiert, sowie die Sahne und rührt alles gut um. Anschließend gibt man die Banane in Scheiben geschnitten und die Nüsse hinzu. Dieser Frischkornbrei ist ein echtes Lebensmittel im Kollathschen Sinne und erfüllt im Gegensatz zu den handelsüblichen „toten" Müslis, die häufig einen hohen Gehalt an isoliertem Zucker aufweisen, die Anforderungen einer Vollwertkost.

Eigenschaften des beschriebenen Frischkornbreies

Dieser Brei enthält knapp 400 kcal, ist schmackhaft und sättigend, stuhlfördernd und enthält:

- über 40% des täglichen Bedarfs an Ballaststoffen
- etwa ein Drittel des Bedarfs an Magnesium
- etwa ein Viertel des Bedarfs an Eisen (welches durch das Vitamin C gut aufgenommen wird)
- etwa ein Drittel des Bedarfs an Vitamin E
- etwa ein Viertel des Bedarfs an Vitamin B_1
- etwa ein Viertel des Bedarfs an Vitamin B_6
- etwa ein Drittel des Bedarfs an Vitamin C
- etwa ein Drittel des Bedarfs an Folsäure

Variationsmöglichkeiten

Dieser Frischkornbrei kann nach Belieben verändert werden:

- Mit anderen Getreidesorten als Weizen (z.B. Hafer, Weizen und Hafer, Mehrkornmischung)
- Die Sahne vor dem Einmischen schlagen, was den Brei lockerer macht
- Anstelle oder zusammen mit Banane andere Früchte der Saison beigeben
- Trockenobst, trockene Feigen, Datteln anstelle von Banane als „Süßmacher" verwenden
- Würzen mit einer geeigneten Würzmischung (z.B. Delifrut® zur Geschmacksverbesserung)
- Anstelle eines „Süßbreies" mit Obst Verwendung von Gemüsen (z.B. Paprika, Pepperoni, Gurken) und Gewürzen

Literatur

Anemüller, H.: Vollwerternährung – aber richtig. TRIAS-Verlag, Stuttgart.

Becker, W.: Tierisch eiweißfreie Kost. Cölle-Verlag, Stuttgart.

Bircher-Benner, M.: Geheimarchiv der Ernährungslehre. Bircher-Benner-Verlag, Bad Homburg.

Bircher-Benner, M.: Ordnungsgesetze des Lebens. Bircher-Benner-Verlag, Bad Homburg.

Bruker, M.-O.: Ernährungsbedingte Erkrankungen. emu-Verlag, Lahnstein.

Die große GU Vitamin- und Mineralstofftabelle. Gräfe und Unzer, München.

Die große GU Nährwerttabelle. Gräfe und Unzer, München.

Heide, M.: Vegetarische Ernährung. TRIAS-Verlag, Stuttgart.

Jung, G.: Umsteigen auf Vollwertkost. TRIAS-Verlag, Stuttgart.

Jung, K.: Gesunderhaltung für jedes Lebensalter – leicht gemacht. Idea-Verlag, Puchheim.

Jung, K.: Sport und Ernährung. Meyer & Meyer, Aachen.

Koerber von/Männle/Leitzmann: Vollwert-Ernährung. Karl F. Haug Verlag, Heidelberg

Kollath, W.: Die Ordnung unserer Nahrung. Karl F. Haug Verlag, Heidelberg.

Mayr, P.: Leicht bekömmliche biologische Küche. Karl F. Haug Verlag, Heidelberg.

Mayr, P.: Gaumenfreuden aus der Vollwertküche. Karl F. Haug Verlag, Heidelberg.

Mayr, P.: Kneipp und die gesunde Ernährung. Karl F. Haug Verlag, Heidelberg.

Odinga/Klose: Kuhmilchallergie – was nun? ML-Verlag, Uelzen.

Peiter, J.: Pro und Contra Rohkost-Ernährung. Access-Verlag, Königstein.

Rauch, E.: Die Darmreinigung nach F. X. Mayr. Karl F. Haug Verlag, Heidelberg.

Rütting, B.: Lieblingsmenüs aus meiner Vollwertküche. Mosaik-Verlag, München.

Schmiedel, V. (Hrsg.): Ernährungsmedizin für die Naturheilpraxis. Aescura im Verlag Urban & Schwarzenberg, München (nur für Therapeuten und sehr interessierte Laien). Erscheint Anfang 1998.

Walb/Heintze/Lehmann: Original Haysche Trennkost. Karl F. Haug Verlag, Heidelberg.

Weber, M.: Mit Vollkorn kochen. Hädecke, Weil der Stadt.

Wendt, L.: Die Eiweißspeicherkrankheiten. Gräfe und Unzer, München.

Wendt/Petri: Eiweißfasten – Die Eiweißabbau-Diät. Karl F. Haug Verlag, Heidelberg.

Wilz, G.: Die vegetarische Rohkost. Knaur-Verlag, München.

Wrede, J.: Leitfaden Makrobiotik. Karl F. Haug Verlag, Heidelberg.

Adressen

Arbeitskreis für Ernährungs- und Vitamin-Information, Schweizer Str. 9, 60594 Frankfurt am Main

Bund für Umwelt und Naturschutz, Im Rheingarten 7, 53225 Bonn

Deutsche Gesellschaft für Ernährung, Im Vogelsgesang 40, 60488 Frankfurt

Stiftung Ökologie und Landbau, Südliche Weinstr. 51, 67098 Bad Dürkheim (Bezug von Adressenlisten ökologisch orientierter Bauern und Winzer)

Heilfasten

Begriffsklärung

Was ist Heilfasten?

Beim Fasten handelt es sich um einen freiwilligen, seit Jahrtausenden als Heilverfahren bekannten Nahrungsverzicht.

In vielen Religionen wird das Fasten als Möglichkeit betrachtet, näher zu Gott und zu sich selbst zu gelangen. Angebliche Erleichterungen führten jedoch zu einer Verwässerung der Fastenwirkung (Fastnacht im christlichen, Ramadan im islamischen Kulturkreis).

Der menschliche Körper besitzt die Fähigkeit, für gewisse Zeit schadlos ohne Nahrungszufuhr zu leben, so beinhaltet unser Tagesrhythmus nachts eine ca. zwölfstündige „Fastenperiode" (im Englischen: breakfast = Fastenbrechen). Bei akuten Krankheiten (z.B. grippaler Infekt) verweigert der Kranke die Nahrung oftmals spontan. Schließlich stellt das Hungern, welches die Menschheit bis in die heutige Zeit begleitet, ein unfreiwilliges Fasten dar.

Die Umschaltung des Organismus auf das Fasten erfolgt bei einer Zufuhr von weniger als 500-600 kcal/Tag über mehrere Tage. Alle Diätformen, die diese Voraussetzung erfüllen, lassen sich somit unter das Fasten subsumieren.

Formen des Fastens

- Null-Kalorien-Diäten: Reines Wasserfasten, Null-Diät (mit Zugabe von Vitaminen und Mineralstoffen) und Teefasten (ohne Honig)
- Fastenformen mit geringer Nahrungszufuhr: Schleimfasten (besonders bei Magen- und Darmempfindlichen), Fasten nach Heun (mit Säften), Molkefasten und Fasten nach Buchinger (mit Säften, Gemüsebrühe und Kräutertees mit wenig Honig)

Fastenwirkungen

- In den ersten Fastentagen Umschaltung der hauptsächlichen Energiegewinnung von **Kohlenhydratstoffwechsel** auf **Eiweiß-** und später **auf Fettstoffwechsel** (Abb. 29). Nach einigen Tagen wird der Energiebedarf fast ausschließlich aus Fett gedeckt. Während der Körper zu Beginn des Fastens ca. 100 g Ei-

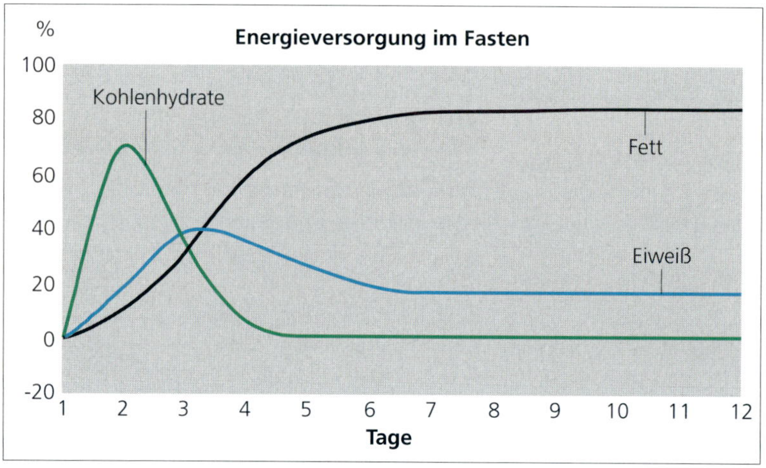

Abb. 29: Anteile von Fett, Eiweiß und Kohlenhydraten an der Energieversorgung „von innen"

weiß am Tag verliert, verringert sich dieser Verlust nach einiger Zeit auf 15 g/Tag.

- Bei längerem Fasten (mehr als 14 Tage) kommt es zu einer durchschnittlichen täglichen **Gewichtsreduktion** von ca. 350 g (Frauen) bzw. 450 g (Männer) (Buchinger-Fasten). Beim Null-Kalorien-Fasten weitere Steigerung um 40-50 g/Tag möglich, das subjektive Wohlbefinden ist jedoch meist beeinträchtigt.
- Es kommt zu einer gesteigerten **Wasser- und Salzausscheidung**. Das Flüssigkeitsvolumen in den Gefäßen und außerhalb der Gefäße nimmt ab. Dadurch kommt es zu einer **Entlastung des Herzens**, **Puls** und **Blutdruck** sinken.
- Bei Übergewichtigen nimmt die **Lungenkapazität** zu.
- **Cholesterin**, **Triglyzeride** (Neutralfett) und **Blutzucker sinken**. Mäßig erhöhte **Leberwerte normalisieren** sich, **Harnsäure steigt** während des Fastens vorübergehend an. Der Abbau von arteriosklerotischen Gefäßablagerungen wird diskutiert.
- Der **Kohlenhydratstoffwechsel** bei Diabetes mellitus II (Alterszucker) wird deutlich **verbessert.**
- Der **Stoffaustausch** zwischen Blutgefäßen und Gewebe wird **verbessert** (Abbau der Eiweißspeicher in Basalmembranen, dadurch Verringerung der Diffusionsstrecke).
- **Gelenke** und **Wirbelsäule** werden **entlastet.**
- Bei körperlichem Training während des Fastens ist eine **Steigerung der körperlichen Leistungsfähigkeit** möglich.
- Der Fastende gewinnt durch das Fasten in der Regel an **Selbstvertrauen.**
- Das Fasten kann ein starker Impuls für die Neuordnung eines **gesünderen Lebensstils** sein.

Praktische Hinweise

Wie wird das Heilfasten durchgeführt?

Das Fasten wird mit einem vorbereitenden Entlastungstag eingeleitet, an dem leichtverdauliche Speisen eingenommen werden (Obst, Müsli, Rohkost, Gemüse, Joghurt, Quarkspeisen, Knäckebrot). Es kann in seinen verschiedenen Formen wenige Tage bis mehrere Wochen durchgeführt werden, je nach Konstitution und Indikation.

Beispiel: Siebentägiger Fastenplan nach Buchinger

1. Tag:
Morgens Glaubern oder ein hoher Einlauf (siehe S. 115)
Mittags 1 Teller frisch gekochte, abgeseihte dünne Gemüsebrühe oder 1 Glas Gemüse- oder Fruchtsaft
Abends 1 Glas Frucht- oder Gemüsesaft

2. Tag:
Morgentee (Früchte- oder Kräutertee mit 1/2 TL Honig)
Mittags Gemüsebrühe oder -saft (wie 1. Tag)
Nachmittagstee (wie Morgentee)
Abends 1 Glas Obst- oder Gemüsesaft

3.-7. Tag:
dasselbe, mindestens jeden 2. Tag ein Einlauf mit 1 l warmem Wasser, ersatzweise erneutes Glaubern

8. Tag:
Morgentee, Fastenbrechen mit 1 Apfel (bei Bedarf gedünstet)
Mittags leichte Suppe
Nachmittagstee
Abends Suppe, Joghurt mit Leinsamen, Knäkkebrot

9.-10. Tag:
Weiterer Kostaufbau mit leichten, ballaststoffreichen Speisen, wenig Fett, kein Fleisch

Während des Fastens sollte jeder Fastende ein **Protokoll** führen (Abb. 30), in dem er wichtige objektive Befunde (z.B. Gewicht, Urinfarbe), aber auch sein subjektives Befinden einträgt.

Um die „Entgiftung des Körpers" zu unterstützen, sollten Sie die Ausscheidungsfunktionen des Organismus anregen.

Fastenprotokoll

Für: . . . . Beginn des Fastens am: . . . .

Tag	Gewicht	Urin-farbe	Trink-menge	Darment-leerung	Bewegung, Befinden, Leistungsfähigkeit	Stimmung, seelisches Befinden	Beschwerden, sonstige Besonderheiten
Entl.Tag							
1. Tag							
2. Tag							
3. Tag							
4. Tag							
5. Tag							
6. Tag							
7. Tag							
1. Aufbautag							
2. Aufbautag							
3. Aufbautag							

nach Dr. Lützner

Abb. 30: Fastenprotokoll

Unterstützung der Entgiftung

von	durch
Niere	viel Trinken (mind. 2 l täglich, besser 3)
Haut	Schwitzen (Sauna → *Kneippsche Therapie*, S. 170)
Darm	Glaubern, Einläufe (s.u.)
Leber	feuchtwarmer Leberwickel (→ *Kneippsche Therapie*, S. 170)

Ausleitung über den Darm

Da durch einmaliges Glaubern zu Beginn des Fastens zwar eine weitgehende, aber keine vollständige Entleerung des Darmes erreicht wird, können noch vorhandene Kotreste gären und faulen (der „Nachschub" von oben fehlt ja). Die dabei entstehenden Substanzen (z.B. Ammoniak, Indol, Skatol, Fuselalkohole) belasten u.a. den Hirn- und Leberstoffwechsel, können Kopfschmerzen auslösen und allergische Reaktionen begünstigen. Daher sollte im Fasten alle zwei Tage, besser noch jeden Tag der Darm entleert werden.

● **Glaubern:** Glaubersalz (oder Bittersalz) ist stark wasserbindend, wird vom Darm (praktisch) nicht in den Körper aufgenommen und wirkt daher abführend. Je nach sonstiger Stuhlgewohnheit – bei Neigung zu dünnen Stühlen eher weniger, bei Neigung zu Verstopfung eher mehr – 20-40 g (2-4 EL) Glaubersalz in 1/2 l Wasser einrühren (etwas Zitronen- oder Fruchtsaft verbessert den unangenehm bitteren Geschmack ein wenig). In den nächsten Stunden sollte viel Flüssigkeit nachgetrunken werden und eine Toilette stets erreichbar sein.

● **Einlauf:** Sie benötigen einen Irrigator (Einlaufgerät, Abb. 31) und ein flexibles Einmal-Darmrohr (kann bei entsprechender Reinigung von derselben Person mehrmals verwendet werden!). Der Einlauf kann von einer „Person des Vertrauens", bei einiger Übung auch selbst durchgeführt werden. Er sollte auf einem großen Handtuch auf einer Liege, im Bett oder auf dem Fußboden durchgeführt werden.

– Der Irrigator wird mit 1 l handwarmem Leitungswasser gefüllt (nur selten sind Zusätze erforderlich, z.B. Kamillentee statt Wasser bei entzündlichen Darmerkrankungen).
– Die Spitze des Darmrohres wird mit etwas Salbe gleitfähiger gemacht.
– In Linksseitenlage wird das Darmrohr langsam in den After eingeführt und vorsichtig ca. 20 cm vorgeschoben (nicht weniger, da sonst nur der Enddarm gefüllt wird).
– Ein eventuell auftretender Widerstand sollte nicht gewaltsam überwunden werden, sondern das Rohr etwas zurückgezogen und dann erneut langsam vorgeschoben werden.

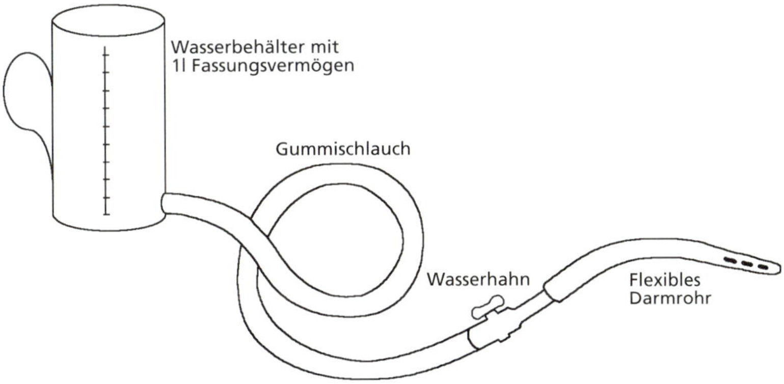

Abb. 31: Irrigator (Einlaufgerät). Aus: Schmiedel, V.: Natürlich frei von Verstopfung. Karl F. Haug Verlag, Heidelberg 1997

– Anschließend wird der Irrigator angehoben, bis der Wasserspiegel etwa 30-50 cm über der Spitze des Darmrohres plaziert ist. Dann wird der Verschlußhahn geöffnet (je höher der Wasserspiegel über dem Darmniveau liegt, desto höher ist der Wasserdruck und damit die Einlaufgeschwindigkeit; ein zu schneller Einlauf kann sehr schmerzhaft sein).

– Nach vollständigem Einlaufen des Wassers wird der Hahn geschlossen und das Darmrohr vorsichtig entfernt. Danach sollte die Flüssigkeit möglichst einige Minuten eingehalten werden, um eine gute Durchmischung im Darm und ein Lösen der Kotreste zu erreichen. Bei starkem Stuhldrang sollte eine möglichst vollständige Entleerung erfolgen.

Medikamente

- Medikamente können bzw. müssen meist drastisch reduziert oder sogar abgesetzt werden, insbesondere **entwässernde Tabletten, Blutzuckertabletten** und **Insulin**.
- **Medikamente gegen zu hohen Blutdruck**: Können – je nach Blutdruck – rasch ausgeschlichen werden.
- **Digitalis, Antiarrhythmika**: Können bei leichten Erkrankungsformen meist abgesetzt werden (dies sollte aber nur unter fastenärztlicher Kontrolle geschehen); aus rhythmologischen Gründen gegebenes Digitalis unbedingt weiter einnehmen lassen (Kalium-, Magnesium- und Digitalisspiegel kontrollieren, Dosis eventuell reduzieren).
- **Antirheumatika, Cortison und Beruhigungsmittel**: Können oft reduziert werden.
- **Ovulationshemmer („Pille")**: Können weiter eingenommen werden (bei morgendlicher Einnahme erst 3 Stunden nach dem Glaubern; Einläufe stören nicht)
- **Gichtmittel**: Menschen mit hoher Harnsäure sollten Gichtmittel im Fasten weiter einnehmen, gegebenenfalls sogar erhöhen oder bei deutlichem Anstieg während des Fastens neu geben. Nach Fastenende ist jedoch eine rasche Reduktion bzw. ein Absetzen möglich.

Achtung

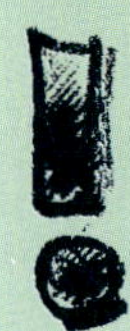

Der Organismus reagiert im und nach dem Fasten sehr viel empfindlicher auf Medikamente - sowohl bei Homöopathika und pflanzlichen Heilmittel, als auch bei chemisch-synthetischen Medikamenten! Medikamente nur nach ärztlicher Rücksprache absetzen oder reduzieren!

Tips bei Beschwerden während des Fastens

Bauchkrämpfe: Prießnitz-Leibauflage (Leinentuch zu 1/3 in kaltes Wasser tauchen, so zusammenlegen, daß eine kalte und zwei trokkene Schichten entstehen, naßkalte Seite auf den Leib legen, trockenes Tuch darüber, die Auflage wird bald als angenehm warm empfunden und bringt Erleichterung – für warme Füße sorgen!)

Blutungsneigung, erhöht: Vitamin C (→ *Nährstoffliste*, S. 635)

Geschmack, schlechter: Mehrmals täglich Zitronenschnitz (1/8 Zitrone) kauen

Herzklopfen: Unangenehmes, subjektives Empfinden, meist nachts, Frequenz selten erhöht; Magnesium und Kalium nehmen (→ *Nährstoffliste*, S. 643, 642), Weißdorn (z.B. Crataegus-Urtinktur oder Crataegutt® 3mal 20 Tropfen)

Fastenkrise: Bei Kurzzeitfasten eher selten, z.B. starke Schwermütigkeit oder Reizbarkeit, alte Beschwerden flackern auf, deutliches Krankheitsgefühl: Ruhe, Wärme und ein Einlauf helfen oft, reichlich Flüssigkeit trinken, Rücksprache mit Fastenarzt

Kopfschmerz: Klingt meist spontan ab, eventuell Gelsemium D4, Spigelia D6 oder Belladonna D4. Dosierung: z.B. alle 30-60 Minuten 1 Tablette oder 5 Tropfen

Lustlosigkeit, Trägheit: 10 Minuten in frischer Luft gehen, wenn das nicht hilft, der Müdigkeit nachgeben und sich hinlegen

Muskelschwäche: Kalium (→ *Nährstoffliste*, S. 642)

Niedriger Blutdruck: Morgens Wechselduschen oder Trockenbürsten am offenen Fenster, Korodin-Tropfen, bei Kollapsneigung Veratrum album D4, eventuell ein wenig schwachen, schwarzen Tee

„restless legs" (unruhige Beine): Wechselwarme Beingüsse, Zincum valerianicum D4

Schlafstörungen: Abendlicher Spaziergang, Wassertreten in der Badewanne (kalt, wadenhoch) oder ansteigendes Fußbad, wenn irgend möglich bei offenem Fenster schlafen, lauwarm duschen, dann Wasser abstreifen, nicht abtrocknen und feucht ins Bett legen

Schwitzen, unangenehmes: Oft Duschen, sofern die Haut nicht zu stark austrocknet

Sodbrennen, Gastritis: Luvos® Heilerde 1 oder Ultra, 2 TL täglich, eventuell zusätzlich Basica® 2 EL täglich

Wadenkrämpfe: Magnesium (→ *Nährstoffliste*, S. 643).

Das Fastenbrechen

Wie wird das Fasten beendet?

Die meisten Faster empfinden nach einigen Tagen ein subjektives Wohlbefinden, welches sich sogar bis zur Euphorie steigern kann. Trotzdem muß jedes Fasten einmal zu Ende gehen, und gerade der Übergang vom Fasten zum Essen kann sich als schwierig gestalten. George Bernard Shaw sagte einmal: „Jeder Dumme kann fasten, aber nur ein Weiser kann das Fasten richtig abbrechen."

Hinweise zum Fastenbrechen

- Vor dem Fastenbrechen noch einmal **nachdenken und nachfühlen**:

– Welche schönen, welche weniger schönen Erlebnisse hatte ich beim Fasten?
– Was habe ich im Fasten über mich erfahren?
– Welche liebgewordenen, aber möglicherweise schädlichen Gewohnheiten, auf die ich im Fasten so leicht verzichten konnte, möchte ich einschränken oder ganz beenden?
– Oder konnte ich etwa auf manches gar nicht so leicht verzichten, bin ich etwa schon Knecht und nicht mehr Herr meiner Gewohnheiten (z.B. Alkohol-, Nikotin-, Süßigkeitenkonsum, Streß, Arbeit)?
– Was bedeutet das (sich ergänzende) Gegensatzpaar „Aktivität - Passivität" in Zukunft für mich?
– Werde ich meine Ernährung ändern? Was möchte ich noch ändern?
– Möchte ich gern wieder einmal fasten?

- Das Fasten wird gewöhnlich mit einem **rohen Apfel** gebrochen (bei Magenempfindlichen kann er auch gedünstet sein). Zum Fastenbrechen sollte man sich viel Zeit nehmen, gründlich kauen und das Essen wieder genießen lernen (Geruch, Geschmack, Kauen intensiv wahrnehmen). Essen Sie nur soviel, wie Sie brauchen! Den Rest des Apfels können Sie eventuell später verzehren.
- Je länger das Fasten dauerte, desto länger muß sich der **Aufbau des Essens** gestalten, da die Verdauungsorgane sich erst **langsam** wieder an Nahrungszufuhr gewöhnen müssen.
- Weiteres Vorgehen (nur beispielhaft, in vielen Fastenratgebern gibt es komplette Pläne für den Kostaufbau):

– am Abend des Fastenbrechens einen kleinen **Rohkostteller** verzehren (wenig Soße, Öl und Salz)
– am nächsten Morgen eine kleine Portion **Frischkornbrei** (→ *Ernährungstherapie*, S, 110), mittags und abends je einen kleinen Rohkostteller
– am dritten Aufbautag morgens eine große Portion Frischkornbrei, mittags und abends je einen großen Rohkostteller

- Bei kurzem Fasten (ca. 1 Woche) oder bei schneller Umstellung des Körpers auf Ernährung „von außen" kann der **Hunger** auch schnell wiederkommen.

Dann eventuell zusätzlich Knäckebrot ohne Aufstrich oder 1 Glas Buttermilch einnehmen.

- **Zu schnelles oder zu frühes Essen** von Fleisch oder fetter Nahrung kann zu **Leibkrämpfen** führen.
- **Alkohol** wird nach dem Fasten schlechter vertragen, ebenso **Kaffee** und andere **Genußmittel.**
- Der Körper ist auch **für Medikamente empfindlicher** geworden
  – sowohl für chemisch-synthetische, als auch für pflanzliche oder homöopathische Arzneien,
  – sowohl in Bezug auf erwünschte Wirkungen, als auch auf Nebenwirkungen.
- Bei Neigung zu **Verstopfung** weichen Sie an den Aufbautagen abends Leinsamen oder Trockenobst ein und geben die gequollene Nahrung an nächsten Morgen zum Brei.

Anzeigen und Gegenanzeigen für das Heilfasten

Wann sollten Sie fasten, wann dürfen Sie es nicht?

Die genannten Anzeigen und Gegenanzeigen gelten für alle erwähnten Arten des Fastens. Bei mit * gekennzeichneten Anzeigen sollte unbedingt unter fastenärztlicher Aufsicht gefastet werden.

Anzeigen

Übergewicht

Diabetes mellitus II * (nicht insulinpflichtig)

Harnsäureerhöhung

Bluthochdruck

Fettstoffwechselstörungen

Chronische Hepatopathien (Fettleber, chronische Hepatitis)

Arterielle Durchblutungsstörungen (koronar*, zerebral* oder peripher)

Venöse Durchblutungsstörungen (z.B. Ulcus cruris)

Degenerative Gelenkerkrankungen

Entzündliche Gelenkerkrankungen*

Hauterkrankungen (z.B. Akne, Psoriasis*, Neurodermitis*)

Asthma *

Heuschnupfen

Chronische Verstopfung

Chronische Darmentzündungen* (M. Crohn, Colitis ulcerosa)

Gegenanzeigen

Tuberkulose

Krebs

Zustand nach anderen schweren Erkrankungen oder Operationen

Antikoagulation (z.B. Behandlung mit Marcumar®)

Diabetes mellitus I (jugendliche Zuckerkrankheit)

Insulinpflichtiger Diabetes mellitus II (nur unter strenger ärztlicher Überwachung)

Psychosen

Schwere Depression

Bulimie

Anorexie

unbehandelte Überfunktion der Schilddrüse

Leberzirrhose

Kardiomyopathie (Herzmuskelerkrankung)

Zustand nach Myokarditis (Herzmuskelentzündung)

akutes Magen- oder Darmgeschwür

Mangelnde Einsichtsfähigkeit in notwendige Maßnahmen während des Fastens (intellektuell, zerebral oder charakterlich bedingt)

Schwangere und Stillende

Kinder vor Abschluß der Wachstumsreife

● **Stoffwechselstörungen** wie erhöhtes Cholesterin oder leichte Leberstörungen lassen sich fast immer sehr günstig beeinflussen.

● Bei **chronischen Krankheiten** wie Neurodermitis oder Rheuma können mitunter dramatische Verbesserungen erzielt werden, es gibt hier jedoch auch Fälle (insbesondere nach langjähriger Vorbehandlung mit Cortison oder Immunsuppressiva), die auf das Fasten nicht ansprechen.

● Eine Verbesserung tritt bei **schweren chronischen Krankheiten** oft erst nach sogenannten **Heilkrisen** auf (ähnlich der homöopathischen Erstverschlimmerung), weshalb bei diesen Patienten das Fasten nur in der Fastenklinik angezeigt ist. Außerdem können bei diesen Erkrankungen nach Beendigung des Fastens die Symptome – wenn auch meist in abgeschwächter Form – wiederauftreten.

Nebenwirkungen und Risiken

Welche Gefahren gibt es beim Fasten?

Nebenwirkungen können in Abhängigkeit von der Disposition und den Vorerkrankungen des Fastenden auftreten (Tab. 12).

Darüber hinaus kann es an den ersten 2-4 Tagen (Umschaltphase von „äußerer" auf „innere" Ernährung) zu Anpassungsproblemen kommen:

Anpassungsproblem	**→ Behandlung**
▶ **Hungergefühle**	→ viel trinken, Einlauf
▶ **Kopfschmerzen**	→ Gesichtsguß (→ *Kneippsche Therapie*, S. 170 sowie *Kopfschmerz*, S. 461)
▶ **Frieren**	→ warme Duschen, Bäder, Bewegung
▶ **Schwäche**	→ hinlegen

Bei Beachten der Gegenanzeigen und genauem Befolgen der Fastenregeln sind die **Risiken sehr gering**.

● Bei bekannten Vorerkrankungen sollten Sie immer unter Aufsicht eines Fastenarztes fasten.

● Viele Medikamente müssen in der Dosis reduziert oder ganz abgesetzt werden (Medikamente, S. 116).

Was können Sie selbst, was sollte der Therapeut behandeln?

Der Gesunde kann ohne weiteres ein bis zwei Wochen fasten, um seine Gesundheit zu erhalten. Ein solches Heilfasten kann einmal (z.B. als Frühjahrskur), bei Bedarf aber durchaus mehrmals im Jahr durchgeführt werden. Der Anfänger sollte das erste Mal unter Anleitung (z.B. Fastengruppe bei der Volkshochschu-

Tab. 12

Beispiele für Nebenwirkungen und deren Behandlung beim Fasten

Disposition/Vorerkrankung	Nebenwirkung	Therapie
Neigung zu niedrigem Blutdruck	Verstärkung der Beschwerden möglich	Trockenbürsten, Wechselduschen
Magenschleimhautentzündung, Magengeschwür	Auftreten von Magenbeschwerden wahrscheinlich	Schleimfasten, Kamillentee, Heilerde, → *Magengeschwür*, S. 332
Magnesiummangel	Wadenkrämpfe, Herzrhythmusstörungen	Einnahme von Magnesiumpräparaten

le, einer kirchlichen Einrichtung, einem Fasten-Reiseveranstalter oder unter fastenärztlicher Anleitung zuhause oder in der Fastenklinik) fasten. Auch bei vielen Krankheiten kann zur Linderung oder Heilung ein Heilfasten unter häuslichen Bedingungen durchgeführt werden (z.B. Hypercholesterinämie).

Viele Krankheiten (in den Übersichten *Anzeigen* und *Gegenanzeigen* mit * gekennzeichnet) bedürfen aber der ständigen fastenärztlichen Aufsicht, um möglicherweise auftretende Verschlimmerungen oder Nebenwirkungen in richtiger Weise behandeln zu können. Eine Fasten-Selbstbehandlung, die schwere Komplikationen nach sich zieht und eine Krankenhauseinweisung erforderlich macht, schadet nicht nur dem Faster, sondern bringt auch die Methode des Heilfastens in Verruf.

Was erwartet Sie beim Therapeuten?

Der in der Praxis tätige Fastenarzt kann nicht nur Gesunde, sondern auch Faster mit (nicht zu schweren) gesundheitlichen Störungen betreuen. Er entscheidet aufgrund seiner Erfahrungen, wen er für ein häusliches Fasten unter seiner Anleitung geeignet hält. Es kann durchaus sein, daß er von den hier aufgezeigten Regeln teilweise abweicht (z.B. Saftfasten statt Buchinger-Fasten).

Für viele Patienten wird es aber günstiger sein, das erste Mal in einer Fastenklinik oder einem entsprechenden Sanatorium dieses Heilverfahren kennenzulernen – entweder weil sie in der Nähe keinen Fastenarzt finden oder weil die Grundkrankheit eine stationäre Therapie als sinnvoll erscheinen läßt. Neben dem Heilfasten werden in diesen Häusern oft noch weitere Naturheilverfahren angeboten, die zusätzlich eingesetzt werden können. Nebenwirkungen können aufgrund der großen Erfahrung meist rasch und sicher erfolgreich behandelt werden. In einigen Kliniken übernehmen die Rentenversicherungsträger oder die Krankenkasse die Kosten für die stationäre Therapie.

Literatur

Buchinger jun., O., Buchinger, A.: Das heilende Fasten. Dr. Werner Jopp-Verlag, Wiesbaden.

Buchinger sen., O.: Das Heilfasten und seine Hilfsmethoden als biologischer Weg. Hippokrates, Stuttgart (Der Klassiker).

Dahlke, R.: Bewußt Fasten. Urania-Verlag, München.

Fahrner, H.: Fasten als Therapie. Hippokrates, Stuttgart (Nur für Leser, die auch ein wissenschaftliches Interesse am Fasten haben!).

Hopfenzitz/Lützner: Fasten und Meditation. Gräfe und Unzer, München.

Kuhn, Ch.: Heilfasten. Herder-Verlag, Freiburg.

Leibold, G.: Besser leben durch Fasten. Falken-Verlag, Niedernhausen.

Leibold, G.: Heilfasten. Falken-Verlag, Niedernhausen.

Lützner, H.: Aktive Diätetik. Hippokrates, Stuttgart (Nur für Leser, die auch ein wissenschaftliches Interesse am Fasten haben!).

Lützner, H.: Wie neugeboren durch Fasten. Gräfe und Unzer, München.

Lützner/Million: Richtig essen nach dem Fasten. Gräfe und Unzer, München.

Wilhelmi/Buchinger: Heilfasten ist nicht hungern. TRIAS-Verlag, Stuttgart.

Adressen

Fastenkliniken: Adressen über die entsprechenden Naturheilverbände → *Adressenliste*, S. 617

Ambulant in Ihrer Nähe tätige Ärzte zu erfragen bei: **Ärztegesellschaft Heilfasten und Ernährung**, Säntisstr. 82, 88662 Überlingen, Tel. 07551/807805

Homöopathie

Begriffsklärung

Was ist Homöopathie?

Die Homöopathie ist eine spezifische Reiztherapie, d.h. der Organismus wird mit kleinen Dosen bestimmter Substanzen gezielt gereizt. Dabei werden Medikamente eingesetzt, die in großen Dosen dieselben Symptome erzeugen können, die behandelt werden sollen. Das Ziel ist die Stimulierung der selbstregulatorischen Aktivität des Organismus. Durch die Auseinandersetzung mit dem gesetzten Reiz soll der Organismus in die Lage versetzt werden, die eigentlich zu behandelnde Krankheit aus eigener Kraft zu bekämpfen. Es handelt sich stets um eine gezielte und individuelle Arzneitherapie.

Geschichte der Homöopathie

Die Homöopathie geht auf den Arzt, Apotheker und Chemiker Samuel Hahnemann (1755-1843) zurück, der die von althergebrachten Überlieferungen geprägte Medizin des 18. Jahrhunderts heftig kritisierte. Er führte als erster in der Medizin überhaupt kontrollierte Experimente mit Arzneimitteln an gesunden Versuchspersonen durch.

Im Jahre 1790 beobachtete Hahnemann in einem Selbstversuch mit Chinarinde mehr zufällig, daß diese Substanz bei ihm genau diejenigen Symptome erzeugte, zu deren Behandlung sie bei Kranken eingesetzt wurde. In zahlreichen weiteren Versuchen untersuchte er viele Substanzen pflanzlichen, tierischen oder mineralischen Ursprungs und kam immer wieder zu dem Ergebnis, daß Arzneien an Gesunden charakteristische Symptome hervorrufen können, die sie bei Kranken wiederum heilen können. 1796 stellte Hahnemann seine Erkenntnisse erstmals der wissenschaftlichen Öffentlichkeit vor („Versuch über ein neues Prinzip zur Auffindung der Heilkräfte der Arzneisubstanzen“ in „Hufelands Journal“).

Aus seinen Experimenten leitete er folgenden Lehrsatz ab:

„Wähle, um sanft, schnell, gewiß und dauerhaft zu heilen, in jedem Krankheitsfall eine Arznei, welche ein ähnliches Leiden erregen kann als sie heilen soll!“

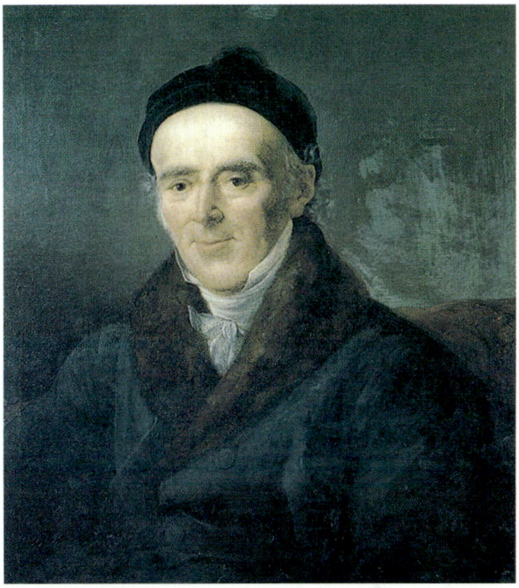

Abb.32: Samuel Hahnemann, Portrait, Öl auf Leinwand, von seiner zweiten Frau Melanie gemalt (1835). Abbildung mit freundlicher Erlaubnis des Instituts für Geschichte der Medizin der Robert Bosch Stiftung, Stuttgart

Die Ähnlichkeitsregel

Die Ähnlichkeitsregel bildet die Grundregel aller homöopathischen Therapie, nach der sie auch den Namen Homöopathie trägt (von homoion = ähnlich, pathos = Leiden). Sie besagt:

- Die Behandlung mit demjenigen Arzneimittel, welches beim gesunden Menschen die meisten ähnlichen Symptome erzeugt, vermag – in besonderer, potenzierter Form verabreicht – die Krankheit zu heilen (similia similibus curentur).

- Die Therapie mit „Gegenmitteln“ (z.B. Schmerzen, Schlaflosigkeit oder Durchfall mit Opium) wird wegen der Gefahr der langfristigen Verschlimmerung oder der Entstehung neuer Krankheiten abgelehnt, die Behandlung mit „Gegenmitteln“ (contraria contrariis) ist in Notfällen allerdings ausdrücklich erlaubt.

Beispiel: Ein Patient berichtet über körperliche Schwäche mit Kollapsneigung. Die weitere Anamnese ergibt eine starke Kälteempfindlichkeit, merkwürdigerweise aber gleichzeitig ein großes Verlangen nach frischer Luft. Darüber hinaus fällt eine starke Abneigung gegen fette Speisen auf. Der homöopathisch arbeitende Arzt vergleicht diese Symptome mit den Symptomen der ihm bekannten homöopathischen Arzneimittel und stellt fest, daß Carbo vegetabilis (Holzkohle) diesen Symptomen am nächsten kommt. Es wird also versucht, eine Analogie zwischen Patientenschilderung und Befunderhebung einerseits und dem Arzneimittelbild andererseits herzustellen. In ganzheitlicher Weise werden Krankheitsbild und Arzneimittelbild zur Deckung gebracht. Sind beide deckungsgleich, so ist das zu wählende homöopathische Arzneimittel gefunden.

Anzeigen und Gegenanzeigen

Alle Krankheiten, die der **Selbstregulation des Organismus zugänglich** sind, können homöopathisch behandelt werden. Dies sind meist Funktionsstörungen, die der Körper durch eigene Steuerungsvorgänge beheben könnte, bei denen aber noch keine bleibenden organischen Veränderungen eingetreten sind (Beispiel: Würde man bei einem Migränepatienten die Kopfgefäße unter dem Mikroskop untersuchen, wären keine Auffälligkeiten erkennbar; der Organismus ist aber manchmal nicht in der Lage, für die richtige Gefäßspannung und damit Gefäßweite zu sorgen, sodaß durch diese Fehlfunktion ein Migräneanfall entstehen kann). Besonders gut der Homöopathie zugängliche Krankheiten sind:

- Funktionelle Erkrankungen (z.B. Reizdarm – Colon irritabile)
- Psychosomatische Erkrankungen (z.B. Migräne)
- Psychische Erkrankungen (z.B. Depression)
- Infektionskrankheiten (z.B. Masern)
- Chronisch entzündliche Erkrankungen (z.B. Darmentzündung – Colitis)
- Bei organisch manifesten Erkrankungen (z.B. Arthrose) kann zwar nicht der Organschaden behoben, aber die Symptomatik gelindert werden.

Als **absolute Gegenanzeige** gilt:

- Allergie (z.B. gegen Bienengift). Hier darf das entsprechende Mittel (Apis) nicht als Tiefpotenz gegeben werden (gefahrlos ab D12).

Relative Gegenanzeigen stellen dar:

- Erkrankungen, die eine Substitutionstherapie erfordern, d.h. bestimmte Substanzen fehlen dem Körper und müssen von außen zugeführt werden (z.B. Diabetes mellitus Typ I durch absoluten Insulinmangel oder Blutarmut durch Eisenmangel).
- Akute Krankheitszustände, die lebensbedrohlich sind. Auch bei Erkrankungen, die eine rasche erfolgreiche Therapie erfordern oder um Spätschäden zu vermeiden, sollten bewährte Therapieverfahren der Schulmedizin vorrangig eingesetzt werden (z.B. akuter Herzinfarkt).
- Erkrankungen, die aufgrund der Schwere des Krankheitsbildes oder wegen Lebensgefahr eine Therapie erfordern, die die Krankheitssymptome rasch und sicher unterdrückt (z.B. schwerer, auf übliche Behandlung nicht ansprechender rheumatischer Schub, allergischer Schock).
- Hochpotenztherapie bei Erkrankungen, bei denen eine Erstverschlimmerung (siehe Nebenwirkungen) nicht tolerabel ist (z.B. sollte keine Neurodermitis als erstes mit einer Hochpotenz behandelt werden).
- Unzureichende Reaktionsfähigkeit des Organismus durch Alter, lange, schwere Vorerkrankung oder durch die Selbstregulation blockierende Vormedikation (z.B. Cortison, Immunsuppressiva); die Folge kann eine mangelnde oder nicht vorhandene Wirksamkeit der homöopathischen Therapie sein.
- Unheilbare organische Erkrankungen (z.B. Krebs)

Grundsätzlich kann jedoch bei allen genannten Krankheiten mit relativer Gegenanzeige eine unterstützende homöopathische Therapie durchgeführt werden.

Nebenwirkungen und Risiken

- Gelegentlich kann nach der Gabe homöopathischer Mittel eine Verstärkung der Beschwerden registriert werden. Es handelt sich dabei um die sogenannte **Erstverschlimmerung** oder **Erstreaktion**, die darauf zurückzuführen ist, daß das Arzneimittel in der Lage ist, die Symptomatik erst zu erzeugen (sonst wäre es nicht das passende Arzneimittel). Diese Verschlimmerung ist nur von kurzer Dauer, ihr Auftreten wird außerdem als günstig angesehen, da offensichtlich das richtige Mittel gewählt wurde. Das Arzneimittel ist bei vermuteter Erstverschlimmerung abzusetzen und die weitere Reaktion abzuwarten.
- Nach längerer Einnahme können Krankheitssymptome im Sinne der Ähnlichkeitsregel entstehen (**ungewollte Arzneimittelprüfung**). Das Arzneimittel ist bei vermuteter ungewollter Arzneimittelprüfung abzusetzen und die weitere Reaktion abzuwarten.
- Sehr **giftige Mittel** sollen nicht über längere Zeit in niedrigen Potenzen gegeben werden, da durchaus chronische Vergiftungen resultieren können (z.B. bei Arsen oder Quecksilber in D4).
- Zu lange dauernde **vergebliche homöopathische Behandlungsversuche** können Komplikationen nach sich ziehen. Bei jeder homöopathischen Therapie ist zu fragen, ob die Krankheit einer homöopathischen Therapie überhaupt zugänglich ist (Gegenbeispiel: Diabetes mellitus Typ I).
- Selbst wenn Homöopathie bei einer Krankheit angezeigt sein kann, ist es möglich, daß der zu behandelnde Organismus aufgrund **mangelnder selbstregulativer Fähigkeiten** den beabsichtigten homöopathischen Reiz trotz korrekter Mittelwahl nicht in erwünschter Weise beantworten kann.
- Die besondere homöopathische Denkweise sowie die Methodik zur richtigen Mittelfindung können dazu verleiten, eine vor der Behandlung **erforderliche schulmedizinische Diagnostik** zu vernachlässigen (z.B. monatelang als Magenschleimhautentzündung behandeltes Magenkarzinom ohne gastroskopische Untersuchung = Magenspiegelung).

Homöopathische Arzneimittelprüfung

Jede wirkende Noxe (Schädlichkeit, krankheitserregende Ursache, z.B. eine Arznei) hat zunächst für eine gewisse Zeit eine Befindensänderung zur Folge (Erstwirkung). Die selbstregulativen Mechanismen des menschlichen Organismus sind jedoch bestrebt, diese Wirkung zu kompensieren (Nachwirkung, Gegenwirkung). Die Folge einer solchen Wechselwirkung zwischen Arznei und Organismus ist gewissermaßen eine künstliche Krankheit. Um diese künstliche Krankheit und die Gesamtheit der dabei auftretenden Symptome zu erfassen, ist eine Arzneimittelprüfung am gesunden Menschen erforderlich. Die Prüfungsrichtlinien sind bereits von Hahnemann genau festgelegt worden.

Bei der Arzneimittelprüfung nimmt eine größere Anzahl von Versuchspersonen (Prüfer) die zu prüfende Substanz mit definierter Potenz über einen festgelegten Zeitraum ein. Sie müssen alle Befindensänderungen während der Einnahme der Prüfsubstanz beobachten und dokumentieren. Ein Arzneimittel gilt dann als ausgeprüft, wenn bei den Prüfern immer wieder dieselben Symptome auftreten, die auch schon von anderen Prüfern berichtet wurden. Die Gesamtheit aller durch eine Substanz hervorgerufenen Symptome ergibt das **Arzneimittelbild** dieser Substanz. Alle geprüften Substanzen werden in der Arzneimittellehre (= Materia medica) zusammengefaßt.

Die methodisch begründeten Unzulänglichkeiten dieses Verfahrens führten zu teilweise erheblicher Kritik an der Homöopathie. Das subjektive Testverfahren der Arzneimittelprüfung kann es ermöglichen, daß Symptome, die während der Prüfung zufällig auftreten und in keinem Zusammenhang zur Testsubstanz stehen, in das Arzneimittelbild aufgenommen werden. Diese Fehlermöglichkeit kann durch eine Auswahl geeigneter Prüfer, eine genügend große Zahl von Prüfern, Prüfungswiederholungen und Doppelblindversuche minimiert werden.

Darüber hinaus finden nicht nur die Ergebnisse der Arzneimittelprüfung Eingang in das Arzneimittelbild einer Substanz, sondern es werden auch pharmakologisch-toxikologische Erkenntnisse (z.B. Vergiftungssymptome) sowie die Erfahrung bei der Behandlung von Kranken berücksichtigt.

Wirkungsprofile von Homöopathika

Je nach eingesetzter Substanz und Potenz kann eine **unterschiedliche Wirkungsrichtung** homöopathischer Therapie erzielt werden. Es werden folgende Wirkungen unterschieden:

- Organotrope Wirkungen
- Funktiotrope Wirkungen
- Personotrope Wirkungen

Die **organotrope Wirkung** zielt auf das zu behandelnde Organ (z.B. Carduus marianus, Mariendistel bei Lebererkrankungen). Es werden Tiefpotenzen (D1, 2, 3, 4, 6) verwendet.

Die **funktiotrope Wirkung** zielt auf funktionelle Störungen (z.B. Coffea , Kaffee bei Schlaflosigkeit). Es werden mittlere Potenzen (D9, 12, 15) verwendet.

Die **personotrope Wirkung** zielt auf eine konstitutionelle Behandlung des ganzen Menschen.

Unter **Konstitution** versteht man im allgemeinen die anlagebedingte individuelle Ganzheit des einzelnen Menschen - die in der Erbanlage begründete und unter Einbeziehung der Umwelt verwirklichte Gesamtverfassung des Organismus (Aschner). Unter Konstitution im homöopathischen Sinne versteht man eher die Geistes- und Gemütssymptomatik als die körperliche Beschaffenheit, wobei eine einheitliche und allgemein anerkannte Definition des Konstitutionsbegriffes in der Homöopathie nicht existiert. Eine konstitutionelle Therapie wird unter Berücksichtigung dieser Gesamtverfassung durchgeführt, wobei hier nur eine begrenzte Anzahl von Mitteln in Frage kommt und meist Hochpotenzen (D30 und höher) in seltenen Gaben verabreicht werden. Viele Patienten brauchen im Laufe ihres Lebens immer wieder einmal ihr Konstitutionsmittel (z.B. Sulfur-Typ, Pulsatilla-Typ), die Konstitution kann sich aber auch wandeln und die Gabe anderer Konstitutionsmittel erforderlich machen.

Krankheitsbild

Unter dem Krankheitsbild versteht man die Gesamtheit aller Symptome, d.h.

- alle für die Krankheit typischen Zeichen und Symptome
- alle für den Kranken typischen, individuellen Merkmale.

Erst die Erhebung objektiver und subjektiver Parameter führt zu einem präzisen und umfassenden Krankheitsbild im homöopathischen Sinne. Die exakte klinische Diagnose (z.B. chronisch obstruktive Bronchitis mit Emphysem) ist in gewisser Hinsicht bedeutsam, für die Mittelfindung jedoch weniger hilfreich als ein typisches subjektives Symptom, welches in einer „normalen“ klinischen Anamnese kaum vorkommen würde (z.B. „Husten wird durch kaltes Trinken gelindert“). Eine Ausnahme stellt die sogenannte bewährte Indikation dar (z.B. Arnica montana, Bergwohlverleih bei stumpfer Verletzung).

Nur die Erhebung eines exakten, homöopathischen Krankheitsbildes ermöglicht es, durch einen Vergleich von Krankheitsbild mit Arzneimittelbildern nach der Ähnlichkeitsregel das richtige Mittel zu finden. Bei der homöopathischen Mittelwahl wird man jedoch immer wieder feststellen, daß bestimmte Symptome, die zu einem Mittel gehören, vorhanden sind, andere fehlen, und wiederum andere sogar im Widerspruch dazu stehen. Es stellt sich also immer die Frage, welche Symptome bei der Mittelwahl besonders zu berücksichtigen sind.

Homöopathische Mittelwahl

- **Leitsymptome** (z.B. „Verlangen nach frischer Luft trotz Frieren“ bei Carbo vegetabilis, Holzkohle, „Angst vor Gewitter" bei Phosphorus), insbesondere wenn sie vom Patienten klar und spontan geäußert werden, deuten vorrangig auf ein Mittel hin.

- **Gemüts- und Geistessymptome** (z.B. Reizbarkeit, Schwermut) sind wichtiger als Allgemeinsymptome oder Modalitäten (z.B. Verbesserung oder Verschlimmerung durch Stehen, Liegen, Bewegung oder Essen).

- **Andere Symptome** (z.B. Durst, Appetit, Schwitzen, Tageszeit der Beschwerden) sollten gleichwertig berücksichtigt werden, wobei hier die Stärke der Ausprägung ein Symptom mehr oder weniger wichtig erscheinen läßt.

- Ein **sehr stark ausgeprägtes Symptom** sollte im Arzneimittelbild des richtigen Mittels immer vorhanden sein. Wenn ein Patient extreme Verschlechterung der Beschwerden durch Kälte angibt, dann muß diese Verschlechterung auch im Arzneimittelbild der Substanz vorhanden sein. Ein solches hervorstechendes Symptom kann mitunter sogar wichtiger als ein Gemütssymptom werden.

Achtung

Es darf nur **positiv** gewertet werden! Starker Durst z.B. spricht **für** ein Mittel, wenn im Arzneimittelbild Durst als Symptom vorhanden ist. Enthält das Arzneimittelbild jedoch Durst, der Patient gibt aber keinen Durst an, so spricht dies **nicht gegen** das Mittel.

Was erwartet Sie beim Homöopathen?

Ein Homöopath ist ein Therapeut, der homöopathisch behandelt. Die von Laien oft gehörte Gleichsetzung von Homöopath und Heilpraktiker ist irreführend und unzutreffend, da es auch homöopathisch behandelnde Ärzte gibt. Andererseits gibt es auch Heilpraktiker, die wenig oder gar nicht homöopathisch behandeln. Homöopathisch behandelnde Ärzte kann man an der Zusatzbezeichnung „Homöopathie" erkennen, die von der Landesärztekammer nach bestimmten Qualifikationen verliehen wird und auf dem Arztschild und -stempel verwendet werden darf. Grundsätzlich darf aber jeder approbierte Arzt Homöopathika verordnen. Die Adressen homöopathisch behandelnder Ärzte kann der Patient bei der Landesärztekammer oder bei den naturheilärztlichen Gesellschaften erfahren (→ *Adressenliste*, S. 616).

Achtung

Homöopath ist nicht gleich Heilpraktiker!

Bei einem Homöopathen wird weniger Wert auf eingehende körperliche Untersuchungen oder aufwendige diagnostische Maßnahmen gelegt – obwohl dies auch dazugehören kann –, sondern der Patient muß mit einer umfassenden homöopathischen Befragung (Anamnese) rechnen, die durchaus eine Stunde oder länger dauern kann. Es kann daher sinnvoll sein, wenn der Patient schon vorher in Stichworten die Symptome und Begleitumstände seiner Erkrankung, aber auch andere wichtige Merkmale (s.u.) notiert.

Besonders wichtig ist bei der homöopathischen Befragung:

- Genaues Erfragen der Symptome (z.B. genauer Ort, genaue Zeit, Umstände des Auftretens der Beschwerden, begleitende Beschwerden, genauer Charakter der Beschwerden)

- Es folgt meistens eine umfassende vegetative Anamnese, die Fragen zu Stuhl, Urin, Schlaf (auch Träume), Gemüt, Laune, Appetit, Durst, Schweiß, Vorlieben und Abneigung in Bezug auf Speisen und Getränke, Wetterfühligkeit und andere Besonderheiten an Kopf, Rumpf und Extremitäten beinhalten sollte.

- Auch merkwürdige Fragen, die anscheinend nichts mit der Erkrankung zu tun haben (z.B.: „Hatten Sie als Säugling Milchschorf? Mögen Sie fette Speisen?") sind in der homöopathischen Befragung wichtig und können den entscheidenden Hinweis auf das zu wählende Mittel geben.

Dosierungslehre

Die Homöopathie verwendet als Ausgangsstoffe folgende Substanzen:

- Pflanzliche Stoffe (z.B. Atropa belladonna , Tollkirsche)
- Tierische Stoffe (z.B. Apis mellifica, Honigbiene)
- Mineralische Stoffe (z.B. Sulfur, Schwefel)

Hahnemann arbeitete ursprünglich mit starken Verdünnungen seiner aufgrund der Ähnlichkeitsregel verordneten Arzneimittel. Später beobachtete er jedoch, daß durch eine besondere Art der Verarbeitung beim Verdünnen (**Potenzieren** oder **Dynamisieren**) eine deutliche Wirkungsverstärkung erzielt werden konnte. Er behauptete, daß nicht die materielle Substanz, sondern in der Substanz verborgene dynamische Kräfte, die durch das Potenzieren erst entwickelt werden, für die Heilwirkung verantwortlich sind.

Die Kombination aus Verdünnung und Verschüttelung (mit einem Wassser-Alkohol-Gemisch) oder Verreibung (mit Milchzucker) soll diese dynamischen Kräfte zutage fördern. Bei der Potenzierung oder Dynamisation wird also das Materielle verringert und die Kraft gesteigert.

Je höher die Potenzstufe eines homöopathischen Mittels ist, desto weniger der Ursprungssubstanz enthält es, desto stärker ist es aber im homöopathischen Sinne.

Verdünnung und Verschüttelung mit einem Wasser-Alkohol-Gemisch

2 Tropfen einer Mischung von gleichen Teilen eines frischen Pflanzenpreßsaftes und Alkohol werden mit 98 Tropfen eines Wasser-Alkohol-Gemisches verdünnt und dann mehrmals stark geschüttelt, dann erhält man die erste Centesimal-Potenz oder C1 (= 1/100). Nimmt man von dieser C1-Lösung 1 Tropfen und verdünnt und verschüttelt ihn mit 99 Tropfen des Wasser-Alkohol-Gemisches, so ergibt das eine C2. Erneut 1 Tropfen von der C2 in der beschriebenen Weise potenziert führt zu einer C3. Diese C3 enthält nur noch 1/100x1/100x1/100 = ein Millionstel der Ausgangssubstanz. Hahnemann potenzierte gewöhnlich maximal bis zur C30.

Verreibungen mit Milchzucker:

Diese werden analog hergestellt, z.B. für nicht lösliche Substanzen.

In fortgeschrittenem Lebensalter entwickelte Hahnemann noch die LM-Potenzen auf der Basis der Verdünnung 1:50 000 (auch als Q-Potenzen bezeichnet). In Deutschland sind heute die von Hahnemann nicht verwendeten D-Potenzen (Dezimalpotenzen auf der Basis der Verdünnung 1:10) gebräuchlicher als die C- oder LM-Potenzen. Andere als die in der Tabelle 13 angegebenen Potenzen (z.B. D7, C16, LM X) sind nicht

Tab. 13

Homöopathische Potenzen

Potenz	Verdünnung	gebräuchliche Potenzen
Urtinktur	1:1	Ø
D	1:10	1, 2, 3, 4, 6, 8, 12, 30, 60, 100, 200, 500, 1000
C	1:100	1-15, 30, 60, 100, 200, 500, 1000
LM, Q	1:50 000	VI, XII, XVIII, XXIV, XXX

üblich, aber als Sonderanfertigung durchaus möglich (nach Rücksprache mit Apotheker oder Pharmaziebetrieb).

Hochpotenzen sind jene Potenzen, die jenseits der Loschmidtschen Zahl liegen und daher theoretisch kein Molekül der Ausgangssubstanz mehr enthalten. Die Hochpotenzen beginnen bei D23, C12 und LM VI. Hochpotenzen werden gewöhnlich als Globuli oder Dilution verabreicht.
Homöopathika sind als Wasser-Alkohol-Lösungen (Dilutio oder Dil.), Milchzuckertabletten (Tabl.), Milchzuckerverreibungen (Trituratio oder Trit.), Rohrzukkerkügelchen (Globuli oder Glob.) und Injektionen (Amp.) erhältlich (Tab. 14). Gewöhnlich werden Dilution oder Tabletten rezeptiert. In der Kinderheilkunde haben sich Triturationen und Globuli besonders bewährt, die man gegebenenfalls auch in Wasser auflösen kann, was besonders bei Säuglingen eine bessere Verabreichung ermöglicht. Manche unlöslichen Substanzen liegen in niedrigen Potenzen nur in fester Form vor (z.B. Aurum, Gold), ab D6 sind aber alle Potenzen auch als Dilution erhältlich, ab D8 als Lösung für Injektionen.

Für die Dosierung von homöopathischen Arzneimitteln sind prinzipiell keine absolut geltenden Regeln möglich. Die zu wählende Potenz hängt von der erwünschten Wirkungsrichtung (organotrop, funktiotrop, personotrop, s.o.) sowie von empirisch gewonnenen Erkenntnissen ab. So enthalten viele homöopathische Lehrbücher zumindest grobe Angaben zur Potenz des Arzneimittels bei bestimmter Indikation. Hahnemann selbst gab keine allgemein gültigen Dosierungsrichtlinien an. Er betonte, daß die richtige Dosierung nicht von theoretischen Mutmaßungen, sondern von der richtigen Erfahrung des Verordners und der individuellen Erregbarkeit des Patienten abhängig sei. So gibt es einige Homöopathen, die ausschließlich mit C-Potenzen, LM-Potenzen oder Hochpotenzen arbeiten und dabei gute Erfolge erzielen.

Die drei Grundprinzipien der Homöopathie sind:

- ▶ Die **Ähnlichkeitsregel**
- ▶ Die **Arzneimittelprüfung**
- ▶ Die **Dosierungsregel**

Abgeleitete Heilsysteme

Klassische Homöopathie

Die Anhänger der Klassischen Homöopathie behandeln weitestgehend nach den von Hahnemann vorgegebenen Richtlinien, wobei eine konstitutionelle Behandlung betont wird. Abgesehen von der alternierenden Therapie mit maximal zwei Einzelmitteln wird eine strenge Einzelmitteltherapie durchgeführt, da mögliche Wechselwirkungen verschiedener Homöopathika untereinander als nicht vorhersagbar gelten. Abwechselnde Gaben verschiedener Homöopathika sind möglich, wenn die Einzelmittel gemäß der Ähnlichkeitsregel angezeigt sind.

Tab. 14

Homöopathische Darreichungsformen

Darreichungsform – Abkürzung	Übliche Verordnungen	Übliche Einzeldosis
Dilutio = Lösung – Dil.	D, C, LM	5 Tropfen (3-10)
Tabuletta = Tablette – Tabl.	D, C	1 Tablette
Trituratio = Verreibung – Trit.	D	1 Messerspitze
Globulus = Kügelchen – Glob.	D, C, LM	5 Globuli (3-7)
Ampulle = Injektionslösung – Amp.	D, C	1 Ampulle intrakutan, subkutan, intramuskulär, intravenös

Komplexmittelhomöopathie

Werden verschiedene homöopathische Einzelmittel mit ähnlicher Wirkungsrichtung in einem Präparat vereinigt, so bezeichnet man dieses als **Komplexmittel**. Eine synergistische (wirkungsverstärkende) Wirkung der verschiedenen Einzelmittel wird angenommen, ist aber nicht bewiesen. Auf dem Arzneimittelmarkt gibt es eine große Anzahl homöopathischer Komplexmittel als industriell hergestellte Fertigarzneimittel, die im Gegensatz zu den homöopathischen Einzelmitteln meist mit Indikationsangabe versehen sind.

Beispiele:

- Arnica montana Similiaplex® bei Hypertonie (enthält Arnica, Crataegus, Valeriana, Viscum album, Natrium sulfuricum, Berberis, Solidago, Chlorophyllinum, Kalium jodatum in unterschiedlichen Potenzen)
- Coffea Pentarkan® bei Schlaflosigkeit (enthält Coffea, Aconitum, Ambra, Cocculus, Digitoxinum in unterschiedlichen Potenzen)
- Calcium carbonicum oligoplex® bei Milchschorf (enthält Calcium carbonicum, Calcium phosphoricum, Kalium jodatum, Silicea in unterschiedlichen Potenzen)

Biochemie nach Schüßler

Im Jahre 1873 veröffentlichte Wilhelm Heinrich Schüßler den Artikel „Eine abgekürzte homöopathische Therapie", in dem er darlegte, daß man mit nur zwölf anorganischen Stoffen (z.B. Kalium chloratum, Kaliumchlorid) ebenso gut wie mit dem umfangreichen, homöopathischen Arzneimittelrepertoire therapieren könne. Diese zwölf Schüßlerschen Funktionsmittel wurden später um zwölf biochemische Ergänzungsmittel sowie elf biochemische Salben erweitert.

Obwohl er homöopathische Potenzen verwendete (D3, 6 und 12), bezeichnete Schüßler sein Verfahren nicht als homöopathisch, sondern als biochemisch, da es sich nicht auf das Ähnlichkeitsprinzip, sondern auf die physiologisch-chemischen Vorgänge des menschlichen Organismus gründe. Die Therapie besteht darin, im Krankheitsfall ein Defizit an anorganischen Stoffen medikamentös zu substituieren. Unter Substitution wird hier keine nennenswerte materielle verstanden, sondern ein Reiz, der die Zellen befähigt, die fehlenden lebenswichtigen Salze wieder vermehrt aus der Nahrung aufzunehmen.

Nosoden

Der homöopathische Arzt Konstantin Hering berichtet schon 1831 über Nosoden als homöopathische Heilmittel. Nosoden sind homöopathisch potenzierte Präparate, die aus sterilisierten Krankheitsprodukten, Sekreten, Exkreten oder abgetöteten Mikrobenkulturen gewonnen werden. Daneben gibt es auch Toxine (Giftstoffe) und Allergene, die zwar definitionsgemäß keine Nosoden darstellen, aber wie diese in Diagnostik und Therapie eingesetzt werden.

Nosoden, Toxine, Allergene

Gruppe	Beispiel
Krankheitsprodukt	Nosode Appendizitis
Krankheitserreger	Nosode Tetanus
Arzneimittel	Phenacetinum
Stoffwechselprodukt	Cholesterinum
Toxin	Benzpyren

Zusätzlich zur ermittelten Nosode sollte das dazu passende homöopathische Einzelmittel eingesetzt werden. Die durch die Nosode eingeleitete Toxinausschwemmung sollte mit entsprechenden Mitteln, die die Ausleitung über Leber, Niere, Darm, Lunge und Haut unterstützen, behandelt werden. Erstverschlimmerungen wie bei jeder homöopathischen Therapie, aber auch durch die vorübergehende verstärkte Toxinausschwemmung, sind möglich.

Spagyrik

Die Spagyrik ist ein besonderes homöopathisches Zubereitungsverfahren, welches von Graf C. Mattei und C. F. Zimpel entwickelt wurde. Die pflanzlichen Ausgangsstoffe werden nach dem Zerkleinern einer

Hefegärung in wäßrigem Milieu unterzogen. Der anschließend gewonnene wäßrige Extrakt wird homöopathisch potenziert. Der Preßrückstand wird einer alkoholischen Extraktion unterworfen. Der gewonnene alkoholische Extrakt wird ebenfalls homöopathisch potenziert. In der dritten Dezimalpotenz werden beide Extrakte vereint und bis zur gewünschten Dezimalpotenz gemeinsam potenziert.

Die spagyrische Herstellungsweise soll gewährleisten, daß sowohl die im Wasser, als auch die im Alkohol löslichen Inhaltsstoffe , also das Gesamtspektrum der pflanzlichen Wirkstoffe, erfaßt werden. Es wird eine verstärkte Wirksamkeit spagyrisch hergestellter Homöopathika erwartet, wofür wissenschaftliche Beweise noch ausstehen.

Stellung innerhalb der Medizin

Homöopathie und Schulmedizin

Von Teilen der Schulmedizin wird die Homöopathie heute immer noch nicht anerkannt, ja sogar mit stellenweise großem Engagement vehement attackiert. Dabei werden oft sogenannte „naturwissenschaftliche Argumente“ angeführt. Die aus der Erfahrung gewonnene Erkenntnis, daß starke Verdünnungen bzw. Potenzen homöopathischer Arzneimittel zu einer Wirkungsverstärkung führen, steht ja auch in deutlichem Gegensatz zu den Ergebnissen bisheriger naturwissenschaftlicher, pharmakologischer Forschung, die bei Arzneimitteluntersuchungen fast ausschließlich strenge Dosis-Wirkungs-Beziehungen fand (je mehr von einem Medikament gegeben wird, desto größer ist die Wirkung). Aus naturwissenschaftlichen Überlegungen heraus erscheint es auch kaum möglich, daß Hochpotenzen, die kein Molekül der Ausgangssubstanz mehr enthalten, Wirkungen entfalten sollen.

Diese sogenannte naturwissenschaftliche Kritik beruht jedoch auf theoretischen Grundannahmen, die durch neuere physikalische Erkenntnisse zunehmend in Frage gestellt werden. Sie berücksichtigt auch nicht, daß das Wirkprinzip der Homöopathie kein substantielles, üblichen pharmakologischen Regeln folgendes, sondern ein kybernetisches ist, d.h. es spielen weniger stoffliche Substanzwirkungen als vielmehr Übertragungen von Information die entscheidende Rolle bei der Wirkungsweise der Homöopathie. Neuere physikalische Forschungen belegen eindrucksvoll, daß reines Wasser in der Lage ist, Informationen sicher und über lange Zeit zu speichern. Möglicherweise besteht hier genau der Ansatz zum Verständnis der Homöopathie.

Schließlich wurden von den Kritikern bisher keine Experimente durchgeführt, die sowohl naturwissenschaftlichen Kriterien genügen, als auch den Besonderheiten der Homöopathie (Therapie nach Ähnlichkeitsregel, Arzneimittelprüfung und Dosierungslehre) Rechnung tragen.

Von seiten homöopathischer Ärzte wurden inzwischen einige Doppelblind-Plazebo-Versuche (weder Arzt noch Patient wissen, ob das zu testende Medikament oder ein Scheinmedikament eingenommen wird) unternommen, die die überlegene Wirksamkeit der homöopathischen Arznei im Vergleich zum Scheinmedikament belegten.

Der Hauptgrund für die Außenseiterrolle der Homöopathie aus dem Blickwinkel der Schulmedizin ist die Tatsache, daß sie sich nicht in das herrschende Weltbild der Medizin einpassen läßt.

Die Homöopathie kennt nämlich **keine Ursache-Wirkungs-Beziehungen**, sondern nur **Zusammenhänge**. Sie beobachtet beispielsweise, daß ein Patient, der wegen körperlicher Schwäche mit Kollapsneigung ärztliche Hilfe sucht, eine starke Kälteempfindlichkeit aufweist, merkwürdigerweise aber ein großes Verlangen nach frischer Luft und gleichzeitig eine Abneigung gegen fette Speisen hat. Der Arzt vergleicht diese Symptome mit den Symptomen der ihm bekannten homöopathischen Arzneimittel und stellt fest, daß Carbo vegetabilis diesen Symptomen am nächsten kommt. Es wird also versucht, eine Analogie zwischen Patientenschilderung und Befunderhebung einerseits und dem Arzneimittel andererseits herzustellen. In holistischer (ganzheitlicher) Weise wird versucht, Symptomenbild und Arzneimittelbild zur Deckung zu bringen.

Anders bei der Schulmedizin, die oftmals nur ein Symptom behandelt oder an einer genau festgelegten Stelle in eine bekannte Kette innerhalb eines Krankheitsprozesses eingreift (Beispiel: Hemmung des Kalziumioneneinstroms in Herzmuskelzellen zur Behandlung erhöhten Blutdrucks), ohne den Patienten in seiner Gesamtheit mitzubehandeln. In den letzten Jahren zeichnet sich hier unter dem Stichwort „Lebensqualität" allerdings in begrenztem Umfang auch ein Umdenken ab.

Die holistische Vorgehensweise erschwert eine naturwissenschaftliche Absicherung der Homöopathie beträchtlich. Für die Behandlung von Kopfschmerzen kann man homöopathisch verschiedene Mittel einsetzen, z.B. Apis, Belladonna, Gelsemium, Nux vomica. Wenn man allen Kopfschmerzpatienten Belladonna gibt, wird man nur bei einigen einen Erfolg erzielen – nämlich nur bei denjenigen, die von ihrer gesamten Symptomatik her für Belladonna empfindlich sind. Bei allen anderen wirkt Belladonna nicht (abgesehen von Plazebo-Effekten). Kompliziert wird das Verständnis der Arzneimitteltherapie – zumindest aus schulmedizinischer Sicht – noch dadurch, daß Belladonna nicht nur bei Kopfschmerzen eingesetzt werden kann, sondern z.B. auch bei Darmkoliken oder Halsentzündungen, also bei Krankheitszuständen, die nach herkömmlicher Betrachtungsweise nichts miteinander zu tun haben, von denen die Homöopathie aber behauptet, sie gehören alle zusammen, nämlich zum Arzneimittelbild von Belladonna und damit auch zur individuellen Reaktionsweise des Patienten.

Mögliches Erklärungsmodell der Homöopathie

Aus kybernetischer Sicht kann man die Homöopathie als spezifische Reiztherapie und ihre Heilerfolge als Antwort des Organismus auf diese Reize begreifen – analog zur Kneippschen Therapie als unspezifische Reiztherapie, die z.T. auch nach der Ähnlichkeitsregel verfährt (z.B. Durchblutungsstörungen der Beine nicht mit warmem, sondern mit kaltem Wasser behandeln).

Wassermoleküle als Informationsspeicher

Neuere physikalische Studien zur Struktur des Wassers haben ergeben, daß Wasser keineswegs aus einer amorphen Anhäufung von H_2O-Molekülen besteht. Vielmehr befinden sich Wassermoleküle häufig in einer elektromagnetischen Kopplung miteinander und bilden geordnete Haufen (Cluster). Diese Cluster umfassen bei Körpertemperatur ca. 400 Wassermoleküle und stellen stabile, quasi-kristalline Strukturen dar. Aufgrund dieser physikalischen Eigenschaften können sie als Informationsspeicher fungieren.

Möglicherweise hat Hahnemann mit der Potenzierung ein Verfahren gefunden, mit dem Informationen von der Substanz auf das Lösungsmittel aufgeprägt werden können. Die Energiezufuhr durch das Schütteln könnte die bestehenden Cluster der Moleküle des Lösungsmittels zum Teil zerbrechen, die sich anschließend zu neuen Clustern zusammenfinden, deren Struktur (und damit auch Informationsgehalt) sich nach der zu potenzierenden Ausgangssubstanz richtet. Es wird also ein Ordnungszustand geschaffen, der mit jedem Potenzierungsschritt weiter zunimmt. Selbst dann, wenn keine Moleküle der Ausgangssubstanz mehr vorhanden sind, kann die Ordnung weiter zunehmen, da die bereits bestehenden Strukturen weiter prägend wirken. Dies könnte die Wirksamkeit homöopathischer Hochpotenzen jenseits der Loschmidtschen Zahl (D23, C12 oder LM VI) erklären (rein rechnerisch befindet sich dann kein einziges Molekül der Ausgangssubstanz mehr im Medikament).

Die Zwischenzellsubstanz als Wirkort der Homöopathie

Der primäre Wirkort der Homöopathie ist möglicherweise die Zwischenzellsubstanz (Extrazellulärraum) mit seiner wäßrigen, quasi-kristallinen Struktur. Störungen in diesem komplexen Regulationssystem können praktisch den gesamten Körper erfassen, da dieser Raum eine anatomische Einheit bildet. Die in einer bestimmten Ordnung vorliegende Struktur des homöopathischen Arzneimittels vermag im Krankheitsfalle die krankhafte Struktur der Zwischenzellsubstanz zu beeinflussen, wenn die Ordnungszustände des Arzneimittels und der Zwischenzellsubstanz zueinander passen, gewissermaßen in Resonanz stehen. Aus neueren physikalischen Untersuchungen ist bekannt, daß Ordnungszustände sich unter gewissen Umständen schlagartig in einem sich selbst verstärkenden Prozeß ausbreiten können, und daß hierzu oft nur kleine Reize erforderlich sind. Die Wirksamkeit von Homöopathie beruht möglicherweise auf derartigen elektromagnetischen Resonanzeffekten zwischen den Ordnungszuständen homöopathischer Lösungen und den Ordnungszuständen der extrazellulären Flüssigkeit.

Literatur

Enders, N.: Homöopathischer Hausschatz. Karl F. Haug Verlag, Heidelberg.

Enders, N.: Hausapotheke für den homöopathischen Patienten. Karl F. Haug Verlag, Heidelberg.

Enders, N.: Die „homöopathische“ Frau. Karl F. Haug Verlag, Heidelberg.

Enders, N.: Das „homöopathische“ Kind. Karl F. Haug Verlag, Heidelberg.

Gemmel, D.: Homöopathie für alle Tage. TRIAS-Verlag, Stuttgart.

Hammond, C.: Krankheiten homöopathisch behandeln. Knaur-Verlag, München.

Hess, W.: Homöopathisch Denken und Behandeln. TRIAS-Verlag, Stuttgart.

Huijsen, L. P.: Der Homöopathie-Führer. Knaur-Verlag, München.

Leduc, H.: Kranke Kinder homöopathisch behandeln. Knaur-Verlag, München.

Meijer, M./Huijsen, L. P.: Homöopathie für Frauen. Knaur-Verlag, München.

Stübler, M.: Homöopathische Arzneien. TRIAS-Verlag, Stuttgart.

Stumpf, W.: So hilft Homöopathie bei Kinderkrankheiten. Gräfe und Unzer, München.

Ullman, D.: Homöopathie – die sanfte Heilkunst. Knaur-Verlag, München.

Wiesenauer, M.: Homöopathie. TRIAS-Verlag, Stuttgart.

Wiesenauer, M.: Homöopathische Heilmittel. TRIAS-Verlag, Stuttgart.

Mikrobiologische Therapie

Begriffsklärung

Was ist Mikrobiologische Therapie?

Mikrobiologische Therapie (früher auch: **Symbioselenkung**) hat das Ziel, eine normale Besiedelung des Darmes mit Keimen zu erhalten bzw. wiederherzustellen und/oder das darmassoziierte Immunsystem zu modulieren.

Zu diesem Zweck werden Bakterienkulturen (oder -bestandteile) zugeführt, die in unserem Darm in sinnvoller Zusammenarbeit mit unserem Körper stehen. Diese Bakterien ernähren sich von unserem Nahrungsbrei, sind aber dennoch keine Schmarotzer, da sie durch ihre Anwesenheit in gewissem Umfang Infektionen mit Krankheitserregern im Verdauungstrakt verhindern. Darüber hinaus scheinen sie uns über eine unspezifische Stimulierung unseres Immunsystems vor anderen Infektionen zu schützen. Eine solche sinnvolle Zusammenarbeit mit Nutzen für beide Partner bezeichnet man als Symbiose (daher der früher übliche Name „Symbioselenkung" für die Therapie mit mikrobiologischen Präparaten). Wie bedeutsam Darmbakterien sind, wird daran deutlich, daß Tiere, die völlig keimfrei aufwachsen und daher auch keine Darmbakterien besitzen, trotz optimaler Nährstoffzufuhr nicht richtig gedeihen. Unser Darm enthält mehr Bakterien als unser Körper Zellen. Wir sind auf eine Zusammenarbeit mit den – für uns vorteilhaften – Bakterien angewiesen.

Teilweise werden therapeutisch auch abgetötete Bakterien oder Bakterienbestandteile eingesetzt, die dann zwar nicht mehr vermehrungsfähig sind, aber trotzdem eine unspezifische Stimulation der Abwehrzellen des Darmes bewirken. Auch die Zufuhr von Nährstoffen, die das Wachstum für uns vorteilhafter Bakterien fördern (z.B. Milchzucker für Laktobazillen), kann im weiteren Sinne zur Mikrobiologischen Therapie gezählt werden. Eine solche Behandlung wird auch als „probiotische Therapie" bezeichnet, da sie im Gegensatz zur Therapie mit „Antibiotika" nicht gegen Lebewesen ausgerichtet ist.

Was ist eine Dysbiose des Darmes?

Ist unser Darm mit Keimen besiedelt, die für uns nicht vorteilhaft sind, so wird dies als **Dysbiose** bezeichnet. Solche Keime (z.B. Clostridien, Lamblien, krankmachende Escherichia coli-Stämme und mit zunehmender Bedeutung Pilze, besonders Hefepilze) schützen uns nicht mehr vor Infektionen, sondern können unter bestimmten Umständen selbst krank machen. Darüber hinaus bilden sie zahlreiche giftige Substanzen, die schädliche Wirkungen auf die Leber, das Nervensystem und das Immunsystem und außerdem zum Teil krebserzeugende (karzinogene) bzw. krebsbegünstigende (kokarzinogene) Wirkungen besitzen.

Beispiele:

- **Ammoniak** wirkt ungünstig auf den Hirnstoffwechsel. Müdigkeit und verminderte geistige Leistungsfähigkeit können folgen.
- **Indol, Skatol und Aminoverbindungen** belasten die Leber und begünstigen Kopfschmerzerkrankungen. Im Blut können Cholesterin, Harnsäure und Leberenzyme (als Zeichen der Leberbelastung) ansteigen.
- **Phenole und Fuselalkohole** belasten die Leber (Anstieg der Leberenzyme im Blut), sind krebserzeugend und verstärken allergische Reaktionen.

Symptome

Woran kann man eine Darm-Dysbiose erkennen?

Blähungen, häufiger Abgang von Winden, Magen-Darm-Krämpfe, Belastung des Herzens durch Zwerchfellhochstand infolge Magen-Darm-Blähung (Roemheld-Syndrom) sind sehr unspezifische Symptome, die bei vielen Störungen, aber auch einer Fehlbesiedelung des Darmes vorkommen können.

Bei Erkrankungen wie M. Crohn, Colitis ulcerosa, Heuschnupfen, allergisches Asthma bronchiale, Neurodermitis und Gelenkentzündungen nach Infektionen kann die Dysbiose zu einer Verschlechterung der Symptome beitragen.

Ursachen

Wodurch entsteht eine Dysbiose des Darmes?

Die Ursachen für eine Dysbiose sind außerordentlich vielfältig. Sie reichen von angeborenen Fehlbildungen über medikamentöse Einflüsse bis hin zum psychischen Streß.

Ursachen der Darm-Dysbiose

▶ **Anatomische Ursachen**: Angeborene oder erworbene Verengungen im Darmtrakt, Divertikulose, Fisteln im Darmtrakt, Stoma-Operation im Darmtrakt

▶ **Schwere Infektionen des Darmtraktes:** Amöben, Typhus und Paratyphus, schwere Streptokokken- und Staphylokokkeninfektionen, Yersinien, Pilze, Lamblien, Rotaviren und Würmer können eine anschließende Dysbiose des Darmes begünstigen.

▶ **Chronische funktionelle Störungen:** Hypo- und Anazidität (zuwenig oder gar keine Magensäure), Erkrankungen der Bauchspeicheldrüse und der Galle, Malabsorptionssyndrome (Erkrankungen, die mit einer verminderten Aufnahme bestimmter Nährstoffe einhergehen, z.B. Zöliakie), Sklerodermie.

▶ **Therapeutische Einflüsse:** Antibiotika, Cortisonpräparate, Immunsuppressiva, „Pille", Strahlenbehandlung.

▶ **Ernährung:** Denaturierte Nahrungsmittel (z.B. Zucker, raffiniertes Mehl), Nahrungsmittel, auf die allergische Reaktionen erfolgen, Farbstoffe und Konservierungsmittel, Schimmelpilzgifte, einseitige Ernährung.

▶ **Umweltgifte:** Blei, Cadmium, Quecksilber (Amalgam!) u.a. giftige Stoffe (u. U. auch schon bei Konzentrationen, die noch unterhalb der Vergiftungsgrenze liegen).

▶ **Psychisch belastende Ereignisse, Streß** (z.B. Trennungserlebnisse, Prüfungen).

Praktische Hinweise

Wie wird eine Mikrobiologische Therapie durchgeführt?

Die Mikrobiologische Therapie erstreckt sich meistens über einen Zeitraum von ca. 12 Wochen und umfaßt verschiedene Schritte:

- Reduzierung der ungünstigen Darmkeime
- Aktivierung des Leberstoffwechsels, damit die aus dem Darm aufgenommenen giftigen Stoffwechselprodukte besser abgebaut werden können
- Anregung der Produktion von Verdauungssäften, besonders der Magensäure
- Zuführung von günstigen Darmkeimen und deren Stoffwechselprodukten
- Gegebenenfalls Zufuhr von Vitaminen
- Ernährungsumstellung

1. Phase: 1. Woche

Reduzierung der ungünstigen Darmkeime: Ozovit® 3mal täglich 1/2 - 1 TL auf ein Glas Wasser. Hierunter kann es zu starkem Stuhldrang kommen, daher Beginn der Therapie an einem arbeitsfreien Wochenende. Bei Kindern unter 3 Jahren keine, bei Kindern über 3 Jahren nur vorsichtige Ozovit®-Gabe! Auf die Zufuhr von genügend Flüssigkeit ist zu achten.

2. Phase: 2.-4. Woche

Anregung der Verdauungssäfte mit Bitterstoffen (Amara): Pascopancreat® Tropfen + Amara-Tropfen Pascoe S® + Quassia Similiaplex®, davon 2mal täglich vor den Hauptmahlzeiten 20-30 Tropfen in etwas Wasser, wenn möglich etwas im Mund behalten (es kommt gerade auf den mitunter unangenehmen, bitteren Geschmack an!), bei Kindern kann hierauf verzichtet werden.

Stabilisierung des Darm-Milieus: Milchzucker (z.B. Markalakt®) 2mal täglich 1 TL auf eine Tasse mit warmem Wasser.

3. Phase: 5.-12. Woche

Symbioflor I® 5-20 Tropfen einehmen (mit 5 Tropfen beginnen, langsam steigern), anschließend Symbioflor II® 5-20 Tropfen nach Anweisung in der Packung einnehmen. Bei Kindern gegebenenfalls mit Prosymbioflor® beginnen. Die Therapie kann auch mit anderen mikrobiologischen Präparaten erfolgen: Eugalan® Töpfer Pulver, Acidobif® Töpfer Pulver, Mutaflor® Kapseln, Omniflora® Kapseln, Acidophilus® Granulat, Rephalysin® Dragees, Colibiogen® Tropfen.

Weiter: Amara 1mal tägl. 20 Tropfen vor der Hauptmahlzeit, Milchzucker vormittags und nachmittags, 1 TL auf eine Tasse mit warmem Wasser.

Gegebenenfalls die Therapie bis zu 3mal/Jahr wiederholen, dann aber in verkürzter Form:

1. Phase: 3 Tage,
2. Phase: 4.-15. Tag,
3. Phase: anschließend 3 Wochen lang.

Während und auch nach einer solchen Mikrobiologischen Therapie ist auf eine Ernährung zu achten, die das Wachstum für uns vorteilhafter Keime ermöglicht und das Wachstum ungünstiger Keime (z.B. Hefepilze) hemmt. Eine natürliche Vollwertkost (→ *Ernährungstherapie*, S. 96) stellt eine solche Ernährung dar.

Eine Mikrobiologische Therapie kann grundsätzlich vom Laien durchgeführt werden, günstiger ist allerdings die Betreuung durch einen in der Mikrobiologischen Therapie erfahrenen Therapeuten. Dieser kann genauer beurteilen, ob eine solche Therapie angezeigt ist und den Therapieerfolg – gegebenenfalls auch durch Stuhluntersuchungen – besser beurteilen.

Achtung

Bei Nachweis einer hohen Pilzbelastung in der Stuhluntersuchung muß vorher unbedingt eine Behandlung der Pilze durch einen Arzt erfolgen!

Therapie bei Hefepilzbefall

Bei Nachweis von großen Mengen von Hefepilzen (10^5-10^6 Keime/g Stuhl, bei starkem Verdacht auf Zusammenhang von Beschwerden mit der Pilzbesiedelung unter Umständen auch bei geringerer Belastung) im Stuhl hat sich folgendes Therapieschema bewährt:

- Mindestens zweiwöchige **antimykotische** (= pilzbekämpfende) **Therapie:**

Eine Anti-Pilz-Diät sollte bei nachgewiesenem, deutlichem Hefepilzbefall nie ohne antimykotische Therapie erfolgen, da die Hefepilze unter dem „Nahrungsentzug" bei kohlenhydratarmer Kost ihre Form ändern, in die Darmschleimhaut eindringen und dem Körper wichtige Nährstoffe entziehen können. Ihr Therapeut sollte Ihnen daher z.B. ein nystatinhaltiges Präparat verschreiben. Hefepilze sprechen im allgemeinen sehr gut auf Nystatin an (z.B. Adiclair®, Nystatin-Lederle®, Moronal®). Dieses Mittel wird im Darm praktisch nicht aufgenommen, wirkt daher nur lokal und zeichnet sich durch eine ausgezeichnete Verträglichkeit aus. Resistenzen von Hefepilzen gegen Nystatin sind bisher nicht beobachtet worden.

- Umstellung der Ernährung auf eine **Anti-Pilz-Diät** (Tab. 15):

Auch eine ausreichend lange, hoch dosierte Therapie mit Antimykotika (gegen Pilze gerichtete Medikamente) wird nicht oder nur kurzfristig erfolgreich sein, wenn die Nahrung weiter einen hohen Anteil an das Wachstum von Hefepilzen begünstigendem raffinierten Zucker enthält (Hefepilze=Candida, Süßigkeiten = Candy). Daher sollte eine Anti-Pilz-Diät für einige Wochen strikt durchgehalten und später in etwas gemilderter Form durchgeführt werden; Weißmehlprodukte und zuckerhaltige Nahrungsmittel sollten auf Dauer weitgehend aus der Ernährung verbannt werden.

Nahrungsmittel mit Hefe wie Hefeflocken, Hefeaufstriche, Sauerkraut sind bei der Anti-Pilz-Diät grundsätzlich **verboten** (diese Empfehlungen werden nicht von allen mikrobiologischen Therapeuten geteilt), ebenso fast alle **industriell hergestellten Fertigprodukte** (z.B. Puddings, Suppen, Ketchup, Senf), da sie fast immer Zucker und chemische Zusätze enthalten.

Die Diät sollte **1-2 Wochen streng** eingehalten werden, dann in abgemilderter Form (z.B. Gabe von Vollkornprodukten) mit 1-2 Tagen pro Woche, an denen wieder strenge Diät gehalten werden sollte.

Tab. 15

Anti-Pilz-Diät		
Immer verboten	**Bei milder Diät erlaubt**	**Auch bei strenger Diät erlaubt**
Brot und Kuchenteig mit Hefe	Sauerteigbrot, Knäckebrot, Kuchen ohne Zucker	—
Alle Weißmehlprodukte	Vollkornnudeln, -reis, Kartoffeln, Hülsenfrüchte	—
Margarine	Butter, kaltgepreßte Öle	Butter, kaltgepreßte Öle
Wurst, Räucherfisch	Frischfleisch, Frischfisch, Eierspeisen	Frischfleisch, Frischfisch, Eierspeisen
Konserven	Frisches Gemüse und Tiefkühlgemüse ohne Zusätze	Frisches Gemüse und Tiefkühlgemüse ohne Zusätze
Süßes Obst (z.B. Trauben, Bananen, Birnen)	Alle anderen Obstsorten	—
Zucker, Honig, Rübensirup, auch Fruktose und alle damit hergestellten Nahrungsmittel	Süßstoff (wenn man ohne nicht auskommt)	Süßstoff (wenn man ohne nicht auskommt)
Trockenobst, Erdnüsse	Alle anderen Nüsse und Samen	Alle anderen Nüsse und Samen
Alkohol, Fruchtsäfte, Limonaden	Mineralwasser, Kräutertee, Getreidekaffee, frisch gepreßte Obstsäfte	Mineralwasser, Kräutertee

Die Anti-Pilz-Diät ist durchaus umstritten – auch unter Therapeuten, die mikrobiologisch arbeiten. Die Zufuhr von isolierten Zuckern ist aber nachgewiesenermaßen ungünstig, da zumindest die Adhäsion (das Anhaften) von Pilzen an die Darmschleimhaut hierdurch gefördert wird.

Zahlreiche **Kräutertees** haben einen leichten antimykotischen Effekt und sollten reichlich getrunken werden (z.B. Malve, Pfefferminze, Kamille, Wermut, Fenchel). Eine deutliche antimykotische Wirkung hat der **Knoblauch**, der darum in einer Anti-Pilz-Diät großzügig vetreten sein darf (je nach geruchlicher und geschmacklicher Tolerierung).

- Nach der antimykotischen Therapie sollte sich sofort eine **Mikrobiologische Therapie** anschließen (S. 132).

Anzeigen und Gegenanzeigen

Wann ist Mikrobiologische Therapie sinnvoll?

Bei folgende Erkrankungen sind eindeutige Erfolge belegt:

- Magen-Darm-Störungen: Verstopfung, Völlegefühl, Unverträglichkeit von Nahrungsmitteln, Nahrungsmittelallergien, Roemheld-Syndrom

- Vorangegangene Chemo-, Strahlen- oder Antibiotikatherapie
- Besserung der Krankheit durch radikale Ernährungsformen (z.B. Fasten)
- Nachweis einer Darmdysbiose durch eine Stuhluntersuchung
- Colitis ulcerosa/ M.Crohn, Magenschleimhautentzündung bei Säuremangel im Magen

Bei folgenden Krankheiten sind positive Beeinflussungen möglich:

- Migräne und andere Kopfschmerzerkrankungen
- Allergisches Asthma bronchiale und Heuschnupfen
- Allergische Hauterkrankungen und Neurodermitis
- Akne
- Chronische Nierenerkrankungen

Bei richtiger Indikationsstellung gibt es praktisch keine Gegenanzeige für die Mikrobiologische Therapie.

Risiken und Nebenwirkungen

Bei zu hoher Dosierung der Präparate oder bei zu schneller Steigerung der Dosierung kann es gelegentlich zu leichten Magen-Darm-Beschwerden wie Blähungen kommen. Die Dosierung sollte dann reduziert und langsamer als im Schema vorgesehen, gesteigert werden.

Literatur

Informationen zur Mikrobiologischen Therapie erhältlich beim: Institut für Mikrobiologische Therapie, Kornmarkt 34, 35745 Herborn, Tel. 02772-41033.

Mayr/Stossier: Die Candida-Diät. Karl F. Haug Verlag, Heidelberg.

Rost, J.: Die Candida-Mykose - eine Pilzerkrankung mit vielen Gesichtern. TRIAS-Verlag, Stuttgart.

Nährstofftherapie (Orthomolekulare Medizin)

Begriffsklärung

Was ist Nährstofftherapie (Orthomolekulare Medizin)?

Orthomolekulare Medizin dient der Erhaltung guter Gesundheit wie auch der Behandlung von Krankheiten, indem die Konzentrationen körpereigener, für die Gesundheit wichtiger Substanzen verändert werden (nach Nobelpreisträger und „Vitamin-C-Papst" Linus Pauling).

Da der Begriff „Orthomolekulare Medizin" zwar wissenschaftlich korrekt ist, für den Laien aber fremdartig und kaum etwas mit bekannten Begriffen gemein hat, verwenden wir hierfür den etwas anschaulicheren Begriff „Nährstofftherapie". Wörtlich übersetzt bedeutet Orthomolekulare Medizin eine Medizin mit den „richtigen Molekülen". Wir halten den Begriff „Nährstofftherapie" für gerechtfertigt, da die meisten Substanzen, die in der Orthomolekularen Medizin Verwendung finden, Nährstoffe aus unserer normalen Nahrung sind und lediglich in höheren Dosierungen gegeben werden.

Bei den eingesetzten Substanzen handelt es sich überwiegend um Vitamine und Mineralstoffe, aber auch um Aminosäuren, Fettsäuren oder Enzyme. Mit der erhöhten Zufuhr dieser Substanzen, die über die Nahrung oder in isolierter Form erfolgen kann, sollen:

- Mangelzustände ausgeglichen werden (z.B. Gabe von Magnesium bei Wadenkrämpfen und Magnesiummangel)
- Pharmakologische Effekte erzielt werden (z.B. günstiger Effekt von Magnesium auf bestimmte Herzrhythmusstörungen, auch wenn kein Magnesiummangel vorliegt)

Zwischen gesundheitlichen Störungen und im Organismus natürlicherweise vorkommenden Substanzen sind verschiedene Wechselwirkungen möglich.

Wechselwirkungen zwischen gesundheitlichen Störungen und Nährstoffen

- ▶ Ein Symptom oder eine Krankheit kann durch einen Nährstoffmangel verursacht werden (z.B. Blutarmut bei Vitamin B_{12}-Mangel).
- ▶ Eine Krankheit bedingt einen Nährstoffmangel (z.B. Kaliummangel bei starken, länger anhaltenden Durchfällen) und damit weitere Störungen (z.B. Herzrhythmusstörungen).
- ▶ Medikamente oder Schadstoffe bedingen einen Nährstoffmangel und dadurch möglicherweise weitere Störungen (z.B. Entwässerungstabletten verursachen einen Magnesiummangel, der die Entstehung von Herzrhythmusstörungen begünstigt; Rauchen verursacht einen Vitamin-C-Mangel, der für eine erhöhte Infektanfälligkeit verantwortlich ist).

Die Therapie mit Substanzen, die der Nahrungsergänzung dienen, soll den Körper in die Lage versetzen, mit optimalen Konzentrationen aller wichtigen Substanzen eine gute Regulationsfähigkeit des Organismus zu erhalten oder wiederherzustellen. Regulationsfähigkeit ist die Fähigkeit, krankmachende Reize (z.B. Streß, Umwelteinflüsse, Bakterien) angemessen zu beantworten.

Ursachen von Nährstoffdefiziten

Falsche Ernährung und übermäßiger Genußmittelkonsum stellen die wichtigsten Ursachen für Mangelzustände an Nährstoffen dar.

- **Ernährung**

– **Einseitige Ernährung** mit entsprechender Mangelzufuhr bestimmter Nährstoffe (z.B. „fast food", Alkoholismus)
– Erhöhter Bedarf an einzelnen Nährstoffen bei **hoher Zufuhr bestimmter Nahrungsmittel** (z.B. er-

höhter Vitamin-E-Bedarf bei großem Konsum ungesättigter Fettsäuren)
– **Nahrungsverarbeitung** (z.B. Verlust von Nährstoffen durch Erhitzen, chemisches Konservieren)
– Nährstoffverluste durch **lange Transportwege und Lagerung**
– Mögliche Beeinträchtigung des Nährstoffhaushalts durch **Lebensmittelzusatzstoffe** (Farbstoffe, Aromastoffe, Geschmacksverstärker und chemische Konservierungsmittel werden zwar auf ihre akute und chronische Giftigkeit untersucht, mögliche Wechselwirkungen mit den Nährstoffen sind bisher aber weitgehend unerforscht.)

- **Genußmittel**

– **Alkohol** kann einen Mangel an wichtigen Vitaminen und Mineralstoffen bedingen (z.B. Vitamin B_1, B_6, B_{12}, Niacin, Pantothensäure, Folsäure, Magnesium).
– **Koffein** in Kaffee, Tee, Cola-Getränken erhöht die Ausscheidung wichtiger Mineralstoffe (Kalium, Magnesium).
– **Nikotin** (erhöhter Vitamin-C-Bedarf durch erhöhten Verbrauch, erhöhter Bedarf an Zink, welches zur Entgiftung des im Tabakrauch enthaltenen giftigen Kadmiums benötigt wird).

Erhöhter Bedarf in besonderen Situationen

Während **Schwangerschaft** und **Stillzeit,** während **Wachstumsphasen,** in der **Rekonvaleszenz**, nach **Krankheiten** oder **Operationen,** bei **Dialyse** (maschinelle Entgiftung des Blutes bei Nierenversagen) sowie bei **starker körperlicher** oder **seelischer Belastung** besteht ein erhöhter Bedarf an lebenswichtigen Nährstoffen, wobei die Stoffe, bei denen ein Mangel resultieren kann, von der Art der Belastung und der individuellen Ausgangslage abhängen.

Außerdem kann es durch **Umwelteinflüsse** zu Nährstoffmangelzuständen kommen, wobei der jeweilige Mangelstoff nicht sicher vorhersagbar ist. Die vermehrte Belastung des Körpers mit Schwermetallen, Pestiziden und halogenierten Kohlenwasserstoffen erfordert eine erhöhte Zufuhr an für die Entgiftung wichtigen Substanzen.

Viele **Medikamente** können den Bedarf an Nährstoffen ebenfalls erhöhen.

Erhöhter Nährstoffbedarf durch längerfristige Medikamenteneinnahme

- **Schmerzmittel**: Vitamin B_6, C, K
- **Antazida** (Mittel zur Neutralisierung der Magensäure): Vitamin B_1, C, A, D, E, K
- **Antibiotika**: Vitamin B_1, B_2, B_6, B_{12}, Folsäure, Vitamin C, A, D, E, K
- **Diuretika** (Entwässerungstabletten): Folsäure, Kalium, Magnesium (Kalium- und Magnesiummangel begünstigen Bluthochdruck, zu dessen Behandlung Diuretika gerade häufig eingesetzt werden!)
- **Cortison** (und dessen Abkömmlinge): Vitamin B_6, Folsäure, Vitamin C, D, Kalium, Kalzium
- **„Pille"**: Vitamin B_1, B_2, B_6, B_{12}, Folsäure, Vitamin C, A, E, Kalium
- **Abführmittel**: Vitamin A, D, E, K, Kalium, Magnesium (Kalium- und Magnesiummangel begünstigen eine Verstopfung!)
- Synthetische **Fettsenker**: Vitamin B_{12}, Folsäure, Vitamin A, D, E, K

Bedarf an Nährstoffen

Wie viele Nährstoffe braucht der Mensch?

Über den Bedarf an biologischen Substanzen, die von außen zugeführt werden müssen, gibt es noch keine einheitlichen Richtlinien. Tabelle 16 berücksichtigt die Empfehlungen der DGE (Deutsche Gesellschaft für Ernährung) und der amerikanischen RDA-Kommission (Recommended Dietary Allowances). Der erhöhte Bedarf in besonderen Situationen (s.o.) sowie geschlechtsspezifische Unterschiede (z.B. erhöhter Bedarf an Eisen und Folsäure bei Frauen) sind hier nicht aufgeführt. Die therapeutischen Dosierungsempfehlungen stützen sich auf die in der Literatur angegebenen Empfehlungen zur Zufuhr bei Mangelzuständen.

Tab. 16

Tageszufuhr und therapeutische Dosierung wichtiger Nährstoffe

Nährstoff	Empfohlene Tageszufuhr mit der Nahrung	Therapeutische Dosierung
Vitamin A	4000-5000 I.E.	10000-50000 (Schwangere max. 8000-10000) I.E.
Beta-Karotin	3 mg	5-50 mg
Vitamin B_1	1,0-1,5 mg	10-1000 mg
Vitamin B_2	1,2-5 mg	10-50 mg
Niacin (B_3)	15-20 mg	50-4000 mg
Pantothensäure	4-7 mg	50-1000 mg
Vitamin B_6	1,5-2,0 mg	10-200 mg
Folsäure	0,16-0,2 mg	0,4-5 mg
Vitamin B_{12}	2 µg	10-1000 µg
Biotin	30-100 µg	300-5000 µg
Vitamin C	75 mg	50-10000 mg
Vitamin D	200 I.E.	400-1000 I.E.
Vitamin E	8-12 I.E.	100-1200 I.E.
Vitamin K	65-80 µg	30-100 µg
Pangamsäure	5 mg	bis 240 mg
Lezithin	1-3 g	5-10 g
Chrom	50-200 µg	100-300 µg
Eisen	10-18 mg	10-100 mg
Fluor	1 mg	1-(100, ggf. bei Osteoporose) mg
Jod	0,1-0,25 mg	0,1-1,5 mg
Kalium	3-4 g	1-8 g
Kalzium	800-1200 mg	1000-1500 mg
Kupfer	1-3 mg	2-4 mg
Magnesium	280-350	300-900 mg
Mangan	2-5 mg	2-50 mg
Molybdän	75-250 µg	100-1000 µg
Selen	50-200 µg	50-300 µg
Zink	12-15 mg	20-100 mg

Umrechnung: 1g = 1000 mg = 1.000.000 µg

Die Empfehlung der täglichen Zufuhr bezieht sich auf Dosierungen, bei denen keine Mangelerscheinungen zu befürchten sind. Möglicherweise ist eine optimale Funktion des Organismus aber erst bei höheren Dosierungen gewährleistet (dies wird insbesondere für das Vitamin C, aber auch für andere Nährstoffe diskutiert). Die wissenschaftlichen Meinungen und Empfehlungen hierzu sind allerdings teilweise sehr unterschiedlich, eindeutige Erkenntnisse liegen noch nicht vor.

Wie man sieht, können sich die Dosierungen im Einzelfall durchaus um einige Größenordnungen unterscheiden. Genauere Dosierungsempfehlungen sind im

Therapieteil bei den einzelnen Krankheiten nachzulesen, wobei auch hier die Unterschiede zwischen niedrigster und höchster empfohlener Dosis recht groß sein können. Die Zufuhr sollte individuell ermittelt werden (beispielsweise bedarf ein größerer oder länger bestehender Mangel eines Stoffes eine höhere Dosierung, andererseits muß sich die Dosierung auch nach der Verträglichkeit richten – bei hohen Magnesiumdosen kann es zu Durchfall kommen, bei hohen Vitamin-C-Dosen im Grammbereich kann es zu Durchfall oder Magenbeschwerden kommen).

Diagnostik

Wie läßt sich ein Nährstoffmangel erkennen?

Mit den heute zur Verfügung stehenden Meßverfahren ist es möglich, Materialien auf Konzentrationen bis in den ppm-Bereich (parts per million, Teilchen pro Million) zu untersuchen, so daß es gelungen ist, Zusammenhänge zwischen Spurenelementen und bestimmten Krankheitsbildern zu finden. Die gebräuchlichsten Untersuchungsmaterialien sind: Blutserum, Vollblut, Urin, Haar. Die Aussagekraft jedes einzelnen Materials ist jedoch begrenzt:

- **Serum:** Stellt üblicherweise nur den Transportweg dar und erlaubt relativ wenig Rückschlüsse auf den Gehalt des Stoffes im Körper.
- Anhand des **Vollblutgehaltes** und des Serumgehaltes kann allerdings annäherungsweise errechnet werden, wieviel sich innerhalb der Körperzellen befindet.
- **Haar:** Haaranalysen geben gewisse Aufschlüsse über den Gesamtkörpergehalt bestimmter Mineralien. Verfälschungen sind allerdings möglich durch besonders hohe oder niedrige Zufuhr eines Minerals oder Schwermetalls in den letzten 3 Monaten vor Probenentnahme. Auch Haarwaschmittel oder Haarfärbemittel können eine erhebliche Verfälschung der Ergebnisse bewirken.
- **Urin:** Spiegelt nur die aktuelle Ausscheidungssituation wider. Durch bestimmte Provokationstests (z.B. Erhöhung der Quecksilberausscheidung durch DMPS) können aber Rückschlüsse auf die Körperdepots gezogen werden.

Die Auswertung und vor allem die Interpretation und die therapeutischen Konsequenzen solcher Untersuchungen sind mitunter recht schwierig und sollten dem professionellen Therapeuten vorbehalten bleiben.

Praktische Hinweise zur Therapie mit Nahrungsergänzungsstoffen

Es werden Stoffe in therapeutischer Dosierung (Tab. 16) zugeführt, um Nährstoffdefizite auszugleichen, pharmakologische Effekte zu erzielen, den erhöhten Bedarf bei besonderen Belastungen zu gewährleisten oder die Entgiftung von Schwermetallen zu unterstützen. Die Therapie dauert in der Regel mehrere Monate.

- Die Therapie mit Nahrungsergänzung kann in bestimmten Fällen als alleinige Behandlung (Monotherapie) ausreichen (z.B. Magnesium bei Wadenkrämpfen, Herzrhythmusstörungen, Verstopfung).
- In den meisten Fällen ist aber eine Kombination mit anderen Verfahren sinnvoll. Wenn eine optimale Nährstoffversorgung allein nicht ausreichen sollte, eine Krankheit zu heilen oder zu lindern, so versetzt die optimale Versorgung den Organismus doch in eine günstigere Ausgangssituation, durch andere Verfahren gesetzte Heilreize aufzunehmen und umzusetzen.
- Weitere Therapievorschläge → *Therapieteil*, S. 244.
- Fertigpräparate und nährstoffreiche Lebensmittel → *Nährstoffliste*, S. 624.
- Bei der **Schwermetallentgiftung** besitzt die Nahrungsergänzung einen herausragenden Stellenwert:

– Weitestgehende Vermeidung der Schwermetallzufuhr. Dabei sollten individuelle (z.B. Kadmiumzufuhr durch Tabakrauch) und gesellschaftliche Aspekte (z.B. allgemeine Bleibelastung durch verbleites Benzin) beachtet werden.

– Großzügige Vitamin-C-Zufuhr regt die Ausscheidung von Schwermetallen durch eine bessere Wasserlöslichkeit an.
– Schwefelhaltige Aminosäuren (z.B. Methionin, Cystein) bilden ungiftigere Verbindungen mit dem Metall.
– Gezielter Einsatz des jeweiligen Schwermetallgegenspielers in therapeutischer Dosierung:
Kalzium ↔ Aluminium, Kalzium ↔ Blei, Selen ↔ Quecksilber, Zink ↔ Cadmium.

Vorbeugung eines Nährstoffmangels

Was können Sie selbst tun?

- Meiden Sie **Genußgifte** weitestgehend.
- Auch **Schwermetall- und Pestizidbelastungen** sollten - soweit möglich - unterbleiben (→ *Umweltmedizin*, S. 232).
- Achten Sie darauf, keine **Medikamente** einzunehmen, die einen Nährstoffmangel fördern können (siehe S. 138). Wenn solche Medikamente notwendig sind, dann ernähren Sie sich vorwiegend mit solchen Lebensmitteln, die reich an den Nährstoffen sind, bei denen es zu einem Mangel kommen könnte. Bestehen bereits Symptome eines Mangels, so sollten entsprechende Nährstoffpräparate großzügig eingenommen werden.
- Auch bei **besonderen Belastungen**, die einen Mangel an bestimmten Nährstoffen bedingen können (z.B. starke körperliche oder psychische Belastungen, Schwangerschaft), sollte besonderer Wert auf eine nährstoffreiche Ernährung und gegebenenfalls auf eine großzügige Ergänzung mit Nährstoffpräparaten gelegt werden.
- Die wichtigste Empfehlung ist, sich mit **Lebensmitteln** zu ernähren, die eine hohe Nährstoffdichte aufweisen, d.h. bei relativ geringem Kaloriengehalt nährstoffreich sind (→ *Ernährungstherapie*, S. 96, *Nährstoffliste*, S. 624).

Anzeigen und Gegenanzeigen

Wann ist die zusätzliche Zufuhr von Nährstoffen sinnvoll?

Biologische Substanzen sollten immer dann gegeben werden, wenn Defizite dieser Substanzen nachgewiesen, aufgrund der Erkrankung zumindest wahrscheinlich sind oder bei der zu behandelnden Krankheit günstige Effekte erwarten lassen (→ auch *Therapieteil*, S. 244). Insbesondere bei bestimmten psychischen Störungen werden gute Erfolge berichtet (z.B. bei Depressionen, Schizophrenien, Suchterkrankungen). Die Behandlung schwerer psychischer Erkrankungen wie Schizophrenie oder schwerer Formen psychischer Erkrankungen wie Depression mit Selbstmordneigung sollte nicht in der Selbst- oder Angehörigenbehandlung erfolgen, sondern dem professionellen Therapeuten vorbehalten bleiben.

Wann ist eine Nährstofftherapie nicht angezeigt?

Welche Nebenwirkungen und Risiken sind möglich?

Für den Ausgleich eines nachgewiesenen Nährstoffmangels gibt es keine Gegenanzeige. Bei Behandlung mit Nährstoffen, ohne daß ein Mangel besteht, sollten Gegenanzeigen und Nebenwirkungen der einzelnen Substanzen beachtet werden.

Gegenanzeigen und Nebenwirkungen einer Nährstofftherapie (Beispiele)

▶ **Vitamin A**: In der Schwangerschaft keine Dosen über 10.000 I.E. täglich (Gefahr von Mißbildungen beim Kind!), bei hohen Dosen (25.000 I.E. oder mehr) bei gebärfähigen Frauen Verhütung beachten, bei beginnenden rheumatischen Beschwerden oder Arthrosen keine hohen Dosen wegen Gefahr der Verschlechterung der Beschwerden, keine hohen Dosen über längere Zeit einnehmen wegen Gefahr der Überdosierung!

▶ **Vitamin B_1**: Selten Überempfindlichkeitsreaktionen (z.B. Schweißausbrüche, schneller Herzschlag, Juckreiz)

Gegenanzeigen und Nebenwirkungen einer Nährstofftherapie (Beispiele)

▶ **Niacin (Vitamin B_3)**: Patienten mit hohen Harnsäurespiegeln wegen Gefahr der Ablagerung von Harnsäure in den Gelenken, Auslösung von Gichtanfällen

▶ **Vitamin C**: In sehr hohen Dosen (10 g und mehr) Magenbeschwerden oder Durchfall möglich

▶ **Vitamin D**: Nicht bei zuviel Kalzium im Blut (Hyperkalzämie), vorsichtig bei bekanntem Nierensteinleiden oder Sarkoidose anwenden, in der Schwangerschaft keine hohen Dosen (über 400 I.E.)!

▶ **Eisen**: Eisenspeicherkrankheiten und Eisenverwertungsstörungen, Magen-Darm-Beschwerden oder Verstopfung kommen bei hohen Dosen recht häufig vor.

▶ **Kalium**: Nicht bei eingeschränkter Nierenfunktion oder Morbus Addison anwenden, als Nebenwirkungen können Übelkeit, Erbrechen, Sodbrennen, Blähungen, Durchfälle auftreten, bei Verwendung retardierter Präparate (verzögerte Abgabe des Wirkstoffes) in seltenen Fällen Magenschleimhautschäden und Magen-Darm-Blutungen.

▶ **Kalzium**: Nicht bei stark eingeschränkter Nierenfunktion anwenden!

▶ **Magnesium**: Nicht bei stark eingeschränkter Nierenfunktion anwenden, bei hoher Dosierung sind Durchfälle möglich!

▶ **Zink**: Nicht bei stark eingeschränkter Nierenfunktion anwenden!

Literatur

Bessler, E.: Magnesiummangel beheben. Gräfe und Unzer, München.

Die große GU Nährwerttabelle. Gräfe und Unzer, München.

Die große GU Vitamin- und Mineralstofftabelle. Gräfe und Unzer, München.

Glagau/Ohlenschläger: Vitalstoffe - Bausteine der Gesundheit. Karl F. Haug Verlag, Heidelberg.

Ilies, A.: Kaliummangel beheben. Gräfe und Unzer, München.

Pfeiffer, C. C.: Nährstoff-Therapie bei psychischen Störungen. Karl F. Haug Verlag, Heidelberg.

Rias-Bucher, B.: Kalziummangel beheben, Gräfe und Unzer, München.

Righi-Spanfellner, G.: Eisenmangel beheben. Gräfe und Unzer, München.

Schmiedel, V.: Heilen mit Nährstoffen. NaturaMed und Hampp, Neckarsulm.

Scholz, H.: Magnesiummangel. TRIAS-Verlag, Stuttgart.

Scholz, H.: Mineralstoffe und Spurenelemente. TRIAS-Verlag, Stuttgart.

Schünke/Kuhlmann/Lau: Orthomolekulare Medizin - Grundlagen der Nährstofftherapie. BioMedoc Verlag, Lürschau.

Zimmermann/Schurgast/Burgerstein: Burgersteins Handbuch Nährstoffe. Karl F. Haug Verlag, Heidelberg.

Adressen

Stiftung zur Internationalen Förderung der Orthomolekularen Medizin, Postfach, CH-8640 Rapperswil

Neuraltherapie

Begriffsklärung

Was ist Neuraltherapie?

Neuraltherapie ist eine Regulations- oder Umstimmungstherapie, bei der Lokalanästhetika injiziert werden. Lokalanästhetika sind Substanzen, die die Fortleitung von Nervenreizen für Minuten bis Stunden blockieren („örtliche Betäubungsmittel“).

Neuraltherapeuten behandeln mit Injektionen dieser „Betäubungsmittel“ u.a. in die Haut, in Muskeln, an Narben, in Akupunkturpunkte und an Nerven. Das klassische, fast jedem aus eigener Erfahrung bekannte Beispiel für eine Lokalanästhesie ist die Betäubungsspritze beim Zahnarzt: Für eine gewisse Zeit nach der Injektion sind sowohl die Schmerzempfindung als auch das Berührungsgefühl im Bereich des betäubten Nerven ausgeschaltet.

Bei der Wirkung der Neuraltherapie kommt es allerdings weniger auf diese schmerzstillende Lokalanästhesie (= örtliche Betäubung), als auf die Regulierung gestörter örtlicher oder übergeordneter Regelkreise an.

Beispiel: Eine örtliche Verquellung des Bindegewebes, die zwar auf Druck schmerzhaft, jedoch nicht spontan auffällig ist, wird mit einer Injektion eines Lokalanästhetikums aufgelöst. Die örtliche Verquellung hatte zu einer reaktiven Verspannung benachbarter Muskelgruppen geführt, was zu einer Fehlhaltung mit nachfolgenden Schmerzen weitab vom Ort der Verquellung geführt hatte. Nach der Auflösung der Verquellung verschwindet die reaktive Muskelverspannung, anschließend auch die Fehlhaltung und die Schmerzen weit vom Ort der Injektion entfernt.

Die Neuraltherapie bedient sich verschiedener **Injektionstechniken**, die von einfachen Quaddelungen der Haut bis zu tiefen Injektionen an Nervengeflechte reichen. Auf diese unterschiedlichen Techniken wird später noch ausführlich eingegangen. Als **Lokalanästhetika** werden hauptsächlich die Substanzen **Procain** und **Lidocain** eingesetzt (z.B. Novocain®, Xylocain®). Aber auch Mepivacain (z.B. Meaverin®, Scandicain®), Prilocain (z.B. Xylonest®) oder Bupivacain (z.B. Bupivacain®) werden angewendet - der Substanzname endet bei Lokalanästhetika immer mit „-cain“.

Für die neuraltherapeutische Wirkung ist die Substanz, ihre Konzentration und die Menge des eingesetzten Mittels von eher untergeordneter Bedeutung, **entscheidend ist die richtige Wahl des Injektionsortes**. Bei der Anästhesie, bei der Nerven allein zur Schmerzstillung oder Operationsvorbereitung betäubt werden, werden gewöhnlich wesentlich größere Substanzmengen und wesentlich höher konzentrierte Lokalanästhetika eingesetzt. Die maximale Dosis liegt für einen normalgewichtigen Menschen bei 50-100 ml 1%igem Procain bzw. 25-50 ml Lidocain. Darüber hinaus enthalten die in der Anästhesie benutzten Mittel oft gefäßverengende Substanzen, die die betäubende Wirkung verlängern – aber auch die Nebenwirkungsrate erhöhen. In der Neuraltherapie kommt man gewöhnlich mit wenigen ml eines Lokalanästhetikums ohne irgendwelche Zusätze aus.

Da man in der Neuraltherapie mit kleinen Mengen, geringen Konzentrationen und Mitteln ohne Zusätze arbeitet, um die gewünschte regulierende Wirkung zu erreichen, handelt es sich um ein außerordentlich **nebenwirkungsarmes Verfahren**, welches bei Naturheiltherapeuten, aber auch bei niedergelassenen Ärzten und in Kliniken weit verbreitet ist, die der Naturheilkunde ansonsten eher skeptisch gegenüberstehen. Manche Ärzte, die sich von der naturheilkundlichen Neuraltherapie distanzieren wollen, nennen ihre Neuraltherapie **„Therapeutische Lokalanästhesie“**. Dabei sind die eingesetzten Mittel, die Injektionstechniken und -orte im wesentlichen identisch, der hauptsächliche Unterschied besteht darin, daß die Existenz von Störfeldern und das Sekundenphänomen (s.u.) geleugnet wird.

Achtung

In der Neuraltherapie wird mit geringen Mengen von Lokalanästhetika ohne Zusätze gearbeitet. Entscheidend ist die Wahl des richtigen Injektionsortes.

Geschichte der Neuraltherapie

Wie entstand die Neuraltherapie?

Procain kam zu Beginn dieses Jahrhunderts als Novocain® auf den Markt. Bald entstand mittels besonderer Injektionstechniken mit diesem Mittel die sogenannte **Heilanästhesie**. Den Brüdern Walter und Ferdinand Huneke ist es zu verdanken, daß diese Einzeltechniken zu einer neuen, umfassenden, eigenständigen Therapiemethode ausgebaut wurden. Nach einer (versehentlichen) Injektion neben die Ellenbeugenvene beobachteten sie eine positive Wirkung auf Kopfschmerzen und schlossen auf einen nervalen Wirkmechanismus über das Nervengeflecht des Blutgefäßes. Daraus entstand der Begriff Neuraltherapie (= Behandlung über die Nerven).

Im Jahre 1940 entdeckte Ferdinand Huneke das sogenannte **Sekunden-** oder **Huneke-Phänomen**. Er hatte eine Patientin mit Schulterschmerzen erfolglos im Bereich der Schulter behandelt. Als eine alte Osteomyelitisnarbe (Knochenentzündung) am Unterschenkel Reizerscheinungen zeigte, unterspritzte er diese mit Procain. Dabei verschwanden überraschenderweise schlagartig die Schulterbeschwerden (daher Sekundenphänomen). Die Osteomyelitisnarbe war ein Störfeld gewesen, welches für die Schulterbeschwerden mitverantwortlich war (der Begriff „Störfeld" wird auf der nächsten Seite ausführlich erklärt). Huneke erkannte, daß hier nicht der Zufall, sondern die **Regulation übergeordneter Regelkreise** für die Heilung verantwortlich war. Er erforschte das Sekundenphänomen systematisch und faßte seine Erkenntnisse in mehreren Lehrsätzen zusammen.

Bedeutende Neuraltherapeuten wie Adler, Dosch, Hopfer und viele andere sorgten durch erfolgreiche neuraltherapeutische Tätigkeit am Patienten, Fortbildung von Ärzten, Veröffentlichungen und Vorträgen für eine weitere Verbreitung und Entwicklung der Neuraltherapie.

Wirkungen

Was bewirkt eine neuraltherapeutische Injektion und wie bewirkt sie es?

Der Nutzen der Neuraltherapie ist durch eine große Anzahl eindrucksvoller Heilerfolge sowie durch klinische Studien belegt. Über die theoretischen Grundlagen der Wirkung der Neuraltherapie ist hingegen noch wenig bekannt. **Lokalanästhetika** haben u.a. schmerzstillende, entzündungshemmende und lymphflußanregende Wirkungen. Ein Teil der Wirkungen der Neuraltherapie ließe sich mit diesen pharmakologischen Eigenschaften der eingesetzten Mittel erklären. Darüber hinaus behauptet die Neuraltherapie aber, übergeordnete **Regelkreise**, die Muskeln, Nerven, ja sogar Hormonsystem betreffen, beeinflussen zu können.

Lehrsätze der Neuraltherapie

- ▶ Jede chronische Krankheit kann störfeldbedingt sein.
- ▶ Jede Stelle des Körpers kann zum Störfeld werden.
- ▶ Die Injektion mit Lokalanästhetika in das verantwortliche Störfeld heilt die störfeldbedingten Krankheiten, soweit das anatomisch möglich ist, schlagartig über das Sekundenphänomen.
- ▶ Die völlige Beschwerdefreiheit bei Injektion an das Störfeld muß mind. 20 Stunden anhalten (bei Zähnen mind. 8 Stunden).
- ▶ Kehren die Beschwerden nach einer Zeit von mehr als 20 Stunden (oder 8 Stunden bei Zähnen) wieder, muß die Beschwerdefreiheit bei erneuter Injektion an das Störfeld länger als bei der Erstinjektion anhalten.

Beispiel: Es besteht eine örtliche muskuläre Verspannung, die zu einer Minderdurchblutung am Ort der Verspannung führt. Dadurch können schmerzerzeugende Substanzen schlechter entsorgt werden, der Schmerz wird stärker, was wiederum zu einer Verstärkung der Verspannung führt. Dieser Teufelskreis kann durch eine Injektion mit Lokalanästhetika durchbrochen werden. Die vorübergehende Blockierung des Schmerzes hebt die Verspannung auf, die Durchblutung wird verbessert, schmerzerzeugende Substanzen können vom Körper selbst wieder abgebaut werden, und die Schmerzfreiheit (oder zumindest deutliche Linderung) bleibt auch dann bestehen, wenn das Lokalanästhetikum längst seine Wirkung verloren hat.

Dieses Beispiel gibt die positive Beeinflussung eines gestörten Regelkreises etwas vereinfacht, aber anschaulich wieder. Bei Regelkreisen, die übergeordnet sind und auch innere Organe erfassen können, sind die Verhältnisse etwas komplizierter. Kutiviszerale (Haut – Eingeweide), viszerokutane (Eingeweide – Haut), kutikutane (Haut – Haut) und andere Reflexe sind hier bedeutsam. Das Prinzip, daß durch eine Unterbrechung gestörter Reizleitung und -übermittlung der Organismus die Möglichkeit zur Selbstregulierung gestörter Regelkreise erhält, scheint allen neuraltherapeutischen Heilerfolgen gemeinsam zu sein.

Die Regulation des gestörten **Grundsystems** (→ *Wie wirken naturheilkundliche Therapien?*, S. 28) durch Neuraltherapie ist ein weiterer Ansatzpunkt für die erfolgreiche Behandlung. Das weiche Bindegewebe des Zwischenzellraumes weist häufig Störungen auf, die durch Injektionen unter die Haut an den Ort der Störung beseitigt werden können. Dieses weiche Bindegewebe ist ein einheitliches Organ, welches den gesamten Körper durchzieht und unterschiedlichste Organe und Organsysteme miteinander verbindet. Eine positive Regulierung kann über das Grundsystem den ganzen Körper schlagartig erfassen. Phänomene wie das Sekundenphänomen durch Behandlung eines Störfeldes lassen sich möglicherweise über dieses Grundsystem erklären.

Ein **Störfeld** (z.B. eine alte Narbe, eine chronisch entzündete Rachenmandel) sendet ständig Dauerreize aus, die die Regelkreise laufend belasten. An einem Ort verminderter Abwehrkraft, der damit für das Auftreten einer krankhaften Störung disponiert ist, führen diese Dauerreize zu Beschwerden, wobei dieser Ort weit vom Störfeld entfernt sein kann. Wird an das Störfeld ein Lokalanästhetikum injiziert, gehen – zumindest für eine gewisse Zeit – vom Störfeld keine schädlichen Dauerreize mehr aus und die Selbstregulationskräfte des Organismus sind wieder in der Lage, die Beschwerden aus eigener Kraft zu beseitigen. Gelegentlich verschwinden bei der Injektion an das richtige Störfeld die Beschwerden nicht sofort, aber andere Therapien, die bisher erfolglos eingesetzt wurden, greifen nun wieder.

Beispiel: Eine Muskelverspannung im Bereich der Lendenwirbelsäule konnte weder durch Massagen, noch durch neuraltherapeutische Infiltrationen und Quaddelungen im Bereich der Verspannung nachhaltig beeinflußt werden. Nach einer Injektion an einen störfeldverdächtigen Zahn verschwindet die Verspannung zwar nicht, Massagen und neuraltherapeutische Maßnahmen am Ort der Verspannung führen jetzt aber zum Erfolg.

Beim Aufspüren von Störfeldern und deren erfolgreicher Behandlung sind also mitunter geradezu detektivische Fähigkeiten des Therapeuten notwendig. Mit bestimmten Provokationsmethoden oder naturheilkundlichen Diagnostikverfahren können verdächtige Störfelder aber in gewissem Maße eingegrenzt werden. Als Patient können Sie den Behandler auch durch eigene genaue Beobachtung und Beschreibung von Verbesserungen oder Verschlechterungen auf bestimmte Maßnahmen – gegebenenfalls mit Hilfe schriftlicher Notizen – unterstützen.

Erfahrene Neuraltherapeuten berichten, daß Sekundenphänomene in den letzten Jahren seltener als früher ausgelöst werden können. Verantwortlich dafür ist möglicherweise, daß viele chronische Krankheiten durch ein komplexes Zusammenwirken verschiedener schädigender Faktoren entstehen. Das Ausschalten eines Faktors, nämlich des Störfeldes, reicht oft nicht aus, die Selbstheilungfähigkeiten des Organismus genügend zu aktivieren, da durch z.B. Umweltbelastungen und bestimmte Medikamente eine sogenannte **Regulationsstarre** (→ *Wie wirken naturheilkundliche Therapien?*, S. 28) besteht. Diese Regulationsstarre muß eventuell erst durch ausleitende Verfahren (z.B. Fasten, Aderlässe, rohkostreiche Ernährung) aufgehoben werden, damit regulierende Verfahren wie die Neuraltherapie wieder greifen können.

Anzeigen und Gegenanzeigen

Wann ist die Neuraltherapie sinnvoll?

- Nahezu alle **Schmerzzustände** und **Entzündungen**: Dies ist die Domäne der Neuraltherapie; selbst bei Tumorerkrankungen können – zumindest unterstützend – Verbesserungen, wenn auch keine Heilungen erzielt werden. Nach Operationen oder Unfällen kann die Schmerzbeseitigung oder -linderung durch Neuraltherapie zu einer rascheren Mobilisation und Rehabilitation führen.
- **Chronische Erkrankungen**, besonders wenn der Verdacht auf das Vorliegen eines Störfeldes besteht
- **Funktionelle** und **hormonelle Störungen**
- **Diagnostische Klärung** mittels Neuraltherapie: Bei Schmerzzuständen unklarer Ursache kann die Neuraltherapie zur Auffindung beitragen.

Beispiel: Ein linksseitiger Brustschmerz, der auf neuraltherapeutische Infiltrationen gut anspricht, spricht für eine Interkostalneuralgie (Nervenschmerz im Zwischenrippenraum) und gegen eine koronare Herzkrankheit.

Wann darf die Neuraltherapie nicht eingesetzt werden?

- **Allergie** auf das eingesetzte Lokalanästhetikum. Von Kritikern wird das Auftreten gefährlicher allergischen Reaktionen – besonders auf Procain – immer wieder angeführt. In der Mehrzahl der Fälle handelt es sich aber um Kollapszustände durch unsachgemäße Injektion, zu große Mengen von Lokalanästhetika oder Allergien auf Zusatzstoffe in den Lokalanästhetika (z.B. Konservierungsmittel in Durchstechflaschen bei Allergie gegen diese Konservierungsmittel).
- **Gerinnungsstörungen** sowie Antikoagulation (z.B. Marcumar®, Heparin): Hier sind tiefe Injektionen wegen der Blutungsgefahr untersagt. Narbenbehandlungen, Quaddelungen der Haut und Injektionen unter die Haut mit dünnen Nadeln können allerdings gefahrlos erfolgen.
- **Bakteriell entzündete Haut**: Injektion durch eine solche Haut kann zu einer Ausbreitung der Injektion führen.
- **Cholinesterase-Mangel**: Erblich bedingter Mangel eines Enzyms, welches Lokalanästhetika abbaut (sehr selten)
- **Ablehnende Haltung des Patienten, starke Angst vor Spritzen**: Hier sollte wegen der Gefahr von Komplikationen eher auf andere Naturheilverfahren zurückgegriffen werden.
- Intravenöse Injektionen bei schweren **Reizüberleitungsstörungen** oder akuter **Dekompensation** des Herzens (Herzversagen)
- Injektion in die Schilddrüse nach **Radiojodbehandlung** der Schilddrüse
- Die Neuraltherapie ist nur dort wirksam, wo Funktionen gestört sind. **Endzustände mit narbigen Veränderungen** können nicht mehr geheilt werden (z.B. Leberzirrhose, Erbleiden, Geisteskrankheiten, Mangelkrankheiten wie Diabetes mellitus oder Vitaminmangel). Auch Arthrosen können mit Neuraltherapie nicht geheilt werden, hier können aber noch die Reaktionen des Körpers auf die Arthrose wie Schmerz und Entzündung beeinflußt werden, dasselbe gilt für Krebserkrankungen.

Risiken und Nebenwirkungen

Welche Gefahren bestehen bei der Neuraltherapie?

- Kräftiger Puls, allgemeines Wärmegefühl, leichtes Schwitzen, leichtes Zittern können ganz normale Reaktionen auf das Lokalanästhetikum sein; diese Empfindungen verschwinden nach wenigen Minuten.
- Schwindel (bis zum Kollaps) kann bei besonders dafür prädestinierten Patienten (z.B. niedriger Blutdruck mit Neigung zu Kollaps, vegetativ leicht erregbare Patienten) häufiger vorkommen, weshalb nach

jeder neuraltherapeutischen Injektion eine Ruhe- und Beobachtungszeit von mindestens einer halben Stunde angebracht ist.

- Bei Injektion an tieferliegende Strukturen können Schmerzen auftreten. Auch Infiltrationen in den Muskel, ja selbst Quaddelungen in die Haut mit sehr dünnen Injektionskanülen werden von besonders sensiblen Patienten mitunter als recht schmerzhaft empfunden. Durch die betäubende Wirkung des Lokalanästhetikums verschwindet dieser Schmerz in der Regel nach wenigen Sekunden.

- Bei schneller Anflutung (z.B. durch versehentliche Injektion in ein Gefäß oder in stark durchblutetes Gewebe) oder bei großer Menge von Lokalanästhetika kann es zu Erbrechen, Benommenheit, Verlangsamung der Herzfrequenz, Herzrhythmusstörungen oder Kollaps kommen. Da die verwendete Menge in der Regel gering ist und eine gute Kenntnis der Anatomie und der Injektionstechnik beim Neuraltherapeuten erwartet werden kann, sind diese Nebenwirkungen recht selten.

- Injektionen an die Schilddrüse oder an den gynäkologischen Raum (im Unterbauch) können mitunter zu erheblichen psychovegetativen Reaktionen führen (z.B. ein Weinkrampf kurz nach der Injektion). Als Patient sollten Sie wissen, daß eine solche Reaktion harmlos ist und schnell vergeht. Sie ist sogar als ausgesprochen positiv zu werten, da sie anzeigt, daß durch die Injektion „Blockaden" im psychischen Bereich gelöst wurden. Es wurde gewissermaßen genau der wunde Punkt getroffen. Nach einer solchen Reaktion fühlt sich der Patient in der Regel viel befreiter, gelöster und ist für weitere Therapien (z.B. psychotherapeutische Gespräche, pflanzliche oder homöopathische Heilmittel) viel besser zugänglich.

- Die versehentliche Injektion in ein hirnzuführendes Gefäß kann zu Krämpfen führen. Bei guter Kenntnis der anatomischen Verhältnisse und gewissenhafter Überprüfung, ob die Nadel nicht in einem Gefäß liegt, ist eine solche Injektion praktisch nicht möglich.

- Werden gefäßverengende Zusätze benutzt, was in der Anästhesie der Fall ist, in der Neuraltherapie möglichst nicht, so kann es zu einem Glaukomanfall, Herzrhythmusstörungen oder Angina pectoris kommen.

- Konservierungsmittel in Durchstechflaschen können allergische Reaktionen verursachen. Allergien auf Lokalanästhetika sind selten.

Therapieverlauf

Was erwartet Sie beim Neuraltherapeuten?

Neuraltherapie wird von Ärzten und Heilpraktikern angewendet. Adressen von Ärzten, die Neuraltherapie praktizieren, können von den entsprechenden naturheilkundlichen Fachgesellschaften erfragt werden (→ *Adressenliste*, S. 617).

Vor jeder Injektion wird der gewissenhafte Neuraltherapeut eine gründliche Anamnese (Fragen zu Beschwerden, Krankenvorgeschichte) erheben, an die sich eine sorgfältige körperliche Untersuchung anschließt. Bei der Anamnese sind für den Therapeuten einige Punkte besonders wichtig.

Wichtige Informationen vor einer Neuraltherapie

▶ **Zeitlicher Zusammenhang** zwischen Verletzungen, anderen Erkrankungen und jetzigen Beschwerden. Alles kann wichtig sein (z.B. Bagatellverletzungen mit kleinen Narben, Insektenstiche, kleine Operationen, Fehlgeburten, Gallensteinkolik)!

▶ **Auffällige Störungen der vegetativen Regulation** (z.B. Durchblutungsstörungen an bestimmten Stellen, Schweiße, auffällige Hitze- oder Kältegefühle in bestimmten Körperregionen, Schlafstörungen, Beschwerden zu bestimmten Tageszeiten oder bei besonderen Wetterlagen)

▶ **Narben** können eine entscheidende Bedeutung haben, auch solche, an die man eigentlich gar nicht mehr denkt (z.B. alte Knochen-

Wichtige Informationen vor einer Neuraltherapie

brüche, Hauteiterungen, Zahnextraktionen, Ohrlöcher, sonstige kosmetische Eingriffe mit kaum oder gar nicht sichtbarer Narbenbildung).

▶ Jede **Änderung des Beschwerdebildes unter der Therapie** ist bedeutsam. Hier ist es besonders wichtig für die weitere Therapieplanung, wenn die Beobachtungen des Patienten möglichst präzise mitgeteilt werden. Dabei sollte auch die Stärke der Beschwerden oder der Änderung stets mitgeteilt werden, weil dies therapeutische Konsequenzen haben kann.

▶ Auch lange nach der Therapie sollte eine **erneute Beschwerdeverschlechterung** dem Neuraltherapeuten mitgeteilt werden.

Beispiele:

- Bei einer Injektionsbehandlung im Bereich der Schulter wegen Schulterschmerzen kann es anschließend zu Schmerzfreiheit, einer deutlichen Verbesserung, einer leichten, unwesentlichen Verbesserung, keiner Verbesserung oder selten zu einer Verschlechterung kommen. Eine nur unwesentliche Verbesserung sollte dem Behandler auch als solche mitgeteilt werden und nicht etwa geschönt werden, um den Behandler, „der sich doch soviel Mühe gegeben hat, nicht zu enttäuschen". Die Behandlung kann nämlich nur dann als erfolgreich angesehen werden und weiter fortgeführt werden, wenn mindestens eine deutliche Verbesserung eingetreten ist. Ansonsten muß die Behandlungsstrategie sofort geändert werden und gegebenenfalls eine Störfeldsuche eingeleitet werden.
- Eine Injektion an den gynäkologischen Raum (neben die Gebärmutter) hat ein jahrelang bestehendes Kopfschmerzleiden schlagartig beendet (Sekundenphänomen). Nach drei Monaten kehren die Kopfschmerzen langsam wieder, nach sechs Monaten sind die Beschwerden so stark wie vor der Behandlung. Die Patientin sollte nun nicht glauben, die Neuraltherapie habe ja auch nichts genutzt, sondern umgehend den Neuraltherapeuten erneut aufsuchen. Die Wahrscheinlichkeit ist groß, daß das Störfeld mit einer Injektion erneut für längere Zeit ausgeschaltet werden kann – oft sogar für längere Zeit als bei der ersten erfolgreichen Behandlung. Wenn die zweite Behandlung ganz ohne Erfolg ist, sollte nach weiteren Störfeldern gesucht werden.

Es ist also von großer Bedeutung, daß der Patient alle Beschwerden, Beschwerdeänderungen und Auffälligkeiten genau beobachtet – gegebenenfalls sogar schriftlich notiert, da über längere Zeiträume hinweg das Erinnerungsvermögen oft ungenau wird –, damit der Behandler die richtigen Schlüsse daraus ziehen und eine erfolgreiche Behandlungsstrategie entwikkeln kann. Mutmaßungen über Behandlungserfolge oder -mißerfolge sollten nicht angestellt werden, sondern mit dem Behandler diskutiert werden. Zurück zum ersten Beispiel: Die Injektion im Bereich der Schulter wegen Schulterschmerzen führte nicht nur zu keiner Verbesserung, sondern im Gegenteil zu einer deutlichen Verschlechterung. Der Behandler interpretiert dies als Hinweis auf ein Störfeldgeschehen und verdächtigt die Mandeln, die häufig entzündet waren und vor einigen Jahren deshalb entfernt wurden. Nach Injektion an die Tonsillennarben kommt es zu einem Sekundenphänomen mit plötzlichem Verschwinden der Schmerzen in der Schulter. Hätte der Patient die Behandlung nach der Verschlechterung abgebrochen („Neuraltherapie hat mir auch nicht geholfen"), hätte das Störfeld nicht gefunden und Heilung nicht erzielt werden können.

Der Neuraltherapeut beginnt nach Anamnese und Untersuchung gewöhnlich mit einfachen Behandlungen, d.h. er wird zunächst lokal die Schmerzpunkte bzw. Verspannungen quaddeln oder infiltrieren. Bei ungenügendem Erfolg können weiterführende Maßnahmen ergriffen werden, d.h. Punkte im selben Körpersegment, Akupunkturpunkte oder Nervengeflechte, die mit dem gestörten Gebiet in Beziehung stehen, werden mit Lokalanästhetika behandelt. Auch über hormonelle Regelkreise (z.B. Schilddrüse, gynäkologischer Raum) können Beschwerden, insbesondere wenn sie funktioneller Art mit vegetativer Symptomatik sind, oft günstig beeinflußt werden. Auch Reizstoffe (z.B. das Mistelpräparat Plenosol® bei Arthrosen) können ein Abklingen der Beschwerden oder ein Wiederansprechen auf andere Verfahren ermöglichen.

Eine umfassende Neuraltherapie kann also sehr langwierig und lange Zeit auch erfolglos sein, bis man den richtigen Weg zur Heilung erkennt. Therapeut und Patient müssen oft viel Geduld aufbringen, bis ein Erfolg eintritt, der dann aber nicht selten um so eindrucksvoller ist. Nicht wenige Patienten berichten von geradezu wunderbaren Erfolgen, was natürlich das Mißtrauen von Schulmedizinern hervorruft. Darum sei hier betont, daß es Wunder in der Neuraltherapie nicht gibt. Heilungen sind auf das richtige Eingreifen in die richtigen Regelkreise zurückzuführen. Der Organismus selbst ist es, der die Heilung vollbringt, nachdem er von störenden Impulsen entlastet worden ist.

Andererseits soll nicht verschwiegen werden, daß auch mit der Neuraltherapie – zumal wenn sie als alleinige Therapie angewendet wird – nicht alle Patienten geheilt werden können, selbst wenn sie unter einer Krankheit leiden, bei der Neuraltherapie angezeigt ist. Neben Ursachen wie einer Regulationsstarre kann es auch am Neuraltherapeuten liegen, der manchmal ein Künstler sein muß, um die richtige Fährte zu finden. Nicht selten gehört auch eine gute Intuition oder einfach eine Portion Glück dazu, das richtige Störfeld auf Anhieb zu finden – dies gelingt auch sehr guten, erfahrenen Neuraltherapeuten nicht immer. Mißtrauisch sollte der Patient allerdings werden, wenn trotz Mißerfolgen der Behandler seine Strategie nicht ändert und immer wieder – trotz nachgewiesener Wirkungslosigkeit – dieselben Quaddelungen oder Infiltrationen durchführt. Dann sollte schnell der Behandler gewechselt werden.

Die Behandlungshäufigkeit hängt von der Art der Erkrankung und der Reaktion des Patienten auf die Behandlung ab. Bei akuten Erkrankungen (z.B. Gürtelrose) können tägliche Injektionen erforderlich sein, in der Regel wird ein- bis dreimal/Woche behandelt, besonders bei chronischen Erkrankungen gegebenenfalls auch seltener. Bei erfolgreicher Therapie über ein Störfeld sollte so oft behandelt werden, wie Beschwerden auftreten (z.B. Injektion an einen Zahn bei einem Kopfschmerzpatienten ca. alle 6-12 Monate, wenn die Kopfschmerzneigung wieder zunimmt).

Reaktionen auf eine neuraltherapeutische Behandlung

- **Normale Reaktion**: Es kommt zu einer Beschwerdefreiheit oder einer deutlichen Linderung. Dieser Effekt sollte deutlich länger anhalten als die eigentliche anästhetische Wirkung des Mittels (max. 30-60 Minuten), um positiv im Sinne der Neuraltherapie gewertet zu werden. Bei dieser Reaktion sollten weitere Behandlungen bis zur Schmerzfreiheit – soweit möglich – durchgeführt werden. Tritt nach der Injektion vorübergehend eine Verschlechterung ein, die über ein bis zwei Tage anhält, der dann aber eine anhaltende deutliche Besserung folgt, ist dies ebenfalls als positive Reaktion zu werten. Die Therapie ist wie bisher fortzusetzen.

- **Keine Reaktion oder Verschlechterung**: Tritt keine Reaktion auf oder eine Verschlechterung, bei der sich die Beschwerden nach ein bis zwei Tagen nur wieder auf den Ausgangsbefund reduzieren, ist eine Fortsetzung der bisherigen Therapie zwecklos, da die Beschwerden wahrscheinlich störfeldbedingt sind.

- **Retrogrades Phänomen nach Hopfer**: Treten im Zusammenhang mit der Injektion zusätzliche, andere Beschwerden auf, während sich am eigentlich zu behandelnden Krankheitsbild nichts ändert, so meldet sich mit diesen neuen Beschwerden ein Störfeld. Dieses Störfeld kann entweder die eigentlich zu behandelnde Krankheit bedingen oder auch ganz andere Beschwerden unterhalten. Es ist in jedem Fall zu behandeln.

- **Sekundenphänomen, Huneke-Phänomen**: Die meisten Störfelder befinden sich im Kopfbereich (z.B. Zähne, Mandeln, Narben). Hautnarben, Knochenbrüche, der Nabel (als erste Wunde im Leben) können Störfeldcharakter annehmen, aber auch Organe können zu Störfeldern werden (z.B. Leber nach Hepatitis, Darm nach Typhus oder Dysbakterie). Ein Sekundenphänomen gilt als bewiesen, wenn nach Injektion an ein Störfeld für mindestens 20 Stunden (bei Zähnen mindestens 8 Stunden) sofort Beschwerdefreiheit eintritt und dieses Phänomen wiederholbar ist, wobei die Beschwerdefreiheit nach der zweiten länger als nach der ersten Injektion anhält. Das Störfeld sollte nach Möglichkeit saniert werden (z.B. Operation bei chronischer, immer wiederkehrender Mandelentzündung) oder durch wiederholte Injektionen bei wiederkehrenden Beschwerden nach und nach ausgeschaltet werden (z.B. wiederholte Injektionen an die Narbe nach der Mandeloperation).

- **Verzögertes Sekundenphänomen**: Gelegentlich kann eine völlige Beschwerdefreiheit nach Injektion an ein vermutetes Störfeld erst nach einigen Minuten oder Stunden auftreten. Wenn anschließend Beschwerdefreiheit für mindestens 20 (bzw. 8) Stunden vorliegt und das Phänomen sich wiederholen läßt, so handelt es sich um ein verzögertes Sekundenphänomen.

- **Inkomplettes Sekundenphänomen**: Nach Injektion in ein verdächtiges Störfeld verschwinden schlagartig Teile der Beschwerden. Erklärung: Entweder wurde in die Nähe des tatsächlichen Störfeldes injiziert (z.B. Injektion an die Mandeln, tatsächlicher Störherd ist aber der Weisheitszahn) oder es wurde nur eines von mehreren vorhandenen Störfeldern ausgeschaltet.

- **Blockade durch Störfeld**: Es ist möglich, daß ein Störfeld den Organismus in seiner Regulationsfähigkeit blockiert. Dies kann dazu führen, daß die Beschwerden nach Injektion an das Störfeld zwar nicht verschwinden, der Organismus wird aber wieder für regulierende Therapien empfänglich, die vorher vergeblich angewendet wurden (z.B. Neuraltherapie im entsprechenden Körpersegment, Massage, Akupunktur).

Häufig erweisen sich Zähne als Störfelder für unterschiedlichste Beschwerden, was nicht selten die Empfehlung einer entsprechenden Zahnsanierung nach sich zieht. Eine solche Zahnsanierung, die mitunter die Entfernung mehrerer unter Umständen für das Gebiß und die Kautätigkeit wichtiger Zähne zur Folge hat, sollte gut bedacht werden.

Beispiele: Bei einem 35jährigen Patienten mit rheumatoider Arthritis und mehrfach nachgewiesenem Zahnstörfeld wird man sich großzügig zur Zahnsanierung entscheiden müssen. Bei einem 80jährigen Patienten, bei dem die Gebißprothese am störenden Zahn fixiert ist, wird man die Indikation zur Zahnentfernung eher zurückhaltend stellen müssen, besonders dann, wenn mit Injektionen an den Zahn für Wochen bis Monate Beschwerdefreiheit zu erzielen ist.

Es gibt mittlerweile viele Fälle, wo eine großzügige und großräumige Zahnentfernung keineswegs zu den erwünschten Ergebnissen geführt hat. Daher sollte man sich schon recht sicher sein, daß der Zahn oder die Zähne tatsächlich für die Beschwerden verantwortlich sind. Hat man sich für die Entfernung entschieden, so sollte sie gewissenhaft von einem guten Zahnarzt vorgenommen werden, der in jedem Fall den Zahnkieferbereich mit auskürettiert. Außerdem sollte eine neuraltherapeutische Behandlung der Extraktionsnarben durchgeführt werden und gegebenenfalls bei erneutem Auftreten der Beschwerden wiederholt werden.

Aus den vielfältigen Reaktionsweisen wird ersichtlich, wie schwierig es mitunter für den Untersucher sein kann, die richtige Behandlungsstrategie zu entwickeln. Es wird auch klar, wie wichtig die gute Mitarbeit des Patienten einschließlich einer exakter Schilderung seiner Beschwerden und deren Änderungen ist.

Injektionstechniken

Wie wird bei der Neuraltherapie injiziert?

Quaddeln

Bei der Quaddelung wird mit einer dünnen Kanüle eine geringe Menge eines Lokalanästhetikums ganz oberflächlich in die Haut injiziert. Dabei bildet sich auf der Haut ein kleines Bläschen, die Quaddel, welches wie von einem Insektenstich aussieht. Oft werden dabei große Hautareale mit vielen Quaddeln be-

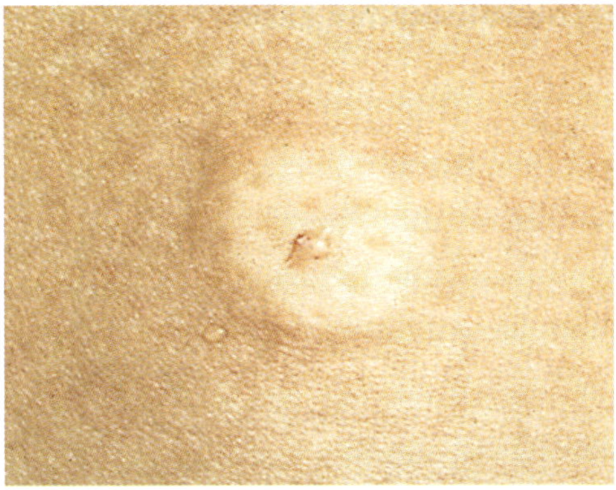

Abb. 33: Fotografie einer Quaddelung. Aus: Dosch, M.: Bildatlas der Neuraltherapie. Karl F. Haug Verlag, Heidelberg 1994

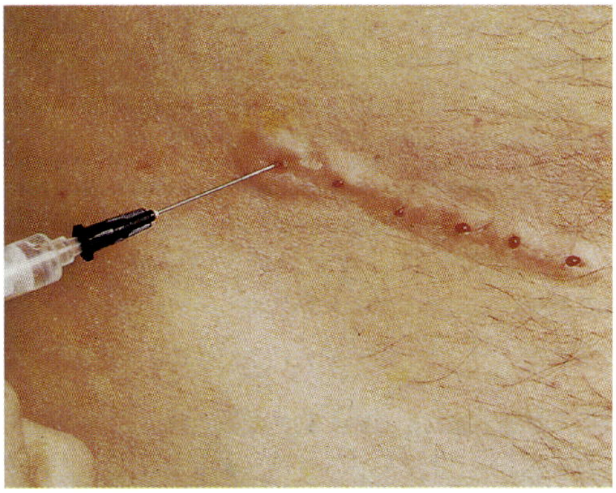

Abb. 34: Fotografie einer Narbenbehandlung. Aus: Dosch, M.: Bildatlas der Neuraltherapie. Karl F. Haug Verlag, Heidelberg 1994

deckt (z.B. die Flohleiter, eine Quaddelserie links und rechts neben jedem Wirbelkörper der gesamten Wirbelsäule, der Bauchkranz oder der Dornenkranz, Abb. 33).

Infiltration

Bei der Infiltration wird etwas tiefer in die Muskulatur injiziert, wobei besonders knotige Verhärtungen bevorzugt werden.

Intravenöse Injektion

In der Regel wird 1 ml Lokalanästhetikum in eine Vene injiziert und beim Herausziehen der Nadel noch ein kleines Depot neben das Gefäß zur Beeinflussung der das Gefäß umgebenden Nerven gesetzt.

Intraarterielle Injektion

Injektion in eine Arterie, meist bei arterieller Durchblutungsstörung. Diese Behandlung sollte nur von erfahrenen Neuraltherapeuten durchgeführt werden.

Narbenbehandlung

Das Unterspritzen von Narben dient der Vorbeugung, dem Auffinden oder dem Behandeln von Narbenstörfeldern. Darüber hinaus soll eine rechtzeitige Narbenbehandlung die Narbenheilung und das kosmetische Ergebnis verbessern. Dabei werden mit einer sehr dünnen Nadel ein oder mehrere Depots an und unter die Narbe gesetzt. Bei sehr harten Narben kann dies mitunter etwas schwierig und schmerzhaft sein (Abb. 34).

Behandlung von Nervenaustrittspunkten

Zur Behandlung eines Nerven (z.B. bei Trigeminusneuralgie) kann eine Behandlung der Stelle, wo der Nerv aus dem Knochen an die Oberfläche tritt, hilfreich sein.

Injektion an Ganglien (Nervenknoten) und Spinalwurzeln (Nervenwurzeln an der Wirbelsäule)

Mit diesen Injektionen können oft große Gebiete und übergeordnete Regelkreise beeinflußt werden (z.B. Injektion an das Ganglion stellatum, ein Nervengeflecht im Hals, welches Beziehungen praktisch zum gesamten Oberkörper hat). Dabei handelt es sich um tiefere Injektionen mit etwas dickeren und längeren Nadeln. Bei korrektem und vorsichtigem Vorgehen sind aber auch diese Injektionen kaum schmerzhaft. Durch das (vorübergehende) „Ausschalten" dieser Nervengeflechte kommt es naturgemäß zu Beeinträchtigungen im Versorgungsgebiet der entsprechenden Nerven. Dies kann von Gefühlsstörungen bis zu Lähmungen reichen. Dabei handelt es sich keineswegs um unbeabsichtigte Nebenwirkungen, sondern um notwendige Begleiterscheinungen, die nach 30 bis 60 Minuten wieder verschwinden (Beispiel: Das „Lahmwerden" des Augenlides der entsprechenden Seite ist bei einer erfolgreichen Injektion an das Ganglion stellatum obligatorisch).

Behandlung der Tonsillen (Mandeln)

Die Injektion an die Rachenmandeln bzw. an die Tonsillektomienarben ist eine häufige Behandlungsmethode bei vielen Erkrankungen im Kopfbereich sowie zur Störfeldsuche.

Behandlung der Schilddrüse

Die Schilddrüse ist ein wichtiges Zentrum der vegetativen und hormonellen Regulation. Die Injektion erfolgt mit einer dünnen Nadel an beide Schilddrüsenlappen. Nach der Injektion kann es mitunter zu starken emotionalen Reaktionen kommen (z.B. Auftreten eines Weinkrampfes). Eine solche Reaktion muß den Patienten nicht beunruhigen, sondern ist im Gegenteil ein gutes Zeichen für ein Ansprechen der Therapie. Es wurde gewissermaßen eine „seelische Blockierung" gelöst, der „richtige Punkt" wurde getroffen.

Behandlung der Zähne

Zähne sind nicht selten Störfelder. Zum Testen und zum Behandeln dieser Störfelder muß an die einzelnen verdächtigen Zähne injiziert werden. Eine Leitungsanästhesie, die eine ganze Zahnreihe betäubt, ist zwar naheliegend, aber falsch. Die Injektion erfolgt entweder an die Zahnwurzel oder in den Spalt zwischen Zahn und Zahnfleisch (oder in die Narbe nach Extraktion). Bei den heute verwendeten technischen Materialien sind diese Injektionen nahezu schmerzlos.

Gelenkbehandlung

Bei rheumatischen Beschwerden, Arthrosen oder anderen Gelenkbeschwerden lassen sich mit der Neuraltherapie gute Erfolge erzielen. Dabei wird meist an die das Gelenk umgebenden Strukturen (z.B. Kapsel, Schleimbeutel, Bänder) injiziert. Eine Injektion direkt in das Gelenk wird nur selten nötig sein und erfordert sterile Bedingungen, damit eine Infektion des Gelenkes vermieden wird.

Literatur

Dosch, P.: Wissenswertes zur Neuraltherapie. Karl F. Haug Verlag, Heidelberg.

Imm, H.: Patienteninformation zur Neuraltherapie. ML Verlag, Uelzen.

Ordnungstherapie

Begriffsklärung

Was ist Ordnungstherapie?

Den Begriff „Ordnungstherapie" zu definieren fällt nicht ganz leicht, da sie „ein weites Feld" darstellt. Alles, was zur richtigen Ordnung des Lebens und damit zur Stärkung des Organismus gegenüber allen möglichen krankheitserzeugenden Einflüssen beiträgt, kann letztlich unter der Ordnungstherapie subsumiert werden. Ordnungstherapie faßt also **psychosomatische, rhythmische, soziale, kulturelle, politische, ökonomische** und **ökologische Aspekte** zusammen.

Die Ordnungstherapie stellt somit ein **umfassendes, ganzheitliches Behandlungsprinzip** der Naturheilverfahren dar.

Bereits in der Antike finden wir bei **Hippokrates** Empfehlungen, die man als Ordnungstherapie bezeichnen möchte. Er sprach von einer „Diaita", worunter er nicht nur eine Diät im Sinne von Ernährungsratschlägen, sondern die gesamte Lebensweise verstand. Der Pfarrer **Sebastian Kneipp** hat im 19. Jahrhundert den Begriff Ordnungstherapie geprägt, indem er sie als eine der fünf Säulen seiner Therapie – neben Ernährung, Bewegung, Pflanzenheilkunde und Wasseranwendungen – etablierte (er selbst hat in seinem Werk den Begriff allerdings nie definiert). **Max Bircher-Benner** hat in der ersten Hälfte unseres Jahrhunderts ausführlich versucht, seine Vorstellungen von Ordnungstherapie in das therapeutische Repertoire der Ärzte einzuführen. Ebenso wie mit seiner Ernährungslehre war er damit jedoch seiner Zeit weit voraus. Erst in den Jahrzehnten nach seinem Tod (1939) begann man die Bedeutung seiner Erkenntnisse zu ermessen.

Die Ordnungstherapie müßte eigentlich an erster Stelle der in diesem Buch beschriebenen Naturheilverfahren stehen, da die Ordnungstherapie gewissermaßen das **übergeordnete Prinzip aller Naturheilverfahren** darstellt. Jede naturheilkundliche Behandlung einer Krankheit versucht, die gestörte Ordnung im Organismus wieder herzustellen bzw. die Selbstheilungskräfte durch gezielte Reize dahingehend zu aktivieren, einen Zustand der „Unordnung", der sich in Krankheit manifestiert, zu beseitigen. Kneippsche Güsse trainieren die Gefäße und sorgen für deren richtiges Funktionieren, Neuraltherapie kann ein die Selbstheilungskräfte blockierendes Störfeld ausschalten, die Akupunktur reguliert Ungleichgewichte im Energiehaushalt der verschiedenen Meridiane, um nur einige Beispiele zu nennen, die die Bedeutung jedes einzelnen Naturheilverfahrens als Ordnungstherapie im weiteren Sinne unterstreichen.

Die „Ordnungsgesetze des Lebens"

Unter diesem Titel veröffentlichte Bircher-Benner 1937 seine Erkenntnisse zur Ordnungstherapie. Heutzutage klingt einiges von dem, was und vor allem wie er es sagt, recht pathetisch, jedoch muß auch der kritische Leser seiner Schriften eingestehen, daß keine seiner Äußerungen an Aktualität verloren hat. Im Gegenteil haben viele streng naturwissenschaftlich durchgeführte Studien den Wahrheitsgehalt seiner Aussagen bestätigt. In einer Welt, die mehr und mehr in Unordnung zu geraten scheint, ist die Auseinandersetzung mit Regeln, die das Leben ordnen und Gesundheit zu stabilisieren vermögen, wichtiger denn je (alle im folgenden aufgeführten Zitate aus Bircher-Benner: Ordnungsgesetze des Lebens).

Das Organisationsgesetz der Nahrung

„Nahrung ist die Verkörperung der Energie für den Betrieb unseres Organismus." Nahrung ist nach Bircher-Benner aber mehr als die Summe aus Energie und den einzelnen Nährstoffen. Das Pflanzenorgan (z.B. Blatt, Knolle, Samen, Wurzel) bildet nur als Ganzes eine Wirkungs- oder Nahrungseinheit. Willkürliche Trennung in die Einzelbestandteile (z.B. Entfernen der Kleie beim Weizenkorn) führt deshalb zu einer ungünstigen, weil einseitigen Nahrungswirkung. Alle Zustandsänderungen der Nahrung (z.B. Kochen, Braten, Gären) bedeuten einen weiteren Organisationsverlust.

Organe des tierischen Organismus (z.B. Muskelfleisch) haben an sich schon eine einseitige Organisation. Durch Zerfallsprozesse nach dem Tode sowie durch weiteres Verarbeiten (z.B. Braten, Grillen) erfährt diese Nahrung eine weitere Desorganisation, was für den menschlichen Organismus ungünstig sein kann, wenn sie in hohem Maße zugeführt wird.

Bircher-Benner folgert daraus: „Das maximale Wirkungsvermögen der vegetabilen (pflanzlichen) Frischnahrung ist bei allen Krankheiten eine unvergleichliche Heilkraft, für die Gesunden aber eine Schutzkraft gegen Krankheit.“ Interessant ist in diesem Zusammenhang, daß Kollath sein Hauptwerk über die Ernährung „Die Ordnung unserer Nahrung“ betitelt hat (→ *Ernährungstherapie*, S. 96). Die moderne Ernährungsforschung und -beratung ist heute immer noch überwiegend analytisch-mechanistisch ausgerichtet und beurteilt die Nahrung nach Energiegehalt, Vitamin- und Mineralgehalt, berücksichtigt auch noch einige wichtige weitere Nahrungsbestandteile (z.B. Ballaststoffe, Cholesterin), vernachlässigt dabei aber die Ordnungskraft der Nahrung, da sie ein Qualitätsmerkmal darstellt, sich aber nicht quantifizieren (= zählen, messen) läßt.

Das Gleichgewichtsgesetz der Ernährung

„Der Organismus bedarf der Zufuhr sämtlicher Nährfaktoren...in einem harmonischen Gleichgewicht. ... Ist die Nahrung quantitativ und kalorisch genügend oder selbst überreich, sind aber einzelne Faktoren in zu geringer Menge, andere im Überschuß vorhanden, so wird die Harmonie der Lebensvorgänge im Körper gefährdet, die Gesundheit und die Konstitution schleichend geschädigt, so daß schließlich mancherlei Krankheiten auftreten.“

Bircher-Benner betont, daß die Frage, welche Nahrungszusammensetzung das optimale Gleichgewicht darstellt, durchaus widersprüchlich beantwortet wird. Er kritisiert die in der ersten Hälfte des Jahrhunderts noch vorherrschende Lehrmeinung, die eine reichliche Kalorien- und Eiweißzufuhr – insbesondere aus Milch und Fleisch – empfahl, hingegen Obst und Gemüse abwertete. Inzwischen wurden die Empfehlungen zur Eiweiß- und Kalorienzufuhr praktisch jedes Jahrzehnt nach unten korrigiert und Bircher-Benner damit posthum bestätigt.

Die Empfehlung bezüglich Eiweiß lautet inzwischen 0,6-0,8 g/kg Körpergewicht, d.h. 42-56 g bei einem 70 kg schweren Menschen. Diese Menge wird bereits von 200-250 g Schweinefleisch (Muskel ohne sichtbares Fett) oder eine große Portion Nudeln (300-400g) erreicht. Jede zusätzliche Eiweißzufuhr – und praktisch alle Nahrungsmittel enthalten mehr oder weniger viel Eiweiß – würde keinen zusätzlichen Nutzen, möglicherweise aber Schaden bringen.

Bircher-Benner lehnte die Zufuhr von Fleisch und anderen tierischen Produkten nicht strikt ab, empfahl aber ein Maßhalten – selbst bei einer gesunden, reinen Kuhmilch, da sonst das Gleichgewicht der Ernährung in Gefahr gerate. Er kritisierte die bereits zu seinen Lebzeiten übermäßige Zufuhr tierischer Produkte, die ja in den Jahrzehnten nach Bircher-Benner nochmals eine deutliche Zunahme erfahren hat.

Das Ökonomiegesetz

Das Ökonomiegesetz, d.h. das Gesetz der Wirtschaftlichkeit, besagt, „daß überschüssige Nahrungszufuhr sowohl die Leistungsfähigkeit wie die Gesundheit mindert... die Nahrungszufuhr soll gerade den Bedarf decken.“ Mit einer Nahrung, die reich an frischen Bestandteilen ist sowie das Organisations- und das Gleichgewichtsgesetz beachtet, läßt sich auch das Ökonomiegesetz leicht einhalten. Aus Rücksicht auf die Verdauungsorgane ist es darüber hinaus empfehlenswert, sich auf eine Haupt- und zwei Nebenmahlzeiten zu beschränken und Zwischenmahlzeiten zu meiden (von Einzelfällen, wo Zwischenmahlzeiten sinnvoll sein können, abgesehen).

Das Ökonomiegesetz läßt sich auch auf andere Bereiche anwenden. In einer Zeit des Überflusses – zumindest in diesem Teil der Welt – verhalten wir uns häufig unwirtschaftlich. Wir verbrauchen mehr, als uns selbst und unserer Umwelt gut tut. Wir tun dies im persönlichen Bereich wie auch im gesellschaftlichen Maßstab. Man denke nur an den Verkehr (welche Autobenutzung, welche Reisen sind tatsächlich sinnvoll und notwendig?), Energieverbrauch (wie hoch muß die Zimmertemperatur tatsächlich sein, wieviel Strom in – teilweise überflüssigen Elektrogeräten – müssen wir tatsächlich verbrauchen?) oder den übrigen Konsum (brauchen wir frische Erdbeeren im Winter, jedes Jahr ein neues Auto oder andere Dinge, deren Aufwand bei der Herstellung, deren Umweltbelastung oder deren Preis in keinem sinnvollen Verhältnis zur Steigerung unserer Lebensqualität stehen?). Es soll hier keineswegs ein asketisches Verhalten gepredigt werden, aber es gehört sicher auch zum Ordnungsgesetz der Ökonomie, wenn wir unser Verhalten jeweils dahingehend hinterfragen, ob es für unsere Gesundheit eher förderlich oder schädlich ist und ob es der „Gesundheit" unserer Umwelt und unserer Nachkommen auch zuträglich ist. Ein Maßhalten in diesem Sinne bedeutet auch Lebensordnung.

Das Mundgesetz

„Der Mund...ist...mit allem ausgerüstet, was zur qualitativen und quantitativen Beurteilung der Nahrung und zu ihrer Vorbereitung für die inneren Verdauungsorgane notwendig ist...Das Mundgesetz fordert einfach, daß der Mund bei der Nahrungszufuhr seiner Bestimmung gemäß verwendet werde."

Bircher-Benner fordert hier, dem richtigen Gebrauch des Mundorgans bewußte Aufmerksamkeit zu schenken. Insbesondere „bedarf es bei der Mahlzeit einer geeigneten Gemütslage. Kummer, Sorge, Ärger, Eile mögen der Nahrungsaufnahme fern bleiben."

Die Sinnesfähigkeiten des Mundes sollten also bei der Nahrungsauswahl genutzt werden, die Vorverdauung im Mund und damit eine bessere Aufnahme der Nährstoffe im Darm sollten durch gutes Einspeicheln und Kauen der Nahrung verbessert werden, gleichzeitig bietet uns der Mund die Möglichkeit des sinnlichen Erlebens des Essens – ein Faktor, dessen Bedeutung für unsere Lebensqualität und Gesundheit gar nicht überschätzt werden kann. Auch in unserer hektischen Zeit sollten wir unsere Nahrung nicht nur als notwendige Energie- und Nährstoffzufuhr begreifen, sondern ein wirkliches Genießen anstreben. Genießen ist in diesem Zusammenhang allerdings weniger als eine Auswahl exklusiver Luxusnahrungsmittel zu verstehen, sondern sollte mehr die Begleitumstände des Essens und das Üben eigener Genußfähigkeit beinhalten.

In einer erweiterten Sichtweise des Mundgesetzes (Stichwort „oraler Trieb") steht der Mund im übertragenen Sinne auch für den Wunsch nach rascher Befriedigung von Bedürfnissen. Nicht zufällig werden viele Süchte über den Mund befriedigt (z.B. Zigarettenrauchen, Alkoholkonsum, Beruhigungsmittelabhängigkeit). Hier wird das Mundgesetz eindeutig übertreten, der Mund wird nicht seiner Bestimmung gemäß gebraucht, sondern zur Kompensation von Problemen oder Charakterschwächen, die eigentlich anders gelöst oder verarbeitet werden müßten (→ *Suchttherapie*, S. 545). Im psychoanalytischen Sinne sind auch andere Süchte und Verhaltensweisen „oralen", d.h. dem Mund zugehörigen Ursprungs. Dazu gehören Süchte wie das Fixen mit Heroin, ebenso wie übermäßiges Konsumverhalten (z.B. ständiges Kaufen neuer Kleidung, Erwerb eines neuen Autos jedes Jahr, ja selbst ein ausschweifendes Sexualverhalten mit rasch wechselnden Partnern ohne das Eingehen tieferer Gefühlsbindungen) – all dies hat prinzipiell denselben Ursprung. Auch das Behandeln kleiner Unpäßlichkeiten mit überzogener medikamentöser Therapie gehört hierher (z.B. Behandlung eines grippalen Infektes mit Antibiotika, damit „man rasch wieder fit ist"; die Behandlung von Schulkindern mit Beruhigungsmitteln, antriebssteigernden Mitteln oder sonstigen Präparaten, damit sie in der Schule leistungsfähig sind). Schließlich verhält sich auch unsere Gesellschaft „oral" – jedes Problem wird rasch einer Lösung zugeführt, wobei meist nicht die langfristig günstigere, die tieferen Ursachen des Problems angehende Lösung gewählt wird, sondern diejenige, die das kleinste Übel darstellt, der stärksten Lobby nachgibt oder den Wähler am wenigsten irritiert.

Jeder sollte daher bei sich selbst schauen, wo er sich „oral" verhält, den Mund – auch im übertragenen Sinne – mißbraucht, sich rasche Befriedigung verschafft, um tieferliegende Störungen kurzfristig, auf lange Sicht aber nicht erfolgreich zu kompensieren. Diese Störungen sollten aufgedeckt und dann beseitigt werden, wobei gesunde Verhaltensweisen sinnvoll sind, gegebenenfalls aber auch eine gezielte psychotherapeutische Behandlung erforderlich sein kann.

Das Ordnungsgesetz des Hautorgans

Verschiedenste Reize wie Sonne, Wasser, Luft, Wärme, Kälte treffen auf unsere Haut. Diese Reize sind sinnvoll und notwendig, sie steigern das Hauterleben und die Gesundheit.

„Unter dem Einfluß der von der Haut absorbierten Strahlen ...bilden sich neue lebenswichtige chemische Verbindungen, wie das Vitamin D...Die Steigerung des Hauterlebens, die Erregung des riesigen Hautnervennetzes und des Blutkapillarnetzes ist für das Geschehen im Körperinnern von hohem Gesundheitswert...Es ist wohl ganz selbstverständlich, daß eine wohlbemessene regelmäßige Besonnung des nackten Körpers zu den natürlichen Erfordernissen des Lebens gehört und daß sie gesundheitserhaltend und stärkend wirkt...Auf dem lebenden Apparat der Haut sollte nun auch die umgebende Luft ihr Spiel treiben, sollten Temperaturwechsel, gelegentlich Regen oder das kalte Wasser von Fluß oder See ihre Reize ausüben,...wodurch wiederum die Regulationsvorrichtungen des Körpers geübt und gestärkt würden."

Das Ordnungsgesetz des Hautorgans hat auch heute nichts an Aktualität verloren – trotz oder gerade wegen Problemen wie dem Ozonloch. Es kommt eben auf die „wohlbemessene regelmäßige Besonnung" an. Bei verstärkter UV-Strahlen-Aktivität muß die Zeit, der man sich der Sonne aussetzt, selbstverständlich den neuen Gegebenheiten angepaßt werden. Den Bräunungskult – wie er immer noch in südlichen Gefielden gerade bei deutschen Urlaubern beobachtet werden kann – hätte Bircher-Benner sicher nicht als wohlbemessen bezeichnet. Immunstärkende Wirkungen mäßiger sowie immunschwächende Wirkungen starker Sonnenbestrahlung sind mittlerweile auch wissenschaftlich belegt.

Das Ordnungsgesetz der Lungen

„Unsere Lungen bedürfen frischer, reiner Luft bei Tag und Nacht. In Wohn-, Schlaf-, Geschäftsräumen, in öffentlichen Lokalen, Gaststätten, Konzertsälen, Theatern, Kinos wird gegen dieses Ordnungsgesetz oft gesündigt."

Hier werden persönliche wie auch gesellschaftspolitische und ökologische Dimensionen angesprochen. Jeder hat die Möglichkeit und die Verpflichtung, in seinem eigenen Umfeld dem Gebot nach reiner Luft zu folgen. Dazu gehören Rauchverzicht, gegebenenfalls auch für rauchende Gäste in der Wohnung, die Vermeidung von Möbeln und Textilien mit starker chemischer Belastung und entsprechender Ausdünstung unter Umständen über viele Jahre, häufiges Lüften, Schlafen bei geöffnetem Fenster usw. Darüber hinaus müssen aber auch in der Öffentlichkeit strengere Gesetze und Vorschriften zu einer Verbesserung der Luftqualität beitragen. Dazu gehören Rauchverbot in öffentlichen Einrichtungen, strengere Auflagen an die Industrie, Beschränkung des Autoverkehrs usw.

Das Ordnungsgesetz der Beziehung zur Schwerkraft

„Die Gesundheit basiert sich zu einem wesentlichen Teile auf ein wohlbemessenes, weder übertriebenes, noch zu spärliches, aber regelmäßiges und harmonisches Arbeiten dieses ganzen Apparates" (des Bewegungsapparates, der Verfasser). „Wohl die gesündesten Arbeitsformen sind das Gehen, Bergsteigen, Feld- und Gartenarbeit, Schwimmen, Rudern, Klettern, maßvolles Turnen. Übertreibungen...sind gesundheitlich ebenso nachteilig wie sitzende Berufe ohne Gegengewicht."

Auch regelmäßige körperliche Bewegung gehört zu einer sinnvollen Ordnung des Lebens. Leider sieht man auch in der naturheilkundlichen Bewegung immer wieder Menschen, die sich zwar gesund ernähren, ihre Krankheiten und Beschwerden nur mit pflanzlichen oder homöopathischen Mitteln behandelt wissen wollen und auch Yoga, Autogenes Training oder Meditation betreiben, ihren Körper aber vernachlässigen. Zu einer Einheit des ganzen Organismus gehört neben Geist und Seele aber auch der Körper – und davon nicht nur die Haut oder der Verdauungstrakt, sondern auch Muskeln, Gelenke, Bänder und Knochen. Diese wichtigen Organe bleiben nur funktionstüchtig, wenn sie ihrer Bestimmung gemäß gebraucht werden – und das ist eben die körperliche Bewegung. Maschinen und Transportmittel nehmen uns heute noch wesentlich mehr körperliche Arbeit ab, als dieses zur Zeit Bircher-Benners vor 60 Jahren der Fall war. Um so mehr kommt es darauf an, wenigstens in der Freizeit für einen Ausgleich der sonst vorherrschenden Bewegungsarmut zu sorgen (Näheres → *Bewegungstherapie*, S. 185).

Das Ordnungsgesetz des Lebensrhythmus

„Dieses Ordnungsgesetz hat eine größere Reichweite im Ablaufe unseres Lebens, als ich Ihnen zu sagen weiß. Es betrifft zuerst den Wechsel von Tag und Nacht, von Wachsein und Schlaf, von Arbeit und Ruhe. Dieser kosmische Tag-Nacht-Rhythmus hat sein Echo in den Lebensprozessen in unserem Innern, nachweisbar im Stoffwechsel und im Lebensgefühl. ...Gegen diese Naturordnung unseres Lebensablaufes verstößt der Mensch der Gegenwart in rücksichtsloser Weise, doch in der Regel ohne zu ahnen, was er damit anrichtet."

Seit diese Zeilen geschrieben wurden, sind die Verstöße gegen die von der Natur vorgegebenen Rhythmen sicher nicht geringer geworden (z.B Ausweitung der Schichtarbeit im Berufsleben, Nachtleben im Privatbereich, frische Erdbeeren im Winter). Bircher-Benner nahm mit seinen Aussagen wichtige Erkenntnisse der modernen Rhythmusforschung vorweg. In der Tat konnte nachgewiesen werden, daß praktisch alle Körperfunktionen in rhythmischen Prozessen ablaufen. Darmtätigkeit, Atmung und Puls haben Rhythmen, die ganzzahlige Verhältnisse untereinander bilden, was ökonomisch sinnvoll ist. Diese Funktionen und viele weitere haben darüber hinaus einen ca. 24stündigen Tagesrhythmus, der die vom geophysikalischen Tag vorgegebenen Zustandsänderungen quasi vorwegnimmt, was eine Arbeitserleichterung für den Organismus darstellt. Von der Körpertemperatur wissen wir, daß sie nach einem nächtlichen Minimum zwischen 2 und 6 Uhr auch unter weiter bestehenden Ruhebedingungen bereits wieder zu steigen beginnt. Beim Erwachen und Aufstehen hat der Körper also seine „Arbeitstemperatur" für den Tag praktisch wieder erreicht. Funktionen wie die Natrium-Auscheidung im Urin, die körpereigene Cortisonausschüttung oder die Gegenreaktion der Hautdurchblutung auf einen gezielten Kältereiz – um nur einige wenige Beispiele zu nennen – unterliegen alle diesem ca. 24stündigen Rhythmus. Nach sehr starken Reizen (z.B. Operationen, schwerwiegende Erkrankungen oder Kuraufenthalte) werden sieben- oder zehntägige Rhythmen angestoßen, die für den Heilungsprozeß bedeutsam sind. Der ca. monatliche Zyklus der Frau bedarf keiner weiteren Erläuterung. Auch im Jahresverlauf lassen sich rhythmische Vorgänge nachweisen (z.B. Körpergewicht, Cholesterinspiegel).

Wir können nun durch unser Verhalten der natürlichen Rhythmik unseres Körpers zuwiderhandeln und damit den Organismus einem vermehrten Streß aussetzen, da er durch ständige Anpassungsanstrengungen die sinnvolle Rhythmik wiederherzustellen versucht, oder wir können diese unterstützen. Diese geschieht durch:

- Eine Lebensweise, die die Tages-, Monats- und Jahresrhythmen entsprechend berücksichtigt.
- Das Setzen von therapeutischen Reizen, die die körpereigenen Rhythmen unterstützen.

Bei Behandlungen sollte daher folgendes bedacht werden:

- Behandlungen, die täglich erfolgen, sollten zur gleichen Tageszeit verabreicht werden.

- Bei Kälte- und Wärmeanwendungen ist der körpereigene Temperaturverlauf zu berücksichtigen. Das bedeutet:

– Die Temperatur steigt am Morgen an. Wärmereize am Morgen sind daher morgens gleichsinnig und haben eine schwächere Reizwirkung, morgendliche Kältereize (z.B. kalte Güsse) sind gegensinnig und haben daher eine stärkere Reizwirkung.
– Die Temperatur sinkt abends ab. Wärmereize am Abend (z.B. Sauna) sind daher abends gegensinnig und haben eine stärkere Reizwirkung, abendliche Kältereize sind gleichsinnig und haben daher eine schwächere Reizwirkung.

- Behandlungen, die nicht täglich erfolgen, sollten jeweils an denselben Wochentagen verabreicht werden (z.B. Akupunktursitzungen 3mal wöchentlich: Montag, Mittwoch, Freitag kleiner Aderlaß 1mal wöchentlich: beispielsweise jeden Dienstag).

- Kuren und Urlaube sollten regelmäßig im Jahresrhythmus erfolgen (z.B. einwöchige Fastenkur: jeden Frühling oder Herbst zur gleichen Zeit).

- Bei Kuren und Urlauben ist zu beachten, daß langfristige Heilungs-, Regenerations- und Erholungseffekte nicht vor dem Ablauf von 4 (besser 6) Wochen zu erwarten sind. Die Verkürzung der Kuren auf 3 Wochen zeigt, daß unsere Gesundheitspolitiker von biologischen Anpassungsreaktionen nichts verstehen und auch wissenschaftliche Erkenntnisse hierüber nicht zur Kenntnis nehmen (wollen).

Das Ordnungsgesetz des Seelenlebens

„Ein schlecht ernährter, vergifteter Körper macht auch die Seele leiden, ein minderwertiger Körper erzeugt Minderwertigkeitskomplexe. ... Seelische Erregungen gibt es positiver und negativer Art. Positiv sind Vertrauen, Mut, Zuversicht, Glaube, Hoffnung, Liebe; negativ Mißtrauen, Furcht, Angst, Neid, Eifersucht, Haß, Zweifel, Hoffnungslosigkeit. Jeder Erregungsvorgang, der durch die Gegenwart des Daseins von frühester Kindheit an durch das Gemüt fließt, wird mit allen seinen Zusammenhängen vom Erinnerungsorgan der Seele... registriert und für alle Zeiten festgehalten. ... Nur die Macht des Geistes... vermag hier Ordnung zu schaffen, die Vergangenheit in die Schranken zu weisen. Wir sprechen in bezug auf diesen Vorgang der geistigen Steuerung vom »freien Willen«."

Besser können psychosomatische oder besser somatopsychische Aspekte unseres Seins, d.h. Beziehungen zwischen Körper und Seele, kaum ausgedrückt werden. Nun hat sich die Psychosomatik, wie die Lehre von diesen Zusammenhängen genannt wird, in den letzten Jahren durchaus in der Medizin etabliert. Beziehungen zwischen Faktoren wie Streß und Ärger und Krankheiten wie Bluthochdruck und koronare Herzkrankheit sind – auch wenn sie kaum in Zahlen meßbar sind – inzwischen allgemein anerkannt. Während aber die Mehrheit der modernen Psychosomatiker nahezu ausschließlich das gesprochene oder geschriebene Wort zur Behandlung psychosomatischer Störungen einsetzt, geht Bircher-Benner weit über diesen therapeutischen Ansatz hinaus, wenn er etwa die Bedeutung der Ernährung oder des Körpergefühls (und damit auch der Bewegungstherapie) für unser Seelenleben betont. Er vertritt damit eine ganzheitliche psychosomatische Therapie.

Das Reich der Ordnungen

Bei der Gesamtübersicht der von Bircher-Benner formulierten Ordnungsgesetze fällt auf, daß vier seiner Gesetze aus dem Bereich der Ernährung entstammen (was bei seiner Herkunft als Ernährungstherapeut nicht verwunderlich ist), vier betreffen unsere Beziehungen zur unbelebten Umwelt und eines widmet sich dem Seelenleben. „Sie bilden zusammen das Reich der Ordnungen. Wer in diesem Reiche lebt, gewinnt das höchste Gut: die volle Gesundheit. Außerhalb dieses Reiches ziehen Unordnung und in der Folge Krankheit in das menschliche Leben ein."

Medizinische Therapeuten – auch aus dem naturheilkundlichen Bereich – fragen Patienten leider viel zu selten nach ihren Lebensumständen, nach ihrer Lebensordnung (oder -unordnung). Die Gründe dafür können vielfältig sein: Sie interessieren sich nur für ihre Spezialgebiete. Die Ordnungstherapie ist ein eher „unattraktives" Naturheilverfahren ohne „spektakuläre" Heilerfolge. Oder sie haben zuwenig Zeit für die manchmal aufwendige Befragung und Beratung nach ordnungstherapeutischen Gesichtspunkten bzw. vernachlässigen die Ordnungstherapie, weil sie sich nicht oder kaum abrechnen läßt.

Daher ist der Patient selbst aufgerufen, seine persönliche Lebensordnung in die eigenen Hände zu nehmen. Er kann die Faktoren am besten erkennen und beurteilen, die Unordnung in sein Leben bringen können und sie zu vermeiden suchen. Er allein kann seine Ernährung, seine Bewegung, seine Beziehungen zur belebten und zur unbelebten Umwelt so gestalten, daß seine Lebensordnung eine solide Basis für den Erwerb oder den Erhalt von mehr Gesundheit bildet – diese Aufgabe kann ihm ohnehin niemand abnehmen. In diesem Kapitel sind zur Durchführung dieser mitunter nicht ganz einfachen Aufgabe einige prinzipielle Richtlinien aufgeführt, im Therapieteil gibt es darüber hinaus zu jeder Krankheit spezifische ordnungstherapeutische Hinweise.

Außerdem sollte nicht übersehen werden, daß das „Reich der Ordnungen" auf verschiedenen Ebenen bedeutsam ist.

Die verschiedenen Ebenen im „Reich der Ordnungen"

- Die persönliche, individuelle Ebene (z.B. Fehlernährung mit üblicher „Zivilisationskost", Bewegungsmangel, reichlicher Genußmittelkonsum)
- Das Umfeld, d.h. Familie, Freundeskreis, Arbeitsplatz, Verein, Gemeinde (z.B. Streit in der Familie, ungesunde Arbeitsbedingungen mit starkem Konkurrenzdenken, Schichtarbeit oder erhebliche Schadstoffbelastungen)
- Übergeordnete soziale Systeme (z.B. Berufsstand, Nation, Weltgemeinschaft)

Eine gesunde Lebensordnung ist grundsätzlich auf allen drei genannten Ebenen anzustreben. Sich für eine lokale Bürgerinitiative, die ein umweltfeindliches Vorhaben verhindern will, zu engagieren, kann daher ebenso zu einer sinnvollen Lebensordnung in einem erweiterten Sinne gehören wie die Mitgliedschaft in einer global handelnden Umweltschutzorganisation. Es darf bei allen ordnenden Aktivitäten auf höheren Ebenen als der persönlichen die individuelle Lebensordnung jedoch nicht vernachlässigt werden. Wenn etwa durch Konfrontation mit Gegnern der verfolgten Ziele starke Streßbelastungen entstehen und man an einer streßabhängigen Krankheit leidet (z.B. Magengeschwür, koronare Herzkrankheit), so kann aus Gründen der Selbsterhaltung die Aufgabe der - wenn auch noch so sinnvollen – Aktivitäten angezeigt sein. Schlecht wäre es auch, wenn durch Aktivitäten auf übergeordneten Ebenen Fehlverhalten auf der persönlichen Ebene kompensiert werden sollen. Nicht wenige Menschen bringen großen missionarischen Eifer auf, die Welt zu verbessern, übersehen dabei aber die Störungen in ihrer nächsten Umgebung oder bei sich selbst (z.B. wenn Raucher, die die größte Emissionsquelle für Formaldehyd in Innenräumen darstellen, vehement gegen Formaldehyd in Möbeln protestieren). Günstig ist es hingegen, wenn ein Gleichgewicht in den Energien besteht, die man für Verbesserungen auf den verschiedenen Ebenen aufbringt.

Anzeigen, Gegenanzeigen und Grenzen für Ordnungstherapie

Wann ist Ordnungstherapie sinnvoll?

Grundsätzlich sind bei allen Krankheiten ordnungstherapeutische Maßnahmen angezeigt, wenn ein Verstoß gegen eine sinnvolle Lebensordnung vorliegt. Bei einigen Krankheiten kann die Ordnungstherapie die wichtigste Maßnahme sein, ohne die alle anderen Verfahren versagen würden (z.B. Arterielle Verschlußkrankheit der Beine und Rauchen, Schlafstörungen bei unregelmäßiger Lebensweise). Bei anderen Krankheiten können sinnvolle Änderungen der Lebensordnung zwar allein nicht den Behandlungserfolg garantieren, jedoch können sie unterstützend dazu beitragen, daß der Organismus von Störungen entlastet wird und so seine eigenen Selbstheilungskräfte besser entfalten kann.

Gegenanzeigen gegen eine Verbesserung der Lebensordnung gibt es praktisch nicht. Man sollte aber bedenken, daß ordnungstherapeutische Maßnahmen nicht verordnet werden können. Es können zwar Empfehlungen ausgesprochen und diese auch begründet werden, so daß der Patient diese Maßnahmen auch einsieht. Verstehen lernen und umsetzen muß er sie jedoch allein. Ordnungstherapie hat da ihre Grenzen, wo der Patient nicht einsichtig oder nicht willig ist, sich selbst engagiert in die Behandlung einzubringen. Diese Grenzen sollten vor allem Verwandte und Freunde von Patienten akzeptieren, die dem Patient oft gutgemeinte therapeutische Ratschläge zur Lebensordnung erteilen wollen. Wenn der Patient – aus welchen Gründen auch immer – nicht oder noch nicht dafür bereit ist, so werden alle Bemühungen in diese Richtung vergebens bleiben. Für den Behandler – gerade für den professionellen Behandler – ist das Eingehen auf ordnungstherapeutische Hinweise ein Maßstab dafür, wie sehr der Patient mit eigenen Anstrengungen aktiv zum Behandlungserfolg beitragen will – oder ob er nur passiv behandelt werden will. Gegebenenfalls kann das Nicht-Befolgen der empfohlenen Ordnungstherapie auch den Abruch aller anderen naturheilkundlichen Maßnahmen nach sich ziehen, weil sie bei fortgesetzten Verstößen gegen die Lebensordnung sinnlos geworden sind (z.B. sollte keine aufwendige Eigenblutbehandlung oder konstitutionelle Homöopathie der chronischen Bronchitis durchgeführt werden, wenn der Patient nicht bereit ist, auf Zigaretten zu verzichten; alle weiteren Maßnahmen sollten nur dann begonnen werden, wenn der Patient zum Entzug bereit ist).

Literatur

Beer, U.: Mit weniger gesünder leben – Im Überfluß das eigene Maß finden. Karl F. Haug Verlag, Heidelberg.

Bircher-Benner, M.: Ordnungsgesetze des Lebens. Bircher-Benner Verlag, Bad Homburg.

Bruker, M. O.: Lebensbedingte Erkrankungen. emu-Verlag, Lahnstein.

Köster, W.: Spiegelungen zwischen Körper und Seele. Karl F. Haug Verlag, Heidelberg.

Kollath, W.: Die Ordnung unserer Nahrung. Karl F. Haug Verlag, Heidelberg.

Pflanzenheilkunde

Begriffsklärung

Was ist Pflanzenheilkunde?

Unter Pflanzenheilkunde (**Phytotherapie**) im Sinne der Arzneimittelgesetzgebung wird die **Therapie mit Arzneimitteln** verstanden, die ausschließlich aus **Pflanzen, Pflanzenteilen, Pflanzeninhaltsstoffen** oder **deren einfachen pharmazeutischen Zubereitungen** bestehen.

Nach dieser Definition handelt es sich sowohl bei der Therapie einer Magenschleimhautentzündung mit einem Tee aus Kamillenblüten (Pflanzenteil) als auch bei der Schmerzlinderung eines akuten Herzinfarktes mit Opium-Tinktur (Inhaltsstoff: Morphium) um Pflanzenheilkunde. Man unterscheidet daher zwischen sogenannten **„mite"-**(mild) und **„forte"-**(stark) **Pflanzenheilmitteln**. „Forte"-Mittel enthalten Stoffe, welche als Reinsubstanzen isoliert dargestellt werden können. Mit diesen Reinsubstanzen können z.B. in Tier- oder Laborversuchen Wirkungen experimentell nachgewiesen werden. Das Wirkprinzip ist meist bekannt.

Beispiele für „forte"-Pflanzenheilmittel

- Opium-Tinktur aus Papaver somniferum, Schlafmohn (Inhaltsstoff: Morphium)
- Belladonna-Tinktur aus Atropa belladonna, Tollkirsche (Inhaltsstoff: Atropin)
- Preßsaft aus Digitalis purpurea, Roter Fingerhut (Inhaltsstoff: Digitoxin)

Aufgrund ihrer starken Wirkungen (und möglicher Nebenwirkungen) sind die „forte"-Mittel überwiegend rezeptpflichtig, eignen sich nicht zur Selbstbehandlung durch Laien und sollen daher hier nicht weiter betrachtet werden. (Nebenbei bemerkt: Nicht alle Arzneimittel mit der Bezeichnung „forte" im Namen enthalten starke, gegebenenfalls gefährliche Wirkstoffe - oft ist diese Bezeichnung nur aus Werbegründen gewählt, um eine starke Wirkung zu suggerieren).

Bei „mite"-Mitteln ist die für die Wirksamkeit verantwortliche Reinsubstanz oft nicht bekannt. Es handelt sich hier in vielen Fällen um einen Wirkstoffkomplex, wobei die einzelnen Komponenten in ihrer Gesamtheit den therapeutischen Effekt zustande bringen (z.B.: Valeriana officinalis, Baldrian). Die Pflanzenheilkunde in der Naturheilkunde setzt überwiegend diese „mite"-Mittel ein.

Verbreitung von Pflanzenheilmitteln (Phytotherapeutika)

In nennenswertem Umfang sind ca. 400 Pflanzenarten in medizinischem Gebrauch. Der Gesamtanteil von Präparaten mit pflanzlichen Inhaltsstoffen am Arzneimittelmarkt in Deutschland beträgt ca. 20-30% bzw. 3-4 Mrd. DM. Von den mehr als 100 000 Arzneimitteln auf dem deutschen Markt sind mehr als die Hälfte Präparate der Pflanzenheilkunde.

Qualität

Die Qualität von Pflanzenheilmitteln bestimmt, wie wirksam die Therapie ist. Sie wird vom **Wirkstoffgehalt** und der pharmazeutischen **Zubereitungsform** des Arzneimittels beeinflußt. Der Wirkstoffgehalt hängt u.a. von klimatischen, regionalen, Ernte- bzw. Sammelbedingungen, der Lagerung und der Weiterverarbeitung der verwendeten Pflanze ab. Um eine standardisierte Qualität zu gewährleisten, kann mit modernen analytischen Methoden ein Mindestgehalt der Hauptwirksubstanz (soweit bekannt) gewährleistet werden (z.B.: Silibinin bei Präparaten aus Carduus marianus, Mariendistel; Hypericin bei Präparaten aus Hypericum perforatum, Johanniskraut). Ist der Hauptwirkstoff nicht bekannt, bedient man sich einer sogenannten Leitsubstanz, die ein für die Pflanze typischer Inhaltsstoff und als qualitätsbestimmendes Hilfsmittel anzusehen ist. Diese Leitsubstanz ist zwar bezüglich der pharmazeutischen Qualität aussagekräftig, hat aber oft keine Beziehung zur therapeutischen Wirksamkeit.

Zubereitungsformen von Pflanzenheilmitteln

- **Dekokt:** Abkochung mit Wasser, meist bei harten Pflanzenteilen (z.B. Wurzeln, Rinden)
- **Elixier:** Weingeistige Tinktur mit Zusätzen (z.B. Extrakten, ätherischen Ölen)
- **Extrakt:** Konzentrierter Pflanzenauszug mit wäßrigen, alkoholischen oder ätherischen Lösungsmitteln. Man unterscheidet **Fluidextrakt, Spissumextrakt** (konzentriert) und **Trockenextrakt** (stark konzentriert).
- **Infus:** Aufguß mit kochendem Wasser, meist bei zarten Pflanzenteilen (z.B. Blüten, Blätter, Samen)
- **Mazeration:** Kaltwasserauszug, meist bei schleimhaltigen Drogen sowie Baldrian
- **Pulver:** Pulverisierte Pflanzen oder Pflanzenteile
- **Sirup:** Dickflüssige Zuckerlösung mit Wasser, Wein oder Alkohol und Drogenauszügen
- **Species (Teegemisch):** Mischung zerkleinerter oder ganzer Pflanzenteile, Zubereitung meist als Infus, je nach verwendeter Droge aber auch als Dekokt oder Mazeration; ein Teerezept sollte genaue Angaben über Bestandteile, Zubereitungsform, Dosierung und Dauer der Anwendung enthalten.
- **Tinktur:** Dünnflüssiger Drogenauszug, entspricht einer länger dauernden Mazeration
- **Unguentum (Salbe):** streichfertige Zubereitung zur äußeren Anwendung; Salbengrundlagen sind z.B. Fette, Öle, Vaseline, Glyzerin, Wachse oder synthetische Massen.

Teezubereitungen

Einige **Teezubereitungen**, die Sie selbst einfach herstellen können, sollen hier näher erläutert werden:

Kaltauszug (Mazeration)
Die empfohlene Menge mit kaltem Wasser ansetzen (übliches Verhältnis ist etwa 1:10), während der nächsten 30 Minuten gelegentlich umrühren, dann abgießen und durch ein Sieb oder Tuch abseihen. Dieses Verfahren wird bei gut wasserlöslichen, aber hitzeempfindlichen Wirkstoffen angewandt (z.B. Misteltee zur Bluthochdruckbehandlung).

Achtung

Vorsicht bei immungeschwächten Patienten wegen der möglichen Keimbesiedelung!

Aufguß (Infus)
Die empfohlene Menge mit zum Sieden erhitztem Wasser überbrühen, 5-10 Minuten ziehen lassen, dann abseihen (oder Teebeutel oder -netz herausnehmen), auf 30-40° C abkühlen lassen. Dies ist die gebräuchlichste der Teezubereitungen. Sie wird für wärmeflüchtige Wirkstoffe und zartere Pflanzenteile wie Blätter, Blüten und Samen angewendet (z.B. Kamillenblüten zur Zubereitung von Kamillentee).

Abkochung (Dekokt)
Die empfohlene Menge 10-15 Minuten mit der empfohlenen Wassermenge kochen lassen, damit schwer wasserlösliche, nichtflüchtige Wirkstoffe gelöst werden können. Dieses Verfahren findet bei harten Pflanzenteilen wie Wurzeln, Rinden und Hölzern Anwendung (z.B. Zinnkraut).

Regeln für eine Tee-Kur:

- Das Tee-Rezept sollte **nicht mehr als 2-3 Basismittel** enthalten – Tee-Rezepte mit zehn und mehr Bestandteilen wirken auf den ersten Blick eindrucksvoll, sind aber nicht sinnvoll.
- Gegebenenfalls kann ein **geschmacksverbessernder Bestandteil** sinnvoll sein (z.B. Pfefferminze, Anis, Fenchel).

- In der Regel verwendet man **1-3 TL der Tee-Droge auf eine Tasse** Wasser, davon werden gewöhnlich **2-3 Tassen täglich** getrunken.

- Eine Tee-Kur sollte nie länger als **3-4 Wochen** (max. 6 Wochen) durchgeführt werden. Hat die Kur bis dahin nicht gewirkt, wird sie es auch nicht mehr tun. Andererseits können auch bei „ganz harmlosen" Tees nach sehr langem Gebrauch Nebenwirkungen aufgetreten, die häufig übersehen werden, weil man nicht daran denkt.

Pflanzliche Zubereitungen eignen sich außerdem zur Selbstbehandlung mit z.B. **Umschlägen, Heublumensäcken, Inhalationen** und **Bädern**. Hierauf wird im einzelnen unter *Kneippsche Therapie* (S. 170) eingegangen.Daneben gibt es noch zahlreiche vom pharmazeutischen Gewerbe industriell hergestellte **Fertigpräparate** als **Dragees, Tabletten, Suppositorien, Inhalationslösungen** und **Injektionsampullen.** Viele dieser Fertigpräparate liegen als **Kombinationspräparate** mit Bestandteilen mehrerer Pflanzen, teilweise auch in Kombination mit homöopathischen Mitteln oder synthetischen Substanzen vor.

Abgrenzung zu anderen Therapierichtungen

Worin unterscheidet sich die Pflanzenheilkunde von der Schulmedizin und anderen Naturheilverfahren?

Im Gegensatz zu anderen Naturheilverfahren (z.B. Bewegungstherapie, Ernährung, Akupunktur) kann ein Pflanzenheilmittel wie ein schulmedizinisches Arzneimittel verabreicht werden. Prinzipiell kann daher die Wirksamkeit in Arzneimittelstudien bestimmt werden. Gerade „mite"-Mittel entfalten ihre Wirksamkeit aber oft erst nach längerer Zeit und in Bereichen, die sich mit objektiven Meßverfahren kaum oder gar nicht beurteilen lassen (z.B. Appetit-Stimulantien, Antidepressiva, Beruhigungsmittel). Dies führte dazu, daß manche klinischen Mediziner diesen Arzneimitteln nur eine Plazebo-Wirkung (= eingebildete oder Scheinwirkung) unterstellten, was in vielen Fällen durch Studien, die entsprechende subjektive Meßwerte (z.B. Stimmung, Appetit) ausreichend berücksichtigten, widerlegt wurde. Auch die jahrhundertealte, ärztliche Erfahrung spricht für die Pflanzenheilkunde.

Bevorzugte Anwendungsgebiete

- ▶ Katarrhalische Atemwegserkrankungen
- ▶ Immunstärkung
- ▶ Magen- und Darmerkrankungen (v.a. Abführmittel, Leber-, Gallemittel, Blähungsmittel)
- ▶ Erkrankungen des Herz-Kreislauf-Systems
- ▶ Beschwerden des Urogenitaltraktes
- ▶ Psychovegetative Störungen und Schlafstörungen

Im folgenden werden die wichtigsten Heilpflanzen zu ihren jeweiligen Anwendungsgebieten aufgeführt. Genauere Erklärungen zu **Nebenwirkungen, Gegenanzeigen, Wechselwirkungen mit anderen Medikamenten** sowie **Hinweise zur Zubereitung** finden Sie in der **Heilpflanzenliste** im *Informationsteil* des Buches (S. 663). Die genannten Pflanzen haben sich in der Behandlung bewährt. Die Liste ist jedoch keineswegs vollständig.

Atemwegserkrankungen

Muzilaginosa

Es handelt sich um schleimhaltige Hustenmittel, die Mittel der Wahl bei akuten Entzündungen der Atemwege sind und auch bei akuten Exazerbationen einer chronischen Bronchitis eingesetzt werden können.

- **Eibisch (Althaea officinalis)**
- **Isländisch Moos (Cetraria islandica, Lichen islandicus)**
- **Spitzwegerich (Plantago lanceolata)**
- **Huflattich (Tussilago farfara)**

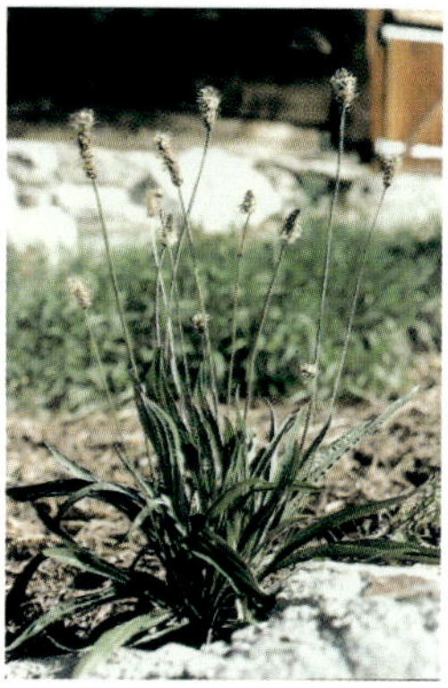

Abb. 35: Spitzwegerich. Foto: Bruno Vonarburg, Teufen, Schweiz

Expectorantia

Expektorantien sind auswurffördernde Hustenmittel, die der Verflüssigung dickflüssigen Sputums dienen und das Abhusten erleichtern. Viele Expektorantien sind Saponindrogen (enthalten seifenartige Bestandteile), aber auch Pflanzen mit ätherischen Ölen fördern die Expektoration.

- **Anis (Pimpinella anisum)**
- **Primel (Schlüsselblume, Primula officinalis)**
- **Lungenkraut (Pulmonaria officinalis)**
- **Seifenkraut (Saponaria officinalis)**

Krampflösende Hustenmittel

- **Sonnentau (Drosera rotundifolia)**
- **Efeu (Hedera helix)**
- **Echter Thymian (Thymus vulgaris)**

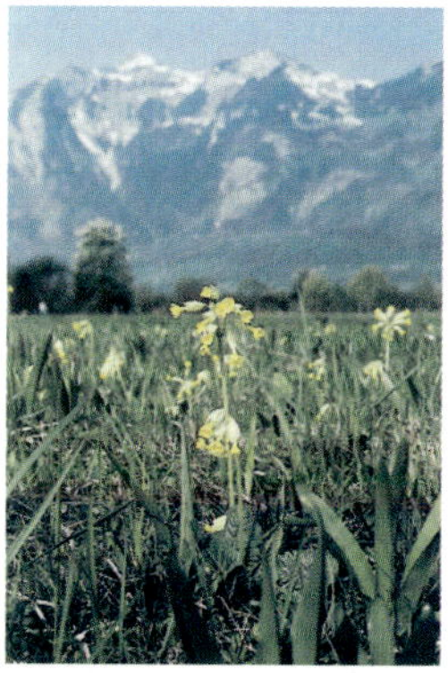

Abb. 36: Primel. Foto: Bruno Vonarburg, Teufen, Schweiz

Äußerliche Anwendung von Hustenmitteln:

Für Inhalationen und Brustsalben werden überwiegend **ätherische Öle von Latschenkiefer, Eukalyptus, Pfefferminze, Thymian und Rosmarin** verwendet.

Achtung

Wegen Gefahr des reflektorischen Atemstillstands nicht im Gesicht und Halsbereich von Säuglingen und Kleinkindern verwenden!

Magen- und Darmerkrankungen

Amara

Amara sind Bitterstoffe mit anregender (tonisierender) und appetitanregender Wirkung.

- **Tausendgüldenkraut (Centaurium minus)**
- **Enzian (Gentiana lutea)**

Amara aromatica

Amara aromatica sind Bitterstoffdrogen, die neben Bitterstoffen auch ätherische Öle enthalten und damit über die tonisierende Wirkung der Amara hinaus auch krampflösend, blähungstreibend oder galletreibend wirken.

- **Kalmus (Acorus calmus)**
- **Angelika, Engelwurz (Angelica archangelica)**
- **Wermut (Artemisia absinthium)**

Karminativa

Als Karminativa bezeichnet man pflanzliche Zubereitungen zur Therapie von Blähungen.

- **Kümmel (Carum carvi)**
- **Fenchel (Foeniculum vulgare)**
- **Anis (Pimipinella anisum)**

Digestiva

Digestiva sind verdauungsfördernde pflanzliche Zubereitungen. In Frage kommen - je nach Symptomatik bzw. beabsichtigter Wirkung – Amara, Amara aromatica und Karminativa.

Laxantien (Abführmittel)

Laxantien wirken direkt auf den Darm stimulierend, u.a. durch aktive Sekretion und Hemmung der Aufnahme von Elektrolyten und Wasser. Sie fördern langfristig den Erhalt der Verstopfung und sollten – wenn überhaupt – nur kurzzeitig angewendet werden.

- **Sennespflanze (Senna)**
- **Faulbaum (Rhamnus frangula)**
- **Rhabarber (Rheum)**

Keine Laxantien im eigentlichen Sinne, aber mit zuverlässiger, wenn auch nicht so schneller Wirkung, sind **ballaststoffhaltige Pflanzen**, die nur über den mechanischen Reiz durch vermehrtes Stuhlvolumen wirken, wie

- **Leinsamen (Semen Lini)**
- **Flohsamen (Semen Psyllii)**
- **Weizenkleie** oder **Haferkleie**

Antidiarrhoika

Als Antidiarrhoika bezeichnet man Mittel, die gegen Durchfall wirksam sind.

- **Tormentillwurz, Blutwurz (Potentilla tormentilla)**
- **Heidelbeere (Vaccinium myrtillus)**

Magenschleimhautentzündung, Magengeschwür

- **Kamille (Matricaria chamomillae)**
- **Lakritze (Glycyrrhiza glabra)**

Cholagoga und Choleretika

Cholagoga bewirken eine Steigerung der Galleproduktion, **Choleretika** bewirken einen besseren Abfluß der produzierten Galle. Eine scharfe Trennung ist nicht möglich, da viele gallewirksame Pflanzen beide Effekte in unterschiedlicher Ausprägung besitzen.

- **Schafgarbe (Achillea millefolium)**
- **Wermut (Artemisia absinthium)**
- **Schöllkraut (Chelidonium majus)**
- **Gelbwurz (Curcuma longa)**
- **Artischocke (Cynara scolymus)**
- **Mariendistel (Silybum marianum, Carduus marianus)**

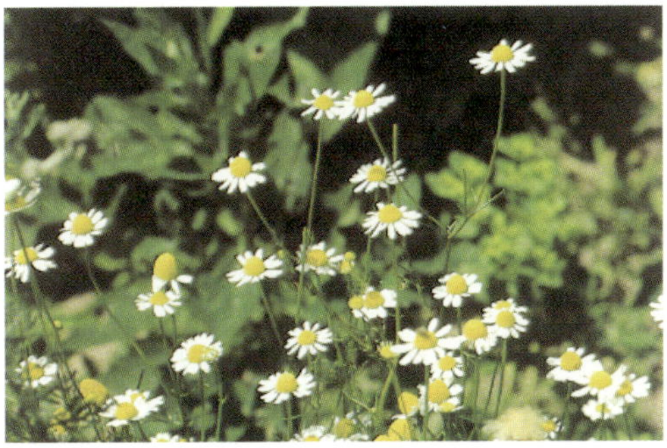

Abb. 37: Die Kamille (Matricaria chamomillae) Foto: Bruno Vonarburg, Teufen, Schweiz

Lebertherapeutika

Das bewährteste und am besten untersuchte Mittel (wird als Reinsubstanz Silybinin selbst in der Notfallmedizin verwendet, z.B. bei Knollenblätterpilzvergiftung) ist

- **Mariendistel (Silybum marianum, Carduus marianus)**

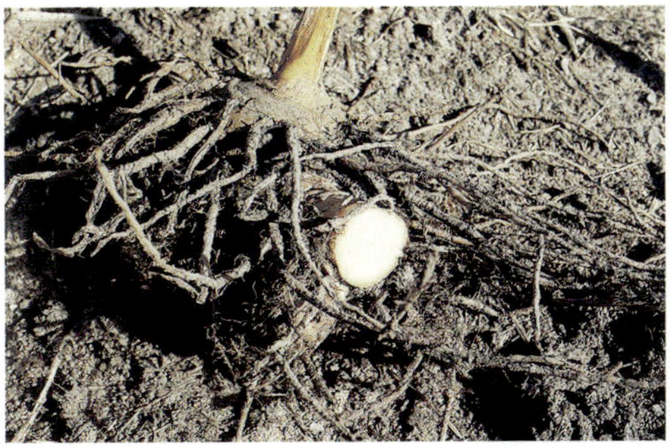

Abb. 38: Gelbwurz (Curcuma). Foto: Beat Ernst, Basel, Schweiz

Herz- und Gefäßsystem

Digitaloide

Digitaloide unterscheiden sich im Wirkungsprinzip qualitativ nicht von den klassischen Herzmitteln Digitalis und Strophantin, sind jedoch schwächer wirksam. Nebenwirkungen und Wechselwirkungen sind daher weitgehend identisch.

- **Adonisröschen (Adonis vernalis)**
- **Maiglöckchen (Convallaria majalis)**
- **Meerzwiebel (Scilla maritima)**

Bluthochdruck

Pflanzenheilmittel sind bei mildem Bluthochdruck angezeigt. Deutlich erhöhte Blutdruckwerte oder Blutdruckkrisen bedürfen der üblichen synthetischen Arzneimittel.

- **Weißdorn (Crataegus oxyacantha)**
- **Mistel (Viscum album)**

Arteriosklerose

- **Knoblauch (Allium sativum)**
- **Weißdorn (Crataegus oxyacantha)**
- **Ginkgobaum (Ginkgo biloba)**

Erkrankungen des Venensystems

- **Roßkastanie (Aesculus hippocastanum)**
- **Steinklee (Melilotus officinalis)**
- **Raute (Ruta graveolens)**

Niere und ableitende Harnwege

Pflanzliche **Diuretika** (Entwässerungsmittel) können bei Harnwegsinfekten und leichten, nicht-herzbedingten Ödemen eingesetzt werden. Da sie zwar eine wassertreibende Wirkung haben, im Gegensatz zu den chemischen Diuretika jedoch nicht zu Elektrolytverlusten führen, bezeichnet man diese pflanzlichen Heilmittel auch als **Aquaretika**. Diese Mittel haben zwar keine so starke Wirkung wie synthetische Mittel, können aber die Ausscheidung über die Niere anregen, was bei vielen Krankheiten – nicht nur der Niere und der Blase – hilfreich sein kann (z.B. Unterstützung der Ausscheidung im Fasten oder bei rheumatischen Erkrankungen).

- **Ackerschachtelhalm, Zinnkraut (Equisetum arvense)**
- **Wacholder (Juniperus communis)**
- **Hauhechel (Ononis spinosa)**
- **Goldrute (Solidago virgaurea)**

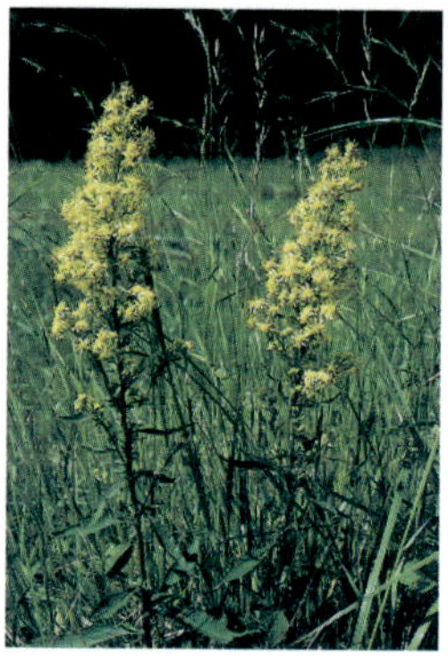

Abb. 39: Goldrute. Foto: Bruno Vonarburg, Teufen, Schweiz

Harndesinfizientien

Harndesinfizientien wirken desinfizierend auf den Harn und unterstützen somit die Behandlung von Harnwegsentzündungen.

- **Bärentraube (Arctostaphylos uva-ursi)**
- **Bruchkraut (Herniaria glabra)**
- **Wacholder (Juniperus communis)**

Prostatahyperplasie (= Vergrößerung der Vorsteherdrüse)

Pflanzenheilmittel wirken weniger über eine Abnahme der Prostatagröße als über eine Verbesserung der funktionellen Verhältnisse. Da eine Operation nicht immer verhindert werden kann, ist sorgfältig zu prüfen (→ Urologe), wann der Zeitpunkt dafür gekommen ist.

- **Kürbis (Cucurbita pepo)**

- **Zitterpappel (Populus tremula)**
- **Sägepalme (Sabal serrulata)**
- **Brennessel (Urtica dioica)**

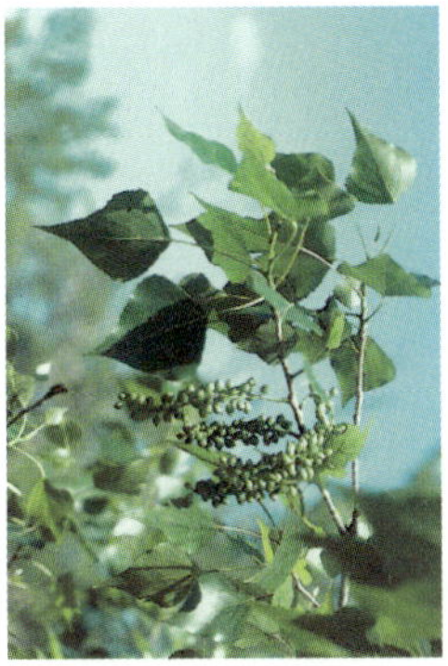

Abb. 40: Zitterpappel. Foto: Bruno Vonarburg, Teufen, Schweiz

Erkrankungen des Endokriniums (= Störungen der inneren Sekretion, des Hormonhaushaltes)

Die angegebenen Pflanzenheilmittel können bei leichteren Funktionsstörungen eingesetzt werden. Massive Erkrankungen (z.B. erhebliche Schilddrüsenüberfunktion) sollten nicht mit Pflanzenheilmitteln behandelt werden.

Hyperthyreose (= Überfunktion der Schilddrüse)

- **Wolfstrapp (Lycopus virginicus)**

Gynäkologische endokrine Störungen

- **Wanzenkraut (Cimicifuga racemosa)**
- **Mönchspfeffer, Keuschlamm (Vitex agnus castus)**

Immunsystem

Immunsteigernde Wirkungen durch Echinacea sind inzwischen gut belegt. Bei schweren Infektionen (z.B. Lungenentzündung) sollten pflanzliche Immunstimulantien unterstützend eingesetzt werden.

- **Roter Sonnenhut (Echinacea purpurea)**
- **Schmalblättriger Sonnenhut (Echinacea angustifolia)**
- **Eleutherokokk, Taigawurzel (Eleutherococcus senticosus)**

Erkrankungen des Nervensystems

Pflanzenheilmittel entfalten eine günstige Wirkung bei leichten Unruhezuständen, Schlafstörungen oder Depressionen, es besteht keine Abhängigkeitsgefahr.

Sedativa

Sedativa sind Beruhigungsmittel. Pflanzliche Beruhigungsmittel werden auch als Phytosedativa bezeichnet.

- **Baldrian (Valeriana officinalis)**
- **Melisse (Melissa officinalis)**
- **Hopfen (Humulus lupulus)**

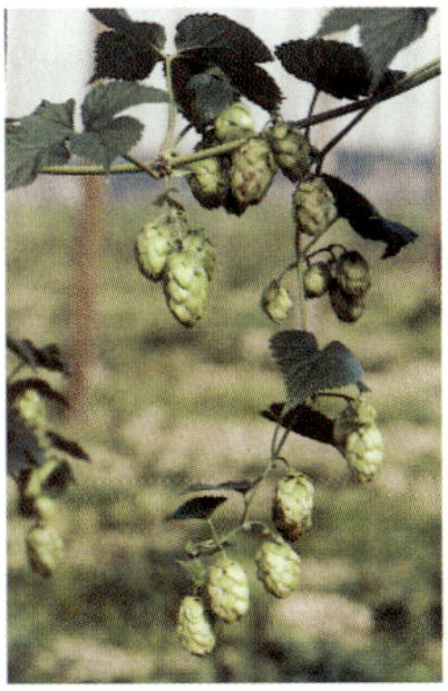

Abb. 41: Hopfen. Foto: Bruno Vonarburg, Teufen, Schweiz

Antidepressiva

Antidepressiva sind stimmungsaufhellend und können beruhigend oder anregend wirken. Sie werden bei Depressionen eingesetzt. Pflanzliche Mittel können hier bei leichten bis mittelschweren Formen angewandt werden.

- **Johanniskraut (Hypericum perforatum)**

Hauterkrankungen

Wundheilungsstörungen

- **Ringelblume (Calendula officinalis)**
- **Roter Sonnenhut (Echinacea purpurea)**
- **Schmalblättriger Sonnenhut (Echinacea angustifolia)**
- **Hamamelis, Virginische Zaubernuß (Hamamelis virginica)**
- **Echte Kamille (Matricaria chamomillae)**

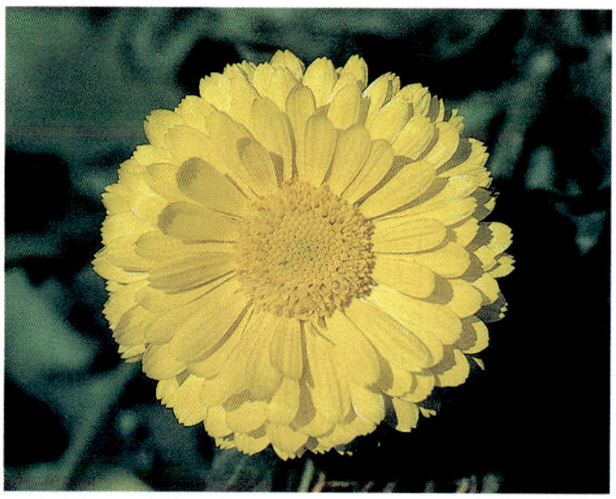

Abb. 42: Ringelblume.
Foto: Bruno Vonarburg, Teufen, Schweiz

Ekzeme

- **Birke (Betula pendula)** (als Teer)
- **Eiche (Quercus robur)**
- **Stiefmütterchen (Viola tricolor)**
- **Bittersüß (Solanum dulcamara)**

Stumpfe Verletzungen

- **Roßkastanie (Aesculus hippocastanum)**
- **Arnika, Bergwohlverleih (Arnica montana)**
- **Beinwell, Wallwurz (Symphytum officinale)**

Stütz- und Bewegungsapparat

- **Spanischer Pfeffer (Capsicum annuum)**
- **Rosmarin (Rosmarinus officinalis)**

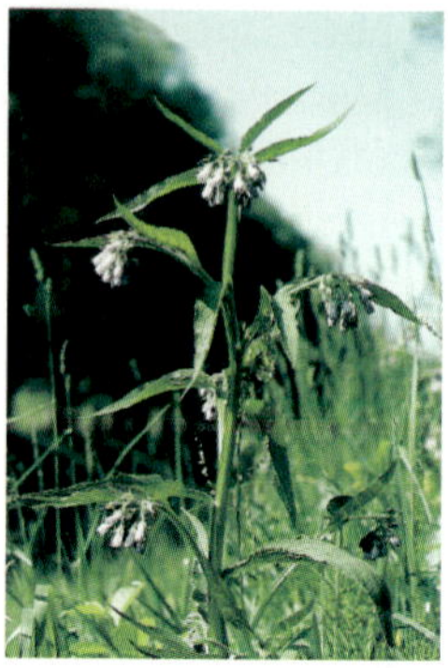

Abb. 43: Beinwell.
Foto: Bruno Vonarburg, Teufen, Schweiz

Risiken und Nebenwirkungen

Können Heilpflanzenzubereitungen auch unerwünschte Wirkungen haben?

Pflanzen und daraus hergestellte Arzneimittel sollten eine hohe **Qualität** aufweisen. Neben einem ausreichenden Wirkstoffgehalt, der möglichst standardisiert sein sollte, ist auf eine möglichst geringe Schadstoffbelastung zu achten. Die pharmazeutische Zubereitung sollte eine gute Verträglichkeit sowie eine ausreichende Bioverfügbarkeit (=Aufnahme in den Körper) gewährleisten.

Wie bei jedem therapeutisch wirksamen Arzneimittel können auch bei Pflanzenheilmitteln **Nebenwirkungen** auftreten. Grundsätzlich kann es bei allen Pflanzenheilmitteln zu allergischen Reaktionen kommen, wenn eine **Allergie** gegen eine der im verwendeten Arzneimittel enthaltenen Pflanzen vorliegt.

Die Nebenwirkungen der stark wirksamen „forte"-Pflanzenheilmittel sind bekannt und werden bei der Verordnung durch den Arzt (hoffentlich) berücksichtigt (z.B. Kolchizin aus Colchicum autumnale, der Herbstzeitlose, zur Therapie des akuten Gichtanfalles). Die milder wirkenden, zur Selbstmedikation geeigneten „mite"-Pflanzenheilmittel zeichnen sich durch eine große therapeutische Breite aus. Akute Vergiftungen sind daher selbst bei Überdosierungen kaum zu erwarten. Bei bestimmungsgemäßem Gebrauch sind Nebenwirkungen selten oder meist harmloser Natur. Bei langem Gebrauch können aber auch diese Mittel mitunter sogar vital bedrohliche Nebenwirkungen (z.B. Abführmittel) hervorrufen.

Beispiele:

- **Johanniskraut**: Photosensibilisierung (=Verstärkung der Empfindlichkeit gegen Sonnenlicht, selten)
- Pflanzliche (anthrachinonhaltige) **Abführmittel** wie Senna, Aloe, Faulbaum: Elektrolytstörungen bei Dauergebrauch (Gefahr von Herzrhythmusstörungen bis zum Kammerflimmern!)
- Roher **Kartoffelsaft**: Wegen Solaningehalt atropinartige Nebenwirkungen, z.B. Sehstörungen
- **Süßholzsaft**: Langsamer Herzschlag, Ödeme, Blutdruckerhöhung
- **Wacholderbeeren** (in hoher Dosierung): Nierenreizung (enthält nierenschädigende Öle)

Aus den Nebenwirkungen ergeben sich bereits die meisten Gegenanzeigen. Daneben gibt es aber auch noch andere **Gegenanzeigen**:

- **Digitaloide** (z.B. Adonis, Meerzwiebel): Therapie mit Digitalis, niedriger Kaliumspiegel
- **Enzianwurzel**: Magen-Darm-Geschwür
- **Petersilie** (in hoher Dosierung): Entzündliche Nierenerkrankung, Schwangerschaft
- Pflanzliche **Abführmittel**: Schwangerschaft (hier nur Aloe), Darmverschluß
- **Weidenrinde**: Gerinnungsstörungen, Magen-Darm-Geschwür

Pflanzenheilmittel können in **Wechselwirkung** mit vielen anderen Pharmaka treten (hier sind einige Arzneimittel aufgeführt, bei denen es zu einer Verstärkung der Nebenwirkungen kommt):

- **Digitaloide**: Entwässerungsmittel, Abführmittel, Kortikoide, Chinidin
- Pflanzliche (anthrachinonhaltige) **Abführmittel**: Digitalis, Entwässerungsmittel, Kortikoide
- **Süßholzwurzel**: Entwässerungsmittel, Digitalis
- **Weidenrinde** (enthält Salicylat): Antikoagulantien (z.B. Heparin, Marcumar®), Kortikoide, Nichtsteroidale Antirheumatika

Der verantwortungsvoll mit Pflanzenheilmitteln behandelnde Therapeut oder Laie muß die Gegenanzeigen der von ihm eingesetzten Mittel genau kennen. Bei Beschwerden unter der Behandlung sollten Sie gewissenhaft prüfen, ob gegebenenfalls Nebenwirkungen oder Wechselwirkungen mit anderen Medikamenten als Ursache in Frage kommen. Unter diesen Voraussetzungen sind die Risiken einer Behandlung mit Pflanzenheilmitteln als sehr gering zu bezeichnen.

Literatur

Böhmig/Mayr: Kneipp und die Heilpflanzen. Karl F. Haug Verlag, Heidelberg.

Flück/Jaspesen-Schib: Unsere Heilpflanzen. Ott-Verlag, Thum, Schweiz.

Kraus/Carstens: Heilpflanzen. TRIAS-Verlag, Stuttgart.

Kremer, B. P.: Welche Heilpflanze ist das? Kosmos-Verlag, Stuttgart.

Pahlow, M.: Hausapotheke. Gräfer und Unzer, München.

Poletti/Schilcher/Müller: Heilkräftige Pflanzen. Hädekke-Verlag, Weil der Stadt.

Rauch/Kruletz: Heilkräuterkuren. Karl F. Haug Verlag, Heidelberg.

Schmidsberger/Schmidsberger: Pflanzen heilen besser als Chemie. Knaur, München.

Ullmann, M.: Die große Hausapotheke: Heilpflanzen. Knaur, München.

Vonarburg, B.: Natürlich gesund mit Heilpflanzen. Karl F. Haug Verlag, Heidelberg.

Physikalische Therapien

Kneippsche Therapie: Wasser- und Wärmeanwendungen (Hydro- und Thermotherapie)

Begriffsklärung

Was ist Kneippsche Therapie?

Was ist Hydro- und Thermotherapie?

Die Kneippsche Therapie fußt auf den fünf Säulen: Ordnungstherapie, Ernährungstherapie, Bewegungstherapie, Pflanzenheilkunde und Hydrotherapie. Da die ersten vier Naturheilverfahren an anderer Stelle (S. 153, 96, 185, 161) gesondert beschrieben werden, geht es hier ausschließlich um die Kneippsche Hydro- und Thermotherapie.

Unter Hydro- und Thermotherapie versteht man die Anwendung von Wasser- und/oder Temperaturreizen zur Heilung von Krankheiten, zur Linderung von Beschwerden oder zur Vorbeugung von Gesundheitsstörungen (z.B. „Abhärtung"). Dabei werden u.a. Waschungen, Wickel, Bäder und Güsse eingesetzt (vollständige Aufzählung und Beschreibung der Kneippschen Anwendungen siehe im folgenden Text).

Vermutlich gehört die Hydro- und Thermotherapie zu den ältesten medizinischen Verfahren. In verschiedenen Hochkulturen (China, antikes Rom) gab es bereits ein sehr weit fortgeschrittenes Badewesen (z.B. Römische Thermen). Im 18. und 19. Jahrhundert wurden die Möglichkeiten dieser Therapie wiederentdeckt (z.B. durch Hahn und Prießnitz). Dem Pfarrer **Sebastian Kneipp**, der auf den Erkenntnissen seiner Vorgänger aufbaute, ist es zu verdanken, daß diese Form der naturheilkundlichen Therapie einer breiten Bevölkerung zugänglich gemacht wurde und später – nach teilweise erheblichen Widerständen – auch von ärztlicher Seite akzeptiert wurde.

Nachdem Kneipp sich durch Wasseranwendungen selbst von einem Leiden kurieren konnte, baute er die Hydrotherapie zu einem Behandlungssystem aus, welches schließlich über 100 verschiedene Anwendungen umfaßte. Von kleinsten (z.B. Waschung einer einzelnen Gliedmaße) bis zu stärksten Reizen (z.B. Blitzguß-Massagebad) konnte er sehr differenziert behandeln. Dabei richtete er sich nach der zu behandelnden Krankheit, der individuellen Reaktionsfähigkeit des Patienten und zunächst nach seiner Intuition, später nach seiner Erfahrung. Er entwickelte ein umfassendes Behandlungskonzept, in dem die Hydrotherapie eine der fünf Säulen darstellte.

Säulen der Kneippschen Therapie

- Ordnungstherapie
- Ernährungstherapie (Diätetik)
- Bewegungstherapie
- Pflanzenheilkunde
- Hydrotherapie

Keine der anderen vier Säulen der Kneippschen Therapie ist aber so mit seinem Namen verbunden wie die Kneippsche Hydrotherapie. Aufgrund der zahlreichen Erfolge der Kneippschen Therapie und des Engagements einiger Ärzte fand die ursprünglich als „Kaltwasser-Planscherei" verunglimpfte Wasserbehandlung schließlich auch die Anerkennung der etablierten Medizin. Inzwischen liegen so zahlreiche überzeugende wissenschaftliche Erkenntnisse vor, daß die Kneippsche Therapie zu einem festen Bestandteil der sogenannten Schulmedizin geworden und aus der anerkannten Prävention und Rehabilitation nicht mehr wegzudenken ist.

Wirkungen der Kneippschen Hydro- und Thermotherapie

Bei einer Kneippschen Anwendung wird ein thermischer Reiz (Wärme oder Kälte) gesetzt, wobei unterschiedliche Medien (meist Wasser, aber auch Heublumenauflagen, Kartoffelbrei oder Lehm) verwendet werden. Dieser Reiz wird vom Organismus entsprechend beantwortet, woraus die therapeutischen Effekte resultieren.

- **Kreislauf**: Die Durchblutung wird verbessert, zu hoher oder zu niedriger Blutdruck können zur Norm hin reguliert werden, die Herzbelastung kann langfristig verringert werden.
- **Atmung**: Die Atemtätigkeit kann gesteigert werden (Kaltreize), verkrampfte Bronchialmuskeln können entspannt werden (Wärmereize).
- **Stoffwechsel**: Der Grundumsatz kann erhöht werden, die Ausscheidung von Stoffwechselabbauprodukten wird gefördert.
- **Nervensystem**: Das gestörte vegetative Nervensystem wird zur Norm hin reguliert.
- **Drüsentätigkeit**, **Hormonstoffwechsel**: Eine gesteigerte Hormonproduktion kann gedämpft, eine zu geringe Hormonproduktion gesteigert werden.
- **Wärmehaushalt**: Übermäßiges Schwitzen oder Frieren wird zur Norm hin reguliert.
- **Haut**, **Bindegewebe**: Die Durchblutung, Ver- und Entsorgung der Gewebe werden verbessert, die Lymphzirkulation wird angeregt, die Ausscheidung über die Haut verbessert, die Elastizität und andere Hautfunktionen günstig beeinflußt.
- **Immunsystem**: Durch langsame, kontinuierliche Steigerung der Reize wird das Immunsystem angeregt, der Organismus kann sich auf Temperaturänderungen besser einstellen, Infekte (sogenannte Erkältungen) werden seltener auftreten (sogenannte Abhärtung).

Beispiele:

- Ein kalter Knieguß führt zunächst zu einem Zusammenziehen der Gefäße im Unterschenkel. Reaktiv kommt es später aber zu einer Weitstellung und damit einer verbesserten Durchblutung, was bei Neigung zu kalten Füßen oder Verengungen der Beinarterien ausgenutzt werden kann.
- Ein Wadenwickel, der häufig gewechselt wird, entzieht dem Körper Wärme und erreicht bei einem fieberhaften Infekt so eine milde Temperatursenkung.
- Ein heißer Heublumensack wirkt krampflösend und muskelentspannend und kann daher bei muskulären Verspannungen eingesetzt werden.

Allgemeine Hinweise zur Therapie

Was ist zu beachten?

Der gewählte Reiz muß an die Erkrankung und an den Patienten angepaßt sein (z.B. kann jemand unmittelbar nach schwerer Krankheit oder Operation sogar durch einen Knieguß überfordert sein).

Die **Reizstärke** ist abhängig von:

- der Größe der behandelten Körperregion (z.B. stellt ein Unterguß einen stärkeren Reiz als ein Knieguß dar)
- der Temperatur (z.B. stellt ein kalter Guß mit 10 °C einen stärkeren Reiz als ein temperierter Guß mit 20 °C dar)
- der Dauer der Anwendung (z.B. stellt eine Packung von 60 Minuten Dauer einen stärkeren Reiz als eine Packung von 30 Minuten Dauer dar)
- zusätzlichen Reizen (z.B. Bürstenbad, Zusätze in Bädern)

Intensität der Reize

Milde Reize sind Waschungen, Trockenbürstungen, Unterarm- oder Fußbäder, kalte Kniegüsse, Wassertreten.

Mittelstarke Reize sind Halbbäder, Sitzbäder, Rumpfwickel, Sauna.

Starke Reize sind Überwärmungsbad, Dampfbad, Voll-Blitzgüsse, langliegende 3/4- oder Ganzpackung.

Weitere Hinweise:

- Ein **kalter Körper** oder Körperteil darf keiner Kaltwassanwendung ausgesetzt werden (als Ausnahme dürfen kalte Füße mit Schnee abgerieben werden), bei erhitztem Körper sind Warmanwendungen hingegen möglich.

- **Kalte Körperteile** dürfen nicht mit Heißem zusammengebracht, sondern müssen schonend erwärmt werden, warme oder erhitzte Körperteile können hingegen kaltem Wasser ausgesetzt werden.
- Vor **größeren oder länger dauernden Anwendungen** (z.B. Ganzpackung, Sauna) sollten Blase und Darm entleert sein, auch größere Mahlzeiten sollten nicht unmittelbar vorher eingenommen werden.
- Bei größeren **Befindlichkeitsstörungen** wie Übelkeit, Kopfschmerz, starker Müdigkeit oder Erschöpfung, nach einer anstrengenden körperlichen Belastung oder einer schlaflosen Nacht sowie bei Krankheitssymptomen wie Herzschmerz sollten keine anstrengenden Anwendungen erfolgen.
- **Zwischen zwei Anwendungen** sollten mindestens 2 Stunden Pause liegen, um dem Organismus die Gelegenheit zu geben, den Reiz anzunehmen und zu verarbeiten. Dies trifft auch für Bewegungstherapie zu (kein Sport direkt nach einer Anwendung, keine Anwendung direkt nach Sport).
- Nehmen Sie die Anwendungen stets in einem **gut gelüfteten, ausreichend warmen Zimmer**.
- Nach einer **ansteigenden oder warmen Anwendung** sollte als Abschluß eine **Abkühlung** (z.B. Dusche, Tauchbad, Guß oder kalte Waschung) folgen, damit die unter der Wärme erweiterten Gefäße sich wieder zusammenziehen.
- Ein **kaltes Bad** sollte so kurz wie möglich sein (1-2 Sekunden, max. 5-6 Sekunden).
- **Kaltwasseranwendungen** sollten mit kleinen Reizen begonnen und später langsam gesteigert werden, damit der Körper sich an die Kaltreize anpassen kann. Wer nicht an Kaltreize gewöhnt ist, kann mit Kniegüssen beginnen, die dann langsam über Schenkel- und Untergüsse zu Vollgüssen gesteigert werden. Auch den Temperaturreiz kann man langsam steigern, indem zunächst temperiertes, später bei ausreichender Anpassung kaltes Wasser benutzt wird.
- Nach der Wasseranwendung sollte das **Wasser** nicht mit einem Tuch abgetrocknet, sondern nur mit den Händen **abgestreift** werden. Die Erwärmung erfolgt dann z.B. nach einer Waschung im Bett oder nach einem Knieguß durch Bewegung.

Achtung

! Eine Erwärmung des Körpers nach einer Kaltanwendung ist aber unbedingt erforderlich.

- Während der **Menstruation** sollten Bade- und Wärmeanwendungen der unteren Körperhälfte unterbleiben.

Methoden der Kneippschen Hydrotherapie

Kneippsche Techniken

- Waschungen
- Wickel, Packungen und Auflagen
- Güsse
- Bäder
- Dämpfe
- Wassertreten, Taulaufen, Schneegehen, Trockenbürsten

Kneipp kannte keine **Sauna** und bestimmte andere Techniken der **Thermotherapie**, die aber wegen der Verwandtschaft zur Kneippschen Hydrotherapie hier ebenfalls abgehandelt werden sollen.

Waschungen

werden meistens morgens vor dem Aufstehen angewendet. Die Waschung erfolgt mit einem groben Leinentuch (gegebenenfalls mit einem Waschlappen). Das Tuch wird in kaltes Wasser (12-16 °C) getaucht und anschließend ausgedrückt, bis es nicht mehr tropft. Die zu waschenden Körperteile werden mit dem Tuch gleichmäßig befeuchtet, aber anschließend nicht abgetrocknet. Danach ziehen Sie ihren Schlafanzug an und legen sich gut zugedeckt ins warme Bett, bis Sie wieder gut durchwärmt sind. Waschungen eignen sich als **Abhärtungstraining**, fördern die **Durchblutung** und sind günstig bei **Kreislaufstörungen**. Waschungen sind reizmilde Anwendungen und daher auch für geschwächte Menschen gut verträglich, die Ganzkörperwaschung übt als einzige Waschung einen mittelstarken Reiz aus.

Die **Oberkörperwaschung** umfaßt den ganzen Oberkörper einschließlich der Arme. Nach dem rechten Arm wird der Hals, die Brust, der Bauch und anschließend der linke Arm gewaschen. Nach erneutem Eintauchen und Ausdrücken des Tuches wird der Rükken bis zum Beckenkamm gewaschen.

Anwendung:

- Infekte der oberen Atemwege, Erkältungsanfälligkeit

Die **Unterkörperwaschung** umfaßt den gesamten Unterkörper von der Gürtellinie bis zu den Füßen. Die Waschung beginnt am rechten Fußrücken, dann folgt die Außenseite des Beines bis zum Beckenrand, dann die Vorderseite hinab bis zum Fuß, anschließend wird die Innenseite des Beines wieder hoch bis zur Leistenbeuge gewaschen. Nach Eintauchen und Ausdrücken des Tuches erfolgt die Waschung des linken Beines in gleicher Weise. Nach weiterem Eintauchen und Ausdrücken wird das Gesäß einschließlich dem Kreuzbereich gewaschen. Abschließend wird nach weiterem Eintauchen und Ausdrücken der Unterleib in kreisförmigen Bewegungen im Uhrzeigersinn gewaschen.

Anwendung:

- Morgendliche Kreislaufstörungen, vegetative Dystonie, Krampfadern, chronisch kalte Füße, chronische Infekte der Nasennebenhöhlen, Verstopfung, Einschlafstörungen

Die **Leibwaschung** wird auch als Kneippsche „Abführ- und Einschlafpille" bezeichnet. Das feuchte Waschtuch läßt man dabei langsam und kreisförmig (Uhrzeigersinn!) 20-40mal auf dem Leib kreisen.

Anwendung:

- Einschlafstörungen, Verstopfung, Blähungen

Die **Ganzwaschung** stellt eine Kombination von Oberkörper- und Unterkörperwaschung dar. Am besten wird sie im Stehen und möglichst schnell durchgeführt, um einer Auskühlung vorzubeugen.

Bei einer **Serienwaschung** wird die Waschung drei- bis sechsmal mit einem halbstündigen Abstand wiederholt.

Anwendung:

- Bei grippalen Infekten zur Fiebersenkung (nicht bei Frieren bzw. im Fieberanstieg anwenden)

Zur **Wirkungsverstärkung** der Waschung kann 1/4l Obstessig mit 3/4 l Wasser gemischt werden.

Wickel, Packungen und Auflagen

Als Packung bezeichnet man einen Wickel, der mehr als die Hälfte des Körpers einhüllt (z.B. Unter- oder Ganzwickel). Wickel werden im Bett in entspannter Lage verabreicht. Sie werden meist kalt angelegt, wobei der Patient vor dem Anlegen nicht frösteln oder kalte Füße haben darf. Heiße Wickel (z.B. bei Atemwegserkrankungen) werden so heiß wie möglich angelegt, wobei Verbrennungen aber unbedingt vermieden werden müssen.

Wie wird ein Wickel angelegt?

- Ein Leinentuch wird mit dem kalten oder heißen Wasser genäßt und dann ausgedrückt, bis es nicht mehr tropft.
- Dann wird es dicht an den zu wickelnden Körperteil angelegt, ohne diesen jedoch zu sehr einzuengen.
- Anschließend wird ein weiteres Leinen- oder Baumwolltuch um den Wickel gehüllt. Das Ganze wird mit einem Wolltuch abgedeckt. Abschließend wird der Patient zugedeckt.
- Vor länger dauernden Wickeln sollten Blase und/oder Darm entleert werden, vorher sollte keine größere Mahlzeit eingenommen werden.
- Der Wickel sollte ca. 45-60 Minuten liegen bleiben (Ausnahmen: Zum Schweißtreiben 1-3 Stunden, zum Wärmeentzug bei Fieber oder Entzündungen häufiges Wechseln nach etwa 10-15 Minuten).
- Ein Wickel wird in der Regel nach ca. 10 Minuten als warm empfunden. Ist dies nicht der Fall oder fröstelt der Patient sogar, sollte Wärme in Form von heißem Tee oder einer Wärmflasche zugeführt werden.

Übersicht über verschiedene Wickel

Wickel	Wickelmaß	wichtige Anzeigen
Brustwickel	80x180 cm	Bronchitis, Asthma, Lungenentzündung
Lendenwickel	80x180 cm	entzündliche Baucherkrankungen, Magen-Darm-Geschwür
Ganzwickel	190x230 cm	zu Beginn von Infekten, Allergien, Rheuma
Wadenwickel	80x100 cm	Fieber, Venenentzündung, Schlafstörungen
Halswickel	20x80 cm	Halsentzündung

Der **Brustwickel** reicht von den Achselhöhlen bis unter den Rippenbogen (Abb. 44). Der Patient muß sich im Bett aufrichten. Dann werden die drei Tücher so aufs Bett gelegt, daß sie beim Zurücklegen des Patienten richtig angelegt werden können. Es wird bei mittlerer Atemstellung gewickelt.

Anwendung:

- Akute und chronische Entzündungen im Brustraum, z.B. Bronchitis, Rippenfellentzündung

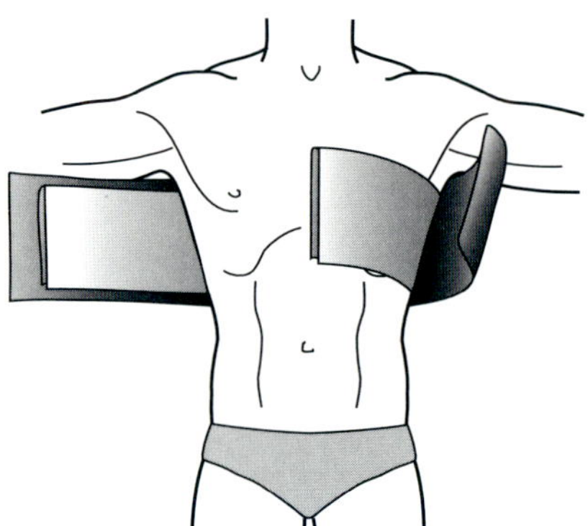

Abb. 44: Brustwickel

Der **Lendenwickel** reicht vom Nabel bis zur Mitte der Oberschenkel (Abb. 45). Die Tücher werden so auf das Bett gelegt, daß der Patient sich auf sie legen und anschließend gewickelt werden kann.

Anwendung:

- Hohes Fieber, akute und chronische Entzündungen im Bauchraum

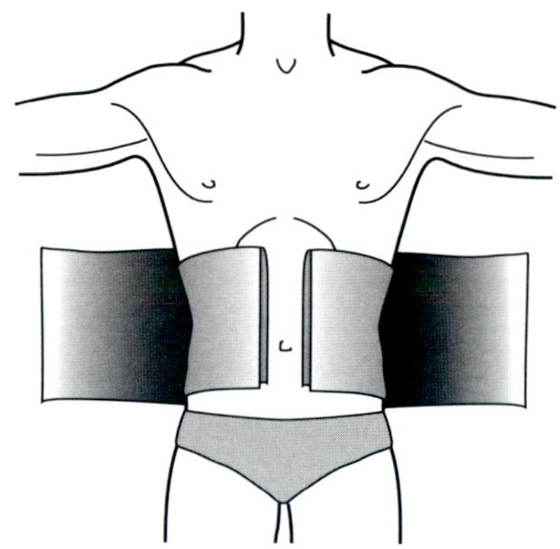

Abb. 45: Lendenwickel

Der **Ganzwickel** reicht vom Hals bis zu den Füßen. Der Kopf bleibt frei, die Arme werden aber mit eingepackt.

Anwendung:

- Frühstadien akuter Infekte, langliegend (2-3 Stunden) bei Allergikern und bei chronischem Rheumatismus

Achtung

Sehr reizintensiv, gegebenenfalls auch psychisch belastend, da der Ganzwickel beengend wirken kann.

Der **Wadenwickel** reicht vom Knöchel bis zur Kniekehle (Abb. 46). Es kann alternativ auch ein „nasser Socken" verwendet werden. Dabei wird eine nasse, ausgedrückte Woll- oder Baumwollsocke angezogen. Darüber wird ein trockener Wollstrumpf gezogen.

Anwendung:

- Venenentzündungen, hohes Fieber

> **Achtung**
>
> Häufig wechseln (wenn der Wickel warm wird), bei Kleinkindern kein ganz kaltes, sondern temperiertes Wasser nehmen.

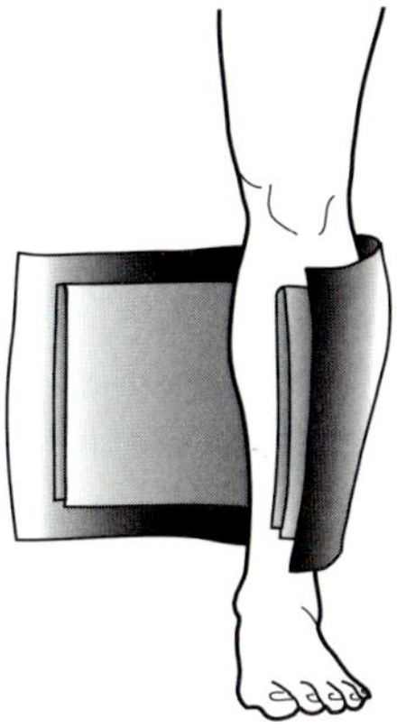

Abb. 46: Wadenwickel

Der **Halswickel** wird wie ein Schal um den Hals gelegt (Abb. 47).

Anwendung:

- Bei akuten Halsentzündungen zur Wärmeausleitung, nach 10-20 Minuten wechseln, 2-3mal. Bei chronischen Entzündungen 1-1½ Stunden liegen lassen.

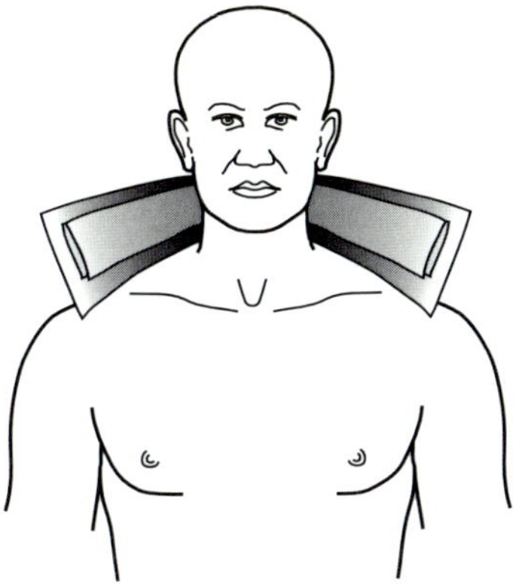

Abb. 47: Halswickel

Den **Heublumensack** gibt es als gebrauchsfertige Heukompresse (z.B. Kneipp Heupack Herbatherm®). Er wird in einem großen Topf, dessen Boden mit Wasser bedeckt ist, auf einem Rost im Wasserdampf erhitzt. Das Wasser darf den Sack dabei nicht berühren. Der heiße Heublumensack wird auf die zu behandelnde Stelle gelegt.

> **Achtung**
>
> Verbrennungen vermeiden!

Anschließend wird ein Tuch darum gewickelt, so daß die Wärme für längere Zeit gehalten werden kann (bei Anwendungen am Rücken wird der Sack auf ein vorbereitetes Tuch gelegt, darauf legt sich der Patient, der dann mit dem Tuch eingewickelt wird). Der Heublumensack bleibt 15-45 Minuten (bzw. solange er noch als warm empfunden wird) liegen.

Anwendung:

- Rheumatische Beschwerden (nicht im akut-entzündlichen Schub!), Muskelverspannungen

Bei der **Kartoffelbreiauflage** werden in der Schale weich gekochte Kartoffeln zerdrückt und in einen Leinensack gefüllt. Dieser Sack wird auf die zu behandelnde Stelle gelegt, wie der Heublumensack eingewickelt und ebenso lange liegengelassen.

Anwendung:

- Arthrosen, Rückenschmerzen, Bronchitis und Entzündungen der Harnwege

Beim **Lehmwickel** wird der Lehm, der in Pulverform in der Apotheke erhältlich ist und mit kaltem Wasser angerührt wird, etwa 3 mm dick auf die Haut aufgetragen. Darauf wird ein Leintuch gelegt und das Ganze mit einem Wolltuch eingehüllt. Der Wickel bleibt etwa 30 Minuten liegen. Bei häufiger Anwendung muß die Haut nachgefettet werden.

Anwendung:

- Krampfaderbeschwerden und Hautentzündungen

Güsse

Güsse werden mit einem Schlauch von ca. 2 cm lichter Weite verabreicht (erhältlich im Sanitärbedarf). Der

Wasserstrahl sollte etwa zeigefingerhoch aus dem Schlauch spritzen (Ausnahme: Blitzguß). Das Wasser soll beim Guß die Haut nicht bespritzen, sondern in einem „Wassermantel" weich umspülen. Die Gußführung sollte so gewählt werden, daß sie immer von der Körperferne zum Körperzentrum (Herz) hin führt.

Vor dem Guß muß der Patient und die zu begießende Körperregion warm sein. Ein Guß darf nicht unmittelbar nach einer Mahlzeit erfolgen. Der Patient soll während des Gusses gleichmäßig weiteratmen (Luft nicht anhalten!). Nach dem Guß wird das Wasser nur abgestreift, nicht abgetrocknet. Nach dem Anziehen muß durch Bewegung die Erwärmung erfolgen.

Kneippsche Güsse

- **kalte Güsse** mit 10-12°C und knapp 1 Minute Dauer
- **temperierte Güsse** mit 18-20°C
- **heiße Güsse** mit 40-42°C
- **Wechselgüsse** mit ca. 36° bzw. 10-16°C und 1-2 Minuten bzw. ca. 20 Sekunden Dauer (warm, kalt, warm, kalt)
- **Blitzgüsse**, die mit hohem Druck (1-3 bar) aus mehreren Metern Entfernung erfolgen (sollten nur von einem medizinischen Bademeister durchgeführt werden)

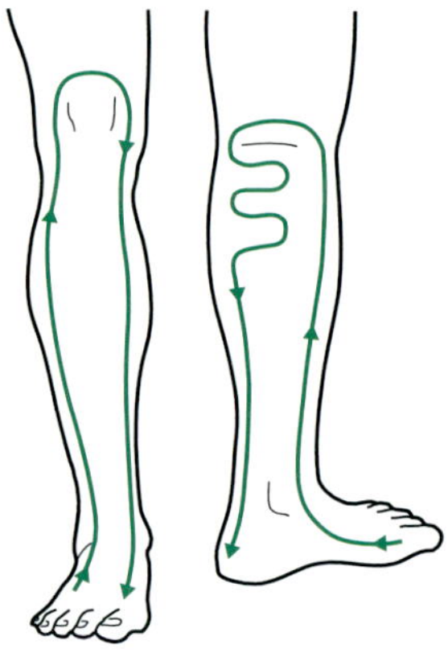

Abb. 48: Knieguß an der Außenseite beginnen, dann die Innenseite, erst das rechte, dann das linke Bein.

Beim **Knieguß** (Abb. 48) wird erst der rechte, dann der linke Unterschenkel begossen. Er wirkt anregend auf männliche und weibliche Geschlechtsorgane und hat eine ableitende Wirkung auf Kopf, Hals, Brustorgane, Magen und Leber.

Anwendung:

- Kalte Füße, Durchblutungsstörungen der Arterien oder der Venen des Unterschenkels, Krampfadern, Kopfschmerzen und Migräne, Augenentzündungen, Bronchitis, Pfortaderstauung, Lungenstauung, Hämorrhoiden, Reizblase, Blasenschwäche, Bettnässen sowie zur allgemeinen Abhärtung

Der **Schenkelguß** wird ähnlich wie der Knieguß durchgeführt, die Schlauchführung reicht aber hinten bis zum Gesäßwinkel und vorne bis zur Leistenbeuge. Er wirkt anregend auf die Beindurchblutung.

Anwendung:

- Krampfadern, Durchblutungsstörungen der Beine, Muskelrheumatismus oder Lähmungen der unteren Gliedmaßen, entzündlich aktivierte Hüftarthrose

Der **Unterguß** wird ähnlich wie der Schenkelguß durchgeführt, die Schlauchführung erfaßt hinten das Gesäß und reicht vorne bis zum Rippenbogen. Er wirkt entstauend im Magen-Darm-Bereich.

Anwendung:

- Magen-Darm-Krämpfe, erhöhte Säureproduktion des Magens, Pfortaderstauung

Gegenanzeigen:

- Frieren, Blasenentzündung, Nierenentzündung, akute Ischiasbeschwerden und Menstruation

Der **Rückenguß** beginnt mit einer kurzen Abwaschung des Rückens. Anschließend wird er wie ein Schenkelguß durchgeführt, wobei die beiden Rückenhälften zusätzlich fächerförmig abgegossen werden (Abb. 49). Er verbessert die Durchblutung des Rükkens und regt die Atmung an.

Anwendung:

- Chronische Rückenschmerzen, Schwäche der Rükkenmuskulatur, Rückenmarkerkrankungen, Multiple

Sklerose, Bronchialasthma zur Auswurfförderung, chronische Bronchitis, Übergewicht zur Stoffwechselanregung

Gegenanzeigen:

- Starke körperliche Schwäche oder Nervosität

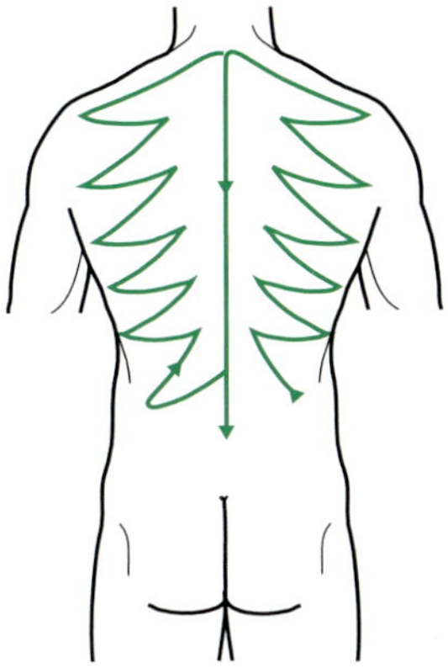

Abb. 49: Rückenguß

Der **Vollguß** beginnt mit einer kurzen Abwaschung des Rückens und der Brust. Er wird ähnlich wie der Rückenguß durchgeführt, wobei der Schlauch an der höchsten Stelle des Rückengusses so gehalten wird, daß etwa 2/3 des Wassers den Rücken und 1/3 des Wassers die Brust herunterfließen. Der Seitenwechsel vollzieht sich jetzt aber im Nacken und nicht unterhalb des Gesäßes. Vorn wird wie beim Schenkelguß begonnen, dann wird der Schlauch aber nach oben bis zur Schlüsselbeingegend geführt, von wo etwa 2/3 des Wassers die Brust und 1/3 des Wassers den Rücken herunterfließen. Er darf nur bei gutem Allgemeinbefinden sowie nach vorherigem, langsamem Aufbau mit kleineren Güssen durchgeführt werden.

Anwendung:

- Übergewicht zur Stoffwechselanregung, zum Ausgleich nach anstrengender geistiger Tätigkeit sowie zur allgemeinen Abhärtung

Gegenanzeigen:

- Fortgeschrittene Arteriosklerose, fortgeschrittene Herz- oder Kreislaufschwäche sowie koronare Herzkrankheit mit Brustenge bei kleinen Belastungen, bei Kälte oder nachgewiesenem Sauerstoffmangel ohne Beschwerden (sogenannte stumme Ischämie)

Der **Armguß** führt vom rechten Handrücken bis zur Schulter und an der Innenseite des Armes abwärts, links ebenso. Er wirkt kreislauf- und herzanregend, ableitend, die Atmung wird vertieft.

Anwendung:

- Kalte Hände, rheumatische Beschwerden in den Armen, nervöse Herzstörungen, Nervenschmerzen und Lähmungen, Stauungen im Kopf-Hals-Bereich (z.B. Kopfschmerz)

Der **Brustguß** wird zunächst wie ein rechter Armguß durchgeführt. Nach dem rechten Armguß wird der Schlauch an der Innenseite nach oben bis zur Achselhöhle geführt, dann auf die Brust, wo drei achterförmige Schleifen durchgeführt werden, abschließend wird der Schlauch am linken Arm abwärts geführt.

Anwendung:

- Angina pectoris (bei Neigung zu Gefäßkrämpfen auf Kälte wechselwarm), chronische Bronchitis, Asthma bronchiale

Beim **Oberguß** muß sich der Patient tief bücken. Er wird am besten von einer anderen Person durchgeführt und beginnt am rechten Handrücken, führt bis zur rechten Schulter, dann an der Innenseite des rechten Armes abwärts, an der Innenseite des linken Armes aufwärts, dann Achterschleifen auf der Brust, über die rechte Seite zum Rücken, wo zunächst die rechte, dann die linke Seite breit begossen wird, abschließend am linken Arm abwärts. Er hat eine starke örtliche und allgemeine Wirkung, verbessert die Durchblutung von Herz und Lunge und hat eine ableitende Wirkung.

Anwendung:

- Allgemeine Abhärtung, Neigung zu Infekten der oberen Atemwege und der Bronchien, Asthma bronchiale, Anregung der Herztätigkeit, Vertiefung der Atmung, Kopfschmerzen, nervöse Erregung, Krampfadern, Stauungen der Beine und des Bauchraumes

Gegenanzeigen:

- Stauungen im Lungenkreislauf (Cor pulmonale), Frösteln, akute Infekte, in den ersten drei Monaten nach einer Herzoperation

Beim **Nackenguß** wird der Nacken 5-10 Sekunden mit kaltem Wasser begossen.

Anwendung:

- Kopfschmerz, Migräne, Muskelverspannungen im Schulter-Nacken-Bereich, Hals-Wirbelsäulen-Syndrom, Arthrose der Finger- und Handgelenke, Schwindel, Ohrensausen, Wetterfühligkeit, Neigung zu Depressionen

Gegenanzeigen:

- Überfunktion der Schilddrüse, Glaukom, Bluthochdruck

Beim **Gesichtsguß** werden mit dem Schlauch 2-3 achterförmige Schleifen um die Nase herum beschrieben. Er verbessert die Durchblutung der Gesichtshaut („Schönheitsguß").

Anwendung:

- Migräne, Gesichtsneuralgien, allgemeine Erschöpfung und Erschöpfung der Augen

Wechselduschen werden am besten morgens durchgeführt (abends bei Einschlafstörungen). Folgende Reihenfolge ist einzuhalten:

- Rechtes Bein am Fuß beginnend die Außenseite aufwärts, die Innenseite abwärts
- Linkes Bein ebenso
- Rechter Arm an der Hand beginnend die Außenseite aufwärts, die Innenseite abwärts
- Linker Arm ebenso
- Dann Nacken, Kopfhaut und kurz das Gesicht
- Den Duschstrahl über den Rücken laufen lassen
- Abschließend Brust und Bauch
- 1-2 Minuten so warm wie möglich, dann jedes Körperteil für einige Sekunden so kalt wie möglich
- Reihenfolge: warm, kalt, warm, kalt

Am Anfang sollte das kalte Wasser nur temperiert sein oder nur Beine und Arme, später der ganze Körper kalt geduscht werden. Wechselduschen wirken sehr belebend (gut bei „Morgenmuffeln"), kreislauf- und stoffwechselanregend.

Anwendung:

- Zur Minderung der Infektanfälligkeit (Abhärtung), niedriger Blutdruck, Neigung zu Depressionen, Erschöpfungszustände

Bäder

Es gibt Vollbäder und Teilbäder (3/4-, Halb-, Sitz-, Fuß- und Armbäder). Bäder können kalt, temperiert, warm, als Wechsel-, als ansteigende oder als Überwärmungsbäder verabreicht werden (Tab. 17). Zusätze (z.B. Rosmarin, Fichtennadel) können bei warmen Bädern verwendet werden.

Tab. 17

Art des Bades	Dauer	Temperatur	Weitere Hinweise
Kaltes Bad	5-10 Sek.	Leitungswasser	
Temperiertes Bad	10-20 Sek.	16-22°C	
Warmes Bad	ca. 10 Min.	ca. 38°C	
Wechselbad	5 Min. warm 10 Sek. kalt	ca. 38°C, Leitungswasser	zweimaliger Wechsel
Ansteigendes Bad	10-15 Min.	von 33°C auf 40°C steigern	langsamer Temperaturanstieg
Überwärmungsbad	3-10 Min.	40-43°C	Herz-Kreislauf-belastend!

Tab. 18

Zusätze für Bäder, Wickel, Umschläge			
Zusatz	**Anwendungen**	**Anzeigen**	**Handelspräparate**
Arnika	Vollbad, Teilbad, Umschläge	Stumpfe Verletzungen, Blutergüsse, Schmerzen nach Überanstrengung, Rheuma (kein akutes!)	Arnikatinktur Hetterich®, Arnikatinktur Weleda®
Baldrian	Vollbad, Teilbad	Schlaflosigkeit, nervöse Unruhe	Pino Badeöl Baldrian®, Schupp´s Baldrianbad Ölbad®
Eichenrinde	Vollbad, Teilbad, Spülung, Umschlag	Unterschenkelgeschwür, nässende Ekzeme, juckende Hämorrhoiden, Scheidenentzündungen	Silvapin Eichenrinden-Extrakt E®, Schupp´s Eichenrinden-Extrakt®
Fichtennadel	Vollbad	Vegetative Dystonie, zur Rekonvaleszenz, klimakterische Beschwerden, nervöse Beschwerden	Silvapin Fichtennadel-Extrakt E®, Schupp´s Fichtennadel-Extrakt®, Kneipp Tonikum-Bad Fichtennadel Aquasan®
Eukalyptus	Vollbad	Beginnende Infekte	Schupp´s Eucalyptus Ölbad®
Heublumen	Vollbad, Teilbad, Wickel	Rheumatische Beschwerden, Bandscheibenbeschwerden, zur Stoffwechselanregung	Silvapin Heublumen/Kräuter-Extrakt®, Schupp´s Heublumen Ölbad®, Kneipp Heublumen Aquasan
Kamille	Spülung, Wickel, Teilbad	Akute,nässende Entzündung, Abszeß, Fistel, eitrige Wunde	Silvapin Kamillen-Extrakt N®, Schupp´s Kamillen Ölbad®
Kastanie	Vollbad, Teilbad, Umschlag	Venöse Stauung, Zerrung, Neuralgie, Durchblutungsstörung	Silvapin Badeöl Roßkastanie®, Schupp´s Roßkastanien-Extrakt®
Lavendel	Vollbad	Erschöpfung, innere Unruhe, Schlafstörung	Schupps´s Lavendel Ölbad®
Melisse	Vollbad	Schlafstörung, Unruhe, Anspannung, nervöse Herzbeschwerden	Pino Badeöl Melisse®, Schupp´s Melissen Ölbad®
Rosmarin	Vollbad, Waschung	Zur Kreislaufanregung, Muskelschmerzen	Pino Badeöl Rosmarin®, Schupp´s Rosmarin Ölbad®
Wacholder	Vollbad, Teilbad	rheumatische Beschwerden, zur Durchblutungsförderung	Silvapin Badeöl Wacholder®, Schupp´s Wacholder Ölbad®
Weizenkleie	Vollbad	Juckreiz, Wundliegen, Hautreizungen	Silvapin Weizenkleie-Extrakt E®, Schupp´s Weizenkleie-Extrakt®
Zinnkraut	Teilbad, Spülung, Umschlag	Schlecht heilende Wunde, Unterschenkelgeschwür, Blasenerkrankungen	Silvapin Schachtelhalm-Extrakt®, Schupp´s Schachtelhalm-Extrakt®

Warme oder ansteigende Bäder werden mit einer kalten (bei empfindlichen Menschen temperierten) Abgießung beendet, damit es nicht zu einem Blutdruckabfall mit der Gefahr eines Kollapses kommt.

Vollbäder werden meist mit Kräuterzusätzen verabreicht (Tab. 18).

Gegenanzeigen:

- Herzschwäche oder koronare Herzkrankheit mit Beschwerden bereits bei kleinen Belastungen
- Zustand nach Herzinfarkt (bis zu 3 Monate, im Zweifel den Arzt fragen)
- Zustand nach Herzentzündung (bis zu 6 Monate, im Zweifel den Arzt fragen)
- Lungenstauung
- schlecht eingestellter Bluthochdruck
- akute Venenentzündung
- Leberzirrhose
- Aussackungen der Bauchschlagader (Aneurysma)
- Neigung zu Embolien

Bei Menschen mit Herz-Kreislauf-Erkrankungen, für die Vollbäder zu belastend sind, kommen gegebenenfalls 3/4- oder Halbbäder in Frage (→ Rücksprache mit dem Arzt!).

Sitzbäder werden in speziellen Sitzbadewannen verabreicht. Vor einem Sitzbad sollten die Füße erwärmt sein (gegebenenfalls vorher ein ansteigendes Fußbad nehmen).

- Das kalte Sitzbad dauert 5-10 Sekunden und wird bei Hämorrhoiden oder Entzündungen im Afterbereich eingesetzt.
- Das warme oder ansteigende Sitzbad dauert 10-15 Minuten und wird bei Reizblase sowie zur Geburtsvorbereitung eingesetzt.

> **Achtung**
>
> Nicht bei Hämorrhoiden!

Beim **ansteigenden Halbbad** sitzt der Patient in einer mit ca. 35 °C warmem Wasser handbreit gefüllten Badewanne. Dann wird heißes Wasser zugegeben bis die Temperatur 38-40 °C beträgt. Dieses Bad sollte 15-20 Minuten dauern, eine kalte oder temperierte Abgießung sollte sich anschließen.

Anwendung:

- Beginnende Infekte, Rückenschmerzen, Muskelverspannungen

Beim **ansteigenden Fußbad** stehen die Füße in einer mit ca. 35 °C warmem Wasser handbreit gefüllten Fußwanne. Dann wird heißes Wasser zugegeben, bis die Temperatur 38-40 °C beträgt. Dieses Bad sollte 15-20 Minuten dauern, eine kalte oder temperierte Abgießung sollte sich anschließen.

Anwendung:

- Beginnende Infekte, kalte Füße, ableitend bei Migräne, zur Entspannung

Gegenanzeigen :

- Krampfadern, Lymphödeme

Beim **ansteigenden Armbad** liegen die Unterarme in einer mit ca. 35 °C warmem Wasser handbreit gefüllten Armwanne. Dann wird heißes Wasser zugegeben bis die Temperatur 38-40 °C beträgt. Dieses Bad sollte 15-20 Minuten dauern, eine kalte oder temperierte Abgießung sollte sich anschließen.

Anwendung:

- Angina-pectoris-Anfall, Verkrampfungen der Bronchien (obstruktive Bronchitis, Asthma)

Dämpfe

Dämpfe werden heute fast nur noch als Kopfdampfbäder angewendet. Dabei wird ca. 1 l Wasser bis zum Kochen erhitzt und in eine Schüssel geschüttet. Der Patient beugt sich über die Schüssel, wobei ein Handtuch über seinem Kopf hängt. Der heiße Dampf soll langsam inhaliert werden. Meist werden Heilkräuter zugesetzt (z.B. 2-3 EL Kamillenblüten, Kamillentinktur, Eukalyptusöl, Minzöl, Salben mit mehreren Wirkstoffen, die zum Einreiben oder Inhalieren verwendet werden können). Bei Unverträglichkeit von Dampfbädern kann der Dampf auch gezielt über Inhalatoren aufgenommen werden.

Anwendung:

- Beginnende Infekte der oberen Atemwege, Bronchitis, Nasennebenhöhlenentzündung

Gegenanzeigen:

- Allergien gegen die verwendeten Kräuter, nicht anwenden bei Säuglingen und Kleinkindern

Andere Kneippsche Anwendungen

Das **Wassertreten** findet in einem Tretbecken oder in der Badewanne statt. Das Wasser sollte bis zu 3/4-wadenhoch sein, die Temperatur beträgt 10-18 °C. Beim Wassertreten sollten abwechselnd die Beine aus dem Wasser gehoben werden (Storchengang), das Wassertreten sollte 30-60 Sekunden dauern. Danach wird das Wasser abgestreift (nicht abgetrocknet), Woll- oder Baumwollstrümpfe angezogen und einige Minuten schnell gegangen, bis Erwärmung eintritt.

Anwendung:

- Neigung zu Infekten (Abhärtung), vegetative Dystonie, Wetterfühligkeit, ableitend bei Kopfschmerzen, Schlafstörungen

Gegenanzeigen:

- Erkrankungen der Harnwege, Ischiasbeschwerden, kalte Füße (gegebenenfalls vorher erwärmen)

Beim **Tautreten** geht man mit erwärmten Füßen ca. 5 Minuten morgens durch das feuchte Gras, wobei die Beine wie beim Wassetreten gehoben werden (Storchengang). Anschließend werden trockene Strümpfe angezogen und einige Minuten schnell gegangen. Es wirkt abhärtend, kreislauf- und stoffwechselanregend.

Schneegehen sollte wegen der Verletzungsgefahr nur in weichem Schnee stattfinden. Mit warmen Füßen sollte einige Sekunden lang im Schnee gegangen werden. Anschließend werden trockene Strümpfe und Schuhe angezogen und einige Minuten schnell gegangen. Es wirkt abhärtend, kreislauf- und stoffwechselanregend.

Gegenanzeigen:

- Arterielle Verschlußkrankheit der Beine mit Beschwerden bei weniger als 150 m Gehen, Empfindungsstörungen der Beine (z.B. bei Polyneuropathie)

Das **Trockenbürsten** wird am besten morgens vor dem geöffneten Fenster mit einer kräftigen Wurzelbürste oder einem Sisalhandschuh durchgeführt.

Durchführung des Trockenbürstens

- ▶ Beginn am rechten Fußrücken, mit kreisförmigen Bewegungen nach oben bürsten
- ▶ Dann die Innenseite des Beines ebenso bürsten
- ▶ Mit dem linken Bein genauso verfahren
- ▶ Erst die rechte, dann die linke Gesäßhälfte kreisförmig bürsten
- ▶ Den Nacken zur Schulter hin, den oberen und unteren Rücken kreisförmig bürsten
- ▶ Den Bauch im Uhrzeigersinn, die Brust zum Brustbein hin bürsten
- ▶ Das Gesicht nur mit einer weichen Bürste oder einem Waschlappen kreisförmig bürsten

Zur Verbesserung des venösen Abflusses wird herzwärts gebürstet, zur Verbesserung der arteriellen Durchblutung wird fußwärts gebürstet. Die Kombination von Bürsten mit einem Halbbad wird als **Bürstenbad** bezeichnet. Das Trockenbürsten läßt sich auch gut in der Sauna durchführen (besonders bei Neigung zu niedrigen Blutdruckwerten). Es wirkt belebend (Bürstenstriche im Nacken eher entspannend) und kreislaufregulierend, es fördert den Venen- und Lymphfluß und verbessert die Hautelastizität.

Anwendung:

- Bei niedrigem Blutdruck, leicht erhöhtem Blutdruck, morgendlicher Müdigkeit, schlechter Hautdurchblutung (z.B. kalte Hände und Füße), vegetativer Dystonie

Gegenanzeigen:

- Hauterkrankungen oder Krampfadern (die betroffenen Stellen gegebenenfalls aussparen), Überfunktion der Schilddrüse, bei Schlafstörungen kein abendliches Bürsten, Frieren vor dem Bürsten (vorher erwärmen)

Nicht-Kneippsche Hydro- und Thermotherapie

Sauna

Die Sauna stellt eine Wärmeanwendung in trockener, heißer Luft (bis über 100 °C) mit anschließendem Kältereiz dar.

Wirkungen der Sauna

Sauna bewirkt

- einen **Pulsanstieg** auf 100-140 Schläge/Minute
- eine **Absenkung des Blutdrucks** (besonders des 2. Wertes)
- eine **Steigerung der Hautdurchblutung**
- eine **Steigerung der Schweißsekretion**
- eine **Erweiterung der Bronchien**
- eine **Anregung des Stoffwechsels**
- eine **Muskelentspannung**
- eine **Anregung des Immunsystems**

Praktische Hinweise

Was sollten Sie beim Saunabaden beachten?

- **Entleeren Sie** vor der Sauna **Blase und Darm**, die letzte große Mahlzeit sollte mindestens 1-2 Stunden zurückliegen.
- **Reinigen** Sie vor der Sauna den Körper mit Seife und trocknen Sie sich anschließend ab.
- Gehen Sie **nie fröstelnd** in die Sauna, die **Füße** müssen **warm** sein (gegebenenfalls vorher ein warmes oder ansteigendes Fußbad nehmen oder einen heißen Tee trinken)!
- Gehen Sie **unbekleidet** in die Sauna und setzen oder legen Sie sich auf ein großes Handtuch oder Saunatuch.
- **Beginnen** Sie **auf der untersten Stufe** (besonders für Anfänger wichtig), da hier die Temperatur und damit die Belastung für den Organismus nicht so hoch ist.
- Wenn Sie zu **niedrigem Blutdruck** neigen, ist **Liegen** günstiger als Sitzen, die Kombination von Sauna und **Trockenbürsten** (S. 181) ist hilfreich.
- Die Sauna sollten Sie verlassen, wenn eine **starke Schweißbildung** eingesetzt hat und man das Gefühl hat, daß es jetzt genug ist. Das ist meistens nach 8-15 Minuten der Fall. Lassen Sie sich nicht unter Zeitdruck setzen. Es gilt **nicht**: Je länger, desto besser! Jeder benötigt seine **individuelle Saunazeit**, die durchaus von Saunagang zu Saunagang unterschiedlich sein kann. Bei Unwohlsein in der Sauna sollte diese auf jeden Fall verlassen werden.
- Am **Ende eines Saunaganges** kann (aber muß nicht) ein **Aufguß** gemacht werden, wobei einige Schöpfkellen Wasser auf den Saunaofen gegossen werden. Die dadurch erhöhte Luftfeuchtigkeit führt zu einer intensiveren Wärmewirkung, zu vermehrter Schweißbildung, aber auch zu einer höheren **Herz-Kreislauf-Belastung**.
- Nach dem Wärmereiz durch die Sauna ist unbedingt eine **Abkühlung** erforderlich. Gehen Sie 1-2 Minuten an der **frischen Luft** spazieren. Danach erfolgt ein **Vollguß**, eine **kalte Dusche**, (im Winter) **Abreiben mit Schnee** oder ein Sprung ins **kalte Tauchbecken**.

Achtung

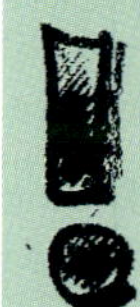

Das Tauchbad führt zu einem raschen, kurzen Blutdruckanstieg auf Werte über 300 mmHg und darf daher nur von gesunden Menschen ohne Blutdruckprobleme und ohne Gefäßerkrankungen durchgeführt werden!

- Es können **2(-3) Saunagänge** hintereinander durchgeführt werden, wobei auf ausreichende Ruhezeit zwischen den Gängen geachtet werden sollte. In dieser Zeit sollten auch **keine sportlichen Aktivitäten** oder sonstige körperlichen Belastungen durchgeführt werden.

- Nach Beendigung des letzten Saunaganges sollten Sie eine **Nachruhe von 30-60 Minuten** einhalten, um dem Organismus die Gelegenheit zu geben, die Wärme- und Kältereize zu verarbeiten.
- Der in der Sauna erzielte Gewichtsverlust wird durch den Wasserverlust beim Schwitzen erzielt. Dieser **Flüssigkeitsverlust** muß nach der Sauna durch reichliche Zufuhr von Mineralwasser, Kräutertees oder Fruchtsaftschorlen ersetzt werden.

Achtung

Kein Alkohol nach der Sauna!

- Empfehlenswert sind **1-2 Saunabesuche/Woche**.

Anzeigen für die Sauna

Wann ist Sauna sinnvoll?

- Allgemeine **Abhärtung** gegenüber Kälte- und Wärmereizen
- **Steigerung des Immunsystems** bei häufigen Infekten
- Milder oder medikamentös gut eingestellter **Bluthochdruck**
- **Koronare Herzkrankheit** mit Angina pectoris bei starken körperlichen Belastungen (im Belastungs-EKG sollten 75 W beschwerdefrei geleistet werden)
- **Durchblutungsstörungen der Beine** mit Beschwerden beim Gehen (nicht in Ruhe)
- **Chronische Bronchitis** und **Asthma bronchiale**
- **Chronische rheumatoide Arthritis** (nicht im akuten, entzündlichen Schub)
- **Morbus Bechterew** (nicht im akuten, entzündlichen Schub)
- **Muskelverspannungen**
- **Nach sportlichen Belastungen** zur Lockerung der Muskulatur

Gegenanzeigen für die Sauna

Wann sollten Sie nicht in die Sauna gehen?

- Akute **Infektionen** mit Fieber
- **Tuberkulose**
- **Akute, entzündliche Gelenkerkrankungen**
- **Entzündliche Herzerkrankung** (sollte mindestens 6-12 Monate zurückliegen)
- **Zustand nach Herzinfarkt** (sollte 3-6 Monate zurückliegen, bei unkompliziertem Infarkt nach Rücksprache mit dem Arzt gegebenenfalls auch eher)
- **Koronare Herzerkrankung** mit Beschwerden bei kleinen Belastungen (im Belastungs-EKG bei 75 W oder kleineren Belastungen)
- **Schwere Herzmuskelschwäche**
- **Schlecht eingestellter Bluthochdruck** (Werte in Ruhe und mit Medikamenten über 160/90 mmHg)
- **Herzerkrankungen mit Lungenhochdruck**
- **Akute Entzündungen** innerer Organe (z.B. Leberentzündung, Nierenentzündung)
- **Schilddrüsenüberfunktion**
- **Epileptisches Anfallsleiden**
- **Akute Geisteskrankheiten**
- **Akutes Magen-Darm-Geschwür**
- **Krebserkrankung** (nicht bei akuter Erkrankung, Chemotherapie oder Bestrahlung)

Im Zweifelsfall sollte immer ein Arzt nach der Erlaubnis zur Sauna befragt werden, der sowohl Kenntnisse über die fragliche Krankheit als auch über die Sauna besitzt.

Heiße Rolle

Fünf Handtücher werden nacheinander so eingerollt, daß ein Trichter entsteht. In diesen Trichter wird 1 l fast kochendes Wasser gefüllt. Anschließend wird die Rolle langsam aufgerollt und jeweils mit der feucht-heißen Fläche die zu behandelnde Haut vorsichtig abgetupft.

Achtung

Verbrühungsgefahr

Die gesamte Heiße Rolle ist nach etwa 1/2 Stunde aufgebraucht. Sie führt zu einer Erwärmung und Mehrdurchblutung der Haut, der tieferen Schichten und Organe.

Anwendung:

- Nicht-entzündliche Koliken (Galle, Niere, Darmkrämpfe), Asthma (besonders im Anfallsbeginn geeignet), chronisch rheumatoide Arthritis, die auf Wärme anspricht (nicht im akuten Schub!), Muskelkater, -verspannung, Kopfschmerzen (Heiße Rolle in der Nakken-Schulter-Region)

Andere Kälte- und Wärmeanwendungen

Kälte wird hauptsächlich bei Entzündungen und Verletzungen, Wärme bei Krämpfen und Durchblutungsstörungen angewendet. Bei akuten Entzündungen ist Wärme nicht angezeigt, außer bei Abszessen zur Reifungsförderung (Tab. 19).

Zur **Kältetherapie** (Kryotherapie) können kalte Wikkel (häufiger Wechsel), Kühlspray (z.B. Pinofit® Kühlspray) oder Kältepackungen (z.B. Pinofit® Sofort-Kälte-Pack) angewendet werden. Eiswürfel oder zerstoßenes Eis in einem Plastikbeutel sind preiswerte und ökologisch sinnvolle Maßnahmen. Man kann auch einen Eiszylinder mit einem Joghurtbecher im Eisfach herstellen. Dieser wird dann mit einem Handtuch angefaßt (Schutz der Hand des Behandlers und Abwischmöglichkeit des Tauwassers an der Haut) und auf der zu behandelnden Stelle massiert. Eis oder Eis im Beutel darf nur bis zu 5 Minuten direkten Kontakt zur Haut haben – bei längerer Kühlung muß zum Schutz vor Hauterfrierungen ein Tuch zwischengelegt werden. Besonders intensive Kältebehandlungen (z.B. mit flüssigem Stickstoff oder Kohlendioxid) sind darin erfahrenen Therapeuten vorbehalten.

Zur **Wärmetherapie** können elektrische Heizkissen, besser noch heiße Auflagen oder Packungen, Rotlichtbestrahlungen, Kurzwellen- und Ultraschalltherapie angewendet werden. Die Kurzwellen- und Ultraschalltherapie ist dem erfahrenen Therapeuten vorbehalten. Bei den Auflagen oder Packungen wurden Heublumensack und die Kartoffelauflage bereits auf Seite 175 erwähnt. Als Peloide bezeichnet man Torfe, Moore, Schlämme und Heilerde. Die bekannteste und am weitesten verbreitete Peloidauflage ist die Fangokompresse.

Fango ist ein aus Gestein hergestelltes Pulver, welches mit Wasser versetzt wird. Eine Fangokompresse wird erhitzt und auf die zu behandelnde Hautregion aufgetragen. Es gibt im Handel einfach zu handhabende Fertigpackungen, in der Regel werden Fangobehandlungen jedoch beim Physiotherapeuten oder Masseur durchgeführt. Nach ca. 15 Minuten wird die Pakkung entfernt, man sollte anschließend noch 30-60 Minuten nachruhen.

Anwendung:

- Rückenschmerzen, Muskelverspannungen, chronische Gelenkbeschwerden, die auf Wärme gut ansprechen

Es gibt im Handel industriell vorgefertigte und mehrfach verwendbare Wärmepacks auf Moor- oder Mine-

Tab. 19

Kälte bewirkt	Anwendung	Wärme bewirkt	Anwendung
Aktivitätssteigerung	Ermüdung	Aktivitätsminderung	Erregung
Blutdrucksteigerung	niedriger Blutdruck	Blutdrucksenkung	hoher Blutdruck
Rückflußsteigerung in den Venen	Venenschwäche	Senkung der Muskelspannung	muskuläre Verspannung
Senkung der Herzfrequenz	schneller Herzschlag	Anregung der Sekretion der Bronchien	Bronchitis
Entzündungs- und Schmerzhemmung	entzündliche Schmerzen	Krampflösung	Bronchien-, Darmkrämpfe

ralbasis (z.B. Vulkano®-Pack). Diese Wärmepacks lassen sich schnell und einfach im Backofen oder in der Mikrowelle zubereiten. Sie sind auch in verschiedenen Größen erhältlich.

Gegenanzeigen für alle Heiß- und Kaltanwendungen

- Empfindungsstörungen der Haut mit Verlust oder Verminderung der Temperaturwahrnehmung (Gefahr der Verbrennung bzw. Erfrierung!) wie z.B. Polyneuropathie.
- Bei allergischen Reaktionen auf Kälte verbieten sich Kälteanwendungen.

Literatur

Bachmann/Schleinkofer: Die Kneipp-Wassertherapie. TRIAS-Verlag, Stuttgart.

Brüggemann, W.: Gesundheit und Harmonie mit Kneipp. Karl F. Haug Verlag, Heidelberg.

Kaiser, J. H. (Hrsg.): Das große Kneipp-Hausbuch. Knaur-Verlag, München.

Kneipp, S.: Meine Wasserkur. Knaur-Verlag, München.

Kneipp, S.: So sollt ihr leben. Knaur-Verlag, München.

Zum Thema Sauna:

Fritzsche/Fritzsche: Saunabaden. TRIAS-Verlag, Stuttgart.

Pieper, R. A.: Sauna. Falken-Verlag, Niedernhausen.

Bewegungstherapie

Begriffsklärung

Was ist Bewegungstherapie?

Manche Menschen glauben, sich ausreichend zu bewegen, wenn sie dreimal am Abend vom Fernsehsessel aufstehen, um sich in der Küche ein frisches Bier zu holen. Für andere fängt Bewegung erst mit einem 20 km-Lauf an. Im folgenden erläutern wir, was unter Bewegung im Sinne einer Behandlung zu verstehen ist, welche Auswirkungen eine solche Bewegungstherapie haben kann, welche wichtigen Begriffe es innerhalb der Bewegungstherapie gibt und was sie bedeuten.

Bewegungstherapeutische Verfahren wirken durch systematisch aufgebaute und adäquate Bewegung im Rahmen ganzheitlicher Therapiekonzepte. Sie werden zur Vorsorge, zur Heilung (oder Linderung) von Beschwerden sowie zur Rehabilitation eingesetzt. Alle Verfahren, die sich der Bewegung unserer Muskeln und/oder Gelenke bedienen, gehören zur Bewegungstherapie. Das passive Durchbewegen der Gliedmaßen eines Herzinfarktpatienten auf der Intensivstation durch die Krankengymnastin gehört ebenso dazu wie eine Gruppengymnastik unter Anleitung eines Übungsleiters. Auch wenn Sie zum Vergnügen oder als sportliches Training Fahrrad fahren oder durch den Wald laufen, so ist dies eine Form der Bewegungstherapie.

Man unterscheidet:

- **Aktive** Bewegungstherapien, z.B.:

– **Sporttherapie** (z.B. Gymnastik, Laufen)
– **Muskuläre Entspannungsübungen** (z.B. nach Jacobson) → *Muskelentspannungstraining*, S. 227.
– **Krankengymnastik** (aktive Übungen)

- **Passive** Verfahren, z.B.:

– **Massage** (→ *Massage*, S. 194)
– **Krankengymnastik** (passive Übungen)

Auswirkungen von Bewegungstherapie

▶ Die **Muskulatur** vergrößert sich, die Energievorräte innerhalb des Muskels steigen an, die Enzyme werden aktiviert, die Durchblutung und die Fettverbrennung im Muskel nehmen zu und insgesamt resultiert eine Kraft- und Leistungssteigerung.

▶ Bei **Knochen und Gelenken** kann eine Vergrößerung des Knochendurchmessers, eine Verdichtung der Knochenstruktur (wichtig zur Vorbeugung und Behandlung der Osteoporose!), eine Dickenzunahme der Gelenkknorpel (Arthrose!) und eine Stärkung der Sehnenfasern erzielt werden.

▶ Im **Herz-Kreislauf-System** wird die Herzfrequenz in Ruhe und unter Belastung reduziert, der Blutdruck kann durch geeignete Bewegungstherapie gesenkt werden (Bluthochdruck!), es werden weniger Streßhormone ausgeschüttet (Entspannung!), es bilden sich neue kleine Blutgefäße und Nebenkreisläufe und die Sauerstoffausnutzung aus dem Blut wird verbessert. Alle diese Anpassungserscheinungen tragen zu einer Entlastung und zu einem wirtschaftlicheren Arbeiten des Herzens bei. Diese Effekte sind – in gewissem Umfang – nicht nur bei Gesunden, sondern auch bei älteren und geschwächten, ja sogar gerade bei Herzkranken zu erreichen, wobei hier das Training von erfahrenen Therapeuten geleitet werden sollte.

▶ Die Blutfette werden durch Ausdauertraining gesenkt (Triglyceride, LDL-Cholesterin), während das günstige HDL-Cholesterin erhöht wird. Darüber hinaus wird der Blutzucker gesenkt bei geringerem Insulinbedarf (wichtig gerade für Diabetiker). Es kommt also zu einer Verbesserung aller wichtigen **Stoffwechsel**werte.

▶ Die **Hirndurchblutung** nimmt zu (bei 25 W = leichtes Spazierengehen um 15%, bei 100 W = schnelles Treppensteigen um 25%).

▶ Am **Immunsystem** führt richtig dosierte Bewegungstherapie zu einer Steigerung der Widerstandskraft gegenüber Infektionen und Krebserkrankungen. Überlastungen können allerdings auch eine Schwächung des Immunsystems zur Folge haben, wobei diese Überlastungen schon massiv sein müssen und in der Regel nur beim Leistungssport (gehäufte Infektionen bei Spitzensportlern) bedeutsam sind, nicht jedoch beim Breiten- oder Gesundheitssportler, der sein Training sinnvoll gestaltet.

▶ Körperliche Bewegung kann außerdem zum Abbau angestauter Aggressionen beitragen, das **Selbstwertgefühl** durch das Erleben eigener Leistungsfähigkeit erhöhen, das subjektive **Wohlbefinden** verbessern und nach der körperlichen Tätigkeit zu einer wohltuenden **Entspannung** führen. Im Gruppensport kann durch gemeinsame positive Erlebnisse eine weitere Steigerung des Wohlbefindens erfolgen. Darüber hinaus wird auch das Vegetativum stabilisiert, so daß äußere Reize (z.B. Wetterwechsel) subjektiv als weniger lästig empfunden werden.

Wirkungen

Bewegungstherapeutische Maßnahmen führen in der richtigen Dosierung nachweisbar zu einer **Steigerung des allgemeinen Leistungsvermögens** und haben **günstige Effekte auf Organe und Organsysteme**.

Praktische Hinweise

Durch körperliche Bewegung kann es zu bestimmten Anpassungserscheinungen des Organismus kommen, den sogenannten **Trainingseffekten**. Diese hängen in starkem Maße ab von der:

- **Art der muskulären Beanspruchung** (die Muskeln werden beim Gewichtheben anders als beim Dauerlauf beanprucht)
- **Dauer der Beanspruchung** (ein 100 m-Lauf in 15 Sekunden hat andere Effekte als ein 10 km-Lauf in 50 Minuten)
- **Belastungsintensität** (es ist etwas anderes, ob Sie 10 km locker vor sich hin traben oder sich an der Schwelle zur Verausgabung befinden)
- **Wiederholungsanzahl der Belastungen** (ein bestimmtes körperliches Training einmal alle vierzehn Tage wird kaum zu meß- und spürbaren Veränderungen führen – im Gegensatz zu einem Training, welches dreimal pro Woche durchgeführt wird).

Programme zur Bewegungstherapie sind nur dann optimal, wenn sie unter Berücksichtigung der Zielsetzung **individuell** dosiert und kontrolliert werden und unter Berücksichtigung des Krankheitsverlaufes und der sportlichen Biographie des Patienten geschehen. Diese Individualisierung, die uns in der Naturheilkunde ja oft begegnet, ist gerade in der Bewegungstherapie von entscheidender Bedeutung. Es reicht eben nicht, wenn der Arzt z.B. dem übergewichtigen Patienten mit hohem Blutdruck rät: „Bewegen Sie sich doch mehr, treiben Sie etwas Sport!“. Er muß vielmehr ein individuelles **Trainingsprogramm** erstellen und dabei genau angeben,

- Welche **Sportarten** er für geeignet, welche er nicht für geeignet hält (diese Empfehlung muß sehr differenziert erfolgen. In unserem Beispiel des Bluthochdruckkranken sind alle Sportarten mit Ausdauerleistungen eher günstig, das Joggen kann allerdings beim Übergewichtigen wegen der Belastung der Gelenke problematisch sein. Die Empfehlung – oder auch die Gegenanzeige – hängt hier u.a. vom Ausmaß des Übergewichtes, von der Vorschädigung der Gelenke, von der beabsichtigten Kilometerleistung, vom Laufuntergrund – Straße oder Waldboden – und von der Qualität der Laufschuhe ab. Kraftübungen mit maximaler Muskelanstrengung wie beim Body-Building sind beim Bluthochdruckkranken ungünstig, gegen Kraftübungen mit etwa der Hälfte der Maximalkraft wäre aber nichts einzuwenden.).
- Wie oft die Bewegung erfolgen sollte (z.B. 3mal/Woche), also die **Belastungshäufigkeit** (bei Anfängern nicht mehr als 1-3mal/Woche).
- Wie lang die einzelnen Trainings- oder Übungsabschnitte sein sollten (z.B. 1/2 Stunde Fahrradfahren, 2 Stunden schnelles Spazierengehen), also die **Belastungsdauer.**
- Mit welcher Intensität diese Bewegung ausgeübt werden sollte (z.B. Pulsanstieg auf einen Bereich von 110-130/Minuten), also die **Belastungsintensität** (Empfehlungen: Aufwärm- und Abkühlungsphase 30-50%, Trainingsphase bei Anfängern 50-60%, später 60-80% der maximalen Leistungsfähigkeit, die in einem Belastungstest bestimmt wird, z.B. Ausbelastung auf dem Fahrradergometer).
- Welche **Besonderheiten** noch zu bedenken sind (z.B. bei Auftreten von Luftnot oder Engegefühl in der Brust sofort die Belastung beenden).

Diese Empfehlungen sollen nochmals an einem Beispiel genauer beleuchtet werden:

Die Aussage „Ich bin 20 km mit dem Fahrrad gefahren.“ sagt im Grunde noch nicht viel über die Belastung des Organismus durch diese Bewegung aus. Selbst wenn Faktoren wie Geschwindigkeit, Wetterverhältnisse (Gegenwind – Rückenwind), Streckenprofil (flach – bergig), Untergrund (Teer – querfeldein), Fahrrad (Hollandrad ohne Gangschaltung – ultraleichtes Rennrad mit 20 Gängen) bekannt sind, kann daraus noch nicht geschlossen werden, wie stark diese Belastung für den Radfahrer war und schon gar nicht, ob es sich um eine sinnvolle Belastung gehandelt hat. Hier sind die individuelle, körperliche Leistungsfähigkeit, die Fähigkeit, mit dem Fahrrad umgehen zu können (Anfänger, sehr unkoordiniert – erfahrener Radfahrer) und die Belastungsintensität (an der Grenze der Leistungsfähigkeit – zügig, aber ein Gespräch wäre ohne Luftnot gleichzeitig möglich) entscheidend. So können 20 km Fahrradfahren auf einer flachen Straße bei Windstille auf einem Sportrad mit 5 Gängen mit einer Geschwindigkeit von 15 km/h für einen austrainierten Ausdauersportler eine Unterforderung darstellen (er erreicht gar nicht den

Bereich, in dem er Trainingseffekte erzielt), während unter denselben Bedingungen ein Patient mit starker Einschränkung der Herzleistung durch diese Belastung in ein lebensgefährliches Herzversagen geraten kann.

Im *Therapieteil* (S. 244) wird versucht, bei den einzelnen Krankheiten möglichst genaue Empfehlungen zu erteilen. Selbstverständlich kann aber dort nicht allen individuellen Besonderheiten Rechnung getragen werden. Im Einzelfall sollte also der Hausarzt (gegebenenfalls der Facharzt oder der Sportmediziner, z.B. bei besonderen internistischen oder orthopädischen Problemen) zu Rate gezogen werden.

Aufgrund von Vorerkrankungen, angeborenen Defekten oder Altersabbauvorgängen ist nicht mehr jeder in der Lage, ein sportliches Training durchzuführen. Man unterscheidet daher:

- **Übungen:** Systematisch wiederholte Bewegungsabläufe zur Verbesserung der Koordination (hiervon profitiert auch derjenige, der zu keinem sportlichen Training mehr fähig ist)
- **Training:** Systematisch wiederholte Bewegungsabläufe zur Steigerung der physischen Leistungsfähigkeit einzelner Muskelgruppen oder des ganzen Organismus (dies kommt für den noch nicht schwer Erkrankten in Frage)

Man unterscheidet bei jeder körperlichen Bewegung zwei Arten der **Energiebereitstellung**:

- **Aerob**: Gleichgewicht zwischen Aufnahme und Verbrauch von Sauerstoff
- **Anaerob:** Überschreiten der aeroben Energiebereitstellung unter Bildung von Milchsäure

Bei statischer Belastung (z.B. Haltearbeit) wird die Energie unterhalb von ca. 50% der Maximalkraft in der Regel aerob, darüber anaerob gewonnen. Bei dynamischer Belastung (z.B. Laufen) liegt die Grenze von der aeroben zur anaeroben Energiebereitstellung („**aerob-anaerobe Schwelle**“) gewöhnlich bei 50-75% der Maximalleistung.

Motorische Hauptbeanspruchungsformen

Bewegung ist ein komplexes Geschehen, welches von mehreren Faktoren bestimmt wird. Diese nennt man **motorische Hauptbeanspruchungsformen**.

Motorische Hauptbeanspruchungsformen

▶ **Koordination:** Darunter versteht man das Zusammenwirken von Zentralnervensystem und Skelettmuskulatur innerhalb eines Bewegungsablaufes. Ziel einer Verbesserung der Koordination ist die Verringerung des Sauerstoffbedarfes bei einer gegebenen Belastung.

▶ **Flexibilität:** Die Flexibilität (oder Gelenkigkeit) bezeichnet das willkürliche Bewegungsausmaß in einem oder mehreren Gelenken. Sie wird durch eine gute Dehnfähigkeit von Muskeln, Haut, Sehnen, Bändern und Gelenkkapseln erreicht. Verbesserungen lassen sich schon innerhalb weniger gymnastischer Übungseinheiten (z.B. Stretching) erzielen.

▶ **Kraft:** Dabei wird unterschieden:

- **Statische Kraft:** Maximale Muskelspannung, die in einer gegebenen Position gegen einen fixierten Widerstand entfaltet werden kann
- **Dynamische Kraft:** Diejenige Spannung, mit der innerhalb eines gezielten Bewegungsablaufes auch bewegt werden kann

▶ **Ausdauer**: Ausdauer ist die Fähigkeit, eine gegebene muskuläre Belastung möglichst lange durchzuhalten (= Ermüdungswiderstandsfähigkeit). Es werden unterschieden:

- **Lokale Ausdauer**: Beanspruchung von weniger als einem Sechstel der Skelettmuskulatur

Motorische Hauptbeanspruchungsformen

- **Allgemeine Ausdauer**: Beanspruchung von mehr als einem Sechstel der Skelettmuskulatur
- **Allgemeine aerobe dynamische Ausdauer**: Beanspruchung von mehr als einem Sechstel der Skelettmuskulatur mittels dynamischer Arbeit mehr als 5 Minuten lang mit einer Intensität von 50-70% der maximalen Kreislaufleistungsfähigkeit, die im Belastungstest ermittelt wird (z.B. Fahrradergometer, Laufband, Kletterstufe). Bei der allgemeinen aeroben dynamischen Ausdauer werden noch **Kurz-, Mittel-** und **Langzeitausdauer** unterschieden. In der präventiv und kurativ eingesetzten Bewegungstherapie ist lediglich die Langzeitausdauer von Bedeutung: Beanspruchung z.B. 25-30 Minuten lang 2-3mal in der Woche.

▶ **Schnelligkeit**: Für Prävention und Rehabilitation sind ausschließlich Koordination, Flexibilität, Kraft und Ausdauer von Bedeutung. Schnelligkeit ist nur im Leistungssport von Interesse.

Belastungsdiagnostik

Welche wichtigen Testverfahren gibt es?

Wenn Ihr Arzt oder Bewegungstherapeut für Sie ein Bewegungsprogramm aufstellt, so müssen Sie sich gemeinsam Klarheit über Ihre Leistungsfähigkeit verschaffen, damit ein richtig dosiertes Bewegungstherapieprogramm erstellt werden kann.

- Im **Maximalkrafttest** (z.B. an einer Kraftmaschine) kann die größtmögliche Kraft eines Muskels oder einer Muskelgruppe bestimmt werden. Hieraus kann die **Belastungsintensität** für ein **Muskelkraft-** oder ein **Kraftausdauertraining** ermittelt werden.
- Im **kardio-pulmonalen Leistungstest** (z.B. Fahrradergometrie, Laufbanduntersuchung, Kletterstufe) kann die maximale kardio-pulmonale (Herz-Lungen-) Leistungsfähigkeit bestimmt werden, woraus sich die **Belastungsintensität** für ein Ausdauertraining ergibt (gewöhnlich ca. 65% der maximalen Leistung).

Krankengymnastische Diagnostik und Behandlungstechniken

Die Krankengymnastik bedient sich **aktiver** und **passiver Bewegungstechniken**. Vor der Therapie erfolgt eine **differenzierte Befundaufnahme** mit den Methoden der neurologischen und orthopädischen Diagnostik. Einige Krankengymnasten arbeiten auch mit diagnostischen Techniken, die der Manuellen Therapie entnommen sind. Behandelt werden:

- Schmerzzustände des Bewegungsapparates (z.B. Arthrose)
- Funktionsstörungen des Bewegungsapparates (z.B. Bewegungseinschränkung nach Operation)
- Formstörungen des Bewegungsapparates (z.B. Verkrümmung der Wirbelsäule)

Je nach klinischer Symptomatik werden bevorzugt bestimmte **Behandlungskonzepte** angewandt (z.B. Krankengymnastik nach Bobath, nach Vojta, Psychomotorik), auf die hier aber nicht im einzelnen eingegangen werden soll.

Anzeigen und Gegenanzeigen

Wann ist eine systematische Bewegung sinnvoll?

- Hypokinetosen (durch Bewegungsmangel hervorgerufene Krankheitserscheinungen)
- Funktionelle Störungen (z.B. funktionelle Herzstörungen)
- Herzerkrankungen (z.B. Zustand nach Herzinfarkt, leicht- bis mittelgradige Herzinsuffizienz)
- Kreislauferkrankungen (z.B. Bluthochdruck, niedriger Blutdruck, Durchblutungsstörungen der Beine)

- Atemwegserkrankungen (z.B. chronische Bronchitis)
- Erkrankungen des Bewegungsapparates (z.B. Osteoporose, Arthrose)
- Erkrankungen des Nervensystems (z.B. kindliche, zerebrale Bewegungsstörungen)
- Erkrankungen des Verdauungssystems (z.B. chronische Verstopfung)
- Psychovegetative Funktionsstörungen (z.B. leichte Depression)

Welche Gefahren sind bei der Bewegungstherapie zu beachten?

Nicht immer ist Bewegungstherapie sinnvoll. Sie kann unter Umständen nichts nützen, mitunter sogar schädlich sein.

Gegenanzeigen zur Bewegungstherapie

- Akute entzündliche Prozesse (z.B. grippaler Infekt, Herzmuskelentzündung, rheumatischer Schub)
- Stark eingeschränkte Pumpleistung des Herzens
- Belastungsbedingte, hochgradige Herzrhythmusstörungen
- Schwerer, unbehandelter Bluthochdruck
- Schwere, unbehandelte Überfunktion der Schilddrüse
- Sonstige organische Erkrankungen (z.B. schwere orthopädische Erkrankungen, Krebs im Endstadium)

Als **relative Gegenanzeigen** gelten:

- Voller Magen
- Ausdauerbelastung bei einer Temperatur von 28° C und mehr oder einer relativen Luftfeuchtigkeit von 85% und mehr
- Intensive Belastungen direkt nach Eintreffen in einer Höhe von 2000 m und mehr

Nebenwirkungen und Risiken

Im Bereich der Bundesrepublik Deutschland kam es 1980 bei Ausübung des Sports zu 211 Todesfällen (entsprechend 0,0012%).

Wesentliche Risiken der Bewegungstherapie

- **Verletzungs- und Unfallgefahr**: Verminderung des Risikos durch eine adäquate Bewegungstherapie sowie das Meiden unfallträchtiger Sportarten
- **Schwerwiegende kardiale (Herz-) Komplikationen** (Kammerflimmern, Herzversagen, Herzinfarkt): Verminderung des Risikos durch ausreichende Herz-Kreislauf-Diagnostik, gegebenenfalls optimale medikamentöse Therapie und Befolgung eines von Arzt und Bewegungstherapeut ausgearbeiteten Therapieplanes
- **Unterzuckerung bei Diabetikern**: Verminderung des Risikos durch Anpassung der Medikation und Energiezufuhr an den erhöhten Energieverbrauch

Überlastung durch Bewegung

Überlastung („Übertraining“) entsteht durch zu hohe Belastungsintensitäten, Belastungshäufigkeiten und/oder nicht ausreichende Erholungsphasen mit der Folge ungenügender Regeneration und dem Ausbleiben einer Anpassung des Organismus an die Belastungen.

Überlastungserscheinungen bei falsch dosierter Bewegungstherapie

- **Erschöpfung:** Allgemeines Gefühl der Abgeschlagenheit mit Verlust an Leistungsfähigkeit
- **Muskelkater:** Dumpfer Schmerzzustand der Muskulatur mit örtlichen Muskelverspannungen nach Belastung mit zu hoher Intensität und/oder Dauer (entgegen früherer Ansichten, die von einem „Versauern“ des Muskels als Ursache ausgingen, scheinen Mikro-Verletzungen, d.h. kleinste Muskelfaserrisse, durch Über- und Fehlbelastungen für den Muskelkater verantwortlich zu sein)

- **Belastungsschmerz:** Warnsignal des Körpers vor zu hoher Belastung (ausgehend von Muskeln, Gelenken oder Ursache im Herz-Kreislauf-Bereich)

- **Überlastungsschaden:** Akute Verletzung oder chronischer Überlastungsschaden, häufig bei Trainingsanfängern durch zu hohe Belastungsintensität und unzureichende Kraft, Ausdauer und Beweglichkeit.

Bei richtiger Dosierung ist die Bewegungstherapie ein nebenwirkungsarmes Naturheilverfahren, bei dem der immense Nutzen die geringen Risiken mehr als aufwiegt. Steigerung der Leistungsfähigkeit, ein besseres subjektives Wohlbefinden und der Gewinn von Selbstvertrauen sind die Belohnungen für die Mühen, die Sie bei der Bewegungstherapie aufbringen müssen. Besonders in den ersten Wochen – vielleicht nach jahrzehntelanger Bewegungsarmut – fällt die Einhaltung des selbstgewählten oder vom Therapeuten ausgearbeiteten Bewegungstherapieprogrammes nicht immer leicht. Aber nachdem eine gewisse Phase der Eingewöhnung überwunden wurde und erste Erfolge am eigenen Leib verspürt werden, werden Sie Ihr tägliches Bewegungsprogramm nicht mehr missen wollen.

Sportarten

Welche Bewegungsform ist für Sie sinnvoll und geeignet?

Die richtige Sportart sollte unter **Berücksichtigung eventuell bestehender Erkrankungen** ausgewählt werden. So ist wettkampfmäßig betriebenes Tennisspielen - und jedes Punktezählen stellt letztlich einen Wettkampf dar – für den ohnehin meist sehr leistungsorientierten Patienten nach einem Herzinfarkt abzulehnen. Unter **therapeutischen Aspekten** sollten Sie sich die Frage stellen, was Sie mit der Bewegung für einen Zweck beabsichtigen. Wenn Sie Ihre Herz-Lungen-Leistungsfähigkeit trainieren wollen, so ist ein Krafttraining im Body-Building-Studio nicht angebracht, sondern Ausdauersportarten wie Laufen, Radfahren oder Schwimmen. Liegen hingegen Haltungsschwächen durch eine zu gering ausgeprägte Muskulatur an bestimmten Körperpartien vor, so sind spezielle gymnastische Übungen und ein entsprechendes Krafttraining gegebenenfalls an entsprechenden „Kraftmaschinen" sinnvoll.

Nicht zu unterschätzen ist auch die **Freude** an Ihrer Sportart. Ein regelmäßiges Jogging mag noch so günstig für z.B. den Fettstoffwechsel und den Blutdruck sein – wenn es Ihnen absolut keinen Spaß bereitet, sollten Sie sich eine Ausdauersportart suchen, die Ihnen mehr liegt.

Zur Veranschaulichung ein Beispiel: Sie laufen sehr gern Ski. Der Arzt hat Ihnen wegen einiger bei Ihnen bestehender Risikofaktoren bezüglich der Entstehung eines Herzinfarktes (z.B. Übergewicht, Bluthochdruck) zu einer Ausdauersportart geraten und, da Sie gerne Ski fahren, den Skilanglauf empfohlen. Skilanglauf ist übrigens für den Übergewichtigen weit sinnvoller als Joggen, da der Bewegungsablauf harmonischer ist und daher die Gelenke durch das Übergewicht nicht so sehr belastet werden wie beim Joggen. Da Sie aber auch sehr gern alpin Ski fahren, laufen Sie im nächsten Winterurlaub morgens 1-2 Stunden auf der Loipe, den Nachmittag verbringen Sie am Hang. In der schneefreien Zeit schwimmen Sie regelmäßig oder fahren mit dem Rad.

Nähere Einzelheiten zu den jeweils empfehlenswerten Sportarten bzw. Bewegungsformen entnehmen Sie bitte dem *Therapieteil* (S. 244).

Abschließend soll noch beispielhaft das Trainingsprogramm eines 65jährigen Patienten zwei Monate nach Herzinfarkt dargestellt werden. In der Akutklinik war nach wenigen Tagen die Mobilisierung durch Einzelkrankengymnastik erfolgt. In der Rehabilitationsklinik war mit einem Übungsprogramm begonnen worden, die dort durchgeführte Herzkatheteruntersuchung mit Darstellung der Herzkranzgefäße ergab nur einen kleinen Herzinfarkt mit Verschluß eines kleinen Gefäßes und nicht relevanten, geringen Veränderungen an den anderen Herzkranzgefäßen. Im Belastungstest mit Fahrradergometrie hatte er – für sein Alter recht gute – 150 Watt (= 2 W/kg Körpergewicht bei 75 kg) getreten.

Beispiel für ein Trainingsprogramm bei einer Maximalleistung von 150 W

2/3 der Maximalleistung werden als Trainingsleistung gewählt, also hier 100 W:

Der Patient trainiert auf dem Fahrradergometer:

1.- 4. Woche	15 Minuten täglich bei 100 W
5.- 8. Woche	20 Minuten täglich bei 100 W
9.-12. Woche	25 Minuten täglich bei 100 W
ab13. Woche	30 Minuten täglich bei 100 W

Der Patient kann auch Schwimmen, Laufen oder andere Ausdauerbelastungen wählen, wobei die Pulsfrequenz aber dieselbe wie beim Ergometertraining sein sollte.

Literatur

Bartmann, U.: Laufen und Joggen. TRIAS-Verlag, Stuttgart.

Brendel, W. u.a.: Vernünftig Langlaufen und Skifahren. TRIAS-Verlag, Stuttgart.

Geutebrück, G.: Bewegung mit Handicap. Körperbehinderte Menschen finden zur Mobilität. Karl F. Haug Verlag, Heidelberg.

Held, T.: Fit durch Gymnastik. TRIAS-Verlag, Stuttgart.

Jung, K.: Gesunderhaltung für jedes Lebensalter - leicht gemacht. Idea Verlag, Puchheim.

Jung, K.: Sport und Ernährung. Meyer & Meyer, Aachen.

Scharll, M.: Bewegungstraining mit alten Menschen. TRIAS-Verlag, Stuttgart.

Weßels, A.: Wassergymnastik. Karl F. Haug Verlag, Heidelberg.

Manuelle Medizin (Chirotherapie)

Begriffsklärung

Was ist Manuelle Medizin?

Unter „Manueller Medizin" versteht man Diagnose- und Therapiemaßnahmen am Bewegungsapparat – vor allem der Wirbelsäule –, mit denen Funktionsstörungen ermittelt und manuell (ohne apparative Hilfe) behandelt werden können. Als meist synonym verwendete Begriffe spricht man auch von „Chirotherapie" und „Manueller Therapie".

Die Geschichte der Manuellen Medizin reicht weit zurück: Schon im Altertum war bekannt, daß bestimmte Handgriffe an der Wirbelsäule zur Behebung von Fehlfunktionen und Störungen beitragen konnten. Im letzten Jahrhundert formierte sich besonders in den USA eine Bewegung von Therapeuten, die Fehlfunktionen der Wirbelsäule in den Mittelpunkt ihrer Behandlung stellten. Aus dieser Bewegung entstand der Berufszweig der „Osteopathen". In Deutschland gewann die Manuelle Medizin erst in den letzten 40 Jahren an Bedeutung. Sie wird heute von vielen Orthopäden, Allgemeinärzten und Internisten angewendet.

Formen

Die Manuelle Medizin wird mit recht ähnlichen Techniken von zwei verschiedenen Schulen in Hamm bzw. in Neutrauchburg gelehrt. Zwischen diesen gibt es Unterschiede hinsichtlich Grifftechniken und Diagnostik, jedoch keine grundsätzlich unterschiedlichen Therapieformen.

Wirkungen

Der Manuellen Medizin liegt die Beobachtung zugrunde, daß sich die Wirbelsäule durch eine Vielzahl von Einflüssen in ihrer Beweglichkeit an den Wirbelgelenken verändern kann. Diese Veränderungen (= „Dysfunktionen", „Funktionsstörungen" oder „Blockierungen") an den Wirbelgelenken machen sich nicht nur durch lokale Schmerzen bemerkbar, sondern auch durch Fernwirkungen. Hierzu gehört z.B. die Entstehung von Migräne bei Dysfunktionen im Bereich der Halswirbelsäule.

Durch die gezielten manuellen Manipulationen und Mobilisationen an der Wirbelsäule werden die Wirbelgelenke freigesetzt, so daß der Patient zu einer besseren Beweglichkeit und weniger Schmerzen gelangt. Auch die Fernwirkungen bilden sich bei sachgerechter Behandlung zurück. Insgesamt können sich die Beseitigungen von Blockaden der Wirbelgelenke auf den gesamten Bewegungsapparat sowie auf zahlreiche Organfunktionen positiv auswirken.

Wer kann mit Manueller Medizin behandeln?

Die Behandlung mit dieser Therapie muß dem erfahrenen Therapeuten vorbehalten sein. Ungeschulte Personen – auch mit der Manuellen Medizin nicht vertraute Ärzte – sollten die Manipulationen an der Wirbelsäule nicht durchführen.

Was erwartet Sie bei der Manuellen Medizin?

Nach Klärung der Beschwerden und möglicher weiterer Ursachen hierfür wird zunächst eine Diagnostik der Wirbelsäulenfunktion vorgenommen. Hierzu gehören Abtastungen und verschiedene Bewegungsuntersuchungen. Auch können Röntgenaufnahmen und weitere technische Untersuchungen nötig sein.

- **Mobilisationen**: Dem erhobenen klinischen Befund entsprechend, werden dann gestörte Gelenke der Wirbelsäule durch vorsichtige, kurze Bewegungen (= Manipulationen) des Therapeuten behandelt (Abb. 50). Für diese Manipulationen gibt es zahlreiche Griffe. Dabei kann es zu einem hörbaren „Knacken" in den Gelenkbereichen kommen. Nach der Behandlung verspüren viele Patienten schon bald Beschwerdebesserungen und einen größeren Bewegungsspielraum, besonders im Bereich der Halswirbelsäule.

- **Manipulationen**: Als weitere Verfahren kommen Techniken in Frage, mit denen die Wirbelgelenke passiv, d.h. ohne Muskelarbeit des Patienten, durchbewegt werden. Mit diesen Dehnungen soll eine bessere Funktion von Muskulatur und Bändern erreicht werden.

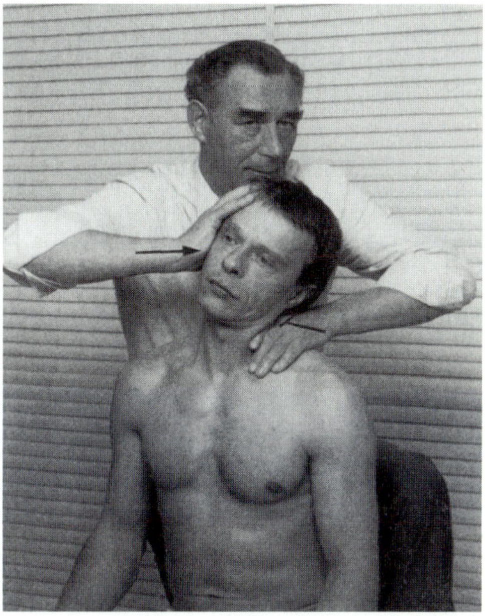

Abb. 50: Mobilisationsgriff bei der Manuellen Medizin. Aus: Lomba, J. A., Peper, W.: Handbuch der Chiropraktik und strukturellen Osteopathie. Karl F. Haug Verlag, Heidelberg 1997.

Wann ist die Manuelle Medizin sinnvoll?

Die Manuelle Medizin ist eine empfehlenswerte Methode, wenn Fehlfunktionen (sogenannte Dysfunktionen) der Wirbelsäule vorliegen und diese mit vorsichtigen Manipulationen beseitigt werden können. Stets sollte vorher eine gute Diagnostik durchgeführt werden und in der Nachbehandlung auf krankengymnastische Übungen zur Stabilisierung der Wirbelsäule Wert gelegt werden.

Als wichtigste Indikationen – die nur vom erfahrenen Arzt gestellt werden sollten – kommen in Frage:

- Wirbelsäulenschmerzen im Hals-, Brust- und Lendenbereich
- Funktionelle Störungen wie manche Formen von Kopfschmerzen, Schwindelgefühl, Ohrensausen, Atemstörungen

Nebenwirkungen und Risiken

Bei falscher Technik und unsachgemäßer Anwendung können die Maßnahmen der Manuellen Medizin zu ernsten Schäden an der Wirbelsäule sowie zu neurologischen Defekten führen.

Folgende Erkrankungen sollten nur mit großer Vorsicht behandelt werden:

- Akute Gelenkentzündungen
- Bandscheibenvorfälle mit und ohne neurologische Symptome
- Frühe Formen von Erkrankungen des Knochenstoffwechsels (z.B. Osteoporose)

Wann sollte die Manuelle Medizin nicht angewendet werden?

Folgende Erkrankungen sollten nicht behandelt werden:

- Tumoren und Metastasen im Bereich der behandelten Zonen
- Verletzungen der Wirbelsäule oder der Bandscheiben vor ausreichender Abklärung
- Frische Weichteilverletzungen im Bereich der Halswirbelsäule
- Mißbildungen des Rückenmarks
- Hypermobilität („Überbeweglichkeit“) der Wirbelsäule, z.B. nach Verletzungen

Massage

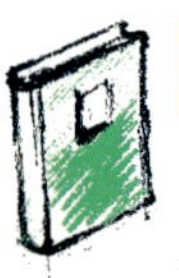

Begriffsklärung

Was ist Massage?

Die Massage gehört wohl zu den **ältesten Therapieverfahren der Menschheit**. Bei Schmerzen greifen wir uns instinktiv an die schmerzenden Stellen und reiben oder kneten diese. Hieraus wurden entsprechend der jeweiligen Kultur regelrechte Massagesysteme entwickelt. Die heute am weitesten verbreitete **klassische Massage** ist aus der griechisch-römischen Tradition entstanden und wurde im vergangenen Jahrhundert zu der heute noch üblichen Form weiterentwickelt. Da diese Massage – zumindest in Ansätzen – auch vom Laien an Angehörigen durchgeführt werden kann, soll sie hier näher erläutert werden.

Die Massage gehört zu den beliebtesten Therapieformen beim Patienten. Von allen Therapien kommt die Massage dem Begriff Be-hand-lung am nächsten. Hier erfährt der Patient eine direkte und spürbare Zuwendung, die er bei anderen Therapien oft vermißt. Außerdem ist sie ein für den Patienten angenehmes, eher passives Verfahren – er selbst braucht eigentlich nichts zu tun, er wird behandelt (tatsächlich finden bei der Massage auch aktive Anpassungsvorgänge des Organismus statt, die aber unwillkürlich ablaufen). Diese Gründe mögen maßgeblich dafür sein, daß Massage nicht selten überbeansprucht wird. Sie wird oft vom Patienten gefordert, wo eigentlich eine seelische Zuwendung oder aber eine geeignete Bewegungstherapie sinnvoller wären.

In diesem Jahrhundert wurden viele weitere Massageformen entwickelt, die dem erfahrenen Therapeuten vorbehalten sind und die hier deshalb nur in Stichworten dargestellt werden sollen.

Wirkungen

Wirkungen der klassischen Massage

- Steigerung der örtlichen **Durchblutung**
- Entstauung im **Venen- und Lymphbereich**
- Regulierung der Muskelspannung, insbesondere Minderung bei **Muskelverspannungen**
- **Entmüdung** der Muskulatur nach Belastungen
- Lösung von **Narben** und **Gewebsverklebungen**
- Verbesserung der Spannung und der Ernährung von **Haut** und **Bindegewebe**
- Reflektorische Beeinflussung auch von **inneren Organen**
- Stabilisierung des **vegetativen Nervensystems**
- Psychische **Entspannung**, Verbesserung des **subjektiven Wohlbefindens**

Klassische Grifftechniken der Massage

Welche Grifftechniken gibt es und wie wirken sie?

Folgende Grifftechniken werden in der Massage angewendet:

- **Streichungen:** Großflächige Streichbewegungen mit geringem Druck, die von zentral nach außen führen oder kreisförmig durchgeführt werden. Am Rükken erfolgt die Streichung mit dem Handrücken oder der Streckseite der Finger, an bauchigen Muskeln (Arm, Bein) entspricht die Handhaltung der einer halbgeöffneten Rohrzange. Streichungen wirken im Venen- und Lymphsystem entstauend (Abb. 51).

- **Knetungen:** Dabei wird der Muskel mit beiden Händen möglichst umfassend umgriffen und S-förmig ausgewrungen. Die Knetbewegungen einer Muskelgruppe (z.B. Beinmuskeln) erfolgen dabei immer herzwärts. Sie wirken entmüdend, normalisieren die Mus-

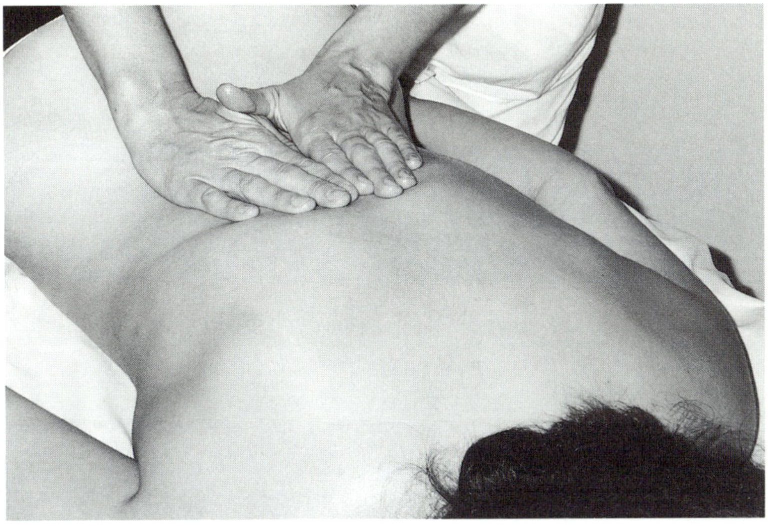

Abb. 51: Streichung

kelspannung, verbessern dadurch die Durchblutung und fördern somit den Abtransport von Stoffwechselprodukten (besonders günstiger Einsatz in der sogenannten Sportmassage, Abb. 52).

- **Reibungen (Friktionen):** Bei oberflächlichen Reibungen werden die Handflächen auf der Haut rasch gegenläufig bewegt, was zu einer Erwärmung und Mehrdurchblutung der Haut führt. Bei der Reibung tieferer Gewebsschichten werden die Fingerspitzen spiralig durch die Haut auf die Muskulatur gedrückt. Reibungen können zu Rötungen der Haut, ja sogar zu (harmlosen) Blutergüssen führen. Gewebsverklebungen können erfolgreich gelöst werden (Abb. 53).

- **Klopfungen:** Kurze Schlagbewegungen mit der Handkante, der Hohlhand oder den Fingern, die zu einer Durchblutungssteigerung bzw. am Brustkorb zu einem erleichterten Schleimabhusten führen (Abb. 54).

- **Vibrationen:** Feine, schnelle Zitterbewegungen (ca. 10 Vibrationsstöße/Sek.) mit der flachen Hand. Dadurch kommt es zu einer muskulären Entspannung, im Bauchraum zu einer Milderung von Magen-Darm-Krämpfen und am Brustkorb zu einer Schleimlösung.

- **Weitere Techniken:** Walkungen (größerflächige Knetbewegungen), Zirkelungen (feste, spiralige Bewe-

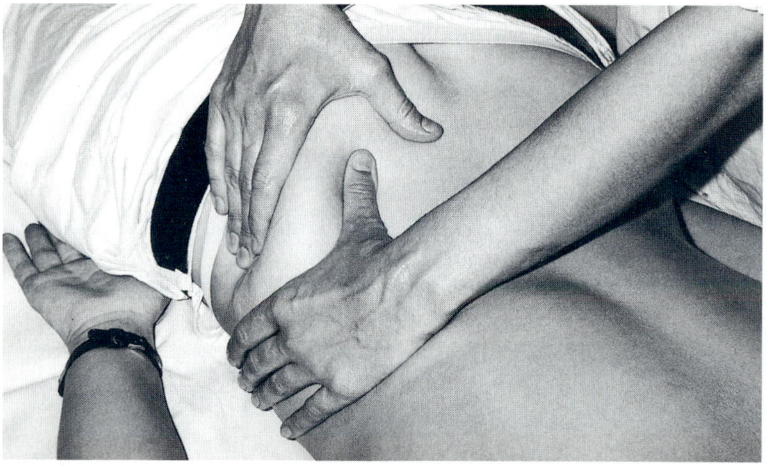

Abb. 52: Knetung

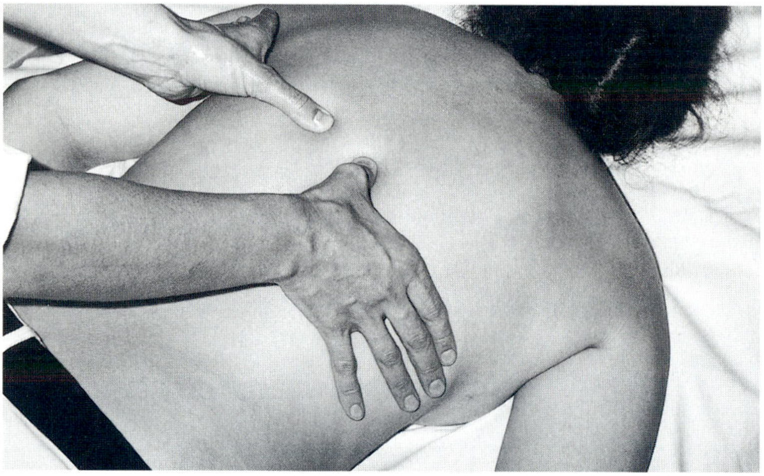

Abb. 53: Reibung

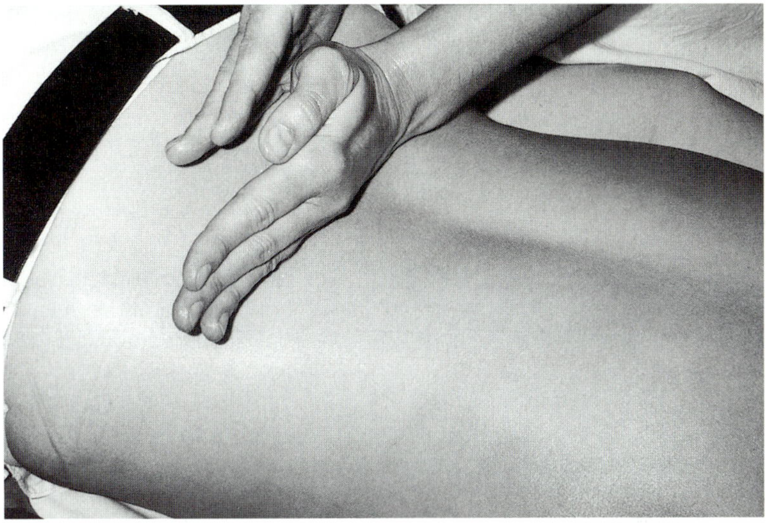

Abb. 54: Klopfung

gungen über Verspannungen), Klatschungen (kurze Schläge mit der flachen Hand) und Schüttelungen (lokkere Schüttelbewegungen von einzelnen Muskelgruppen, Gliedmaßen oder dem Rumpf, die entspannend und krampflösend wirken).

Aufbau einer klassischen Massage

Wie läuft eine Massagesitzung ab?

Eine Massage beginnt mit groß- und kleinflächigen Streichungen, die ca. 5-10mal wiederholt werden und auch zur Verteilung der Massageflüssigkeit dienen. Anschließend folgen Knetungen, die von Streichungen unterbrochen werden und auch mit diesen abgeschlossen werden. Danach werden gezielte Reibungen (Friktionen) durchgeführt, die wiederum von Streichungen unterbrochen werden. Nun werden abwechselnd Knetungen und Reibungen ausgeführt, zwischen denen immer Streichungen erfolgen. Wenn eine Muskelgruppe so behandelt wurde, folgt die nächst zentralgelegenere Region. Je nach beabsichtigter Wirkung werden die oben angegebenen Grifftechniken bevorzugt angewendet.

Eine Teilmassage dauert 10-15, eine Großmassage 15-30 Minuten. Nach jeder Massage sollte eine Ruhezeit von der Dauer der Massage eingehalten werden. Eine Massageserie besteht aus 6-12 Massagen, von denen 2-3/Woche durchgeführt werden. Nach einer Serie sollte eine Pause von 4-6 Woche erfolgen.

Anzeigen und Gegenanzeigen

Wann ist Massage sinnvoll?

- Muskelverspannungen, Hartspann
- Rheumatoide Arthritis, Arthrosen
- Zustand nach Verletzungen oder Operationen am Bewegungsapparat
- Schlaffe Lähmungen
- Unterstützend bei manchen Erkrankungen der inneren Organe (z.B. Bronchitis, Bluthochdruck)
- In der körperlichen Entwicklung gehemmte Kinder

Wann darf nicht massiert werden?

- Entzündungen der Haut oder der Muskulatur
- Fieberhafte Infekte
- Krebsleiden
- Blutungsneigung (Bluter, Antikoagulation, z.B. mit Heparin oder Marcumar®, hier handelt es sich um

eine relative Gegenanzeige, d.h. leichte, vorsichtige Massagen sind gegebenenfalls möglich, sollten aber vom erfahrenen Masseur durchgeführt werden)

- Zustand nach frischem Herzinfarkt, schwere Herzmuskelschwäche
- Sudeck-Syndrom (keine Massage der betroffenen Gliedmaßen)
- Venenentzündung und Thrombose (keine Massage der betroffenen Gliedmaßen)
- Arterielle Verschlußkrankheit (keine Massage im Verschlußgebiet)
- Fortgeschrittene Arteriosklerose

Selbstbehandlung

Was können Sie selbst massieren und was nicht?

Leichte Erkrankungen (z.B. Muskelverspannung nach körperlicher Belastung) können vom Laien, schwere Erkrankungen (z.B. Lähmung, fortgeschrittene Arthritis) sollten vom Masseur behandelt werden.

Andere Massageformen

Bindegewebsmassage (besondere Form einer Reflexzonenmassage): Diese Massage bedient sich verschiedener Techniken (Haut-, Unterhaut- und Faszientechnik), mit denen bestimmte Bindegewebszonen behandelt werden. Hierbei sind bestimmte Hautgebiete bestimmten inneren Organen zugeordnet (Abb. 55). Sie ist besonders geeignet bei: Schmerzzuständen (z.B. Migräne), hormonellen oder vegetativen Störungen bei der Frau (z.B. schmerzhafte Regel), arterieller Verschlußkrankheit, rheumatischen Erkrankungen, funktionellen Störungen innerer Organe (z.B. funktionelle Oberbauchbeschwerden, Asthma), Sudeckscher Erkrankung.

Segmentmassage (besondere Form einer Reflexzonenmassage): Diese Massage behandelt Haut, Bindegewebe, Muskulatur und Knochenhaut eines bestimmten Segmentes , welches mit dem zu behandelnden inneren Organ in Verbindung steht (z.B. Lebersegment). Sie wird bei chronischen inneren Erkrankungen angewendet, die zu reflektorischen Krank-

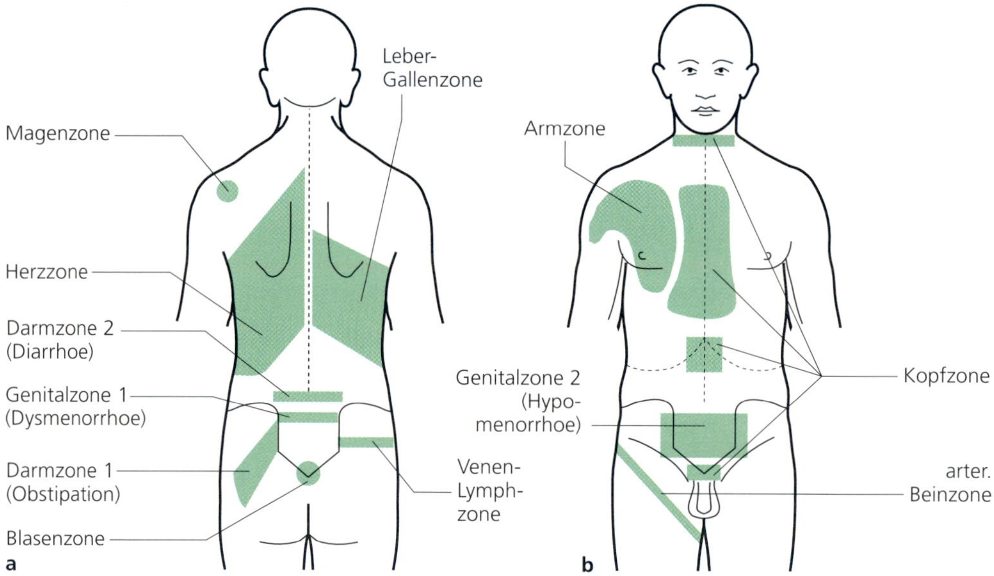

Abb. 55: Verquellungszonen der Unterhaut (Bindegewebszonen)

heitszeichen im Segment geführt haben (z.B. Schmerzen oder Verquellung bestimmter Hautgebiete).

Periostbehandlung (besondere Form einer Reflexzonenmassage): Diese Massage behandelt die Knochenhaut (Periost) bestimmter Knochen, die mit den zu behandelnden inneren Organen reflektorisch in Verbindung stehen. Durch einen starken Reiz mit der Fingerkuppe oder mit dem Knöchel eines gebeugten Fingers wird das innere Organe (z.B. Herz, Magen) beeinflußt. Sie wird u.a eingesetzt bei: Arthrosen, Unterschenkelgeschwür, Ohrensausen, Hörsturz, Angina pectoris, bestimmten Herzrhythmusstörungen (paroxysmale Tachykardie), Koliken, Magen-Darm-Geschwür, Kreuz- und Rückenschmerzen. Sie darf nicht bei bestimmten Knochenerkrankungen (z.B. Knochenentzündungen, fortgeschrittene Osteoporose) angewendet werden.

Kolonbehandlung: Bei dieser Massage werden an fünf Punkten über dem Dickdarm massierende Handbewegungen in Abhängigkeit vom Atemrhythmus ausgeübt (→ Fachtherapeut). Sie wirkt vegetativ ausgleichend auf alle Bauchorgane, beeinflußt die Spannung der Darmmuskulatur und fördert die Darmbewegungen (Peristaltik). Sie wird eingesetzt bei: Chronischer Verstopfung, Blähungen, Roemheld-Syndrom, Reizdarm (Colon irritabile), versuchsweise auch bei Gallenwegsleiden, Zwölffingerdarmgeschwür und Migräne, die mit krampfartigen Bauchbeschwerden einhergeht. Sie darf nicht eingesetzt werden bei: Allen Entzündungen im Darm und Bauchraum, Bauchtumoren, Darmverschluß, Schwangerschaft, extremer Fettsucht.

Unterwasserdruckstrahlmassage: Bei dieser Massage (→ Fachtherapeut) sitzt der Patient in einer Spezialbadewanne und wird mit einem warmen Wasserdruckstrahl massiert. Der Masseur kann mit größeren Düsen , die eine mehr flächige Massagewirkung, oder mit kleineren Düsen arbeiten, die eine stärkere Tiefenwirkung entfalten. Sie wirkt besonders entspannend auf verspannte Muskulatur, regt den Gewebsstoffwechsel an, entstaut das Venen- und Lymphsystem, wirkt vegetativ-psychisch entspannend und kann Gewebsverklebungen und Narben lösen. Besonders bei stark behaarten Patienten weist diese Methode gegenüber der klassischen Massage Vorteile auf. Sie wird eingesetzt bei: Hartnäckigen, schmerzhaften Muskelverspannungen, Zustand nach Operation oder Verletzung, rheumatischen Erkrankungen, Hüftarthrose, Sudeckscher Erkrankung, Lähmungen, sowie bei Lagerungsschwierigkeiten auf der Massagebank. Gegenanzeigen sind die für eine klassische Massage sowie für ein Vollbad (→ S. 180).

Manuelle Lymphdrainage: Diese Massage arbeitet mit sanften, kreisenden Druckimpulsen, die den Abfluß von Zwischengewebsflüssigkeit über die Venen und Lymphgefäße fördern (→ erfahrener Fachtherapeut). Sie wird daher vorrangig zur Behandlung von Ödemen eingesetzt:

Lymphödem (z.B. nach Entfernung von Lymphknoten im Rahmen einer Krebsoperation), venöses Ödem (z.B. bei Krampfadern, nach Venenentfernung im Rahmen einer Bypassoperation), Lipödem, Schwellung nach Operation oder Verletzung, aber auch bei rheumatischen Erkrankungen, neurologischen Erkrankungen (z.B. Trigeminusneuralgie, Migräne), Unterschenkelgeschwür, Sklerodermie.

Gegenanzeigen:

Krebserkrankung, akute Entzündung oder Thrombose im Massagegebiet, besondere Vorsicht bei Asthma bronchiale, chronischer Entzündung, Überfunktion der Schilddrüse, Zustand nach Thrombose und schwerer Herzinsuffizienz.

Trockenbürstenmassage: → *Kneippsche Therapie*, S. 170.

Akupressur: → *Akupressur*, S. 55.

Reflexzonenmassage: Das Konzept geht davon aus, daß innere Organe und bestimmte Hautzonen über zugehörige, gemeinsame Nerven miteinander in Verbindung stehen (Beispiel: Eine Überempfindlichkeit der Haut neben der unteren Brustwirbelsäule kann auf eine Erkrankung des Zwölffingerdarms hinweisen.). Über eine Behandlung der entsprechenden Hautzonen (Dermatome) oder Muskelgruppen (Myotome) kann auch das innere Organ beeinflußt werden. So kann mit bestimmten Massagetechniken (→ erfahrener Therapeut) eine verbesserte Durchblutung, das Lösen von Krämpfen und eine Verringerung von Schmerzen erzielt werden.

- **Fußreflexzonenmassage** (besondere Form einer Reflexzonenmassage): Diese Massage wird weiter unten (S. 213) genauer erklärt.

Zusammenfassung

Massage ist ein einfaches und wirkungsvolles Naturheilverfahren, welches bei Beachtung der Gegenanzeigen sehr nebenwirkungsarm ist. Einfache Formen der Massage können in geeigneten Fällen auch vom Laien durchgeführt werden (z.B. bei Muskelverspannungen). Schwierigere Behandlungen sowie besondere Massageformen sollten allerdings dem darin ausgebildeten Masseur vorbehalten bleiben. Es ist wichtig, daß Massage nicht reflexartig vom Patienten gefordert und vom Arzt verordnet werden sollte, sondern daß mit der Massage ein konkretes Behandlungsziel erreicht werden sollte (als „Streicheleinheit" für ansonsten fehlende Zärtlichkeiten ist die Massage zwar geeignet, aber eigentlich zu schade). Wird das Behandlungsziel nicht erreicht oder tritt nach nur kurzer Besserung wieder der alte Beschwerdezustand auf, sollte zunächst keine weitere Massage verordnet werden, sondern nach der Ursache der Beschwerden gefahndet und diese möglichst beseitigt werden. Oft liegen dann Fehlhaltungen vor, die meist mit richtiger Bewegungstherapie, oft mit Manueller Therapie und gegebenenfalls sogar mit einer Operation zu behandeln sind. Auch psychosoziale Defizite lassen sich nicht wegmassieren: Obgleich die positive psychotherapeutische Komponente der Massage nicht zu unterschätzen ist, kann sie eine psychotherapeutische Behandlung – wo sie wirklich nötig ist – nicht ersetzen.

Literatur

Lacroix, N.: Die sanfte Partnermassage. Mosaik Verlag, München.

Leibold, G.: Fußsohlenmassage. Falken-Verlag, Niedernhausen.

Partnermassage (Videokassette), Falken-Verlag, Niedernhausen.

Rumpler/Schutt: Entspannung und Schmerzlinderung durch Massage. Falken-Verlag, Niedernhausen.

Schutt, K.: Gesundheit und Entspannung durch Massage. Falken-Verlag, Niedernhausen.

Unseld-Baumanns, C.: Partnermassage. Falken-Verlag, Niedernhausen.

Wagner/Zenz: Ganzheitliche Säuglings- und Kleinkindermassage. Karl F. Haug Verlag, Heidelberg.

Zenz, G.: Die klassische Heilmassage. Karl F. Haug Verlag, Heidelberg.

Elektro- und Ultraschalltherapie

Begriffsklärung

Was ist Elektrotherapie, was Ultraschalltherapie?

Die Elektro- und Ultraschalltherapie arbeitet mit **elektrischen Strömen, elektromagnetischen Wellen** oder **Schallwellen im Ultraschallbereich**.

Diese Therapien sind aufgrund des apparativen Aufwandes dem Fachtherapeuten (Arzt, Physiotherapeut, Heilpraktiker) vorbehalten (Ausnahme: z.B. batteriebetriebenes handliches TENS (Transkutane elektrische Nervenstimulation)-Gerät, beispielsweise bei Phantomschmerzen).

Reizstrombehandlung

Muskeln werden normalerweise mit elektrischen Impulsen der zuführenden Nerven aktiviert. Dieser natürliche Vorgang wird mit Reizstrom gewissermaßen nachgeahmt; er wirkt daher kräftigend auf geschwächte Muskulatur (sogenannte **Elektrogymnastik**). Sie wird eingesetzt:

- Nach Verletzung, langer Ruhigstellung oder durch Nervenschädigung geschwächte Muskulatur, Bauchmuskelschwäche mit chronischer Verstopfung, Blasen- und Mastdarm-Schließmuskelschwäche.

Gegenanzeigen:

- Bei vollständigem Nervenausfall besteht keine Aussicht auf langfristigen Erfolg.

Ultrareizstrombehandlung (Reizstrommassage)

Diese Therapie arbeitet mit kurzen elektrischen Impulsen und wirkt schmerzlindernd und durchblutungsfördernd. Sie wird eingesetzt bei:

- Akuten und chronischen Schmerzzuständen, besonders bei Nervenwurzelreizungen im Hals- und Lendenwirbelsäulenbereich und nach Operationen und Verletzungen, Arthrosen, Schulter-Arm-Syndrom.

Gegenanzeigen:

- Seelisch bedingte Schmerzen, larvierte Depressionen, extreme Stromempfindlichkeit, Herzschrittmacher, Schmerzen, die ursächlich (z.B. durch Operation) zu behandeln sind.

Achtung

Bei Gefühlsstörungen im zu behandelnden Hautgebiet kann es zu einer Überdosierung und dadurch zu Verbrennungen kommen!

Transkutane elektrische Nervenstimulation (TENS)

Bei der TENS werden Nerven über die Haut (transkutan) elektrisch gereizt. TENS-Geräte sind handlich und eignen sich daher auch zur Heimbehandlung bei chronischen oder immer wiederkehrenden Beschwerden. Der Patient kann verschiedene Variablen des Gerätes selbst dosieren:

- Die **Stromstärke** sollte gesteigert werden, bis ein leichtes Kribbeln verspürt wird.
- Die **Impulsdauer** und die **Frequenz** sollten nach den Empfehlungen bzw. den eigenen Erfahrungen eingestellt werden.
- Die **Behandlungsdauer** liegt zwischen einigen Minuten und einigen Stunden. Es können mehrere Behandlungen/Tag erfolgen. Bei akuten Schmerzen sind meist kürzere, bei chronischen Schmerzen meist längere Behandlungsserien erforderlich.

TENS wird eingesetzt bei:

- Akuten und chronischen Schmerzzuständen jeglicher Art, besonders bei Phantom- und Amputationsschmerzen, Neuralgien, aber auch bei Schiefhals, Arthrosen, Schulter- oder Wirbelsäulenbeschwerden, „Tennisellenbogen“, Durchblutungsstörungen, Sudeckscher Erkrankung.

Gegenanzeigen:

- Herzschrittmacher

Interferenzstrom

Interferenzstromverfahren arbeiten mit Frequenzen von ca. 1-10 KHz. Interferenzströme wirken schmerzlindernd, durchblutungsfördernd und muskelstimulierend. Sie werden u.a. eingesetzt bei:

- Zustand nach Verletzungen oder Operationen, Beschwerden der Wirbelsäule, Arthrosen, Neuralgien, Durchblutungsstörungen

Gegenanzeigen:

- Herzschrittmacher, Nervenentzündung, frischer Knochenbruch oder Ausrenkung

Gleichstromtherapie (Galvanisation)

Bei der Galvanisation wird mit einem konstanten Gleichstrom gearbeitet, was nicht zu einer Erregung von Nerven oder Muskeln führt. Sie wirkt schmerzlindernd, durchblutungsfördernd, verbessert die Ernährung des Gewebes, das Zellwachstum und den Heilungsvorgang. Man unterscheidet:

- die **Längsdurchflutung**, bei der eine Gliedmaße in Längsrichtung vom Strom durchflossen wird.

Anzeigen:
Neuralgien, Ischialgien

- die **Querdurchflutung**, bei der eine Gliedmaße in Querrichtung vom Strom durchflossen wird.

Anzeigen:

Gelenkschmerzen, rheumatische Beschwerden, Nervenschmerzen, Unterschenkelgeschwür

- die **Zwei-** und **Vierzellenbäder**, bei denen zwei Arme (oder zwei Beine) oder alle vier Gliedmaßen in separate Wannen getaucht und dann vom Strom durchflossen werden.

Anzeigen:

Arterielle Durchblutungsstörungen, Neuralgien, Lähmungen

Gegenanzeigen:

Herzschrittmacher, größere Hautdefekte, Metalle (z.B. Prothesen, Granatsplitter) im Stromfluß

- das **Stangerbad (Hydroelektrisches Vollbad)**, bei dem im Vollbad Längs- oder Querdurchflutung des gesamten Körpers (außer Kopf) möglich sind.

Anzeigen:

Rheumatische Erkrankungen, arterielle Durchblutungsstörungen, Lähmungen, Osteoporose, Polyneuropathien

Gegenanzeigen:

Herzschrittmacher, fieberhafter Infekt, Hautentzündungen, Neigung zu Embolien, alle Gegenanzeigen eines Vollbades (→ *Kneippsche Therapie*, S. 170).

- die **Iontophorese**, bei der bestimmte Medikamente auf eine Elektrode aufgetragen werden und längs des Stromflusses besser und tiefer in das zu behandelnde Gewebe transportiert werden als dies bei bloßem Auftragen einer Salbe möglich wäre.

Diadynamischer Strom

Diese Therapie besteht aus einem galvanischen Basisstrom mit zusätzlichen Stromimpulsen. Der Strom wirkt schmerzlindernd, muskelentspannend und durchblutungsfördernd. Er wird u.a. eingesetzt bei:

- Zustand nach Verletzungen oder Operationen, Beschwerden der Wirbelsäule, Arthrosen, Neuralgien, Durchblutungsstörungen

Gegenanzeigen:

- Herzschrittmacher, Nervenentzündung, frischer Knochenbruch oder Ausrenkung

Kurzwellen-, Dezimeter- und Mikrowellentherapie

Dieses Elektrotherapieverfahren arbeitet mit elektromagnetischen Wellen im Hochfrequenzbereich und bewirkt eine Wärme im zu behandelnden Gewebe, die von „noch nicht spürbar" bis „kräftig, noch nicht unangenehm" stufenlos eingestellt werden kann. Dieses Verfahren wird eingesetzt bei:

- Arthrosen, Muskelschmerzen, Rückenschmerzen, chronischem Schulter-Arm-Syndrom, „Tennisellenbogen", Sehnenscheidenentzündungen, in der Nachbehandlung von Prellungen, Brüchen und Ausrenkungen, chronischen Entzündungen (z.B. Bronchitis, Nasennebenhöhlenentzündung, Entzündungen im Unterleib), schmerzhafter Regel

Gegenanzeigen:

- Alle Erkrankungen, bei denen Wärme zu einer Verschlimmerung führt (z.B. akute Entzündungen), Blutungsneigung, Thrombose, frische Gelenk- oder Blutergüsse, Osteomyelitis, Sudecksche Erkrankung, Krebserkrankungen, Schwangerschaft oder Regel (nur Unterbauch verboten), Metall im elektrischen Feld (z.B. Prothesen, Granatsplitter, „Spirale"), Herzschrittmacher, arterielle Verschlußkrankheit, Kleinkinder, längere Behandlung von Knochenwachstumszonen bei Heranwachsenden, unmittelbar nach Strahlentherapie, Ödeme

Ultraschalltherapie

Ultraschall arbeitet mit hochfrequenten mechanischen Schwingungen, es handelt sich also um eine sehr schnelle Vibrationsmassage. Der Schallkopf wird direkt auf die Haut aufgebracht (ein Ölfilm dient der Schalleitung) oder im Wasserbad (das Wasser dient der Schalleitung) an das zu behandelnde Gebiet gebracht. Ultraschall wirkt schmerzlindernd, durchblutungsfördernd und muskelentspannend. Er wird eingesetzt bei:

- Rheumatischen Erkrankungen, Rückenschmerzen, Muskelschmerzen, Schulter-Arm-Syndrom, „Tennisellenbogen", Zustand nach Verletzungen, verzögerter Knochenheilung, Sudeckscher Erkrankung, Unterschenkelgeschwür, übermäßiger Narbenbildung (Keloid)

Gegenanzeigen:

- Kurzwellentherapie, außerdem Koronare Herzkrankheit (bei Behandlung der Herzgegend), jugendliche Knochen, Geschlechtsorgane und Augäpfel – tiefliegende Metalle stellen keine Gegenanzeige dar.

Phototherapie

Begriffsklärung

Was ist Phototherapie?

Phototherapie ist die medizinische Behandlung mit UV-Strahlen. Hierzu gehört die Behandlung sowohl mit Sonnenlicht als auch mit künstlichen Lichtquellen im UV-Bereich. Phototherapie ist eine schon seit dem Altertum bekannte, im letzten Jahrhundert insbesondere für Hauterkrankungen wiederentdeckte, bewährte medizinische Therapie.

Formen

Grundsätzlich zu unterscheiden sind die UV-Behandlung mit natürlichen Lichtquellen und die mit künstlichen Lichtquellen. Die natürliche Behandlung durch das Sonnenlicht wird auch als **Heliotherapie** (helios = Sonne) bezeichnet. Sie wird meistens in Verbindung mit Klimatherapie und Balneotherapie eingesetzt. Bevorzugte Therapieorte sind das Hochgebirge, die See und das Tote Meer.

Unter den künstlichen Phototherapieformen unterscheidet man gemäß dem Spektrum des UV-Lichtes eine UV-A- von einer UV-B-Therapie. Beide Frequenzbereiche kommen im Sonnenlicht gemischt vor und werden auch therapeutisch z.T. kombiniert. In den letzten Jahren wurden besondere UV-Lampen entwikkelt, welche noch selektiver besondere Anteile des UV-Lichtes ausstrahlen. Damit können noch gezieltere Wirkungen an der Haut entfaltet werden.

Die UV-Behandlung wird zu medizinischen Zwekken auch mit anderen Anwendungen kombiniert, durch die die UV-Wirkung verstärkt werden kann. Hierzu gehört die Kombination mit Salzbädern bei der Photo-Soletherapie, welche die Wirkung der Behandlung am Toten Meer imitiert. Als spezieller Lichtsensibilisator werden auch sogenannte Psoralene (z.B. Meladinin) verwendet, die nach Einnahme über das Blut in die Haut gelangen und dort zu stärkeren Wirkungen führen. DieseTherapie wird PUVA (Psoralen + UV-A) genannt und kommt u.a. bei starker Schuppenflechte zur Anwendung. Sie kann auch örtlich in Form von Bädern angewendet werden, sollte jedoch wegen der starken Wirkung erfahrenen Ärzten vorbehalten bleiben.

Wirkungen

Ohne UV-Licht der Sonne wäre weder für den Menschen noch für alle anderen Lebewesen eine Existenz auf der Erde möglich. Als lebenswichtige Wirkungen an der Haut trägt die UV-Einstrahlung zur Herstellung bzw. Umwandlung von Vitamin D bei. Auch weitere Stoffwechsel- und Hormonvorgänge unterliegen einer Veränderung durch das UV-Licht. Hierzu zählt die Stimulierung der Hypophyse, die Einwirkung auf Sexualhormone und auf Melatonin, welches unter anderem den Schlafrhythmus beeinflußt.

Weitere Wirkungen des UV-Lichtes sind Veränderungen der Immunabwehr (Verbesserung der Widerstandskräfte, aber auch Unterdrückung der Immunreaktionen an der Haut) sowie des vegetativen Nervensystems.

Die therapeutische Wirkung bei Hautkrankheiten beruht auf der Eigenschaft des UV-Lichtes, entzündliche Immunvorgänge in der Haut zu reduzieren.

Tab. 20: Wirkungen der UV-Strahlen

Strahlung	Erwünschte Wirkung	Unerwünschte Wirkung bei Überdosierung
Sonnenlicht, gemischtes UV-Licht	Umwandlung von Vitamin-D-Vorstufen Anregung des Stoffwechsels Hormonstimulierung Verbesserung der Immunabwehr Verbesserung der Stimmung	„Sonnenstich" Hautalterung Förderung der Entstehung von Hautkrebs
UV-A-Licht	Sofortbräunung	Bei bestimmten Personen: Lichtallergien
UV-B-Licht	Langzeitbräunung	Hautverbrennung

Als unerwünschte Wirkungen kommt es durch UV-Licht schnell zu Rötungen oder sogar stärkeren Hautschädigungen (Sonnenbränden), wenn die akute Dosis zu hoch ist. Als Schutz vor schneller Verbrennung hat sich beim Menschen in der Evolution die Bildung von Pigment (Melanin) aus spezialisierten Zellen (Melanozyten) entwickelt, dessen Bildung durch das UV-Licht angeregt wird. Folge ist eine Bräunung der Haut. Die Bräunung läuft dabei in zwei Phasen ab: Zunächst wird durch das eintreffende UV-Licht (v.a. durch UV-A) vorhandenes Pigment freigesetzt, was zu einer sogenannten Sofortbräunung führt. Kommt es wiederholt zu UV-Einstrahlung, dann produzieren die pigmentbildenden Zellen größere Mengen von Pigment neu, was zu einem länger anhaltenden Effekt führt. Man nimmt an, daß dieser vornehmlich durch UV-B-Licht bedingt ist. Das Ausmaß der Bräunung ist typbedingt (Tab. 21).

Als Langzeitwirkung können zu hohe Dosen von UV-Licht zu Hautkrebs führen. Besonders gefährdet sind hinsichtlich der Entstehung des schwarzen Hautkrebses (Melanom) diejenigen Menschen, welche häufig und besonders in der frühen Kindheit Sonnenbrände erlitten haben. Andere Formen von Hautkrebs, am häufigsten das Plattenepithelkarzinom der Haut und das Basalzellkarzinom der Haut, treten besonders bei Menschen auf, die beruflich bedingt ihr Leben an der

Tab. 21: Hauttyp und Eigenschaften bei UV-Einwirkung

Hauttyp		Haare	Augen	Verbrennungsneigung bei: Haut verbrennt ...	Bräunungsverhalten: Haut bräunt ...
I Sehr hellhäutig	Keltisch	Rot-blond	Blau, grün	Immer, rasch	Nie
II Hellhäutig	Nordeuropäisch	Blond	Blau, grün, grau	Häufig	Schwach (wird vorher meist rot)
III Leicht bräunlich	Mitteleuropäisch	Dunkelblond, braun	Grau, braun	Manchmal	Gut
IV Dunkelbräunlich	Mediterran	Schwarz	Braun	Selten	Sehr gut
V Schwarz	Afrikanisch	Schwarz	Braun	Fast nie	Immer

Sonne verbracht haben, z.B. Landwirte, Fischer, Maurer. Hier entspricht das Krebsrisiko direkt der Menge der im Laufe des Lebens auf die Haut aufgetroffenen UV-Strahlen.

Menschen mit heller Haut sind dabei aufgrund des geringeren Pigmentschutzes besonders gefährdet.

Woraus besteht UV-Licht?

UV-Licht besteht aus elektromagnetischen Wellen des Frequenzbereiches von etwa 200-440 nm. Es wird unterteilt in UV-C-Licht (200-280 nm), UV-B-Licht (280-320 nm) und UV-A-Licht (320-440 nm). Das kurzwellige UV-C-Licht ist besonders schädlich für die Haut (und auch für Tiere, Pflanzen). Es wird praktisch vollständig durch die Atmosphäre gefiltert, so daß nur sehr geringe Anteile auf die Erde treffen. Durch das Schwinden der Ozonschicht in der Atmosphäre besteht das Risiko einer stärkeren UV-C-Wirkung am Erdboden.

Das UV-B-Licht führt bei zu starker Bestrahlung direkt zu Rötungen, Sonnenbrand und Schädigungen der Erbsubstanz an der Haut. Bei jahrelangem Einwirken ist das Hautkrebsrisiko deutlich erhöht.

UV-A-Licht galt bislang als wenig schädlich. Anders als UV-B-Licht führt das längerwellige UV-A-Licht nicht zu Rötungen bei der Überdosierung, sondern zu einer Sofortbräunung. Dies verleitet zu der irrigen Annahme, daß man in der Sonnenbank unter UV-A-Licht unbedenklich lange bräunen kann, ohne die Haut zu schädigen. Allerdings haben neuere Forschungsergebnisse gezeigt, daß auch durch UV-A-Strahlung Schäden an der Haut bis hin zur Krebsbildung möglich sind. UV-A-Licht beschleunigt auch die Hautalterung durch Abbau elastischer Fasern, wenn es über lange Zeit einwirkt.

Wer kann mit Phototherapie behandeln?

Selbstverständlich kann jeder die Wirkung des Sonnenlichtes oder auch der Sonnenbank für sich selbst nutzen. Wenn dies sachgerecht geschieht, ist hiergegen nichts einzuwenden. Die gezielte Phototherapie bleibt aber spezialisierten Ärzten vorbehalten. Meist sind dies Fachärzte für Hautkrankheiten oder Fachärzte für Physikalische Medizin.

Wann ist die Phototherapie sinnvoll?

Die Anwendbarkeit der UV-Behandlung muß im Einzelfall gemäß Hauttyp und -empfindlichkeit geklärt werden. Sinnvolle Anwendungsbereiche für die UV-Therapie sind dann folgende:

- Hautkrankheiten: Neurodermitis u.a. Ekzeme, Psoriasis vulgaris, Akne vulgaris, Pityriasis versicolor und rosea, Alopecia areata, Furunkulose, „Sonnenallergie“
- Rekonvaleszenz, Infektanfälligkeit
- Vitamin-D-Mangel → Rachitis und Rachitisprophylaxe
- Schlecht heilende Wunden und Geschwüre
- Rachitis
- Vegetative Dystonie, Asthenie zur Verbesserung von Appetit und Gesamtbefinden
- Depression

Was sollten Sie bei UV-Behandlung und Sonnenbad beachten?

UV-Bäder durch Sonne oder Solarium wirken sich bei vorsichtiger Dosierung auf Körper und Gemüt positiv aus. Es empfiehlt sich, folgende Hinweise zu beherzigen:

- Bei medizinisch notwendiger UV-Bestrahlung sollte diese mit einem entsprechend erfahrenen Therapeuten besprochen werden.
- Die individuelle Empfindlichkeit der Haut richtet sich nach dem Hauttyp (Tab. 21).
- Das Bräunen aus nichtmedizinischen Gründen (Kosmetik, Urlaub) unterliegt grundsätzlich den gleichen Vorteilen, Risiken und Gegenanzeigen wie die medizinisch angezeigten UV-Behandlungen.
- Grundsätzlich besteht kein Unterschied zwischen einem vergleichbaren Spektrum des Sonnenlichtes

und des künstlichen Lichtes. In beiden Fällen kann es unter UV-B-Einfluß zu akuten Schädigungen der Haut sowie unter UV-A- und UV-B-Wirkung zu Langzeitrisiken kommen. Stets sollte daher eine Einwirkung von Sonnen- oder Kunstlicht nur so lange erfolgen, wie keine Zeichen der Hautrötung und -verbrennung auftreten.

- Auch die UV-A-Anteile des Sonnen- bzw. Kunstlichtes können zu Langzeitschäden führen, wenn sie zu lange einwirken, ohne daß der Körper sich regenerieren kann.
- Die Anwendung von UV-Licht aus kosmetischen Gründen sollte nur intervallweise erfolgen, um dem Körper genügend Regenerationsphasen zu lassen. Deswegen keinesfalls ganzjährig durchführen.

Wie werden Lichtschutzmittel sinnvoll verwendet?

- Je nach Hauttyp ist beim Aufenthalt im Sonnenlicht ein Sonnenschutzmittel mit ausreichend hohem Lichtschutzfaktor (gegen UV-A **und** UV-B) zu empfehlen.
- Als Richtwerte gelten, daß Personen mit unempfindlicher, brauner Haut beim ersten Sonnenbad des Jahres (je nach Aufenthaltsdauer) ca. Faktor 2-5 benötigen, solche mit empfindlicher Haut etwa Faktor 10-15, bei sehr empfindlicher Haut (Typ I) sogar 15-30. Patienten mit lichtassoziierten Erkrankungen benötigen absolute UV-Lichtblocker. Sie sollten sich bei starker Sonneneinstrahlung nach Möglichkeit nicht im Freien aufhalten.
- Das Lichtschutzmittel möglichst eine halbe Stunde vor Sonnenbad auftragen, da der Schutz nicht sofort greift.
- Nach Wasserkontakt oder Abrieb durch Textilien Lichtschutzmittel gegebenenfalls erneuern.
- Kinder stets besonders sorgfältig eincremen, auf ausreichende Kopfbedeckung achten.
- Kleidung bietet gegen die UV-Einwirkung einen gewissen Schutz, dünne Textilien lassen jedoch einen Teil der Strahlung durch.
- Im Hochsommer die Mittagssonne vermeiden, lieber am Vormittag oder späten Nachmittag im Freien aufhalten.
- Sonnenschutzmittel mit hohen Lichtschutzfaktoren erlauben es zwar theoretisch, um ein Vielfaches länger in der Sonne zu sein als ohne Lichtschutz, sollten aber nicht zu unvernünftig langen Sonnenbädern verleiten.

Achtung

- ▶ Zahlreiche Medikamente, die innerlich eingenommen werden, erhöhen die Lichtempfindlichkeit der Haut und führen zu starken allergischen oder toxischen Reaktionen (z.B. manche Antibiotika). Deswegen bei Medikamenteneinnahme stets den Arzt fragen, ob ein Sonnenbad erlaubt ist.
- ▶ Deos, Parfums und andere Kosmetika mit Duftstoffen können in Verbindung mit UV-Licht - ohne auf der Haut sichtbar zu sein - auch noch Stunden nach Auftragung zu Überempfindlichkeitsreaktionen führen. Deswegen vor Sonnenbädern keine entsprechenden Kosmetika verwenden.
- ▶ Ein besonders hohes Verbrennungsrisiko besteht auf dem Wasser (z.B. beim Surfen), da das UV-Licht hier nicht nur „von oben" kommt, sondern auch vom Wasser reflektiert wird.
- ▶ Auch im Schatten kann man verbrennen, da sich ein Teil des Sonnenlichtes als Streulicht überallhin verteilt.
- ▶ Durch Auto- und Fensterscheiben können ebenfalls große UV-Anteile gelangen.
- ▶ Lichtschutzmittel im Ausland entsprechen manchmal nicht den deklarierten Schutzfaktoren: Am besten auf bekannte Markenartikel zurückgreifen oder unbekannte Produkte zunächst vorsichtig testen.

Balneo- und Klimatherapie

Begriffsklärung

Was ist Balneotherapie?

Schon in der Antike gab es ein Badewesen in Kurorten mit warmen oder schwefelhaltigen Quellen. Das lateinische Wort „balneum" bedeutet Bad, unter Balneotherapie wird heute aber nicht nur **Baden**, sondern auch **Inhalationen** oder **Trinken von Heilwässern** verstanden. Die moderne Kurortmedizin erweitert das balneotherapeutische Angebot noch um **physikalische Therapien** (z.B. Massagen, Thermotherapie, Elektrotherapie, Bewegungstherapie), die an anderer Stelle ausführlich abgehandelt werden. Darüber hinaus wird einer gesunden Ernährung sowie einer umfassenden Gesundheitserziehung und -bildung eine große Bedeutung beigemessen.

Im Rahmen einer Kur werden Behandlungen (z.B. Bäder, Bewegungstherapie) serienmäßig („kurmäßig") verordnet. Diese Behandlungen stellen Reize für den Organismus dar, auf die dieser entsprechend reagieren muß. Sind die Reize in ihrer Häufigkeit und Intensität richtig gewählt, so paßt sich der Organismus an, er adaptiert an eine solche systematisch übende Reizbelastung. Auch der kranke oder geschwächte Organismus ist zu solchen Anpassungsprozessen meist noch befähigt. Ist er es nicht oder ist der Patient nicht willens, aktiv an der Therapie mitzuwirken, so ist eine solche Kur sinnlos, der Patient ist dann nicht kurfähig.

Neben den übenden Reizen, die der Organismus unter Energieaufwand aktiv verarbeiten muß, spielt das Prinzip „Schonung" eine bedeutsame Rolle. Der Organismus erfährt im Rahmen einer Kur auf vielfältige Weise eine Entlastung: Weniger Lärm, weniger Luftverunreinigung, ein rhythmisch gegliederter, geordneter Tagesablauf ohne die üblichen Mühseligkeiten des Alltags, eine gesunde Ernährung und ausreichende Ruhephasen zwischen den therapeutischen Reizen sind hier zu nennen. Ein solches sinnvolles Zusammenspiel von Belastung und Entlastung macht einen Großteil des Behandlungserfolges aus.

Eine Kur ist geeignet für:

- **Rehabilitationen** nach schweren Erkrankungen oder Operationen (z.B. Zustand nach Herzinfarkt)
- Abbau von **Risikofaktoren** (z.B. Übergewicht, Fettstoffwechselstörungen)
- **Vorsorge** von Komplikationen oder Rückfällen bei schweren chronischen Erkrankungen (z.B. Asthma, Neurodermitis)
- **Chronische Erkrankungen**, um vorhandene Funktionsreserven noch nutzbar zu machen (z.B. Herzschwäche, Arthrose).

Im folgenden sollen die einzelnen Elemente der „klassischen" Balneotherapie näher erläutert werden.

Bäder

Einige Formen der Bäderbehandlung (z.B. Voll-, Teil-, Kräuterbäder) sind bereits unter *Kneippsche Therapie* (S. 170) abgehandelt worden. Darüber hinaus gibt es:

- **Kohlensäurebäder** können aus kohlensäurehaltigen Quellen, mit bestimmten Geräten oder aus chemischen Präparaten (Schupp´s Kohlensäurebad®, Silvapin Kohlensäurebad K®) hergestellt werden. Sie wirken durchblutungsfördernd und blutdrucksenkend.

Anwendungen:
Bluthochdruck, arterielle Durchblutungsstörungen, Venenschwäche, psychosomatisch bedingte Herz-Kreislauf-Beschwerden. Es gelten die üblichen Gegenanzeigen wie für Vollbäder (→ S. 180).

Achtung

Die Atemöffnung über den Wannenrand halten (Erstickungsgefahr!). Badetemperatur nur 32-34° C.

Schwefelbäder können aus schwefelhaltigen Quellen oder Fertigpräparaten (Silvapin Schwefel-Kleie-Bad®) hergestellt werden.

Anwendungen:

Schuppenflechte, Neurodermitis, Akne, seborrhoische Dermatitis, entzündliche und degenerative Gelenkerkrankungen. Es gelten die üblichen Gegenanzeigen wie für Vollbäder (→ S. 180).

Radonbäder können nur ortsgebunden in radonhaltigem Wasser oder Radon-Stollen (Bad Kreuznach, Bad Münster am Stein, Bad Steben, in Österreich Bad Gastein) genommen werden. Sie werden vorzugsweise bei entzündlichen und degenerativen Gelenkerkrankungen eingesetzt. Eine erhöhte Krebsgefährdung ist bisher nicht bewiesen, jedoch durch die Strahlenbelastung theoretisch möglich.

Solebäder haben einen Kochsalzgehalt von mindestens 1,4 %.

Anwendungen:

Schuppenflechte, Neurodermitis (besonders in Kombination mit UV-Strahlung), seborrhoisches Ekzem, Akne, rheumatische und gynäkologische Erkrankungen. Es gelten die üblichen Gegenanzeigen wie für Vollbäder (→ S. 180).

Peloidbäder werden aus Schlammen oder Mooren hergestellt (Fertigpräparate: Schupp´s Moorlauge®, Pela Moorlauge®).

Anwendungen:

Degenerative und entzündliche Gelenkerkrankungen (nicht im akuten Schub einer rheumatischen Erkrankung!), Zustand nach Verletzung am Bewegungsapparat, Koliken und chronische Entzündungen der Harn- und Geschlechtsorgane, funktionelle gynäkologische Störungen (z.B. versuchsweise bei Unfruchtbarkeit). Es gelten die üblichen Gegenanzeigen wie für Vollbäder (→ S. 180).

Kaliumpermanganatbäder werden nur als Teilbäder bei schlecht heilenden Wunden, bakteriellen oder Pilzinfektionen angewendet. Es werden so viele Kristalle im Badewasser aufgelöst, bis eine tiefviolette bis braune Färbung entsteht.

Trinkkuren

Mit Heilwässern, die mindestens 1g/kg gelöste Stoffe enthalten müssen, können Trinkkuren durchgeführt werden. Neben unspezifischen Wirkungen werden je nach Art des Heilwassers gezielte Wirkungen erreicht:

Sulfatwässer (Schwefelwässer) haben abführende und die Bakterienflora (fäulnisbakterienwidrig) günstig beeinflussende Wirkungen. Die Leber- und Bauchspeicheldrüsenfunktion (nur Verdauungssaftanteil, nicht Insulin) wird stimuliert.

Anwendungen:

Kalziumphosphatsteine, Verstopfung, Reizdarm, zur Galleanregung, erhöhtes Cholesterin

Gegenanzeigen:

Abflußstörungen von Galle und Pankreas, akut entzündliche Erkrankungen und Blutungsneigung im Verdauungstrakt, Harnsäuresteine

Natriumhydrogenkarbonatwässer wirken vorbeugend bei Nierensteinbildungen aller Art und beeinflussen saure Stoffwechsellagen (z.B. bei Zuckerkrankheit, großen Ausdauerbelastungen) günstig.

Kalzium-Magnesium-Hydrogenkarbonatwässer können einen Großteil der Versorgung der lebenswichtigen Minerale Kalzium und Magnesium sicherstellen. Darüber hinaus wirken sie günstig bei Entzündungen der Magen-Darm-Schleimhäute und zur Vorbeugung von Oxalatsteinen in der Niere.

Gegenanzeige:

Kalziumstoffwechselstörungen mit einem Überschuß an Kalzium

Hydrogenkarbonatwässer (kohlensäurehaltige Wässer, Säuerlinge) regen durch einen Dehnungsreiz die Magen-Darm-Bewegungen an, die Kohlensäure wirkt stimulierend auf die Magensaftsekretion.

Fluoridhaltige Wässer haben eine kariesmindernde Wirkung bei einer Konzentration von ca. 1 mg/kg, bei mehr als 2 mg/kg gelöste Stoffe können weiße Flekken auf dem Zahnschmelz entstehen.

Eisenhaltige Wässer sind günstig bei größeren Blutverlusten oder erhöhtem Eisenbedarf (z.B.

Schwangerschaft, starke Regelblutungen, Zustand nach Verletzung oder Operation).

- **Natriumchloridwässer** (kochsalzhaltige Wässer) regen die Magensaftsekretion an. Die häufig diskutierte blutdrucksteigernde Wirkung dieser Wässer ist zumindest umstritten, da im Vergleich zur Kochsalzaufnahme mit der Nahrung die Menge eher gering ist. Einige Studien haben im Gegenteil sogar einen blutdrucksenkenden Effekt bestimmter Natriumchloridwässer in Trinkkuren nachgewiesen.

- **Jodhaltige Wässer** dienen der Vorbeugung und Behandlung von Jodmangelzuständen.

Gegenanzeigen:

Jodüberempfindlichkeit, Überfunktion der Schilddrüse

Allgemeine **Gegenanzeigen für Trinkkuren**:

Schwere Herzmuskelschwäche, schwere Nierenfunktionsstörung mit Ödemneigung

Inhalationen

Inhalationen von Meerwasser, Solen (kochsalzhaltige Wässer) oder Heilwässern finden in der Brandungszone der Meeresküsten, in Gradierwerken sowie mit Hilfe von Inhalationsgeräten statt. Sie werden bei Erkrankungen der oberen und unteren Luftwege und der Nebenhöhlen eingesetzt. Bei chronischen Erkrankungen der Atemwege kann die Anschaffung eines Inhaliergerätes sinnvoll sein, um schleimlösende oder bronchienerweiternde Medikamente (z.B. Mucosolvan®, Sultanol®) sowie schleimlösende Salzlösungen in die Lungenbläschen zu transportieren.

Begriffsklärung

Was ist Klimatherapie?

„Klima ist die Summe aller Umwelteinflüsse... Es setzt sich zusammen aus Temperatur, Feuchtigkeit, barometrischem Druck (Luftdruck, Anm. des Verfassers), der Ruhe oder Bewegung der Luft, der elektrischen Spannung, der Reinheit der Atmosphäre oder der Vermengung mit mehr oder minder schädlichen gasförmigen Exhalationen..." (Alexander v. Humboldt, 1845).

Klimatherapie nutzt die Reizwirkungen des Klimas zu therapeutischen Zwecken aus.

Der Mensch war im Laufe seiner Entstehungsgeschichte stets nahezu ungeschützt allen tages- und jahreszeitlichen Schwankungen des Klimas ausgesetzt. Er besitzt die Fähigkeit, sich an diese Reize anzupassen, da er sonst nicht überlebt hätte. Durch das Bewohnen von Höhlen und später das Errichten von Hütten und Häusern konnte er sich von klimatischen Reizen unabhängig machen. Der moderne Zivilisationsmensch verbringt sein Leben überwiegend in festen Gebäuden, teilweise mit Klimaanlage und weitgehend unter künstlichen Lichtverhältnissen. Er ist dadurch nicht nur vor unangenehmen, möglicherweise schädlichen Klimareizen (z.B. Gewitter, Hagel, Sturm) geschützt, sondern ihm entgehen auch klimatische Reize, die möglicherweise seine Gesundheit fördern. Er verliert somit einen Teil seiner Anpassungsfähigkeit an neue Situationen (z.B. plötzliche Temperatur- oder Feuchtigkeitsänderungen). Dies kann u.a. zu Störungen des Immunsystems oder des vegetativen Nervensystems führen (z.B.: Bauern oder Seemänner, die viel im Freien arbeiten, haben seltener Infekte und klagen weniger über Wetterfühligkeit als Stadtmenschen). Die möglichen schädlichen Wirkungen von Gebäuden (sogenanntes Sick-building-syndrome, → *Umweltmedizin*, S. 232) seien hierbei außer acht gelassen.

Klimatherapie nutzt unter Berücksichtigung der individuellen Anpassungs- und Reaktionsfähigkeit sowie der Krankheitsgeschichte des Patienten klimatische Reize gezielt aus, um den Organismus widerstandsfähiger zu machen und Krankheiten günstig zu beeinflussen. Jedes Aussetzen des Patienten gegenüber Luft, Wind, Sonne und Regen, welches unter therapeutischen Gesichtspunkten geschieht, kann deshalb als Klimatherapie bezeichnet werden. Durch Studien an Bluthochdruckkranken, Koronarkranken, Patienten mit chronischer Bronchitis oder Asthma sowie Neurodermitis- und Schuppenflechte-Patienten sind positive Wirkungen von sechswöchigen Klimakuren belegt, die mindestens 8-12 Monate anhalten können.

In Mitteleuropa werden hauptsächlich drei Klimaarten unterschieden:

Meeresküstenklima

Strahlung (auch vermehrte UV-Strahlung) und Wind sind verstärkte Reize, während die tages- und jahreszeitlichen Temperaturschwankungen gegenüber dem Kontinentalklima abgeschwächte Reize darstellen. Die Luft ist schadstoffarm und nahezu allergenfrei (bei Seewind), was bei Erkrankungen der Luftwege und Pollenallergien vorteilhaft ist. Dafür ist sie in der Brandungszone reich an Kochsalz und Jod (→ *Inhalationen*, S. 209).

Anzeigen für Klimatherapie am Meer

- Erkrankungen der Atemwege, besonders chronische und immer wiederkehrende Entzündungen (Schleim wird verflüssigt und kann besser abgehustet werden)
- Chronische Mittelohr- und Nasennebenhöhlenentzündungen
- Allergisches Asthma, Heuschnupfen
- Neurodermitis, Schuppenflechte (Totes Meer besonders gut geeignet)
- Andere Hauterkrankungen wie Akne, Lichen ruber, Mykosis fungoides (besonders im Sommer)
- Niedriger Blutdruck, Krampfadern (Bäder im kalten Meer)

Gegenanzeigen

- Akute Infektionen
- Neigung zu Entzündungen der Niere und der ableitenden Harnwege
- Überfunktion der Schilddrüse
- Zuckerkrankheit (relative Gegenanzeige, der Zucker kann stark schwanken, häufige Kontrollen sind erforderlich)

Mittelgebirgsklima

In Europa beginnt das Mittelgebirgsklima ab einer Höhe von 400 m. Einen milden Reiz bilden die stärker als in der Tiefebene ausgeprägten tageszeitlichen Temperaturschwankungen. Der vom Berg wehende Nachtwind sorgt für Abkühlung und Luftreinigung, was besonders im Sommer eine Entlastung darstellt. In Mitteleuropa ist das Mittelgebirgsklima fast immer gleichzeitig ein Waldklima, welches sich durch gute Luftqualität, Schatten (verminderte Strahleneinwirkung), Windschutz und gemilderte Abkühlungsreize auszeichnet.

Anzeigen für Klimatherapie im Mittelgebirge

- Herz-Erkrankungen
- Bluthochdruck, niedriger Blutdruck
- Atemwegserkrankungen
- Weichteilrheumatismus

Gegenanzeigen sind nicht bekannt.

Hochgebirgsklima

Das Hochgebirge beginnt ab einer Höhe von 1200 m über dem Meeresspiegel.

Pro 1000 Höhenmeter kommt es dabei zu folgenden Veränderungen:

- Abnahme des Luftdruckes und des absoluten Sauerstoffgehaltes der Luft um 12%
- Abnahme der Temperatur um ca. 6 °C
- Abnahme des absoluten Wasserdampfdruckes um 25% (zunehmende Lufttrockenheit)
- Zunahme der Strahlung (UV!) um ca. 20%
- Abnahme der Luftschadstoffe und der Allergene

Diese Faktoren sind teilweise belastend (z.B. Abnahme des Sauerstoffgehaltes), teilweise entlastend (z.B. verringerte Luftschadstoffbelastung).

Anzeigen für Klimatherapie im Hochgebirge

- ▶ Bluthochdruck, niedriger Blutdruck
- ▶ Koronare Herzkrankheit (ohne Angina pectoris in Ruhe oder bei kleinen Belastungen)
- ▶ Zustand nach Herzinfarkt (nach 3 Monaten, bei unkompliziertem Infarkt gegebenenfalls eher)
- ▶ Zustand nach Schlaganfall (nach 6 Monaten)
- ▶ Arterielle Durchblutungsstörungen der Beine (nicht bei Ruhebeschwerden)
- ▶ Chronische Bronchitis, Asthma, Lungenemphysem
- ▶ Neurodermitis, Schuppenflechte

Gegenanzeigen

- ▶ Akute Infekte
- ▶ Schwere Herzmuskelschwäche (Beschwerden bei kleinen Belastungen oder in Ruhe)
- ▶ Verengung der Mitralklappe (Mitralstenose)
- ▶ Angina pectoris in Ruhe oder bei kleinen Belastungen (Achtung bei Kälte – Angina pectoris!)
- ▶ Arterielle Durchblutungsstörungen der Beine mit Beschwerden in Ruhe
- ▶ Hochgradige Arteriosklerose mit Beteiligung der Hirngefäße
- ▶ Lungenhochdruck (Pulmonale Hypertonie); (maximale Höhe 2000 m)
- ▶ Überempfindlichkeit der Haut auf UV-Strahlung
- ▶ Neigung zu Thrombosen (relative Gegenanzeige, Vorbeugung durch reichliche Flüssigkeitszufuhr).

Bei Aufenthalten in der Höhe ist zu bedenken, daß die Leistungsfähigkeit – besonders an den ersten Tagen – eingeschränkt ist. Daher sollten zunächst keine oder nur kleine körperliche Belastungen erfolgen. Ein gutes Maß ist der **Ruhepuls**, der morgens im Bett gemessen nicht mehr als 20% über dem in der Tiefebene gemessenen Wert liegen sollte (z.B.: Ruhepuls in der Ebene 60/Min., der Ruhepuls in der Höhe darf 72/Min. nicht übersteigen). Liegt der Ruhepuls mehr als 20 % über dem Wert in der Ebene, so spricht dies für eine noch nicht ausreichende Anpassung. Stärkere körperliche Belastungen sind dann zu meiden.

Wegen der starken Austrocknung und der damit verbundenen Bluteindickung bei gleichzeitig vermindertem Durstgefühl ist auf eine großzügige Flüssigkeitszufuhr (nicht in Form von Alkohol!) zu achten. Dies gilt insbesondere bei Bergwanderungen, bei denen ein starker Flüssigkeitsverlust über die Atemluft auftritt. Um Anpassungseffekte zu erzielen, ist ein Aufenthalt von mindestens 12 Tagen erforderlich.

Besondere Klimareize

sind durch folgende Anwendungen möglich, die jedoch individuell unter sachkundiger Leitung dosiert und langsam gesteigert werden sollten:

- **Freiluftliegekur**: Der Patient liegt gut zugedeckt mindestens 2 Stunden lang im Freien, so daß lediglich das Gesicht der Außenluft ausgesetzt ist.
- **Nachtschlaf im Freien**: Der Patient liegt wie bei der Freiluftliegekur im Freien – allerdings die ganze Nacht. Dies bedeutet einen intensiven Reiz für die Wärmeregulation des Körpers.
- **Luftbäder**: Der Patient ist nackt oder wenig bekleidet ohne körperliche Belastung der freien Luft ausgesetzt. Luftbäder stellen einen intensiveren Reiz als die Freiluftliegekur dar. Es wird ein erstes und ein zweites Frösteln beobachtet. Beim zweiten Frösteln sollte das Luftbad abgebrochen werden. Mit zunehmender Übung werden die Luftbäder ausgedehnter, der Körper lernt, sich an niedrige Umgebungstemperaturen anzupassen. Die Hautdurchblutung wird verbessert, niedriger Blutdruck normalisiert und der Weichteilrheumatismus wird günstig beeinflußt.
- **Bewegung an frischer Luft**: Mit dosierter körperlicher Belastung im Freien (Spazierengehen, Wandern, bei gut belastbaren Personen auch Mountainbike fahren) können ähnliche Trainingseffekte wie beim Fahrradergometertraining in geschlossenen Räu-

men erzielt werden. Durch Verlängerung oder Verkürzung der Wegstrecke, durch Trainingsdauer, durch Veränderung der Geschwindigkeit oder Wahl steiler oder flacher Anstiege wird die Belastungsintensität variiert. Die Bewegung im Freien, das Erleben der Landschaft und der eigenen Leistungsfähigkeit stellen meist einen größeren Genuß dar als Bewegungstherapie in geschlossenen Räumen.

- **Heliotherapie** (Sonnenbestrahlung): Durch Sonnenbäder werden einzelne Körperteile oder der ganze Körper (außer Kopf und Augen!) der Sonnenstrahlung ausgesetzt. Günstige Wirkungen werden vor allem bei Neurodermitis, Schuppenflechte sowie bei manchen Depressionen beschrieben. Als Nebenwirkungen sind die Gefahr eines Sonnenbrandes, der durch richtiges Verhalten (nicht zu lange Dauer, langsame Steigerung, Wahl der geeigneten Sonnenschutzcreme, Berücksichtigung des Hauttyps) meist vermeidbar ist, und die mögliche Hautkrebsgefährdung bei zu häufigen und intensiven Sonnenbädern zu berücksichtigen (→ *Phototherapie*, S. 203).

Reflexzonentherapie am Fuß (RZF)

Begriffsklärung

Was ist Reflexzonentherapie am Fuß?

Bei der Reflexzonentherapie am Fuß (RZF) werden ausgesuchte Zonen des Fußes – besonders der Fußsohle – durch Massieren behandelt. Die Zonen werden mit bestimmten Organen in Verbindung gebracht (Abb. 56 und 57). Die Erkenntnis, daß bestimmte Bereiche am Fuß zu anderen Körperbereichen Verbindungen aufweisen, wurde offenbar schon in der indianischen Volksmedizin genutzt. Die mündlichen Überlieferungen hierzu wurden Anfang des 20. Jahrhunderts von W. Fitzgerald in den USA gesammelt. Zusammen mit einer amerikanischen Masseurin, E. Ingham, verbreitete er die Methoden nach jahrzehntelanger eigener Erfahrung unter Ärzten und anderen Therapeuten. Durch die Heilpraktikerin H. Marquardt wurden diese Therapien in den sechziger Jahren nach Deutschland gebracht. Von der Schule Hanne Marquardts ausgehend wurden seitdem viele Ärzte, Masseure, Krankengymnasten, Heilpraktiker und Krankenschwestern ausgebildet, welche inzwischen diese Therapieform pflegen.

Wirkungen

Die Reflexzonentherapie wirkt über Techniken, mit denen die jeweiligen Zonen des Fußgewebes massiert und dabei z.T. aktiviert oder beruhigt werden. Die Massage in den Zonen soll sich auf die damit verbundenen Organe oder Körperbereiche auswirken.

Neben einer anregenden (= tonisierenden) gibt es auch eine eher beruhigende (= sedierende) Technik, welche bei zu starken Reaktionen durchgeführt wird.

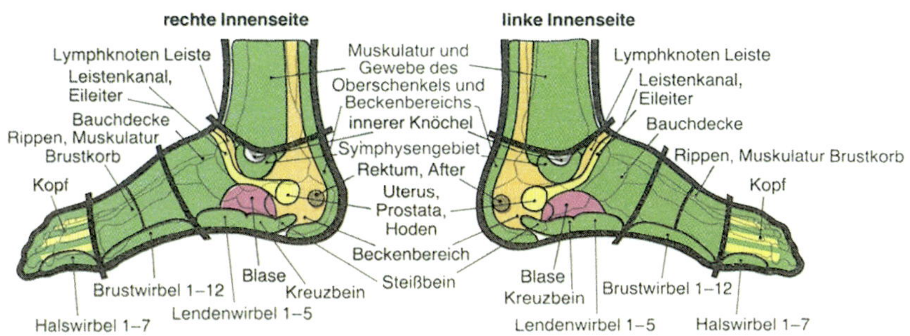

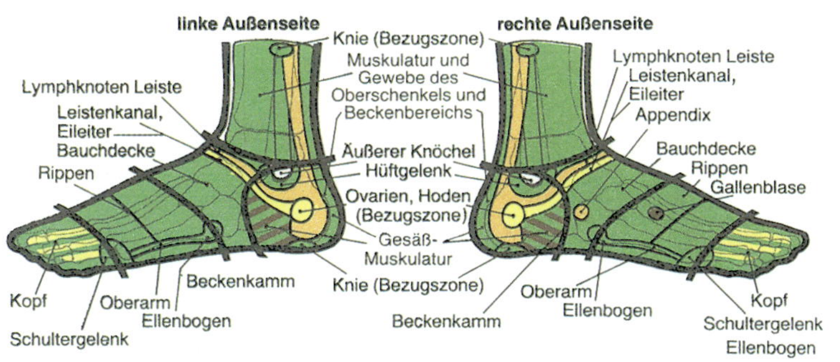

Abb. 56: Reflexzonen am Fuß. Aus: Marquardt, H.: Reflexzonenarbeit am Fuß. Karl F. Haug Verlag, Heidelberg, 20. Auflage 1993.

Reflexzonentherapie am Fuß

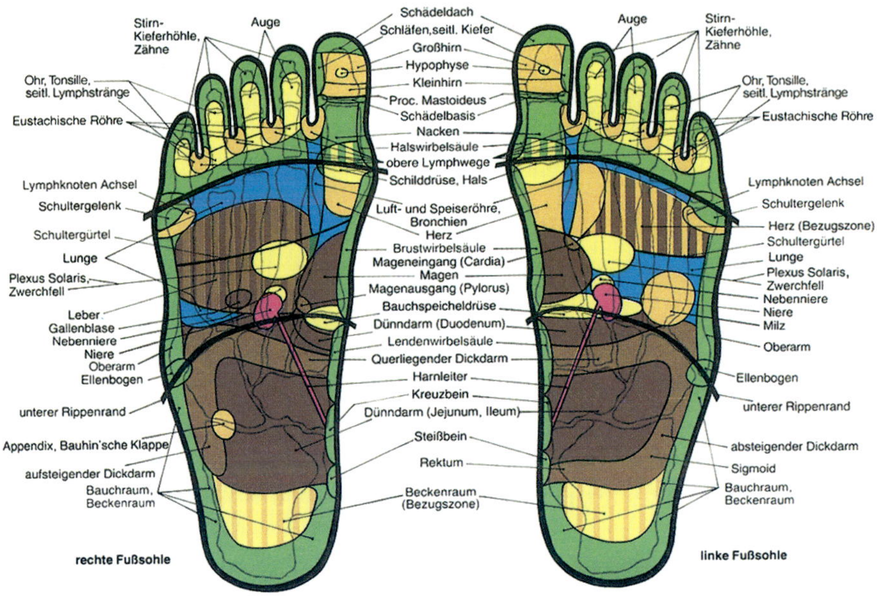

Abb. 57: Reflexzonen am Fuß. Aus: Marquardt, H.: Reflexzonenarbeit am Fuß. Karl F. Haug Verlag, Heidelberg, 20. Auflage 1993.

Wer kann mit Reflexzonentherapie behandeln?

Die RZF ist bei ausreichenden Kenntnissen über die Anwendung zur Selbstbehandlung geeignet. Sie kann von Ärzten und Heilpraktikern ohne erforderliche Zusatzqualifikation durchgeführt werden. Ausbildungszertifikate werden von der Lehrstätte für RZF in Königsfeld-Burgberg nach erfolgreicher Ausbildung erteilt.

Was erwartet Sie bei der Reflexzonentherapie am Fuß?

- Vor Beginn der Behandlung werden Fragen zu Beschwerden und Symptomen gestellt.
- Danach erfolgt an beiden Füßen in liegender Haltung des Patienten eine Inspektion der Haut an den Fußsohlen. Es werden folgende Bereiche auf Fehlformen und Störungen überprüft:

– die Statik des Fußes (Verformungen)
– das Fußgewebe (Schwellungen)
– Beschaffenheit von Haut und Nägeln (Druckstellen, Fehlwachstum)
– Temperatur der Füße

- Anschließend werden die Reflexzonen durch Abtasten mit bewegtem, sensibel fühlendem Daumen oder Zeigefinger auf Druckempfindlichkeit überprüft. Diese weist auf belastete Zonen oder deren dazugehörige Organe hin. Zu überprüfende Zonen sind:

– Zonen des Kopfes und des Halses
– Wirbelsäule, Schultergürtel und Gelenke
– Harnableitende Wege
– Herz und Atmung
– Verdauungstrakt
– Lymphsystem
– Endokrinium (Hormon- und Stoffwechselsystem)

- Schließlich werden die auffälligen Zonen 2-3mal wöchentlich über 6-12 Sitzungen zu 20-25 Minuten behandelt. Jede Behandlung beginnt dabei mit einer erneuten Prüfung aller Reflexzonen am Fuß.
- Die massierenden Bewegungen werden meist durch Daumen oder Zeigefinger ausgeführt (Abb. 58)
- Bei jeder Behandlung wird zwischen Symptomzonen und Hintergrundzonen unterschieden.

Symptomzonen: Diejenigen Zonen, an deren entsprechenden Organen der Patient Beschwerden hat. Beispiel: Ein Patient mit Mittelohrentzündung hat seine Symptomzone in der 4. Zehe, die den Ohren zugeordnet ist.

Hintergrundzonen: Zonen, die während des ersten systematischen Abtastens zusätzlich als behandlungsbedürftig ertastet werden, weil sie druckschmerzhaft sind. Sie kennzeichnen das belastete Terrain bzw. das gestörte Milieu, durch das die Symptomatik überhaupt erst entstehen kann.
Beispiel: Bei Patienten mit Mittelohrentzündung können Hintergrundzonen sein:

– Darm
– Nieren
– Rachenmandeln
– Lymphsystem

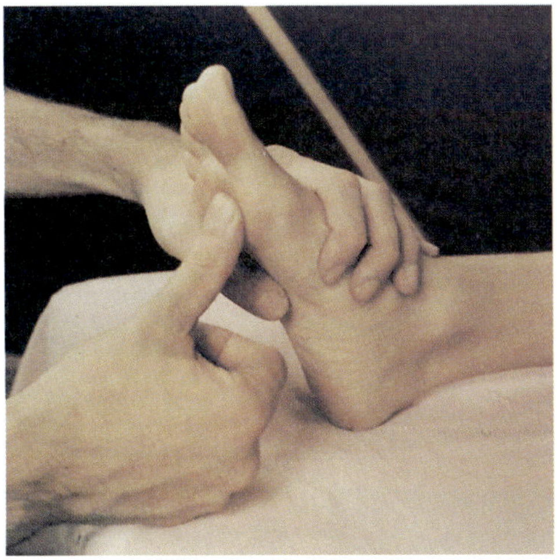

Abb. 58: Griffhaltung bei der Reflexzonentherapie. Aus: Zenz, G.: Lehrbuch der Reflexzonentherapie am Fuß. Karl F. Haug Verlag, Heidelberg 1993.

- Je nach Reaktionslage werden die Zonen tonisierend oder sedierend behandelt. Dies geschieht durch Veränderungen im Arbeitsrhythmus (Variationen im Tempo des Griffes, schnell oder langsam) und in der Intensität (Variationen des Griffes zwischen weich und kräftig).
- Bei akuten Beschwerden (z.B. Zahnschmerzen, Gallenkolik, Menstruationsschmerzen, Ischialgie) wird der spezielle Sedierungsgriff in der Symptomzone eingesetzt.

Reaktionen

Reaktionen werden als Antwort auf einen Heilreiz verstanden. Sie können störend oder angenehm empfunden werden und bestätigen, daß sich der bisherige Zustand des Patienten ändert.

Häufig beobachtete Reaktionen:

- Verbesserung bzw. Verschlimmerung der Symptomatik
- Veränderung der Ausscheidungen über Darm, Niere, Haut und Schleimhäute in Qualität (Konsistenz, Farbe, Geruch) und Quantität
- Veränderung in der Schlafqualität und -quantität, veränderte Träume
- Stabilisierung der psychischen Verfassung

Wann ist die Reflexzonentherapie am Fuß (RZF) sinnvoll?

Die RZF eignet sich als ergänzende Therapie bei Patienten mit funktionellen Organbeschwerden, z.B. an:

- Verdauungstrakt: Gastritis, Obstipation (akut und chronisch), Diarrhoe, Meteorismus, Hämorrhoiden
- Urogenitaltrakt: Nierensteine, gynäkologische Beschwerden
- Herz, Kreislauf: Angina pectoris (nur ergänzend), Krampfadern, Lymphödeme
- Atmungsorgane: Nasennebenhöhlenentzündungen, Heuschnupfen, Bronchitis, Asthma bronchiale
- Nervensystem: Schmerzzustände verschiedenster Art und Genese, z.B. Zahnschmerzen, Schwindel, Hörsturz, Schluckauf

- Haut: Nesselsucht, Neurodermitis
- Bewegungs- und Haltungsorgane: Zervikalsyndrom, Schulter-Arm-Syndrom, Ischiasbeschwerden
- Psychosomatische Erkrankungen: Schlafstörungen, Anorexia nervosa, Bulimie, Beschwerden der Wechseljahre

Wann sollte die Reflexzonentherapie nicht angewendet werden?

Die Reflexzonentherapie ist nicht geeignet für Patienten mit:

- Allgemeinen Erkrankungen, die mit hohem Fieber, starken Entzündungen einhergehen
- Psychosen
- Entzündlichen und schmerzhaften Erkrankungen des Fußes

Die RZF ist häufig eine gute zusätzliche Maßnahme, auch bei somatischen Erkrankungen. Ihre Anwendung darf jedoch medizinisch notwendige weitergehende diagnostische und therapeutische Maßnahmen nicht verzögern.

Literatur

Marquardt, H.: Reflexzonenarbeit am Fuß. Karl F. Haug Verlag, Heidelberg.

Zenz, G.: Lehrbuch der Reflexzonentherapie am Fuß. Karl F. Haug Verlag, Heidelberg.

Sauerstoff- und Ozontherapien

Begriffsklärung

Was ist Sauerstofftherapie?

Was ist Ozontherapie?

Was ist HOT?

- In der **Sauerstofftherapie** wird Sauerstoff (O_2) direkt zur Inhalation oder für Bäder verwendet.
- Bei den verschiedenen **Ozontherapien** kommt Ozon (O_3) als O_2/O_3-Gemisch mittels Injektion oder äußerlicher Begasung zur Anwendung.
- Die **hämatogene Oxidationstherapie** (HOT) ist eine kombinierte UV-Bestrahlung und Oxygenierung entnommenen Blutes, welches nach Aufbereitung wieder in den Körper injiziert wird.

Die genannten Verfahren sind unabhängig voneinander entwickelt worden und müssen auch hinsichtlich ihrer Anwendung voneinander unterschieden werden. Gemeinsam ist ihnen, daß sich ihre Wirkungen u.a. über die des Sauerstoffs bzw. über die Bildung von reaktionsfreudigen Sauerstoffprodukten (u.a. freie Radikale) entfalten. Auch kommen ihnen z.T. ähnliche Wirkungen an den jeweiligen Organen zu.

Wer kann mit den Sauerstoff- und Ozontherapien behandeln?

Die Behandlung mit der Sauerstofftherapie, den Ozonanwendungen und mit der HOT ist entsprechend spezialisierten Ärzten vorbehalten. Offiziell anerkannte Zertifikate gibt es für Therapeuten nicht. Für jedes der drei Verfahren werden aber durch die jeweiligen Ärztegesellschaften Fortbildungskurse angeboten.

Sauerstofftherapie

Die Gabe von Sauerstoff (O_2) bei Krankheiten ist eine bereits im letzten Jahrhundert durchgeführte Behandlungsweise. Ihr kommt bis heute eine große Bedeutung auch in der Notfallmedizin zu. Über die Substitutionsbehandlung mit Sauerstoff in akuten Situationen (z.B. Herzinfarkt) hinaus wurden Verfahren zur Regenerationsbehandlung auch bei chronischen Erkrankungen entwickelt. Diesen Verfahren liegen die Annahmen zugrunde, daß jede Körperzelle potentiell von einem Sauerstoffmangel betroffen sein kann, dieser bei längerem Bestehen zu Beeinträchtigungen von Körperfunktionen führen kann und die wiederholte Gabe von Sauerstoff – in den richtigen Konzentrationen – etwaigen Mangelzuständen abhilft.

Am bekanntesten wurde die "Sauerstoff-Mehrschritt-Therapie" (SMT) nach Ardenne, welche grundsätzlich drei Schritte beinhaltet (Abb. 59):

1. Einnahme bestimmter Medikamente zur Verbesserung der O_2-Aufnahme im Gewebe (meistens u.a. Vitamin B_1 und Magnesium).
2. Einatmen von O_2 zur Verbesserung des O_2-Gehaltes im Blut.
3. Verbesserung der Durchblutung (und damit der Sauerstoffausnutzung), z.B. durch Medikamente, Wärmeanwendung oder – am günstigsten – körperliche Aktivität im Anschluß an die O_2-Inhalation.

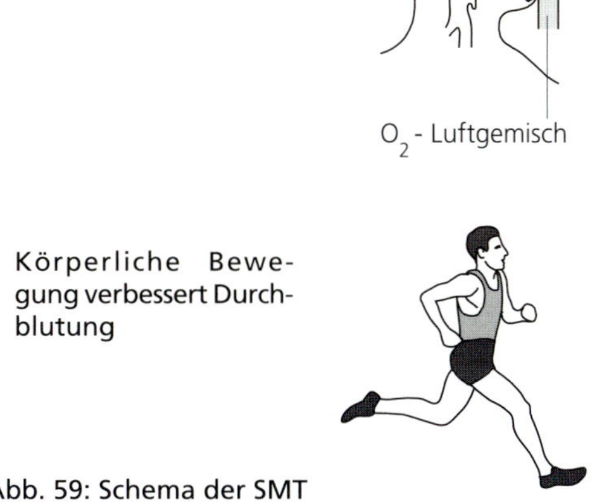

Abb. 59: Schema der SMT

Wirkungen

Sauerstoff ist für die Zellatmung und den Energiestoffwechsel unerläßlich. Beim Menschen führt Sauerstoffmangel schon nach wenigen Minuten zu Schädigungen des Gehirns. Auch andere Organe sind auf die konstante Sauerstoffversorgung angewiesen.

In den Blutgefäßen kommt es nach der Sauerstoff-Mehrschritt-Behandlung den Berichten v. Ardennes zufolge zu einer Verbesserung der O_2-Ausnutzung und des O_2-Gradienten, zu vermindertem Verkleben der Erythrozyten und damit zu verbessertem Blutfluß. Auch eine Oxidation von Eiweißmolekülen, z.B. Albumin, wurde beobachtet, was sich günstig auf Entzündungen und auch auf den Blutfluß auswirken könnte.

Wann ist die Sauerstoff-Mehrschritt-Therapie sinnvoll?

Die Wirksamkeit der SMT wird durch zahlreiche Erfahrungsberichte und Anwendungsbeobachtungen unterstützt. Methodisch einwandfreie Studien fehlen bislang, so daß die SMT noch nicht von allen Kreisen anerkannt wurde. Da die Therapie zudem recht aufwendig ist, ziehen viele Therapeuten zunächst einfachere Verfahren vor. Kommt es dann nicht zu Besserungen, so kann auf die Sauerstofftherapien zurückgegriffen werden.

Von ihren Anwendern wird der Einsatz bei einer Vielzahl von Erkrankungen empfohlen:

- Herz-Kreislauf-Erkrankungen, z.B.
  – Stabile Angina pectoris
  – Arterielle Verschlußkrankheit
- Magen-Darm-Erkrankungen, z.B.
  – Colitis ulcerosa
  – Leberzirrhose
- Nierenerkrankungen, z.B.
  – Chronisches Nierenversagen
- Gynäkologische Erkrankungen, z.B.
  – Beschwerden der Wechseljahre
  – Menstruationsbeschwerden
- Erkrankungen des Bewegungsapparates, z.B.
  – Verbesserte Heilung von Knochenbrüchen
  – Nach Operationen
- Krebserkrankungen
  – Abwehrsteigerung
  – Verminderung der Nebenwirkungen von Strahlen- und Chemotherapie

Wann sollte die Sauerstoff-Mehrschritt-Therapie nicht angewendet werden?

Sauerstoff kann in höheren Konzentrationen zu Reizungen der Schleimhäute führen.

Gegenanzeigen:

- Schwere Atemwegserkrankungen
- Autoimmunerkrankungen
- Akute allergische Erkrankungen
- Epilepsie
- Überfunktionen der Schilddrüse

Ozon-Therapie

Das bereits Mitte des 19. Jahrhunderts künstlich herstellbare Ozon (O_3) wurde Ende des letzten Jahrhunderts sporadisch zur Desinfektion eingesetzt. Erst während und nach dem Ersten Weltkrieg widmeten sich Ärzte intensiver der medizinischen Anwendung des Ozons, zumeist in der antiseptischen Therapie. Parallel dazu ist Ozon zunehmend in der Wasseraufbereitungstechnik zur Entkeimung verwendet worden. Seit den fünfziger Jahren hat sich das Spektrum der Verfahren und Indikationen der O_3-Therapie zusehends erweitert.

Wirkungen

Ozon hat in Abhängigkeit von der Konzentration eine antimikrobielle Wirkung, welche bei der lokalen Anwendung genutzt wird (Abb. 60). Im entnommenen Blut bewirkt es über die Bildung reaktiver Sauerstoffmetaboliten eine Oxidation biologischer Membranen und Rezeptoren. An virusinfizierten Zellen soll dies zur selektiven Zerstörung der Viruspartikel (nach Rilling 1990), an Freßzellen zu einer Aktivierung ihrer Funktion, an Erythrozyten (roten Blutkörperchen) zu besserer O_2-Aufnahme sowie zu erhöhtem Zellstoffwechsel führen. In Tumorzellkulturen wurden kombinierte Wirkungen des Ozons mit Bestrahlung und mit Chemotherapeutika beobachtet.

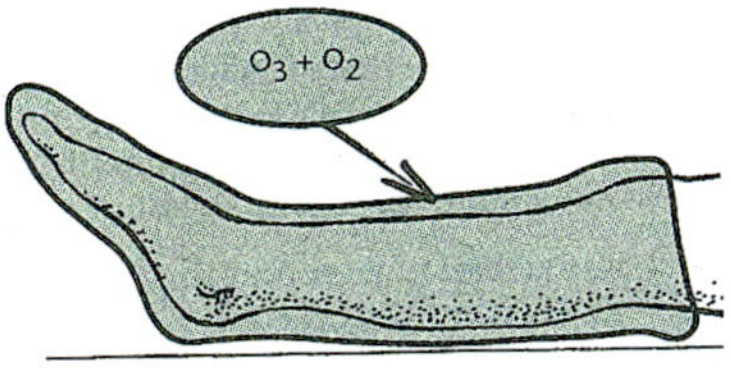

Abb. 60: Örtliche Ozon-Behandlung beim Unterschenkelgeschwür. Aus: Augustin, M., Schmiedel, V.: Praxisleitfaden Naturheilkunde. Jungjohann, Neckarsulm 1994.

Anwendungsformen

Grundsätzlich kann Ozon injiziert oder äußerlich angewendet werden. Hieraus ergeben sich folgende Anwendungsformen:

Injektionsbehandlungen

- Kleine Eigenblutbehandlung: Entnahme venösen Blutes (ca. 10 ml), Zufügen des O_2/O_3-Gemisches (ca. 10 ml), Reinjektion intramuskulär
- Große Eigenblutbehandlung: Entnahme venösen Blutes (ca. 60 ml), Zufügen des O_2/O_3-Gemisches, Reinfusion intravenös
- Injektionen intraarteriell, subkutan, intrakutan, intramuskulär

Örtliche Anwendungen

- Hautbegasung mit O_3/O_2-Gemisch
- Ozonwasser → Schleimhautbehandlung, Dampfbad
- Ozonisiertes Olivenöl → Hautbehandlung
- Darminsufflation → Darmbehandlung

Wann ist die Ozontherapie sinnvoll?

Die Ozonbehandlung durch Injektion ist aufwendig und nach Meinung mancher Ärzte nicht ohne Risiko. Andere, einfacher anzuwendende Therapieverfahren sollten zuvor versucht werden.

Als Indikationen der Behandlung werden von erfahrenen Anwendern genannt:

- Arterielle Durchblutungsstörungen
- Ulcus cruris, Dekubitalgeschwüre, Gangräne
- Röntgenbestrahlungsschäden
- Entzündliche Magen-Darm-Erkrankungen
- Mikrobiologische Therapie
- Chronische Hepatitis und andere Lebererkrankungen
- Virusinfektionen
- Ekzeme
- Allergische Erkrankungen und Neurodermitis
- Rheumatische Erkrankungen
- Migräne und Neuralgien
- Adjuvant bei der Krebstherapie
- Umstimmungstherapie, Rekonvaleszenz

Wann sollte die Ozontherapie nicht angewendet werden?

Über die Nebenwirkungen der Ozonapplikation herrschen unterschiedliche Meinungen. Während die Schädlichkeit inhalierten Ozons zweifelsfrei ist, gibt es für die Aufnahme äußerlich angewendeten Ozons keine Grenzwerte.

Innerlich angewendetes Ozon wird von seinen Vertretern als in therapeutischen Dosierungen harmlos und nebenwirkungsarm bezeichnet. Allerdings wird von der intravenösen Gabe abgeraten. Kritiker halten dagegen, daß bei der Injektion in Arterien Embolien, bei der Injektion in andere Gewebe Nervenschädigungen auftreten könnten.

Echte Gegenanzeigen:

- Akute Alkoholvergiftung
- Frischer Herzinfarkt
- Blutungsneigungen
- Schwangerschaft
- Überfunktion der Schilddrüse (Hyperthyreose)
- Zerebrale Krampfleiden
- Bekannte Überempfindlichkeitsreaktionen auf Ozon

Achtung

Die Anwendung der Ozontherapie sollte medizinisch notwendige, weitergehende diagnostische und therapeutische Maßnahmen nicht verzögern.

Hämatogene Oxidationstherapie (HOT)

Bereits im 19. Jahrhundert wurde das UV-Licht zu therapeutischen Zwecken eingesetzt. Durch die Einführung künstlicher Strahlenquellen Anfang des 20. Jahrhunderts konnten die UV-Wirkungen systematisch beforscht und Therapien unabhängig vom Sonnenlicht durchgeführt werden. Neben der äußerlichen Körperbestrahlung wurde seit den zwanziger Jahren auch die UV-Bestrahlung des Blutes untersucht. Es zeigte sich, daß die UV-bestrahlten Blutbestandteile nach Rückgabe in den Körper mannigfache Effekte ausübten. Wehrli (1949) koppelte die UV-Bestrahlung an eine Oxygenierung (Sauerstoffzugabe) des Blutes und entwickelte damit die „Hämatogene Oxidationstherapie" (HOT; Abb. 61).

Wirkungen

Die Wirkmechanismen der HOT sind bislang nicht ausreichend aufgeklärt. Angenommen wird zum einen eine Wirkung über die Bildung reaktiver Sauerstoffmetaboliten (vgl. Mechanismen der Ozontherapie), zum weiteren über Veränderungen der Ladungen löslicher Moleküle im Serum, z.B. Albumin. Auch eine direkte UV-Wirkung auf die zellulären Bestandteile des Blutes ist anzunehmen. Die daraus folgenden klinischen Wirkungen sind allerdings noch nicht geklärt. Die Anwender sprechen von günstigen Wirkungen auf die Durchblutung, ferner Verbesserungen der Immunfunktion sowie allgemein eine umstimmende Wirkung.

Wann ist die HOT sinnvoll?

Die HOT ist wie auch die Ozontherapie relativ aufwendig und nach Meinung mancher Ärzte nicht ohne Risiko. Andere, einfacher anzuwendende Therapieverfahren sollten möglicherweise zuvor versucht werden. Als Indikationen der Behandlung werden von erfahrenen Anwendern genannt:

- Arteriosklerose
- Periphere arterielle Durchblutungsstörungen
- Angina pectoris
- Arterielle Hypertonie
- Zerebralsklerose
- Chronisch-venöse Insuffizienz und Thrombosen
- Akute und chronische Lebererkrankungen
- Rheumatische Erkrankungen
- Osteoporose
- Altersdiabetes und Folgekrankheiten
- Hyperurikämie und Gicht
- Fettstoffwechselstörungen
- Schuppenflechte
- Rezidivierende Herpesinfektionen
- Akute und chronische Erschöpfungszustände
- Migräne
- Nachbehandlung von Krebs

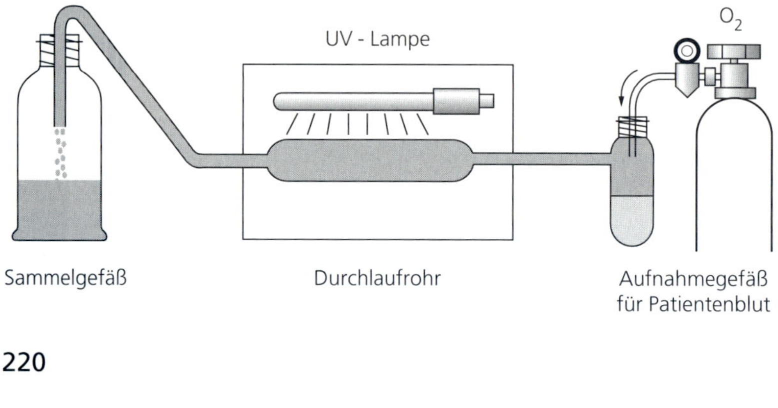

Abb. 61: Schema der HOT

Wann sollte die HOT nicht angewendet werden?

Gegenanzeigen:

- Akute Infekte
- Fieber unklarer Genese
- Schilddrüsenerkrankungen
- Blutungsneigung
- Lichtempfindlichkeit Porphyrie

Achtung

Die Anwendung der HOT sollte medizinisch notwendige, weitergehende diagnostische und therapeutische Maßnahmen nicht verzögern.

Literatur

Fodor, L.: Sauerstofftherapie. Hippokrates, Stuttgart.

Rilling/Viebahn: Praxis der Ozon-Sauerstoff-Therapie. Verlag für Medizin Dr. Ewald Fischer, Heidelberg.

Segal/Seng: Methoden der UV-Bestrahlung von Blut. Hippokrates, Stuttgart.

Stadtlaender, H.: Lehrbuch der Hämatogenen Oxydationstherapie (HOT). Karl F. Haug Verlag, Heidelberg.

von Ardenne, M.: Sauerstoff-Mehrschritt-Therapie. Thieme, Stuttgart.

Wolff, H.: Das medizinische Ozon. Verlag für Medizin Dr. Ewald Fischer, Heidelberg.

Übende Verfahren

Atemtherapie

Begriffsklärung

Was ist Atemtherapie?

Atemtherapie umfaßt die Behandlung von Störungen der gesunden Atmung durch körperliche und seelische Erkrankungen. Darüber hinaus kann mit der Atemtherapie auf den körperlichen und seelischen Zustand des Gesamtorganismus eingewirkt werden. Atemtherapie ist somit nicht nur die Behandlung der Atmung, sondern auch die Behandlung von Kranken mittels Atmung.

Die Behandlung mit der Atmung ist schon aus dem Altertum bekannt. So gab es in der Antike die sogenannten Pneuma-Schulen, in denen die ganzheitliche Beziehung zwischen Körper, Seele und Geist über die Atmung gelehrt wurde.

Auch heute kommt der Atemtherapie nicht nur eine medizinische, sondern auch eine philosophische Bedeutung zu. Diese über rein physiotherapeutische Aspekte hinausgehende Bedeutung der Atemtherapie wird insbesondere in den Schulen für Atemtherapie nach Middendorf, nach Schlaffhorst-Andersen und nach Glaser gepflegt.

Wirkungen

Die im Rahmen von Massage und Krankengymnastik angewendete Atemtherapie wirkt über die Einübung von Atemtechniken, Stabilisierung der Atem- und Atemhilfsmuskulatur sowie die Mobilisierung von Volumenreserven. Sie dient daher insbesondere der Ökonomisierung der Atmung und der Behandlung akuter Atemstörungen.

Die sogenannte psychophysische Atemtherapie nach Middendorf und auch andere atemtherapeutische Verfahren im Grenzbereich zwischen Naturheilverfahren und Psychotherapie wirken „eutonisierend", d.h. sie verhelfen dem Patienten dazu, in seinem seelischen und körperlichen Befinden einen ausgeglichenen, harmonischen Zustand zu erreichen. Neurophysiologisch läßt sich dies durch eine Kopplung des Atemzentrums mit anderen vegetativen Zentren sowie mit der gesamten Sensomotorik erklären. Unter der Atemtherapie kommt es zu einer Bewußtwerdung der körperlich- geistigen und geistig-seelischen Bezüge. Insgesamt werden innere Spannungen und Unruhe abgebaut, die Ausgangspunkt weiterer, körperlicher Beschwerden sein können.

Wer kann mit Atemtherapie behandeln?

Die Atemtherapie nach Middendorf u.a. erfordert eine intensive Schulung und Übung. Sie kann nach Anleitung aber auch selbständig fortgeführt werden. Die entsprechenden Therapeuten sind meist in der AFA organisiert, früher „Ärztliche Arbeitsgemeinschaft für Atempflege", jetzt „Verband der Pneopäden, Arbeitsgemeinschaft für Atempflege". Von dieser Vereinigung der Atemtherapeuten sind auch Listen der Therapeuten erhältlich.

Die physiotherapeutische Atemtherapie wird meist von Krankengymnasten oder auch Mitarbeitern der Krankenpflege durchgeführt. Diese Übungen sind relativ leicht erlernbar und können (bzw. müssen) selbständig weitergeführt werden.

Wann ist die Atemtherapie sinnvoll?

Die psycho-physiologische Atemtherapie nach Middendorf hat sich bei folgenden Erkrankungen bewährt:

- Psychosomatische Störungen mit Organ- oder auf das Organsystem bezogenen Symptomen, z.B. funktionelle Atemstörungen, Asthma bronchiale, Bronchitis, Emphysem, Hyperventilations-Syndrom, funktionelle Stimmstörungen, funktionelle Störungen des Verdauungs- und des Herz-Kreislauf-Systems
- Psychovegetative Spannungs- und Erschöpfungszustände

- Allergien
- Psychogene Hauterkrankungen
- Migräne
- Schlafstörungen
- Menstruationsbeschwerden
- Funktionelle und degenerative Erkrankungen des Bewegungssystems (Haltungsschäden, Skoliosen, HWS- und LWS-Syndrome), rheumatoide Arthritis, M. Bechterew
- Rehabilitation nach Operationen und schweren Krankheiten, Tumornachsorge, begleitende Therapie bei schweren therapeutischen Interventionen (Bestrahlung, Chemotherapie)
- Rehabilitation von Patienten nach psychiatrischer Behandlung
- Zwänge, Phobien, Erwartungsängste, depressive und hysterische Fehlhaltungen bis hin zu mittleren Schweregraden, Trauerreaktionen nach Tod und Trennung, Eßstörungen, Borderline-Syndrom in Zusammenarbeit mit einem Psychotherapeuten
- Anwendung bei Altersleiden (Mobilisierung, Vitalisierung)
- Schwangerschaftsbegleitende Arbeit als Therapie oder zur Geburtsvorbereitung

In der Praxis hat sich gezeigt, daß das Verfahren im Rahmen der oben aufgeführten Indikationen vor allem bei leichten bis mittleren Schweregraden als alleinige therapeutische Maßnahme erfolgreich angewandt werden kann. Nicht selten erschließt die psycho-physische Atemtherapie denjenigen psychosomatisch Kranken den Zugang zur Psychotherapie, die ihr zunächst zurückhaltend gegenüberstanden.

Wann sollte die Atemtherapie nicht angewendet werden?

Nicht oder nur unter großer Vorsicht anwendbar ist das Verfahren bei:

- Schwer gestörten klinischen Patienten
- Schwerer psychasthenischer Halt- und Ich-Schwäche
- Phasen akuter physischer oder psychischer Entgleisung
- Hypochondrie

Literatur

Derbolowsky, U: Richtig atmen hält gesund. Knaur, München.

Derbolowsky, U: Atemtherapie in der ganzheitlich orientierten Krankenbehandlung. Karl F. Haug Verlag, Heidelberg.

Glaser, V: Eutonie. Karl F. Haug Verlag, Heidelberg.

Middendorf, I: Der erfahrbare Atem. Junfermann, Paderborn.

Autogenes Training

Begriffsklärung

Was ist Autogenes Training?

Das Autogene Training (AT) ist ein übendes Verfahren zur konzentrativen Selbstentspannung.

Es ist aus Erfahrungen bei der Hypnose abgeleitet. Einzelne Versuchspersonen konnten Allgemeinempfindungen (z.B. Ruhe, Schwere- und Wärmegefühl), die sie in der Hypnose erlebt hatten, selbst (autogen) hervorrufen. J.H.Schultz entwickelte aus diesen Erfahrungen eine neue Methode. Das 1932 von ihm veröffentlichte Buch trägt den Titel „Das autogene Training. Konzentrative Selbstentspannung".

Unter Konzentration wird hier allerdings nicht die aus dem Alltag bekannte gespannte Konzentration verstanden, sondern eher eine freischwebende Aufmerksamkeit, eine passive Wahrnehmungshaltung. Völlig falsch wäre es, sich mit dem AT zur Ruhe zwingen zu wollen. Vielmehr sollten Sie versuchen, eine annehmende Haltung des Loslassens und Geschehenlassens bei gleichzeitiger Wahrnehmung der Entspannungserfahrungen einzuüben. Dabei handelt es sich immer um eine Selbstentspannung, die sich damit deutlich von Hypnose oder Fremdsuggestion unterscheidet.

Die wichtigsten Voraussetzungen zum Erlernen des AT sind Ihre innere Bereitschaft und regelmäßiges Üben.

Ziele des Autogenen Trainings

- ▶ Erholung und Entspannung
- ▶ Sensibilisierung der eigenen Körperwahrnehmung und der eigenen Körpersignale
- ▶ Erlernen der Fähigkeit, sonst unwillkürliche Körperfunktionen positiv zu beeinflussen (z.B. Atmung, Durchblutung, Herz-Kreislauf-Tätigkeit)
- ▶ Leistungssteigerung, Schmerzbeeinflussung, Entängstigung
- ▶ Selbstbestimmung durch formelhafte Vorsatzbildung (S. 225)
- ▶ Selbsterfahrung (erst in der „Oberstufe des AT").

Das AT bietet damit ein breites Spektrum von Anwendungen zur Vorbeugung und Behandlung von Krankheiten und Funktionsstörungen. Es kann unterstützend in der Psychotherapie, der Psychosomatik und der Rehabilitation eingesetzt werden.

Praktische Hinweise

Was ist beim Autogenen Training wichtig?

Das AT wird am besten in einer Gruppe unter Leitung eines erfahrenen Therapeuten erlernt (z.B. Kurs an der Volkshochschule, bei der Krankenkasse, in der Rehabilitationsklinik). Das Erlernen mit Hilfe von Büchern und Audiokasetten ist prinzipiell ebenfalls möglich, das Überwinden von Schwierigkeiten bei bestimmten Übungen oder Rückmeldungen können aber besser bei Anwesenheit eines Lehrers erfolgen. Das Erlernen des AT empfiehlt sich in einer Gruppe von nicht mehr als 12-15 Teilnehmern, für die Einführung sollten 1-2 Stunden Zeit zur Verfügung stehen.

Günstige Voraussetzungen für die AT-Übungen

- ▶ Ruhige, geräuscharme Umgebung
- ▶ Bequeme, nicht einengende Kleidung
- ▶ Bequeme Übungshaltung mit geringer Muskelspannung
  - – Rückenlage oder
  - – Angelehntes Sitzen auf einem bequemen Stuhl
  - – Droschkenkutschersitz (Hockersitzhaltung bei einem Stuhl ohne Armlehnen: Die Füße stehen gerade nebeneinander, die Kniegelenke sind rechtwinklig abgewinkelt und fallen leicht nach außen, die Unterarme ruhen auf den Oberschenkeln)
- ▶ Passive Grundhaltung, geschlossene Augen mit zeitweisem Ausblenden von Gedanken (**„Gedanken kommen und gehen"**).

Grundstufe des Autogenen Trainings

In der Grundstufe des AT gibt es einen Übungsaufbau über 6 Stufen:

Schwereübung, Wärmeübung, Herzübung, Atemübung, Sonnengeflechtsübung und Stirnkühleübung.

Diese Übungen der Grundstufe des AT sollten zu Beginn nicht länger als 3-10 Minuten dauern, damit der einzelne nicht überfordert wird. Zu Beginn ist ein zwei- bis dreimaliges tägliches individuelles Üben sinnvoll. Die Übungen sollten möglichst zur gleichen Tageszeit stattfinden, die Übungsposition kann jedoch von Übung zu Übung wechseln. Am Ende der Übung ist das **Zurücknehmen der Entspannung** von besonderer Bedeutung. Dies geschieht über das Zurücknehmen der Muskelentspannung und des Augenschlusses und damit letztlich auch der Selbstversenkung. Dabei werden drei kurze Formeln verwendet:

- **„Arme fest!"** - Dabei räkeln und strecken, ein paarmal kräftiges Beugen und Strecken der Arme.
- **„Tief atmen!"** - Dabei mehrmals tief ein- und ausatmen.
- **„Augen auf!"** - Dabei Augen öffnen.

Höhere Stufen des AT

Wenn die Grundstufe des AT sicher beherrscht wird, können durch Einbeziehen der **formelhaften Vorsatzbildung** tiefergreifende Veränderungen erzielt werden. Dabei werden während des AT kurze, prägnante Sätze übend wiederholt. Diese Formeln können eine Reduktion störender Krankheitssymptome oder auch Verhaltens- und Erlebensänderungen ermöglichen (z.B. „Schmerzen gleichgültig" bei einer Zahnbehandlung, „ich bin ganz ruhig" vor Prüfungen).

Oberstufe des AT

Voraussetzung für die Oberstufe des AT ist rasches und sicheres Erreichen eines tiefen Versenkungszustandes, der mit einer Ruhevorstellung (Formel: „Ich bin ganz ruhig.") eingeleitet werden kann. In einem solchen Zustand tiefer Versenkung ist eine innere Selbstschau möglich, mit der eine Beziehung zum Unbewußten und zu Stadien der eigenen Persönlichkeitsentwicklung erreicht werden kann.

Die Übungen der Grundstufe

Schwereübung

Ziel der Schwereübung ist die Muskelentspannung (jedem ist die Bettschwere oder das Erleben des Sich-Schwermachens bekannt). Die Übungsformeln werden einige Male rhythmisch und monoton vom Übungsleiter vorgesprochen (oder vom Band oder, wenn man allein übt, still in Gedanken). Dabei sollte der Übende sich die Formel innerlich vorstellen und das bereits vorhandene Schweregefühl wahrnehmen. Die Übungsformeln lauten:

„Der rechte (bei Linkshändern der linke) **Arm ist ganz schwer"** (wird 4-6mal wiederholt), schließlich: **„Arme und Beine sind ganz schwer"** und **„Ich bin ganz ruhig"** (wird 1-2mal wiederholt).

Wärmeübung

Ziel der Wärmeübung ist die Erweiterung der Hautgefäße. Dabei kann die Temperatur (z.B. der Hände) meßbar um einige Grad Celsius ansteigen. Gleichzeitig mit dem Wärmeerlebnis werden oft angenehme Empfindungen und Wohlbehagen verbunden, kalte Hände und Füße hingegen hängen mit Streß oder Angst zusammen. Die Übungsformeln lauten:

„Der rechte (linke bei Linkshändern) **Arm ist ganz warm"** (wird 4-6mal wiederholt), anschließend: **„Arme und Beine sind angenehm warm"** und **„Ich bin ganz ruhig"** (wird 1-2mal wiederholt).

Schwere- und Wärmeübung sind die wichtigsten Übungen der Grundstufe. Nach einigen Wochen Übung kann allein mit diesen Übungen bereits eine ausreichende Entspannung und Erholung erreicht werden. Die regelmäßige Durchführung dieser Übungen kann bereits zu einer Gesamtumschaltung des Organismus in Richtung einer entspannteren Lage führen.

Herzübung

Diese Übung dient der Wahrnehmung des regelmäßigen Herzschlages und soll dadurch eine tiefere Ruhe und Entspannung ermöglichen. Die Übungsformeln lauten:

„Das Herz schlägt ruhig und gleichmäßig (oder kräftig)" (wird 4-6mal wiederholt), anschließend: **„Ich bin ganz ruhig"** (wird 1-2mal wiederholt).

Atemübung

Diese Übung dient der Wahrnehmung der gleichmäßigen Atmung. Der Atemrhythmus soll mit dieser Übung nicht beeinflußt, sondern lediglich das Wechselspiel zwischen Ein- und Ausatmung mitempfunden werden. Das rhythmische Auf und Ab der Atmung, welches in dieser Phase des AT bereits sehr gleichmäßig verläuft, wird besonders gut im Bauch wahrgenommen. Gerade in der Ausatmung kann das Schwere- und Wärmeempfinden verstärkt werden, wodurch das Erlebnis von Ruhe und Entspannung unterstützt wird. Die Übungsformeln lauten:

„Atmung ruhig" oder **„Es atmet mich"** (wird 4-6mal wiederholt), anschließend: **„Ich bin ganz ruhig"** (wird 1-2mal wiederholt).

Sonnengeflechtsübung

Diese Übung dient einer zunehmenden Wärmeempfindung im Bauch- und Unterleibsbereich (Sonnengeflecht = Plexus solaris = Nervengeflecht im Unterbauch). Dadurch können vegetative Störungen im Bauchraum abgebaut werden. Die Übungsformeln lauten:

„Sonnengeflecht strömend warm" (wird 4-6mal wiederholt), anschließend: **„Ich bin ganz ruhig"** (wird 1-2mal wiederholt).

Stirnkühleübung

Diese Übung dient der seelischen Beruhigung im Sinne des „kühlen-Kopf-Bewahrens" (im Gegensatz zum „Hitzkopf"). Die Stirnkühle bildet dabei einen angenehmen Gegensatz zur Wärmeempfindung im übrigen Leib. Die Übungsformeln lauten:

„Stirn angenehm kühl" (wird 4-6mal wiederholt), anschließend: **„Ich bin ganz ruhig"**.

Mit den Übungen lassen sich nicht nur subjektive, sondern auch objektiv meßbare Veränderungen erzielen (z.B. Temperaturänderungen auf der Haut, gleichmäßigerer Puls und Atmung). Das bedeutet, daß das Vegetativum, d.h. das unwillkürliche Nervensystem, welches definitionsgemäß ja eigentlich willentlich nicht beeinflußbar ist, mit Übenden Verfahren wie dem AT doch in einem positiven Sinne beeinflußt werden kann. Tiefergreifende Wirkungen auf Organsysteme sind zwar schwieriger nachzuweisen, aber anzunehmen, besonders bei funktionellen Störungen, also solchen, die noch keinen Organschaden hinterlassen haben.

Anzeigen und Gegenanzeigen

Wann ist Autogenes Training sinnvoll, wann darf es nicht angewendet werden?

Das Ziel des AT ist meist keine bestimmte Beeinflussung eines Organs oder Organsystems, sondern eine eher allgemeine seelische und vegetative Umschaltung. Eine solche kann aber durchaus bei vielen Erkrankungen und Symptomen hilfreich sein. Das AT wird daher in der Naturheilkunde, der Rehabilitation und der Psychotherapie unterstützend zu anderen Behandlungsverfahren eingesetzt.

Patienten, die eine ausgeprägte Bewegungsunruhe aufweisen oder aus anderen seelischen Gründen nicht genügend zur aktiv-übenden Mitarbeit im AT fähig sind, werden das AT nur erschwert oder gar nicht erlernen können. In diesen Fällen sind andere Verfahren wie die Muskelentspannung nach Jacobson (→ *Muskelentspannungstraining*, S. 227) zu bevorzugen.

Anzeigen

- Psychosomatische Erkrankungen
- Herz-Kreislauf-Erkrankungen
- Erkrankungen der Atmungsorgane
  - des Stoffwechsels
  - der Bewegungsorgane
  - des Harnsystems
  - der Haut
- Geburtshilfe, Chirurgie
- Zahnmedizin (z.B. Schmerzlinderung)

Gegenanzeigen

- Schwere Geistes- und seelische Krankheiten (z.B. Psychosen, schwere Depressionen, Neurosen)
- ungenügende Intelligenz
- schwere Herzkrankheit mit Beschwerden bereits in Ruhe

Literatur

Autogenes Training, Videokasette. Falken-Verlag, Niedernhausen.

Dogs, W.: Autogenes Training. Karl F. Haug Verlag, Heidelberg.

Faller, R.: Autogenes Training. Falken-Verlag, Niedernhausen.

Franke, K.: So lernt man Autogenes Training. TRIAS-Verlag, Stuttgart.

Haak/Kruse: Autogenes Training für Kinder ab 6 Jahre. Falken-Verlag, Niedernhausen.

Kleinsorge/Kleinsorge: Intensivkurs für das Autogene Training. Gustav Fischer Verlag, Stuttgart.

Schultz/Thomas: Übungsheft für das Autogene Training. TRIAS-Verlag, Stuttgart.

Thomas, K.: Das Autogene Training. Tonkasette mit Textheft. TRIAS-Verlag, Stuttgart.

Thomas, K.: Praxis des Autogenen Trainings. TRIAS-Verlag, Stuttgart.

Weinberg, E.: Autogenes Training für Kinder. Karl F. Haug Verlag, Heidelberg.

Muskelentspannungstraining

Begriffsklärung

Was ist Muskelentspannungstraining?

Etwa zeitgleich mit dem Autogenen Training (AT) in Deutschland (→ *Autogenes Training*, S. 223) wurde in Amerika von Jacobson ein **Muskelentspannungstraining** entwickelt. Dabei sind **muskuläre Anspannung** und **Entspannung** die tragenden Pfeiler dieser Methode, die auch **Tiefenmuskelentspannung** oder **Progressive Muskelrelaxation nach Jacobson** genannt wird.

Entscheidend ist es, hierbei den Gegensatz der beiden Pole „**Spannung**" und „**Entspannung**" herauszuarbeiten, damit sich dann das Gefühl einer tiefenmuskulären Entspannung auf den ganzen Körper ausbreitet. Vorteil dieser Methode ist, daß sie in der Regel recht einfach und schnell erlernbar ist (im Vergleich zu Verfahren wie etwa dem AT). Das Gefühl der Tiefenmuskelentspannung kann oft schon nach 2-3 Sitzungen erreicht werden. Eine tiefere Entspannung, die den gesamten Organismus erfaßt, tritt erfahrungsgemäß nach 4-6 Wochen mit 3-4 Sitzungen/Woche ein.

Praktische Hinweise

Wie wird das Muskelentspannungstraining durchgeführt?

Die Tiefenmuskelentspannung findet am besten in Rückenlage auf einer weichen (aber nicht zu weichen) Unterlage oder in Sitzhaltung in einem bequemen Sessel oder Liegestuhl statt. Am Anfang erlernt der Patient das Zusammenziehen und die Entspannung einzelner Muskelgruppen des Körpers. Die einzelnen Muskelgruppen werden gemäß der auf der nächsten Seite angegebenen Reihenfolge angespannt und entspannt.

Bei jeder Muskelgruppe werden nacheinander folgende Schritte durchgeführt:

1. Auf die Muskelgruppe **konzentrieren.**
2. Die Muskelgruppe für 5-7 Sekunden **maximal anspannen.**
3. Die Muskelgruppe **lockern und entspannen.**
4. Auch während des Entspannens und Lockerns auf die Muskelgruppe konzentrieren, **bewußt die Entspannung wahrnehmen.**

Reihenfolge der Muskelgruppen beim Muskelentspannungstraining

- Rechte Hand und rechter Unterarm (bei Linkshändern stets mit links beginnen)
- Rechter Oberarm
- Linke Hand und linker Unterarm
- Linker Oberarm
- Stirn
- Obere Wangen und Nase
- Untere Wangen und Kiefer
- Nacken und Hals
- Brust, Schultern und oberer Rücken
- Bauchmuskulatur
- Rechter Oberschenkel (bei Linkshändern zuerst mit links beginnen)
- Rechter Unterschenkel
- Rechter Fuß
- Linker Oberschenkel
- Linker Unterschenkel
- Linker Fuß

Beispiel für ein Muskelentspannungstraining

Ein Muskelentspannungstraining könnte wie folgt aussehen, wenn es von einem Therapeuten geleitet wird. Führt man das Training allein durch, muß man sich die entsprechenden Anweisungen in Gedanken selbst geben:

„Legen Sie sich so bequem wie möglich hin, schließen Sie die Augen und versuchen Sie, zunächst einmal ganz ruhig und gleichmäßig durchzuatmen. Halten Sie die Augen dabei geschlossen und genießen Sie das entspannte Ein- und Ausatmen. Wählen Sie eine bequeme Lage und genießen Sie diese Lage.

Atmen Sie weiter gleichmäßig und ruhig. Konzentrieren Sie sich nun mit Ihren Gedanken ganz auf Ihre rechte Hand (bzw. linke Hand bei Linkshändern). Ballen Sie jetzt die rechte Hand zur Faust und spannen Sie die Hand und den Unterarm stark an. Halten Sie die starke Spannung für einige Sekunden und entspannen Sie wieder. Konzentrieren Sie sich dabei auf das Gefühl der Entspannung und behalten Sie Ihre Gedanken nur in der Muskulatur des Unterarmes und der Hand.

Ballen Sie die rechte Hand noch einmal zur Faust, halten Sie die Spannung erneut für einige Sekunden. Spüren Sie, wie die Spannung sich in den Muskel anfühlt und entspannen Sie anschließend wieder. Genießen Sie dabei das Gefühl der Entspannung und versuchen Sie, die Muskulatur im Unterarm und in der Hand immer tiefer und gleichmäßiger zu entspannen."

Weitere praktische Hinweise

Mit allen Muskelgruppen sollte in der oben angegebenen Reihenfolge in gleicher Weise verfahren werden. Entscheidend ist, sich auf die Entspannung und die dabei auftretenden Empfindungen zu konzentrieren, damit die entsprechende Entspannung auch körperlich wahrgenommen werden kann. Die erforderliche Entspannungzeit ist dabei individuell unterschiedlich und beträgt zwischen 10 und 40 Sekunden. Jede Muskelgruppe sollte zweimal angespannt und entspannt werden, um das Gefühl der muskulären Entspannung zu verstärken. Die Sitzung wird beendet, indem der Therapeut (oder der allein Übende) rückwärts von 4 bis 1 zählt, die Augen öffnet, Kopf und Hals bewegt und sich ein wenig reckt und streckt. Die Empfindungen nach einer solchen Sitzung können individuell sehr unterschiedlich sein (z.B. Wärmegefühl, Schweregefühl, leichtes Kribbeln in den betroffenen Muskelgruppen). Die Dauer einer einzelnen Sitzung sollte in den ersten 4-6 Wochen 20-30 Minuten betragen, wobei am Anfang nicht unbedingt alle Muskelgruppen eingesetzt werden müssen, um eine Überforderung der Konzentration zu vermeiden. Später kann das Programm auf 40-45 Minuten erweitert werden. Die Häufigkeit der Sitzungen kann von einmal wöchentlich bis einmal täglich variieren, bei Bedarf sind zusätzliche Sitzungen möglich.

Anzeigen und Gegenanzeigen

Wann ist Muskelentspannungstraining sinnvoll?

Gute Erfolge bzw. unterstützende Behandlung sind möglich bei:

- **Herz-Kreislauf-Krankheiten**: Bluthochdruck, funktionelle Herzbeschwerden, Koronare Herzkrankheit, besonders bei ausgeprägtem „A-Typ-Verhalten" (→ *Koronare Herzkrankheit*, S. 248)
- **Psychovegetativen Störungen**: Seelisch bedingte Unruhe, Schlafstörungen, sogenannte vegetative Dystonie, Migräne, Raucherentwöhnung
- **Muskulären Verspannungen**

Wann darf Muskelentspannungstraining nicht angewendet werden?

- **Herzversagen**
- **Nicht einstellbarer Bluthochdruck** (sogenannte maligne Hypertonie)
- Akute Psychose (**Geisteskrankheit** mit Wahnvorstellungen)

Weitere Informationen

Es empfiehlt sich, das Muskelentspannungstraining in einem **Kurs** zu erlernern, der in vielen größeren Städten an der **Volkshochschule**, in **Rehabilitations-** oder **Kurkliniken** angeboten wird. Zum Selbsterlernen sind geeignet:

Literatur

Krahmann/Haag: Die Progressive Relaxation. Pflaum Verlag, München.
Ohm, D.: Progressive Relaxation. TRIAS-Verlag, Stuttgart.
Olschewski, A.: Progressive Muskelentspannung. Karl F. Haug Verlag, Heidelberg.
Olschewski, A.: Streß bewältigen. Ein ganzheitliches Kursprogramm. Karl F. Haug Verlag, Heidelberg.

Yoga

Begriffsklärung

Was ist Yoga?

Yoga ist eine meditative Technik, deren Ursprünge vor Jahrtausenden in Indien entwickelt wurden. Der von irdischen Banden gelöste Übende versucht dabei, eine Vereinigung mit dem göttlichen Geist zu erreichen („yui" bedeutet im Sanskrit „vereinen"). Im Hinduismus wird Yoga als Weg zur geistigen Vervollkommnung durch strenge Disziplin des Körpers verstanden.

In unserem Kulturkreis ist beim Yoga weniger dieser religiöse, mystische Aspekt bedeutsam. Vielmehr wird versucht, mit Yoga die Gesundheit des Körpers zu stabilisieren und eine andere Stufe des geistigen Erlebens zu erreichen. Yoga fördert den Erhalt des geistigen und körperlichen Wohlbefindens. Zahlreiche Krankheiten können durch Yoga positiv beeinflußt werden.

Welche Übungstechniken gibt es beim Yoga?

Die wichtigsten Übungstechniken sind bestimmte
- Atemtechniken (Pranayama) und
- Körperhaltungen (Asasana)

Für die richtige Durchführung des Yoga ist ein fein aufeinander abgestimmtes Zusammenspiel dieser Atemtechniken und Körperhaltungen von entscheidender Bedeutung.

Die einzelnen Yogastellungen und Atemübungen haben für das europäische Ohr teilweise befremdlich wirkende Bezeichnungen (z.B. Kamel, Tisch, Mudra, Uddiyana Bandha). Davon mag der allem Fremden skeptisch Gegenüberstehende abgeschreckt werden, der von allem Exotischen Faszinierte mag sich davon angezogen fühlen. Diese Bezeichnungen sollten aber lediglich als erklärende Begriffe betrachtet werden, die nichts mit Mystik oder Religion zu tun haben (müssen).

Wirkungen

Wie und warum Yoga wirkt, ist bisher nicht in allen Einzelheiten geklärt und kann aus methodischen Gründen vermutlich auch nicht geklärt werden. Offensichtlich haben die Entdecker des Yoga mit diesen Übungen einen Weg gefunden, das unwillkürliche – also das willentlich eigentlich nicht zu beeinflussende – Nervensystem indirekt über Atmungstechniken und Körperstellungen doch in bestimmter Richtung zu steuern.

Über dieses unwillkürliche (auch vegetative oder autonome) Nervensystem werden nun zahlreiche Körperfunktionen und Organe gezielt beeinflußt. Gemütszustände und Bewußtseinszustände können darüber ebenfalls verändert werden.

Anzeigen und Gegenanzeigen

Prinzipiell kann Yoga bei allen funktionellen Störungen eingesetzt, aber auch bei vorliegenden Organschäden zumindest eine Linderung erreicht werden, soweit dies physiologisch noch möglich ist:

- Psychovegetative Störungen (z.B. Unruhe, Stottern)
- Psychische Erkrankungen (z.B. leichte Depression, Angst)
- Störungen des Bewegungsapparates (z.B. Buckel, Ischiasbeschwerden)
- Funktionelle Störungen (z.B. Verstopfung, funktionelle Oberbauchbeschwerden)
- Hormonelle Störungen (z.B. Regelstörungen)
- Kreislauferkrankungen (z.B. zu hoher oder zu niedriger Blutdruck)

Absolute Gegenanzeigen:

- **Herzversagen, schwere Form der Herzmuskelschwäche**
- **Nicht einstellbarer Bluthochdruck** (sogenannte maligne Hypertonie)
- Akute Psychose (**Geisteskrankheit** mit Wahnvorstellungen).

Relative Gegenanzeigen gibt es bei bestimmten Krankheiten und Übungen.

Beispiel:

Bei der Kerze liegt der Übende auf den Schultern, der oberen Brustwirbel- und Halswirbelsäule und dem Hinterkopf und stützt mit den Händen das Gesäß ab, die Beine ragen senkrecht in die Höhe. Diese Übung darf nicht bei Störungen im Bereich der Halswirbelsäule, Bluthochdruck, fortgeschrittener Arteriosklerose, Herzmuskelschwäche, Glaukom oder Neigung zu Nasenbluten durchgeführt werden.

Bei Erkrankungen bestimmter Gelenke dürfen keine Übungen durchgeführt werden, die diese Gelenke besonders stark belasten.

Beispiel:

Bei Meniskusschäden darf kein Lotus- (Schneidersitz) durchgeführt werden.

Jeder Übende sollte nur die Übungen durchführen, die er beherrscht und die für seine koordinativen Fähigkeiten und seinen Bewegungsapparat auch durchführbar sind. Gerade der noch wenig geübte Anfänger stößt bei anspruchsvollen Übungen rasch an seine Grenzen und sollte diese auch nicht gewaltsam zu überwinden suchen.

Ein Wettbewerbscharakter („Ich **muß** diese Übung beherrschen, die anderen können es doch auch!“) widerspricht der Grundhaltung des Yoga, die langsame, sanfte Bewegungsübungen und eine duldsame Geisteshaltung fordert und fördert.

Voraussetzungen für die optimale Durchführung von Yogaübungen

Für das Yoga benötigt man keine aufwendigen Ausrüstungen. Entscheidend ist, daß der Übende so bekleidet ist, daß er hierdurch nicht eingeengt wird (keine Krawatten, Gürtel, Armbanduhren!). Die Übungen sollten auf einer Decke oder einem Teppich stattfinden (kein Bett!).

Voraussetzungen für Yoga

▶ Bequeme, leichte Bekleidung (z.B. Gymnastikanzug)

▶ Feste, aber nicht zu harte Unterlage

▶ Ruhiger, ausreichend großer, gut belüfteter Raum

▶ Die Temperatur des Raumes sollte angenehm sein, damit Sie nicht frösteln.

▶ Entleeren Sie Darm und Blase vor den Übungen.

▶ Halten Sie mindestens 2 Stunden Pause nach der letzten größeren Mahlzeit ein.

▶ Morgens nach der Morgentoilette und vor dem Frühstück ist eine günstige Zeit.

▶ Nehmen Sie vor jeder Übung eine ruhige, innere Einstellung an.

▶ Betrachten Sie eine schwierige Übung nicht als Leistung, die es zu erbringen gilt.

▶ Schließen Sie den Mund, pressen dabei aber nicht die Lippen oder die Zähne zusammen.

▶ Schließen Sie die Augenlider halb oder ganz.

▶ Versuchen Sie, sich ganz in die Übungen zu vertiefen.

Entscheidend für den Erfolg der Übungen ist nicht deren Schweregrad oder die Perfektion der Durchführung, sondern das Maß der dadurch erzielten körperlichen und seelischen Entspannung und Zufriedenheit!

Weitere Informationen

Es würde zu weit führen, an dieser Stelle auf die tiefere Philosophie oder die einzelnen Übungen des Yoga näher einzugehen. Yoga kann jedoch in zahlreichen Volkshochschulen in Kursen erlernt werden. Daneben gibt es mittlerweile genügend Literatur (und Videokasetten), um sich weiter über dieses wichtige übende Verfahren zu informieren.

Literatur

Christmann, V.: Das Yoga-Buch. Knaur, München.

Christmann, V.: Dynamisches Yoga. Econ, Düsseldorf.

Deenbandhu, Y.: Yoga für alle. rororo, Reinbek.

Harf, A.: Yoga-Praxis. Herder, Freiburg.

Stearn, J.: Yoga, Jugend und Reinkarnation. Knaur, München.

van Lysebeth, A.: Yoga. Mosaik Verlag, München.

Umweltmedizin

Begriffsklärung

Was ist Umweltmedizin?

Umweltmedizin befaßt sich mit den Zusammenhängen von Umweltbelastungen und Krankheit. Toxische (Gift-) Belastungen aus unserer Umwelt können bestimmte Krankheitszustände verursachen oder deren Auftreten begünstigen.

Angesichts der heute zunehmenden toxischen Belastungen durch unsere Umwelt wird die Umweltmedizin weiter an Bedeutung gewinnen. Umweltmedizin kann hier zur Aufklärung des Zusammenhangs bestimmter Umweltbelastungen mit bestimmten Erkrankungen (z.B. Lungenkrebs durch Asbestfasern) beitragen. Sie kann die Risiken allerdings auch relativieren (z.B. ist die Verminderung der Formaldehydbelastung durch Möbel sinnvoll und notwendig, die größte Formaldehydbelastung der Innenräume wird aber durch das Zigarettenrauchen verursacht). Umweltmedizin kann schließlich auch Therapieempfehlungen geben, um durch Umwelteinflüsse verursachte Krankheiten zu heilen oder zu lindern (z.B. die Empfehlung, asbesthaltiges, verwitterndes Baumaterial zu entsorgen, bei Quecksilberbelastungen u.a. zusätzliche Selenzufuhr, die Entfernung Lösungsmittel emittierender Möbel, Kleber oder Filzstifte aus Kinderzimmern).

Probleme in der Beurteilung umweltmedizinischer Sachverhalte

In der Toxikologie (Wissenschaft, die sich mit Giften befaßt) gibt es noch erhebliche Wissenslücken. Wir wissen heute sehr gut um die Symptome und die Behandlung akuter Vergiftungen (z.B. akute Vergiftung mit dem Pflanzenschutzmittel E 605® oder mit Tollkirschen). Bei den umwelttoxikologischen Problemen geht es jedoch meistens um chronische Belastungen mit kleinen Mengen. Diese chronischen Belastungen verursachen jedoch oft ganz andere Symptome als eine akute Vergiftung. (Beispiel: Die akute Alkoholvergiftung führt u.a. zu Benommenheit, Übelkeit, Euphorie, später Apathie, die chronische Alkoholvergiftung führt u.a. zu Leber- und Nervenschäden.) Bei chronischen Belastungen mit Umwelttoxinen kommt es oft zu ganz unspezifischen Symptomen (z.B. Konzentrationsstörungen, Kopfschmerzen, erhöhte Infektneigung), so daß aus diesen Symptomen nicht unmittelbar auf eine Umweltbelastung und schon gar nicht auf einen bestimmten Stoff geschlossen werden kann. Oft kommt es durch Umweltbelastungen zu neurologischen oder psychischen Symptomen, so daß die Krankheitszustände der Betroffenen nicht selten als rein psychischen Ursprungs fehlgedeutet werden. Andererseits „suchen" sich Neurotiker nicht selten umweltbedingte Krankheiten als „Betätigungsfeld" zum Ausleben ihrer neurotischen Störung.

Achtung

Chronische Belastungen mit toxischen Substanzen verursachen andere Symptome als akute Vergiftungen!

Wird ein Stoff verdächtigt, bestimmte gesundheitliche Störungen zu verursachen oder zu begünstigen, so ist der Beweis hierfür keineswegs einfach zu führen. Einige Substanzen sind sehr leicht flüchtig bzw. werden schnell abgebaut, so daß sie sich im Körper nicht nachweisen lassen (z.B. Formaldehyd), andere Stoffe reichern sich zwar im Körper an, sind jedoch ebenfalls schwer nachzuweisen, da in leicht zugänglichen Körperflüssigkeiten wie Blut oder Harn mitunter nur geringe Konzentrationen zu finden sind, selbst wenn in den Körperzellen starke Belastungen vorliegen. Durch eine Haarmineralanalyse kann die Belastung mit bestimmten Stoffen (z.B. Schwermetallen) während der letzten Monate abgeschätzt werden. Die Interpretation der Ergebnisse einer Haarmineralanalyse ist jedoch nicht ganz einfach, da zahlreiche Fehlermöglichkeiten und Wechselwirkungen bedacht werden müssen. Daher sollte die Interpretation dieser Ergebnisse dem damit Erfahrenen überlassen bleiben.

Achtung

Der Nachweis toxischer (giftiger) Substanzen im Körper kann sehr schwierig sein!

Welche diagnostischen Möglichkeiten gibt es in der Umweltmedizin?

Neben dem Versuch, verdächtigte Stoffe in Körpersubstanzen nachzuweisen, gibt es zahlreiche weitere Methoden, die umweltmedizinisch relevante Informationen erbringen können:

- Direkter Nachweis der Substanz in **Blut** oder **Urin**
- **Haarmineralanalyse**
- Weitere **Blutuntersuchungen** (z.B. Mineralstoff- und Vitaminstatus, Nieren- oder Schilddrüsenfunktionsdiagnostik)
- Verschiedene **Allergieteste**
- Spezielle **immunologische Untersuchungen**
- **Stuhlproben** (z.B. auf Hefepilze)
- **Naturheilkundliche Testverfahren** (z.B. Elektroakupunktur nach Voll, Bioresonanz-Verfahren, → *Bioelektronische Therapien*, S. 85)
- **Mobilisationsteste**

Auf einen Mobilisationstest soll hier näher eingegangen werden, da er in letzter Zeit stark diskutiert wurde und zunehmend an Bedeutung gewinnt. Beim **DMPS-** oder **Dimavaltest** wird die Substanz 2,3-**Di**mercapto**p**ropan-1-**S**ulfonsäure als Kapsel eingenommen oder injiziert. DMPS bindet Metalle im Körper und führt sie über die Niere zur Ausscheidung. Liegen nun erhöhte Belastungen vor, so können diese Metalle im Urin nachgewiesen werden, wobei bestimmte Normgrenzen deutlich überschritten werden müssen. Mit diesem Test lassen sich **Quecksilber-, Kupfer-, Chrom-, Blei-, Cadmium-** und **Arsenbelastungen** nachweisen. Er ist besonders bei Verdacht auf Belastungen durch **Amalgam** zu empfehlen. Wegen einiger Besonderheiten, die bei der Durchführung dieses Testes zu beachten sind, und der mitunter schwierigen Interpretation der Ergebnisse und der daraus folgenden Konsequenzen sollte der DMPS-Test nur von darin erfahrenen Ärzten durchgeführt werden.

Welche Umweltgifte gibt es?

Wegen der Vielzahl der heute vorhandenen Umweltgifte kann hier nur eine kleine Auswahl relevanter Umweltschadstoffe mit den wichtigsten Informationen erörtert werden.

Asbest

Vorkommen: Durch Abwitterung oder die Verarbeitung von Asbestmaterial bilden sich Mikrofasern.

Auswirkungen: Die Asbestose (krankhafte Vermehrung des Bindegewebes in der Lunge durch Asbest) ist eine anerkannte Berufskrankheit bei Personen, die beruflich mit Asbest umgehen. An **Lungenkrebs** sind allerdings (fast) ausschließlich solche asbestexponierten Personen erkrankt, die gleichzeitig geraucht haben.

Benzol

Vorkommen: Die größte Quelle für Benzol ist Benzin. Das verwandte **Phenol** kommt in Farben, Lacken, Lösungsmitteln, Klebstoffen, Reinigungsmitteln und Abbeizern vor.

Auswirkungen: Schleimhautreizungen, Leber- und Nierenschäden, Blutbildveränderungen, Leukämie und Erbschäden.

Tip

Tanken Sie daher bevorzugt an Tankstellen mit Absaugvorrichtungen am Zapfhahn. Kaufen Sie keine Lebensmittel in Tankstellen (das Benzol durchdringt auch Verpackungsmaterial)!

Blei

Vorkommen: Bleibenzin; daher in der Luft in der Umgebung stark befahrener Straßen, aber auch in dort angebauten Pflanzen, ebenso in der Umgebung von Verhüttungsbetrieben, Leber, Trinkwasser bei Bleirohrwasserleitungen.

Auswirkungen: Störungen der Blutbildung, Darmkoliken, Leber- und Nierenschäden, Lähmungen, Entwicklungsstörungen bei Kindern.

Cadmium

Vorkommen: Leber, Niere, freiwachsende Pilze, Muscheln, Zigarettenrauch.

Auswirkungen: Bevorzugt Nierenschäden, bei starker Belastung auch Leber- und Lungenschäden, im Tierversuch lungenkrebserzeugend.

Dioxine und Furane

Vorkommen: Bei der Verbrennung vieler Kunststoffe entstehen Dioxine und Furane. Chlorchemische Anlagen, Müllverbrennungsanlagen, Papierfabriken, Raffinerien, chemische Reinigungen, Kieselrotschlacke auf Sportplätzen sind die Hauptquellen. Beim Menschen reichern sich diese Substanzen im Fett- und Nervengewebe und am stärksten in der Muttermilch(!) an. Eine Stillzeit von 4-6 Monaten wird heute noch als günstig angesehen, sollte aber wegen der Belastung der Muttermilch nicht überschritten werden!

Auswirkungen: Immunstörungen, Krebs, Leberschäden, Schilddrüsenfunktionsstörungen, Fettstoffwechselstörungen, Nervenschäden.

Formaldehyd

Vorkommen: Nur in Innenräumen, die entsprechend behandelte Spanplatten, Faserplatten oder Möbel enthalten, außerdem in neuer Kleidung (mehrmals waschen!), Reinigungsmitteln, Lacken, Klebstoffen, Lösungsmitteln, Filzstiften, Plüschtieren (!). Auch die Verwendung von Spanplatten oder Möbeln nach der E1-Norm kann zu nicht unerheblichen Belastungen führen.

Auswirkungen: Haut- und Schleimhautreizungen, allergische Reaktionen, bei höheren Konzentrationen oder besonderer Empfindlichkeit Augenbrennen, Nasen-, Rachen- und Bronchienreizungen. Formaldehyd bahnt oft Allergien auf andere Substanzen an. Es kann auch als auslösender oder begünstigender Faktor bei der Neurodermitis beteiligt sein. Chronische Mittelohrerkrankungen oder Paukenergüsse können begünstigt werden. Infektanfälligkeit und Nervenschädigungen (Konzentrationsstörungen, Schlafstörungen, Schwindel, Kopfschmerzen, Polyneuropathien) sind möglich.

Holzschutzmittel

Vorkommen: Früher war neben Lindan Pentachlorphenol (PCP) die am häufigsten verwendete Substanz. PCP läßt sich technisch nicht rein herstellen, sondern weist immer Verunreinigungen mit → Dioxinen auf. Noch heute dürften zahllose Inneneinrichtungen aus Holz PCP- und damit auch dioxinverseucht sein. Lindan ist die heute am häufigsten verwendete Substanz. Daneben gibt es u.a. Baycarb, Chlorthalonil, Dichlofluanid und Furmecyclox.

Auswirkungen: Haut- und Schleimhautschäden (Begünstigung der Entstehung von Neurodermitis, Furunkeln, Haarausfall, Lymphknotenschwellungen, Reizungen der oberen Atemwege), Gelenkerkrankungen (PCP-Arthritis), Lebererkrankungen, Fettstoffwechselstörungen, Darmerkrankungen (Durchfall, Krämpfe, Dysbiose), Schilddrüsenfunktionsstörungen, Blutbildveränderungen, Immunsystemschädigungen, Polyneuropathien. Da in Holzschutzmitteln neben der eigentlichen Wirksubstanz reichlich → Lösungsmittel vorhanden sind, kommt deren Symptomenspektrum noch hinzu.

Tip

Inzwischen sind in Fachgeschäften Holzschutzmittel erhältlich, die biologisch abbaubar und toxikologisch weniger bedenklich sind.

Lösungsmittel

Vorkommen: Chemische Reinigung, Mittel für Metallentfettung, Anstrichablöser, Kleber, TippEx®, lösungsmittelhaltige Farben.

Auswirkungen: Kopfschmerzen, Übelkeit, Schwindel, Rauschgefühl, Herzrhythmusstörungen, Haut- und Schleimhautreizungen, Krebs (wird diskutiert). Lösungsmittel können zusammen mit Zigarettenrauch das Nervengas Phosgen bilden!

Tip

Lösungsmittel können sogar massive Wände durchdringen, kaufen Sie daher keine - auch keine abgepackten - Lebensmittel in einem Supermarkt mit chemischer Reinigung, insbesondere keine fetthaltigen Lebensmittel, z.B. Butter.

Nitrat, Nitrit, Nitrosamine

Vorkommen: Nitrat kommt hauptsächlich in stickstoffgedüngten Pflanzen sowie im Trinkwasser in der Nähe überdüngter landwirtschaftlicher Flächen vor, außerdem im Pökelsalz. Nitrat kann im Magen zu Nitrit umgewandelt werden, Nitrit kann zu Nitrosaminen umgewandelt werden.

Auswirkungen: Nitrit kann zu Magenbeschwerden und Atemnot führen, bei Säuglingen ist der Tod durch Ersticken möglich. Nitrosamine sind schädlich für Leber, Magen, Lunge und das Nervensystem, außerdem stark krebserzeugend.

> **Tip**
>
> Erkundigen Sie sich bei Ihrem Wasserwerk nach dem Nitrat/Nitrit-Gehalt des Leitungswassers. Der erlaubte Grenzwert von 50 mg/l ist für Säuglinge viel zu hoch.

Benzpyrene

Vorkommen: Entstehen beim Grillen über offenem Feuer, besonders wenn Fett in die Glut tropft, auch in geräucherten Fleischwaren und Fisch vorhanden.
Auswirkungen: Stark krebserzeugend.

> **Tip**
>
> Grillen Sie auf Alufolie!

Pestizide

Vorkommen: Alle Pflanzenschutzmittel (u.a. Herbizide, Insektizide), aber auch Lockstoffe, Wuchsmittel, Begasungs-, Vergällungs-, Desinfektions- und Konservierungsmittel, Keimungshemmer, Beizmittel.

Auswirkungen: Hirnschäden, Polyneuropathien, Herzrhythmusstörungen, Atembeschwerden, Übelkeit, Krämpfe, Haut- und Schleimhautreizungen, Kreislaufstörungen, Durchfall, Benommenheit, Koma, Tod, Förderung von Allergien, Immunsystemschädigungen, Krebs (wird bei einigen Mitteln diskutiert), Nervenschäden (besonders bei den neuen „natürlichen" Pyrethroiden).

Quecksilber

Vorkommen: Fische, Pilze, Saatgutbeizmittel, die höchste Quecksilberbelastung besteht durch Amalgamfüllungen. Besonders gefährdet sind Zahnärzte und Zahnarzthelferinnen (Luftbelastung der Praxen).

Auswirkungen: siehe unten.

Tabak-/ Zigarettenrauch

Vorkommen: Nicht nur im Hauptstromrauch, sondern auch im Nebenstrom kommen zahlreiche Gifte vor, oft sogar in höherer Konzentration. Neben dem deklarationspflichtigen Nikotin und Kondensat gibt es im Rauch mehrere hundert bedenklicher Substanzen, u.a. Nitrosamine, Formaldehyd, Stickoxid, Kohlenmonoxid, Benzpyrene, Nickel, Cadmium, Ammoniak, Dioxine. Daneben kommen im Rauch zahlreiche freie Radikale vor (→ *Nährstoffliste*, S. 624). Ein einziger Zigarettenzug enthält 10^{14} = 100.000.000.000.000 freie Radikale!

Auswirkungen: Die Entstehung von Lungenkrebs, Blasenkrebs (über die Ausscheidung krebserregender Substanzen) und arteriellen Gefäßerkrankungen (koronare Herzkrankheit mit dem Endpunkt Herzinfarkt, Schlaganfall, arterielle Durchblutungsstörungen der Beine), chronische Bronchitis und anderen Erkrankungen der Atemwege ist heute zweifelsfrei belegt. Auch die Entstehung aller anderen Krebserkrankungen wird durch die freien Radikale mindestens begünstigt. Auch die Risiken des Passivrauchens sind inzwischen gut belegt (Förderung von Asthma und anderen Erkrankungen der Atemwege bei Kindern, mehrere hundert Lungenkrebsfälle jährlich allein in Deutschland durch Passivrauchen).

Besondere Problembereiche (Amalgam, Sick-building-Syndrom, Trinkwasser, Luftschadstoffe, Allergien, Elektrosmog)

Amalgam

Die Versorgung des Gebisses mit amalgamhaltigen Legierungen kann auf verschiedenen Wegen zu Gesundheitsstörungen führen.

- **Allergie** auf Bestandteile des Amalgam (Quecksilber, Silber, Kupfer, Zinn). Diese Allergien sind recht selten (weniger als 1 % der Bevölkerung). Bei nachgewiesener Allergie beteiligt sich die Krankenkasse manchmal an der Amalgamsanierung.
- Amalgamplomben können zu nicht unerheblichen galvanischen **Stromflüssen** im Mundbereich führen („Batterie im Mund") - besonders wenn Amalgam- und Goldplomben vorliegen. Diese elektrischen Ströme können zahlreiche gesundheitliche Störungen nach sich ziehen (z.B. chronische Mundentzündungen, Geschmacksstörungen, Migräne).
- **Toxische Belastungen** durch Freisetzung der im Amalgam enthaltenen Metalle, hauptsächlich Quecksilber. Während früher eine Quecksilberbelastung des Körpers durch Amalgam durch offizielle Institutionen schlichtweg geleugnet wurde, haben die überzeugenden Belege für Quecksilberfreisetzungen beim Legen und Entfernen der Plomben sowie bei der normalen Kautätigkeit inzwischen zu Konsequenzen geführt (z.B. darf kein Amalgam bei schwangeren oder stillenden Frauen gelegt oder entfernt werden). Das Verbot von Amalgam bei gebärfähigen Frauen wird zur Zeit diskutiert, ein endgültiges Verbot von Amalgam wird möglicherweise in wenigen Jahren ausgesprochen werden.

Das Legen von Amalgamplomben kann aus naturheilkundlicher Sicht daher heute nicht mehr empfohlen werden!

Bei alternativen Materialen sind allerdings ebenfalls mögliche Nebenwirkungen zu bedenken. Das inzwischen häufig eingesetzte Palladium scheint ebenfalls erhebliche Probleme zu verursachen. Auch Goldlegierungen werden nicht von jedem vertragen. Sind bereits Unverträglichkeiten auf zahnärztliche Werkstoffe nachgewiesen oder wahrscheinlich, so sollte die Verträglichkeit der geplanten Legierungen getestet werden (z.B. Allergie-Hauttest, Elektroakupunktur nach Voll).

Symptome einer Quecksilberbelastung

- Mund-, Rachen- oder Magenschmerzen
- Metallischer Geschmack im Mund
- Starker Speichelfluß
- Zahnfleischentzündungen
- Violette Verfärbung an den Zahnhälsen
- Hartnäckiger Schnupfen
- Chronische Nasennebenhöhlenentzündungen
- Häufige Kopfschmerzen
- Gesichtsneuralgien
- Empfindungsstörungen
- Schwindel
- Nervosität, Reizbarkeit, Aufbrausen
- Schlaflosigkeit
- „Energiemangel", Antriebslosigkeit
- Rasche Ermüdung, Erschöpfung
- Depression
- Schreckhaftigkeit
- Unentschlossenheit
- Menschenscheu
- Starke Stimmungsschwankungen
- Verringerte Merkfähigkeit
- Zittern der Augenlider, der Zunge oder beim Schreiben
- Stammelndes oder verwaschendes Sprechen
- Herzrhythmusstörungen
- Schwerhörigkeit
- Hautekzeme
- Allergien
- Leberschaden
- Nierenschaden
- Reizhusten, Bronchitis, Asthma
- Häufige Infekte
- Unspezifische Gelenkschmerzen
- Frösteln
- Gewichtsverlust
- Allgemeine körperliche Schwäche
- Blutarmut

Bei Vorliegen mehrerer dieser Symptome ist Quecksilber als Ursache möglich, aber nicht jeder, der einige dieser Symptome aufweist, muß deshalb als quecksilberbelastet gelten!

Gegebenenfalls sollte ein Mobilisationstest (S. 233) durchgeführt werden, um eine relevante Quecksilberbelastung zu beweisen oder auszuschließen. Eine radikale Amalgamsanierung sollte in jedem Fall gut überlegt werden, da sie meist recht teuer ist und zunächst einmal eine weitere Quecksilberbelastung bedeutet. Entscheidet man sich allerdings für eine Amalgamsanierung, so sollte diese vollständig erfolgen, und es sollten bestimmte Vorsichts- und Begleitmaßnahmen getroffen werden. Kommt es nach einer Amalgamsanierung sehr rasch zu einer deutlichen Besserung, so waren vermutlich die galvanischen Ströme maßgeblich an den Beschwerden beteiligt. Steht die toxische Belastung im Vordergrund, so kann es vorübergehend sogar zu einer Verschlechterung durch die erhöhte Freisetzung bei der Sanierung kommen. Durch entsprechende ausleitende Maßnahmen sollten diese Beschwerden allerdings rasch nachlassen und ein deutlich besserer Zustand als vor der Amalgamentfernung erreicht werden.

Was müssen Sie bei der Amalgamentfernung bedenken?

- Das Amalgam sollte **restlos** entfernt werden, d.h. die angrenzende Dentinschicht ist vom Zahnarzt sorgfältig auszufräsen. Grau durchsetzte Zähne sollten ganz gezogen werden.
- Die **Entfernung** sollte **quadrantenweise** (z.B. erst linker Oberkiefer, dann rechter Oberkiefer usw.) erfolgen. Eine vollständige Entfernung bei wenigen Füllungen kann auch in einer Sitzung erfolgen.
- Das **Ausbohren** sollte ohne Turbine (am besten mit Hartmetallbohrer bei 6-12.000 U/Min.) unter **Kofferdam** (Abdeckung der Mundhöhle mit einem Gummituch) und **Absaugung** erfolgen.
- Für eine gute **Belüftung** im Bereich des Behandlungsstuhles ist zu sorgen.
- Vermeiden Sie möglichst das **Einschlucken** bei der Behandlung.
- Reichliches Trinken von **Milch** vor und nach einer Behandlung kann der Aufnahme dennoch geschluckten Amalgams teilweise entgegenwirken.
- Quecksilber regt den Peroxidstoffwechsel an und fördert so die Bildung von **Radikalen**, die zerstörend auf nahezu alle Zellbestandteile wirken. Arteriosklerose, Alterungsprozesse und eventuell auch eine Krebsentstehung werden so begünstigt. Sogenannte **Antioxidantien** können vor Radikalen schützen:

– **Selen** bildet mit Quecksilber einen weitgehend biologisch inaktiven Komplex. Einige Tage vor bis einige Wochen nach der Sanierung sollten Sie täglich 100-200 μg Selen einnehmen (→ *Nährstoffliste*, S. 650). Direkt nach einer Behandlung sollten Sie den Mund mit einer Selenlösung ausspülen.
– **Zink** ist Bestandteil des Enzyms Metallothionein, welches die Entgiftung von Schwermetallen fördert. Das im Amalgam ebenfalls enthaltene Kupfer ist ein direkter Gegenspieler des Zink, weshalb bei amalgambelasteten Menschen oft ein Zinkmangel vorkommt. U.a. werden das Immunsystem und die Wundheilung durch Zinkmangel beeinträchtigt. Nehmen Sie einige Tage vor und einige Wochen nach der Entfernung 2mal 20-40 mg Zink ein (→ *Nährstoffliste*, S. 652).
– Die antioxidative Wirkung von **Vitamin C** schützt vor den quecksilberbedingten freien Radikalen. Nehmen Sie 2mal 500 bis 1000 mg täglich ein (→ „*Nährstoffliste*“, S. 635).

– Vitamin E wirkt als Antioxidans den Folgen der quecksilberbedingten Peroxidierung entgegen. Nehmen Sie 100-200 I.E. täglich ein (→ *Nährstoffliste*, S. 637).

DMPS mobilisiert das in Körperdepots gebundene Quecksilber (und andere Metalle). Es wird daher nicht nur zur Diagnose von Quecksilberbelastungen, sondern auch zur Quecksilberausleitung angewendet. Bei folgenden Werten im DMPS-Mobilisationstest werden folgende DMPS-Gaben empfohlen:

über 1000 μg/l	wöchentlich 1 Kapsel DMPS	
100-1000 μg/l	monatlich	1 Kapsel
50-100 μg/l	dreimonatlich	1 Kapsel
unter 50 μg/l	ggf. halbjährlich	1 Kapsel

Da auch körpereigene, wichtige Metalle unter DMPS ausgeschieden werden, sollten diese bei häufigen Gaben ersetzt werden (z.B. Zink, Eisen).

Achtung

Die Ausleitung mit DMPS ist derzeit noch umstritten und sollte nur unter Anleitung darin erfahrener Ärzte durchgeführt werden!

- **Schwefel** soll die Ausscheidung von Schwermetalldepots begünstigen. Trinkkuren mit schwefelhaltigen Wässern und/oder Schwefelbadkuren oder schwefelhaltige Aminosäuren, z.B. Acetylcystein, sind sinnvoll.
- Als **homöopathische Ausleitungsmittel** kommen Mercurius solubilis D30, Argentum metallicum D30, Cuprum metallicum D30, je 5 Kügelchen einmal monatlich, in Frage. Mit der Elektroakupunktur nach Voll könnte man gegebenenfalls die am ehesten in Frage kommenden Mittel und Potenzen exakt austesten.
- Das **Heilfasten** (→ *Heilfasten*, S. 112) ist geeignet, Schwermetalldepots zu mobilisieren und zur Ausscheidung zu bringen. Liegen allerdings quecksilberabhängige Erkrankungen vor und sind große Quecksilberbelastungen im DMPS-Test nachgewiesen, so sollte ein Heilfasten nur unter ärztlicher Aufsicht stattfinden, da die Mobilisierung der Quecksilberdepots zu akuten Belastungen mit der Gefahr der Krankheitsverschlimmerung führen könnte.
- Eine gesunde Ernährung im Sinne einer **Vollwerternährung** (→ *Ernährung*, S. 96) stellt eine geeignete Grundlage bei Amalgambelastungen dar, da diese Kostform reicher an essentiellen Nährstoffen und Antioxidantien ist als die herkömmliche Zivilisationskost.
- Die **Trinkmenge** sollte bei Amalgambelastungen täglich ca. 2-3 l betragen, am besten in Form von Mineralwasser. Während der zahnärztlichen Sanierung, beim Heilfasten oder bei einer homöopathischen Ausleitung sollte diese Menge möglichst auf über 3 l gesteigert werden.

Viele **Zahnärzte** stehen auch heute noch dem Amalgam-Problem sehr **unkritisch** gegenüber. Sie meinen, daß eine Substanz, mit der sie seit Jahrzehnten „ohne Probleme" arbeiten, nicht besonders schädlich sein könne. Sie verkennen allerdings dabei, daß in den Hirnanhangdrüsen verstorbener Zahnärzte 100-1000fach(!) erhöhte Quecksilberkonzentrationen gefunden wurden und Zahnärzte unter allen Ärzten die geringste Lebenserwartung haben - dies sind zwar keine Beweise für eine lebensverkürzende Wirkung durch Quecksilberbelastung, aber immerhin Indizien dafür. Besprechen Sie deshalb mit Ihrem Zahnarzt ausführlich, ob er bereit ist, die zahnärztlichen Voraussetzungen für eine einwandfreie Amalgamsanierung zu erbringen. Sollten Sie Zweifel daran haben, so sollten Sie für die Amalgamsanierung einen Zahnarzt aufsuchen, der diesbezüglich sensibel und erfahren ist. Adressen entsprechender Zahnärzte erfahren Sie bei:

- Internationale Gesellschaft für Ganzheitliche Zahn-Medizin e.V., Franz-Knauff-Str. 2-4, 69115 Heidelberg, Tel. 06221/166492

Sick-building-Syndrom

Als Sick-building-Syndrom bezeichnet man alle Krankheiten und Befindlichkeitsstörungen, die auf Bauweise, Belüftungsmaßnahmen und Beheizung eines Gebäudes zurückgeführt werden können.

Häufige Symptome des Sick-building-Syndroms

- Haut- und Schleimhautreizungen
- Häufige Infekte der Atemwege
- Übelkeit
- Allgemeine Abgeschlagenheit
- Schwindel
- Auffallende Besserung außerhalb des Gebäudes

Bei den beschriebenen, sehr unspezifischen Symptomen verlangt es oft geradezu detektivische Fähigkeiten, um die Ursache der Beschwerden im Gebäude zu vermuten und herauszufinden.

Ursachen des Sick-building-Syndroms

- Klimaanlagen mit geringen Luftwechselraten
- Klimaanlagen mit schlechten Filtersystemen (z.B. schimmelpilzverseucht)
- Überheizte Räume
- Feuchte Räume (Pilze!)
- Stark isolierte Fassaden
- Innenraumschadstoffquellen (z.B. Teppichböden, Lösungsmittel, Möbel, mit Holzschutzmitteln behandelte Holzflächen in Innenräumen)
- Arbeitsstoffe mit Schadstoffcharakter

Trinkwasser

Je nach Herkunft des Trinkwassers können erhebliche Nitratbelastungen (z.B. Überdüngung durch die Landwirtschaft) oder Pestizidverseuchungen (Landwirtschaft, Weinberge!) auftreten. Für die meisten Pestizide gibt es weder geeignete Filteranlagen noch ausreichende Analysemethoden. Die lange Lebensdauer der Pestizide und der Zerfall in Stoffe, deren Wirkungen noch gar nicht bekannt sind, verschärfen das Problem. Auf Ebene der Europäischen Union sind Bestrebungen in Gang, die ohnehin zum Schutz der Gesundheit nicht ausreichenden gesetzlichen Vorschriften weiter auszuhöhlen.

Luftschadstoffe

Zahlreiche Luftschadstoffe kommen in Innenräumen vor (→ Sick-building-Syndrom, Tabakrauch). An der „frischen" Luft entstehen weitere Belastungsmöglichkeiten, in erster Linie durch den Autoverkehr (z.B. krebserregende Dieselabgase, Schwefel- und Stickoxide, Ozon).

Das **Ozon** wird in letzter Zeit stark diskutiert. Während in der oberen Atmosphäre durch FCKW das vor UV-Strahlen schützende Ozon abgebaut wird, gibt es oberflächennah besonders bei bestimmten klimatischen Bedingungen zuviel davon. Ozon bildet sich aus dem Stickstoffdioxid und Sauerstoff unter Einwirkung von Sonnenlicht (UV-Strahlen). Daher kommt es besonders im Sommer zu erhöhten Ozonbelastungen in und um Ballungsräume. Bei Überschreiten von 180 $\mu g/m^3$ sind bei empfindlichen Menschen Beschwerden wie Reizhusten, Atemnot und Kopfschmerzen möglich. Insbesondere Kinder, ältere Menschen und Patienten mit Atemwegserkrankungen (z.B. Asthma, chronische obstruktive Bronchitis) sollten dann den Aufenthalt, besonders aber stärkere körperliche Belastungen im Freien meiden.

Allergien

Die meisten Allergien bestehen gegen natürliche Stoffe (z.B. Blütenpollen bestimmter Pflanzen, Nahrungsmittel, Metalle wie Chrom oder Nickel). Diese Stoffe gibt es, seit die Menschheit existiert, aber erst in den letzten Jahrzehnten wird eine deutliche Zunahme von Allergien beobachtet. Es gibt heute Hinweise darauf, daß die Allergene (z.B. Blütenpollen) zwar Auslöser, letztlich aber nicht die Ursachen der Allergien sind. Gerade bei den Pollenallergien findet man paradoxerweise mehr Allergiker in den Städten als in ländlichen Gebieten, wo die Pollen naturgemäß viel häufiger vorkommen. Durch geeignete Forschungsmethoden (z.B. elektronenmikroskopische Aufnahmen) hat man inzwischen herausgefunden, daß die Pollenoberfläche durch Umweltgifte – insbesondere aus dem Straßenverkehr – verändert wird. Sie sind dadurch eher in der Lage, Allergien auszulösen. Eine durch zahlreiche schleimhautreizende Stoffe in der Funktion beeinträchtigte Schleimhaut ist darüber hinaus für Angriffe von Allergenen wesentlich sensibler. In den letzten Jahren wird darüber hinaus diskutiert, ob in Lebensmitteln zugelassene Zusatzstoffe (z.B. Farbstoffe, Aromastoffe, Konservierungsmittel) eine Neigung zu Allergien fördern, ohne daß dabei eine Allergie gegen diese Stoffe selbst bestehen muß.

Diese wenigen Beispiele mögen die Komplexität des Problems „Allergie" veranschaulichen. Weitere Informationen → *Allergische Erkrankungen* (S. 572).

Elektrosmog

Unter Elektrosmog versteht man die zunehmende Belastung mit elektromagnetischen Wellen technischen

Ursprungs (z.B. Funk, Fernsehen, Radar, Elektrogeräte im Haushalt, elektrische Leitungen). Zahlreiche Befindlichkeitsstörungen und Krankheiten werden mit dem Elektrosmog in Verbindunge gebracht – von Schlafstörungen bis zum Krebs. Die Entstehung solcher Störungen durch elektromagnetische Wellen ist bisher weder schlüssig bewiesen noch widerlegt worden. Da die Frequenzen vieler elektromagnetischer Wellen identisch sind mit den Frequenzen, mit denen Stoffwechselprozesse ablaufen, ist über Resonanzeffekte eine Beeinflussung von Körperfunktionen durch elektromagnetische Wellen zumindest theoretisch denkbar.

Daß es „elektrosensible" Personen gibt, ist in subtilen Versuchsanordnungen, mit denen Scheineffekte sicher ausgeschlossen werden konnten, bewiesen worden. Inwiefern dies aber Relevanz für Krankheiten besitzt, ist noch unerforscht. Bei Verdacht auf Elektrosmog als Ursache für Krankheiten oder Befindlichkeitsstörungen sollte durch individuelle Austestung versucht werden, diesen Verdacht zu erhärten oder zu widerlegen. Bei einer solchen Austestung, die bisher in nur wenigen Spezialeinrichtungen stattfinden kann, wird der Patient in einem von äußeren elektromagnetischen Feldern abgeschirmten Raum gezielt elektromagnetischen Wellen ausgesetzt. Dabei wird das Auftreten von Beschwerden bei bestimmten Frequenzen registriert. Treten immer wieder bei denselben Frequenzen – ohne daß der Patient diese kennt – dieselben Beschwerden auf, darf ein ursächlicher Zusammenhang angenommen werden. Es müßte dann eruiert werden, unter welchen Bedingungen der Patient diesen „schädlichen" Frequenzen ausgesetzt ist und wie diese zu vermeiden sind.

Nebenbei bemerkt sollte bei Verdacht auf Elektroempfindlichkeit nicht nur versucht werden, die Belastung mit elektromagnetischen Feldern zu minimieren, sondern der Organismus sollte zusätzlich so gestärkt werden, daß er gegenüber diesen Einflüssen unempfindlicher wird (z.B. durch Kneippsche Therapie, Bewegung, gesunde Ernährung). Aufgrund der schwierigen Beweisbarkeit einer eventuell bestehenden Elektroempfindlichkeit und der weitreichenden Konsequenzen mit der Suche nach immer neuen, „schädlichen" Elektroquellen kann Elektrosmog auch Ausdruck einer neurotischen Störung sein.

Wie können umweltbedingte Erkrankungen behandelt werden?

Die Behandlung umweltbedingter Erkrankungen ist nicht ganz einfach, da

- es mitunter schwierig ist, die genaue Ursache der Erkrankung zu finden,
- die chronische Belastung mit einem Umweltgift zu einer Anhäufung im Körper führt, die nur sehr langsam wieder abgebaut wird,
- zahlreiche, unerforschte Wechselwirkungen zwischen verschiedenen Substanzen bestehen, die die Behandlung erschweren. Häufig ist eine Kombinationswirkung verschiedener Umweltgifte anzutreffen.

Was können Sie bei umweltbedingten Erkrankungen tun?

- Die Exposition mit dem vermuteten Gift - soweit möglich - meiden
- Auch andere Schadstoffbelastungen – soweit möglich – eingrenzen, damit die Entgiftungsfunktionen des Körpers nicht zusätzlich strapaziert werden
- Individuelle Schadstoffbelastungen gezielt angehen (z.B. Rauchverzicht)
- Gesellschaftlich relevante Belastungen angehen (z.B. Autoverkehr, Müllverbrennungsanlagen)
- Ein gesundes Wohnklima schaffen, natürliche Baumaterialien und Textilstoffe verwenden, häufig lüften, Temperatur und Feuchtigkeit in Innenräumen optimal gestalten (Schimmelpilze!)
- Die eigenen Entgiftungsfunktionen anregen:

– Nieren: viel trinken (Mineralwasser, Kräutertees)
– Leber: wenig Alkohol und Medikamente, feucht-warme Leberwickel
– Haut: viel Schwitzen (Sport, Sauna)
– Lunge: viel Bewegung in wenig belasteter Luft

- Bei Verdacht auf bestimmte Belastungen gezielte Karenzversuche anstellen (Beispiel: Verschwinden eines chronischen Schnupfens einige Tage bis Wochen nach Entfernung eines Teppichs aus der Wohnung, Wiederauftreten des Schnupfens bei erneuter Exposition)

- Weitere Naturheilverfahren als unterstützende Maßnahmen – je nach Symptomatik geeignete Verfahren auswählen (s.u.).

Wichtige Naturheilverfahren in der Umweltmedizin

▶ **Nährstofftherapie**: Mineralstoffe, Spurenelemente und Vitamine können die Ausscheidung mancher Gifte fördern (→ *Nährstofftherapie*, S. 137).

▶ **Heilfasten**: Beim Fasten werden viele Gifte mobilisiert und ausgeschieden. Bei starker Belastung sollte allerdings - wenn überhaupt - nur unter ärztlicher Aufsicht gefastet werden, da es durch die Mobilisierung der Giftdepots zu akuten Vergiftungserscheinungen mit deutlicher Beschwerdenverschlechterung kommen kann (→ *Heilfasten*, S. 112).

▶ **Ausleitende Verfahren** fördern die Giftausleitung (→ *Ausleitende Verfahren*, S. 59).

▶ **Bioresonanz-Therapie** fördert die Giftausleitung (→ *Bioelektronische Therapien*, S. 85).

▶ **Pflanzenheilkunde**: Pflanzliche Entwässerungsmittel fördern die Ausscheidung über die Niere, Lebermittel stützen die Entgiftungsfunktion der Leber, Immunstimulantien wirken der häufig durch Schadstoffe hervorgerufenen Infektneigung entgegen.

▶ **Vollwerternährung** mit Lebensmitteln überwiegend aus biologischem Anbau, **Mikrobiologische Therapie** wegen der bei Schadstoffbelastungen häufig zu beobachtenden Dysbiose des Darmes und **Ozon-/Sauerstofftherapien** können unterstützend hilfreich sein.

Literatur

Abriel, W.: Amalgam - in aller Munde. Karl F. Haug Verlag, Heidelberg.

Katalyse-Umweltinstitut (Hrsg.): Elektrosmog. C.F. Müller Verlag, Heidelberg.

Steinebach, P.: Mein Zuhause - giftfrei und gesund. Gräfe und Unzer, München.

1000 ganz konkrete Umwelt-Tips. Knaur, München.

Zeitschrift: Zeitung für Umweltmedizin. Bei den Mühren 69a, 20457 Hamburg-Altstadt.

Selbsthilfegruppe

Interessengemeinschaft der Holzschutzmittelgeschädigten, Gelderner Str. 380, 47632 Kevelaer, Tel. 02832-4593

Adressen

Institut für Umweltkrankheiten, Im Kurpark 1, 34308 Bad Emstal, Tel. 05624-8061

Institut für Gesundheitsvorsorge und Umweltmedizin, 65239 Hochheim

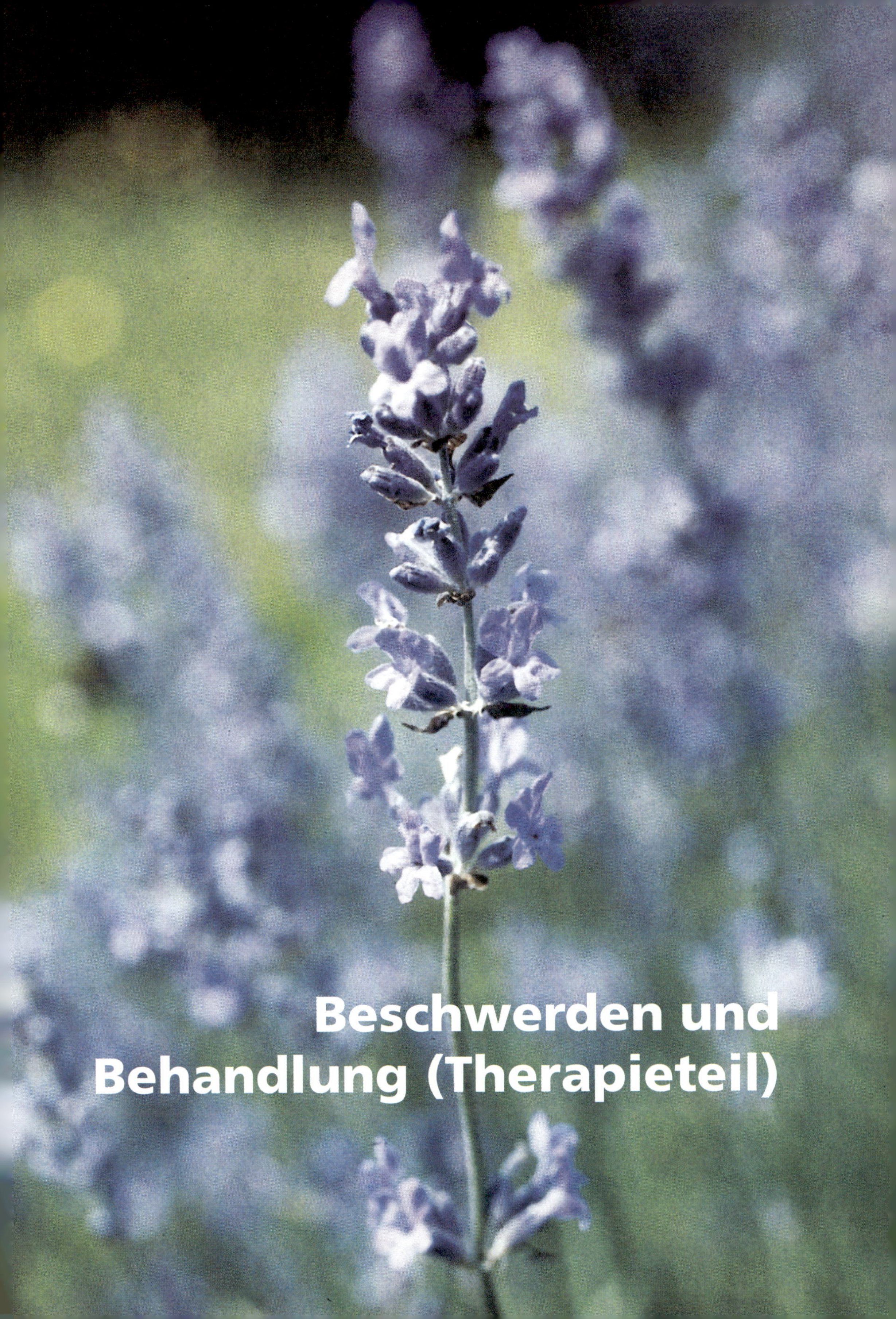

Beschwerden und Behandlung (Therapieteil)

Herz

Naturheilkundliche Behandlungsprinzipien

Das Herz ist das Symbol des Lebens und der Liebe. Der Tod des Herzens bedeutet in kürzester Zeit den Tod des gesamten Organismus. Das rhythmische Schlagen des Herzens bestimmt unseren Lebensrhythmus, Herzklopfen verspüren wir bei körperlicher Belastung oder bei starken Gefühlen. Jeder Herzschlag pumpt frisches, sauerstoffreiches Blut in die Adern und ermöglicht so die Tätigkeit aller anderen Organe.

Die Mehrzahl der Herzkrankheiten ist organischer Natur, d.h. es handelt sich um Schäden am Herzmuskel selbst, an den Gefäßen oder den Nerven des Herzens. Diese Schäden sollten mit schulmedizinischen Untersuchungsmethoden abgeklärt werden. Nicht selten ist der festgestellte Schaden so erheblich, daß eine Operation oder eine medikamentöse Therapie erforderlich ist. Naturheilverfahren können dann unterstützend und ergänzend eingesetzt werden.

Beispiel:

Eine Bypass-Operation der Herzkranzgefäße ist langfristig nur dann erfolgreich, wenn durch Änderung der Lebensweise – u.a. gesunde Ernährung, richtige Bewegung und ein geordnetes, streßarmes Leben – die Risikofaktoren der koronaren Herzerkrankung beseitigt werden.

Bei funktionellen Herzbeschwerden sind naturheilkundliche Verfahren hingegen oft erfolgreicher als synthetische Medikamente.

Wichtige Naturheilverfahren bei Herzkrankheiten

▶ **Ordnungstherapie:** Eine falsche Lebensweise begünstigt das Entstehen vieler Herzkrankheiten, eine richtige Lebensordnung wirkt hier günstig.

▶ **Bewegungstherapie:** Richtig dosierte Bewegungstherapie vermag das Herz, die Gefäße und die Muskeln zu trainieren und so Herzkrankheiten günstig zu beeinflussen. Besonders bei schweren Herzkrankheiten sollte die Bewegungstherapie vom darin erfahrenen Arzt kontrolliert werden, da zu hohe Belastungen Gefahren für den Patienten bedeuten.

▶ **Ernährungstherapie, Fasten** und **ausleitende Verfahren** wirken entlastend.

Literatur

Bircher-Benner-Ratgeber 7: Herz. Bircher-Benner-Verlag, Bad Homburg.

Dahlke, R.: Herz(ens)Probleme. Knaur, München.

Klepzig/Klepzig: Das kranke Herz. TRIAS-Verlag, Stuttgart.

Zeitschrift: Herzhilfe aktuell. Deutsche Herzhilfe e.V., Pestalozzistr. 3a, München.

Herzmuskelschwäche, Herzinsuffizienz

Begriffsklärung

Was ist eine Herzmuskelschwäche?

Die Herzmuskelschwäche ist die Unfähigkeit des Herzes, durch seine Pumparbeit die vom Körper geforderte Leistung aufrechtzuerhalten. Man spricht auch von Myokardinsuffizienz.

Ursachen

Wodurch entsteht eine Herzmuskelschwäche?

Ursachen können sein:

- Angeborene oder erworbene Herzklappenfehler

(→ Behandlung durch Kardiologen, gegebenenfalls Operation erforderlich)

- Herzrhythmusstörungen (→ *Herzrhythmusstörungen*, S. 253, oft kardiologische Therapie, z.B. Medikamente, Schrittmacher erforderlich)
- Verengungen der Herzkranzgefäße (→ *Koronare Herzkrankheit*, S. 248)
- Veränderungen des Herzmuskels selbst (nur das soll Thema dieses Kapitels sein)

Die häufigsten Ursachen für die Herzmuskelschwäche sind **Bluthochdruck** und **Koronare Herzkrankheit**.

Symptome

Woran ist eine Herzmuskelschwäche zu erkennen?

Bei *Rechtsherzinsuffizienz*:

- Schnelles Herzschlagen, Herzrhythmusstörungen
- Lebervergrößerung, Aszites (Bauchwassersucht), gestaute Halsvenen, Rippenfellerguß
- Ödeme (Wasseransammlung in den Beinen), nächtliche Harnflut (Nykturie)

Bei *Linksherzinsuffizienz*:

- Schneller Herzschlag, Herzrhythmusstörungen
- Luftnot bei körperlichen Belastungen und/oder in Ruhe, Reizhusten, Blaufärbung der Lippen (Zyanose), Lungenödem (Wasser in der Lunge)

Nicht selten sind Links- und Rechtsherzinsuffizienz kombiniert (Globalinsuffizienz).

Diagnostik und schulmedizinische Therapie

Was können Sie als Patient vom Arzt erwarten?

Der Arzt erkennt die Herzinsuffizienz an den vom Patienten geschilderten Beschwerden und den bei der körperlichen Untersuchung erhobenen Befunden. Mit Ultraschalluntersuchungen des Herzens (Echokardiographie) kann die Herzmuskelschwäche bestätigt und genauer bewertet werden. Bei schwerer Herzinsuffizienz ist eine medikamentöse Behandlung zur Entlastung des Herzens unvermeidlich - es sei denn, die Ursache der Herzinsuffizienz kann beseitigt werden (z.B. bei einem Herzklappenfehler durch Operation).

Naturheilkundliche Therapie

Einer Behandlung mit Naturheilverfahren sind die Stadien I und II zugänglich, gegebenenfalls unterstützend Stadium III. Die Stadien III und IV gehören auf jeden Fall in fachärztliche Behandlung!

Was sollten Sie als Patient tun?

▶ Entlastung durch richtige **Ernährung**.

▶ Richtig dosierte **Bewegung**.

▶ **Ordnungstherapeutische Hinweise** beachten.

▶ Unterstützung durch weitere Naturheilverfahren (z.B. Pflanzenheilkunde, Homöopathie).

Stadien der Herzmuskelschwäche

Es werden vier Stadien der Herzinsuffizienz (sogenannte NYHA-Stadien) unterschieden:

▶ **Stadium I**: Durch geeignete Untersuchungsmethoden wird eine beginnende Herzinsuffizienz festgestellt, die jedoch keine Beschwerden bereitet.

▶ **Stadium II**: Leichte Beschwerden bei normaler Belastung, die Leistungsfähigkeit ist gering gemindert (z.B. Luftnot nach Treppensteigen über 3 Stockwerke bei Ausschluß anderer Ursachen).

▶ **Stadium III**: Deutliche Beschwerden bei normaler Belastung, die Leistungsfähigkeit ist erheblich eingeschränkt (z.B. Luftnot nach 5 Treppenstufen).

▶ **Stadium IV**: Beschwerden bereits in Ruhe.

Ernährung

Kochsalzarme Kost, bei Stadium III und IV mit Wasseransammlungen im Körper auch sparsame Flüssigkeitszufuhr (ca. 1,5 l täglich oder weniger), rohkostreiche Ernährung (reich an Kalium und Balaststoffen, natriumarm, → *Nährstoffliste*, S. 642 bzw. 661).

Bewegungstherapie

- Stadium I: Spitzenbelastungen oder solche mit Preßatmung vermeiden, ansonsten alle Bewegungsformen möglich, insbesondere langdauernde Ausdauerbelastungen mit 60-70% der maximalen Leistungsfähigkeit sind sinnvoll (z.B. Laufen, Fahrradfahren, Schwimmen).
- Stadium II: Im Prinzip wie Stadium I, Ausdauerbelastungen mit 50-65% der maximalen Leistungsfähigkeit, bei Auftreten von Beschwerden auf jeden Fall Erholungspause einlegen
- Stadium III: Gymnastik im Sitzen, Spazierengehen in der Ebene, bei Auftreten von Beschwerden Erholungspause einlegen
- Stadium IV: Strenge Bettruhe, passive Bewegung durch Krankengymnastik

Es gibt auch Formen der Herzinsuffizienz (z.B. Kardiomyopathien = besondere Form der Herzmuskelerkrankung), bei denen trotz relativer Beschwerdearmut bestimmte Belastungsgrenzen nicht überschritten werden sollten. Das Ausmaß der erlaubten Bewegungstherapie sollte dann vom Kardiologen vorgegeben werden.

Pflanzenheilkunde

- **Weißdorn** als Tee (Blüten und Blätter, 2 TL auf 1 Tasse, 2-3 Tassen täglich), Tinctura Crataegi (3mal 20 Tropfen) oder in: Crataegus Verla® Tabletten, Lösung, Crateagutt® forte Kapseln, Lösung, Crataepas 100® Tabletten, Tropfen

Achtung

Weißdornpräparate hoch dosiert einnehmen (entsprechend 600-900 mg Extrakt täglich), endgültige Wirkung tritt erst nach 4-8 Wochen ein, Nutzen ist bei Stadium II belegt.

- **Meerzwiebel** in Scillamiron®

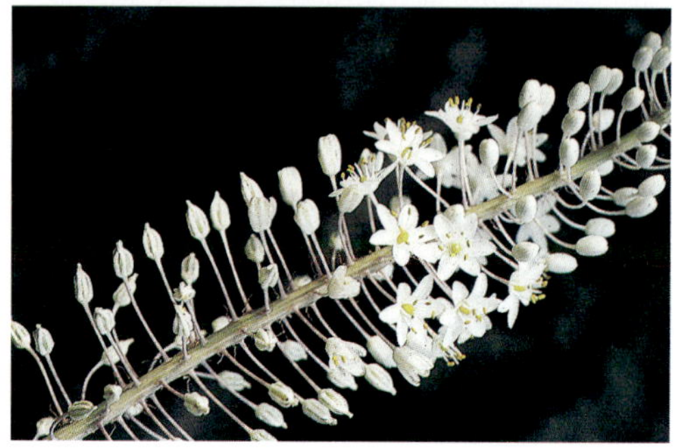

Abb. 1: Meerzwiebel. Foto: Beat Ernst, Basel, Schweiz

- **Maiglöckchen, Oleander, Adonisröschen** in Kombinationspräparaten: Miroton® forte Dragees, cor-loges Dragees, Cardalept® Herztropfen

Achtung

Digitaloide wie Meerzwiebel, Maiglöckchen, Oleander oder Adonis nicht zusammen mit Digitalispräparaten einnehmen (im Zweifel den Arzt befragen)!

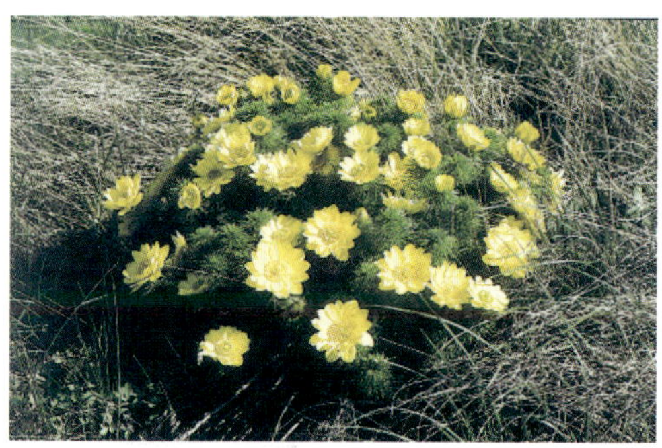

Abb. 2: Adonisröschen. Foto: Bruno Vonarburg, Teufen, Schweiz

Ordnungstherapie

Es besteht nicht selten auch eine Erschöpfung im seelischen Bereich. Viele Patienten haben – besonders bei relativ plötzlich eingetretener Herzinsuffizienz –

Schwierigkeiten, sowohl mit der körperlichen Schwäche als auch mit dem Gefühl der Minderwertigkeit umzugehen. So wie in der Bewegungstherapie zunächst Schonung und bei körperlicher Erholung allmähliche Übungen wieder möglich sind, sollte auch im seelischen Bereich zunächst Entlastung von Problemen erfolgen.

- Stützende aufbauende Gespräche, die jedoch keine unrealistischen Hoffnungen wecken sollten, sind angebracht. Positive Entwicklungen sollten entsprechend gewürdigt werden (Das beschwerdefreie Begehen eines Treppenabsatzes kann ein großer Fortschritt sein.).
- Falschen Ehrgeiz und dadurch bedingte Überlastungen vermeiden.

Heilfasten

Besonders bei Wassereinlagerungen (Ödeme) günstige Wirkung über eine Herzentlastung durch Entwässerung und Salzausscheidung im Fasten. Bei chronischer Herzinsuffizienz, aber auch bei akuter Verschlechterung angezeigt, jedoch niemals ohne Betreuung durch einen erfahrenen Fastenarzt!

Homöopathie

- **Apocynum D1, D2, D3:** Ödeme (Wassereinlagerung im Körper), sich weich anfühlender Pulsschlag, Müdigkeit, Kopfschmerz, Gliederschmerz (besonders geeignet bei Verstärkung der Herzinsuffizienz während eines Infektes)
- **Carbo vegetabilis D2, D3, D4:** Herzklopfen, Kollapsneigung, weicher, gelegentlich aussetzender Puls, Herzschwäche alter Menschen, plötzliche Schwäche, später blasse Haut, Verlangen nach frischer Luft trotz Frieren (!)
- **Convallaria D3, D4, D6:** Luftnot beim Hinlegen, weicher, aussetzender Pulsschlag, nachts unruhig, tagsüber schläfrig
- **Crataegus Ø, D1, D2:** Herklopfen, -unruhe, Bluthochdruck, aber auch niedriger Blutdruck, Schlaflosigkeit, besonders bei Altersherzschwäche
- **Laurocerasus Ø, D1, D2:** verlangsamter aussetzender Puls, trockener Reizhusten, besonders bei beginnender Rechtsherzschwäche mit Blaufärbung der Lippen
- **Oleander D2, D3, D4:** Herzklopfen und -stiche, Unruhe, Schlaflosigkeit, geistige Ermüdung
- **Scilla D1, D2:** Blähungen, Übelkeit, häufiger Harndrang, Wegspritzen des Harns beim Husten, besonders bei Rechtsherzschwäche
- Bei Herzschwäche infolge einer Herzentzündung können **Kalmia, Lachesis** oder **Naja** geeignet sein.

Nährstofftherapie

Bei Behandlung der Herzschwäche mit entwässernden Medikamenten kommt es oft zu einem Mangel an Kalium und Magnesium. Diese wichtigen Stoffe sollten dann ersetzt werden:

Tromcardin forte® 3mal 1-2 Tabletten oder Kalinor® Brause + Magnesium Diasporal® Beutel 1-2mal täglich (→ *Nährstoffliste*, S. 643).

Ayurveda

Bei Ödemen ist Punarnavarista-Saft (Fa. Charysat → *Ayurveda*, S. 67) hilfreich.

Physikalische Therapie

Wasseranwendungen mittlerer Reizstärke (→ *Kneippsche Therapie*, S. 170), Schöpf- und Schenkelbäder, Bürstenbäder, Arm- und Schenkelgüsse.

Anthroposophische Therapie

Als unterstützende Maßnahme: Cactus/ Crataegus compositum (Weleda), Crataegus compositum (Weleda), Aurum/ Equisetum D10/ 15 (Wala), Primula/ Convallaria compositum (Wala), Scilla compositum (Wala).

Sauerstofftherapie

Besonders bei fortgeschrittener Herzschwäche wirken gelegentliche O_2-Gaben entlastend und verbessern das subjektive Wohlbefinden.

Akupunktur/Akupressur

Bei Stauungen B13, B15, KS 6, Lu7, 9, MP 6, KG 21 (→ *Akupunkur/Akupressur*, S. 46).

Eigenbluttherapie

Gegebenenfalls zusammen mit homöopathischen oder pflanzlichen Zusätzen beim Therapeuten durchführen lassen.

Literatur

Bircher-Benner-Ratgeber 7: Herz. Bircher-Benner-Verlag, Bad Homburg.

Klepzig/Klepzig: Das kranke Herz. TRIAS-Verlag, Stuttgart.

Adressen

Deutsche Herzstiftung e.V., Voigtstr. 50, 60322 Frankfurt, Tel. 069/9551280

Koronare Herzkrankheit (KHK, Koronarinsuffizienz)

Begriffsklärung

Was ist eine koronare Herzkrankheit?

Bei einer koronaren Insuffizienz besteht ein Mißverhältnis zwischen dem Sauerstoffangebot und -bedarf im Herzmuskel. In mehr als 90% der Fälle ist eine Verengung einer oder mehrerer Herzkranzgefäße (Koronargefäße) die Ursache dieses Mißverhältnisses. Andere Ursachen der KHK können sein: Anfallsartige Verengungen sonst normal weiter Herzkranzgefäße (Koronarspasmen), Verdickung des Herzmuskels, Bluthochdruck, Herzinsuffizienz, Herzrhythmusstörungen.

Symptome

Woran ist die koronare Herzkrankheit zu erkennen?

- **Schmerzen** oder **Engegefühl** im linken Brustkorb (**„Angina pectoris"**) oder hinter dem Brustbein, in den linken Arm ausstrahlend
- Schmerzen in der Magengegend, im Rücken, im rechten Brustkorb oder im Unterkiefer möglich, auch in den rechten Arm ausstrahlend
- Bei mehr als 10% der Patienten können Sauerstoffmangelzustände des Herzes auch völlig **ohne Schmerzen** auftreten (sogenannte „stumme Ischämie")
- „**Vernichtungsschmerz**", **Todesangst**, **Luftnot**, **Herzrhythmusstörungen**, **Übelkeit** sind weitere Symptome, die auftreten können
- Typischerweise ausgelöst durch **körperliche Belastungen**, aber auch durch **seelische Belastungen**, **Mahlzeiten** oder **Kälte**, Sekunden bis Minuten dauernd
- In der Regel **guter Effekt auf Nitro-Präparate** (Spray, Zerbeißkapseln)

Wichtige Risikofaktoren der koronaren Herzkrankheit

- Erhöhter Cholesterinwert im Blut
- Zigarettenrauchen
- Bluthochdruck
- Zuckerkrankheit
- Erhöhte Harnsäure
- Übergewicht

Dies sind die sogenannten „klassischen" Risikofaktoren, die wissenschaftlich bestätigt sind. Eine differenzierte Betrachtungsweise ist hier allerdings wichtig (z.B. stellt ein erhöhter Cholesterinwert nicht unbedingt ein größeres Risiko dar, wenn ein hohes HDL-Cholesterin vorliegt. Das LDL-Cholesterin zeigt ein größeres Risiko an, wobei es hier entscheidend zu sein scheint, wenn dieses LDL in oxidierter Form vorliegt). Risikofaktoren wie Bewegungsmangel, Streßbelastungen oder bestimmte Vitamin- oder Mineralmangelzustände scheinen das Risiko einer koronaren Herzkrankheit zu erhöhen, sind jedoch schwer meßbar und zum Teil noch nicht eindeutig wissenschaftlich abgesichert.

Diagnostik und schulmedizinische Therapie

Was können Sie als Patient vom Arzt erwarten?

Bei Verdacht auf das Vorliegen einer koronaren Herzkrankheit sollte unbedingt eine weitergehende Diagnostik erfolgen. Dazu gehören:

- **Ruhe-EKG** im Anfall (zum Ausschluß eines Herzinfarktes)
- **Belastungs-EKG** zur Objektivierung eines Sauerstoffmangels des Herzmuskels
- Gegebenenfalls **Langzeit-EKG**
- Als eingreifendere Maßnahmen können auch Einschwemmkatheteruntersuchung, Myokardszintigraphie und/oder **Linksherzkatheteruntersuchung** in Frage kommen.

Mit der Herzkatheteruntersuchung können hochgradige Verengungen der Herzkranzgefäße nachgewiesen - mit der Konsequenz entsprechender weitergehender therapeutischer Maßnahmen - oder auch ausgeschlossen werden, was die Diagnose „Funktionelle Herzbeschwerden" nahelegen würde.

Beim Nachweis hochgradiger Verengungen der Herzkranzgefäße können eingreifende Behandlungsmaßnahmen wie eine **Ballonaufdehnung** oder **koronare Bypassoperation** erforderlich werden, um einen eventuell drohenden Herzinfarkt abzuwenden. Auch wenn inzwischen belegt ist, daß mit radikalen Änderungen der Lebensweise ein Rückgang der Verengungen möglich ist, sollte bei hochgradigen, gefährlichen Verengungen nicht auf Ballonaufdehnung oder Operation verzichtet werden. Als wichtigste schulmedizinische Medikamente stehen Nitrate, Kalziumantagonisten und Betablocker zur Verfügung, die die Herzkranzgefäße erweitern und/oder den Sauerstoffverbrauch des Herzes senken. Diese **Medikamente** können erforderlich sein, um Angina-pectoris-Anfälle zu vermindern, die Verengungen werden hierdurch aber nicht ursächlich behandelt. Acetylsalizylsäure (ASS, z.B. Aspirin®) wird gegeben, um eine Gerinnselbildung an den Verengungen und damit einen Verschluß des Herzkranzgefäßes zu vermeiden.

Naturheilkundliche Therapie

Auch wenn medikamentöse Therapie, Aufdehnung oder eine Operation notwendig sind, ist eine gleichzeitige Änderung der Lebensweise günstig, um eine gute Langzeitprognose zu erreichen. Die oben aufgeführten Risikofaktoren sollten unbedingt minimiert werden, um ein Fortschreiten der koronaren Herzerkrankung zu verhindern oder zu verlangsamen (siehe S. 248). Die nachfolgend aufgeführten Therapievorschläge sollten zusätzlich zu Ballonaufdehnung, Operation oder schulmedizinischer medikamentöser Therapie erfolgen. Gegebenenfalls kann bei Verschwinden der Angina pectoris-Anfälle oder Verbesserung der objektiven Befunde nach Rücksprache mit dem behandelnden Arzt die schulmedizinische Medikation reduziert oder gar abgesetzt werden.

Was sollten Sie als Patient tun?

▶ Das **Ernährungsverhalten** ist meist zu ändern, besonders wenn Fettstoffwechselstörungen vorliegen.

▶ Die Therapie mit **Vitaminen** und **Mineralstoffen** gewinnt immer größere Bedeutung.

▶ Richtig dosierte **Bewegungstherapie** schützt das Herz, erhöht die Leistungsfähigkeit und verbessert die Lebensqualität.

Achtung

Ohne Beachtung der **ordnungstherapeutischen Hinweise** sind alle anderen Maßnahmen kaum erfolgreich.

Ernährungstherapie

- Rohkostreiche Vollwerternährung
- Meiden von tierischen Fetten, weitgehend vegetarische Ernährung
- Ersatz von Fleisch und Wurst durch Fisch, Gemüse und Salate
- Kaffeekonsum einschränken – mehr als 5 Tassen täglich erhöhen das Risiko nachgewiesenermaßen; weniger oder gar kein Kaffee ist daher zu empfehlen.

Nährstofftherapie

Beta-Karotin 3-6 mg, Vitamin C 1-2 g (1/2 TL), Vitamin E 100-400 I.E., Selen 50-200 μg aufgrund ihres antioxidativen Effektes (oxidiertes LDL-Cholesterin lagert sich leichter an die Gefäßwände an), es gibt hierzu auch Kombinationspräparate (→ Antioxidantien in der *Nährstoffliste,* S. 659), Magnesium 300-600 mg täglich (→ *Nährstoffliste*, S. 643).

Ordnungstherapie

Herzinfarktpatienten zeichnen sich häufig durch besonderen Ehrgeiz, Arbeitseifer, Verantwortungsbereitschaft und Streben nach Herrschaft aus (sogenanntes A-Typ-Verhalten). Es gibt aber zahllose Menschen, die diese Eigenschaften ebenfalls aufweisen und – trotz weiterer vorhandener Risikofaktoren – niemals einen Infarkt erleiden. Erst wenn **berufliche oder private Konflikte** oder Mißerfolgserlebnisse zum beschriebenen **Persönlichkeitsbild** hinzukommen und der Betroffene seinen Ärger und seine Niedergeschlagenheit nicht zeigen, seine Gefühle nicht ausdrücken kann, sondern sein Verhalten unterdrückt, besteht aus psychosomatischer Sicht eine Gefährdung. Ebenso scheinen Menschen mehr gefährdet zu sein, die sich feindselig verhalten – was ihnen oft gar nicht bewußt ist –, ein hohes Maß an Aggressionsbereitschaft zeigen und andere ihren Ärger deutlich spüren lassen.

Menschen mit Risikofaktoren der KHK, bei denen eine KHK diagnostiziert wurde oder gar einen Herzinfarkt erlitten haben und die sich im beschriebenen Persönlichkeitsbild wiedererkennen, sollten versuchen, ihre Gefühle – gerade auch ihre negativen Gefühle – offen, aber nicht feindselig auszudrücken. Der **Ärger** sollte also nicht heruntergeschluckt werden, man sollte sich nicht fälschlich gleichgültig oder gar optimistisch geben. Günstiger ist es hingegen, den Ärger zu artikulieren und gemeinsam mit anderen nach **positiven Lösungen** des Konfliktes oder des Problems zu suchen.

Gegebenenfalls kann ein „**Stress-Management-Training**“, welches an vielen Orten von Krankenkassen oder Volkshochschulen angeboten wird, die erwähnten krankheitsfördernden Verhaltensweisen verändern. Ist dies nicht möglich, und scheint das Verhalten aufgrund der Persönlichkeit eine maßgebliche Rolle zu spielen, kann gegebenenfalls auch eine psychotherapeutische Verhaltenstherapie erforderlich sein.

Darüber hinaus sollte ein eventuell bestehender **Nikotingenuß** unbedingt beendet werden. Alle naturheilkundlichen und schulmedizinischen Maßnahmen bis hin zur Bypassoperation sind langfristig zwecklos, wenn weiter geraucht wird (→ *Suchttherapie*, S. 545).

Bewegungstherapie

Günstig sind **Ausdauersportarten** (z.B. Fahrradfahren, Wandern, Laufen, Schwimmen). Ungünstig sind Sportarten mit plötzlicher starker Kraftanstrengung (z.B. Bodybuilding). Trainieren Sie nach Rücksprache mit dem Arzt nach den allgemeinen Richtlinien des Ausdauertrainings. Wird das Belastungs-EKG wegen allgemeiner Erschöpfung beendet, so sollte bei 65% der maximal erreichten Leistung trainiert werden (z.B. maximale Leistung 100W auf dem Fahrradergometer → optimale Trainingsintensität 65W, das Training wird nach der Pulszahl ausgerichtet, die im Belastungstest bei 65W erreicht wurde); wird das Belastungs-EKG wegen Angina pectoris, auffälliger EKG-Veränderungen oder Rhythmusstörungen abgebrochen, so wird bei 65% derjenigen Leistung trainiert, die ohne diese Auffälligkeiten bewältigt wird.

Eine Teilnahme an einer **ambulanten Herzgruppe** ist sinnvoll.

Übende Verfahren

Autogenes Training, Muskuläres Entspannungstraining, Yoga, Meditation und **andere Entspannungstherapien** bewirken bei Patienten mit Neigung zu körperlicher und seelischer Daueranspannung und einem Mangel an Entspannungsfähigkeit (häufig bei Koronarpatienten) eine Gesamtumschaltung des unwillkürlichen Nervensystems in Richtung auf Ruhe und Entspannung.

Pflanzenheilkunde

Zur **Vorbeugung leichter Angina-pectoris-Anfälle** haben sich bewährt:

- **Weißdorn** als Tee (1 TL Blüten und Blätter mit einer Tasse heißem Wasser überbrühen, 5 Minuten ziehen lassen, 3 Tassen täglich) oder als Fertigpräparat: z.B. Crataegutt novo® Filmtabletten/ forte-Kapseln/ forte-Lösung, Kytta-Cor® Tabletten, Regulacor® Filmtabletten
- **Bergwohlverleih** zusammen mit Weißdorn und Maiglöckchen in Lacoerdin® Dragees
- **Khella** in Carduben® Dragees, Tabletten, stenologes®-Tropfen

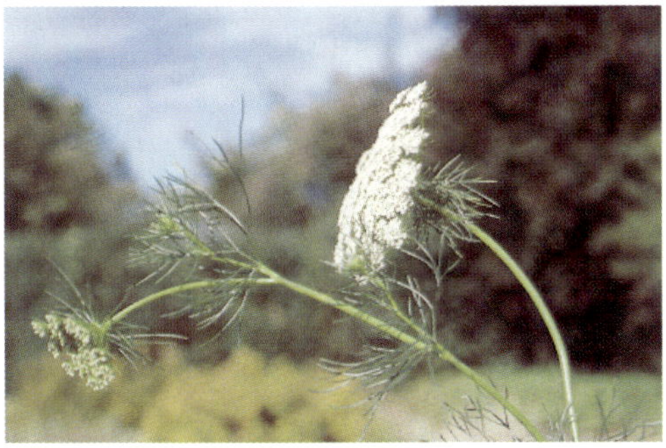

Abb. 3: Khella. Foto: Bruno Vonarburg, Teufen, Schweiz

Zur **Vorbeugung der Entwicklung von Koronargefäßverengungen**:

- **Knoblauch** roh verzehrt (1-2 Zehen täglich), als Tinctura Alli sativi 3mal 20 Tropfen täglich, als Knoblauchfrischsaft: Knoblauch Pflanzensaft Kneipp®, als Knoblauch Kapseln: Aktiv-Kapseln®, Carisano® Dragees, Kwai®

Homöopathie

Bei passender Symptomatik kann das entsprechende Homöopathikum versuchsweise genommen werden. Bei anhaltender Anfallssymptomatik sollte aber rasch auf die schulmedizinisch verschriebenen Mittel zurückgegriffen werden. Bleiben die Schmerzen auch danach noch bestehen, ist umgehend der Arzt zu benachrichtigen.

- **Aconitum D4, D6:** stechender Schmerz, in den linken Arm ziehend, beschleunigter, harter Puls, plötzlicher Beginn mit Angst, Unruhe, Blutdruckanstieg, großer Durst
- **Arnica D3, D4, D6:** Herzenge („wie zusammengeschnürt"), Berührungsempfindlichkeit, große Schwäche, Angst, Unruhe, Durst, Folge von Anstrengung, Wärme bessert, Kälte verschlechtert
- **Arsenicum album D6, D12:** Herzklopfen, -brennen, -krampf, Todesangst, pedantische Ordnungsliebe, großer Durst, trinkt kleine Schlucke, Übelkeit, Beschwerden nachts, besonders um Mitternacht
- **Aurum D4, D6:** Herzklopfen, -beklemmung, Angst, Depression, untersetzte, vollblütige Menschen, Blutandrang zum Kopf, rotes Gesicht, nachts schlechter
- **Cactus D2, D3, D4:** Herzenge („wie mit Hand gepackt"), -druck, -jagen, Angst, Reizbarkeit, rotes Gesicht, auch zur Vorbeugung 3mal täglich bewährt
- **Crataegus Ø, D1, D2, D3:** zur Vorbeugung bei leichter Angina pectoris, besonders bei älteren Patienten mit beginnender Herzmuskelschwäche, erhöhtem oder erniedrigtem Blutdruck
- **Glonoinum D4, D6:** Herzschmerz in alle Richtungen ausstrahlend, voller Puls, pulsierende Kopfgefäße, hochroter Kopf, Unruhe, Wärme verschlechtert, frische Luft verbessert, im Anfall alle 3 Minuten 3 Tropfen
- **Lachesis D6, D12:** Schweregefühl der Brust, Herzenge, -klopfen, schwacher Puls, Berührungsempfindlichkeit („alles zu eng"), Angst, Aufregung, Geschwätzigkeit

- **Latrodectus mactans D12:** heftiger Herzschmerz mit Ausstrahlung in den linken Arm, Taubheit (!) des linken Armes, schwacher Puls, kalter Schweiß
- **Oleander D2, D3, D4:** Herzklopfen, -stiche, -enge, beschleunigter, später verlangsamter, aussetzender Puls, Unruhe, Reizbarkeit, Schlaflosigkeit
- **Spigelia D3, D4, D6:** stürmisches Herzklopfen, Stechen der Herzspitze mit Ausstrahlung in den linken Arm, schwacher, aussetzender Puls, Unruhe, Angst, kann nicht links liegen (!)
- **Tabacum D6, D12:** heftige Herzstiche, schneller unregelmäßiger, kleiner Puls, Angst, Schwindel, Brechreiz, kalter Schweiß, Zittern
- **Vipera berus D6:** Herzstechen, -schwäche, schneller, schwacher, aussetzender Puls, namenlose Angst, großer Durst, Kälte des ganzen Körpers

Achtung

Ähneln Ihre Anfälle den oben beschriebenen, so können Sie sich das entsprechende Mittel besorgen und es bei den nächsten Anfällen ausprobieren . Bei ausbleibender oder unzureichender Wirkung zögern Sie aber bitte nicht, Ihre bewährten schulmedizinischen Medikamente einzunehmen!

Heilfasten

Durch das Heilfasten werden die meisten Risikofaktoren der koronaren Herzerkrankung positiv beeinflußt, daher ist eine Verbesserung der Prognose der KHK möglich. Eine Rückbildung der Verengung von Herzkranzgefäßen durch das Fasten wird diskutiert.

Physikalische Therapie

- Ansteigende Armbäder (35° auf 39°C) 15-30 Min. verbessern (auch im Anfall) die Durchblutung der Herzkranzgefäße
- Bürstenmassagen der Arme und Beine, Reflexzonenmassage der Brustmuskeln, Bindegewebsmassage durch Fachtherapeuten
- Badekuren in Badeorten mit Kohlensäuregasbädern, Kneippkurorte im Mittelgebirge, an der Ostsee

Neuraltherapie

Mit neuraltherapeutischen Injektionen ist auch eine Klärung der Ursache von Angina-pectoris-ähnlichen Beschwerden möglich (KHK oder Beschwerden durch z.B. Wirbelgelenke, Rippen-Brustbein-Gelenke, → Therapeut).

Ausleitende Verfahren

Blutegelbehandlung auffälliger Hautbezirke der Zwischenwirbelräume (Erhebungen, Härten oder sulzige Eindellungen).

Akupunktur/Akupressur

Günstig wirken: KS6, MP4, KG17, H6
Im Anfall: Dü1, K9 (→ *Akupunktur/Akupressur*, S. 46).

Ayurveda

Arjunarista-Saft (Fa. Charysat → *Ayurveda*, S. 67) wirkt vorbeugend, weniger im Anfall.

Anthroposophische Therapie

Versuchsweise im Angina-pectoris-Anfall: Cactus compositum I (Wala) oder Crataegus/ Cor compositum (Wala), als unterstützende Maßnahme zur Infarktnachbehandlung: Aurum D10/ Stibium D8 (Weleda)

Reflexzonenmassage des Fußes

Bei KHK 2-3mal/Woche Behandlung (→ Therapeut).

Sauerstofftherapie

Ozontherapie, HOT oder Sauerstoff-Mehrschritttherapie (→ Therapeut).

Adresse

Deutsche Herzstiftung e.V., Voigtstr. 50, 60322 Frankfurt, Tel. 069/9551280

Literatur

Bircher-Benner-Ratgeber 7: Herz. Bircher-Benner-Verlag, Bad Homburg.

Halbuber, C.: Vor und nach Bypass-Operation oder Ballondilatation. TRIAS-Verlag, Stuttgart.

Halbuber/Halbuber: Risiko Herzinfarkt. Falken Verlag, Niedernhausen.

Klepzig/Klepzig: Das kranke Herz. TRIAS-Verlag, Stuttgart.

Ornish, D.: Revolution in der Herztherapie. Kreuz Verlag, Stuttgart.

Ornish, D.: Die Ornish-Herz-Diät. Kreuz Verlag, Stuttgart.

Pohl von Elbwehr/Dunckern: Herzinfarkt. Karl F. Haug Verlag, Heidelberg.

Herzrhythmusstörungen

Begriffsklärung

Was sind Herzrhythmusstörungen?

Herzrhythmusstörungen sind periodisch wiederkehrende oder andauernde Störungen der Herzschlagfolge.

Ursachen

Wodurch entstehen Herzrhythmusstörungen?

In Frage kommen: Funktionelle Ursachen(keine organische Ursache bekannt), Elektrolytstörungen im Blut (z.B. Kalium- oder Magnesiummangel), Sauerstoffmangel im Herzmuskel (z.B. im Rahmen einer koronaren Herzkrankheit), medikamentös bedingt (z.B. durch Digitalispräparate, Antiarrhythmika), entzündlich (z.B. im Rahmen einer Herzmuskelentzündung), durch andere Herzmuskelerkrankungen (z.B. Kardiomyopathie), toxisch (durch Vergiftungen), mechanisch (z.B. bei Herzkatheteruntersuchung)

Die vielen unterschiedlichen Herzrhythmusstörungen haben unterschiedlichste diagnostische und therapeutische Konsequenzen. Im folgenden sollen ausschließlich die Behandlung und Vorbeugung **ventrikulärer Extrasystolen** (bzw. ventrikulärer Tachykardie) vorgestellt werden.

Welche Formen von Herzrhythmusstörungen gibt es?

Es gibt ganz unterschiedliche Arten von Herzrhythmusstörungen, z.B.:

- Ventrikuläre Extrasystolen = vorzeitig einfallende Schläge, die ihren Ursprung in der Herzkammer haben
- Ventrikuläre Tachykardie = viele ventrikuläre Extrasystolen folgen unmittelbar hintereinander
- Supraventrikuläre Extrasystolen = vorzeitig einfallende Schläge, die ihren Ursprung im Herzvorhof haben
- Sinusarrhythmie = unregelmäßiger Sinusrhythmus (meist atemabhängig)
- höhergradige AV- oder SA-Blockierungen = Störungen der Erregungsleitung im Herzen mit Ausfall von Herzaktionen
- Absolute Arrhythmie = völlig regellose Herzschlagtätigkeit bei Vorhofflattern oder -flimmern
- Kammerflattern oder -flimmern = sehr schnelle Herzschlagfolge, die kein ausreichendes Schlagvolumen mehr erbringt und unbehandelt in kurzer Zeit zum Tode führt

Symptome

Woran sind Herzrhythmusstörungen zu erkennen?

- **Herzaussetzer**, **Herzstolpern**, was manchmal als sehr unangenehm wahrgenommen wird, selbst wenn es sich um harmlose Rhythmusstörungen handelt
- **Schwindel**, **Bewußtlosigkeit**, Schocksymptomatik bei länger anhaltenden ventrikulären Tachykardien oder sehr häufigen ventrikulären Extrasystolen

Achtung

Oft **völlig beschwerdefrei,** selbst hochgradige ventrikuläre Rhythmusstörungen werden vom Patienten manchmal nicht bemerkt.

Diagnostik und schulmedizinische Therapie

Was können Sie als Patient vom Arzt erwarten?

Im Langzeit-EKG (24stündige oder noch längere automatische Aufzeichnung aller Herzaktionen) kann die Häufigkeit der Rhythmusstörungen bestimmt und eine Klassifizierung vorgenommen werden. Durch Vergleich des Patientenprotokolls mit dem EKG können auslösende Faktoren (z.B. körperliche oder seelische Belastungen) ermittelt werden. Bei hochgradigen, gefährlichen Herzrhythmusstörungen (z.B. nach einer ventrikulären Tachykardie mit Bewußtlosigkeit) können auch weitergehende, eingreifende diagnostische Maßnahmen erforderlich sein (z.B. Herzkatheteruntersuchung, elektrophysiologische Untersuchung).

Antiarrhythmika

Antiarrhythmika sind Medikamente, die zur Behandlung von Herzrhythmusstörungen eingesetzt werden. Mittels Langzeit-EKG vor und während der medikamentösen antiarrhythmischen Therapie kann die Wirksamkeit eines eingesetzten Mittels bestimmt werden.

Alle bekannten schulmedizinischen Antiarrhythmika besitzen nicht nur die Fähigkeit, Rhythmusstörungen zu vermindern, sondern auch die Fähigkeit, sie auszulösen!

Selbst wenn die Wirksamkeit eines Antiarrhythmikums individuell im Langzeit-EKG bewiesen wurde, besteht prinzipiell die Gefahr, daß trotzdem hochgradige, sogar lebensgefährliche Rhythmusstörungen von diesem wirksamen Medikament ausgehen können (aber nicht müssen). Daher sollten **strenge Maßstäbe bei der Verordnung von Antiarrhythmika** angelegt und ein solches Medikament nur nach sorgfältiger Nutzen-Risiko-Analyse gegeben werden.

Achtung

Ändern Sie niemals selbst die Dosis eines Antiarrhythmikums oder setzen es gar ab, ohne dies vorher mit dem behandelnden Arzt zu besprechen, da hieraus besondere Gefahren entstehen können!

Naturheilkundliche Therapie

Hochgradige ventrikuläre Rhythmusstörungen (Klasse Lown IVb) oder Zustand nach ventrikulärer Tachykardie oder Kammerflimmern gehören in jedem Fall in kardiologische Behandlung. Zusätzlich zu den dort vorgeschlagenen Maßnahmen oder bei geringergradigen Störungen (Lown IVa oder weniger) kann eine Behandlung mit naturheilkundlichen Mitteln erfolgen.

Was sollten Sie als Patient tun?

- Zufuhr von **Magnesium** und **Kalium** erhöhen.
- **Rauchen beenden, Alkohol-** und **Kaffeekonsum einschränken**.

Achtung

Ordnungstherapeutische Hinweise beachten!

Nährstofftherapie

Häufig sind Elektrolytstörungen (Magnesium- und/ oder Kaliummangel, z.B. durch Fehlernährung, Einnahme von Entwässerungstabletten, aber auch durch pflanzliche, darmirritierende Abführmittel) die Ursache von Herzrhythmusstörungen. Bei Nachweis eines Kalium- oder Magnesiummangels im Blut sollten diese wichtigen Minerale auf jeden Fall ersetzt werden. Da im Blut oft noch normale Spiegel dieser Minerale gemessen werden, wenn im Körper bereits ein Mangel vorliegt, sollte eine großzügige Gabe zumindest versucht werden. Bei deutlicher subjektiver Verbesserung der Rhythmusstörungen oder objektiver Reduzierung im Langzeit-EKG ist die Effektivität dieser Therapie bewiesen.

- Magnesium 300-600 (-900) mg (z.B. 1-3 Beutel Magnesium Diasporal® oder 1-3 TL Magnesiumzitrat aus der Apotheke, bei Auftreten dünner Stühle sollte die Dosis reduziert werden)
- Kalium 1000-2000 mg (z.B. Kalinor® Brausetabletten)
- Kombinationspräparat mit Kalium und Magnesium (z.B. Tromcardin forte®Tabletten 3-6 täglich)

Ernährungstherapie

- Mineralreiche Vollkornprodukte (nur Vollkornnudeln, -brot, -reis, keine Weißmehlprodukte)
- viel grünes Gemüse und Salat (das Blattgrün enthält Magnesium)
- wenig oder kein Alkohol (Alkohol erleichtert direkt sowie indirekt über eine erhöhte Magnesiumausscheidung die Entstehung von Rhythmusstörungen)
- kein Tabak (Tabak erleichtert direkt die Entstehung von Rhythmusstörungen)
- wenig oder kein Koffein (Koffein erhöht die Magnesium- und Kaliumausscheidung)

Pflanzenheilkunde

Versuchsweise bei leichtgradigen, subjektiv unangenehmen Rhythmusstörungen einzusetzen:

- **Weißdorn** als Tee (Blüten und Blätter, 1 TL mit einer Tasse heißem Wasser überbrühen, 5 Minuten ziehen lassen, 2-3 Tassen täglich), Tinctura Crataegi 3mal 20 Tropfen oder als Fertigpräparat, z.B.:

  Crataegutt novo® Filmtabletten/ forte Kapseln/ forte-Lösung, Kytta-Cor® Tabletten, Regulacor® Filmtabletten
- **Besenginster** in: Spartiol® Tropfen, Depasan® Tabletten

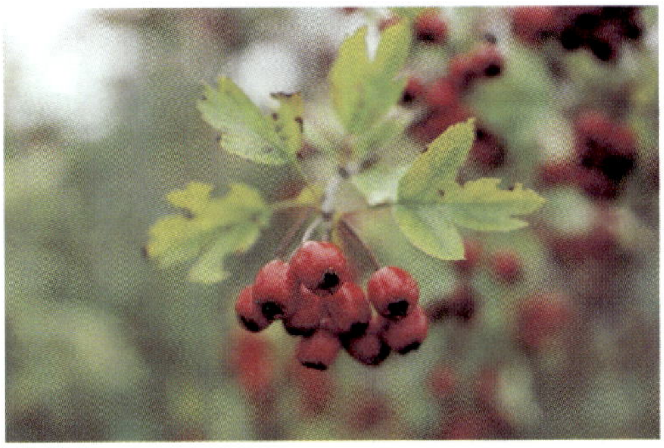

Abb. 4: Weißdorn. Foto: Bruno Vonarburg, Teufen, Schweiz

Ordnungstherapie

- Genußgifte meiden (→ *Ernährungstherapie*, S. 96)
- Häufig findet sich bei Patienten mit Herzrhythmusstörungen auch eine Lebensweise, die nicht mit den natürlichen Rhythmen übereinstimmt. Auch kann ein bestimmtes Lebensereignis den Patienten „aus dem Rhythmus“ gebracht haben. Daher sollte versucht werden, das Leben möglichst rhythmisch zu gestalten durch:

  – Geregelten Schlaf-Wach-Rhythmus (regelmäßig möglichst zu gleichen Zeiten schlafen gehen)

  – Geregelte Mahlzeiteneinnahme

  – Beachtung der natürlichen Tages- und Jahreszyklen
- Streß (z.B. Ärger, Furcht, Aufregung durch Konflikte in der Partnerschaft, am Arbeitsplatz oder durch den Tod von Nahestehenden) kann Rhythmusstörungen begünstigen. Er sollte – soweit möglich – vermieden bzw. die Folgen durch adäquaten Umgang damit ge-

mildert werden. Gegebenenfalls „Streß-Management-Training“, welches von Krankenkassen oder in Volkshochschulen angeboten wird

- Verordnete Therapien sollten die Rhythmisierung des Gesamtsystems unterstützen:
  – Falls antiarrhythmisch wirkende Pharmaka eingenommen werden, sollten Sie nicht morgens, mittags und abends (wenn 3mal täglich verordnet) verabreicht werden, sondern alle 8 Stunden, um einen gleichmäßigen Wirkspiegel zu garantieren.
  – Bei anderen Therapien (z.B. Akupunktur, Neuraltherapie) sollten möglichst gleiche Behandlungsabstände (z.B. immer Dienstag morgens um 9 Uhr) eingehalten werden, um die Rhythmisierung des Gesamtsystems zu unterstützen.
- Bei Verdacht auf ventrikuläre Tachykardie (sehr schneller, kaum meßbarer Puls, Schwindel, Atemnot) notfallmäßige Klinikeinweisung veranlassen

Übende Verfahren

Alle Entspannungsmethoden (→ *Übende Verfahren*, S. 222) können besonders bei funktionell bedingten (Ausschluß einer organischen Ursache) Rhythmusstörungen hilfreich sein.

Homöopathie

kann bei entsprechendem Symptomenbild unterstützend hilfreich sein:

- **Belladonna D4, D6:** schneller, kräftiger Puls, erregt, hochroter Kopf, weite Pupillen, Beschwerden kommen und gehen plötzlich, Sinneseindrücke verschlechtern
- **China D2, D3, D4:** schneller, schwacher Puls, erschöpft, appetitlos, berührungsempfindlich, jede Bewegung verschlechtert, Essen verschlechtert, oft nach Operation, Blutverlust oder schwerer Krankheit angezeigt
- **Digitalis D4:** unruhig, depressiv, schwach, durstig, Bewegung verschlechtert, Liegen bessert
- **Gelsemium D4, D6:** schneller, schwacher Puls, benommen, schläfrig, zerschlagen, Nackenkopfschmerz, nach Wasserlassen besser
- **Kalmia D2, D3, D4:** langsamer, schwacher Puls, benommen, Taubheit des linken Armes, Liegen verschlechtert, kalte Luft verschlechtert, Beschwerden sind sehr wetterabhängig
- **Spartium Ø, D1, D2:** schneller Puls, reizbar, benommen, Schwindel, Liegen verschlechtert, nachts schlechter
- **Spigelia D3, D4, D6:** schneller, schwacher Puls, erregt, ängstlich, häufig auch Neuralgien oder Migräne, Liegen auf der linken Seite verschlechtert, Berühren verschlechtert

Anthroposophische Therapie

Als unterstützende Maßnahme: Adonis compositum, Primula compositum (Wala).

Neuraltherapie

Behandlungsversuch über die Schilddrüse oft wirksam, Akupunkturpunkt H3 und in der Herzgegend quaddeln, Störfeldsuche ist ganz wichtig (→ Therapeut).

Bewegungstherapie

Schwingende rhythmische Bewegungen sowie Atemtherapie unterstützen die Stabilisierung des rhythmischen Systems.

Treten Herzrhythmusstörungen belastungsabhängig und reproduzierbar auf, so sollte bis 65% der Leistung trainiert werden, bei der noch keine deutliche Zunahme der Herzrhythmusstörungen erfolgte. Bespiel:

Bei über 150W im Belastungs-EKG treten hochgradige Herzrhythmusstörungen auf. Das Training sollte bis maximal 100W gehen, Kontrolle erfolgt über die Pulszahl bei 100W). Sind die Rhythmusstörungen belastungsunabhängig, so kann nach den allgemeinen Richtlinien des Ausdauertrainings trainiert werden (→ *Bewegungstherapie*, S. 185).

Physikalische Therapie

Kalte Waschungen und Kühlkompresse in der Nackengegend, kalte Schilddrüsenauflagen sind hilfreich.

Massage: Herzreibungen, Periostbehandlung am linken Rippenbogen (nur durch Fachtherapeuten).

Anthroposophische Therapie

Als unterstützende Maßnahme: Aurum/ Stibium/ Hyoscyamus (Wala), Cactus compositum II (Wala).

Akupunktur/Akupressur

Eventuell KS6, H5, B15 versuchen, keine sichere Wirkung (→ *Akupressur/Akupunktur*, S. 46).

Heilfasten

Ein bestehender Kalium- und/oder Magnesiummangel kann beim Fasten erhöht werden, so daß Herzrhythmusstörungen neu auftreten oder verstärkt werden können. Magnesium und gegebenenfalls Kalium sollten in diesen Fällen großzügig ergänzt werden: Magnesium 300-600 mg (z.B. Magnesium Beutel) oder Kalium/Magnesium Kombinationspräparat (z.B. Tromcardin forte 3mal 2 Tabletten).

Achtung

Auch bei jeder naturheilkundlichen Behandlung von Herzrhythmusstörungen sollte der Erfolg durch subjektiv und objektiv (Langzeit-EKG) geringere Beschwerden nachgewiesen werden.

Adresse

Deutsche Herzstiftung e.V., Voigtstr. 50, 60322 Frankfurt, Tel. 069/9551280

Funktionelle Herzbeschwerden

Begriffsklärung

Was sind funktionelle Herzbeschwerden?

Man spricht von funktionellen Herzbeschwerden, wenn für starke subjektive Beschwerden in der Herzgegend keine organische Ursache gefunden werden kann bzw. die erhobenen Befunde nicht ausreichen, um die Beschwerdesymptomatik zu erklären.

Die Beschwerden schwanken nicht selten individuell stark hinsichtlich ihrer Art, Intensität und des zeitlichen Ablaufs, sind aber mitunter für den Betroffenen in der Lebensqualität so beeinträchtigend, daß es sich um eine Erkrankung mit echtem Krankheitswert handelt.

Darüber hinaus fallen bei den Patienten mit funktionellen Herzbeschwerden häufig depressive Züge und ein von starker Angst geprägtes Verhalten auf (z.B. übertriebene körperliche Schonung wegen Angst vor Herzinfarkt). Aufgrund der Beschwerdesymptomatik, die oft derjenigen bei koronarer Herzkrankheit ähnelt, werden bei diesen Patienten viele diagnostische Maßnahmen veranlaßt, die von Belastungs-EKGs bis zur Darstellung der Herzkranzgefäße mittels Linksherzkatheteruntersuchung reichen kann.

Die Diagnose „funktionelle Herzbeschwerden" ist wahrscheinlich, wenn:

- Die Beschwerden bereits zwischen dem 20. und 40. Lebensjahr auftreten.
- Die Beschwerden schon viele Jahre bestehen, ohne daß objektiv faßbare Schäden (z.B. Herzinfarkt) aufgetreten sind.
- Die Beschwerden vielfältig sind und sich nicht in gängige organisch begründbare Krankheitsbilder einordnen lassen.

Diese Diagnostik ist gerechtfertigt, da es sich bei der Diagnose „funktionelle Herzbeschwerden" um eine Ausschlußdiagnose handelt, d.h. die Diagnose ist erst dann gesichert, wenn organische Krankheiten mit hoher Wahrscheinlichkeit ausgeschlossen wurden. Besonders schwierig ist die Diagnose zu stellen, wenn eine koronare Herzkrankheit vorliegt, diese aber gleichzeitig von funktionellen Herzbeschwerden überlagert wird. In der Krankengeschichte der Patienten mit funktionellen Beschwerden kommt es aber gehäuft zu einer Überdiagnostik mit zahlreichen EKGs, Belastungs-EKGs und Herzkatheteruntersuchungen, ohne daß dabei ein organischer Befund erhoben werden kann.

Da die Patienten mit funktionellen Herzbeschwerden durch diese Krankheit Risikofaktoren für die Entstehung einer koronaren Herzkrankheit besitzen (z.B. Bewegungsmangel durch ängstliche Schonung, Streßbelastung durch die Erkrankung und den Umgang damit), ist prinzipiell die Möglichkeit gegeben, daß die befürchtete – aber zunächst nicht vorhandene – organische Krankheit doch noch entsteht. Die Häufigkeit koronarer Herzkrankheit scheint bei Patienten mit funktionellen Herzbeschwerden aber nicht häufiger zu sein als in der Normalbevölkerung.

Ursachen

Wodurch entstehen funktionelle Herzbeschwerden?

Die Ursachen der funktionellen Herzbeschwerden sind letztlich noch ungeklärt. Fehlreaktionen nach großen Belastungssituationen sowie die Abwehr von Depression und persönlichen Problemen sind in der Krankheitsentstehung und -entwicklung wohl bedeutsam. Nicht selten liegen auch Störungen der sozialen Integration vor, d.h. der Patient hat persönliche Schwierigkeiten im Freundes- und Angehörigenkreis oder am Arbeitsplatz, kann seine Probleme aber nicht anders ausdrücken als über die funktionellen Herzbeschwerden. Er ist sich seiner Probleme vielleicht noch nicht einmal bewußt.

Symptome

Woran sind funktionelle Herzbeschwerden zu erkennen?

Patienten mit funktionellen Herzbeschwerden bieten oft ein buntes Bild verschiedener Beschwerden, die in irgendeiner Weise mit dem Herzen verbunden sind. Beispiele:

- Alle möglichen Formen von Herzschmerzen (häufig kurz dauernde „Herzstiche"), die belastungsabhängig wie bei einer koronaren Herzerkrankung, aber auch völlig unabhängig von Belastung auftreten können
- Herzrasen, welches in keinem erklärbaren Zusammenhang zur Belastung besteht
- Subjektive Herzrhythmusstörungen, die sich dann im Langzeit-EKG oft nicht nachweisen lassen oder als solche harmloser Natur erweisen
- Oft auch Beschwerden, die mit anderen Organsystemen zusammenhängen (z.B. Kopfschmerzen, unklare Oberbauchbeschwerden)

Es sei noch einmal darauf hingewiesen, daß kein Symptom beweisend oder widerlegend für die Diagnose „funktionelle Herzbeschwerden" ist.

Diagnostik und schulmedizinische Therapie

Was können Sie als Patient vom Arzt erwarten?

- Eine sorgfältige körperliche Untersuchung einschließlich Blutdruck- und Pulsmessung, Ruhe-EKG, Belastungs-EKG
- Bitten Sie Ihren Arzt um auführliche Auskunft über geplante Untersuchungen und Behandlungen

Achtung

Lassen Sie sich die Namen von psychosomatisch behandelnden Ärzten oder Psychologen geben, wenn Ihnen die Unterstützung durch Ihren Arzt nicht ausreichend erscheint.

Naturheilkundliche Therapie

Was sollten Sie als Patient tun?

▶ **Ordnungstherapeutische Hinweise** berücksichtigen.

▶ **Bewegungstherapie** nach ärztlicher Anweisung durchführen.

▶ **Pflanzliche** und/oder **homöopathische Präparate** einnehmen.

▶ **Bürstungen, Luftbäder, Sauna** und **Klimakuren**.

Ordnungstherapie

Spätestens nach dem Ausschluß einer organischen Ursache der Beschwerden wird der Patient damit konfrontiert, daß die Beschwerden „nur psychischer Natur" sein müssen. Leider reagiert der Patient daraufhin nicht erleichtert – es droht ja kein Herzinfarkt wie befürchtet – sondern mit Abwehr und nicht selten mit der Suche nach einem neuen Therapeuten, der doch noch eine organische Ursache finden soll. Der Patient selbst gibt sich in diesem Stadium nicht mit der Diagnose „funktionelle Herzbeschwerden" zufrieden und kann daher auch keine eigenen Strategien entwickeln, mit der Krankheit und den durch sie erzeugten Beschwerden umzugehen.

Hier ist ein behutsames Vorgehen seitens der Behandler und der Angehörigen erforderlich, um nicht eine die weitere Zusammenarbeit erschwerende Konfrontation aufzubauen. Um den Patienten besser zu verstehen und ihn nicht als eingebildeten Kranken oder gar Simulanten zu verunglimpfen, müssen sich der Therapeut und die den Patient umgebenden Personen darüber klar werden, daß diese Krankheit und ihre Symptome eine eigenständige Leistung des Patienten darstellen, mit der es ihm gelingt, sich im Leben einigermaßen zurechtzufinden. Er wehrt damit andere Probleme ab, die Krankheit entlastet ihn. Nimmt man ihm die Krankheit und damit die Entlastung, so könnten dadurch schwerwiegendere (und gefährlichere) Probleme provoziert werden.

Mit einer aufdeckenden psychotherapeutischen Arbeit können die der Krankheit zugrundeliegenden Ursachen gefunden und eventuell auch behandelt werden, eine solche Arbeit ist aber sehr aufwendig und ihr Erfolg nicht garantiert. Sie sollte nur dann begonnen werden, wenn der Patient selbst die Diagnose „funktionelle Herzbeschwerden" voll akzeptiert hat und eine große Motivation für die Psychotherapie zeigt. Die nachfolgend und in den Beiträgen der anderen Naturheilverfahren aufgeführten Therapievorschläge können dazu beitragen.

Beginnt der Patient einzusehen, daß es sich um eine funktionelle und keine organische Störung handelt, so kann er bei sich selbst schauen, ob die Beschwerdesymptomatik von bestimmten seelischen Belastungen oder Situationen, in denen er sich überfordert fühlt, abhängt. Erkennt er hier einen Zusammenhang und gelingt es ihm, solche Situationen frühzeitig zu erkennen, so kann er möglicherweise Konflikte rechtzeitig entschärfen und sich gegen Überforderung anders wehren, so daß er schließlich die Herzsymptome nicht mehr „braucht". Dabei handelt es sich aber um einen langwierigen Prozeß, bei dem Rückschläge nicht ausbleiben und der viel Geduld seitens des Patienten und seiner Umgebung erfordert.

Bewegungstherapie

Nachdem durch eingehende Untersuchungen ein Risiko durch Bewegung ausgeschlossen wurde, kann der Patient sich ohne weiteres mit Ausdauertraining, Spielen (Mannschaftsspielen) und anderen Formen der Bewegung belasten. Das Problem bei funktionellen Herzbeschwerden besteht nicht darin, daß die körperliche Belastung eine Gefährdung für den Patienten darstellt, sondern ihm die Angst vor einer Gefährdung zu nehmen. Gerade hier kann eine Bewegungstherapie durch vorsichtige körperliche Belastung, die langsam schrittweise gesteigert werden kann, und durch damit verbundene Erfolgserlebnisse dazu beitragen, Ängste abzubauen und dem Patienten ein neues Selbstbewußtsein zu geben.

Das Trainingsprogramm sollte zur Hälfte aus Krafttraining und zur anderen Hälfte aus Ausdauertraining mit hoher Druckbelastung des Herzmuskels bestehen.

Beispiele:

Krafttraining: Drei Serien mit je 15 Wiederholungen bei einem Gewicht von 60% der maximalen Kraft der jeweiligen Muskelgruppe.

Ausdauertraining: Bergwandern, Radfahren, Schwimmen.

Drei Trainingseinheiten (je 15-20 Minuten) in der Woche reichen am Anfang aus. Ein Training in der Gruppe oder im Sportverein kann wegen des Gefühls der Sicherheit für den Patienten sinnvoll sein. An einer ambulanten Herzgruppe sollten Patienten mit funktionellen Herzbeschwerden allerdings nicht teilnehmen.

Homöopathie

Die aufgeführten Mittel können ergänzend eingesetzt werden und zwar 1-3mal täglich, bei Bedarf bei akuten Beschwerden zusätzliche Gaben. Bei diesem komplexen Krankheitsbild kann aber auch eine konstitutionelle Therapie erforderlich werden, welche dann aber von einem erfahrenen Homöopathen verordnet werden sollte.

- **Aconitum D4, D6:** Herzklopfen mit Unruhe, Herzstiche mit Ausstrahlung in den linken Arm, schneller, harter Puls, Angst, Durst, nachts schlechter, Wärme verschlechtert
- **Adonis Ø, D1, D2:** Herzbeschwerden bei Überfunktion der Schilddrüse und Fieber
- **Cimicifuga D2, D3, D4, D6:** Wechseljahre mit Depression, Hysterie, Migräne, Rückenschmerzen („alles ist Krampf"), morgens schlechter, Wärme verschlechtert
- **Coffea D3, D4, D6, D12:** Herzklopfen, schneller Puls, lebhafte Erregung, Schlaflosigkeit durch Gedankenfluß, Migräne, Lärm verschlechtert, Kälte verschlechtert, nachts schlechter
- **Leonurus Ø, D1, D2:** Blähungen, Völlegefühl mit Druck auf das Herz, Herzbeschwerden in den Wechseljahren, „vegetative Dystonie"
- **Lycopus Ø, D1, D2:** Herzangst, nervöses schnelles Herzschlagen, Überfunktion der Schilddrüse
- **Sumbulus Ø, D1, D2, D3:** kleine Anstrengung oder Aufregung erzeugt heftige Herzbeschwerden, schnelle, heftige emotionale Reaktionen (Lachen, Weinen bei kleinen Anlässen)

Pflanzenheilkunde

- **Rosmarin** in Kombinationspräparaten: Cardalept® Tropfen, Ungt. Rosmarini compositum Salbe® (zum Einreiben in die Herzgegend)

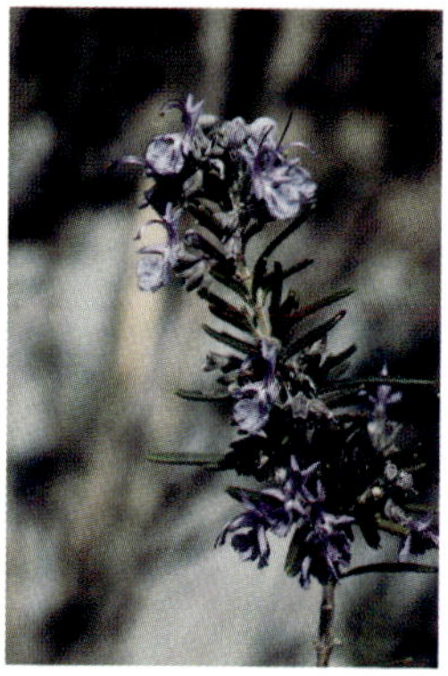

Abb. 5: Rosmarin. Foto: Bruno Vonarburg, Teufen, Schweiz

- **Herzgespann** als Tee (Kraut), in Kombinationspräparaten: Cardisetten® Dragees, Oxacant-sedativ® Tropfen

Weitere Kombinationspräparate: Korodin-Herz-Kreislauf® Tropfen, Tornix® Dragees, herz-plus® Tropfen, Diacard® Tropfen

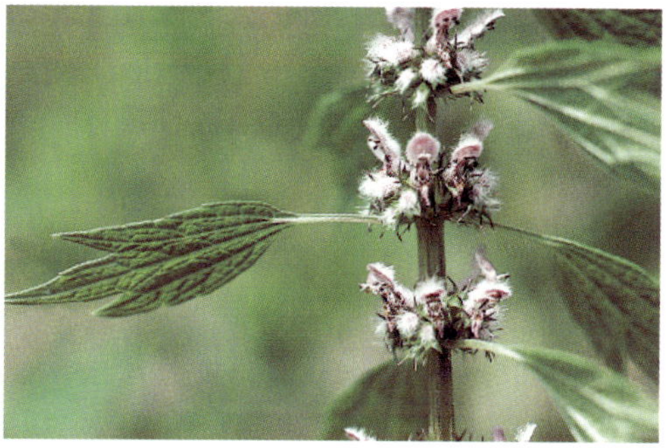

Abb. 6: Herzgespann. Foto: Bruno Vonarburg, Teufen, Schweiz

Übende Verfahren

Autogenes Training vermag eine Reduzierung von Herzangst, Herzrasen und anderen Symptomen zu bewirken. Zunächst eher Wärmeübung und Atemübung, erst später die spezielle Herzübung (→ *Übende Verfahren*, S. 222).

Progressive Muskelentspannung ist sehr hilfreich zur Minderung von Anspannungszuständen und Unruhe.

Auch andere Entspannungsübungen können sinnvoll sein.

Physikalische Therapie

Körpertrockenbürstungen, Sauna 1-2mal/Woche

Massage: Bindegewebsmassage, Periostbehandlung, Muskelmassage im Segment durch Fachtherapeuten;

Luftbäder, Kneipp-Kuren, Klimakuren im Mittelgebirge;

Mit diesen einfachen Maßnahmen werden Spannungs- und Unruhezustände abgebaut und Herz-Symptome oft deutlich gelindert.

Akupunktur/Akupressur

H3, 5, 7, KS6, KG14, 17, B15. Diese Punkte werden vom Akupunkteur genadelt oder können vom Patienten mit Akupressur behandelt werden.

Anthroposophische Therapie

Als unterstützende Maßnahme: Aurum/ Hyoscyamus compositum, Aurum D5/ Oleum aethereum Lavendulae 0,3%/ Oleum aethereum Rosae 0,3% Salbe (Weleda), Aurum/ Stibium/ Hyoscyamus, Aurum/ Valeriana compositum, Crataegus/ Cor compositum (Wala).

Neuraltherapie

Ein Behandlungsversuch über die Schilddrüse ist oft wirksam, auch Akupunkturpunkt H3 und in der Herzgegend werden oft gequaddelt, bei älteren Männern werden auch Injektionen der Prostata durchgeführt. Eine Störfeldsuche und -behandlung (→ *Neuraltherapie*, S. 143) ist oft hilfreich (→ Therapeut).

Ausleitende Verfahren

Schröpfen an auffälligen Zonen des mittleren und oberen Rückens, Cantharidenpflaster und Baunscheidt-Verfahren am Nacken und oberen Rücken (→ Therapeut).

Reflexzonenmassage des Fußes

Die Behandlung der Symptomzone Herz und geeigneter Hintergrundzonen sollte durch Fachtherapeuten erfolgen.

Literatur

Dahlke, R.: Herz(ens)Probleme. Knaur, München.

Kreislauf

Naturheilkundliche Behandlungsprinzipien

Der Kreislauf ist zuständig für den Transport aller Nährstoffe, Salze und Hormone. Die Arterien befördern mit dem Blut Sauerstoff und Nährstoffe zu den Organen, die Venen „entsorgen" die Gewebe von Kohlendioxid und Abfallprodukten des Stoffwechsels. Arterien und Venen stellen ein geschlossenes Kreislaufsystem dar, in welches Herz, Lunge und die übrigen Organe eingeschaltet sind. Als offenes Nebenschlußsystem gehört das Lymphsystem ebenfalls zum Kreislauf. Die Lymphgefäße transportieren Flüssigkeit und Abfallstoffe aus den Zwischenzellräumen und führen diese Flüssigkeit (Lymphe) wieder dem Blut zu.

Der Kreislauf symbolisiert das aktive, dynamische Element unseres Organismus. Kreislaufstörungen machen sich rasch (innerhalb von Sekunden) und deutlich bemerkbar – bis hin zur völligen Bewußtlosigkeit bei starkem Blutdruckabfall. Bei Kreislaufstörungen handelt es sich meist um funktionelle Störungen, d.h. es sind noch keine organisch nachweisbaren Schäden nachzuweisen, sondern eine gestörte Steuerfunktion (Ausnahmen: Arteriosklerotische Veränderungen der Gefäße). Naturheilverfahren können gestörte Funktionen durch regulative Maßnahmen häufig wieder in ein stabiles, gesundes Gleichgewicht bringen.

Wichtige Naturheilverfahren bei Kreislaufkrankheiten

- **Ernährungstherapie**: Die meisten Kreislaufkrankheiten lassen sich durch geeignete, konsequent durchgeführte Ernährungsmaßnahmen günstig beeinflussen.
- **Bewegungstherapie, Kneippsche Therapie**: Sowohl Bluthochdruck als auch zu niedriger Blutdruck werden durch die jeweils richtige Bewegungstherapie und Wasser-/Wärme-/Kälte-Anwendungen auf die Norm reguliert.
- **Entspannungsverfahren** leisten einen wichtigen Beitrag zur Behandlung von (besonders streßbedingtem) Bluthochdruck und funktionellen Herzbeschwerden.
- **Ordnungstherapeutische Hinweise** sind oft die Grundlage einer erfolgreichen Behandlung (z.B. Umgang mit Streß, Konflikten, Genußmitteln).
- Andere Verfahren wie **Pflanzenheilkunde** oder **Homöopathie** sind unterstützend hilfreich.

Literatur

Wolff/Leibold: Herz-Kreislauf-Erkrankungen. Falken Verlag, Niedernhausen.

Bluthochdruck (Hypertonie)

Begriffsklärung

Was ist Bluthochdruck?

Ein Bluthochdruck (Hypertonie) liegt vor, wenn anhaltend (mindestens 3 Messungen zu verschiedenen Zeiten unter Ruhebedingungen) Werte über **160/95 mmHg** gemessen werden. Von einem **Grenzwertbluthochdruck** spricht man, wenn die Werte **140-160 mmHg** systolisch (erster Wert) oder **85-95 mmHg** diastolisch (zweiter Wert) betragen.

Ursachen

Wodurch entsteht ein erhöhter Blutdruck?

Man unterscheidet:

- **Essentieller Bluthochdruck** – Ursache letztlich ungeklärt, viele Faktoren tragen zur Entstehung bei, z.B.:

– Vererbung
– Streß (z.B. Prüfungsstreß, Verkehr, Lärm, Kränkungen, emotional belastende Situationen sowie die Erinnerung daran)
– Umwelt (z.B. soziale Anpassungsprobleme, Familienatmosphäre mit Ablehnung, Kritik, aggressiv ausgetragenen Konflikten)
– Ernährung, hauptsächlich Übergewicht (Übergewichtige haben dreimal so häufig einen Bluthochdruck wie Normalgewichtige, eine Gewichtsreduktion von 1 kg senkt im Mittel den ersten Wert um 2 und den zweiten Wert um 1 mmHg)
– Genußmittel (Alkohol, Nikotin, Kaffee)
– Bewegungsarmut

- **Sekundärer Bluthochdruck** – Ursache ist bekannt, z.B.:

– Nierenerkrankung (z.B. chronische Nierenentzündung, Zystennieren, Verengung der Nierenarterie)
– Herz-Kreislauf-Erkrankung (z.B. Undichtigkeit der Aortenklappe)
– Endokrine Erkrankung (durch bestimmte Hormone verursacht, z.B. Nebennierentumor, Schilddrüsenüberfunktion)
– Erkrankung des Nervensystems (z.B. Hirngefäßerkrankung, Hirntumor)
– Medikamenteneinnahme (z.B. Appetitzügler, „Pille", Schilddrüsenhormone, Psychopharmaka, Cortisonpräparate, manche Antirheumatika, Abführmittel)

Symptome

Woran ist ein Bluthochdruck zu erkennen?

Das Tückische an der Bluthochdruckkrankheit ist gerade, daß sie in der Regel **keine Beschwerden** bereitet. Meist wird ein zu hoher Blutdruck zufällig entdeckt oder dann, wenn bereits **Folgeschäden** aufgetreten sind. Die Beschwerdefreiheit erschwert leider die Patientenmitarbeit, so daß Komplikationen (s.u.) sehr häufig sind. Symptome wie **Kopfschmerzen, Herzklopfen, Angst, Schwindelgefühl, Schweißausbruch, Luftnot, Herzbeklemmung, Sehstörungen** treten erst bei exzessiv hohen Werten oder bei bereits eingetretenen Folgeschäden auf.

Achtung

Eine Therapie sollte unbedingt erfolgen, bevor Symptome auftreten. Eine Prognoseverbesserung und Vermeidung der nachfolgend aufgeführten Komplikationen kann nur bei rechtzeitiger, effektiver Therapie erwartet werden.

Komplikationen: Welche Spätschäden sind zu erwarten?

- ▶ Bluthochdruck ist ein wichtiger Risikofaktor für Gefäßverkalkung (Arteriosklerose) insbesondere in Verbindung mit weiteren Risikofaktoren, wie z.B. Rauchen, erhöhte Blutfette, Cholesterin, Zuckerkrankheit, Übergewicht
- ▶ Herzschädigung: Koronare Herzkrankheit, Herzinfarkt, Hervergrößerung, Verschlechterung der Herzleistung (Herzinsuffizienz)
- ▶ Hirnschädigung, Schlaganfall
- ▶ Schädigung der Hauptschlagader (Aorta) durch Verkalkung und Wandschädigungen, Aussackungen der Schlagader (Aneurysma) mit Gefahr des Reißens
- ▶ Nierenschädigung
- ▶ Augenschädigung mit Beeinträchtigung der Sehleistung

Diagnostik und schulmedizinische Therapie

Was können Sie als Patient vom Arzt erwarten?

Jeder Bluthochdruck sollte zunächst ärztlich abgeklärt werden. Ein sekundärer Bluthochdruck (s.o.) sollte nach Möglichkeit ausgeschlossen werden. Nicht selten werden zu hohe Werte nur beim Arzt gemessen, nicht aber bei der Selbstmessung zu Hause. Es liegt dann ein in der Regel nicht behandlungsbedürftiger, situativ bedingter Hochdruck vor („**Weißkitteleffekt**"). Gegebenenfalls sollten weitergehende Untersuchungen in Erwägung gezogen werden.

Weitergehende Untersuchungen bei Bluthochdruck

- Belastungs-EKG: Erkennen eines Belastungshochdrucks oder einer koronaren Herzerkrankung
- Automatische 24 Stunden-Blutdruckkontrolle: Erkennen von Blutdruckspitzen im Tagesverlauf, Kontrolle der medikamentösen Therapie
- Herzultraschalluntersuchung (Echokardiographie): Erkennen von Herzwandverdickungen durch den Bluthochdruck
- Blutuntersuchungen: Blutsalze, bestimmte Hormone

Entgegen früheren Ansichten gilt nicht mehr, daß das Lebensalter plus 100 dem ersten Blutdruckwert entsprechen darf. Auch für einen über 70jährigen ist ein Blutdruck von 170 systolisch als zu hoch und schädlich zu bewerten. Bei den sekundären Bluthochdruckerkrankungen ist in vielen Fällen eine ursächliche Therapie möglich (z.B. Nierentransplantation bei nierenbedingtem Bluthochdruck, Absetzen von Cortison – wenn möglich). Beim überwiegenden Teil der Bluthochdruckkranken (weit über 80%) liegt jedoch ein essentieller Bluthochdruck vor – entsprechend der multifaktoriellen Entstehungsweise muß hier auch mehrgleisig therapiert werden. Bei unzureichender Behandlung durch die naturheilkundliche Therapie, d.h. wenn weiterhin erhöhte Werte vorliegen, sollten gegebenenfalls nach ärztlicher Verordnung weitere Medikamente zur Senkung des Blutdrucks gegeben werden.

Naturheilkundliche Therapie

Der sogenannte essentielle Bluthochdruck läßt sich mit Naturheilverfahren meist in den Normbereich absenken. Ist dies nicht möglich und sind weitere Blutdruckmedikamente erforderlich, so stellen Naturheilverfahren dennoch eine Unterstützung dieser schulmedizinischen Therapie dar.

Was sollten Sie als Patient tun?

- ▶ Das Leben in **Ordnung** bringen, bluthochdruckbegünstigende Faktoren ausschalten.
- ▶ **Ernährung** umstellen, bei Übergewicht Gewichtsnormalisierung anstreben.
- ▶ **Bewegungstherapie** mit Bevorzugung von Ausdauerbelastungen.
- ▶ Regelmäßig **Kneippsche Therapiemaßnahmen**.
- ▶ Wenn keine Gegenanzeigen vorliegen gegebenenfalls **Heilfasten**.

Ordnungstherapie

- Der Bluthochdruckkranke sollte sich der möglichen Ursachen (siehe S. 263) bewußt werden und sie – soweit möglich – beseitigen (z.B. Nikotinverzicht, kein regelmäßiger Alkoholkonsum)
- Blutdruckselbstmessung mit eigenem Gerät und zur Therapiekontrolle zum Erkennen von Situationen, die den Blutdruck ungünstig beeinflussen
- Lernen, mit Konflikten umzugehen, Konflikte nicht um jeden Preis vermeiden, Konflikte offen austragen, sich aggressiver Gefühle bewußt werden, dabei aber übermäßige Aggressionen (Wutausbrüche) ebenso wie eine Unterwerfung vermeiden
- Bluthochdruckpatienten leiden nicht selten an geringer Selbsteinschätzung, kompensatorisch stellen sie hohe Anforderungen an sich selbst, sind sehr fleißig und leistungsorientiert. Dieses Verhalten kann andauernde Blutdruckanstiege begünstigen.
- Besonders bei situations- oder streßbedingtem Hochdruck sind Entspannungstechniken oft hilfreich (→ *Übende Verfahren*, S. 222)
- Gegebenenfalls Psychotherapie in besonders belastenden Situationen mit starkem Blutdruckanstieg oder wenn emotionale Faktoren bzw. mangelnde Konfliktfähigkeit individuell eine besonders starke Rolle in der Bluthochdruckentstehung spielen

Ernährung

- Wenn Übergewicht vorliegt (→ *Übergewicht*, S. 422), sollte eine Reduktion des Gewichtes unbedingt angestrebt werden, da hierunter meist eine gute Blutdrucksenkung erreicht wird.
- Kochsalzarme Ernährung (ca. jeder dritte ist kochsalzsensibel, d.h. er reagiert auf Kochsalzzufuhr mit einer Blutdrucksteigerung. Dieser Anteil ist bei Übergewichtigen noch weit höher. Bei Gewichtsreduktion kann die Kochsalzsensibilität abnehmen) - Ersatz von Kochsalz durch Kräuter, Gewürze, Salzersatz
- Kalium- und magnesiumreiche Kost (→ *Nährstoffliste*, S. 642 bzw. 643)
- Konsum von tierischem Eiweiß, insbesondere Fleisch, Geflügel, Eier zugunsten von Gemüse und Salat einschränken
- Anteil der Rohkost steigern (Salate, Frischkornbrei)
- Fische können aufgrund des Gehaltes an Omega-3-Fettsäuren milde blutdrucksenkend wirken

Heilfasten

Durch Heilfasten werden rasch deutliche Blutdrucksenkungen erreicht, die oft auch nach dem Fastenende Bestand haben. Bei Einnahme von blutdrucksenkenden Medikamenten können diese oft reduziert oder gar abgesetzt werden.

Achtung

An den ersten Fastentagen sollten in Absprache mit einem fastenerfahrenen Arzt blutdrucksenkende Medikamente, insbesondere Entwässerungstabletten rasch reduziert oder abgesetzt werden.
Auch einzelne eingestreute Entlastungstage (Obsttage, Safttage, Reistage) können über eine Entwässerung und Entsalzung des Körpers zu einer Blutdrucksenkung führen.

Bewegungstherapie

Ausdauersportarten wie Gehen, Wandern, Laufen oder Radfahren in der Ebene senken nachhaltig erhöhte Blutdruckwerte. Beispiel für ein Trainingsprogramm zum Joggen:

1. Woche: 3mal 10 Minuten
2. Woche: 3mal 15 Minuten
3.-6. Woche: 3mal 20 Minuten
7.-12. Woche: 3mal 30 Minuten
danach: 3mal 45 Minuten, wählen Sie das Lauftempo stets so, daß Sie nicht außer Atem kommen.

Achtung

Keine Sportarten mit Wettbewerbscharakter (z.B. Fußballpunktspiele, Tischtennis), keine Sportarten mit starker muskulärer Anstrengung (z.B. Bodybuilding, Windsurfen), kein Leistungssport (ein Volkslauf auf Zeit kann bereits Leistungssport sein)!

Entspannungstherapie

Autogenes Training: Viele Untersuchungen belegen die blutdrucksenkende Wirkung des AT bei essentiellem Bluthochdruck, insbesondere wenn Blutdruckanstiege gefühlsbedingt sind, sowie in Streß- und Konfliktsituationen.
Muskuläres Entspannungstraining nach Jacobson: Sinnvolle zusätzliche Therapie zur Minderung von Anspannung und Unruhe.

Weitere Verfahren wie **Yoga** oder **Meditationstechniken** können sinnvoll sein.

Physikalische Therapie

Kohlendioxid-, Lavendel-, Melisse- oder Baldrianbäder, wechselwarme-kühle Waschungen, wechselwarme Güsse, ansteigende Arm- und Fußbäder (bis 39 °C), Körpertrockenbürstungen, Unterwassermassage und Sauna bei mäßigem Hochdruck sind günstig.

Achtung

Keine Sauna bei schlecht eingestelltem Blutdruck (1. Wert über 180 oder 2. Wert über 110), keine plötzlichen, starken Abkühlungen (kaltes Tauchbad), keine starken Klimareize (starke Sonneneinstrahlung, starker Wind, Höhen- oder Strandklima)!

Nährstofftherapie

Magnesium 300-600 mg täglich (→ *Nährstoffliste*, S. 643), Kalium (→ *Nährstoffliste*, S. 642), Omega-3-Fettsäuren 1-2 g täglich

Pflanzenheilkunde

Pflanzliche Heilmittel können bei leichten Formen des Bluthochdrucks unterstützend eingesetzt werden:

- **Weißdorn** als Tee, 1 TL Blüten und Blätter auf 1 Tasse, heiß überbrühen, 5 Minuten ziehen lassen, 3mal 1 Tasse täglich oder Tinctura Crataegi 3mal 20 Tropfen täglich oder als Fertigpräparat: Born® Dragees/Tropfen, Crataegus Verla® Filmtabletten, Crataegutt® forte Kapseln/Lösung, Crataepas 100 Filmtabletten/Tropfen, Kneipp® Weißdorn Pflanzensaft, Kytta Cor® Tabletten/Tropfen, Regulacor Filmtabletten

- **Mistel** als Tee (Kaltwasserauszug!), 1 TL auf 1 Tasse kalten Wassers, mehrere Stunden stehen lassen, 2-3mal 1 Tasse täglich oder als Fertigpräparat: Kneipp® Mistel-Pflanzensaft, Kneipp Pflanzendragees Mistel, Misteltropfen Curarina, Viscysat® Bürger Tropfen

- **Kombinationspräparate:** Antihypertonikum S Schuck, Ascoviscum® N Tropfen/Kapseln, Craviscum® Tropfen, Hypercard Mixtur, Verus® Tropfen

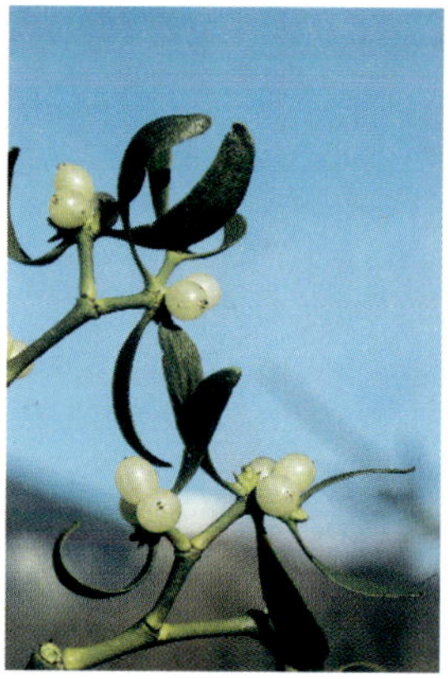

Abb. 7: Mistel. Foto: Bruno Vonarburg, Teufen, Schweiz

Homöopathie

Bei passender Symptomatik sind als unterstützendes Verfahren sinnvoll:

- **Aconitum D4, D6:** bei einer Blutdruckkrise mit hartem Puls, Unruhe, alle 3 Minuten 3 Tropfen

- **Apocynum D1, D2, D3:** gut entwässernde und damit blutdrucksenkende Wirkung

- **Arnica D3, D4:** hochrotes Gesicht, Nasenbluten, Ohrensausen

- **Aurum D6, D12:** rotes Gesicht, Angst, Unruhe, Traurigkeit, paßt häufig gut bei älteren, untersetzten, übergewichtigen Patienten

- **Barium jodatum D3, D4, D6:** bei alten Patienten mit verkalkten Gefäßen (arteriosklerotischer Hochdruck), Schwindel, Gedächtnisschwäche, Schlaflosigkeit, wirkt erst nach mehreren Wochen (mehr auf subjektive Symptome, weniger auf den objektiven Blutdruckwert)

- **Crataegus Ø, D1, D2:** Bluthochdruck und Herzschwäche vorwiegend alter Patienten, Schwindel, Unruhe, leichte Herzbeklemmung

- **Secale D4, D6:** Kälte und Gefühl des Ameisenlaufens der Gliedmaßen, Blutungsneigung (z.B. Nase), Migräne

- **Viscum Ø, D1, D2**: Schwindel, Unruhe, Kopfschmerz, schlechter Schlaf, unruhige Träume

Ayurveda

Eine Panchakarma-Kur (→ *Ayurveda*, S. 67) kann erhöhten Blutdruck normalisieren.

Ausleitende Verfahren

Blutiges Schröpfen der Reflexzone „Hypertonie", gegebenenfalls Nierenzonen, Aderlaß in kleinen Mengen (→ Therapeut).

Akupunktur/Akupressur

Günstig wirken: H7, KS7, G20, Le2,3, Di11, M36, MP6, 9, KG12 (→ *Akupunktur/Akupressur*, S. 46).

Anthroposophische Therapie

Als unterstützende Maßnahme: Viscum/ Crataegus, Equisetum/ Viscum, Aurum/ Belladonna compositum (Wala), Arnica/ Betula compositum, Aurum/ Belladonna compositum (Weleda).

Reflexzonentherapie

In vielen Fällen ist eine Beeinflussung des Bluthochdrucks möglich (→ Therapeut).

Literatur

Klaus/Unsorg/Leibold: Bluthochdruck. Falken Verlag, Niedernhausen.

Middeke et al.: Blutdruck senken ohne Medikamente. TRIAS-Verlag, Stuttgart.

Völker/Lagerstrøm: Kleines Lexikon Hypertonie und Sport. Echo Verlag, Köln.

Was essen und trinken bei Bluthochdruck? Broschüre, Diaita-Verlag, Bad Homburg (im Reformhaus erhältlich).

Weiss, H.: Mit Hochdruck leben. Kiepenheuer & Witsch, Köln.

Niedriger Blutdruck (Hypotonie)

Begriffsklärung

Was ist ein niedriger Blutdruck?

Unter niedrigem Blutdruck (Hypotonie) versteht man Werte von unter 105/60 mmHg, wenn sie andauernd oder wiederholt auftreten.

Ursachen

Wodurch entsteht ein niedriger Blutdruck?

Die häufigste Form ist – analog zum Bluthochdruck – die essentielle Hypotonie, also der niedrige Blutdruck ohne bekannte Ursache. Als weitere Ursachen kommen in Frage:

- Medikamente (z.B. Herz-Kreislauf-Medikamente, Entwässerungstabletten, Psychopharmaka)
- Herzerkrankungen (z.B. Verengung der Aortenklappe)
- Hormonelle Ursachen (z.B. Schilddrüsenunterfunktion)
- Bestimmte, seltene Erkrankungen des Nervensystems (z.B. Syringomyelie).

Bei diesen Formen des niedrigen Blutdruckes sollte – soweit möglich – die Grunderkrankung behandelt werden. Im folgenden geht es um die naturheilkundliche Therapie des niedrigen Blutdruckes ohne bekannte Ursache.

Symptome

Woran ist ein niedriger Blutdruck zu erkennen?

Niedriger Blutdruck führt meist zu unspezifischen Symptomen wie:

- Müdigkeit (besonders morgens nach Bettruhe)
- allgemeiner Leistungsschwäche
- Schwindel, Schwarzwerden vor den Augen (besonders bei schnellem Aufstehen)
- seltener Leeregefühl im Kopf, Kältegefühl der Gliedmaßen, Ohrensausen, Schlafstörungen, Reizbarkeit

Achtung

Niedriger Blutdruck kann auch mit völliger Beschwerdefreiheit einhergehen.

Diagnostik

Was können Sie als Patient vom Arzt erwarten?

- Der niedrige Blutdruck sollte mehrfach gemessen worden sein – ein einmaliger niedriger Wert reicht noch nicht für die Diagnose aus.
- Die Messungen sollten besonders dann vorgenommen werden, wenn Symptome auftreten, die mit dem niedrigen Blutdruck in Verbindung gebracht werden.
- Eine 24stündige automatische Blutdruckmessung kann einen durchschnittlich zu niedrigen Wert oder aber zeitweise Blutdruckabfälle dokumentieren.
- Der Schellong-Test (Blutdruckmessungen im Liegen und bei mehrminütigem Stehen) kann lageabhängige Blutdruckabfälle nachweisen.

Schulmedizinische und naturheilkundliche Therapie

Niedriger Blutdruck bedarf nur dann einer Therapie, wenn Symptome auftreten. Viele Menschen haben recht niedrige Werte, ohne daß sie dabei jemals über Beschwerden klagen. Anders als beim Hochdruck, der ein Risikofaktor für zahlreiche andere Krankheiten ist, muß ein solcher symptomloser niedriger Blutdruck nicht behandelt werden. Die meisten der üblicherweise eingesetzten schulmedizinischen Medikamente führen über eine Erhöhung der Spannung in den Gefäßen zu einer Blutdruckerhöhung. Nachteilig ist hierbei – neben den Nebenwirkungen dieser Medikamente –, daß der Körper in seiner ohnehin nur ungenügenden Fähigkeit, eine natürliche, adäquate Spannung in den Gefäßen zu gewährleisten, durch die künstliche Beeinflussung weiter eingeschränkt wird. Ziel einer naturgemäßen Therapie ist es, den Organismus wieder in die Lage zu versetzen, selbst die richtige Gefäßregulation herzustellen.

Was sollten Sie als Patient tun?

- **Kneippsche Therapie** steigert den Blutdruck und bessert die Befindlichkeit.
- Mit richtiger **Bewegungstherapie** kann die Gefäßregulation deutlich verbessert werden.
- **Homöopathie** und **Pflanzenheilkunde** wirken ebenfalls unterstützend.

Physikalische Therapie

Hydrotherapie: kalte Waschungen mit anschließenden Frottierungen, kalte Unterarmbäder und kalte Güsse steigern den Blutdruck und mindern die Beschwerden.

Sauna mit anschließendem kalten Tauchbad 1-2mal/Woche stellt bei mildem, niedrigem Blutdruck ein ausgezeichnetes Gefäßtraining dar. Es muß jedoch beachtet werden, daß es in der Sauna durch die Wärme kurzfristig zu einem weiteren Absinken des Blutdrucks kommen kann. Daher sollte bei sehr niedrigem Blutdruck oder starken subjektiven Beschwerden die Sauna eher gemieden werden. Der Saunagänger mit niedrigem Blutdruck sollte sich in der Sauna hinlegen, die Beine anwinkeln oder hochlagern, am Ende der Saunazeit langsam aufsetzen und aufstehen, um Blutdruckabfälle zu vermeiden (zumindest bei Anfängern mit Begleitung!).

Massage: Täglich morgens Ganzkörperbürstungen (am offenen Fenster), anschließend kalte Waschungen.

Balneotherapie: Luftbäder, Kneipp-Kuren, Klima-Kuren an Ost- und Nordsee.

Bewegungstherapie

Mit isometrischen Bewegungsübungen (Anspannung von Muskeln, ohne daß die Gliedmaßen dabei bewegt werden) sollte bereits im Bett vor dem Aufstehen begonnen werden. Im Sitzen werden dann Armbewegungsübungen durchgeführt, es folgt ein langsames Aufstehen. Viel Spiel und Sport an der frischen Luft, Schwimmen, Spaziergänge, Wetterreize ausnutzen (auch bei schlechtem Wetter spazierengehen)! Belastungsintensitäten bei Krafttraining bis zu 85% der Maximalkraft pro Muskelgruppe (jeweils 15 Wiederholungen bei drei Serien).

> **Achtung**
> Plötzliche Lagewechsel vermeiden!

Homöopathie

Besonders bei plötzlichen Beschwerden bis zum Kollaps haben sich bewährt:

- **Camphora Ø:** kalter Schweiß, Blässe, Übelkeit, Angst, bei Kollaps oder drohendem Kollaps 1-2 Tropfen
- **Carbo vegetabilis D12:** Schwächezustände abgemagerter oder alter Menschen, 1mal täglich
- **China D2, D3, D4:** Schwäche nach Operation, Blutverlust, Infektion
- **Crataegus Ø, D1, D2:** bei Herzschwäche alter Menschen mit Schwindel, Herzunruhe und niedrigem Blutdruck
- **Haplopappus D2:** vorbeugend bei Blutdruckabfall mit Schwindel beim Aufstehen, morgendliche Anlaufschwierigkeiten, 3mal täglich
- **Kalium carbonicum D3, D4, D6:** allgemeine Schwäche, heftige Schweiße, Rückenschmerzen
- **Lachesis D6, D12:** ohnmachtsartige Schwächezustände, besonders in den Wechseljahren
- **Veratrum album D4:** kalter Schweiß, schwacher Puls, Blässe, im Anfall alle 3 Minuten 3 Tropfen unter die Zunge

Pflanzenheilkunde

Bei leichten Formen niedrigen Blutdrucks vorbeugend und akut gut einzusetzen:

- **Besenginster** in Spartiol® Tropfen, Depasan® Tabletten
- **Weißdorn** als Tee (Blüten und Blätter, 1 TL mit einer Tasse heißem Wasser überbrühen, 5 Minuten ziehen lassen, 3 Tassen täglich), Tinctura Crataegi 3mal 20 Tropfen, als Fertigpräparat: Crataegutt novo® Filmtabletten/ forte-Kapseln/ forte-Lösung, Kytta-Cor® Tabletten, Regulacor® Filmtabletten
- **Kombinationspräparate:** Korodin-Herz-Kreislauf® Tropfen, Angioton® Tropfen, Cardimanol® Tropfen, Corvipas® Tropfen

Ordnungstherapie

- Genußmittel (Nikotin, koffeinhaltige Produkte, Alkohol) sollten weitgehend gemieden werden, da hierdurch die Gefäßspannung künstlich beeinflußt und die Fähigkeit zur Selbstregulation vermindert wird.
- Patienten mit niedrigem Blutdruck reagieren auf erhöhte Anforderungen oft mit einer Leistungsminderung. Es ist ratsam, geistige und körperliche Arbeiten – soweit möglich – im voraus so zu planen, daß das Gefühl einer Überforderung von vornherein vermieden wird.
- Kältereize haben am frühen Morgen den stärksten Effekt auf die Gefäße, daher Kaltanwendungen in die Morgenstunden legen.

Akupunktur/Akupressur

Günstig wirken: M36, H9, KS6, 9, Le3, KG12 (→*Akupunktur/Akupressur*, S. 46).

Ernährung

- Gegebenenfalls Flüssigkeitszufuhr erhöhen (mindestens 1,5-2 l täglich)
- Versuchsweise 1-2mal täglich eine gut gewürzte und gesalzene, warme Gemüsebrühe
- Koffeinhaltige Produkte (z.B. Kaffee, Schwarztee, Cola) meiden. Werden diese Getränke in reichlichem Maße zugeführt, weil sie kurzfristig eine positive Wirkung auf den Kreislauf haben, kann es bei plötzlichem Absetzen zu einer Verstärkung der Beschwerden kommen. Dies zeigt dann an, inwieweit die eigenständige Gefäßregulation vom Koffein abhängig ist. Ein Entzug mit Unterstützung durch die anderen beschriebenen Maßnahmen ist dann sehr sinnvoll und wird nach einigen Tagen bis Wochen erfolgreich sein.

Anthroposophische Therapie

Als unterstützende Maßnahme: Skorodit compositum, Rosmarinus, Oleum aethereum 10%, Levico compositum (Wala), Solutio ferri compositum (Weleda).

Reflexzonenmassage des Fußes

Oft günstige Beeinflussung des niedrigen Blutdrucks möglich (→ Therapeut).

Sauerstofftherapie

Sauerstoffmehrschritttherapie kann sich bei niedrigem Blutdruck günstig auswirken (→ Therapeut).

Heilfasten

Achtung

Bei Patienten mit niedrigem Blutdruck kann es – insbesondere in den ersten Fastentagen – zu einer weiteren Absenkung des Blutdrucks und einer Verstärkung der subjektiven Beschwerden kommen. Daher sollten diese Patienten bereits vorbeugend großzügig die anderen beschriebenen Maßnahmen anwenden (insbesondere Bewegungstherapie, Physikalische Therapie). Veratrum album D4 oder Korodin® Tropfen für den „Notfall" immer griffbereit halten.

Literatur

Koch, L.: Niedriger Blutdruck. TRIAS-Verlag, Stuttgart.

Arterienverkalkung (Arteriosklerose)

Begriffsklärung

Was ist Arterienverkalkung?

Arterienverkalkung ist eine krankhafte Veränderung der Arterien mit Verhärtung, Elastizitätsverlust und Einengung der Gefäßlichtung. Im engeren Sinn wird unter Arteriosklerose die Ablagerung von Kalk an die Gefäßinnenwand bezeichnet. Dies geschieht aber erst in den Endstadien der Arteriosklerose.

Ursachen

Wodurch entsteht Arterienverkalkung?

Als Ursachen kommen in Frage:

- Altersbedingte Abnutzung der Gefäße
- Familiäre Häufung
- Stoffwechselstörungen (→ *Risikofaktoren der KHK*, S. 248)
- Bluthochdruck
- Nikotin
- Fehlgeleitete nervös-vegetative Impulse („Streß")
- Entzündungen der Gefäße (z.B. durch Rheuma, Lues)

Symptome

Woran ist Arterienverkalkung zu erkennen?

Je nachdem, welches Organsystem von der Arterienverkalkung vorrangig betroffen ist, stellt sich die Symptomatik dar. Bei der Koronaren Herzkrankheit oder den arteriellen Durchblutungsstörungen der Beine handelt es sich prinzipiell ebenfalls um eine Arterienverkalkung. Sind Nierengefäße bevorzugt betroffen, kann es zu einem chronischen Nierenversagen kommen, bei Befall der Augengefäße zu Erblindung. Im folgenden sollen mehr die Auswirkungen der Arterienverkalkung im Gehirn erörtert werden, die sich in Symptomen wie **allgemeiner Leistungsminderung, Vergeßlichkeit, Konzentrationsstörungen, Schwindel und Depression** bemerkbar machen.

Diagnostik und schulmedizinische Therapie

Was können Sie als Patient vom Arzt erwarten?

→ *Koronare Herzkrankheit* (S. 248), *Schlaganfall* (S. 277), *Arterielle Verschlußkrankheit* (S. 274).

Naturheilkundliche Therapie

Was sollten Sie als Patient tun?

Die bekannten **Risikofaktoren**, die die Entstehung und das Fortschreiten einer Arteriosklerose begünstigen, sollten weitestgehend minimiert werden (z.B. erhöhtes Cholesterin, erhöhte Blutfette, Zuckerkrankheit, Nikotin, Blutdruck, erhöhte Harnsäure, Übergewicht; zur Behandlung → jeweils unter dem entsprechenden Thema). Unterstützend können die angebenen **Naturheilverfahren** zur Anwendung kommen – vorrangig **Pflanzenheilkunde, Homöopathie, Bewegungs- und Kneippsche Therapie**. Ein realistisches Ziel ist es, den arteriosklerotischen Prozeß zum Stillstand zu bringen, um so eine Verschlechterung der Beschwerden zu verhindern.

Pflanzenheilkunde

Altersherz

- **Weißdorn** als Tee (Blüten und Blätter, 1 TL mit einer Tasse heißem Wasser überbrühen, 5 Minuten ziehen lassen, 3 Tassen täglich), Tinctura Crataegi 3mal 20 Tropfen, als Fertigpräparat: Crataegutt novo® Filmtabletten/ forte-Kapseln/ forte-Lösung, Kytta-Cor® Tabletten, Regulacor® Filmtabletten

Durchblutungsstörungen des Gehirns oder der Beine

- **Gingko biloba** in: Tebonin forte® Tropfen/ Tabletten, Gingkobil ratio® Dragees, Rökan Lösung/ Filmtabletten

Arteriosklerotische Depression

- **Johanniskraut** als Tee (Kraut, 1-2 TL mit heißem Wasser überbrühen, 5-10 Minuten ziehen lassen, 1-3 Tassen täglich), als Extractum Hyperici fluid. 3mal 10 Tropfen, Fertigpräparate: Cesradyston 200® Kapseln/ Tabletten, Esbericum® Kapseln, Hyperforat® Dragees/ Tropfen/ Injektionslösung, Kneipp® Johanniskraut-Pflanzensaft N/ Pflanzendragees N.

Achtung

Erhöhung der Lichtempfindlichkeit möglich, starke Sonnenbestrahlung oder Solarien sind zu meiden!

- **Taiga-Wurzel** (Eleuterokokkus) in: Vital-Kapseln-ratiopharm®, Kaukafin® Dragees

Zur allgemeinen Anregung und Steigerung der Leistungsfähigkeit

- **Knoblauch** roh verzehrt (1-2 Zehen täglich - wenn möglich), Tinctura Allii sativi 3mal 20 Tropfen, Fertigpräparate: Knoblauch Pflanzensaft Kneipp®, Aktiv-Kapseln®, Carisano Dragees
- **Ginseng** in Fertigpräparaten: Ardes aktiv® Pastillen, Ginsana® Ginseng Kapseln, Ginseng Kneipp® Dragees

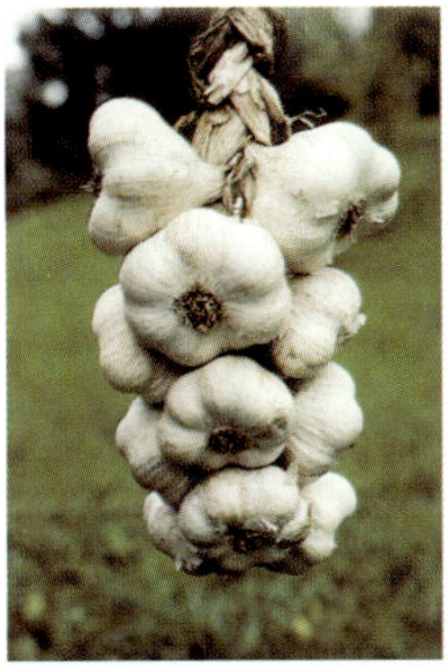

Abb. 8: Knoblauch. Foto: Bruno Vonarburg, Teufen, Schweiz

- **Taiga-Wurzel** (Eleuterokokkus) in: Vital-Kapseln-ratiopharm®, Kaukafin® Dragees

Homöopathie

Bei passender Symptomatik unterstützend hilfreich, meist als Dauergabe erforderlich:

- **Arnica D3, D4:** erhitztes, gerötetes, blutreiches Gesicht, Bluthochdruck, Benommenheit, Schwindel bei Kopfbewegung, Kopfschmerz beim Gehen, jegliche Bewegung verschlechtert
- **Aurum D6, D12:** rotes, gedunsenes Gesicht, vollblütig, melancholisch, mutlos bis zur Selbstmordneigung, unruhig, nachts schlechter, Bewegung bessert
- **Barium carbonicum D3, D4, D6:** Herzschwäche, Schwindel, Gedächtnisschwäche, Schlaflosigkeit, Angst, Depression, Zorn über Kleinigkeiten, Erkältungsneigung, naßkaltes Wetter verschlechtert
- **Crataegus Ø, D1, D2:** Herzschwäche, Herzunruhe, leichte Angina pectoris, erhöhter oder erniedrigter Blutdruck, Schlafstörungen
- **Hypericum D2, D3, D4:** arteriosklerotische Depression
- **Jodum D6, D12:** Unruhe, Angst, Zittern, Abmagerung trotz Heißhunger, schnelles Herzschlagen, Bewegungsdrang, Hitzegefühl, Wärme verschlechtert (bei Überfunktion der Schilddrüse nur D12 oder höher)
- **Plumbum metallicum D12:** Bluthochdruck, Abmagerung, Blässe, Krämpfe im Magen-Darm-Bereich, Lähmungen, „Ameisenlaufen" auf der Haut, Angst, Depression, nachts schlechter, Bewegung verschlechtert
- **Secale D4, D6:** Abmagerung, welkes Gesicht, fahle, blasse Haut, Erschöpfung, Eiseskälte, Angst, Melancholie, Heißhunger, Durst, „Ameisenlaufen", Finger- und Wadenkrämpfe, Bluthochdruck
- **Silicea D3, D4, D6, D12:** Schwäche, Abmagerung, starke Frostigkeit, kalter übelriechender Schweiß, Blähungen, Verstopfung, mangelndes Selbstvertrauen, Zorn, Weinerlichkeit, nachts schlechter, Kälte verschlechtert
- **Viscum D1, D2:** arteriosklerotischer Bluthochdruck, Kopfschmerz, Schwindel, innerliche Unruhe, schlechter Schlaf mit unruhigen Träumen, nachts schlechter, Bewegung verbessert, Schweißausbruch bessert

Bewegungstherapie

Tägliche Bewegung (am besten) an der frischen Luft, Spaziergänge, Tautreten, Ausdauertraining nach den allgemeinen Richtlinien (→ *Bewegungstherapie*, S. 185).

Physikalische Therapie

Lauwarme Ganzwaschungen, wechselwarme Fußbäder, abends ansteigende Fußbäder, Bürstenbäder, Kohlensäurebäder (37 °C) wirken aktivierend.
Luft- und Sonnenbäder (Kopfschutz!), Kurorte mit Jod- oder Radiumquellen.

Ernährung

- Rohkostreiche Vollwertkost (bei Gebißproblemen sollte kein Vollkornbrot mit ganzen Körnern oder aus grobem Schrot, sondern aus Vollkornmehl bevorzugt werden; rohes Gemüse oder Salate können auch püriert verzehrt werden)
- Tierische, eiweißarme Ernährung (einige Fleischmahlzeiten durch Gemüse ersetzen, nicht zuviel Milch und Milchprodukte)
- Viel trinken (alte Menschen trinken in der Regel zu wenig, bei fortgeschrittener Herzschwäche oder Nierenfunktionseinschränkung Trinkmenge mit dem Arzt besprechen)
- Bei Bluthochdruck sparsam salzen, dafür reichlich frische Kräuter und Gewürze verwenden

Nährstofftherapie

Ältere Menschen entwickeln häufig aufgrund geringerer Nahrungszufuhr bei gleichbleibendem Bedarf an lebenswichtigen Nährstoffen Mangelerscheinungen wichtiger Vitamine und Mineralstoffe. Manche Medikamente (→ *Nährstofftherapie*, S. 137) können den

Bedarf an bestimmten Nährstoffen zusätzlich steigern. Daher großzügige Zufuhr von Vitaminen und Mineralstoffen bei Verdacht auf einen Mangel. Bei unspezifischen Beschwerden, die auf keinen Mangel bestimmter Vitamine oder Minerale hindeuten, können z.B. folgende Kombinationspräparate gegebenenfalls hilfreich sein:

- Echtrovit® K Kapseln, Geriatron Pharmakon® Kapseln, Glutergen® + H3 Kapseln, Vigodana® Kapseln, Vita-Gerin-Geistlich® Kapseln, Geriakneipp® N Kapseln, Pasgensin® Kapseln. Manche arteriosklerotische Patienten haben Schluckschwierigkeiten, dann eher Verzicht auf Kapseln: Geriatrie-Mulsin® Emulsion.
- Vitamin A 5000-10.000 I.E. (oder Beta-Karotin 3-6 mg), Vitamin C 1-2 g (1/2 TL), Vitamin E 100-400 I.E., Selen 50-200 μg aufgrund ihres antioxidativen Effektes (oxidiertes LDL-Cholesterin lagert sich leichter an die Gefäßwände an), Omega-3-Fettsäuren 1-2 g täglich (→ *Nährstoffliste*, S. 658).

Heilfasten

Durch eine günstige Beeinflussung der meisten Risikofaktoren kann das Heilfasten eine wirksame Maßnahme sein. Voraussetzung ist eine ausreichende geistige Leistungsfähigkeit, um die Maßnahmen, die während des Fastens erforderlich sind, befolgen zu können. Grundsätzlich gelten die gleichen Gegenanzeigen wie bei anderen Altersgruppen.

Achtung

Die Wirkung vieler Medikamente ist beim Fasten verstärkt. Daher vor dem Fasten Rücksprache mit einem Arzt (möglichst mit Fastenerfahrung) wegen Reduzierung oder Absetzen der Medikamente während des Fastens.

Ausleitende Verfahren

Bei vollblütigen Patienten mit hohem Hämatokrit (Laborwert, der den Anteil fester Bestandteile im Blut angibt) sind wiederholte kleine Aderlässe (100-150 ml) sinnvoll, um die Fließeigenschaften des Blutes und damit die Hirndurchblutung zu verbessern (→ Fachtherapeuten).

Sauerstofftherapie

Ozon- und Sauerstofftherapien zur allgemeinen Anregung und besseren Sauerstoffversorgung des Gehirns sind sinnvoll (→ Therapeut).

Eigenbluttherapie

Zusammen mit Medikamenten wie Actihaemyl® oder Actovegin® sinnvoll, auch Eigenbluttherapie mit Hämaktivator (→ Therapeut).

Enzymtherapie

Langzeittherapie (3-6 Monate) mit Wobenzym® N 3mal 2-3 Tabletten oder Phlogenzym® 2-3mal 1 Tablette zur Verbesserung der Fließeigenschaften des Blutes und zur Absenkung der Fettspiegel.

Achtung

Vorsicht bei Magenempfindlichen, auch die gerinnungshemmende Wirkung von Thrombozytenaggregationshemmern (z.B. ASS) kann verstärkt werden.

Literatur

Assmann/Wahrburg: Arteriosklerose. Falken Verlag, Niedernhausen.

Bircher-Benner-Ratgeber 3: Arteriosklerose und Bluthochdruck. Bircher-Benner-Verlag, Bad Homburg.

Was essen und trinken bei Arteriosklerose? Broschüre, Diaita-Verlag, Bad Homburg (im Reformhaus erhältlich).

Arterielle Verschlußkrankheit (AVK) der Beine

Begriffsklärung

Was ist eine arterielle Verschlußkrankheit?

Bei der arteriellen Verschlußkrankheit (AVK) kommt es infolge einer Verengung oder eines Verschlusses von Arterien zu einer reduzierten Durchblutung des Versorgungsgebietes. In diesem Sinne wären ein Herzinfarkt oder Gehirndurchblutungsstörungen auch arterielle Verschlußkrankheiten. Im folgenden wird aber ausschließlich die AVK der Beine erörtert. Es gibt verschiedene Formen der AVK, z.B.:

- Chronische, arterielle Gefäßverengungen
- Raynaud-Syndrom (funktionelle Durchblutungsstörungen der Finger oder Zehen)
- Angioneuropathien (betroffen sind Hautgefäße der Gliedmaßenenden)
- Akuter Arterienverschluß durch Thrombose oder Embolie (Gerinnsel, welches sich an der Verschlußstelle gebildet hat oder dort hingeschwemmt wurde)

Hier sollen nur die chronischen arteriellen Gefäßverengungen besprochen werden.

Ursachen

Wodurch entsteht eine arterielle Verschlußkrankheit?

Das Erklärungsmodell für die AVK ist multifaktoriell, d.h. es gibt nicht **die** Ursache der Erkrankung, sondern verschiedene Faktoren können das Entstehen und Fortschreiten der Erkrankung begünstigen. Je mehr Faktoren vorliegen und je ausgeprägter sie sind, desto größer ist die Wahrscheinlichkeit der Erkrankung (dem widerspricht nicht, daß auch bei Vorliegen eines oder mehrerer Faktoren keine Erkrankung entsteht. Beispiel: Raucher haben eine viel höhere Wahrscheinlichkeit für eine AVK als Nichtraucher, es gibt aber auch Raucher, die zeitlebens keine AVK entwickeln).

Risikofaktoren der arteriellen Verschlußkrankheit

Die **Risikofaktoren** für die Entstehung sind prinzipiell dieselben wie bei der koronaren Herzkrankheit:

- Erhöhter Cholesterinwert im Blut
- Zigarettenrauchen
- Bluthochdruck
- Zuckerkrankheit
- Erhöhte Harnsäure
- Übergewicht

Dies sind die „klassischen" Risikofaktoren, die wissenschaftlich bestätigt sind. Eine differenzierte Betrachtungsweise ist wichtig (z.B. stellt ein erhöhter Cholesterinwert kein erhöhtes Risiko dar, wenn ein hohes HDL-Cholesterin vorliegt. Das LDL-Cholesterin zeigt ein erhöhtes Risiko an, wobei es hier entscheidend zu sein scheint, wenn dieses LDL in oxidierter Form vorliegt). Risikofaktoren wie Bewegungsmangel, Streßbelastungen oder bestimmte Vitamin- oder Mineralmangelzustände scheinen das Risiko einer AVK zu erhöhen, sind jedoch schwer meßbar und noch nicht eindeutig wissenschaftlich abgesichert. Bei der AVK haben das **Rauchen** und der **Bluthochdruck** eine noch größere Bedeutung als bei der Koronaren Herzkrankheit.

Symptome

Woran ist eine arterielle Verschlußkrankheit zu erkennen?

- Kalte Beine oder Füße
- Blasse Haut
- Schmerzen beim Gehen (je nach Lokalisation der Engstelle im Waden-, Oberschenkel- oder Gesäßbereich), in fortgeschrittenem Stadium auch bei Hochlagern der Beine
- Bei akutem Verschluß (durch Thrombose oder Embolie) kann es zu akuten, starken Schmerzen, Puls-

losigkeit der betroffenen Arterie, auffallender Blässe der Haut unterhalb der Verschlußstelle, Gefühllosigkeit, Bewegungsunfähigkeit und/oder Schock kommen (→ sofortige, notfallmäßige Klinikeinweisung!)

Stadien der chronischen arteriellen Verschlußkrankheit

▶ **Stadium I**: Leichtgradige Gefäßverengung, die sich mit geeigneten diagnostischen Maßnahmen feststellen läßt, aber keine Beschwerden verursacht. Es kann allerdings auch eine höhergradige Verengung vorliegen, die dann keine Beschwerden bereitet, wenn sich ein ausreichender Umgehungskreislauf ausgebildet hat, der die Blutversorgung des Gefäßes übernimmt (Kollateralenbildung).

▶ **Stadium II**: Auftreten von Beschwerden unter Belastung. Man unterscheidet Stadium IIa mit einer schmerzfreien Gehstrecke von mehr als 150 m von Stadium IIb mit einer Strecke unter 150 m.

▶ **Stadium III**: Bereits in Ruhe treten Schmerzen auf.

▶ **Stadium IV**: Infolge der Minderversorgung kommt es zum Absterben von Gewebe (Nekrose).

Diagnostik und schulmedizinische Therapie

Was können Sie als Patient vom Arzt erwarten?

Heute übliche Untersuchungsmethoden durch den Arzt sind: Betrachten (Blässe) und Befühlen der Haut (Temperatur), Tasten der Fuß- und Beinpulse, Abhören der Gefäße, Gehtest, Ultraschalldoppleruntersuchungen, gegebenenfalls Röntgenkontrastdarstellung der Beinarterien.

Bei hochgradigen Gefäßverengungen kann eine Operation oder eine Aufdehnung der Engstelle mit Ballon erforderlich werden (Stadien III und IV, gegebenenfalls auch IIb). Bei akuten Gefäßverschlüssen ist eventuell eine Operation oder eine Auflösung des Gerinnsels mit bestimmten Medikamenten angezeigt. Bei hochgradigen Verengungen mit starken Beschwerden können Infusionen mit Prostaglandinen noch eine subjektive Verbesserung erzielen. Diese eingreifenden Behandlungsmaßnahmen sollten zusammen mit den Fachärzten besprochen werden. Die bei Stadium II eingesetzten Medikamente behindern die Gerinnselbildung oder erweitern die Gefäße. Der Nutzen dieser Medikamente – besonders der gefäßerweiternden Mittel – ist allerdings umstritten.

Naturheilkundliche Therapie

In der Regel wird man bei der arteriellen Verschlußkrankheit mit nicht-invasiven Therapiemaßnahmen (d.h. ohne Operation oder Aufdehnung) auskommen, wie sie nachfolgend beschrieben sind. Eine Stabilisierung der Beschwerden ist bei konsequenter Einhaltung der wichtigsten Vorschläge meist, eine Verbesserung oft zu erreichen. Die zusätzliche Gabe schulmedizinischer Medikamente sollte mit dem behandelnden Arzt diskutiert werden. Bei eindeutiger Besserung der Beschwerden ist nach Rücksprache mit diesem auch eine Reduktion oder ein Absetzen bestimmter Medikamente möglich.

Was sollten Sie als Patient tun?

▶ Die wichtigste Maßnahme bei AVK bis zum Stadium II ist die **Bewegungstherapie.**

▶ Andere Maßnahmen der **Kneippschen Therapie** sind hilfreich.

▶ **Ginkgo-Präparate** führen nachweislich zu einer Verbesserung.

Achtung

Ordnungstherapeutische Hinweise sind unbedingt zu beachten - in erster Linie **Nichtrauchen**!

Bewegungstherapie

- Stadium I: Möglichst viel Bewegung, Spazierengehen, Joggen, Radfahren
- Stadium II: Im Gehtest wird die schmerzfreie Gehstrecke ermittelt. Geübt wird mit 2/3 dieser Gehstrekke, 3mal hintereinander, dazwischen 3 Minuten Pau-

se, dieses Programm 3mal täglich. Günstig sind auch Zehenstandsübungen, Zehenkrallungen am Boden, Fahrradtraining. Generell ist wichtig, daß nicht in den Schmerz „hineingelaufen" wird, sondern bei ersten Anzeichen eines Schmerzes (besser vorher) aufgehört wird. Durch regelmäßige, konsequente und in der richtigen Intensität und Dauer durchgeführte Bewegungstherapie wird die Entwicklung von Umgehungskreisläufen gefördert. Die Beschwerden können dadurch stabil gehalten oder sogar verbessert werden.

- Stadium III-IV: Tieflagerung der Beine zur Förderung der Durchblutung, passive Bewegungstherapie durch Krankengymnasten

Physikalische Therapie

- **Stadium I-II**: Temperaturansteigende Armbäder zur Durchblutungsanregung in den Beinen, ansteigende Fußbäder, wenn diese ohne Schmerzen vertragen werden, CO_2-Bäder 3mal/Woche, Bindegewebsmassage 3mal/Woche, insgesamt 10mal, Elektrotherapie (→ Fachtherapeuten): Zwei- bis Vierzellenbäder, galvanische Längsdurchblutung des Beines, diadynamische Ströme, Ultraschallbehandlung.
- **Stadium II-IV**: Reizstromtherapie

Achtung

Keine lokalen Kälte- oder Wärmeanwendungen, keine Wärmflaschen, keine ansteigenden Fußbäder!

Ordnungstherapie

Arterielle Durchblutungsstörungen der Beine werden – nicht zu unrecht – auch als „Raucherbein" bezeichnet. Alle therapeutischen Maßnahmen – von der Bewegungstherapie bis zur Operation – sind vollkommen sinnlos, wenn der Patient weiter raucht. Wenn der Patient Raucher ist, dann steht die Entwöhnung an erster Stelle der Maßnahmen (→ *Suchttherapie*, S. 545).
Außerdem → *Ordnungstherapie* unter Schlaganfall, S. 279. Die Risikofaktoren (siehe S. 274 und unter entsprechenden Themen) sollten gut eingestellt sein.

Pflanzenheilkunde

- **Ginkgo** in: Tebonin® forte-Tropfen/ Tabletten, Gingobil ratio®-Dragees, rökan®-Lösung/ Filmtabletten

Neuraltherapie

Injektionen in die Arterien oder an den lumbalen Grenzstrang (→ Therapeut).

Nährstofftherapie

Vitamin E 400-1200 I.E., Niacin 100-300 mg täglich (→ *Nährstoffliste*, S. 637 bzw. 629).

Heilfasten

Durch eine günstige Beeinflussung der meisten Risikofaktoren ist eine Verbesserung der Prognose möglich. Eine Rückbildung der Gefäßverengungen durch Fasten wird diskutiert.

Ernährung

- Rohkostreiche Vollwerternährung
- Meiden von tierischen Fetten, weitgehend vegetarische Ernährung
- Ersatz von Fleisch und Wurst durch Fisch, Gemüse und Salate

Akupunktur/Akupressur

B58, M36, 31, MP1, 6, 11, N7 (→ *Akupunktur/Akupressur*, S. 46).

Sauerstofftherapie

Injektionen von Ozon in die Arterien, große Ozon-Eigenbluttherapie, Begasung der betroffenen Gliedmaßen mit Ozon können hilfreich sein (→ Therapeut).

Homöopathie

- **Secale D4, D6:** Besonders bei Sauerstoffmangel der Finger und Zehen durch Gefäßkrämpfe, M. Raynaud, Absterben der Zehen bei Zuckerkrankheit, Taubheitsgefühl der Gliedmaßen, „Ameisenlaufen", innere Schmerzen, die durch Wärme trotz Kälte der Haut zunehmen, inneres Brennen, kann nicht zugedeckt liegen, Bewegung verschlechtert, Berührung verschlechtert, Bettwärme verschlechtert

- **Tabacum D4, D6:** Schmerzen in den Muskeln, Nerven, Gelenken, „Ameisenlaufen", Eiseskälte am ganzen Körper, große Schwäche, Übelkeit mit Speichelfluß, kalter Schweiß, Tabakrauch verschlechtert, Bewegung verschlechtert, warme Räume verschlechtern, frische Luft bessert, Erbrechen bessert

Anthroposophische Therapie

Als unterstützende Maßnahme: Secale/Bleiglanz compositum (Wala).

Enzymtherapie

Langzeittherapie (3-6 Monate) mit Wobenzym® N 3mal 2-3 Tabletten oder Phlogenzym® 2-3mal 1 Tablette zur Verbesserung der Fließeigenschaften des Blutes und zur Absenkung der Fettspiegel.

Eigenbluttherapie

Eigenbluttherapie mit Hämaktivator 3mal/Woche, später seltener, insgesamt 20mal, dann 1mal/Monat (→ Therapeut).

Schlaganfall

Begriffsklärung

Was ist ein Schlaganfall?

Ein Schlaganfall (Apoplex, Insult) ist eine mit Sauerstoffmangel einhergehende Störung im Bereich einer Hirnregion. Jährlich werden allein in Deutschland mehr als 200.000 Menschen „vom Schlag getroffen". 50.000 Menschen sterben daran, viele der Überlebenden behalten mehr oder weniger starke Behinderungen zurück.

Ursachen

Wodurch entsteht ein Schlaganfall?

- **Hirninfarkt** (häufigste Ursache): Akute Durchblutungsstörung durch Verschluß eines Hirngefäßes (z.B. Gerinnselbildung in einem verengten Gefäß, Anschwemmen eines Gerinnsels aus dem Herzen bei bestimmten Herzklappenfehlern oder bei Vorhofflimmern = Embolie)
- **Blutungen** (ca. 20 %) nach Reißen eines Hirngefäßes (z.B. im Rahmen eines starken Blutdruckanstieges bei verkalkten Gefäßen)

Die **Risikofaktoren**, die die Entstehung eines Schlaganfalles begünstigen, sind im wesentlichen dieselben wie bei der koronaren Herzkrankheit und der Arteriellen Verschlußkrankheit (siehe S. 274). Eine besonders hohe Bedeutung scheint jedoch dem **erhöhten Blutdruck** zuzukommen. Auch hoher **Alkoholkonsum** erhöht das Risiko deutlich.

Stadien des Schlaganfalls

▶ **TIA** (Transitorische ischämische Attacke = vorübergehende, plötzliche Durchblutungsstörung = „Schläglein"): Die Symptome (S. 278) halten nur kurze Zeit an und verschwinden spätestens nach 24 Stunden vollständig. Häufige Wiederholungen sind möglich – auch die Entwicklung eines kompletten Schlaganfalls.

▶ **Kompletter Schlaganfall**: Die Symptome halten über mehr als 24 Stunden an und bilden sich nicht oder kaum zurück.

▶ **Zwischenformen** sind mit fließendem Übergang möglich.

Symptome

Woran ist ein Schlaganfall zu erkennen?

Die Symptome können je nach geschädigter Hirnregion und dem Ausmaß der Schädigung stark variieren. Charakteristisch ist ein plötzlicher Beginn der Beschwerden mit Bewußtseinsstörung oder gar Bewußtlosigkeit, Lähmung einer Körperseite, zunächst schlaffer Lähmung, später gesteigerte Muskelspannung (Spastik), Herabhängen eines Mundwinkels, Abweichen der Augen und des Kopfes nach der gelähmten Seite, Sehstörungen, Sprachstörungen, Einkoten und/oder Einnässen. Es können nur ein oder auch mehrere Symptome vorliegen.

Typische Alarmsignale für einen drohenden oder beginnenden Schlaganfall

- Flüchtige Lähmung oder Taubheitsgefühl in einer Körperhälfte oder einem Körperteil
- Vorübergehende Sprachstörungen
- Vorübergehender Sehverlust oder Einschränkung des Gesichtsfeldes
- Plötzlicher Schwindel mit Fallneigung nach einer Seite, besonders wenn damit weitere Symptome wie Doppeltsehen oder Gefühlsstörungen verbunden sind

Diagnostik und schulmedizinische Therapie

Was können Sie als Patient vom Arzt erwarten?

Neben der körperlichen Untersuchung, die die Diagnose bereits weitgehend sichern kann, kommen u.a. Röntgenaufnahmen des Schädels, EEG (Hirnstrommessung), Computertomographie (rechnergestützte Röntgenschichtdarstellung) und Angiographie (Gefäßdarstellung mit Kontrastmittel) in Frage, um die Lokalisation und Ausdehnung des Schlaganfalls sowie die Ursache festzustellen. Schulmedizinisch werden meist Infusionsbehandlungen, gegebenenfalls auch Blutverdünnungen durchgeführt. Alle diese Behandlungen sind jedoch selbst innerhalb der Schulmedizin umstritten. Wichtig ist, die Sauerstoffzufuhr zu gewährleisten – gegebenenfalls mit Sauerstoffzufuhr und Beatmung – und den Wasser- und Blutsalzhaushalt zu stabilisieren. Außerdem müssen Spätschäden durch richtige Lagerung und zunächst passive, später aktive Bewegungstherapie vermieden werden.

Bei rechtzeitiger Diagnose (maximal wenige Stunden nach dem Beginn der Symptome) kann noch versucht werden, ein Gerinnsel medikamentös aufzulösen (→ Krankenhaus).

Zur Vorbeugung eines Schlaganfalls werden Mittel verordnet, die die Gerinnselbildung hemmen (Marcumar® bei Vorhofflimmern, ansonsten ASS, z.B. Aspirin®) und Medikamente, die die Risikofaktoren symptomatisch behandeln – insbesondere Bluthochdruckmittel.

Naturheilkundliche Therapie

Vorrangig geht es um die **Vorbeugung** eines Schlaganfalls, wenn in der **Familiengeschichte** eine Neigung zu Schlaganfällen besteht oder Risikofaktoren für ihre Entstehung vorliegen. Besonders wichtig ist die Verhütung eines Schlaganfalls, wenn bereits **Hinweise auf Hirndurchblutungsstörungen** vorliegen, die einen möglichen Schlaganfall ankündigen (→ *Stadien*, S. 277). Bei konsequenter Änderung der Lebensweise kann das drohende Ereignis selbst dann eventuell noch verhindert werden. Ist bereits ein Schlaganfall eingetreten, der aber nur geringe Schäden hinterlassen hat, so gilt es ebenfalls, weitere Ereignisse zu verhindern, die bei gleichbleibender Lebensweise nahezu unausweichlich sind.

Achtung

Beim akuten Schlaganfall sollte sofort ein Arzt verständigt werden! Die schulmedizinische Notfalltherapie hat hier Vorrang, naturheilkundliche Maßnahmen (z.B. Gabe eines passenden Homöopathikums) haben lediglich unterstützenden Charakter.

Ist ein Schlaganfall mit bleibenden Ausfallserscheinungen eingetreten, so ist es wichtig, mit geeigneten Therapien möglichst viele der verlorengegangenen Fähigkeiten wiederzugewinnen. Auch hier können naturheilkundliche Therapien unterstützend wirken. Die Aussichten, eine vollständige Wiederherstellung aller Fähigkeiten zu erreichen, sind aber wesentlich schlechter als die Möglichkeit, einen drohenden Schlaganfall zu verhindern.

Was sollten Sie als Patient tun?

▶ **Vorbeugen** durch gute Einstellung der **Risikofaktoren** – besonders des **Bluthochdruckes**.

▶ **Ginkgo-Präparate** zur Unterstützung der Hirnleistung.

▶ Vorbeugende **Bewegungstherapie**, aber auch nach eingtretenem Schlaganfall zur Verbeserung der Beweglichkeit und damit der eigenen Unabhängigkeit.

▶ Weitere Maßnahmen der **Physikalischen Therapie** zur Linderung der durch den Schlaganfall hervorgerufenen Beschwerden.

Achtung

Keine Schlaganfallbehandlung ohne Beachtung der **ordnungstherapeutischen Hinweise**!

Pflanzenheilkunde

- **Ginkgo** in: Tebonin forte® Tropfen/ Tabletten, Gingobil ratio®-Dragees, rökan®-Lösung/ Filmtabletten (bei Hinweisen auf Hirndurchblutungsstörungen und bei Beschwerden nach dem Schlaganfall wie Merkfähigkeits- und Konzentrationsstörungen, Schwindel; bis zu einem Wirkungseintritt können mehrere Wochen vergehen).

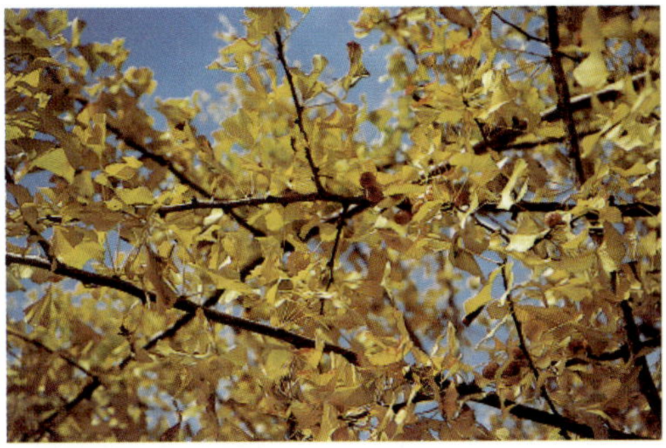

Abb. 9: Ginkgo. Foto: Bruno Vonarburg, Teufen, Schweiz

Bewegungstherapie

- Zur Vorbeugung Ausdauertraining nach den allgemeinen Richtlinien (→ *Bewegungstherapie*, S. 185). Belastungsspitzen sind wegen der damit verbundenen Blutdruckanstiege und der erhöhten Gefahr eines Schlaganfalls unbedingt zu vermeiden (z.B. Heben schwerer Lasten).
- Bei eingetretenem Schlaganfall ohne Lähmungen gilt dasselbe
- Bei eingetretenem Schlaganfall mit Lähmungen sollten Lagerungen gegensätzlich des zu erwartenden Beugemusters im Arm und des Streckmusters im Bein erfolgen. Mehrmals täglich sollte umgelagert und die Gelenke passiv durchbewegt werden. Aktive Bewegungsübungen zunächst mit Krankengymnasten, später selbständig. Wassergymnastik (wegen verringertem Gewicht) sinnvoll, außerdem Bewegungsbad mit Krankengymnasten.

Physikalische Therapie

Bei Bettlägerigkeit Möglichkeiten der Vorbeugung einer Lungenentzündung beachten (→ *Lungenentzündung*, S. 298).

Bei Lähmungen Unterarmteilbäder oder feuchtheiße Armwickel zur Lösung der Verkrampfungen. Eisbad der Hand kann auch Spastik lösen.

Massage: Muskellockerungen durch Schüttelungen und Vibrationen. Eismassage bei Spastik zur Vorbereitung der Bewegungstherapie.

Elektrotherapie: Stabile Galvanisation im hydroelektrischen Bad mindert die Muskelspannung und die Schmerzen (→ Therapeut).

Ordnungstherapie

Schlaganfallpatienten halten im Vergleich zu Kontrollpersonen ihren Ärger häufiger zurück und sind oder fühlen sich von ihrer Arbeit überlastet, wobei ihnen selbst dieses Verhalten wegen ihrer hohen Verausgabungsbereitschaft lange Zeit nicht bewußt ist. Sie können andererseits die sich daraus ergebenden Spannungen weniger gut abbauen, da sie sich insgesamt nicht gut entspannen können. Möglicherweise greifen sie deshalb gehäuft zu den untauglichen „Entspannungsinstrumenten" Zigarette und Alkohol – untauglich deshalb, weil hierunter nur eine künstlich erzeugte, vorübergehende Entspannung erzielt wird, und das Risiko eines Schlaganfalls eher noch ansteigt. Der Schlaganfallgefährdete sollte also folgendes unternehmen:

- Genußmittel meiden, insbesondere auf Nikotin ganz verzichten (Förderung der Entwicklung von Gefäßverengungen) und Alkohol nur in geringen Maßen (eine Flasche Bier oder ein Glas Wein täglich oder weniger) zu sich nehmen (Alkohol erhöht den Blutdruck), → *Suchttherapie* (S. 545).

- Versuchen, Situationen rechtzeitig zu „entschärfen", die zu Ärger führen können. Ist dies nicht (mehr) möglich, so sollte er seinen Ärger aber nicht unterdrücken, sondern darüber sprechen oder ihm anderweitig „Luft machen" (allerdings, ohne andere zu verärgern).

- Versuchen, die Arbeit so zu planen und zu gestalten, daß es möglichst nicht zu Arbeitsüberlastungen kommt. Das gilt nicht nur für die berufliche Arbeit, sondern auch für die Arbeit der Hausfrau, Vereinsarbeit, Hobbys etc. Gegebenenfalls ist sogar ein Arbeitsplatz- oder Berufswechsel erforderlich.

- Als Gegenpol zu den Spannungen für ausreichend Entspannung sorgen, gerade wenn die entstandenen Spannungen nicht planbar oder vermeidbar sind (z.B. Hausfrau mit Kindern). Bewegungstherapie oder Sauna mit anschließenden längeren Ruhephasen sowie Entspannungstechniken (siehe S. 222) kommen dafür in Frage.

Akupunktur/Akupressur

Eine Sitzung täglich mit 4-5 Punkten. Nach 5 Tagen Pause, dann neuer Behandlungszyklus, N1, Di15, 11, 10, 4, 3E5, M31, MP6, M36, G30, 34, Le1 (→ *Akupunktur/Akupressur*, S. 46).

Neuraltherapie

Bei und nach Schlaganfall oder TIA wiederholt 1ml Procain intravenös, Ganglion stellatum, Dornenkranz (→ Therapeut).

Ernährung

Zur Vorbeugung:

- Rohkostreiche Vollwerternährung
- Meiden von tierischen Fetten, weitgehend vegetarische Ernährung
- Ersatz von Fleisch und Wurst durch Fisch, Gemüse und Salate

Nach Schlaganfall bei Betttlägerigkeit und Lähmungen:

- Frischgepreßte Obst- und Gemüsesäfte, schlückchenweise einnehmen
- Leicht verdauliche, weiche Gemüse, Kartoffeln
- Fleisch, Geflügel und Rohkost werden unmittelbar nach dem Ereignis oft nicht vertragen.

Nährstofftherapie

- Vitamin A 10.000 I.E. oder Beta-Karotin 6 mg vorbeugend bei Risikopatienten führen bei einem Schlaganfall zu einer verringerter Sterblichkeit und kleineren neurologischen Schäden.

Homöopathie

Es wäre sicherlich zuviel von der Homöopathie erwartet, wenn man annähme, die rechtzeitige Einnahme eines Homöopathikums könne jeden Schlaganfall verhindern oder jede Lähmung beseitigen. Sie vermag aber unangenehme Symptome zu lindern und zu einer schnelleren Heilung (oder zumindest Verbesserung) unterstützend beizutragen.

- **Acidum hydrocyanicum D6, D12:** akuter Anfall, Zusammenbruch, Ohnmacht, Kopfschmerz, eiskalte Haut, kalter Schweiß, blau-blasses Gesicht, Muskelkrämpfe

Arnica D6, D12: akuter Anfall, Benommenheit, Schwindel bei Kopfbewegung, Blutandrang mit Hitze in Gesicht und Kopf, Schwäche, Zerschlagenheit, schmerzhafte Überempfindlichkeit, Bewegung verschlechtert, Berührung verschlechtert, Ruhe bessert, Liegen bessert

Aurum D6, D12: vorbeugend bei untersetzten Menschen mit Vollblütigkeit, arteriosklerotischer Bluthochdruck, Angst, Mutlosigkeit, Gereiztheit, nachts schlechter, Bewegung im Freien bessert

Barium carbonicum D4, D6, D12: nach Schlaganfall, Traurigkeit, Ängstlichkeit, Vergeßlichkeit, Redefaulheit, arteriosklerotischer Bluthochdruck und Kopfschmerz, bleiches Gesicht, Erkältungsneigung, naßkaltes Wetter verschlechtert

Belladonna D3, D4, D6: akuter Anfall, plötzlicher Beginn, starker Blutandrang zum Kopf mit Kopfschmerz, hochrotes Gesicht, pulsierende Halsschlagader, kalte Glieder, Überempfindlichkeit aller Sinne, Erregung, Sinneseindrücke verschlechtern

Glonoinum D3, D4: akuter Anfall, Angst, nervöse Erregung, aber auch Teilnahmslosigkeit, schwerer Kopf, klopfender Kopfschmerz, Bewegung verschlechtert, Wärme verschlechtert

Nux vomica D3, D4, D6, D12: drohender Schlaganfall bei vollblütigen Menschen, Choleriker, nach Reizmittelgenuß (Kaffee, Tabak, Alkohol), Angst, Jähzorn, Kopfschmerz, Augenschmerz, Überempfindlichkeit der Sinne, frische Luft verschlechtert

Oleander D3, D4, D6, D12: Muskellähmungen, Muskelschmerz, Muskelzittern, Taubheitsgefühl, „Ameisenlaufen" auf der Haut, Müdigkeit, Abgeschlagenheit

Opium D6, D12: nach Schlaganfall, Gedächtnisverlust, Abgestumpftheit, Betäubung, Reizunempfindlichkeit, röchelnde Atmung

Anthroposophische Therapie

Als unterstützende Maßnahme zur Nachbehandlung: Arnica/Aurum D20/30, Arnica/Plumbum compositum A, Arnica/Plumbum compositum B (Wala).

Manuelle Medizin

Bei vielen Patienten mit Lähmungen nach Schlaganfall kommt es zu einer Fehlfunktion im Schultergelenk. Diese kann durch Mobilisation sehr günstig beeinflußt werden. Häufig bestehen auch Fehlfunktionen der Rippen-Wirbelsäule-Gelenke und des Kreuzbein-Darmbein-Gelenkes, deren Manipulation deutliche Erleichterung bringen kann (→ Therapeut).

Sauerstofftherapie

Hämatogene Oxidationstherapie verbessert die Mikrozirkulation und die Sauerstoffversorgung (Therapeut).

Reflexzonenmassage des Fußes

2-3mal/Woche insgesamt 6-12 Sitzungen, gegebenenfalls auch mehrere Zyklen (→ Therapeut).

Adresse

Deutsche Schlaganfallstiftung, Carl-Bertelsmann-Str. 256, 33335 Gütersloh

Literatur

Hof, S.: Krankenpflege zu Hause. Falken Verlag, Niedernhausen.

Johnstone, M.: Die Hausbetreuung des Schlaganfallpatienten. Gustav Fischer Verlag, Stuttgart.

Kroker, J.: Sprachverlust nach Schlaganfall. Karl F. Haug Verlag, Heidelberg.

Mäurer/Mäurer: Der Schlaganfall. TRIAS-Verlag, Stuttgart.

Soyka, D.: Schlaganfall. Gustav Fischer Verlag, Stuttgart.

Zeitschrift: Aphasie – Sprachverlust. Bundesverband für die Rehabilitation der Aphasiker.

Selbsthilfegruppe

Bundesverband für die Rehabilitation der Aphasiker e.V., Oberthürstr. 11a, 97070 Würzburg, Tel. 0931-573749

Krampfadern, chronische Durchblutungsstörungen der Venen und Unterschenkelgeschwür

Begriffsklärung

Was sind Krampfadern, chronische Durchblutungsstörungen der Venen und Unterschenkelgeschwür?

Krampfadern (Varizen) sind bleibende Erweiterungen oberflächlicher Beinvenen (an anderen Körperteilen können sich auch Krampfadern bilden, was aber selten ist und hier außer Betracht bleiben soll).

Ursachen

Wodurch entstehen sie?

- Erhöhte Druckbelastungen der Venen (z.B. durch Steh- und Sitzberufe, Schwangerschaft, Übergewicht)
- Folge einer tiefen Beinvenenthrombose (Abflußstörung im Bereich der tiefen Venen mit Verlagerung des Blutflusses und damit Erweiterung der oberflächlichen Venen)
- Selten angeboren im Rahmen einer Fehlbildung, oft einhergehend mit veranlagungsbedingter Bindegewebsschwäche

Bei **chronischen Durchblutungsstörungen der Venen** (chronisch venöse Insuffizienz) ist der Abfluß des Blutes aus den Beinen über die Venen gestört. Sie können mit Krampfadern einhergehen. Umgekehrt können Krampfadern zu venösen Durchblutungsstörungen führen, müssen es aber nicht.

Ein **Unterschenkelgeschwür** entsteht aus einer venösen Abflußstörung. Die Versorgungs- und Entsorgungsstörung der Haut führt bei entsprechender Veranlagung zur Bildung einer Hautwunde („**offenes Bein**“).

Symptome

Womit können Krampfadern einhergehen?

Woran sind chronische Durchblutungsstörungen der Venen zu erkennen?

Krampfadern:

- Krampfartige Schmerzen und Stiche in den Beinen
- Schwere- und Spannungsgefühl in den Beinen
- Nächtliche Beinkrämpfe („Krampfadern“)
- „Ameisenlaufen“ der Haut
- Unterschenkelschwellung (Ödem)

Chronische Durchblutungsstörung der Venen:

- Stärkere Unterschenkelschwellungen (Ödem)
- Hautveränderungen (Verhärtung, gelb-bräunliche Verfärbung)
- Hautentzündungen (Stauungsdermatitis)
- Oberflächliche Venenentzündung (Thrombophlebitis)
- Geschwür

Diagnostik und schulmedizinische Therapie

Was können Sie als Patient vom Arzt erwarten?

Die wichtigsten Untersuchungsmethoden sind eine genaue Beobachtung der Beine, der Tastbefund, Trendelenburg- und Perthes-Test (zur Beurteilung der Venenklappen und der Durchgängigkeit der tiefen Beinvenen), Ultraschalluntersuchung der Venen (Ultraschalldoppler), Röntgenkontrastdarstellung der Venen (Phlebographie). Die Diagnostik trägt zur Klärung der weiteren Therapie bei – insbesondere zur Klärung der Frage, ob eine Operation der Venen sinnvoll ist.

Bei starken Beschwerden und unter bestimmten Voraussetzungen (z.B. müssen die tiefen Beinvenen in Ordnung sein) kommen eine Verödung oder eine operative Entfernung („Stripping") der erkrankten Venen in Betracht.

Eine der wichtigsten Maßnahmen bei venösen Abflußstörungen und Unterschenkelgeschwür ist eine konsequente **Kompressionstherapie** der Beine mit Stützstrümpfen oder elastischen Verbänden mit kurzem Zug. Bei leichten Formen ist sie oft nur zeitweise erforderlich. Entscheidend ist die richtige Anwendung komprimierender Maßnahmen, d.h. Stützstrümpfe müssen sehr eng anliegen (am besten maßangefertigt) und relativ häufig erneuert werden. Sie können so eng sein, daß geschwächte oder ältere Patienten sie möglicherweise nicht ohne fremde Hilfe anziehen können. Wenn sie leicht angezogen werden können (z.B. weil die Schwellung zurückgegangen ist), können sie weggelassen oder müssen neu angefertigt werden. Das richtige Anlegen einer elastischen Binde sollte von Angehörigen des Patienten erlernt werden (Schulung z.B. durch Arzt, Arzthelferin, Krankenschwester).

Bei leichten Formen wird nicht selten überflüssigerweise eine Kompressionstherapie verordnet. Viele Patienten mit Venenerkrankungen sind auf ihre Strümpfe oder Binden geradezu fixiert und kaum davon abzubringen, selbst wenn sie gar nicht notwendig sind. Eine Kompressionstherapie sollte aber nur bei fortgeschrittenen Formen oder vorübergehender Verschlechterung leichter Formen für eine Übergangszeit angewendet werden, da die Kompression die Venen zwar stützt und entlastet, ihnen aber andererseits auch den Anreiz zur Selbstregulation nimmt, ein „Venentraining" findet nicht statt. Bei leichten Formen sollte daher der Aufwand und die Zeit besser in andere Verfahren investiert werden.

Naturheilkundliche Therapie

In vielen Fällen läßt sich mit den unten beschriebenen Maßnahmen eine Stabilisierung oder Verbesserung erreichen, so daß weitere eingreifende Maßnahmen (zumindest bis auf weiteres) unnötig werden.

Was sollten Sie als Patient tun?

▶ **Ordnungstherapeutische Hinweise** beachten.

▶ **Kompressionstherapie.**

ACHTUNG

Aber richtig!

▶ Richtige **Bewegung** ist von entscheidender Bedeutung.

Ordnungstherapie

Die Sekretion aus einem Geschwür kann eine Reinigungsfunktion haben, sollte auch nicht um jeden Preis unterdrückt werden. Ein Geschwür kann möglicherweise zum Abheilen gebracht werden, dafür bricht an einer anderen Stelle ein neues Geschwür wieder auf. Insgesamt sollten die Reinigungswege des Organismus aktiviert werden durch:

- Gesunde, schadstoffarme Ernährung
- Vermeiden von Genußgiften (Nikotin, Alkohol)
- Gewichtsreduktion (zur Verbesserung des venösen Abflusses)
- Vermeiden von enger, einschnürender Kleidung, keine engen Schuhe oder solche mit hohen Absätzen
- Beine beim Sitzen nicht übereinanderschlagen
- Schlecht sind Sitzen und Stehen, lieber Liegen oder Laufen: Langes Sitzen oder Stehen (z.B. lange Auto- oder Flugreisen) meiden oder zwischendurch mit Bewegungsübungen (→ *Bewegungstherapie*, S. 185) die Durchblutung anregen
- Blähungen und Verstopfung sollten vermieden werden, da hierdurch der venöse Abfluß zusätzlich behindert wird (→ *Blähsucht*, S. 344, *Verstopfung*, S. 350).

- Anregung der Schweißproduktion durch reichliche Bewegung, Sauna (Sauna nur bei leichten Formen, da unter der Wärme eine Verstärkung des Schwellung möglich ist, Beine in der Sauna unbedingt hochlagern)
- Schonung der Leber (mäßiger oder kein Alkoholgenuß, Medikamente nur, wenn unbedingt erforderlich)
- Anregung der Niere durch reichliche Flüssigkeitszufuhr (Mineralwasser, Kräutertees)

Bewegungstherapie

- Bei Unterschenkelschwellungen nachts – gegebenenfalls auch zeitweise tagsüber – die **Beine erhöht lagern** (Fuß über Herzniveau!). Nachts mit erhöhtem Fußteil schlafen, damit der venöse Rückfluß unterstützt wird und eine weitgehende Entstauung erreicht wird. Kompressionstherapie (siehe S. 283) nur nach ausreichend langer Hochlagerung.
- Viel **Gehen, Wandern, Fuß- und Beinübungen** zur Anregung der Muskelpumpe. Dabei übt jede Zusammenziehung der Beinmuskeln auch einen Reiz auf die Venen aus und hilft, das Blut besser zum Herzen zurückzutransportieren.
- **Stehen und Sitzen** – soweit möglich – **vermeiden**, da hierbei das Blut in den Venen „versackt", der Druck auf die Venen zunimmt und die Beine leichter anschwellen. Niemals die Beine übereinanderschlagen! Wenn Stehen oder Sitzen unvermeidlich sind (z.B. Autofahren, Fliegen, Tätigkeit als Sekretärin oder Verkäuferin), sollte durch häufige Betätigung der Muskelpumpe (Krallübungen der Zehen, Aufstellen der Füße auf die Zehen – beides im Gehrhythmus jede Stunde für zehn Minuten) eine Entlastung der Venen erfolgen.

Physikalische Therapie

- **Venöse Abflußstörung**

Hydrotherapie: Kaltreize verbessern die Gefäßspannung der Venen. Kalte Unterschenkelwickel, Tautreten, kalte Waschungen, Knie- und Schenkelgüsse, Wassertreten, Schwimmen, bei Entzündungen besonders Lehmwickel oder kalte Heilerdeauflagen (Luvos®-Heilerde) wirken günstig.

Massage: Ausstreichungen der hochliegenden Beine, Vibrationsmassage von umschriebenen Muskelhärten sind unterstützend sinnvoll.

Elektrotherapie: Zweizellenbad wirkt schmerzlindernd, Diadynamische Ströme bei bettlägerigen Patienten (→ Fachtherapeuten).

Badetherapie: Kneippkuren und Nordseekuren sind sinnvoll.

- **Unterschenkelgeschwür**

Hydrotherapie: Unterschenkelbäder kalt bis warm mit Zusatz von Kaliumpermanganat (einige Krümel ins Wasser, bis violette Färbung eintritt) zur Desinfektion, Kohlensäurebäder, Zinnkrautbäder, Bäder mit Zusatz von Eichenrinde, wechselwarme Knie- und Unterschenkelgüsse (gegebenenfalls nur auf der gesunden Seite), Unterschenkelwickel mit kaltem bis warmem Zinnkrauttee), Umschläge mit Weizenkeimöl, Honig oder Heilerde (Luvos®) können die Heilungstendenzen des Gewebes fördern.
Massage: Manuelle Lymphdrainage, Bindegewebsmassage, Periostbehandlung (→ Fachtherapeuten)
Elektrotherapie: Ultraschall-Therapie im Segment am Rücken und in der Umgebung des Geschwürs und Langzeitgalvanisationen wirken heilungsfördernd.
Lichttherapie: UV-Licht- oder Sonnenlichtbestrahlungen wirken heilungsfördernd.

Ausleitende Verfahren

Bei **akuten Venenentzündungen** und **starken venösen Abflußstörungen** sind Blutegel Mittel der ersten Wahl. Ein oder mehrere Egel sollten möglichst nahe an das Zentrum der Beschwerden gesetzt werden (→ *Ausleitende Verfahren*, S. 59).

Pflanzenheilkunde

Pflanzliche Heilmittel sind unterstützend sinnvoll, ihre Wirksamkeit steht jedoch hinter den oben genannten Verfahren zurück – im Gegensatz zur reichlich geübten Verordnungspraxis:

- **Roßkastanie** in: Aescuven® forte Dragees, Venoplant® ret. Dragees, Venopyronum® N forte Kapseln, Venostasin® Kapseln

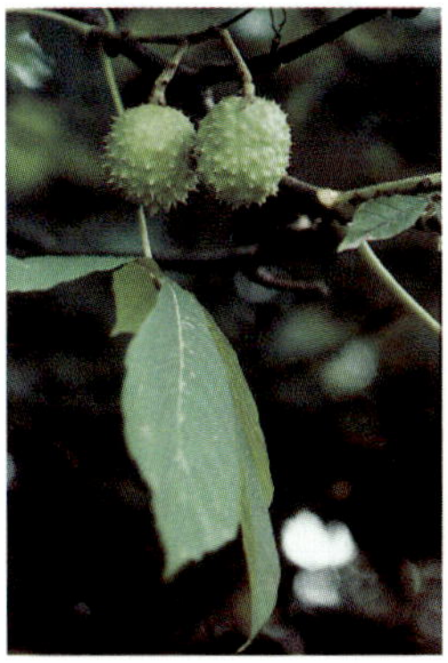

Abb. 10: Roßkastanie. Foto: Bruno Vonarburg, Teufen, Schweiz

- **Steinklee** als Tee (Kraut, 1-2 TL mit einer Tasse heißem Wasser überbrühen, 5-10 Minuten ziehen lassen, 2-3mal täglich), in: Venalot® Kapseln, Liniment
- **Mäusedorn** in: Venobiase® Brausetabletten
- **Buchweizen** in: Fagorutin® Buchweizentee/ -tabletten
- **Kombinationspräparate.:** Pascovenol® S Dragees, Venacton® Tropfen
- **Mittel zur äußeren Behandlung:** Venostasin® N Salbe, Phlebodril® Creme, Rephastasan® Salbe

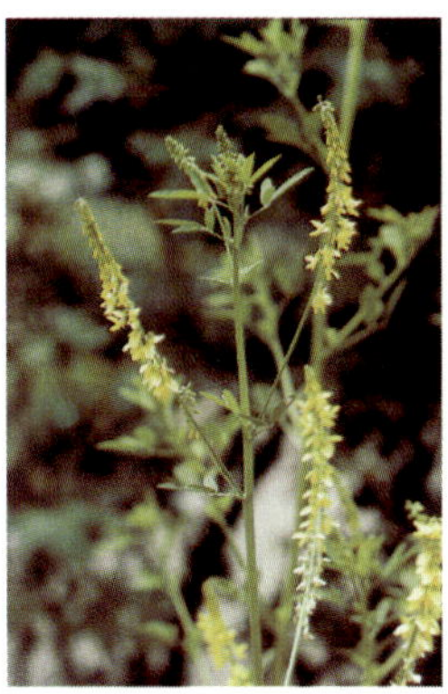

Abb. 11: Steinklee. Foto: Bruno Vonarburg, Teufen, Schweiz

Ernährungstherapie

- Tierische, eiweißarme Ernährung, wenn möglich zumindest für einige Wochen vegetarisch
- Leicht verdauliche Gemüse, Obst und Vollkornprodukte
- Zunächst keine Rohkost, kein rohes Getreide, keine Getreide/Obstmischungen, nichts Süßes (auch nicht Fruchtsäfte) zusammen mit Vollkornprodukten, um Gärungsprozesse und Blähungen zu vermeiden – es sei denn diese Nahrung wurde bisher auch ohne Blähungen vertragen
- Wenn anhaltende Darmbeschwerden bei der Kostumstellung bestehen, Versuch mit Hayscher Trennkost (→ *Ernährungstherapie*, S. 96).

Heilfasten

Über eine verbesserte Durchblutung im Bereich der Kapillaren sowie über einen Abbau der überschüssigen Eiweiße zwischen Kapillaren und Zellen ist eine Entstauung sowie bei Geschwür ein Abheilen möglich. Anschließender Kostaufbau im Sinne einer Vollwerternährung und gegebenenfalls auch eine Mikrobiologische Therapie sind erforderlich, um eine dauerhafte Verbesserung zu erzielen.

Homöopathie

- **Acidum fluoricum D6, D12:** Geschwür mit hartem Rand, Unterschenkelschwellung, Hautjucken, Fußschweiß, Schmerzen nachts schlimmer, Wärme verschlechtert, Bewegung bessert
- **Aesculus D2, D3, D4:** Hämorrhoiden, schmerzhafte Krampfadern, oberflächliche Venenentzündung, chronische Verstopfung, Kreuzschmerzen, nachts schlechter, Wärme verbessert
- **Arsenicum D4, D6, D12:** Geschwür mit scharfen Sekreten, brennende Hämorrhoiden, Schwäche, Abmagerung, Frostigkeit, trockene, schmutzige Haut, nachts schlechter, Wärme bessert
- **Calcium fluoratum D4, D6, D12:** Geschwür mit harten Rändern, Krampfadern mit heftigen, stechenden Schmerzen, schlaffes Bindegewebe, Neigung zu Bandscheibenbeschwerden
- **Carbo vegetabilis D4, D6, D12:** Krampfadern, Hämorrhoiden, unheilbare Geschwüre, Abmagerung, marmorierte, kalte Haut, Blähungen, Verlangen nach frischer Luft trotz Frieren (!), oft bei alten, geschwächten Menschen angezeigt

- **Carduus marianus D1, D2, D3:** Hämorrhoiden- und Krampfadernbildung bei Leberleiden und Verstopfung
- **Collinsonia D1, D2, D3:** Hämorrhoiden und Krampfadern bei Schwangeren
- **Lachesis D8, D12:** Oberflächliche Venenentzündung, Geschwür, entzündetes Geschwür, blaurote Umgebung des Geschwürs, Erregung, Geschwätzigkeit, kann Beengung nicht ertragen, klebrige Schweiße, Schlafen verschlechtert, Wärme verschlechtert
- **Lycopodium D3, D4, D6, D12:** venöse Stauung, Geschwür bei Leberleiden, Blähungen, Reizbarkeit, kann keinen Widerspruch ertragen, Abmagerung trotz Heißhunger, welkes, trockenes Aussehen, ein Fuß kalt, der andere warm, zwischen 16 und 20 Uhr schlechter, Ruhe verschlechtert, Wärme verschlechtert, Bewegung bessert, frische Luft bessert
- **Pulsatilla D4, D6, D12:** blaue, volle Venen, Unterschenkelschwellung, Weinerlichkeit, Nachgiebigkeit, Erkältlichkeit, Frostigkeit, milde Sekrete, verspätete Regel, kalte Füße, Verlangen nach frischer Luft, leichter Kleidung und Bewegung
- **Secale D4, D6:** Geschwür bei Krampfadern und Arteriosklerose, „Ameisenlaufen" der Haut, Taubheitsgefühl, Wadenkrämpfe, inneres Brennen wie Feuer, blasse, trockene Haut, Blutungsneigung, hartnäckige Geschwüre mit stinkenden Sekreten, Bettwärme verschlechtert, Bewegung verschlechtert, Abkühlung bessert
- **Sepia D3, D4, D6, D12:** Hämorrhoiden, Krampfadern, Reizbarkeit, Hitzewallungen, kalte Glieder, fleckige Haut, Blähungen, Gebärmutter drängt nach unten, Beischlaf verschlechtert, Essen verschlechtert
- **Sulfur D4, D6, D12:** chronische Hämorrhoiden, Krampfadern, Geschwür mit stinkendem Sekret, schmutzige Haut, Hitze, Brennen der Füße (muß Füße nachts aus dem Bett strecken), Juckreiz, nachts schlechter, Bettwärme verschlechtert
- **Vipera D6, D12:** dicke, harte Venen (als ob sie platzen wollten), Unterschenkelschwellung, Krampfadern, oberflächliche Venenentzündung, Geschwür, eiskalter Körper
- **Zincum metallicum** oder **valerianicum D4:** ruhelose Beine bei Krampfadern

Enzymtherapie

Therapie mit Wobenzym® N 3mal5 oder Phlogenzym® 3mal 2 Tabletten über 3-4 Wochen (besonders bei Venenentzündung), Wirkungseintritt erst nach 1-2 Wochen.

Anthroposophische Therapie

Als unterstützende Maßnahme: Lotio pruni compositum cum Cupro, Solutio ferri compositum (Weleda), Borago compositum, Hirudo compositum (Wala).

Neuraltherapie

- Bei entzündlichen Zuständen Injektionen neben die gereizten Gefäße
- Bei Geschwür Injektionen um das Geschwür herum (mehrere Injektionen im Abstand von 2cm), gegebenenfalls auch tiefere Injektionen unter das Geschwür (→ Therapeut)

Akupunktur/Akupressur

Meisterpunkt des Bindegewebes MP5, zusätzlich MP6, M36, MP10, bei Geschwür lokal um den Rand des Geschwürs (→ *Akupunktur/Akupressur*, S. 46).

Sauerstofftherapie

- Begasung von Geschwüren mit Ozon hat desinfizierende und heilungsfördernde Wirkung
- Große Eigenblutbehandlung unterstützt die Selbstheilungstendenz
- Hämatogene Oxidationstherapie verbessert die Durchblutung im Bereich der kleinsten Gefäße und die Fließeigenschaften des Blutes
- Sauerstoffmehrschritttherapie kann die Abheilung von Geschwüren beschleunigen.

Reflexzonenmassage des Fußes

In der Regel 2-3mal/Woche, 6-12 Sitzungen (→ Therapeut)

Literatur

Bircher-Benner-Ratgeber 12: Venen, Krampfadern, Thrombosen, Hämorrhoiden, Embolie. Bircher-Benner-Verlag, Bad Homburg.

Schmidt, H. G.: Krampfadern natürlich behandeln. Gräfe und Unzer, München.

Steffens, K.: Krampfadern. Falken Verlag, Niedernhausen.

Wiek/Vanscheidt: Krampfadern – ein Volksleiden. Kagerer Kommunikation, Bonn.

Lymphödem

Begriffsklärung

Was ist ein Lymphödem?

Beim Lymphödem handelt es sich um eine Anschwellung von Körperteilen (meist Arme oder Beine) infolge einer Lymphstauung. Lymphe ist eine hellgelbe Flüssigkeit, die beim Austritt von Blutplasma aus den Blutkapillaren ins Gewebe entsteht. Dieses Austreten ist ein natürlicher Vorgang und unter bestimmten Bedingungen (z.B. nach Verletzung, bei einer Infektion) verstärkt.

Ursachen

Wodurch entsteht ein Lymphödem?

Zu einem Lymphödem kommt es, wenn ein Ungleichgewicht zwischen entstehender Lymphmenge und dem Abfluß entsteht (Menge > Abfluß), z.B. durch:

- Angeborene Mißbildung der Lymphgefäße
- Infektionen (z.B. Erysipel = Wundrose)
- Nach Operation (z.B. Brustkrebsoperation mit Ausräumung der Achsellymphknoten)
- Krebs (durch Druck oder Verlegung der Lymphgefäße)

Symptome

Woran ist ein Lymphödem zu erkennen?

Die Haut ist anfangs nicht verfärbt und schmerzlos, es bestehen Schwellungen der betroffenen Körperteile. Später (Monate bis Jahre) kommt es zu Verhärtungen und bräunlich-roten Verfärbungen der Haut.

Diagnostik und schulmedizinische Therapie

Was können Sie als Patient vom Arzt erwarten?

Der Arzt kann durch Betrachtung, Betastung, gegebenenfalls Ultraschalluntersuchung und Venendruckmessung entscheiden, ob eine venöse oder lymphatische Ursache der Schwellung vorliegt. Als Therapie kommen hauptsächlich Lymphdrainage (→ *Massage*, S. 194), Kompressionsbehandlung und die Gabe von Entwässerungsmedikamenten in Frage, wobei letzteres von zweifelhafter Bedeutung ist.

Naturheilkundliche Therapie

Was sollten Sie als Patient tun?

▶ Maßnahmen der **Physikalischen Therapie** – besonders **Kompressionsbehandlung, Manuelle Lymphdrainage** und **Bewegungstherapie** stehen an erster Stelle.

▶ **Ordnungstherapeutische Hinweise** beachten.

▶ **Ernährungshinweise** beachten.

Physikalische Therapie und Bewegungstherapie

Im wesentlichen wie bei Krampfadern. Ganz besonders wichtig sind die Manuelle Lymphdrainage, konsequente Kompressionsbehandlung und die Hochlagerung. Kompressionsmittel sind nach Maß anzufertigen. In schweren Fällen sollte die Therapie für einige Wochen in einer lymphologischen Spezialklinik erfolgen, danach lebenslang zu Hause. Selbst in schwersten Fällen sind dann noch deutliche Verbesserungen zu erzielen.

Ordnungstherapie

- Gesunde, schadstoffarme Ernährung
- Vermeiden von Genußgiften
- Anregung der Schweißproduktion durch reichliche Bewegung, Sauna (Sauna nur bei leichten Formen, da unter der Wärme eine Verstärkung der Schwellung möglich ist, Beine in der Sauna unbedingt hochlagern)
- Schonung der Leber (mäßiger oder kein Alkoholgenuß, Medikamente nur, wenn unbedingt erforderlich)
- Anregung der Niere durch reichliche Flüssigkeitszufuhr (Mineralwasser, Kräutertees)
- Keine einengende Kleidung (z.B. enge Büstenhalter, Slips), kein Schmuck an der betroffenen Gliedmaße
- Verwenden Sie möglichst schonende Hautreinigungsmittel
- Verletzungen an der betroffenen Gliedmaße sollten wegen der Infektionsgefahr unbedingt vermieden werden (z.B. durch Tragen von Haushalts- oder Gartenhandschuhen bei entsprechender Arbeit)
- Verordnete Kompressionsmittel sollten konsequent getragen werden
- Keine Blutentnahmen oder Injektionen an der betroffenen Gliedmaße

Ernährung

- Tierische, eiweißarme Ernährung, wenn möglich zumindest für einige Wochen vegetarisch
- Leicht verdauliche Gemüse, Obst und Vollkornprodukte
- Zunächst keine Rohkost, kein rohes Getreide, keine Getreide/Obstmischungen, nichts Süßes (auch nicht Fruchtsäfte) zusammen mit Vollkornprodukten, um Gärungsprozesse und Blähungen zu vermeiden - es sei denn diese Nahrung wurde bisher auch ohne Blähungen vertragen
- Wenn anhaltende Darmbeschwerden bei der Kostumstellung bestehen, Versuch mit Hayscher Trennkost (→ *Ernährungstherapie*, S. 96).

Heilfasten

Über eine verbesserte Durchblutung im Bereich der Kapillaren sowie über einen Abbau der überschüssigen Eiweiße zwischen Kapillaren und Zellen ist eine Entstauung möglich. Anschließender Kostaufbau im Sinne einer Vollwerternährung sowie eine Mikrobiologische Therapie sind erforderlich, um eine dauerhafte Verbesserung zu erzielen.

Enzymtherapie

Kurzzeittherapie (3-4 Wochen) mit Wobenzym® N 3mal 5 Tabletten oder Phlogenzym® 3mal 2 Tabletten. Bei hartnäckigen chronischen Fällen Langzeittherapie (4-6 Monate) mit Wobenzym® N 3mal 2 Tabletten oder Phlogenzym® 3mal 1-2 Tabletten.

Ausleitende Verfahren

Lymphödeme – besonders nach Operationen – sprechen sehr gut auf eine Blutegelbehandlung an (1-3 Egel im Bereich des Ödems).

Homöopathie

- **Acidum fluoricum D6, D12:** Lymphödem nach Brustkrebs, Kraftlosigkeit, Abmagerung, Unruhe, Bewegungsdrang, Hautjucken, Unterschenkelschwellung
- **Calcium fluoratum D4, D6, D12:** Lymphdrüsenschwellung, besonders Halslymphknoten, schlaffes Bindegewebe, Kälteempfindlichkeit, langsame Erwärmung, sonst ähnlich wie Acidum fluoricum
- **Magnesium fluoratum D6, D12:** Anregung des gesamten lymphatischen Systems

Pflanzenheilkunde

Äußerlich: Unguentum lymphaticum PGM®-Salbe unterstützend hilfreich

Anthroposophische Therapie

Als unterstützende Maßnahme: Renes/ Borago compositum (Wala).

Akupunktur/Akupressur

Günstig wirken: Lu7, M12, MP5, 6, 9, B58 (→ *Akupunktur/Akupressur*, S. 46).

Bioresonanztherapie

In schwierigen Fällen, die auf die bisher erwähnten Maßnahmen ungenügend ansprechen, versuchsweise 1mal/Woche, (→ Therapeut).

Reflexzonenmassage des Fußes

Bewährt bei primärem und sekundärem Ödem. In der Regel 2-3mal/Woche, insgesamt 6-12 Sitzungen, gegebenenfalls mehrere Behandlungszyklen (→ Therapeut).

Literatur

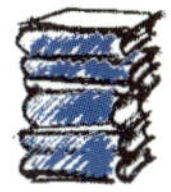

Földi/Földi: Das Lymphödem. Gustav Fischer Verlag, Stuttgart.

Atemwege

Naturheilkundliche Behandlungsprinzipien

Die Atmung gehört neben der Herz-Kreislauf-Tätigkeit zu den wichtigen rhythmischen Prozessen unseres Organismus. Die enge Verbindung zwischen Atmung und Herztätigkeit spiegelt sich in dem Verhältnis von 1:4 zwischen Atem- und Herzfrequenz wider. Aktivität (Einatmung) und Passivität (Ausatmung) gehören untrennbar zusammen, wenn eine ungestörte Atmung stattfinden soll. Seelische Störungen schlagen sich oft auch in Atemstörungen nieder („es schnürt einem die Luft ab"), Angst wird gerade bei der Atmung oft als Enge empfunden. Umgekehrt kann man mit atemtherapeutischen Übungen gezielt Entspannung herbeiführen und seelische Störungen günstig beeinflussen (→ *Atemtherapie*, S. 222).

Viele synthetische Medikamente wirken oft nur unterdrückend (z.B. Unterdrückung von Entzündungsprozessen beim Asthma durch Cortison) oder zeichnen sich durch starke Nebenwirkungen aus (z.B. Unruhe, Schlaflosigkeit, Herzrhythmusstörungen durch bronchienerweiternde Mittel). Sie sind bei akuten Anfällen und bei schweren chronischen Verläufen allerdings – zumindest vorübergehend - oft (lebens-)notwendig.

Wichtige Naturheilverfahren bei Erkrankungen der Atemwege

- **Pflanzenheilkunde**: Günstige Wirkung auf Husten, Verschleimung und bei verengten Bronchien
- **Mikrobiologische Therapie**: Bei allergischen Erkrankungen und wiederholten Infekten oft hilfreich
- **Enzymtherapie**: Bei chronischer Nasennebenhöhlenentzündung und Bronchitis als zusätzliche Therapie sinnvoll
- **Ordnungstherapie**: Nikotinkarenz ist bei Atemwegserkrankungen unbedingt erforderlich. Beim Asthma sind oft psychosomatische Zusammenhänge bedeutsam
- **Atemtherapie**: Störungen der Atemtätigkeit werden oft günstig beeinflußt

Literatur

Schmidt, W.: Die Atmungsorgane und ihre wichtigsten Krankheiten. TRIAS-Verlag, Stuttgart.

Schnupfen

Begriffsklärung

Was ist ein Schnupfen?

Akuter Schnupfen (Rhinitis) ist eine Erkrankung der Nasenschleimhäute, die durch eine Infektion mit Viren ausgelöst und durch eine Dysregulation des Wärmehaushaltes („Erkältung") oder Witterungswechsel begünstigt wird.

Symptome

Woran ist ein Schnupfen zu erkennen?

Niesen, Hüsteln, Kratzen im Rachen, Kopf- und Gliederschmerzen, Abgeschlagenheit, leichtes Fieber, später verstopfte Nase, reichlich wäßriges, später schleimiges Sekret sind typische Begleiterscheinungen eines Schnupfens.

Komplikationen

Nasennebenhöhlenentzündung, Mittelohrentzündung, Bronchitis können Folgen einer solchen Erkrankung sein.

Welche weiteren Formen des Schnupfens gibt es und wodurch entstehen diese?

Daneben gibt es noch den **chronischen Schnupfen** mit behinderter Nasenatmung, wenig Sekretion, gelegentlich Kopfschmerzen und Geruchsstörungen. Die Nasenschleimhaut ist dabei stark verdickt, die Nasenmuscheln sind vergrößert, oft liegt eine Verkrümmung der Nasenscheidewand vor. Hier sollten nur unter besonderen Umständen abschwellende Nasensprays, jedoch keinesfalls als Dauergabe eingesetzt werden. Eventuell ist eine chirurgische Behandlung in Erwägung zu ziehen.

Bei einer **trockenen Nasenschleimhaut** (Rhinitis sicca) ist die Schleimhaut trocken und dünn, die Nasenhöhlen sind weit, es kommt zu reichlicher Borkenbildung, Geruchsstörungen liegen häufig vor, ebenso Kopfschmerzen, nicht selten treten Infektionen der Nasennebenhöhlen und Ohren auf. Häufig ist eine trockene Nasenschleimhaut die Folge eines langfristigen Gebrauchs von schleimhautabschwellenden Nasentropfen.

Ein **allergisch bedingter Schnupfen** macht sich durch Niesattacken, reichlich wäßriges Sekret, eventuell Brennen oder Jucken der Augen, Kopfschmerzen bemerkbar. Die Beschwerden können ganzjährig (z.B. bei Schimmelpilz- oder Hausstauballergie mit Verstärkung im Winter) oder saisonal (z.B. „Heuschnupfen") vorkommen. Therapie → *Allergische Erkrankungen* (S. 572).

Diagnostik und schulmedizinische Therapie

Was können Sie als Patient vom Arzt erwarten?

Bei längere Zeit anhaltendem Schnupfen sollte eine Untersuchung beim HNO-Arzt erfolgen, um etwa anatomische Fehlbildungen (z.B. starke Verkrümmung der Nasenscheidewand) als Ursache erkennen zu können. Gegebenenfalls kann dann eine Operation sinnvoll sein. Beim Allergologen ist ein Allergietest bei Verdacht auf einen allergisch bedingten Schnupfen sinnvoll. Das Meiden der Allergene und eine antiallergische Therapie sind dann angezeigt (→ *Allergische Erkrankungen*, S. 572).

Naturheilkundliche Therapie

„Ein Schnupfen dauert ohne Behandlung sieben Tage, mit Behandlung nur eine Woche," besagt eine alte Medizinerweisheit. Mit entsprechenden Maßnahmen können die Beschwerden allerdings deutlich gelindert werden. Beginnt man bei den allerersten Krankheitsanzeichen mit der Behandlung (z.B. immunstärkende Therapie, ansteigende Fußbäder und/oder das entsprechende Homöopathikum) kann der Schnupfen eventuell kupiert werden, d.h. es kommt nur zu einem abgeschwächten, verkürzten Verlauf.

Was sollten Sie als Patient tun?

- Maßnahmen der **Physikalischen Therapie** (Fußbäder, Kopfdämpfe, Erkältungsbad)
- **Immunstärkende Mittel** (Vitamin C, Heilpflanzen) sollten möglichst frühzeitig und hoch dosiert eingenommen werden.
- Das richtig gewählte **Homöopathikum** vermag die Symptome günstig zu beeinflussen.

Weitere Ursachen für Schnupfen oder behinderte Nasenatmung

- Dauergebrauch abschwellender Nasentropfen
- Schnupftabak
- Zementstaub, Gips
- Trockene Zimmerluft
- Kokain, Psychopharmaka

Nach Möglichkeit sollten hier die Ursachen ausgeschaltet werden.

Achtung

Abschwellende Nasentropfen nur über wenige Tage einnehmen (Gefahr der Gewöhnung und der „Nasentropfen-abhängigkeit")!

Physikalische Therapie

Hydrotherapie: Frühzeitig ansteigende Fußbäder, Prießnitz-Halsumschlag, Nasenspülungen mit Salzlösung (1 TL auf 1/2 l Wasser) – besonders in der ersten akuten Phase und bei trockener Nasenschleimhaut, heiße, feucht-warme Kompressen auf die Nasennebenhöhlen und den Nacken. Ein Erkältungsbad mit ätherischen Ölen ist oft hilfreich. Bei chronischem oder sich häufig wiederholendem Schnupfen Abwehrsteigerung durch Sauna, Kneippsche Kniegüsse, Wassertreten, Taulaufen.

„Kneippkur der Nase": 1 Glas mit kaltem Wasser an der Nasenwurzel zwischen den Augen ansetzen und langsam auskippen, so daß ein Flüssigkeitsmantel die Nase einhüllt, mehrmals täglich wiederholen, mehrere Wochen anwenden.

Massagen: Bei chronischem oder sich häufig wiederholendem Schnupfen täglich Körperbürstungen.

Phototherapie: Mehrmals täglich Rotlichtbestrahlungen des Gesichts. Bei häufigem Schnupfen in der erscheinungsfreien Phase Licht-Luft-Bäder, eventuell UV-Ganzkörperbestrahlungen.

Balneotherapie: Zur Vorbeugung und Abwehrstärkung Hochgebirgskur oder Seeaufenthalt, viel frische Luft.

Pflanzenheilkunde

Kopfdampfbäder mit **Kamillenblüten** (eine Handvoll auf 1 l heißes Wasser) mindern die Beschwerden deutlich und für mehrere Stunden. Bei Halsschmerzen Gurgeln mit **Salbeitee**.

Abschwellend auf die Schleimhäute wirken Salben mit ätherischen Ölen, z.B. Nasulind® Nasensalbe, Pumilen90 N-Nasentropfen/Inhalat, rhino-loges® N Nasentropfen, Soledum® Nasentropfen N.

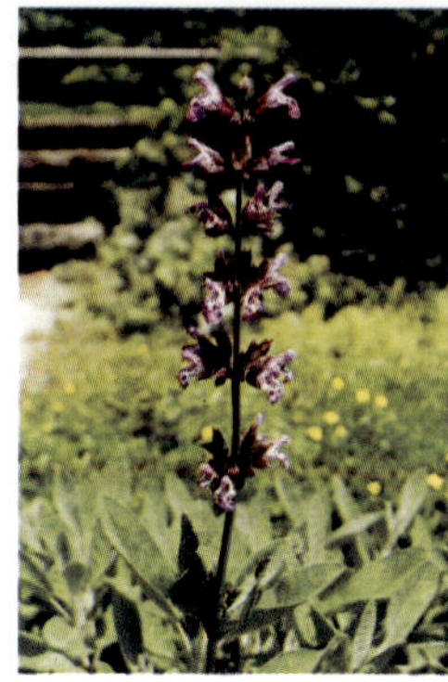

Abb. 12: Salbei. Foto: Bruno Vonarburg, Teufen, Schweiz

Homöopathie

- **Aconitum D4, D6:** akuter Beginn, erste stürmische Fieberphase, Schüttelfrost, trockenes Fieber, Angst, Unruhe, starker Durst, durch kalten Wind hervorgerufen, abends, nachts oder durch Wärme schlechter
- **Allium cepa D3, D4:** Tränenfluß, wäßriges, scharfes Sekret
- **Apis D3, D4, D6:** Fieber ohne Durst, Schwellung der Augenlider, Halsschmerzen mit Schwellung, Brennen, Stechen, Unruhe, später Schläfrigkeit, Wärme verschlechtert, Kälte und frische Luft verbessern
- **Arsenicum album D3, D4, D6, D12:** brennendes, wäßriges Sekret, Angst, Durst auf kleine Schlukke, Unruhe, nachts (Mitternacht) schlechter
- **Camphora D1,D2, D3:** bei ersten Schnupfenzeichen häufig einsetzen
- **Euphorbium D3, D4:** erheblicher Niesreiz, Tränen, Fließschnupfen
- **Kalium bichromicum D3, D4, D6:** grünlicher Schleim, dickes, zähes, fadenziehendes Sekret (auch bei chronischem Schnupfen), frische Luft oder Wärme verbessern
- **Luffa D3, D4, D6, D12:** eitriger (auch allergischer) Schnupfen, Fließ- oder Stockschnupfen, Stirnkopfschmerz
- **Sambucus D1, D2, D3:** Säuglingsschnupfen, Heiserkeit, erschwerte Atmung

Akupunktur/Akupressur

Durch Akupressurmaßnahmen sind gute lindernde Effekte möglich.

Abschwellend wirken: Di4, 19, 20, Dü3, KS6, Lu7.

Schleimlösend wirken: Di20, B2, M6, 40 (→ *Akupunktur/Akupressur*, S. 46).

Nährstofftherapie

Bei trockener Schleimhaut Coldastop® Nasenöl (nur äußerlich)

Ordnungstherapie (chronischer Schnupfen)

Eine verstopfte Nase oder ein Fließschnupfen kann durch seelische Reize bedingt sein („Patient hat die Nase voll") – oft bei besonders sensiblen Patienten.

- Vermeidung von Genußgiften, insbesondere Rauchen
- Allgemein abhärtende Maßnahmen (→ *Kneippsche Therapie*, S. 170)
- Sport (→ *Bewegungstherapie*, S. 185)
- Bei Abhängigkeit von Nasensprays zunächst ein Nasenloch weitersprühen, das andere nicht. Wenn durch lokale „Kneippkuren der Nase" (siehe S. 292) und weitere Maßnahmen das nicht gesprühte Nasenloch offenbleibt, dann versuchsweise gänzlicher Verzicht auf Nasenspray.

Ayurveda

Meist Kapha-Störung, täglich 1 TL Rohrzucker mit 1/4 TL schwarzem Pfeffer vermengt einnehmen.

Anthroposophische Therapie

Als unterstützende Maßnahme: Sambucus compositum, Oleum rhinale (Weleda), Agropyron compositum, Archangelica compositum, Sambucus compositum, Nasenbalsam (Wala).

Enzymtherapie

Bei chronischem Schnupfen Wobenzym® N 3mal 5 Tabletten oder Phlogenzym® 3mal 2 Tabletten für 2-6 Wochen.

Achtung

Anfangs vermehrte Schleimproduktion möglich.

Eigenbluttherapie

Bei chronischem Schnupfen Eigenblut-C7-Potenz anfertigen (→ *Eigenbluttherapie*, S. 93). Einmal/ Woche 5 Tropfen der C7 unverdünnt auf die Zunge, insgesamt 4-6mal, anschließend dasselbe mit der C9, 4-6mal, dann die C12, allerdings nur noch einmal alle 14 Tage.

Mikrobiologische Therapie

Zwischen Nasen- und Darmschleimhaut besteht ein enger Zusammenhang. Die Ursache für chronischen oder häufig wiederkehrenden Schnupfen ist nicht selten eine Dysbiose des Darmes. Eine Mikrobiologische Therapie kann hier oft die entscheidende Wende einleiten.

Neuraltherapie

Sie kann besonders bei chronischem Verlauf (Störfeldsuche) sehr hilfreich sein.

Reflexzonentherapie am Fuß

Diese kann besonders bei chronischem Verlauf sehr hilfreich sein.

Umweltmedizin

Manche Umweltgifte – besonders Formaldehyd – können einen Schnupfen unterhalten. Auch Giftbelastungen durch Amalgamplomben können für einen chronischen Schnupfen mitverantwortlich sein. Eine Ausschaltung dieser Gifte – gegebenenfalls nach Testung (Formaldehydbestimmung in Innenräumen, Quecksilbermobilisierungstest) – ist anzustreben.

Literatur

Dorstewitz, H.: Erkältung und Grippe natürlich behandeln. Gräfe und Unzer, München.

Rauch, E.: Natur-Heilbehandlung der Erkältungs- und Infektionskranheiten. Karl F. Haug Verlag, Heidelberg.

Bronchitis

Begriffsklärung

Was ist eine Bronchitis?

Akute Bronchitis

Bei der akuten Bronchitis handelt es sich um eine akute Entzündung der großen Bronchien, die meist im Rahmen grippaler Infekte auftritt (bestimmte Viren oder Bakterien, die sich auf virale Infekte „aufpfropfen") und durch Feuchtigkeit, Kälte, Staub, Rauchen oder atemwegsreizende Gase begünstigt wird. Nicht selten ist auch ein Aufflammen einer chronischen Bronchitis.

Symptome: Trockener, schmerzhafter Husten, zunächst wenig Auswurf, gelegentlich Fieber, später stärkerer Husten mit meist gelb-grünem, manchmal auch etwas blutigem Auswurf. Häufig kommt es auch zu einer Verkrampfung der Bronchien (Spastik) mit ziehenden Atemgeräuschen und Luftnot. Der Übergang von häufigen akuten Bronchitiden zu einer chronischen Bronchitis ist fließend.

Therapie: Bei leichten Fällen nur symptomatische Behandlung. Bei bakterieller Infektion sollte mit dem Einsatz von Antibiotika nicht zu lange gewartet werden, wenn naturheilkundliche Maßnahmen nicht greifen.

Chronische Bronchitis

Von einer chronischen Bronchitis spricht man, wenn in wenigstens 3 Monaten eines Jahres – und das mindestens 2 Jahre hintereinander – Husten und Auswurf besteht. Die Erkrankung wird meist von bestimmten Bakterien hervorgerufen und durch Zigarettenrauchen, Luftverschmutzung und einer gewissen Veranlagung zu dieser Erkrankung begünstigt. Bei bestimmten Lungenerkrankungen (z.B. Stauungslunge, Lungenfibrose, Bronchiektasen) kommt es gehäuft zu chronischen Bronchitiden.

Symptome: Im Prinzip ähnlich wie bei der akuten Bronchitis. Auswurf und Husten sind morgendlich gehäuft. Eine Luftnot bei Belastung spricht für das Vorliegen einer Verengung der Bronchien (chronisch-obstruktive Bronchitis). Eine lange bestehende unzureichend behandelte chronische Bronchitis führt zu schweren, nichtrückbildbaren Veränderungen an Lunge und Herz.

Diagnostik: Röntgen, EKG, Lungenfunktionsprüfung sollten bei der chronischen Bronchitis in regelmäßigen Abständen durchgeführt werden, um fortschreitende Schädigungen rechtzeitig entdecken zu können. Bei unzureichendem Therapieerfolg sollte auch der Auswurf bakteriologisch untersucht werden.

Therapie: Bei der chronischen Bronchitis geht es darum, Folgeschäden zu vermeiden, daher sollte jede akute Verschlechterung mit Verstärkung des Hustens oder des Auswurfes rechtzeitig intensiv behandelt werden. Wenn naturheilkundliche Therapien dabei nicht greifen, sollte nicht zu lange mit dem Einsatz schulmedizinischer Mittel (z.B. bronchienerweiternde Mittel, Antibiotika, gegebenenfalls sogar Cortison) gewartet werden.

Naturheilkundliche Therapie

Sowohl bei der akuten als auch bei einer chronischen Bronchitis lassen sich mit naturheilkundlicher Therapie gute Erfolge erzielen. Das Immunsystem kann gestärkt, Schleim verflüssigt und besser zum Abhusten gebracht und der Hustenreiz gedämpft werden. Spätschäden einer lange dauernden chronischen Bronchitis (z.B. Überblähung von Lungenbläschen) lassen sich allerdings nicht mehr beeinflussen.

Was sollten Sie als Patient tun?

▶ Im Vordergrund stehen **pflanzliche Heilmittel**, die die Symptome der Bronchitis günstig beeinflussen können.

▶ **Physikalische Therapiemaßnahmen** sind unterstützend sehr hilfreich.

▶ Das richtig gewählte **Homöopathikum** kann die Heilung beschleunigen.

▶ Gerade bei der chronischen Bronchitis müssen **ordnungstherapeutische Aspekte** unbedingt berücksichtigt werden (z.B. Nichtrauchen).

▶ **Eigenbluttherapie** ist günstig, besonders bei der chronischen Bronchitis.

Pflanzenheilkunde

Schleimlösende Hustenmittel

- **Huflattich** als Tee oder als Saft: Kneipp® Huflattich Pflanzensaft (nicht mehr als 4-6 Wochen im Jahr anwenden)

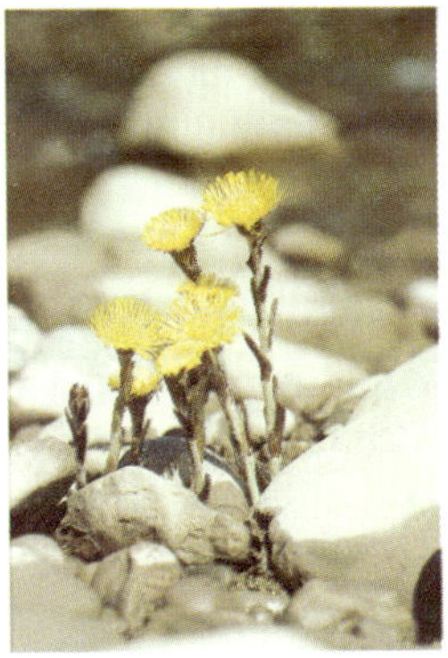

Abb. 13: Huflattich. Foto: Bruno Vonarburg, Teufen, Schweiz

- **Isländisch Moos** als Tee (sehr bitter, möglichst mit anderen Tees mixôhen) oder in: Isla Moos Lutschpastillen
- **Primel** als Tee, als Decoctum Primulae DRF, alle 2 Stunden 1 EL, als Tinctura Primulae, 4mal 20 Tropfen täglich oder in: Expectysat® Tropfen, Expectussin® Tropfen
- **Spitzwegerich** als Sirupus Plantaginis, alle 2 Stunden 1 EL, oder als Saft: Kneipp Spitzwegerich Pflanzensaft Hustentrost®
- **Eibisch** als Sirupus Althaeae, alle 2 Stunden 1 EL (Sirup eher für Kinder, alkoholhaltige Tinkturen und Tropfen eher für Erwachsene geeignet)

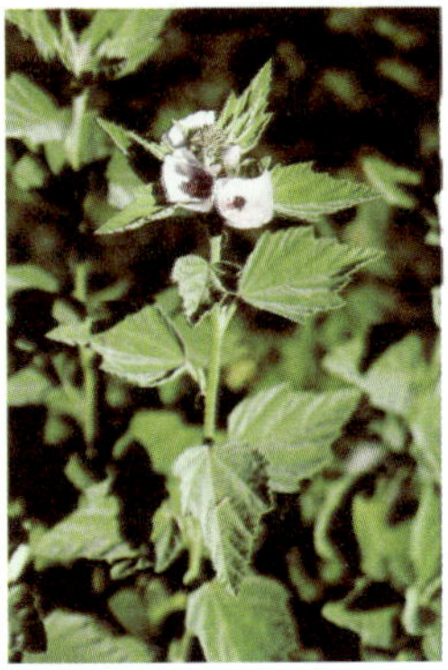

Abb. 14: Eibisch. Foto: Bruno Vonarburg, Teufen, Schweiz

Krampflösende Hustenmittel

- **Thymian** als Tee, als Sirupus Thymi compositus, mehrmals täglich 1 TL, oder in: Kneipp Thymian Pflanzensaft®, Hustagil® Thymian-Hustensaft/ Thymiantropfen forte
- **Sonnentau** in: Makatussin Saft Drosera zuckerfrei®, Makatussin Trofen Drosera®, zusammen mit

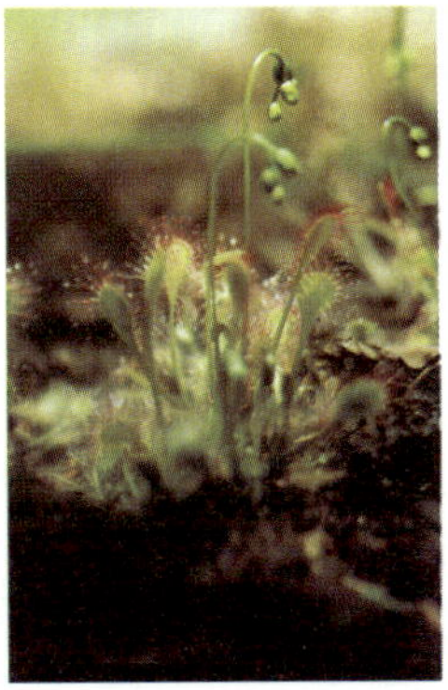

Abb. 15: Sonnentau. Foto: Bruno Vonarburg, Teufen, Schweiz

Thymian in: Drosithym® Bürger Tropfen, Thymipin® Hustensaft/ Tropfen/ Suppositorium, Pertussin Hustensaft

- **Efeu** in Prospan® Tropfen/ Kindersaft/ Kindersuppositorium, Bronchoforton® Saft/ Tropfen
- **Pestwurz** in: Pneumonium LA® Tropfen

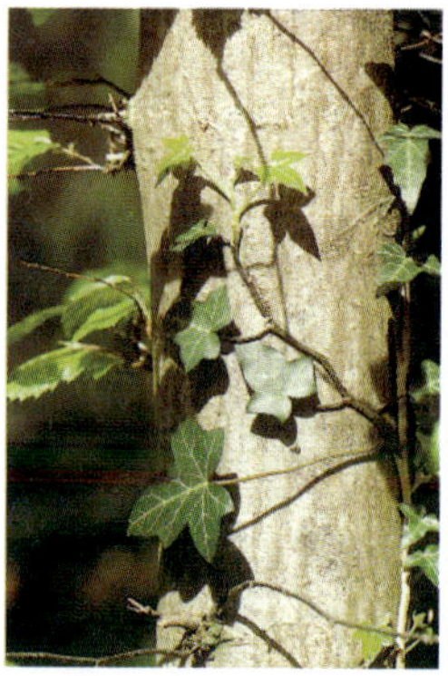

Abb. 16: Efeu. Foto: Bruno Vonarburg, Teufen, Schweiz

Hustendämpfende Mittel

sind meist codeinhaltig (im Schlafmohn enthalten). Codein kann bei längerem Gebrauch abhängig machen. Codeinhaltige Mittel sind rezeptpflichtig und sollten nur bei quälendem, trockenem Reizhusten angewendet werden. Etwas milder hustendämpfend sind folgende Mittel:

- **Kombinationspräparate**: Aspecton® Tropfen, Broncholind® Hustentropfen, Kneipp Kräuter Hustensaft®.

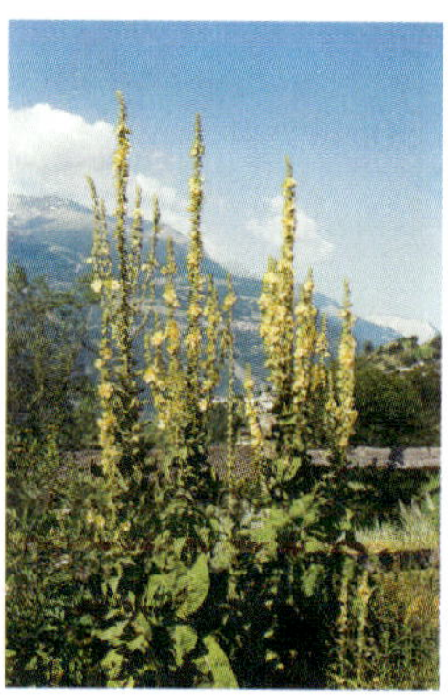

Abb. 17: Zahlreiche Hustenmittel enthalten u.a. Inhaltsstoffe der Königskerze.... Foto: Bruno Vonarburg, Teufen, Schweiz

Inhalationsmittel: Aerosol Spitzner®, Hustagil® Inhalationsöl, Makatussin Inhalat Menthol®, Retterspitz® Aerosol

Äußerlich anzuwendete Präparate: Erkältungsbalsam-ratio®, Tumarol® Balsam, Broncholind® Erkältungsbalsam, Bronchoforton® N Salbe/ Kinderbalsam, Pinimenthol® N Salbe, Aspecton® Balsam

Fertigtees: Salus Bronchial Tee Nr. 8a®, Kneipp® Husten- und Bronchialtee, Heumann Bronchialtee Solubifix® N.

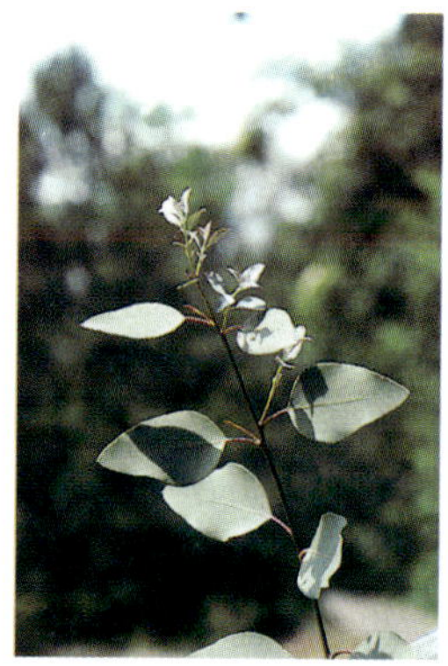

Abb. 18: ... und Inhaltsstoffe des Eukalyptus. Foto: Bruno Vonarburg, Teufen, Schweiz

Ayurveda

Meist Kapha-Störung, täglich 1 MSP Curcuma und 1 MSP Pulver von langem Pfeffer (Piper longum) mit 1 EL Melasse (oder Zuckerrübensirup) vermengt, wirkt schleimlösend.

Homöopathie

- **Aconitum D4, D6:** trockener, heiserer Husten, Gefühl des Zusammenschnürens in der Brust, schwer löslicher Auswurf, stürmischer Beginn, Durst, Angst, Unruhe, nachts schlechter
- **Antimonium tartaricum D4, D6:** Schleimrasseln, lockerer Schleim kann nicht abgehustet werden, reichlich weißer Auswurf, muß nachts aufsitzen, große Erschöpfung, Kräfteverfall, Kollapsneigung, Übelkeit, Bewegung verschlechtert, besonders für Kinder und alte Patienten geeignet

- **Antimonium sulfuratum aurantiacum D4, D6:** reichliche, zähe Schleimansammlung, weiß-gelber, schwerlöslicher Auswurf, Lungenüberblähung alter Menschen
- **Bryonia D4, D6:** trockener, harter Reizhusten, muß sich beim Husten die Brust halten, Betreten eines warmen Zimmers verschlechtert, stechender Brustschmerz beim Tiefatmen und bei Bewegung, Durst auf große Mengen kalten Wassers
- **Drosera D2, D3, D4:** krampfhafter Reizhusten mit Schmerz hinter dem Brustbein, salvenartiger, bellender Husten, gelb-schleimiger Auswurf, muß sich beim Husten die Brust halten, Brechneigung, nachts schlechter
- **Ipecacuanha D4, D6:** erstickender Husten, grobblasiges Schleimrasseln, starke Brechneigung, Übelkeit, abends und nachts schlechter
- **Kalium jodatum D2, D3, D4, D6:** festsitzender Husten, wenig Auswurf, Nässe, Kälte, Liegen auf der kranken Seite, Ruhe oder nachts schlechter, Bewegung verbessert
- **Phellandrium D2, D3:** trockener Husten mit Luftnot, heisere Stimme, Husten- und Räusperzwang, morgendlicher Auswurf, schwerer Kopf
- **Phosphor D4, D6, D12:** hohler, trockener Kitzelhusten, wenig, zäher, eventuell leicht blutiger Auswurf, schleichendes Fieber, Geruchsempfindlichkeit, Nervosität, Erschöpfung, Kälte, Sprechen, Essen oder Trinken verschlechtern
- **Stannum D4, D6, D12:** reichlich gelb-grüner, widerlich süßer Auswurf, Husten durch Sprechen oder Lachen, Leeregefühl der Brust, Heiserkeit, große Schwäche, Nachtschweiß, oft bei alten Patienten geeignet

Physikalische Therapie

Bei **akuter** Bronchitis sind Kamillenkopfdampfbäder sehr hilfreich. Außerdem bei Fieber kalte Prießnitz-Hals-, Brust- und Wadenwickel. Ohne Fieber ansteigende Arm- und Fußbäder, Halbbäder, Brustwickel.

Bei **chronischer** Bronchitis kommen zahlreiche eine Umstimmung und den Heilungsprozeß unterstützende Maßnahmen in Frage:

Hydrotherapie: Ansteigende Armbäder, anschließend Brustwickel. Zur Schleim- und Krampflösung heiße Kompressen auf die Brust, heiße Brustauflagen mit Senfmehl, Kartoffelbrei oder Heublumen, 1-2mal/Woche Sauna.

Bewegungstherapie: Brustkorbgymnastik, Räusperübungen (Anleitung durch Krankengymnasten).

Massage: Behandlung der Reflexzonen in Haut, Unterhaut, Muskulatur, Knochenhaut, gegebenenfalls Bindegewebsmassage, Segmentmassage, Brustkorbvibrationen erleichtern die Schleimlösung.

Elektrotherapie: Kurzwellendurchflutungen wirken schleimlösend und -mindernd, Ultraschallbehandlungen lindern den Krampfhusten.

Phototherapie: Höhensonnen-Ganzkörperbestrahlung.

Balneotherapie: Badeorte mit Natriumhydrogenkarbonat- und -chloridwässern, Sole im Mittelgebirgsklima, Wald- und Höhenluft, mildes Seeklima unterstützen die Umstimmung.

Aerosoltherapie: Mit einem Ultraschall-Inhalationsgerät 1-2%ige Kochsalzlösung zur Schleimverflüssigung stellen bei starker Krampfneigung mit krampflösenden Medikamenten eine ausgezeichnete Zusatztherapie dar, die bei chronischer Bronchitis viel zu wenig genutzt wird.

Eigenbluttherapie

kann bei Versagen anderer Maßnahmen den entscheidenden Reiz zur Umstimmung einer chronischen Bronchitis geben. Intramuskulärtherapie beim Fachtherapeuten, bei starker Abneigung gegen Spritzen oder bei Kindern potenziertes Eigenblut unter die Zunge:
C7 1mal/Woche 5 Tropfen, 6 Wochen lang, dann C9 1mal/Woche 5 Tropfen, 6 Wochen lang, dann C10 1mal/Woche 5 Tropfen, 6 Wochen lang, dann C12 1mal/Woche 5 Tropfen, 6 Wochen lang.

Ernährungstherapie

Bei akuter Bronchitis sollte bei Appetitlosigkeit das Essen nicht erzwungen werden, leichte, frische Speisen (z.B. Obst, frische Getränke) bevorzugen. Bei chronischer Bronchitis Umstellung auf eine Vollwertkost, die einen sehr hohen Frischkostanteil haben sollte, eventuell ein bis mehrere Wochen reine Frischkosternährung. In jedem Fall sollte bei Bronchitis reichlich getrunken werden, um einer Schleimeindickung vorzubeugen.

Anthroposophische Therapie

Als unterstützende Maßnahme: Doron, Pneumodoron 1 und 2 (Weleda), Bronchi/ Plantago compositum, Pulmo/ Tartarus stibiatus D15/ 8, Petasites compositum, Plantago-Bronchialbalsam (Wala).

Ausleitende Verfahren

Blutiges oder trockenes Schröpfen am oberen Rükken können eine deutliche Linderung schaffen, bei chronischer Bronchitis ohne Fieber auch Baunscheidt-Verfahren (Fachtherapeuten).

Enzymtherapie

Wobenzym® N 3mal 5 Tabletten oder Phlogenzym® 3mal 2 Tablettten für 2-6 Wochen kann eine deutlich Besserung bringen, am Anfang ist eine vermehrte Schleimproduktion möglich. Vorsicht bei asthmoider Bronchitis (Allergie gegen Enzyme möglich)!

Akupunktur/Akupressur

Unterstützend oft hilfreich (→ *Akupunktur/Akupressur*, S. 46):

Akut: LG13, Dü17, KG17, B13, G40, M40, Lu10

Chronisch: wichtigste Punkte sind B13, 17, Lu9, sonst wie akut.

Mit **Bach-Blüten-Therapie, Bioresonanztherapie, Neuraltherapie** oder **Reflexzonenmassage des Fußes** können Erfahrene ebenfalls gute Erfolge erzielen.

Literatur

Leibold, G.: Asthma und Bronchitis. Falken Verlag, Niedernhausen.

Primer, G.: Der Bronchialkranke. Gustav Fischer Verlag, Stuttgart.

Lungenentzündung (Pneumonie)

Begriffsklärung und Ursachen

Was ist eine Lungenentzündung und wodurch entsteht sie?

Eine Lungenentzündung (Pneumonie) wird meist durch Viren oder Bakterien hervorgerufen. Bevorzugt kommt sie vor bei: Lungenstauung, Lungeninfarkt, Emphysem (Überblähung der Lungenbläschen), nach Vergiftungen (z.B. Rauchvergiftung) oder nach Einatmen eines Fremdkörpers (Kinder!), sowie bei langer Bettlägerigkeit (alte Menschen!).

Symptome

Woran ist eine Lungenentzündung zu erkennen?

Die häufigsten Symptome sind Husten, Fieber, Brustschmerz, Auswurf, Luftnot, schnelles Herzschlagen, Blaufärbung der Haut (Zyanose).

Diagnostik und schulmedizinische Therapie

Was können Sie als Patient vom Arzt erwarten?

Die oben genannten Symptome geben Hinweise auf das Vorliegen einer Lungenentzündung. Der Arzt sichert die Diagnose durch Abhören der Lunge, Röntgen, Blutbild und gegebenenfalls andere Blutuntersuchungen.

Eine gesicherte Lungenentzündung sollte mit Antibiotika behandelt werden, da es sich – besonders bei Kindern und alten Patienten – um eine mitunter lebensgefährliche Erkrankung handelt.

Naturheilkundliche Therapie

Vorbeugend oder unterstützend sind die unten aufgeführten naturheilkundlichen Therapieverfahren sehr hilfreich, da sie die Entwicklung einer schweren Lungenentzündung verhindern helfen oder den Krankheitsverlauf abkürzen können.

Was sollten Sie als Patient tun?

- ▶ **Physikalische Therapie** kann durch Lösen des Schleimes hilfreich wirken, Komplikationen kann vorgebeugt werden.
- ▶ Mit **pflanzlichen Heilmitteln** wird die Immunabwehr und die Schleimverflüssigung unterstützt.
- ▶ Das richtig gewählte **Homöopathikum** vermag die Heilung zu beschleunigen.

Physikalische Therapie

Hydrotherapie: Abklatschungen des hinteren Brustkorbs mit einem feuchten Tuch, kalte oder wechselwarme Waschungen fördern die Schleimlösung. Bei Fieber sollte mehrmals täglich durch kalte Prießnitz-Waden-, Brust- oder Rumpfwickel Wärme entzogen werden. Senfmehlwickel oder -auflagen können die Lungendurchblutung und die Schleimlösung verbessern.

Bewegungstherapie: Bettruhe, häufige Umlagerungen, aktive und passive Bewegungsübungen zur Thrombosevorbeugung, Atem- und Brustkorbgymnastik zur Anregung der Zwerchfellatmung, damit auch die unteren Lungenabschnitte gut belüftet werden.

Massage: Bestimmte Massagegriffe können die Lungendurchblutung verbessern, Brustkorbvibrationen zur Schleimlösung (→ Fachtherapeuten).

Aerosoltherapie: Inhalationen mit Kochsalzlösung zur Schleimlösung sowie mit anderen schleimlösenden Medikamenten oder bronchienerweiternden Medikamenten können sehr hilfreich sein.

Balneotherapie: Für viel frische Luft sorgen!

Pflanzenheilkunde

Zur Unterstützung der Immunabwehr – gerade bei antibiotischer Therapie, die das Immunsystem schwächt – → *Infektionen*, S. 522. Manche Pflanzen haben aufgrund ihres Gehaltes an ätherischen Ölen einen (milden) antibiotischen Effekt, z.B.: das Kombinationspräparat: Angocin® Dragees.

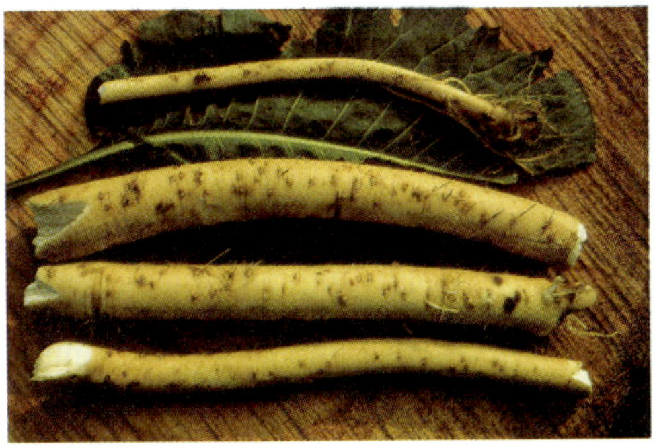

Abb. 19: Meerrettich ist Bestandteil von Angocin®. Foto: Bruno Vonarburg, Teufen, Schweiz

Homöopathie

● **Aconitum D4, D6:** trockener Husten, Bruststiche, schwerlöslicher Auswurf, akuter Beginn mit Fieber und großer Unruhe, Angst, heftiger Durst, Folge von kaltem Wind, Wärme verschlechtert, nachts schlechter

- **Antimonium tartaricum D4, D6:** Schleimrasseln, lockerer Schleim kann aber nicht abgehustet werden, schneller Kräfteverfall, Schläfrigkeit, Schweiß, Kreislaufschwäche, Erbrechen erleichtert, besonders bei Kindern und alten Patienten geeignet
- **Bryonia D4, D6:** trockener, harter Reizhusten, Durst auf große Mengen kalten Wassers, Druck und Liegen auf erkrankter Seite bessert, Betreten eines warmen Zimmers verschlechtert
- **Ferrum phosphoricum D3, D4, D6:** beginnende Entzündung, gut geeignet für nervöse, überempfindliche Menschen, ähnlich Aconitum, aber ohne Angst
- **Jodum D4, D6:** Krampf- oder Kitzelhusten, zäher, blutiger Auswurf, Brustbeengung, Nervosität, Unruhe, Bewegungsdrang, rasche Abmagerung bei Heißhunger, ständiges Hitzegefühl, Wärme verschlechtert
- **Lachesis D6, D12:** Kitzelhusten, Erstickungsgefühl, „Kloß im Hals“, Berührungsempfindlichkeit, Hitzewallung mit Schweiß, aber auch Fieber ohne Schweiß, Kollapsneigung, Geschwätzigkeit, Wärme oder Schlaf verschlechtert
- **Phosphor D4, D6, D12:** trockener, hohler Husten, Kälte, Sprechen, Trinken oder Essen verschlechtert, große Nervosität, Überempfindlichkeit gegen äußere Eindrücke (z.B. Geruch), Kälte oder frische Luft verschlechtert
- **Sulfur D3, D4, D6, D12:** trockener oder lockerer Husten, übler Geruch des dicken Auswurfs, Patient deckt sich auf, streckt Füße aus dem Bett, Verlangen nach frischer Luft, nachts schechter

Ernährungstherapie

Bei Appetitlosigkeit sollte das Essen nicht erzwungen werden, leichte, frische Speisen (z.B. Obst, frische Getränke) bevorzugen. In jedem Fall sollte reichlich getrunken werden, um einer Schleimeindickung vorzubeugen (jedoch keine Milch).

Akupunktur/Akupressur

Zusätzlich zu anderen Therapien unterstützend: KG17, B17, 13, N27, Lu1, 2, 7, G40, M40, 36, Di4, 11, LG13, KS6 (→ *Akupunktur/Akupressur*, S. 46).

Anthroposophische Therapie

Als unterstützende Maßnahme: Pneumodoron 1 und 2 (Weleda), Pulmo/ Vivianit compositum, Pulmo/ Tartarus stibiatus D15/ 8, Pulmonium-Hustensaft N (Wala).

Ausleitende Verfahren

Blutiges oder trockenes Schröpfen je nach Energielage des Patienten über dem hinteren Brustkorb kann eine wirkungsvolle Unterstützung darstellen, ein Cantharidenpflaster über sehr schmerzhaften Stellen wirkt schmerzlindernd.

Neuraltherapie

Quaddelungen über dem Brustkorb oder andere Injektionen sind als unterstützende Behandlung sehr sinnvoll (→ Therapeut).

Nasennebenhöhlenentzündung (Sinusitis)

Begriffsklärung und Ursachen

Was ist eine Nasennebenhöhlenentzündung und wodurch entsteht sie?

Es handelt sich um eine Entzündung bestimmter luftgefüllter Räume (sogenannte Nasennebenhöhlen) des Gesichtsschädels und der Schädelbasis. Diese Hohlräume stehen mit den Nasenhaupthöhlen in Verbindung, so daß sie Infektionen, die von der Nase ausgehen, leicht zugänglich sind. Bei der chronischen Nasennebenhöhlenentzündung (chronische Sinusitis) ist an eine allergische Ursache, an einen Verschluß der Nasennebenhöhlen durch Polypen oder an eine von den Zähnen ausgehende Entzündung zu denken.

Symptome

Woran ist eine Nasennebenhöhlenentzündung zu erkennen?

Die häufigsten Symptome sind Kopfschmerzen, behinderte Nasenatmung, Sekretfluß aus der Nase.

Diagnostik und schulmedizinische Therapie

Was können Sie als Patient vom Arzt erwarten?

Wichtig sind eine genaue Befragung (besonders im Hinblick auf eine allergische Ursache), Untersuchung der Nase (Rhinoskopie), Durchleuchtung mit Licht (Diaphanoskopie), gegebenenfalls bakteriologische und Zelluntersuchungen des Nasensekretes, gegebenenfalls Röntgenaufnahmen, gegebenenfalls zahnärztliche Untersuchung, gegebenenfalls Punktion und Spülung der Kiefernhöhlen sichern die Diagnose. Bei langandauernden oder immer wiederkehrenden Entzündungen sollte der Hals-Nasen-Ohren-Arzt zu Rate gezogen werden.

Eine **Antibiotika-Behandlung** der akuten sowie **Operation** bei der chronischen oder immer wiederkehrenden Nasennebenhöhlenentzündung stellen die Standardbehandlungen der Schulmedizin dar. Bei einer akuten, sehr schmerzhaften oder hoch fieberhaften Entzündung ist auch die antibiotische Therapie gerechtfertigt.

Es werden jedoch auch heute noch viele Entzündungen, die mit naturheilkundlichen Mitteln gut zu behandeln wären, einer antibiotischen Behandlung zugeführt. Nicht selten wird damit zwar die akute Entzündung rasch unterdrückt, die nächste Entzündung läßt aber oft nicht lange auf sich warten, da die Immunabwehr durch Antibiotika geschwächt wird und dem Körper nicht die Möglichkeit gegeben wird, die Krankheit aus eigener Kraft auszuheilen. Gerade bei immer wiederkehrenden Nasennebenhöhlenentzündungen läßt sich der Teufelskreis aus antibiotischen Behandlungen und Entzündungen oft nur durch eine konsequente Anwendung naturheilkundlicher Verfahren durchbrechen. Das bedeutet aber nicht zwangsläufig, daß überhaupt keine Antibiotika mehr angewendet werden dürfen. Bei jeder Entzündung muß im Einzelfall erneut entschieden werden, ob und wann diese einzusetzen sind – besonders wenn die Naturheilverfahren bei einer starken, akuten Entzündung keinen befriedigenden Erfolg erzielen. Dann sollte besser antibiotisch behandelt werden, um im nachfolgenden entzündungsfreien Intervall den Organismus (z.B. durch immunstärkende Pflanzen, „abhärtende" Kneippsche Maßnahmen und eine Ernährunsumstellung) soweit zu stärken, daß keine weitere Entzündung mehr auftritt oder diese aus eigener Kraft besiegt wird.

Langfristig ähnlich unbefriedigend wie die wiederholte antibiotische Therapie stellt sich die Situation nach einer Operation dar. Da die der Erkrankung zugrundeliegenden Faktoren nicht beseitigt wurden, kommt es nicht selten auch nach einer Operation zu weiteren Entzündungen. Deshalb sollte vor jeder geplanten Operation ein 6-12monatiger konsequenter Behandlungsversuch mit den wichtigsten der unten angegebenen Therapien unternommen werden, um anschließend die Entscheidung für oder gegen eine Operation zu treffen.

Naturheilkundliche Therapie

Was sollten Sie als Patient tun?

▶ **Pflanzliche Heilmittel** stehen zur Immunstärkung, zur Schleimlösung und zur Linderung der Symptome zur Verfügung.

▶ **Physikalische Therapiemaßnahmen** helfen dem Körper, die Entzündung besser zu überwinden, bei der immer wiederkehrenden Entzündung wirken sie abhärtend und damit vorbeugend.

▶ Mit der richtigen **Ernährung** kann der Entzündung ebenfalls gut vorgebeugt werden.

▶ Eine **Mikrobiologische Therapie** ist bei chronischen oder immer wiederkehrenden Entzündungen durchzuführen.

Pflanzenheilkunde

Immunstärkende Pflanzen (→ *Infektionen*, S. 522), bei den ersten Krankheitssymptomen sofort und hoch dosiert begonnen – auch und gerade bei antibiotischer Behandlung –, können die Entzündung kupieren und schneller zur Ausheilung bringen. Zusätzlich Kombinationspräparate: Sinupret® Tropfen/Dragees, Kopfdampfbäder mit **Kamillenblüten** (eine Handvoll auf 1 l heißes Wasser) mindern die Beschwerden deutlich und für mehrere Stunden. Inhalationen mit: Aerosol Spitzner®, Retterspitz® Aerosol, Hustagil® Inhalationsöl, Makatussin Inhalat Menthol®.

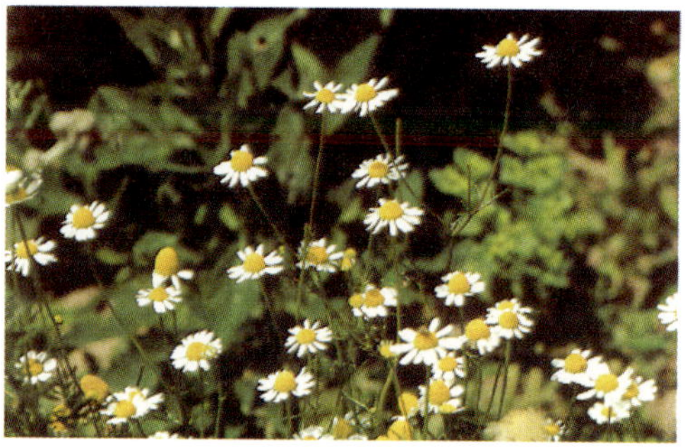

Abb. 20: Kamille. Foto: Bruno Vonarburg, Teufen, Schweiz

Physikalische Therapie

Hydrotherapie: Ansteigende Arm- und Fußbäder, Nasenspülungen mit Kochsalzlösung (1 TL auf 1/2 l Wasser), Kamillen-Kopfdampfbäder, feuchtwarme Kompressen auf die Nebenhöhlen. Zur Abwehrstärkung im entzündungsfreien Intervall Sauna 1-2mal/ Woche, Kneippsche Kniegüsse, Wassertreten, Taulaufen.

Bewegungstherapie: Gymnastische Übungen, Ausdauertraining (ohne große Anstrengung) zur Stärkung der Immunabwehr und Verbesserung der Durchblutung.

Elektrotherapie: Kurzwellen- oder Mikrowellentherapie (→ Therapeut).

Phototherapie: Rotlichtbestrahlungen des Gesichtes, UV-Ganzkörperbestrahlungen, Licht-Luftbäder.

Balneotherapie: Hochgebirgskur oder Seeaufenthalt einmal jährlich.

Ernährungstherapie

Nicht selten bildet eine schlechte Ernährung die Grundlage, auf der die chronische oder die immer wiederkehrende Nasennebenhöhlenentzündung gedeiht. Es sollte daher – zusätzlich zu anderen Maßnahmen – für mindestens einige Monate eine sehr konsequente Umstellung in Richtung auf eine Vollwerternährung mit einem hohen Frischkostanteil erfolgen. Zucker, Weißmehl und daraus hergestellte Produkte sollten in dieser Zeit völlig, später fast völlig weggelassen werden.

Mikrobiologische Therapie

Nasennebenhöhlen und Darmschleimhaut stehen anatomisch und immunologisch miteinander in Beziehung. Das erklärt, warum Störungen der Darmflora (u.a. auch durch schlechte Ernährung) Nasennebenhöhlenentzündungen mit begünstigen können. Bei chronischen Entzündungen ist daher eine Mikrobiologische Therapie (→ *Mikrobiologische Therapie*, S. 132) unbedingt angezeigt.

Ayurveda

Lokale Kapha-Störung, täglich 1 MSP Ajowan (Gewürz-/Asienladen) in einem Glas Wasser einnehmen, solange die Entzündung anhält.

Akupunktur/Akupressur

Die Nasennebenhöhlenentzündung stellt eine der besten Anzeigen für Akupunktur dar.

Akut: Di4, 3E17, LG20

Chronisch: Di4, LG20, Lu7

Bei Entzündung der Stirnhöhle zusätzlich B2, G14, B10, bei der Kiefernköhle M5, Dü18, Di20 (→ *Akupunktur/Akupressur*, S. 46).

Ordnungstherapie

Das **Rauchen** sollte sowohl bei der akuten, als auch bei der chronischen Entzündung unbedingt eingestellt werden.

Enzymtherapie

Wobenzym® N 3mal 5 Tabletten oder Phlogenzym® 3mal 2 Tabletten für 2-6 Wochen kann - unterstützend zu anderen Maßnahmen - den Erfolg der Behandlung deutlich verbessern.

Homöopathie

- **Cinnabaris D4, D6:** eher bei chronischer Entzündung, Druck an der Nasenwurzel, verstopfte Nase oder starker Fließschnupfen, nachts schlechter, Bettwärme verschlechtert
- **Hepar sulfuris D3, D4, D6, D12:** übelriechender Schnupfen, Nagelkopfschmerz, Schmerz über der Nasenwurzel, Eiterungsneigung der gesamten Haut, sehr kälte- und berührungsempfndlich
- **Hydrastis D2, D3, D4:** dickes, gelbes, fadenziehendes Sekret, dumpfer Stirnschmerz, besonders bei chronischer Erkrankung geeignet
- **Kalium bichromicum D3, D4, D6:** punktförmiger Stirnkopfschmerz, grüne Schleimfetzen, dickes, zähes, fadenziehendes Sekret, frische Luft oder Wärme verbessern
- **Luffa D3, D4, D6:** besonders bei eitriger und allergischer Entzündung mit Fließ- oder Stockschnupfen, Stirnkopfschmerz
- **Pulsatilla D2, D3, D4, D6:** dicker, gelber, übelriechender, milder Schleim, Fließ- oder Stockschnupfen, Geruchsverlust, frische, kalte Luft verbessert
- **Silicea D30:** chronische Entzündung mit Abmagerung, Frostigkeit, Schweiß, dünnes, scharfes Sekret, reaktionsträge Eiterung

Anthroposophische Therapie

Als unterstützende Maßnahme: Agropyron compositum, Silicea compositum, Hepar sulfuris compositum (Wala), Berberis/ Mercurialis perennis, Berberis prunus (Weleda).

Eigenbluttherapie

Bei einer chronischen Entzündung, die auf andere Maßnahmen nicht anspricht, sollte unbedingt eine Eigenbluttherapie durchgeführt werden (→ *Eigenbluttherapie*, S. 93). Bei Kindern oder starker Abneigung gegen Injektionen sollte eine Therapie mit potenziertem Eigenblut durchgeführt werden .

Akute Entzündung: 1. und 2. Tag einmal täglich 3 Tropfen einer C5-Potenz auf die Zunge, am 3. Tag C7-Potenz anfertigen, alle 3 Tage einmal täglich 3 Tropfen bis zur Genesung.

Chronische Entzündung: C7 1mal/Woche 5 Tropfen, 4 Wochen lang, dann C9 1mal/Woche 5 Tropfen 4 Wochen lang, dann C12 1mal alle 14 Tage 5 Tropfen, 4 Wochen lang.

Bach-Blüten-Therapie

Gute Erfolge möglich, der Gemütsstimmung entsprechend anwenden (→ *Bach-Blüten-Therapie*, S. 76).

Neuraltherapie

Quaddelungen von Akupunkturpunkten, gegebenenfalls Störfeldsuche im Zahn-Kiefer-Bereich können sehr gute Erfolge erbringen (→ Therapeut).

Manuelle Medizin

Bei chronischer Entzündung, die auf andere Maßnahmen nicht anspricht, kann das Lösen einer eventuell in der Halswirbelsäule gelegenen Dysfunktion die Heilung beschleunigen (→ Fachtherapeuten).

Reflexzonenmassage des Fußes

Bei chronischer Erkrankung als Zusatztherapie geeignet.

Umweltmedizin

Giftbelastungen durch Amalgamplomben können für eine chronische Nasennebenhöhlenentzündung mitverantwortlich sein. Eine Ausschaltung dieser Gifte – gegebenenfalls nach Testung (Quecksilbermobilisierungstest) – ist anzustreben (→ *Umweltmedizin*, S. 232).

Asthma bronchiale

Begriffsklärung

Was ist ein Asthma bronchiale?

Asthma bronchiale ist eine Krankheit, bei der Anfälle von Atemnot auftreten. Diese Anfälle werden von einer Verengung der Atemwege begleitet, die sich zwischen den Anfällen ganz oder teilweise zurückbildet. Die Verengung der Atemwege entsteht durch:

- Zusammenziehen der Bronchialmuskulatur
- Anschwellung der Bronchialschleimhaut
- und/oder Schleimansammlung in den Atemwegen

Ursachen

Wodurch entsteht eine Verengung der Atemwege?

Ursachen dieser krankhaften Reaktion sind:

- Infekte: Das Bronchialsystem reagiert auf Entzündungsreize empfindlicher als bei Gesunden.
- Seelische Faktoren: Ängste und Empfindungen spielen eine bedeutsame Rolle (so kann z.B. ein Asthmatiker mit Allergie auf Blütenpollen beim Anblick eines Gemäldes mit einer Blumenwiese einen gefährlichen Anfall erleiden).
- Allergene (z.B. Blütenpollen, Nahrungsmittel, Medikamente).

Symptome

Woran ist ein Asthma bronchiale zu erkennen?

- Leitsymptom des asthmatischen Anfalls ist die ausgeprägte (bis lebensbedrohliche) **Atemnot**
- Oft mit giemendem und pfeifendem **Atemgeräusch**
- Oft mit **Husten** und **Auswurf**
- Vorwiegend ist die Ausatmung erschwert; die Patienten haben aber das Gefühl, zu wenig Luft einatmen zu können (**Lufthunger**)
- Anfall oft mit Angst, Unruhe, Gereiztheit, Ärger; die Patienten wirken – auch außerhalb der Anfälle – auf andere und schildern sich selbst oft als unzufrieden („Asthma ist Unzufriedenheit mit sich selbst und gleichzeitig Protest dagegen").

Diagnostik und schulmedizinische Therapie

Was können Sie als Patient vom Arzt erwarten?

Die **Lungenfunktionsprüfung** ist das geeignetste Verfahren, um Verengungen der Atemweg zu diagnostizieren. Weitere Untersuchungsmethoden (z.B. Allergietest, Provokationstest mit verdächtigten Allergenen und anschließender Lungenfunktionsprüfung) können die Ursachen und die Schwere der Erkrankung weiter eingrenzen. Mit Röntgenaufnahmen kann man feststellen, ob schon Überblähungen der Lungenbläschen (Emphysem) oder gar Herzschäden (Vergrößerung durch Rechtsherzbelastung) stattgefunden haben.

Als schulmedizinische **Medikamente** stehen zur Verfügung:

- **Beta-Mimetika** zur Aktivierung des sympathischen Anteils des vegetativen Nervensystems, welcher die Bronchien erweitert (z.B. Berotec®, Sultanol®) als Spray, Inhalationsmittel oder Tabletten (Injektionen beim Anfall)
- **Theophyllinpräparate** sind mit dem Koffein verwandte Substanzen, die die Bronchien erweitern (z.B. Bronchoparat®) als Tabletten (Injektion beim Anfall)
- **Cortison(abkömmlinge)** zur Minderung der entzündlichen Aktivität in den Bronchien (z.B. Auxiloson®, Inhacort®) als Spray, Inhalation, Tabletten (Injektion nur beim starken, kaum beherrschbaren Asthmaanfall, Wirkung tritt beim Cortison aber verzögert ein)
- **Cromoglicinsäurepräparate (DNCG)** zur Stabilisierung der Mastzellen, die Histamin ausschütten,

wodurch die Bronchien enggestellt werden können (z.B. Intal®, Lumopran®); nur bei allergisch bedingtem Asthma

Auch wenn die Vorschläge der naturheilkundlichen Therapie befolgt werden, sollte trotzdem die bisherige medikamentöse Therapie fortgeführt werden, da bei zu plötzlicher Reduktion oder Absetzen der Medikamente die Gefahr der Auslösung eines (möglicherweise lebensbedrohlichen) Anfalls besteht. Sollte sich unter naturheilkundlicher Therapie eine anhaltende, deutliche Verbesserung der Symptomatik mit Ausbleiben von Anfällen einstellen, so kann – nach Absprache mit dem behandelnden Arzt – eine langsame, schrittweise Reduktion der Medikamente versucht werden.

Wegen der großen Diskussion um das von Befürwortern geliebte, von Gegnern verdammte **Cortison** bzw. dessen Abkömmlinge soll dieses Thema hier etwas ausführlicher dargestellt werden. Der Nutzen der antientzündlichen und damit Symptome des Asthma verbessernden Wirkung sowie die oft lebensrettende Bedeutung im schweren Asthmaanfall steht außer Frage. Die Nebenwirkungen einer einmaligen Gabe im Notfall (selbst in sehr hohen Dosierungen) sind gegenüber dem Nutzen vernachlässigbar gering. Auch bei Sprays oder Inhalationen werden derart geringe Mengen vom Körper aufgenommen, daß Nebenwirkungen (abgesehen von der Gefahr der Pilzinfektionen im Mundbereich, wenn nach der Anwendung der Mund nicht ausgespült wird) praktisch nicht beobachtet werden. Lediglich die andauernde Gabe von größeren Cortisondosen, die sich auf den ganzen Körper auswirken, (z.B. täglich Tabletten, Zäpfchen oder Injektionen über Wochen) kann zu den charakteritischen Cortisonnebenwirkungen führen, wenn eine bestimmte Tagesdosis überschritten wird. Diese sogenannte Cushing-Schwelle ist abhängig vom Körpergewicht des Patienten und dem verwendeten Cortisonabkömmling.

Aus naturheilkundlicher Sicht ist eine Behandlung mit Cortison prinzipiell nicht wünschenswert, da es sich um eine therapeutische Maßnahme im Sinne einer Unterdrückung handelt – dies gilt auch für die so nebenwirkungsarmen Sprays. Bei einem lebensbedrohlichen Anfall steht aber natürlich die Lebensrettung und damit auch die Cortisonanwendung im Vordergrund. Nach Beendigung der unterdrückenden Behandlung wäre mit einem erneuten Ausbrechen der Krankheitserscheinungen zu rechnen – vielleicht sogar in stärkerem Ausmaße –, da an den Ursachen der Erkrankung nichts geändert wurde.

Bei einer so schwerwiegenden Krankheit wie dem Asthma bronchiale kann eine Behandlung mit Cortison – zumindest vorübergehend – durchaus sinnvoll sein, um Spätschäden zu verhindern oder einen lebensgefährlichen Zustand – gegebenenfalls auch vorbeugend – zu vermeiden. Andererseits wird Cortison – oft aus Bequemlichkeit und dem (manchmal übertriebenen) Sicherheitsbedürfnis des Arztes heraus – großzügiger verordnet als erforderlich. Besonders beim inhalativen Cortison sind die Nebenwirkungen sehr gering, die häufig beobachtete „Cortisonphobie" ist nicht gerechtfertigt, wenn ein bestimmungsgemäßer Gebrauch erfolgt und die asthmatischen Beschwerden mit naturheilkundlichen Maßnahmen nicht erfolgreich zu behandeln sind.

Bei Besserung der Beschwerden kann Cortison – insbesondere das in Tablettenform – oft langsam reduziert werden. Dies sollte aber nur nach Absprache mit dem Arzt und in sehr kleinen und langsamen Schritten erfolgen, wenn eine stabile Verbesserung (z.B. durch die unten beschriebenen naturheilkundlichen Therapieformen) erreicht wird.

Naturheilkundliche Therapie

Durch Naturheilverfahren kann eine deutliche Verbesserung der Beschwerden mit Verringerung der Medikamenteneinnahme erreicht werden - gegebenenfalls sogar eine vollständige Ausheilung. Voraussetzung ist allerdings eine große Geduld seitens des Patienten und seiner Angehörigen und eine gute, kooperative Zusammenarbeit mit dem behandelnden Arzt. Das Asthma bronchiale ist eine komplexe Erkrankung, die eine Vielzahl von Ursachen haben und durch viele Faktoren ungünstig beeinflußt werden kann. Es sollte das Ziel jeden Asthmatikers sein, die für ihn bedeutsamen Faktoren zu erkennen und möglichst auszuschalten.

Was sollten Sie als Patient tun?

▶ **Ordnungstherapeutische Maßnahmen** stehen an erster Stelle der Behandlung, d.h. zeitlich günstige Einnahme der Medikamente, Meiden von Genußmitteln, Berücksichtigung psychosomatischer Aspekte – Asthma ist (auch) eine psychosomatische Erkrankung.

Achtung

Keine Asthmabehandlung ohne Rauchverzicht (auch in der Umgebung, Passivrauchen!)! Keine Asthmabehandlung ohne Berücksichtigung psychosomatischer Aspekte!

▶ **Physikalische Maßnahmen** wirken oft hilfreich.

▶ Das richtig gewählte **Homöopathikum** kann deutliche Linderung verschaffen.

▶ Mit richtiger **Ernährung** und gegebenenfalls einem **Heilfasten** können deutliche Verbesserungen erzielt werden.

Ordnungstherapie

Werden Pharmaka verordnet – entweder als andauernde Gabe zur Erweiterung der Atemwege oder als zusätzliche Gabe im Anfall –, so sollten diese exakt nach den Anweisungen eingenommen werden, um größtmögliche Wirkungen bei möglichst geringen Nebenwirkungen zu erzielen.

● Dosieraerosole (**Sprays**) gehören zu den Mitteln der ersten Wahl. Es gibt Mittel, die die Bronchien direkt erweitern (sogenannte Beta-Mimetika, z.B. Sultanol®, Berotec®) und solche, die antientzündlich wirken (Cortison und dessen Abkömmlinge, z.B. Pulmicort®). Beta-Mimetika wirken nach Minuten (daher gut beim Anfall geeignet), cortisonhaltige Sprays wirken in der Größenordnung von Stunden (daher beim Anfall weniger gut geeignet). Dosieraerosole wirken nur, wenn sie wirklich tief inhaliert werden, damit der Wirkstoff auch dorthin gelangt, wo er wirken soll, nämlich in die Lunge. Ein großer Teil von Asthmatikern inhaliert leider völlig falsch, daher sollten sie sich den Gebrauch des Sprays genau erklären (z.B. vom Arzt, Arzthelferin, Krankenschwester) und die richtige Benutzung demonstrieren lassen. Bei Schwierigkeiten kann gegebenenfalls ein Inhalationsvorsatz oder ein Inhalationsgerät Abhilfe schaffen. Einige weitere Tips zum Gebrauch der Sprays, Inhalationen und anderer Asthmamedikamente:

– Beta-Mimetika (z.B. Berotec®, Sultanol®) je nach Anordnung 2-4mal täglich 2 Hub, bei Zunahme der Atemnot gegebenenfalls öfter

– Cortisonhaltige Sprays immer einige Minuten **nach** dem Beta-Spray, weil dann die Bronchien schon erweitert sind und mehr Wirkstoff in die Lunge gelangt. Nach dem Gebrauch des Cortison-Sprays zur Vermeidung von Pilzinfektionen immer den Mund ausspülen!

– Auf Tabletten, die ähnlich wirkende Stoffe wie die Sprays enthalten (bronchienerweiternde oder antientzündliche Substanzen) kann und sollte wegen der Nebenwirkungen meist verzichtet werden (nicht immer). Die Substanzen wirken ja wie die Sprays nicht nur in der Lunge (jedenfalls überwiegend), sondern sie wirken (und neben-wirken) im ganzen Organismus. Wenn auf diese Substanzen wegen der Schwere der Erkrankung vorübergehend oder dauernd nicht verzichtet werden kann, so sollten sie dennoch erst nach Ausschöpfung der Maßnahmen mit Sprays und Inhalationen eingesetzt werden.

● Die **Dosis** muß richtig gewählt werden. Theophyllinpräparate (z.B. Bronchoparat®) müssen hoch genug dosiert werden, um einen ausreichenden Wirkspiegel zu haben. Bei zu hoher Dosis kommt es allerdings zu unangenehmen bis gefährlichen Nebenwirkungen (z.B. Schlafstörungen, Herzrhythmusstörungen) – gegebenenfalls Spiegelbestimmung im Blut. Cortisonpärparate sollten (eventuell nach hoher Dosierung während eines Anfalls oder einer Verschlechterung) so niedrig dosiert werden, daß noch eine ausreichende Wirkung erzielt wird. Auch minimale Dosen wirken noch.

● Die **Tageszeiten** der Gaben müssen beachtet werden. Theophyllin morgens und abends, Cortison als Tablette entweder nur morgens (so früh wie möglich, da die natürliche Cortisonausschüttung gegen 5 Uhr den Gipfel erreicht) oder die Hauptdosis morgens und ein Drittel der Gesamtdosis abends.

- **Genußmittel** (Nikotin, Alkohol, Koffein) sollten stark eingeschränkt bzw. ganz (Nikotin unbedingt!) gemieden werden. Großer Konsum von Alkohol kann zu einem Magnesiummangel und dadurch zu einer erhöhten Krampfbereitschaft der Bronchien führen. Bei einem Raucher steht vor allen weiteren naturheilkundlichen Behandlungen in jedem Fall die erfolgreiche Nikotinentwöhnung (→ *Suchttherapie*, S. 545)!

Bei den seelischen Faktoren sind (mindestens) drei zu bedenken:

- **Ambivalenz**: Viele Asthmatiker sind oft sehr distanziert bis ablehnend in ihren persönlichen Beziehungen, wünschen sich gleichzeitig aber Nähe. Sie fordern Hilfe – besonders beim Anfall –, möchten durch die Hilfe aber nicht „eingeengt" werden. Die Ursachen für dieses ambivalente Verhalten liegen oft in frühkindlichen Erfahrungen, die durch eine Psychoanalyse erfolgreich aufgearbeitet werden können. Eine solche Psychoanalyse sollte aber nicht wegen des Asthmas allein in Erwägung gezogen werden, sondern nur dann, wenn die durch das Ambivalenzverhalten resultierenden Störungen so groß sind, daß eine solch aufwendige Behandlung angezeigt ist.
- **Angst**: Sie bestimmt nicht selten das ganze Leben des Asthmatikers – Angst vor dem nächsten Anfall, Angst vor dem Tod, Angst, daß die Medikamente nicht wirken (deshalb werden nicht selten zuviele davon eingenommen, mit der Folge des Anstiegs von Nebenwirkungen), aber auch Angst vor den Nebenwirkungen (deshalb werden nicht selten zuwenig eingenommen, mit der Folge der Verschlechterung der Symptomatik). Diese Ängste können einerseits Depressivität beim Patienten bedingen, andererseits aber auch Aggressivität gegenüber Nahestehenden, Therapeuten, Gegenständen, ja gegen sich selbst (Allergie gegen z.B. Blütenpollen ist ja eine Überaggression, eine Überabwehr, als ob diese Krankheitserreger seien → *Allergische Erkrankungen*, S. 572; die Verengung der Bronchien wird ja nicht von außen erzeugt, der Asthmatiker „macht dies selbst", letztlich handelt es sich um ein gegen sich selbst gerichtetes Verhalten).
- **Verkrampfung**: Die Unfähigkeit, ausreichend ausatmen zu können, beruht auf einer zu starken Zusammenziehung der Bronchialmuskelzellen (Bronchialkrampf, Bronchialspasmen). Diese mangelnde Fähigkeit, locker und entspannt zu sein, „loslassen" zu können, findet sich oft nicht nur in den Bronchien, sondern auch im täglichen Leben des Asthmatikers. Paradoxerweise helfen gerade Entspannungsübungen im Asthmaanfall nicht weiter, sondern können im Gegenteil den Anfall sogar verstärken (durch Entspannung wird der parasymphatische Teil des vegetativen Nervensystems aktiviert, der wieder eine Engerstellung der Bronchien bewirkt). Selbst auf dieser nerval-organbezogenen Ebene finden wir also die Ambivalenz wieder.

Nicht bei allen Asthmatikern sind die oben beschriebenen seelischen Faktoren entscheidend. Bei einigen sind sie zwar bedeutsam, werden von diesen aber teilweise geleugnet, wenn sie damit konfrontiert werden. Anderen sind diese Zusammenhänge zwar bewußt, was aber noch nicht bedeutet, daß sie adäquat damit umgehen können. Weder das Vorhandensein dieser, den Umgang mit Asthmatikern nicht gerade erleichternden Eigenschaften, noch eine eventuelle Leugnung derselben darf dem Asthmatiker zum Vorwurf gemacht werden. Sie gehören zu seiner Krankheit, der Asthmatiker sollte mit diesen Eigenschaften und mit seiner Krankheit akzeptiert werden.

Allein das Bewußtmachen von Zusammenhängen zwischen Seele und körperlicher Krankheit („Psycho-somatik") bessert die Krankheit zunächst einmal nicht. Das Wissen um solche Zusammenhänge ist aber ein erster wichtiger Schritt zum besseren Verständnis und zur besseren Behandlung der Krankheit. Der Asthmatiker sollte sich solche psychosomatischen Zusammenhänge bewußtmachen und versuchen zu erkennen, ob und wo sie in seiner persönlichen Krankheitsgeschichte eine Rolle spielen. Wichtig ist aber auch, daß seine Umgebung – sowohl Angehörige und Freunde als auch Behandler – sich darüber im klaren sind. Dies kann den Umgang mit dem Kranken und seiner Erkrankung möglicherweise entscheidend verbessern.

Homöopathie

Tiefe und mittlere Potenzen (bis D12) können selbst verordnet werden. Hochpotenzen oder eine konstitutionelle Behandlung (→ *Homöopathie*, S. 121) sollten wegen der Gefahr der Erstverschlimmerung, die natürlich beim Asthma besonders gefürchtet ist, nur auf Anweisung eines erfahrenen Homöopathen eingenommen werden.

- **Arsenicum album D4, D6, D12:** nächtliche Hustenanfälle (besonders nach Mitternacht), Kurzatmigkeit beim Hinlegen, Todesangst, Unruhe, Blässe, Blaufärbung der Haut, allgemeine Schwäche, Eiseskälte, Wärme bessert
- **Calcium carbonicum D4, D6, D12:** nächtlicher heftiger, trockener Husten, tagsüber reichlich Auswurf, berührungs- und druckempfindliche Brust, hatte als Kind Milchschorf, geistig nicht selten schwerfällig, verlangsamt, kalte und schweißige Füße, sauer riechender Stuhl, saures Erbrechen, Verstopfung, Milchunverträglichkeit, Kälte, Nässe, Essen oder Anstrengungen verschlechtern, im Freien besser
- **Cuprum aceticum D3, D4, D6:** trockener Krampfhusten um Mitternacht, krampfartiges Zusammenschnüren der Brust bis zum Ersticken, zäher Auswurf, kaltes Trinken bessert
- **Grindelia D2, D3:** reichlicher, aber schwerlöslicher Auswurf, aussetzende Atmung, Erstickungsgefühl, kann im Liegen nicht atmen
- **Ipecacuanha D4, D6:** trockener, erstickender Husten mit Zusammenschnüren im Hals, Luftschnappen, Schleimrasseln, Brechneigung (!), Erbrechen bessert aber nicht, abends und nachts schlechter
- **Lobelia inflata D4, D6:** kurzer, trockener Husten, erschwertes Atmen durch Zusammenschnüren der Brust, große Übelkeit mit kaltem Schweiß, Würgen, Magenkrämpfe, ein Schluck Wasser bessert die Übelkeit, morgens schlechter
- **Sulfur D4, D6, D12:** Heiserkeit, Husten mit übelriechendem Schleim, abends, nachts, durch Bettwärme, Nässe oder Kälte schlechter, Wärme oder trockenes Wetter verbessert

Ayurveda

Meist Vata-Störung, gut wirksam ist eine 19tägige Pfefferkur mit langem Pfeffer (nicht üblicher schwarzer Pfeffer): Am 1. Tag 1 Pfefferschote zu Pulver mahlen und mit etwas Honig vermengt nüchtern morgens einnehmen, am 2. Tag 2 Schoten usw. bis zum 10. Tag 10 Schoten, dann jeden Tag eine weniger.

Physikalische Therapie

Hydrotherapie: Ansteigende Arm- und Fußbäder, Prießnitz-Brustwickel, heiße Kompressen oder „Heiße Rolle" (→ *Kneippsche Therapie*, S. 170)für Rükken und Brust zur Entspannung der Bronchien im Anfall. Im anfallsfreien Intervall Sauna 1-2mal/Woche.

Bewegungstherapie: Beim Anfall Reitsitz auf einem Stuhl, Arme auf der Rückenlehne. Im Intervall Atemtherapie, viel Sport an frischer Luft, Brustkorbgymnastik zur Verbesserung der Beweglichkeit. Ausdauerbelastungen sind günstiger als Spitzenbelastungen, körperliche Betätigungen sollten nicht abrupt, sondern fließend beendet werden. Besonders günstig ist Schwimmen im warmen Wasser (27-30 °C).

Massage: Morgendliche Trockenbürstungen am offenen Fenster, Erlernen der Lippenbremse (→ Krankengymnast), Reflexzonen-, Periost- oder Bindegewebsmassage (→ Fachtherapeut).

Ernährungstherapie

Durch eine Umstellung auf eine Vollwerternährung fallen Lebensmittelzusatzstoffe als Allergene bzw. allergische Erkrankungen begünstigende Substanzen weg. Bei Verdacht auf Nahrungsmittelallergie sollte ein Nahrungsauslaßversuch (→ *Allergische Erkrankungen*, S. 572) unternommen werden. Die häufigsten Nahrungsmittelallergene bei Asthma sind Milcheiweiß (auch in Wurst und vielen Fertiggerichten enthalten!), Eier, Sellerie, Schalentiere und Nüsse. Auch Unverträglichkeiten auf Zitrusfrüchte sind nicht selten.

Heilfasten

Durch eine allgemeine Umstimmung kann während des Fastens meist eine deutliche Verbesserung mit Reduktion oder Absetzen der Medikamente erzielt werden. Bei Vorliegen von Nahrungsmittelallergien eigent sich das Fasten hervorragend als Einstieg in eine

Suchdiät (→ *Allergische Erkrankungen*, S. 572). Um eine optimale Steuerung der Medikamente zu ermöglichen und wegen möglicher Verschlechterungen (Fastenkrise) sollte der Asthmatiker in einer auf das Fasten spezialisierten Klinik fasten.

Nährstofftherapie

Magnesium 300-600 mg/täglich (z.B. 1-2 TL Magnesiumzitrat in Wasser oder Fruchtsaft) vermag die Krampfneigung der Bronchien günstig zu beeinflussen, auch eine reichliche Zufuhr von Omega-3-Fettsäuren und Antioxidantien ist sinnvoll (→ *Nährstoffliste*, S. 658 bzw. 659).

Anthroposophische Therapie

Als unterstützende Maßnahme: Cuprum aceticum compositum, Citrus, Oleum aethereum 10% (Wala), Lobelia compositum, Cuprum-ren (Weleda).

Autogenes Training

Zusätzlich zu anderen Verfahren ist das AT hilfreich, da es die nervös-ängstliche Grundhaltung des Asthmatikers günstig beeinflußt und eine allgemeine Entspannung im Sinne einer Anfallsvorbeugung erreichen kann. Beim Anfall sollte AT nicht eingesetzt werden, da die Entspannung eine weitere Verengung der Bronchien bewirken könnte.

Pflanzenheilkunde

- Ephedrin aus **Meerträubchen** in Kombinationspräparate: Cephedrin® N, Asthma Bisolvon® Dragees, Befelka Asthma® N Tabletten, Extussin® Sirup
- **Stechapfel** in Kombinationspräparat: Asthmacolat® Tropfen/ Sirup
- Khellin aus **Khella** (Ammi visnaga, Zahnstocherammei) in: Keldrin® Dragees/Kapseln/Suppositorium für Erwachsene/Suppositorium für Kinder/Suppositorium für Säuglinge.

Bach-Blüten-Therapie

Gute Erfolge sind möglich, häufig sind Aspen oder Crab Apple geeignet.

Akupunktur/Akupressur

Zusätzlich zu anderen Maßnahmen sind gute Erfolge möglich (→ *Akupunktur/Akupressur*, S. 46):

Grundprogramm: B13, KG17, 3E15, B11, B39, Di4

Bei starker **Krampfneigung** (Spastik): B17, Le2, 3, Di4

Bei starker **psychischer Überlagerung**: KG15, B13, 15, N27, M36, H3, 5, 7, LG20

Bei starker **Entzündungsneigung**: LG13, Di4, 11, 20, B2

Allergisches Asthma: Le13, Lu1, 2, Dü3, Di4, B23, 54, Ohr-Allergiepunkt

Atemtherapie

Zusätzlich zu anderen Maßnahmen ist eine gute Beeinflussung möglich (→ *Atemtherapie*, S. 222).

Ausleitende Verfahren

Blutiges oder trockenes Schröpfen – je nach Konstitutionstyp – am Rücken sowie gelegentliches Baunscheidtieren kann eine Reduktion der Anfallsneigung im Sinne einer Umstimmung bewirken (→ *Ausleitende Verfahren*, S. 59 → Fachtherapeut).

Eigenbluttherapie

Bei nicht ausreichender Wirkung anderer Verfahren sollte unbedingt ein Versuch mit Eigenblut unternommen werden (Schema → *Eigenbluttherapie*, S. 93). Bei starker Abneigung gegen Injektionen oder bei Kindern kann eine Therapie mit potenziertem Eigenblut unter die Zunge erfolgen:

C5-Potenz, 5 Tropfen, 1mal/ Woche, 6 Wochen lang (bei Verschlechterung auf die höhere Potenz wechseln!), anschließend nach gleichem Schema C7, C9, C12 und C15.

Mikrobiologische Therapie

Wegen der engen Beziehung zwischen Darm- und Bronchialschleimhaut ist ein Versuch zusätzlich zu anderen Verfahren sehr sinnvoll (→ *Mikrobiologische Therapie*, S. 132).

Neuraltherapie

Wird ein Störfeld gefunden und erfolgreich behandelt, kann dies zur Ausheilung oder zur deutlichen Linderung des Asthmas führen (→ Fachtherapeut).

Bioresonanztherapie

In jüngster Zeit werden im Einzelfall ausgezeichnete Therapieerfolge berichtet. Bei Versagen anderer Verfahren sollte ein Versuch mit der Bioresonanztherapie unternommen werden (→ Fachtherapeut).

Reflexzonenmassage des Fußes

ist zusätzlich zu anderen Maßnahmen sinnvoll (→ Fachtherapeut).

Manuelle Medizin

Die Mobilisation der Gelenke zwischen Rippen und Wirbelsäule führt meist zu einer erheblichen Verbesserung der Atmung (→ Fachtherapeut).

Literatur

Bircher-Benner-Ratgeber: So heilt man Asthma, Heuschnupfen und andere Allergien. Bircher-Benner-Verlag, Bad Homburg.

Enders, N.: Homöopathische Heuschnupfenfibel. Ein Lesebuch über Allergien, Asthma und auch Erkältungen. Karl F. Haug Verlag, Heidelberg.

Findeisen, D.G.: Asthma- und Heufieber-Ratgeber. Gustav Fischer Verlag, Stuttgart.

Geißler, D.: Vollwertkost trotz Asthma und Allergie. TRIAS-Verlag, Stuttgart.

Leibold, G.: Asthma und Bronchitis. Falken Verlag, Niedernhausen.

Richter, B.: Ich habe Asthma – mir geht es trotzdem gut. TRIAS-Verlag, Stuttgart.

Schmidt/Ertelt: Asthma. Falken Verlag, Niedernhausen.

Theil et al.: Asthma – Ekzem – Nahrungsmittelallergie. Gustav Fischer Verlag, Stuttgart.

Theiling et al.: Der Luftikus für Kinder mit Asthma. TRIAS-Verlag, Stuttgart.

Selbsthilfegruppen

Allergiker- und Asthmatikerbund e.V., Hindenburgstr. 110, 41061 Mönchengladbach 1, Tel. 02161/183024

Arbeitsgemeinschaft Allergiekrankes Kind – Hilfen für Kinder mit Asthma, Ekzem oder Heuschnupfen – e.V., Hauptstr. 29, 35745 Herborn, Tel. 02772-41237

Hals-Nasen-Ohren-Erkrankungen

Naturheilkundliche Behandlungsprinzipien

Es bestehen enge Beziehungen zwischen Erkrankungen des Hals-Nasen-Ohren-Bereiches und anderen Körperregionen, insbesondere im Bereich des Kopfes und der Halswirbelsäule. Reflektorisch kommt es daher oft zu muskulären Verspannungen der Halswirbelsäule, umgekehrt können auf reflektorischem Wege aber auch HNO-Erkrankungen über eine Behandlung der Halswirbelsäule beeinflußt werden (z.B. durch Schröpfen, Manuelle Therapie oder Neuraltherapie).

Wichtige Naturheilverfahren bei HNO-Erkrankungen

- Häufig wirken **pflanzliche Heilmittel** sehr günstig.
- Das richtig gewählte **Homöopathikum** vermag die Beschwerden oftmals zu beheben.
- Bei chronischen Prozessen ist nicht selten eine **Mikrobiologische Therapie** angezeigt.

Mandelentzündung (Tonsillitis)

Begriffsklärung, Ursachen

Was ist eine Mandelentzündung?

Wodurch entsteht sie?

Eine Mandelentzündung (Tonsillitis, Angina tonsillaris) kann im Rahmen eines grippalen Infektes oder durch eine bakterielle Infektion auftreten.

Symptome

Woran ist eine Mandelentzündung zu erkennen?

Entzündliche Rötung und Schwellung des Rachens und des Zäpfchens, Halsschmerzen, Schluckbeschwerden, druckschmerzhafte und geschwollene Lymphknoten im Kiefernwinkel sowie Schüttelfrost und Fieber sind typische Symptome. Darüber hinaus können die Mandeln mit Stippchen oder – besonders bei bakteriellen Infekten – mit Eiter belegt sein.

Diagnostik und schulmedizinische Therapie

Was können Sie als Patient vom Arzt erwarten?

Am Blutbild und der Blutsenkungsgeschwindigkeit kann der Arzt Informationen über das Ausmaß der Entzündungsaktivität sowie Hinweise auf das Vorliegen eines viralen oder bakteriellen Infektes erhalten. Bei Verdacht auf einen bakteriellen Infekt sollte ein Eiweißnachweis im Urin erfolgen (fragliche Nierenbeteiligung).

Die meisten Fälle von Mandelentzündung werden heute schulmedizinisch mit Antibiotika behandelt. Dies ist unnötig, wenn es sich um einen Infekt handelt, der durch Viren hervorgerufen wurde. Bei bakteriellen Infekten besteht prinzipiell die Anzeige zu einer antibiotischen Therapie.

Bei immer wiederkehrenden Mandelentzündungen wird auch heute noch rasch auf die operative Entfernung der Mandeln (Tonsillektomie) zurückgegriffen. Dies ist nicht immer vorteilhaft, da die Mandeln eine wichtige Abwehrfunktion darstellen. Die Operation sollte nur dann durchgeführt werden, wenn die Mandeln diese Abwehrfunktion nicht mehr wahrnehmen können, sondern selbst das Entstehen weiterer Entzündungen begünstigen. Ein mehrmonatiger Versuch mit naturheilkundlichen Therapien sollte der Operation vorausgehen – manche geplante Operation würde dadurch überflüssig werden.

Naturheilkundliche Therapie

Erfahrene naturheilkundliche Therapeuten können gegebenenfalls auch einen bakteriellen Infekt ohne Antibiotika behandeln, wenn sie den Zustand des Patienten sehr engmaschig kontrollieren und bei Nichtansprechen auf die Naturheilverfahren zügig auf Antibiotika zurückgreifen.

Was sollten Sie als Patient tun?

Achtung

Beginnen Sie möglichst frühzeitig mit der Behandlung, da so der Ausbruch einer massiven Entzündung gegebenenfalls noch verhindert werden kann.

- ▶ Hoch dosierte und häufige Gaben von **pflanzlichen Immunstimulantien**.
- ▶ Hoch dosierte und häufige Gaben von **Vitamin C**.
- ▶ Bei Fieber wärmeentziehende **Wickel**.
- ▶ Das passende **Homöopathikum** einnehmen.
- ▶ **Mikrobiologische Therapie** bei chronischen oder immer wiederkehrenden Infekten.

Pflanzenheilkunde

- **Immunstimulation** mit Echinacea-Präparaten (**Sonnenhut**): Echinacin® Liquor/Capsetten, Echinacea-ratio® Tabletten, Pascotox 100® Tabletten/Tropfen, entscheidend ist der frühe Behandlungsbeginn mit hohen Dosierungen, um den Ausbruch der Erkrankung zu vermeiden oder die Dauer zu verkürzen – auch und gerade begleitend zu antibiotischer Therapie.
- **Salbei** mit Tee, Salus Salbei® Tropfen (verdünnt) oder Kombinationspräparat Salviathymol® (verdünnt) mehrmals täglich gurgeln

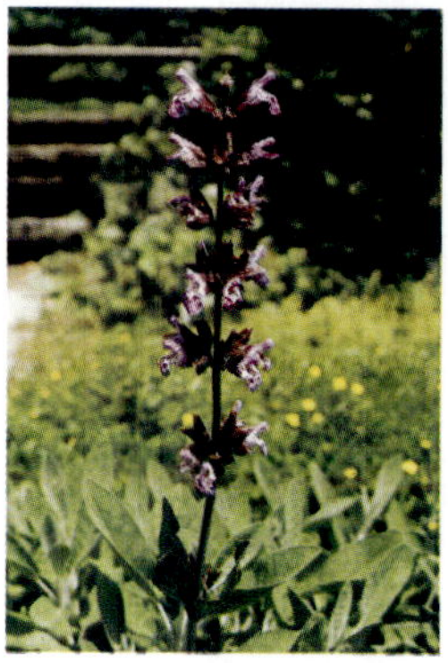

Abb. 21: Salbei. Foto: Bruno Vonarburg, Teufen, Schweiz

- **Kamille** mit Tee, Extractum Chamomillae fluidum (verdünnt) oder Kamillosan® Lösung (verdünnt) mehrmals täglich gurgeln
- **Kaffeekohle** mehrmals täglich 1 Messerspitze auf 1/2 Glas Wasser zum Gurgeln

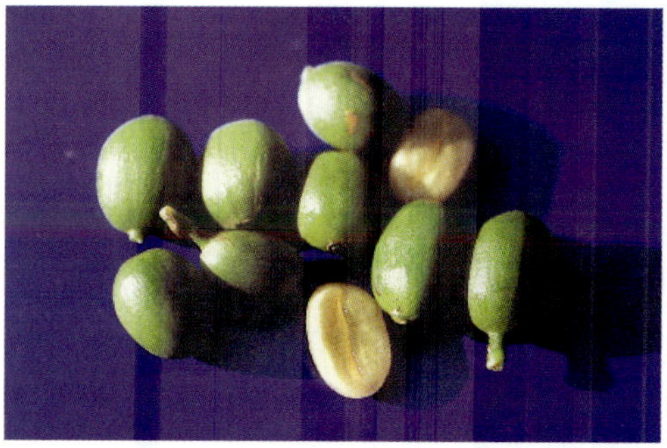

Abb. 22: Kaffeekohle. Foto: Bruno Vonarburg, Teufen, Schweiz

- **Bergwohlverleih** (Arnica montana) mit Tinctura Arnicae 1 TL auf ein Glas Wasser mehrmals täglich gurgeln

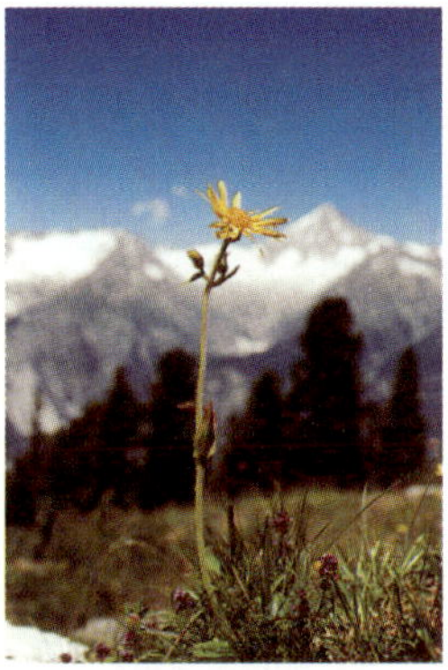

Abb. 23: Bergwohlverleih. Foto: Bruno Vonarburg, Teufen, Schweiz

- **Kombinationspräparate:** Repha-os® Mundspray, Angi Truw® Lutschtabletten, Echtrosept-GT® Tinctur

Nährstofftherapie

Bei akutem Krankheitsbeginn stündlich Vitamin C 1 g, später 3mal 1 g täglich, plus Zink 5-10mg stündlich, später 3mal 5mg täglich.

Bei sich häufig wiederholenden Infekten: Vitamin C 2mal 1 g, Zink 10-20 mg, Vitamin E 400 I.E., Selen 50-100 μg, bei nachgewiesenem Mangel auch Eisen (→ *Nährstoffliste*, S. 646).

Physikalische Therapien

Bei **Fieber**: Wärmeentzug durch kalte Prießnitz-Hals-, Waden-, Brust- und Rumpfwickel. Das Fieber wird um einige Zehntel Grad gesenkt, das Befinden deutlich gebessert (→ *Fieber*, S. 561).

Ernährungstherapie

Bei **akuter Entzündung** sollte der Patient bei Appetitlosigkeit nicht zum Essen gezwungen werden. Bei starken Schluckbeschwerden vorübergehend flüssige oder pürierte Nahrung. Keine Milch- oder Milchgetränke wegen des verschleimenden Effekts. Keine zuckerhaltigen Getränke oder Nahrungsmittel wegen des negativen Einflusses auf das Immunsystem.

Bei **chronischer** oder **immer wiederkehrender Entzündung** sollte konsequent auf eine Vollwerternährung umgestellt werden. Dabei sollte besonders auf einen hohen Anteil an Frischkost sowie auf den Verzicht auf zuckerhaltige Nahrung und weißmehlhaltige Produkte geachtet werden.

> **Achtung**
>
> Viele Getränke und Fertiggerichte enthalten Zucker!

Homöopathie

Bei **akuter Entzündung** sollte möglichst frühzeitig das am besten passende Homöopathikum gegeben werden. Bei Wahl des richtigen Mittels kann der komplette Ausbruch der Krankheit vermieden werden:

- **Aconitum D4, D6:** trockener Mund und Hals, geröteter, brennender Rachen, plötzlicher Beginn mit Schüttelfrost und Fieber, großer Durst, Unruhe und Angst, Folge von kaltem Wind, Wärme verschlechtert, nachts schlechter

- **Apis mellifica D3, D4, D6:** gerötete, stark geschwollene Rachen und Zäpfchen, Brennen, Stechen, Gefühl des Zusammenschnürens, große Unruhe, später schläfrig, klopfender Kopfschmerz, kein Durst, Kälte oder frische Luft bessern

- **Arsenicum album D4, D6, D12:** brennend heißer und trockener Hals, Gefühl des Zusammenschnürens, Unruhe, große Angst, Schwäche, Blässe, großer Durst, kann aber nur kleine Schlucke trinken, nachts (besonders Mitternacht) schlechter, Wärme bessert

- **Belladonna D4, D6:** Erdbeerzunge, ständiger Schluckreiz trotz Schmerzen, trockener, hochroter Rachen, Gefühl des Zusammenschnürens, hochroter Kopf, pulsierender Kopfschmerz, Schüttelfrost mit Schweiß, Durst auf kaltes Wasser, Beschwerden kommen und gehen plötzlich, Kälte und Sinneseindrücke (z.B. Lärm, Licht) verschlechtern

- **Hepar sulfuris D4, D6, D12:** stechender Halsschmerz (Splittergefühl), trockener Hals, Engegefühl des Rachens, unreine Haut mit Eiterungsneigung, übler Mundgeruch, sehr kälte-, schmerz- und berührungsempfindlich

- **Lachesis D6, D12:** Schluckschmerz, feste Nahrung kann besser als flüssige geschluckt werden, „Kloß im Hals“, düsterrote Halsentzündung, aufgeregt, geschwätzig, Berührung, enge Kleidung oder langer Schlaf verschlechtern

- **Mercurius solubilis D4, D6, D12:** rauher Hals, Kratzen, Heiserkeit, belegte Zunge mit Zahneindrücken,scharfe, eitrige Sekrete, klebriger, übelriechender Schweiß, kalte Luft oder Bettwärme verschlechtern

- **Phytolacca D2, D3:** Schluckschmerz, geschwollene Mandeln, dunkelroter Rachenring, brennender Hals, Räusperzwang, Stirnkopfschmerz

Bei **chronischer Mandelentzündung:**

- **Calcium carbonicum D12, LM VI:** Schwitzen an den Füßen oder am Kopf, jede Anstrengung verschlechtert, saurer Schweiß, saurer Stuhl, schwerfällig, interesselos, ängstlich, hatte als Kind Milchschorf

- **Lycopodium D6, D12, LM VI:** ein Fuß kalt, der andere warm, Blähungen nach dem Essen, Hunger, abgemagert wirkender Oberkörper, weinerlich, mißtrauisch, Widerspruch erregt Zorn, zwischen 16 und 18 Uhr schlechter

- **Mercurius solubilis D12, LM VI:** s. unter akuter Entzündung

- **Silicea D12, LM VI:** sehr frostig, Neigung zu chronischen Eiterungen, Abmagerung, üble Schweiße, schlechte Heilhaut, Verstopfung, Blähungen

Ayurveda

Günstig wirkt: 1 MSP Ingwerpulver mit 1 MSP Triphala-Pulver (Fa. Charysat → *Ayurveda*, S. 67) und etwas Honig vermengt einnehmen.

Anthroposophische Therapie

Als unterstützende Maßnahme: Bolus Eucalypti compositum, Eucalyptus compositum, Zinnober compositum (Weleda), Apis/ Belladonna cum Mercurio, Echinacea compositum, Essenz, Phytolacca compositum (Wala).

Ausleitende Verfahren

Akut: Cantharidenpflaster an die Kieferwinkel oder in den Nacken
Zwischen sich wiederholenden Entzündungen: Baunscheidt-Verfahren

Akupunktur/Akupressur

Zusätzlich zu anderen Verfahren, bei akuten und chronischen Entzündungen: Lu11, 10, Di4, 11, Dü17, M36, 3E17, Ohr-Allergiepunkt (→ *Akupunktur/Akupressur*, S. 46).

Mikrobiologische Therapie

Bei chronischen oder immer wiederkehrenden Infekten ist eine Mikrobiologische Therapie angezeigt.

Bach-Blüten-Therapie

Gute Erfolge möglich, oft Star of Bethlehem.

Neuraltherapie

Bei chronischer sowie immer wiederkehrender Entzündung im erscheinungsfreien Stadium sind Injektionen an die Mandeln sehr wirksam. Nach erfolgter Operation sollten die Narben neuraltherapeutisch nachbehandelt werden. Sowohl die Mandeln als auch die Operationsnarben nehmen nicht selten Störfeldcharakter an. Deswegen erfolgen hier oft Testinjektionen zur Störfeldsuche für andere Krankheiten (→ Therapeut).

Mittelohrentzündung (Otitis media)

Begriffsklärung, Ursachen

Was ist eine Mittelohrentzündung? Wodurch entsteht sie?

Die akute Mittelohrentzündung (Otitis media acuta) ist ein viraler oder bakterieller Infekt und entsteht meist durch vom Nasenraum über die Tube aufsteigende Viren oder Bakterien im Anschluß an einen Infekt der Nase (Schnupfen, Grippe).

Symptome

Woran ist eine Mittelohrentzündung zu erkennen?

Meist stechender Schmerz im Ohr, gelegentlich auch Hörstörungen und Ohrgeräusche, Kopfschmerzen, Fieber sind typische Symptome der Mittelohrentzündung.

Diagnostik und schulmedizinische Therapie

Was können Sie als Patient vom Arzt erwarten?

Bei anhaltendem Fieber und Schmerzen (mehr als 2-3 Tage) sollte eine Vorstellung beim Arzt erfolgen, auch dann, wenn die Beschwerden nach 2-3 Wochen nicht restlos abgeklungen sind. Der Arzt untersucht den äußeren Gehörgang und das Trommelfell mit dem Ohrenspiegel, gegebenenfalls müssen Komplikationen ausgeschlossen werden.

Zur anitbiotischen und operativen Therapie gilt im wesentlichen dasselbe wie bei der Mandelentzündung (siehe S. 311).

Naturheilkundliche Therapie

Oftmals kann bei rechtzeitigem Behandlungsbeginn das komplette Ausbrechen der Krankheit verhindert oder der Krankheitsverlauf abgemildert werden. Auch neben einer antibiotischen Therapie können Naturheilverfahren zur Linderung eingesetzt werden.

Was sollten Sie als Patient tun?

- ▶ **Pflanzliche Heilmittel** können zur Immunstimulation und zur Linderung der Beschwerden eingesetzt werden.
- ▶ Nehmen Sie das passende **Homöopathikum** ein!
- ▶ Bei chronischen oder immer wiederkehrenden Entzündungen sollte eine **Eigenbluttherapie** und/oder eine **Mikrobiologische Therapie** durchgeführt werden.

Pflanzenheilkunde

- **Immunstimulation** mit Echinacea-Präparaten (**Sonnenhut**): Echinacin® Liquor/Capsetten, Echinacea-ratio® Tabletten, Pascotox 100® Tabletten/Tropfen, möglichst frühzeitig und hoch dosiert beginnen!

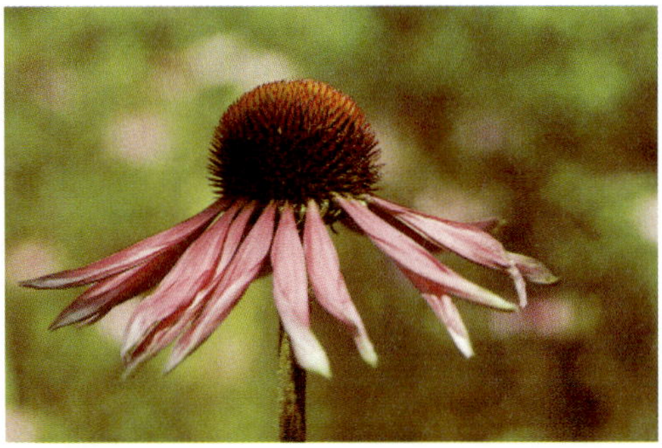

Abb. 24: Sonnenhut. Foto: Bruno Vonarburg, Teufen, Schweiz

- **Kamillenblüten** überbrühen, in ein Leintuch legen, abtropfen lassen, als Auflage auf das erkrankte Ohr geben
- **Zwiebel** kleinschneiden, in etwas Wasser 5 Minuten dünsten, als Auflage auf das Ohr (die heißen Zwiebeln in ein Taschentuch legen, etwas auspressen, daß es nicht mehr tropft), mehrmals täglich

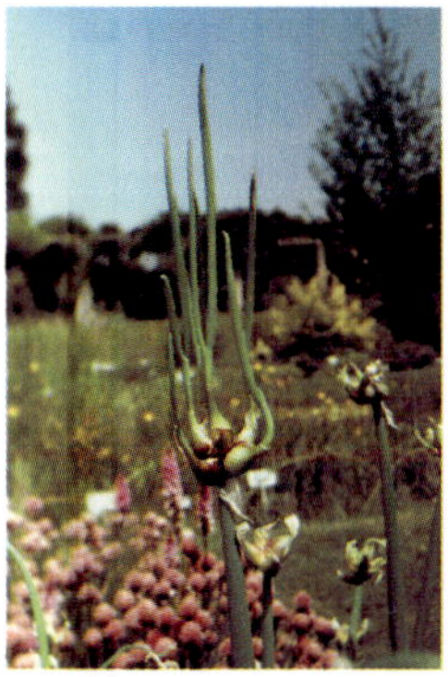

Abb. 25: Zwiebel. Foto: Bruno Vonarburg, Teufen, Schweiz

- **Abschwellen der Nasenschleimhäute** ist wichtig. Abschwellend auf die Schleimhäute wirken Salben mit ätherischen Ölen, z.B. Nasulind® Nasensalbe, Pumilen 90 N-Nasentropfen/Inhalat, rhino-loges® N Nasentropfen, Soledum® Nasentropfen N.

Homöopathie

Frühzeitig eingesetzt, vermag das passende Mittel den Krankheitsverlauf entscheidend abzuschwächen.

- **Aconitum D4, D6:** akute Entzündung mit Geräuschempfindlichkeit, sehr plötzlicher Beginn, Schüttelfrost, trockenes Fieber, Unruhe, Angst, Durst, nachts schlechter, Wärme verschlechtert
- **Belladonna D4, D6:** akute Entzündung mit Geräuschempfindlichkeit, plötzlicher Beginn, Schüttelfrost, dampfender Schweiß, hochroter Kopf, pulsierender Kopfschmerz, Unruhe, Kälte verschlechtert
- **Chamomilla D2, D3, D4, D6:** stechender Ohrschmerz, besonders beim Bücken, Ohrgeräusche, Musik wird nicht vertragen, gereizt, ruhelos (Kind will ständig getragen werden), eine Wange rot, die andere blaß, nachts schlechter, Wärme verschlechtert
- **Dulcamara D4, D6:** Ohrentzündung nach Durchnässung
- **Ferrum phosphoricum D4, D6, D12:** ähnlich Aconitum, jedoch ohne Angst, besonders geeignet bei nervösen Kindern
- **Hepar sulfuris D4, D6, D12:** stechender Ohrschmerz, Knacken in den Ohren, Eiterungsneigung, sehr schmerz-, kälte- und berührungsempfindlich
- **Mercurius solubilis D4, D6, D12:** eitrige Entzündung mit stechendem Ohrschmerz, herabgesetztes Gehör, nachts schlechter, Wärme verschlechtert
- **Pulsatilla D4, D6:** stechender Ohrschmerz, Ohr wie verstopft, Eiter, milder Ausfluß, Frostigkeit, aber Wärme verschlechtert, Ruhe verschlechtert, Bewegung im Freien bessert (bei unklarer Symptomatik ist dies das Mittel der ersten Wahl!)

Physikalische Therapie

Bei hohem Fieber alle 10-15 Minuten Wadenwickel, Rotlichtbestrahlung 3mal täglich 10 Minuten lang.

Nährstofftherapie

Bei akutem Krankheitsbeginn stündlich Vitamin C 1 g, später 3mal 1 g täglich, plus Zink 5-10mg stündlich, später 3mal 5mg täglich.
Bei sich häufig wiederholenden Infekten: Vitamin C 2mal 1 g, Zink 10-20 mg, Vitamin E 400 I.E., Selen 50 µg, bei nachgewiesenem Mangel auch Eisen (→ *Nährstoffliste*, S. 646).

Ayurveda

Zur Linderung (bei intaktem Trommelfell!) ein paar Tropfen erwärmten Knoblauchsaft in den Gehörgang träufeln. Zusätzlich etwas trockenen Ingwer mit Wasser abkochen und mit etwas Melasse (oder Zuckerrübensirup) vermischt tropfenweise in die Nase eingeben, dann mit Wasserdampf inhalieren.

Anthroposophische Therapie

Als unterstützende Maßnahme: Apis/ Levisticum D3/ 4, Silicea compositum, Aconitum compositum Ohrentropfen (Wala).

Ausleitende Verfahren

Cantharidenpflaster in Briefmarkengröße an den Warzenfortsatz (Mastoid, Knochenhöcker hinter dem Ohrläppchen), in schweren Fällen auch Blutegel dorthin. Bei chronischer Entzündung Baunscheidtierung von Nacken und Schultern im entzündungsfreien Intervall.

Akupunktur/Akupressur

Akut: G20, 3E21, 17, 5, Di4, Dü19
Chronisch: Lu7, N8, 3 (→ *Akupunktur/Akupressur*, S. 46).

Eigenbluttherapie

Akut: Potenziertes Eigenblut C7 5 Tropfen täglich eine Woche lang, dann C9 5 Tropfen 1mal/ Woche vier Wochen lang, dann C12 5 Tropfen 1mal/ Woche vier Wochen lang.
Chronisch: Potenziertes Eigenblut C7 5 Tropfen 1mal/ Woche sechs Wochen lang, dasselbe anschließend für C9, C12 und C15 (→ *Eigenbluttherapie*, S. 93).

Mikrobiologische Therapie

Bei chronischen oder immer wiederkehrenden Infekten ist eine Mikrobiologische Therapie angezeigt.

Neuraltherapie

Bei akuter und chronischer Entzündung sind gute Erfolge möglich, wenn die anderen Maßnahmen nicht ausreichen (→ Therapeut).

Schleimhautentzündung im Mund (Stomatitis)

Welche Formen von Schleimhautentzündungen im Mund kommen vor?

Entzündungen der Mundschleimhaut können durch verschiedene Erkrankungen bedingt sein, ohne daß sich das klinische Bild eindeutig zuordnen ließe. Zu den häufigeren Grunderkrankungen zählen:

- Pilzinfekte, insbesondere Befall mit Candida albicans
- Herpesinfektionen
- Schlechtsitzende Zahnprothesen
- Kontaktallergien
- stärkere Vitaminmangelzustände, besonders an Vitamin C und einigen B-Vitaminen
- Mangel an Eisen oder Zink
- Unspezifische Schleimhautentzündungen im Zusammenhang mit viralen Infekten (z.B. Grippe, Masern)
- Nebenwirkungen von Medikamenten (z.B. Zytostatika bei der Krebsbehandlung)
- Folgen von Verbrennungen und chemischen Schädigungen (z.B. Säure)
- Begleiterscheinung mancher Hauterkrankungen, z.B. Knötchenflechte (Lichen ruber)
- Als eigenständige Erkrankung, z.B. wiederholte Aphthen
- Zungenbrennen als Teil einer Depression

Symptome

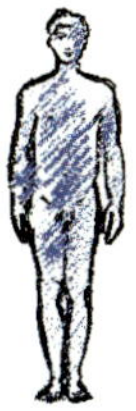

Woran sind Mundschleimhautentzündungen zu erkennen?

Für den Betroffenen äußern sie sich vornehmlich in Schmerzen und Wundgefühl, welche sich meist durch Brennen bemerkbar machen. Reizende und saure Speisen werden häufig nicht mehr vertragen, ebenso können heiße Speisen Probleme bereiten.

Bei Inspektion der Schleimhaut fallen Rötungen, manchmal auch Bläschenbildungen, Belege der Zunge oder Abschilferungen der Schleimhaut auf. Unangenehm können ein schlechter Geschmack sowie stärkerer Mundgeruch sein.

Diagnostik und schulmedizinische Therapie

Was können Sie als Patient vom Arzt erwarten?

Aufgrund der vielfältigen möglichen Ursachen sollte einleitend ein ausführliches Gespräch klären, ob weitere Grunderkrankungen oder erkennbare Auslöser vorliegen. Nach sorgfältiger Inspektion der Mundhöhle ist im Einzelfall zu entscheiden, welche zusätzliche Diagnostik vorgenommen wird. Hierzu können Abstriche von Zunge und Wangenschleimhaut gehören, eventuell auch Untersuchungen des Blutes und in sehr hartnäckigen, der Therapie widerstehenden Fällen auch eine Gewebeprobeentnahme der Schleimhaut.

Die schulmedizinische Therapie gestaltet sich entsprechend den verschiedenen möglichen Ursachen sehr unterschiedlich.

Bei Pilz- oder Bakterienbefall werden lokal wirksame antiseptische oder antibiotische Präparate verabreicht, bei stärkerem Befall können möglicherweise auch systemische (d.h. durch Injektion oder orale Aufnahme zugeführte) Medikamente erforderlich sein. Bei starken Schmerzen könenn auch Lösungen zum Einsatz kommen, welche ein örtliches Betäubungsmittel enthalten. Auch Lutschtabletten mit Betäubungsmitteln (Lokalanästhetika) werden verabreicht.

Zur verbesserten Wundheilung werden Spüllösungen mit Dexpanthenol (z.B. Bepanthen®), Kamillenlösung und viele andere Substanzen gegeben.

Wenn in selteneren Fällen Vitaminmangelzustände vorliegen, so werden diese durch Vitamintabletten behandelt.

Hinweis: Angaben zur Therapie von Schleimhauterscheinungen im Mund können auch unter folgenden Themen zu finden sein:

→ *Pilzerkrankungen der Haut* (S. 510)
→ *Bakterielle Infektionen* (S. 524)
→ *Virusinfektionen* (S. 527)
→ *Herpesinfektionen* (S. 496)
→ *Allergische Erkrankungen* (S. 572)

Naturheilkundliche Therapie

Was sollten Sie als Patient tun ?

▶ Zumindest während der Entzündungsphase auf Rauchen, scharfe Speisen und Alkohol verzichten.

▶ Bei sporadisch auftretenden Entzündungen der Mundschleimhaut genügt es oftmals, bei den ersten Symptomen rasch und konsequent mit pflanzlichen Spüllösungen (→ *Pflanzenheilkunde*, S. 161) zu behandeln, ferner mit pflanzlichen Tees.

▶ Bei starken Beschwerden Ruhe und Schonung.

▶ Schleimhautentzündungen verschiedener Ursache können gelegentlich auch durch „Streß" verstärkt werden. In diesen Fällen ist eine Reduzierung von Streßfaktoren sowie ein Überdenken der eigenen Ernährung und der Lebensgewohnheiten nötig (→ *Ordnungstherapie*, S. 153).

Ordnungstherapie

- Wiederholte Schleimhautentzündungen unklarer Herkunft können auch Zeichen einer Schädigung der Darmschleimhaut sein, oft bei Dysbiose (→ *Mikrobiologische Therapie*, S. 132). Die Ernährung und die Lebensgewohnheiten des Patienten sind stets zu prüfen.
- Möglichkeiten der besseren Streßverarbeitung üben. Reines Zungenbrennen ohne weitere Schleimhautveränderungen (= Glossodynie) ist typisches Merkmal einer larvierten Depression (→ *Schwermut*, S. 534)

Ernährungstherapie

Eine gezielte Ernährungsbehandlung zum „Schleimhautschutz" gibt es nicht. Sie wirkt mehr im Sinne einer Linderung der Beschwerden: Appetitlosigkeit respektieren, flüssige Ernährung. Keine Milch oder Milchgetränke wegen stark verschleimenden Effekts.

Achtung

Fruchtsäfte können durch ihren Säuregehalt schmerzhafte Reaktionen im Mund-Rachenbereich provozieren.

Heilfasten

Oftmals verzichten Patienten mit starken Entzündungen der Mundschleimhaut von sich aus schon auf die Aufnahme fester Nahrung. Eine echte Fastentherapie kann nicht nur zur Schonung der Schleimhaut sinnvoll sein, sondern auch eine umstimmende, längerfristig bessernde Wirkung haben.

Pflanzenheilkunde

Pflanzliche Präparate können in mehrfacher Weise hilfreich sein: Zum einen lindern sie durch ihre adstringierenden Wirkungen die akute Entzündung der Schleimhaut, zum anderen haben manche Pflanzen bei örtlicher Anwendung eine gewisse antiseptische Wirkung (z.B. Kamille). In der Abheilungsphase ist auch die wundheilungsfördernde Wirkung mancher Pflanzen erwünscht. Schließlich können pflanzliche Immunstimulantien (z.B. Echinacin) zur Umstimmung und Immunstimulation bei erregerbedingten Schleimhauterkrankungen dienlich sein.

- **Salbei** (Salvia officinalis) mit Tee (Folia Salviae), Salus Salbei® Tropfen (verdünnt) oder Kombinationspräparat Salviathymol® Tropfen (verdünnt) mehrmals täglich gurgeln
- **Thymian** (Thymus vulgaris): Hat desodorierende Eigenschaften, deswegen oft in Kombinationspräparaten enthalten, z.B. Salviathymol ®. Dieses kann zum Spülen, Gurgeln, Massieren, Abtupfen, Inhalieren und als Spray verwendet werden

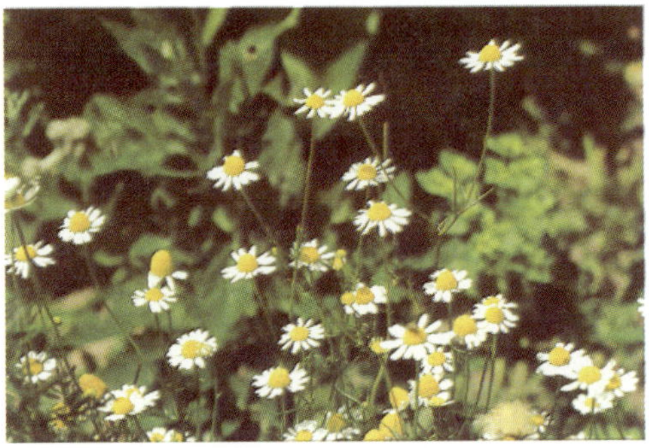

Abb. 26: Kamille. Foto: Bruno Vonarburg, Teufen, Schweiz

- **Kamille** (Matricaria chamomillae) mit Tee (Flores chamomillae), Extractum chamomillae fluidum (verdünnt) oder Kamillosan® Lösung (verdünnt) mehrmals täglich (am besten stündlich) gurgeln; Kamistad® Gel zum Auftragen (enthält auch Lidocain, ein Lokalanästhetikum)
- **Arnika** (Bergwohlverleih, Arnica montana), als Tinctura Arnicae 1 Tl auf ein Glas Wasser gurgeln

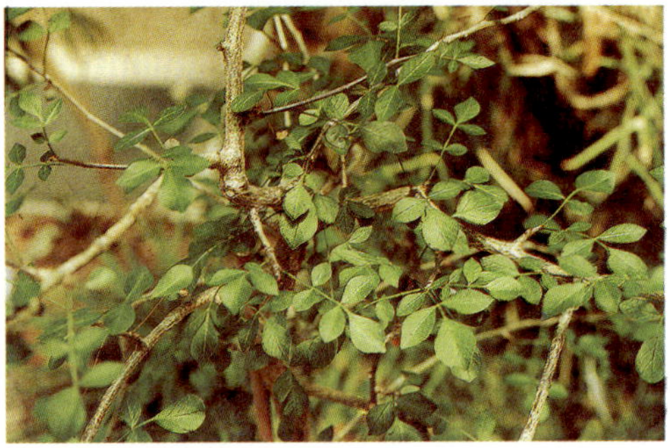

Abb. 27: Myrrhe. Foto: Beat Ernst, Basel, Schweiz

- **Myrrhe** und **Tormentillwurzel** als Adstringentien: Tinctura Tormentillae und Tinctura Myrrhae oder auch Tinctura Arnicae und Tinctura Myrrhae werden zu gleichen Teilen unverdünnt angewendet. Myrrhentinktur ist auch allein erhältlich (gleichnamiges Präparat)
- **Heidelbeeren** (Fructus myrtilli): 2-3 EL getrocknete Beeren mit 1/2 l Wasser aufkochen, mehrfach täglich spülen; bewährt besonders gegen Schmerzen. Als Hausmittel können auch frische oder getrocknete Heidelbeeren gekaut werden (sofern dies mechanisch vertragen wird)
- **Ratanhia**: Abkochung zum Gurgeln (1TL auf 1 Tasse Wasser, heiß aufgießen, 10 Minuten ziehen lassen) mehrmals täglich gurgeln oder an umschriebene Entzündungsstellen 2-3mal täglich unverdünnte Tinktur aufpinseln
- **Kombinationspräparate**: Ad-Muc® Salbe, Helago-Oel® Lösung, Odala® Lösung, Pyralvex® Gel/Lösung, Lomasatin® Lösung, Salviathymol® Lösung
- **Teemischungen**: Zahlreiche Pflanzen lassen sich in Tees kombinieren, z.B.:

– Kamille und Salbei (1:1)
– Pfefferminze und Salbei (1:1)
– Salbei, Thymian und Tormentillwurzel (5:2:2)
– Thymian, Salbei und Rosmarin (3:3:4)

● Umstimmung und Immunstimulation bei Herpes, Candida-Befall, bakteriellen Entzündungen → *Infektionen*, S. 522.

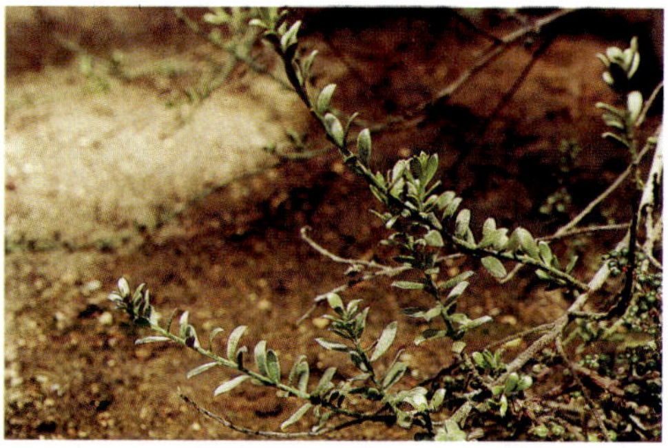

Abb. 28: Ratanhia. Foto: Beat Ernst, Basel, Schweiz

Homöopathie

Die homöopathische Behandlung kann sich auch in ansonsten schwierig zu behandelnden Fällen als hilfreich erweisen. Besonders häufig in Frage kommende Mittel:

● **Acidum nitricum D4, D6**: Geschwür- und Blutungsneigung, besonders am Übergang Haut-Schleimhaut, Splitterschmerz, trockener Mund, belegte Zunge, großer Durst

● **Borax D3, D4, D6**: Herpes, Aphthen, Speichelfluß, kleine Blutungsaustritte, Geschmacksverlust oder bitterer, fader Geschmack

● **Echinacea ø**: mehrmals täglich Mundspülungen

● **Hepar sulfuris D4, D6, D12**: Aphthen, brennende Zungenspitze, geschwollene aufgesprungene Lippen, Speichelfluß, Mundgeruch wie faule Eier, Kälte verschlimmert

● **Mercurius solubilis D4, D6, D12**: geschwürige, geschwollene Schleimhaut, leicht blutend, Speichelfluß, übler Geruch, geschwollene, belegte Zunge mit Zahneindrücken

● **Ratanhia D2, D3**: geschwollene, leicht blutende Schleimhaut, Zungenbrennen, wunder Hals, Mundgeruch

● **Silicea D4, D6, D12**: geschwollenes, entzündetes Zahnfleisch, wunde Mundwinkel, Herpes, Gefühl eines Haares auf der Zunge, schmerzhaft geschwollene Lymphknoten, chronische Eiterungen, sehr frostig, Kälte verschlimmert

● **Sulfur D4, D6, D12**: brennendes, leicht blutendes Zahnfleisch, schmutzig belegte Zunge, schlechter Geschmack, großer Durst

Hydrotherapie

Wasseranwendungen sind eine zentrale Maßnahme zur Linderung von Beschwerden. Nur in sehr schweren Fällen verträgt die Mundschleimhaut keinerlei Kontakt mit Wasser. Gesteigerte Temperaturempfindlichkeit beachten!

Tägliche Schleimhautbehandlung: Zungenbürstungen (wenn vertragen), Gurgeln mit Salbei- oder Kamillentee, Nasenspülungen mit lauwarmem Wasser, kalter Gesichtsguß, Halswickel

Abends kommen auch nasse Socken und Fußwickel in Frage.

Mundspülungen mit Luvos-Heilerde ultra (1 TL auf 1/2 Glas Wasser)

Inhalationen: Mit 1-2%iger Sole, Emser Salz, ätherischen Ölen, Kamillenblütenaufgüssen. Besonders bei Entzündungen im Übergangsbereich zum Rachen.

Mikrobiologische Therapie

Besonders bei Befall mit Candida-Pilzen im Mundbereich oder im Darm angezeigt. Auch bei Zahnfleischentzündungen, besonders chronischen. In hartnäckigen Fällen ist ein mehrstufiges Vorgehen zu empfehlen:

1. Mikrobielle Diagnostik (vor allem Abstriche auf Candida), gegebenenfalls antimykotische Therapie

2. Reduktion der pathologischen Keime, z.B. mit Ozovit®

3. Stimulation der Verdauungsdrüsen (z.B. mit pflanzlichen anregenden Mitteln) und Stabilisierung des Dünndarmmilieus, z.B. mit Milchzucker

4. Substitution apathogener Bakterien (E. coli, Milchsäurebakterien, z.B. in Symbioflor®)

- Begleitend durch alle Phasen auf eine stoffwechselfördernde Diät achten, gegebenenfalls auch eine spezielle Diät für die mikrobiologische Behandlung (→ *Mikrobiologische Therapie*, S. 132)

Akupunktur/Akupressur

Die Akupunktur ist bei der symptomatischen Behandlung der Stomatitis nicht Therapie der ersten Wahl. In ansonsten therapieresistenten Fällen ist ihre Anwendung jedoch sehr empfehlenswert. Je nach Ursache der Stomatitis kommen zusätzliche Punkte in Frage. Bei den Schleimhautentzündungen besteht auch die Möglichkeit der lokalen Laser-Anwendung.
Punkte: (KS8), M 7, Di 4, (KG 23). Stomatitis aphtosa (durch Herpes): Di 4, Dü 3, B 58; zusätzlich eventuell M 36, B 23, 54, Le 9, KG 12, 6.

Nährstofftherapie

Die Substitution von Vitaminen oder Mineralstoffen kann in den (selteneren) Fällen einer Unterversorgung die passendste Therapie überhaupt sein. Auch bei Schleimhautentzündungen anderer Ursache können diese Präparate die Abheilung begünstigen. Im einzelnen kommen in Frage:

- Entzündungen der gesamten Mundschleimhaut: Eisen, Zink.
- Entzündung der Zunge: Vitamin B_2, B_6, B_{12}, Folsäure
- Zahnfleischentzündung, Zahnfleischbluten: Vitamin-C-Dosierungen → *Nährstoffliste* (S. 635)

Physikalische Therapie

Die folgenden Anwendungen können im weiteren Sinne zur Abheilung der Stomatitis beitragen:

Hydrotherapie: Ansteigende Arm- u. Fußbäder mit anschließender Dunstpackung

Elektrotherapie: Kurzwellenbehandlung, Mikrowellentherapie

Phototherapie: Blau- oder Rotlicht für Kopf oder Hals, 10-20 Minuten, mehrfach pro Woche

Eigenbluttherapie

Die Eigenblutbehandlung wird von vielen naturheilkundlich behandelnden Therapeuten als Basistherapie bei chronischen Entzündungen der Mundschleimhaut eingesetzt.

Potenziertes Eigenblut für Kinder: C7 1mal/Woche 5 Tropfen insgesamt 6mal, anschließend C9 1mal/ Woche 5 Tropfen insgesamt 6mal.

Neuraltherapie

Manche Neuraltherapeuten geben ihre Lokalanästhetika örtlich unter Zusatz von pflanzlichen Auszügen: z.B. Salviathymol oder Kamillenlösung mit etwas Lidocain versetzt gurgeln. Bei wiederholten, hartnäckigen Entzündungen kommt auch eine Störfeldsuche (→ *Neuraltherapie*, S. 143) in Frage.

Reflexzonenmassage des Fußes

Meist nur ergänzend anzuwenden.

Zahnfleischentzündung:

- Symptomzonen: Mundhöhle, Zähne
- Hintergrundzonen: Lymphsystem von Kopf und Hals, Milz, Magen-Darm-Trakt

Mundsoor:

- Symptomzonen: Zähne
- Hintergrundzonen: Lymphsystem von Kopf und Hals
- Dosierung: Nach Verlauf, in der Regel 2-3mal/Woche 20-25 Minuten, 6-12 Sitzungen

Sauerstoff- und Ozontherapien

O_3: Ozonwasser wird örtlich zum Spülen eingesetzt, besonders bei mikrobiell bedingter Stomatitis

Mundgeruch

Ursachen

Wodurch entsteht Mundgeruch?

Für Mundgeruch gibt es eine Vielzahl möglicher Ursachen (Tab. 1). Neben dem Verbleib von Speiseresten oder dem Entstehen von Abbauprodukten durch Mikroorganismen im Mund selbst können auch Ausdünstungen über die Atemwege und über die Speiseröhre als Mundgeruch erscheinen.

Diagnostik und schulmedizinische Therapie

Wie kann Mundgeruch behandelt werden?

Grundsätzlich sollten zunächst die möglichen Ursachen des Mundgeruches abgeklärt werden. Läßt sich der Mundgeruch dann nicht beseitigen, werden seitens der Schulmedizin verschiedene Lutschtabletten und Spüllösungen eingesetzt. Als Inhaltsstoffe werden Kaliumpermanganat, Wasserstoffsuperoxid und alkoholische Lösungen verwendet.

Naturheilkundliche Therapie

Was sollten Sie als Patient tun?

- ▶ Ernährung auf Vollwertkost umstellen.
- ▶ Speisen nicht zu scharf würzen.
- ▶ Speisen gründlich kauen, in Ruhe essen.
- ▶ Sorgfältige Zahnpflege nach jeder Mahlzeit.
- ▶ Zusätzlich mehrfach täglich Mundspülungen mit pflanzlichen Präparaten (→ *Pflanzenheilkunde*, S. 161).
- ▶ Verdauungstees kurweise trinken (→ *Beispiele für Teemischungen*, S. 686).
- ▶ Mehrfach täglich Kaugummi kauen.

Homöopathie

Bei Schleimhautentzündungen → *Schleimhautentzündung im Mund* (S. 317)

Pflanzenheilkunde

- Mundspülungen mehrfach täglich mit:

Tab. 1: Die häufigsten Ursachen von Mundgeruch

Ursachen	Beispiel
Störungen der Magen-/Darmtätigkeit	Magenschleimhautentzündung
Entzündungen der Mundhöhle mit Bakterien, Viren oder Pilzen	Herpes der Mundschleimhaut
Entzündungen des Rachenraumes, der Mandeln und der Atemwege	Eitrige Mandelentzündung
Aufnahme stark riechender Speisen	Genuß von Knoblauch oder Zwiebeln
Zahn- und Zahnfleischerkrankungen	Vereiterter Zahn
Innerliche Erkrankungen	Nierenversagen, Zuckerkrankheit
Schlechte Mundhygiene	Fehlendes Bürsten der Zähne

– Kamillentee, Salbeitee oder Myrrhentinktur (ca. 10-15 Tropfen pro Glas Wasser)

– Gemischtem Tee aus je 2 Teilen Salbei und Tormentillwurzel, je 1 Teil Kamille und Bibernellwurzel

- Tees zum Trinken:

– Je 2 Teile Salbei und Thymian plus 3 Teile Anis

oder

– Je 2 Teile Eichenrinde, Kamille und Schafgarbe plus je 1 Teil Kalmus, Liebstöckel, Thymian und Wermut (besonders bei Magenerkrankungen zu empfehlen)

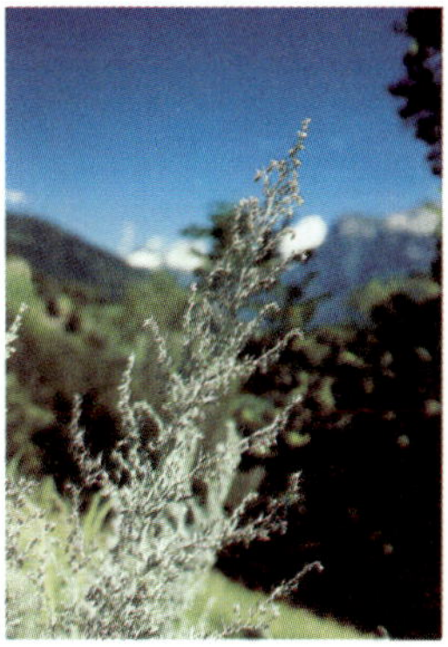

Abb. 29: Wermut. Foto: Bruno Vonarburg, Teufen, Schweiz

Heiserkeit

Begriffsklärung, Ursachen

Wodurch entsteht Heiserkeit?

Heiserkeit tritt meist im Rahmen einer akuten oder chronischen Kehlkopfentzündung auf (Laryngitis). In seltenen Fällen kann auch eine Krebserkrankung im Stimmbandbereich die Ursache sein.

Diagnostik

Was können Sie als Patient vom Arzt erwarten?

Eine Heiserkeit, die mehr als zwei Wochen anhält, muß von einem HNO-Arzt abgeklärt werden (Kehlkopfspiegelung, gegebenenfalls weitere Untersuchungen).

Naturheilkundliche Therapie

Heiserkeit ist naturheilkundlich oft erfolgreich zu behandeln. Die Stimme sollte weitgehend geschont, Sprechen – soweit möglich – vermieden werden, besonders wenn die Heiserkeit auf eine Überlastung des Stimmapparates zurückzuführen ist.

Was sollten Sie als Patient tun?

- Lindernde Maßnahmen mit **pflanzlichen Heilmitteln** stehen im Vordergrund.
- Das richtig gewählte **Homöopathikum** vermag die Krankheit abzukürzen.
- **Physikalische Maßnahmen** dienen der Vorbeugung und Abhärtung.

Pflanzenheilkunde

- **Isländisch Moos** in Isla Moos® Lutschpastillen mehrmals täglich lutschen

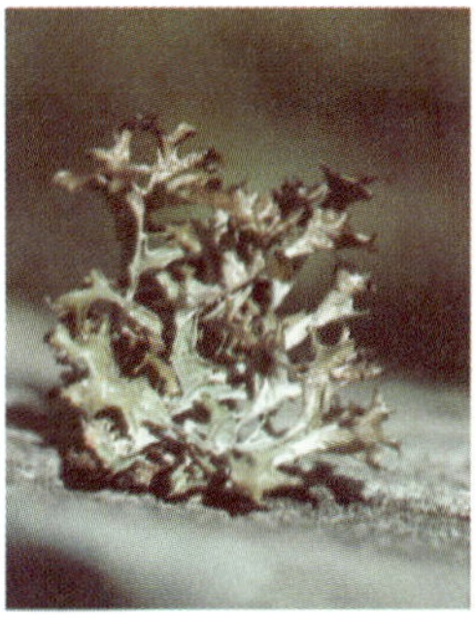

Abb. 30: Isländisch Moos. Foto: Bruno Vonarburg, Teufen, Schweiz

- **Thymina** in Bronchicum® Husten-Pastillen
- **Primel** in Ipalat® Pastillen
- **Kamille** zur Inhalation (eine Handvoll Blüten auf ein Liter heißes Wasser)

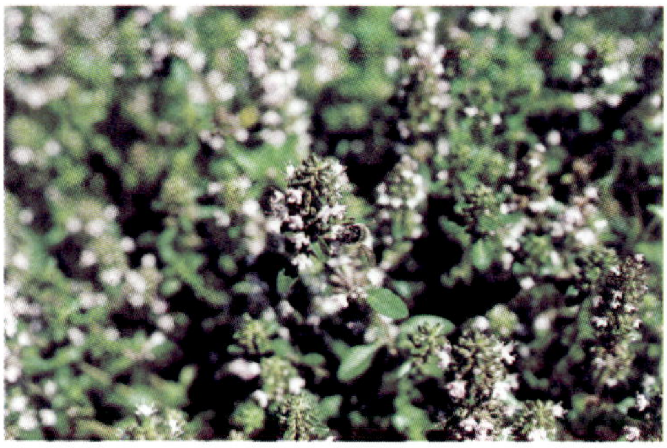

Abb. 31: Thymian. Foto: Bruno Vonarburg, Teufen, Schweiz

Homöopathie

- **Arum triphyllum D2, D3:** Heiserkeit bis Sprachverlust nach Reden oder Singen, krampfartiger Husten, reichlich schleimiger Auswurf, greift beim Sprechen vor Schmerz an den Hals, bei Versuch, laut zu sprechen, versagt die Stimme
- **Belladonna D4, D6:** steter Hustenreiz in der Luftröhre, krampfartiger, bellender Husten, Schlundkrampf, akute Halsentzündung, roter Rachen
- **Bromum D4, D6:** kratziger, rauher Hals, trockener, krampfartiger Husten, beim Speichelschlucken Stiche und Verkrampfungsgefühl im hinteren Kehlkopf, Erstickungsgefühl
- **Jodum D4, D6, D12:** Husten und Schleimrasseln in der Kehle, schmerzhafter, rauher Kitzelhusten, schmerzhaftes Räuspern, große Unruhe, Bewegungsdrang, Wärme verschlechtert
- **Phosphor D4, D6, D12:** Husten mit Zusammenschnüren der Kehle, Gefühl wie Baumwolle in der Kehle, trockener, hohler Kitzelhusten, Unruhe, abends und nachts schlechter, kalte, frische Luft verschlechtert
- **Spongia D2, D3, D4, D6:** Heiserkeit durch Sprechen, Singen, bellender, trockener Husten, rauhe Stimme, Räusperzwang
- **Verbascum D1, D2:** Heiserkeit nach lautem Reden, Baßstimme, hohler Husten

Physikalische Therapie

Bei immer wiederkehrender Heiserkeit durch Kehlkopfentzündungen sollten Abhärtungsmaßnahmen durchgeführt werden:

Hydrotherapie: Tägliche Körperbürstungen, wechselwarme Waschungen, wechselwarme Brause, wechselwarme Fußbäder, Arm- und Kniegüsse, Wassertreten, Taulaufen, Sauna 1-2mal/ Woche

Bewegungstherapie: Sport an frischer Luft, Ausdauertraining

Phototherapie: Licht- und Luftbäder

Balneotherapie: Jährliche Seeaufenthalte an Nord- oder Ostsee

Ayurveda

Lindernd wirkt: 1 MSP Pulver von langem Pfeffer (Gewürzladen) und 1 MSP Triphala-Pulver (Fa. Charysat → *Ayurveda*, S. 67) mit etwas Ursüße (Reformhaus) vermengt im Mund zergehen lassen.

Anthroposophische Therapie

Als unterstützende Maßnahme: Anis-Pyrit D3 (Weleda).

Akupunktur/Akupressur

Di4, H5, Lu7, N3 (→ *Akupunktur/Akupressur*, S. 46).

Bach-Blüten-Therapie

Gute Erfolge möglich, oft Star of Bethlehem.

Neuraltherapie

Bei Versagen anderer Maßnahmen ist ein Versuch sinnvoll (→ Therapeut).

Zahnschmerzen

Ursachen

Wodurch entstehen Zahnschmerzen?

Die Hauptursache von Zahnschmerzen ist die **Zahnfäule** (Karies). Sie wird durch Umwelteinflüsse (mangelnde Versorgung mit bestimmten **Mineralien**) und erbliche **Veranlagung** begünstigt. Die wichtigsten Ursachen der Zahnfäule sind allerdings in **Ernährungsfehlern** (→ *Ernährungstherapie*, S. 96), **mangelnder Zahnhygiene** und **ungenügender Kautätigkeit** (→ *Ordnungstherapie*, S. 153) zu sehen.

Symptome

Woran ist Karies zu erkennen?

Bei Karies kommt es unter **Braunfärbung** zu einer Erweichung des Zahnschmelzes und -beines. Ist die Zahnsubstanz so stark geschädigt, daß der Zahnnerv nicht mehr ausreichend geschützt ist, entstehen Zahnschmerzen.

Schulmedizinische und naturheilkundliche Therapie

Die im folgenden angegebenen Maßnahmen bei Zahnschmerzen sind meist als überbrückende, lindernde Maßnahmen gedacht, bis eine zahnärztliche Sanierung, die meist unumgänglich ist, erfolgen kann. Hierbei sollte auf eine Verwendung von **Amalgam** möglichst verzichtet werden. Entgegen früherer Annahmen werden aus Amalgamplomben ständig geringe Mengen an Quecksilber, aber auch anderer Metalle wie Silber oder Zinn, die im Körper alle nichts zu suchen haben, freigesetzt. Gelangt Quecksilber über das Blut in die Nerven oder das Gehirn, so dauert es fast 20 Jahre, bis die Hälfte dieses Quecksilbers abgebaut wird. Quecksilber ist als Nervengift bekannt. Darüber hinaus schwächt es die Immunabwehr und scheint zahlreiche Krankheiten zu begünstigen (z.B. Allergien). Kinder, Schwangere und Stillende sollten daher auf gar keinen Fall Amalgam erhalten. Bei der Verwendung von Gold sollte auf Palladiumzusätze verzichtet werden (→ *Umweltmedizin*, S. 232).

Die beste Schmerzbehandlung bei Karies ist natürlich die, Schmerzen durch Karies erst gar nicht entstehen zu lassen. Dies ist durch entsprechende Ernährung und Hygiene sicher möglich. Der Speichel besitzt die Fähigkeit, kleinere Defekte im Schmelz selbst zu reparieren, vorausgesetzt, die schädigenden Einflüsse halten nicht so lange an, daß zu große Schmelzdefekte entstehen.

Die vorbeugende Gabe von Fluor vermag einen gewissen schützenden Einfluß auszuüben. Hierbei ist jedoch zu beachten, daß Fluor kein unbedenkliches Mineral ist, sondern in hohen Dosen selbst schädigend auf den Zahnschmelz wirkt. Eine krebsbegünstigende Wirkung auch niedriger Dosen wird diskutiert, ist aber noch nicht gesichert. Bei schlechter Zahnhygiene und zuckerreicher Ernährung tritt allerdings auch unter Fluor Karies auf. Bei guter Zahnpflege und ausgewogener Vollerternährung ist die Gabe von Fluor überflüssig.

Was sollten Sie als Patient tun?

▶ Zur Vorbeugung: **Reinigen** Sie Ihre Zähne 3mal täglich, nach Genuß von Süßigkeiten zusätzlich.

▶ Meiden Sie weitgehend **zuckerhaltige Nahrungsmittel**.

▶ Bei eingetretenen Zahnschmerzen können **pflanzliche Heilmittel, Eisauflagen** (bei Entzündungen) und **Akupressur** vorübergehend Linderung verschaffen.

Pflanzenheilkunde

- **Gewürznelke** schmerznah kauen
- **Zahnen der Kinder:** Auf Veilchen- oder Kalmuswurzel beißen lassen

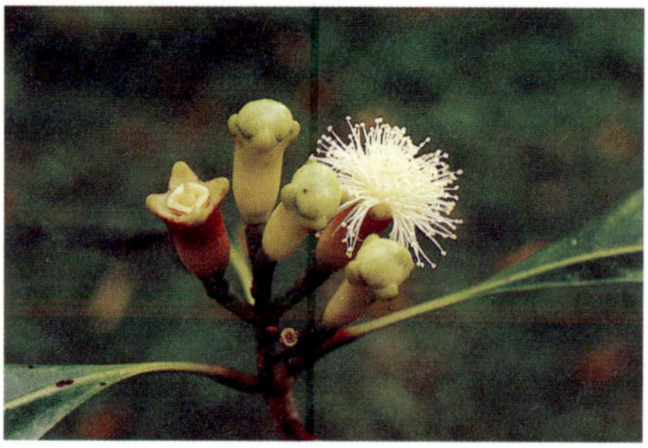

Abb. 32: Gewürznelke. Foto: Beat Ernst, Basel, Schweiz

Zusätzliche Therapien

Bei Zahnfleischerkrankungen, Zahnwurzelentzündungen oder Kiefereiterungen Luvos-Heilerde-Auflagen (Luvos-Heilerde 1® oder Luvos-Heilerde ultra®) auf die erkrankte Stelle legen.

Physikalische Therapie

Bei starker Entzündung Eisbeutelauflagen von außen, Eis entzündungsnah lutschen.

Akupunktur/Akupressur

Sehr gute Wirkung, auch vor und während zahnärztlicher Behandlung:

Allgemein: Di1, 4, daneben M44, B60, N3

Oberkiefer: M2, Dü18, LG26

Unterkiefer: M3, 44, KG26 (→ *Akupunktur/Akupressur*, S. 46).

Homöopathie

- **Belladonna D4, D6:** plötzlich beginnender Zahnschmerz, geschwollenes Zahnfleisch, Mundtrockenheit, großer Durst, roter Kopf, Unruhe, kalte Getränke bessern (!)
- **Calcium carbonicum D30** (5 Globuli mit Plastiklöffel in Wasser auflösen, mehrmals täglich davon ein TL)**:** Zahnungsschmerz bei eher antriebsarmen Kindern, die reichlich saure Schweiße haben (nasses Kopfkissen), saurer Stuhl, Kälte verschlechtert
- **Chamomilla D6, D12, D30** (D30 wie bei Calcium): Zahn- und Zahnungsschmerz, große Reizbarkeit, Jähzorn, Ungeduld, Überempfindlichkeit gegen äußere Eindrücke, Kind will getragen werden, heißes Gesicht, Röte einer Wange (!), Wärme verschlechtert
- **China D4, D6, D12:** Zahnschmerz oder Kieferneuralgie mit großer Kälte- und Berührungsempfindlichkeit, bitterer Mundgeschmack, Überempfindlichkeit gegen alle äußeren Eindrücke, nachts schlechter
- **Coffea D12, D30** (D30 wie bei Calcium): Zahnschmerz, der zur Verzweiflung treibt, „nervöser Zahnschmerz“, Schlaflosigkeit deswegen, Überempfindlichkeit gegen alle äußeren Eindrücke, kaltes Wasser bessert Zahnschmerz (!)
- **Colocynthis D12, D30** (D30 wie bei Calcium): brennender, wühlender Schmerz einer Zahnreihe, anfallsweise und periodisch wiederkehrend, Gefühl einer „eisernen Klammer“, ab 16 Uhr und nachts schlechter, Druck, Liegen auf der erkrankten Seite, Ruhe und Wärme bessern
- **Mercurius solubilis D4, D6, D12:** Zahnschmerz mit geschwollener Zunge, die Zahneindrücke zeigt, übler Mundgeruch, starker Speichelfluß, heiße und kalte Getränke sowie Bettwärme verschlechtern
- **Silicea D3, D4, D6** (bei chronischen Beschwerden D30 einmal wöchentlich): Zahnschmerzen durch Eiterung, kalte Speisen oder kalter Wind verschlechtern

Anthroposophische Therapie

Bei Zahnfleischblutungen und -entzündungen Zahnfleisch-Balsam (Weleda).

Autogenes Training

Bei Geübten zur Schmerzlinderung gut einsetzbar, auch bei Angst vor oder während der zahnärztlichen Behandlung..

Bach-Blüten-Therapie

Gute Erfolge möglich, häufig Walnut geeignet.

Neuraltherapie

Bei vielen den Gesamtorganismus reizenden Therapien (z.B. Heilfasten, Eigenbluttherapie) können sich Störfelder offenbaren. Dabei handelt es sich nicht selten um Zähne, die dann neuraltherapeutisch ausgetestet und bei positivem Störfeldnachweis einer Sanierung zugeführt werden sollten (→ Therapeut).

Manuelle Medizin

Bei chronischen Zahnschmerzen, die aus zahnärztlicher Sicht nicht erklärbar sind, kann eine Fehlfunktion von Kiefergelenken vorliegen (→ Diagnose und Therapie beim Fachtherapeut).

Literatur

Bruker, M.O.: Vorsicht Fluor. emu-Verlag, Lahnstein.
Federspiel, K.: Zahn um Zahn – Vom Umgang mit Zahnproblemen und Zahnärzten. Kiepenheuer & Witsch, Köln.

Magen-Darm-Trakt

Naturheilkundliche Behandlungsprinzipien

Der Magen-Darm-Trakt stellt die größte Austauschfläche des menschlichen Körpers mit der Außenwelt dar – der „Schlauch" des Magen-Darm-Systems ist letztlich nach innen gestülpte Umwelt. Alle Nahrungsenergie und Nährstoffe werden hier aufgenommen – der Darm ist die „Wurzel des Menschen". Im Darm befindet sich außerdem die größte Ansammlung immunkompetenter Zellen. Daher ist der Darm bei Immunschwächen oder Allergien von entscheidender Bedeutung – seine Rolle in der optimalen Behandlung dieser Störungen wird oft unterschätzt.

Der Magen-Darm-Trakt ist das Bindeglied zwischen Innen und Außen, Selbst und Fremd, Abwehr und Toleranz. Deshalb ist der Darm nicht nur bei Allergien, sondern auch bei zahlreichen psychosomatischen Erkrankungen bedeutsam (z.B. Magen-Darm-Geschwüre, funktionelle Oberbauchbeschwerden, Reizdarm, Verstopfung).

Literatur

Bircher-Benner-Ratgeber 2: Magen und Darm, Bircher-Benner-Verlag, Bad Homburg.

Dahlke/Hößl: Verdauungsprobleme. Knaur, München.

Kienholz, E.: Magen- und Darmerkrankungen naturgemäß behandeln. Karl F. Haug Verlag, Heidelberg.

Loebert, L.: Darmkrankheiten. TRIAS-Verlag, Stuttgart.

Was essen und trinken bei Magenproblemen? Broschüre, Diaita-Verlag, Bad Homburg (im Reformhaus erhältlich).

Weiss, H.: Kranker Darm – kranker Körper. Karl F. Haug Verlag, Heidelberg.

Wichtige Naturheilverfahren bei Erkrankungen des Magen-Darm-Traktes

▶ Der Darm „wurzelt in der Erde", die vom Nahrungsbrei gebildet wird. Die „Pflanze Mensch" kann nur so gut gedeihen wie der Boden ist, der sie nährt. Der Darm als erste und wichtigste Kontaktstelle mit der Nahrung reagiert daher besonders empfindlich auf eine ungünstige Kost. **Ernährungstherapie** ist deshalb das bedeutsamste Verfahren bei Magen-Darm-Krankheiten.

▶ Die **Mikrobiologische Therapie** vermag über eine Sanierung der Darmflora häufig eine deutliche Verbesserung gerade unspezifischer Beschwerden zu erzielen.

▶ Das **Heilfasten** stellt oft einen guten Einstieg in einer veränderte Ernährungs- und Lebensweise dar.

Achtung

Ordnungstherapeutische Gesichtspunkte - falsche Eßkultur (hastiges Essen, Trinken während des Essens), Streß, Konflikte - spielen bei vielen Magen-Darmerkrankungen eine häufig unterschätzte Rolle!

Magenschleimhautentzündung (Gastritis)

Begriffsklärung

Was ist eine Magenschleimhautentzündung?

Eine Magenschleimhautentzündung („Magenkatarrh“, Gastritis) kann akut oder chronisch auftreten. Eine chronische Magenschleimhautentzündung ist durch andauernde oder immer wiederkehrende Oberbauchbeschwerden gekennzeichnet und sollte durch eine feingewebliche Untersuchung der Magenschleimhaut nachgewiesen werden. Während die akute Entzündung meist mit einem Zuviel an Magensäure einhergeht, kann bei der chronischen Entzündung die Säureproduktion normal oder sogar erniedrigt sein.

Ursachen

Wodurch entsteht eine Magenschleimhautentzündung?

Sie kann als Folge bestimmter äußerer Reize (z.B. Streß, Alkohol, Nikotin, magenangreifende Medikamente, bakterielle Infektionen des Magen-Darm-Traktes) oder im Rahmen bestimmter Erkrankungen (z.B. „Stauungsgastritis“ bei chronischer Herzschwäche) auftreten.

Symptome

Woran ist eine Magenschleimhautentzündung zu erkennen?

Die häufigsten Symptome sind Druckgefühl in der Magengegend und Übelkeit, gelegentlich auch Erbrechen von Blut.

Diagnostik und schulmedizinische Therapie

Was können Sie als Patient vom Arzt erwarten?

Eine akute Magenschleimhautentzündung klingt unter geeigneter Behandlung in der Regel innerhalb weniger Tage ab – in der Schulmedizin werden dabei üblicherweise säurehemmende oder neutralisierende Medikamente eingesetzt. Ist dies nicht der Fall, sollte eine Magenspiegelung durchgeführt werden, um die genaue Diagnose zu sichern (z.B. chronische Entzündung, Geschwür, Krebs). Werden in der Schleimhaut bestimmte magenschädliche Keime (Helicobacter pylori) nachgewiesen, so ist eine Elimination dieser Keime erforderlich (Säureblocker, Antibiotika, gegebenenfalls Wismutpräparate).

Naturheilkundliche Therapie

Was sollten Sie als Patient tun?

▶ Ändern Sie Ihre **Ernährung**, meiden Sie magenbelastende Speisen und Eßgewohnheiten!

▶ **Pflanzliche Heilmittel** unterstützen den Heilungsprozeß.

▶ **Heilerde** neutralisiert die Magensäure und schützt die Schleimhaut.

Achtung

Ordnungstherapeutische Hinweise nicht außer acht lassen!

Eine akute Magenschleimhautentzündung läßt sich meist leicht und zuverlässig mit den Ernährungshinweisen sowie den entsprechenden Heilpflanzen und/oder Heilerde behandeln. Selbstverständlich kann auch eines der anderen Verfahren zusätzlich eingesetzt werden. Wurden damit bereits gute Erfahrungen gesammelt, kann ein solches Verfahren (z.B. Akupunktur oder das richtg gewählte homöopathische Mittel) sogar allein ausreichen. Schwieriger zu behandeln ist hingegen die chronische oder immer wiederkehrende Magenschleimhautentzündung, bei der – nach schulmedizinischer Abklärung und gegebenenfalls auch schulmedizinischer Therapie – oft mehrere Naturheilverfahren gemeinsam und konsequent für längere Zeit angewendet werden müssen. Gegebenenfalls müssen auch nacheinander verschiedene Wege beschritten werden, bis „das“ Verfahren oder Mittel gefunden ist, welches den entscheidenden Erfolg bringt (z.B. das richtige Homöopathikum oder die Reflexzonentherapie als das individuell beste Verfahren).

Ernährungstherapie

Basenreiche bzw. -bildende Lebensmittel wie Obst, Gemüse und Kartoffeln sollten bevorzugt werden, um die – meist vorhandene – Säureüberproduktion des Magens zu neutralisieren. Kaffee, schwarzer Tee, Alkohol und zuckerhaltige Nahrung sollten in der Entzündungsphase strikt, in den entzündungsfreien Phasen zumindest weitgehend gemieden werden, da sie die Säurebildung anregen.

Pflanzenheilkunde

- **Kamille** als Tee oder in: Chamo® Bürger Tropfen, Eukamillat® Liquor, Kamille® Spitzner Lösung, Kamillosan® Lösung, Perkamillan® Liquor
- **Pfefferminze** als Tee oder als Aqua Menthae piperitae (mehrere EL täglich)
- **Melisse** als Tee oder als Aqua Melissae (mehrere EL täglich)

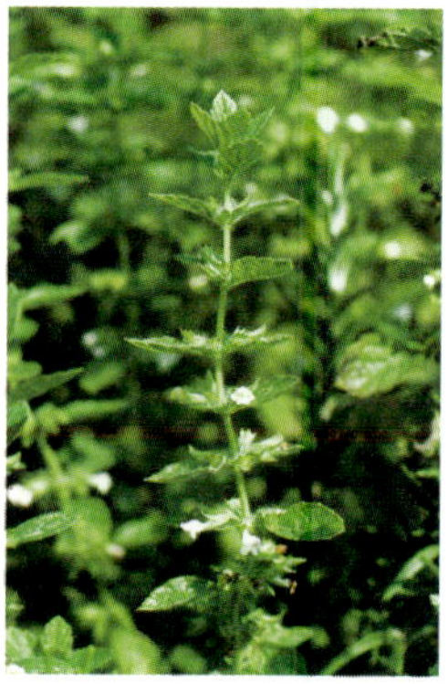

Abb. 33: Melisse. Foto: Bruno Vonarburg, Teufen, Schweiz

- **Schafgarbe** als Tee oder in: Cha-mill® Tropfen
- **Kombinationspräparate:** Cesrasanol® Tropfen, Gastrol® S Tropfen, Kamillan® Lösung
- **Fertigtee:** Hevert®-Magen-Galle-Leber-Tee, Kneipp® Gastropressan Pulvertee.

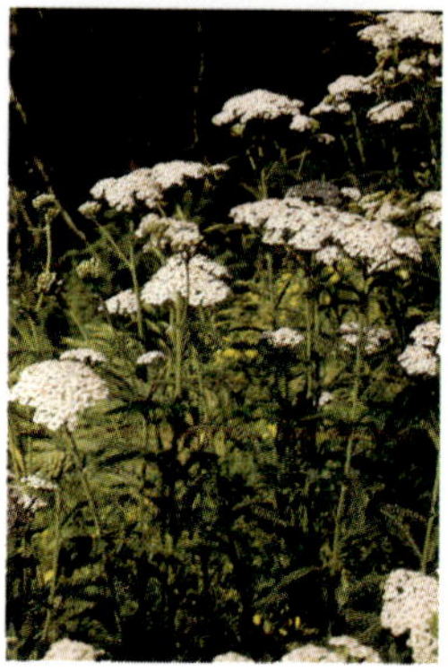

Abb. 34: Schafgarbe. Foto: Bruno Vonarburg, Teufen, Schweiz

Zusätzliche Therapien

Luvos-Heilerde 1® oder ultra® 1/2-1 TL mehrmals täglich mit etwas Wasser einnehmen oder im Mund einspeicheln und dann schlucken.

Ordnungstherapie

Genußmittel (Alkohol, Kaffee, schwarzer Tee, Nikotin) sollten in den akuten Entzündungsphasen strikt, danach weitgehend gemieden werden. Bei chronischer oder immer wiederkehrender Entzündung muß die völlige Genußmittelfreiheit gegebenenfalls auf mehrere Monate ausgedehnt werden.

Das Essen sollte langsam verzehrt werden, ein gutes Kauen und sorgfältiges Einspeicheln der Nahrung stellt eine günstige Vorverdauung und Entlastung des Magens dar.

Darüber hinaus sollte bedacht werden, ob die Magenschleimhautentzündungen nicht Vorboten eines drohenden Geschwürs sind. Es sollte selbstkritisch geprüft werden, ob Einstellungen und Verhaltensweisen vorliegen, die ein Geschwür begünstigen (→ *Magen-Darm-Geschwür*, S. 332).

Homöopathie

Bei chronischen Beschwerden sollte eine konstitutionelle Behandlung bei einem erfahrenen Homöopathen durchgeführt werden.

- **Acidum sulfuricum D3, D4, D6:** saures, bitteres Aufstoßen, Sodbrennen, Kältegefühl des Magens, Verlangen nach Alkohol, Gesichtsschweiß, berührungsempfindliche Haut, Essen oder feucht-kaltes Wetter verschlechtern, Wärme bessert

- **Antimonium crudum D4, D6:** dick weiß-belegte Zunge, Magen wie überladen, Erbrechen bessert nicht, Leeregefühl der Eingeweide, verdrießlich ohne Ursache, Ruhe, Liegen oder frische Luft bessern
- **Argentum nitricum D4, D6:** drückender, brennender Magenschmerz, Splitterschmerz, Blähungen, Aufstoßen, Gähnzwang, Angst, Reizbarkeit, Verlangen nach Süßem, wird aber nicht vertragen, Magenbeschwerden besonders bei Aufregung (vor Prüfung), Essen bessert
- **Belladonna D4, D6:** krampfartiger Schmerz, Beschwerden kommen und gehen sehr plötzlich, berührungsempfindliche Magengegend, überempfindliche Sinne, erregt, Rückwärtsbeugen bessert
- **Colchicum D4, D6:** Appetit auf bestimmte Speisen, aber Ekel, wenn man sie sieht oder riecht, Brennen oder Eiseskälte im Magen, anhaltendes Erbrechen, geringste Berührung unerträglich, liegt bewegungslos in gekrümmter Haltung, Wärme und Ruhe bessern
- **Ignatia D4, D6:** alles widersprüchlich: Übelkeit und Magenschmerz schlechter durch Essen, Schwerverdauliches wird besser vertragen als leichte Kost, oft Folge von Kummer, Gähnzwang, häufiges Seufzen, Widerspruch wird nicht vertragen
- **Nux vomica D4, D6, D12:** belegte Zunge, eine Stunde nach dem Essen Völlegefühl, Magendruck wie ein Stein, Verlangen nach Tabak, Kaffee oder Alkohol, die jedoch verschlechtern, streitsüchtig, reizbar, frische Luft verschlechtert, warmes Zimmer bessert, langer Schlaf verschlechtert, kurzer Schlaf bessert
- **Phosphorus D4, D6, D12:** brennender, druckempfindlicher Magen, wie wund, Verlangen nach kalten Getränken, die jedoch nicht vertragen werden, Hungerschmerz, nervös, unruhig, etwas Essen bessert, Ruhe bessert, nachts schlechter, Kälte verschlechtert

Ayurveda

Meist Pitta-Störung, bei Übersäuerung einmalig 1 1/2 EL Rizinusöl (stark abführend!) trinken, regelmäßig nach jeder Mahlzeit 1 Tasse Hopfenblütentee (1 TL mit einer Tasse heißem Wasser überbrühen, 5 Minuten ziehen lassen).

Bach-Blüten-Therapie

Gute Erfolge bei gemütsorientierter Behandlung möglich.

Mikrobiologische Therapie

Bei einer Magenschleimhautentzündung mit Säuremangel können hiermit gute Erfolge erzielt werden.

Akupunktur/Akupressur

Gute Erfolge mit: MP4, Le3, KG7, 12, KS6, M36, B21 Bei Säureüberschuß M45, bei Säuremangel M41,42 (→ *Akupunktur/Akupressur*, S. 46).

Physikalische Therapie

Akut:

Heiße Leibauflagen und anschließende kalte Leibwaschungen wirken beruhigend und entkrampfend.

Chronisch:

Hydrotherapie: 2mal/Woche ansteigende Fußbäder mit kaltem Leibwickel

Massage: Bindegewebsmassage, Segmentmassage (→ Fachtherapeut)

Anthroposophische Therapie

Als unterstützende Maßnahme: Cichorium compositum (Weleda).

Ausleitende Verfahren

Bei chronischer „nervöser Gastritis“ Baunscheidtierung von Rückenzonen.

Neuraltherapie

Bei Magenschleimhautentzündung oft erfolgreich (→ Therapeut).

Reflexzonenmassage des Fußes

Bei Versagen oder zur Unterstützung anderer Maßnahmen sehr hilfreich (→ Therapeut).

Bioresonanztherapie

Bei Versagen oder zur Unterstützung anderer Maßnahmen hilfreich (→ Therapeut).

Heilfasten

Bei akuter Entzündung darf wegen einer möglichen Verstärkung der Beschwerden kein Heilfasten durchgeführt werden. Fastende, die öfter eine Magenschleimhautentzündung haben, sollten nur mit Magenschutz fasten (z.B. Luvos Heilerde 1® oder ultra® oder mit Kamillentee).

Literatur

Pfeiffer, A.: Magen-Darm-Beschwerden natürlich behandeln. Gräfe und Unzer, München.

Magen-Darm-Geschwür und Zwölffingerdarm-Geschwür

Begriffsklärung

Was ist ein Magen-Darm-Geschwür?

Geschwüre stellen Defekte der Magen- oder Dünndarmschleimhaut dar. Diese Defekte können nicht nur die Schleimhaut, sondern auch darunterliegende Schichten und Blutgefäße betreffen (Blutungsgefahr). Im Extremfall kann es sogar zu einem Durchbruch kommen. Ursachen → *Magenschleimhautentzündung* (S. 329).

Symptome

Woran ist ein Magen-Darm-Geschwür zu erkennen?

Magen

- Schmerzen unterhalb des Brustbeins, oft aber ohne Schmerzen
- Sofortschmerz nach dem Essen

Zwölffingerdarm

- Schmerzen unterhalb des Brustbeins oder im rechten Oberbauch, oft aber ohne Schmerzen
- Nüchternschmerz, nach dem Essen oft besser
- Jahreszeitliche Häufung (Frühjahr, Herbst)
- Unverträglichkeit bestimmter Speisen, die individuell stark variieren kann

Diagnostik und schulmedizinische Therapie

Was können Sie als Patient vom Arzt erwarten?

Bei Verdacht auf ein Geschwür sollte unbedingt eine Magenspiegelung durchgeführt werden (in seltenen Fällen kann sich hinter einem Magengeschwür auch Magenkrebs verbergen). Werden in der Schleimhaut bestimmte magenschädliche Keime (Helicobacter pylori) nachgewiesen, so ist eine Elimination dieser Keime erforderlich (Säureblocker, Antibiotika, gegebenenfalls Wismutpräparate). Röntgenuntersuchungen sind heute nur noch selten erforderlich.

Mit entsprechenden schulmedizinischen Medikamenten kann ein Geschwür in der Regel rasch und zuverlässig zur Abheilung gebracht werden. Die Geschwürkrankheit ist damit jedoch nicht beseitigt. Wenn die Ursachen des Geschwürs unverändert weiterbestehen, werden sich bald Rückfälle einstellen.

Naturheilkundliche Therapie

Ein durch Magenspiegelung gesichertes Geschwür sollte schulmedizinisch behandelt werden, wobei naturheilkundliche Maßnahmen unterstützend eingesetzt werden können. Zur Vorbeugung sollten die unten angegebenen Vorschläge befolgt werden.

Was sollten Sie als Patient tun?

▶ Ordnungstherapeutische Hinweise sollten vorrangig beachtet werden (**Genußmittel**!).

▶ Eine Änderung der **Ernährungsgewohnheiten** kann eine deutliche Besserung bewirken.

▶ **Pflanzliche Heilmittel** sind unterstützend in der Therapie und Vorbeugung einzusetzen.

Ordnungstherapie

Alle Genußmittel (Kaffee, Schwarztee, Alkohol und vor allem Nikotin) meiden. Ist das Geschwür abgeheilt, sollten Koffein und Alkohol höchstens in Maßen genossen werden, Nikotin sollte wegen der hohen Rückfallgefahr für ein Geschwür weiterhin strikt gemieden werden.

Bei Patienten mit Magen-, mehr noch mit Zwölffingerdarmgeschwür fällt auf, daß sie oft

- Familien mit sehr engen, auch starren Beziehungen entstammen
- in der Familie zu „braven Kindern" erzogen wurden, die eigene Aggressionen unterdrücken
- ein Geschwür entwickeln, wenn sie sozial isoliert sind (z.B. Trennung von der Familie, beruflicher Aufstieg) und in der neuen Umgebung (noch) nicht anerkannt werden
- Ehrgeizig und erfolgsorientiert sind und nach Anerkennung streben

Der Patient sollte sich dieser Risikofaktoren – so sie bei ihm vorliegen – bewußt werden und eine Änderung seiner Einstellungen und Verhaltensweisen anstreben. Gegebenenfalls sollte eine verhaltenstherapeutisch orientierte Psychotherapie erwogen werden.

Ernährungstherapie

Basenreiche bzw. -bildende Lebensmittel wie Obst, Gemüse und Kartoffeln sollten bevorzugt werden, um die – meist vorhandene – Säureüberproduktion des Magens zu neutralisieren. Kaffee, schwarzer Tee, Alkohol und zuckerhaltige Nahrung sollten gemieden werden, da sie die Säurebildung anregen.

Pflanzenheilkunde

- **Kamille** als Tee, 2-3 TL/Tasse, mehrere Tassen täglich, außerdem in: Chamo® Bürger Tropfen, Eukamillat® Liquor, Kamille Spitzner Lösung, Kamillosan® Lösung, Perkamillan® Liquor Rollkur.

Kamillen-Rollkur

Starken Kamillentee oder Kamillenlösung wie empfohlen zubereiten, 1 Glas oder Tasse trinken, 5-10 Minuten auf den Rücken legen, dann ebenso auf die linke, dann die rechte Seite und zuletzt auf den Bauch, 2mal täglich 3-4 Wochen lang.

- **Süßholzwurzel** als Tee oder in: Ulgastrin® Neu, Suczulen® Kapseln
- **Kohl** als Saft, 1 l täglich 3-6 Wochen
- **Fertigtees:** Heumann Magentee Solu-Vetan® NG, Magen-Tee Stada®

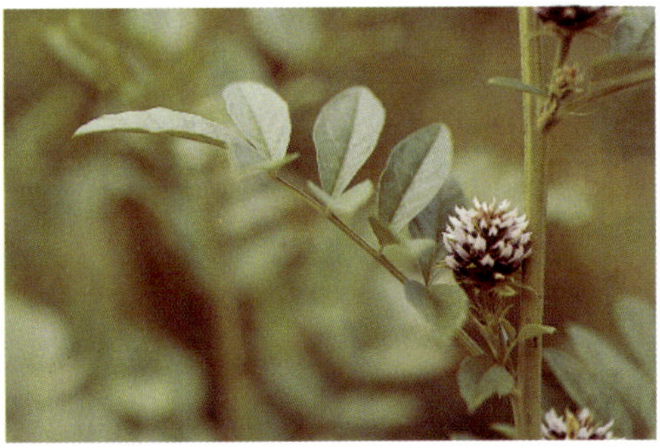

Abb. 35: Süßholzwurzel. Foto: Bruno Vonarburg, Teufen, Schweiz

Homöopathie

- **Acidum nitricum D4, D6:** saurer, bitterer Geschmack, Übelkeit, Erbrechen nach dem Essen, Magendruck verbessert durch Essen, stechender Leibschmerz mit Blähungen, Splitterschmerz, Kälte, Nässe oder Wetterwechsel verschlechtern
- **Anacardium D3, D4, D6:** während des Essens Verschwinden der Beschwerden, etwa 2 Stunden danach Übelkeit, Aufstoßen und Krampfschmerz

- **Argenum nutricum D4, D6:** drückender, brennender Magenschmerz, Splitterschmerz, Blähungen, Aufstoßen, Gähnzwang, Angst, Reizbarkeit, Verlangen nach Süßem, wird aber nicht vertragen, Magenbeschwerden besonders bei Aufregung (Prüfung), Essen bessert

- **Belladonna D4, D6:** krampfartiger Schmerz, berührungsempfindliche Magengegend, Beschwerden kommen und gehen plötzlich, Rückwärtsbeugen bessert

- **Bismutum subnitricum D2, D3, D4:** Magenbrennen, Aufstoßen, Druck und Übelkeit nach dem Essen, galliges Erbrechen, Verlangen nach kalten Getränken, Rückwärtsbeugen bessert

- **Ignatia D3, D4, D6:** Leere- und Schwächegefühl des Magens, Schmerzen und Brechreiz stärker durch Essen, Schwerverdauliches wird besser vertragen als leichte Kost, Seufzen, Gähnzwang

- **Mandragora e radice D4, D6, D12:** weiß-belegte Zunge, krampfartiger Nüchternschmerz, muß alle 2 Stunden etwas essen, aber Völlegefühl nach wenigen Bissen, Magen sehr druck- und bewegungsempfindlich, Fett, Kaffee und Süßes verschlechtern, Rückwärtsbeugen oder Essen bessert

- **Nux vomica D4, D6, D12:** belegte Zunge, eine Stunde nach dem Essen Völlegefühl, Magendruck wie ein Stein, Verlangen nach Genußmitteln (Kaffee, Tabak, Alkohol), die jedoch verschlechtern, reizbar, streitsüchtig, frische Luft verschlechtert, warmes Zimmer bessert, langer Schlaf verschlechtert, kurzer Schlaf bessert

- **Phosphorus D4, D6, D12:** wie wunder, brennender, druckempfindlicher Magen, Verlangen nach kalten Getränken, die aber nicht vertragen werden, Hungerschmerz, etwas Essen bessert, nervös, erregt, nachts schlechter, Kälte verschlechtert, Ruhe bessert

Akupunktur/Akupressur

Gute Erfolge möglich: KG12, 13, 15, M21, 23, 36, 41, 45, B17, 20, 21 (→ *Akupunktur/Akupressur*, S. 46).

Physikalische Therapie

Hydrotherapie: Bei schmerzhaften Krämpfen lindert feuchte Wärme durch Heublumen-, Fango- oder Leinsamenauflagen, ansteigende Arm- und Fußbäder, Leibwickel 2 Stunden lang

Massage: Bindegewebsmassage, Periostbehandlung hilfreich (→ Fachtherapeut)

Balneo- und Klimatherapie: Trinkkurorte mit Natriumhydrogenkarbonatwässern, Kneipp-Kurorte, Mittelgebirge

Ayurveda

Vata- oder Pitta-Störung, nach jeder Mahlzeit 1 Tasse Süßholztee (1 TL Süßholz mit 1 Tasse Wasser 10 Minuten kochen lassen, nicht bei Bluthochdruck oder Kaliummangel!).

Nährstofftherapie

Pantothensäure (500-1000 mg), Vitamin C (1-2 g) und Vitamin-B-Komplex fördern die Abheilung des Geschwürs (→ *Nährstoffliste*, S. 625).

Anthroposophische Therapie

Als unterstützende Maßnahme: Robinia compositum (Wala), Cichorium compositum, Pulvis stomachicus cum Bismuto praeparato, Chamomilla/Malachit compositum (Weleda).

Reflexzonenmassage des Fußes

Als zusätzliche Therapie sehr hilfreich.

Bach-Blüten-Therapie

Gute Erfolge bei gemütsorientierter Behandlung.

Neuraltherapie

Bei Geschwüren oft erfolgreich (→ Therapeut).

Bioresonanztherapie

Bei Versagen oder zur Unterstützung anderer Maßnahmen hilfreich (→ Therapeut).

Heilfasten

Bei akutem Geschwür darf wegen einer möglichen Verstärkung der Beschwerden kein Heilfasten durchgeführt werden. Fastende, die schon einmal ein Geschwür hatten, sollten nur mit Magenschutz fasten (z.B. Luvos Heilerde 1® oder ultra® oder mit Kamillentee).

Literatur

Pfeiffer, A.: Magen-Darm-Beschwerden natürlich behandeln. Gräfe und Unzer, München.

Akute Magen-Darm-Entzündung (Gastroenteritis)

Begriffsklärung

Was ist eine akute Magen-Darm-Entzündung?

Bei der akuten Magen-Darm-Entzündung (Gastroenteritis) handelt es sich um eine Infektionskrankheit des Magen-Darm-Traktes, die durch bakteriell infizierte Lebensmittel hervorgerufen wird oder im Rahmen von Virusinfektionen (besonders bei Kindern) auftreten kann. Besonders häufig kommen solche Infektionen bei Urlaubern in warmen Ländern vor, wenn gewisse Vorsichtsregeln mißachtet werden (sogenannter Reisedurchfall).

Symptome

Woran ist eine akute Magen-Darm-Entzündung zu erkennen?

Es kommt oft zu einem schlagartigen Beginn mit Fieber, Erbrechen, dünnflüssigen, häufigen Darmentleerungen, z.T. mit schleimigen oder blutigen Beimengungen, gelegentlich auch starke krampfartige Bauchschmerzen. Bei starkem Flüssigkeitsverlust kann es zu Blutdruckabfällen, ja sogar zum Kollaps kommen. Hier sind besonders Säuglinge und Kleinkinder gefährdet, bei denen bei starkem Flüssigkeitsverlust eine Klinikeinweisung erforderlich werden kann.

Diagnostik und schulmedizinische Therapie

Was können Sie als Patient vom Arzt erwarten?

In der Regel dauert die Erkrankung wenige Tage. Bei längerem oder besonders schwerem Verlauf sollte aus Stuhlproben der Erregernachweis versucht werden, was bei Infektionen mit Salmonellen oder bestimmten anderen bakteriellen Infektionen wichtig ist.

Vorrangig ist der Ersatz des Flüssigkeitsverlustes mit Wasser, Tee oder Elektrolytlösungen. Gegebenenfalls sind sogar Infusionen erforderlich (besonders bei alten Menschen, die wegen des geringeren Wassergehaltes des Körpers leichter austrocknen, und bei Kindern). Bei starkem Flüssigkeitsverlust, der nicht mehr durch Trinken gedeckt werden kann, sollte daher rasch eine ärztliche bzw. klinisch-stationäre Therapie eingeleitet werden.

Naturheilkundliche Therapie

In leichteren Fällen, d.h. in der Mehrzahl aller Erkrankungen, reichen jedoch die unten beschriebenen naturheilkundlichen Maßnahmen aus.

Was sollten Sie als Patient tun?

▶ Mit richtigem **Ernährungsverhalten** kann der Krankheitsverlauf abgekürzt werden.

▶ Wichtiger als die Zufuhr von Nahrung ist eine ausreichende **Flüssigkeitsmenge**, gegebenenfalls mit Salz (Elektrolyten) und Zucker ergänzt (s.u.).

▶ **Pflanzliche Heilmittel** und/oder **Mikrobiologische Präparate** wirken unterstützend.

▶ **Heilerde** oder **Kohle** binden Giftstoffe der Infektion.

Ernährungstherapie

Da die geschädigte Darmschleimhaut Nahrungsstoffe ohnehin kaum aufnehmen kann, und die Erkrankung durch die Nahrungszufuhr eher verlängert wird, sollte zunächst auf feste Nahrung völlig verzichtet werden. Mineral- und Flüssigkeitsverluste können durch reichliche Zufuhr von stillen Mineralwässern, Kräutertees und eventuell frisch gekochten, leicht gesalzenen, fettlosen Gemüsebrühen ersetzt werden. Erst wenn kein Erbrechen oder Durchfall mehr auftritt, kann mit dem stufenweisen Kostaufbau begonnen werden.

Zunächst können dabei Bananenpüree, geriebene Äpfel und/ oder Zwieback gegeben werden, später Kartoffeln, Gemüse und Brot (ohne Margarine oder Butter). Bei guter Verträglichkeit können dann eiweißhaltige Lebensmittel (z.B. Milchprodukte) und Fett hinzugegeben werden (Fett wird erst am Ende der Erkrankung wieder vertragen).

Nährstofftherapie

Bei lang andauernder oder schwerer Erkrankung mit großem Verlust von Flüssigkeit und Mineralen sollten diese ersetzt werden. Dabei können industrielle Fertigmischungen wie Elotrans® oder Oralpädon® oder eine selbst hergestellte Salzlösung verwendet werden (1/2 TL Kochsalz, 1/4 TL Kaliumchlorid, 1/4 TL Natriumbikarbonat, 2 EL Traubenzucker auf 1 l Wasser oder – falls nicht rasch verfügbar – 1 TL Kochsalz, 4 EL Haushaltszucker auf 1 l Wasser).

Zusätzliche Therapien

- **Kohle:** Mehrmals täglich 1/2-1 TL medizinische Kohle oder Kohle-hevert® Tabletten in viel Flüssigkeit einnehmen oder
- **Heilerde:** Mehrmals täglich Luvos-Heilerde 1® oder ultra® einnehmen (mit etwas Wasser aufschwemmen oder im Mund einspeicheln)

Beide Maßnahmen dienen der Bindung und Ausscheidung giftiger Stoffe.

Mikrobiologische Therapie

Perenterol® (ein Hefepräparat) 3mal 2 Kapseln täglich hilft, die Krankheit schneller zum Ausheilen zu bringen.

Pflanzenheilkunde

Zur Verfestigung des Stuhls sind gut geeignet:

- **Tormentillwurzel** mehrmals täglich 1 Messerspitze des Pulvers oder 30 Tropfen der Tinktur, im Kombinationspräparat (mit Kamille) Cefadiarrhon® Tropfen
- **Heidelbeere** als Tee (3 EL auf 1/2 l Wasser, 10 Minuten kochen lassen)
- **Uzara-Wurzel** in Uzara® Dragees/Lösung

Bei krampfartigen Schmerzen wirkt beruhigend:

- **Kamille** als Tee, mehrmals täglich eine Tasse

Homöopathie

- **Antimonium tartaricum D4, D6:** Übelkeit mit Angst, erschöpfendes Erbrechen, Magenbeschwerden dadurch besser, Verlangen nach Saurem, welches aber

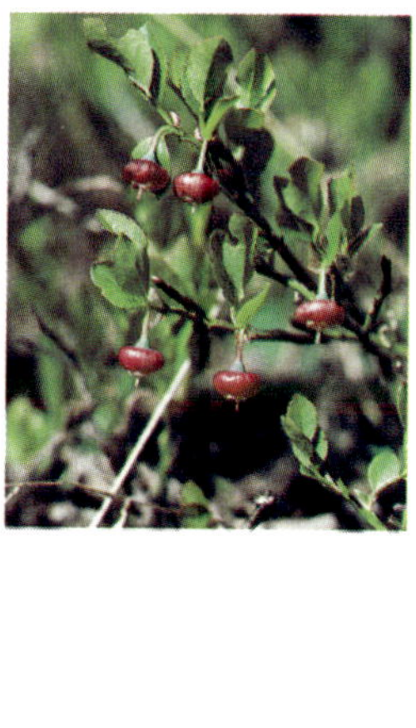

Abb. 36: Heidelbeere. Foto: Bruno Vonarburg, Teufen, Schweiz

nicht vertragen wird, Erwachen um 1 Uhr nachts mit Krämpfen, Bewegung verschlechtert

- **Arsenicum album D12:** Ekel vor Essen oder Essensgeruch, unaufhörliches Erbrechen, solange etwas im Magen ist, brennender Magenschmerz, häufige, kleine, übelriechende Stühle, danach völlig erschöpft, unstillbarer Durst auf kleine Mengen kalten Wassers, große Angst, Unruhe, sehr frostig, nachts (um Mitternacht) schlechter, Wärme bessert
- **Calcium carbonicum D4, D6, D12:** Säuglingsdurchfall, besonders beim Zahnen, aufgetriebener Leib, saurer, unverdauter Stuhl, Milchunverträglichkeit
- **Chamomilla D3, D4, D6:** Säuglingsdurchfall, besonders beim Zahnen, Blähungskolik, Ungeduld, Reizbarkeit, Kind will getragen werden, nachts und durch Wärme schlechter, aber Kolik besser durch Wärme
- **Colchicum D4, D6:** Halstrockenheit trotz Speichelfluß, viel Durst, belegte Zunge, Ekel vor Essen und Essensgeruch, anhaltendes Erbrechen, im Magen Brennen oder Kältegefühl, Blähungen mit kolikartigen Schmerzen, liegt zusammengekrümmt, wäßrig-schleimiger Durchfall, Berührung oder Kälte verschlechtern, nachts schlechter, Wärme oder Ruhe bessern
- **Ipecacuanha D4, D6:** reine Zunge, Speichelfluß, unaufhörliche Übelkeit, Erbrechen auch bei leerem Magen, Erbrechen bessert nicht, Folge von übermäßigem Obst-, Fett- oder Eisgenuß, Stuhl wie gegoren, nachts schlechter
- **Mercurius solubilis D4, D6, D12:** Zunge mit Zahneindrücken, Speichelfluß, Mundgeruch, Durst, Übelkeit, ständiger Stuhldrang, schleimiger, auch blutiger Stuhl, viele, kleine Stühle, wunder After durch scharfe Stühle
- **Pulsatilla D4, D6:** Aufstoßen, Übelkeit, Erbrechen nach fetten Speisen (Fleisch, Kuchen, Eiscreme)
- **Veratrum D4, D6:** Speichelfluß, Schluckauf, gleichzeitig Übelkeit und Hunger, reichliches Erbrechen, kalter Schweiß, Kollapsneigung, Schwäche, Elendigkeit, Durst auf viel kaltes Wasser, Durchfall mit schneidenden Blähungskoliken („wie mit Messer"), Wärme und Liegen bessert

Anthroposophische Therapie

Als unterstützende Maßnahme: Bolus alba compositum (Wala), Cuprum sulfuricum compositum (Weleda).

Akupunktur/Akupressur

Als zusätzliche Maßnahme sehr hilfreich: G34, Di4, 11, M25, 36, 44, LG4 (→ *Akupunktur/Akupressur*, S. 46).

Physikalische Therapie

Heiße Sitzbäder, heiße Leibumschläge oder Heublumensack auf den Leib lindern krampfartige Leibschmerzen.

Literatur

Pfeiffer, A.: Magen-Darm-Beschwerden natürlich behandeln. Gräfe und Unzer, München.

Chronische Dickdarmentzündung (Colitis ulcerosa) und Morbus Crohn

Begriffsklärung

Was ist eine Colitis ulcerosa? Wodurch entsteht sie?

Bei der Colitis ulcerosa handelt es sich um eine Entzündung des Dickdarms, die meist im Enddarm beginnt und niemals den Dünndarm erreicht. Immunologische Faktoren, Vererbung, Ernährung, psychische Aspekte und eventuell Infektionen werden als mitverursachend diskutiert. Eine klare, eindeutige Ursache ist bisher nicht erkannt worden.

Symptome

Woran ist eine Colitis ulcerosa zu erkennen?

- Häufige breiige bis dünnflüssige Stuhlentleerungen (bis 30 täglich)
- Blutige, schleimige, eitrige und/oder wäßrige Durchfälle
- Bei schweren Formen Darmkrämpfe, Fieber und starke Beeinträchtigung des Allgemeinbefindens und der Leistungsfähigkeit, auch durch eine sich nicht selten einstellende Blutarmut
- Die Verlaufsform kann sich in akuten Schüben, chronisch wiederholenden Krankheitsverschlechterungen mit beschwerdefreien oder -armen Intervallen oder in chronisch kontinuierlichem Vorhandensein der Symptome äußern.

Begriffsklärung

Was ist ein Morbus Crohn?

Wodurch entsteht er?

Morbus Crohn ist eine entzündliche Darmerkrankung, die abschnittweise den unteren Dünndarm und den Dickdarm befällt. Prinzipiell kann aber jede Stelle des Magen-Darm-Traktes – von der Speiseröhre bis zum Enddarm – befallen sein. Auch hier ist die Ursache letztlich ungeklärt.

Symptome

Woran ist ein Morbus Crohn zu erkennen?

- Diffuse Bauchbeschwerden, gelegentlich kolikartig
- Uncharakteristische Schmerzen, häufig mit Übelkeit und Brechreiz
- Durchfälle mit Schleim und/oder Blut wechseln mit Phasen mit normalem Stuhlgang oder gar Verstopfung
- Gegebenenfalls leichte Temperatuterhöhungen, Gewichtsabnahme
- Nicht selten kommt es zu einer Fistelbildung (z.B. Verbindung zwischen verschiedenen Darmschlingen oder Darm und Haut)

Diagnostik und schulmedizinische Therapie

Was können Sie als Patient vom Arzt erwarten?

Vor der Diagnosestellung dieser Krankheiten sollte eine eingehende ärztliche Untersuchung erfolgen, die Stuhlproben (zum Ausschluß einer Infektionskrankheit), Darmspiegelung, gegebenenfalls Röntgen-Kontrast-Untersuchung des Darmes und bei Verdacht auf Morbus Crohn auch eine Magenspiegelung beinhalten sollte.

Im akuten Schub ist meist eine schulmedizinische Therapie mit entzündungshemmenden Mitteln, gegebenenfalls sogar Cortisonpräparaten erforderlich (zur Cortison-Problematik →*Asthma bronchiale*, S. 305).

Naturheilkundliche Therapie

Naturheilkundliche Behandlung sollte im akuten, schweren Schub nur zusätzlich zur Anwendung kommen. Im beschwerdefreien oder -armen Intervall kommt man möglicherweise mit naturheilkundlichen Mitteln allein aus oder kann entzündungshemmende Mittel langsam ausschleichen (nur in Absprache mit dem behandelnden Arzt und bei weiter bestehender Beschwerdearmut).

Was sollten Sie als Patient tun?

▶ Geeignete **Ernährung** kann eine deutliche Linderung der Beschwerden bewirken.

▶ Da es durch die Erkrankung zu einem Verlust wichtiger **Vitamine** und **Mineralstoffe** kommt, müssen diese ersetzt werden.

▶ **Entspannungstherapien** sind bei bestehender Anspannung sinnvoll, eine **Psychotherapie** ist nicht selten angezeigt.

▶ Ein Versuch mit **Mikrobiologischer Therapie** sollte unbedingt gemacht werden, am günstigsten nach einem kurzen **Heilfasten**.

Ernährungstherapie

Akutes Stadium: Bei sehr stark abgemagerten Patienten müssen ballaststofffreie Diäten („Astronautenkost") über 2-3 Wochen gegeben werden, gegebenenfalls müssen sogar Infusionen zur Ernährung erfolgen (→ klinisch-stationäre Therapie). Dann sollte ein vorsichtiger Kostaufbau mit frischen Säften, Obst, Gemüse und Kartoffeln erfolgen. Danach langsamer Zusatz von naturbelassenen Fetten und leichtverdaulicher Kost. Die Nahrung sollte reich an Vitaminen, besonders den fettlöslichen Vitaminen A, D, E, K sein (→ *Nährstoffliste*, S. 625).

Beschwerdefreies Intervall: Langsamer Kostaufbau – eventuell nach Hay oder Mayr (→ *Ernährungstherapie*, S. 96), Rohkost kann eingesetzt werden, aber nicht dogmatisch, sondern nur vorsichtig nach individueller Bekömmlichkeit.

Nährstofftherapie

- Vitamine A, D, E, K (fettlösliche Vitamine), z.B. Adek® 1mal/Woche intramuskulär (besonders im akuten Stadium mit vielen Durchfällen und dadurch bedingten Vitaminverlusten)
- Vitamin B_{12} 1000 μg intramuskulär alle 3 Monate
- Folsäure 5 mg täglich (Azulfidine® ist ein Folsäuregegenspieler)
- Vitamin E 400 I.E. täglich
- Eisen 10-20 mg, Zink 20-50 mg täglich
- Durchfälle mit Fett im Stuhl (Stuhluntersuchung auf Fett) zeigen an, daß die Fettverdauung nicht mehr funktioniert. Dann sollten sogenannte MCT-Fette (z.B. Ceres®-Öl/Fett) zugeführt werden.
- Omega-3-Fettsäuren 1-2g täglich helfen Rezidive zu vermeiden (Reduktion um ca. 50% → *Nährstoffliste*, S. 658).

Ordnungstherapie

Persönlichkeit bei Colitis ulcerosa

Patienten mit Colitis ulcerosa sind oft in der Persönlichkeitsentwicklung zurückgeblieben, sie können selten eine reife Beziehung zur Außenwelt aufbauen. Passivität, Konfliktvermeidung, Scheu vor Verantwortung, Aggressionshemmung, Zwanghaftigkeit kennzeichnen häufig ihr Verhalten. Außerdem besteht oft eine Abhängigkeit von einer beherrschenden Persönlichkeit (z.B. der Mutter), die streng, fürsorgend, perfektionistisch, wenig Gefühlswärme ausstrahlend das Bestreben nach einer eigenen Entwicklung blockiert.

Bei den meisten Colitis-ulcerosa-Patienten treffen einige der beschriebenen Eigenschaften zu. Da Seele und Körper gerade bei der Colitis eng miteinander verbunden sind (psychosomatische Erkrankung), sollte die Krankheit von einem Internisten behandelt werden, der psychotherapeutisch erfahren ist oder von einem Psychotherapeuten, der aber auch körperliche Befunde zu bewerten und entsprechend zu behandeln vermag. Die Therapie umfaßt Entspannungstherapien, mit denen besonders bei Darmkoliken gute Erfolge erzielt werden können, stützende Gesprächspsychotherapie, gegebenenfalls Maltherapie und Familientherapie.

Beim Morbus Crohn ist die Persönlichkeit ähnlich wie bei der Colitis ulcerosa, jedoch variabler. Es gelten im wesentlichen dieselben Behandlungsgrundsätze. Morbus-Crohn-Patienten sollten das Rauchen unbedingt aufgeben, da raschere Verschlechterungen (z.B. wesentlich häufigere Operationen) beschrieben sind.

Muskelentspannungstraining, Autogenes Training

Sollten als zusätzliche Therapie zur Minderung von Anspannung und Unruhe eingesetzt werden.

Heilfasten

Im akuten Stadium mit zahlreichen Durchfällen kann ein kurzes (mehrtägiges) Heilfasten eine deutliche Minderung der Beschwerden und der Entzündungsaktivität bewirken – allerdings sollte kein ausgeprägtes Untergewicht bestehen. Im beschwerdefreien Intervall kann das Heilfasten eventuell zu Hause unter Aufsicht eines erfahrenen Fastenarztes, ansonsten in einer Fastenklinik durchgeführt werden. Anschließend ist ein besonders vorsichtiger Kostaufbau erforderlich. Weitere naturheilkundliche Therapien – vor allem eine Mikrobiologische Therapie – sollten sich an das Fasten anschließen.

Mikrobiologische Therapie

Fast immer liegt eine Darm-Dysbiose vor. Deshalb sollte unbedingt eine Mikrobiologische Therapie durchgeführt werden – am günstigsten nach einem kurzen Heilfasten.

Pflanzenheilkunde

- **Pfefferminze** in Mentacur® Kapseln hat gute Erfolge gezeigt.

Zur Bekämpfung von Schmerzen, Koliken und Durchfällen → *Magenschleimhautentzündung* (S. 329), *Magen-Darm-Geschwür* (S. 332) und *Akute Magen-Darm-Entzündung* (S. 335).

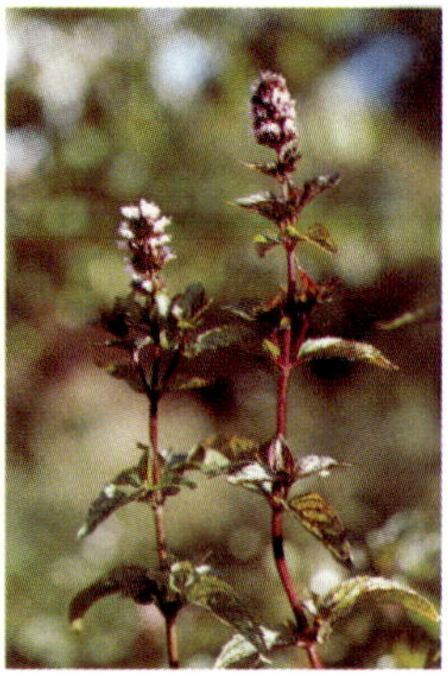

Abb. 37: Pfefferminze. Foto: Bruno Vonarburg, Teufen, Schweiz

Homöopathie

Sollte – besonders bei passendem Symptomenbild – für einige Wochen versuchsweise durchgeführt werden. Gute Erfolge sind besonders dann möglich, wenn ein erfahrener Homöopath das passende Konstitutionsmittel findet.

- **Aethiops antimonalis D4:** erfahrungsgemäß gut wirksam bei Colitis ulcerosa und Morbus Crohn, bei Erstverschlechterung unter D4 die D6 oder D12 wählen
- **Arsenicum album D4, D6, D12:** Ekel vor Essen und Essensgeruch, berührungsempfindlicher Bauch, brennender Bauchschmerz, häufige, kleine, übelriechende Stühle, Brennen im After, nach Stuhlgang erschöpft, große Angst, Unruhe, Übergenauigkeit, Durst auf kleine Mengen kalten Wassers, nachts (um Mitternacht) schlechter, Wärme bessert
- **Graphites D4, D6, D12:** Heißhunger, krampfartiger Magenschmerz, reichliche, übelriechende Winde, schleimiger Durchfall, Brennen am After, wunde Gesäßfurche, rissige Haut, Frostigkeit, Traurigkeit, Verlangsamung
- **Lycopodium D4, D6:** aufgetriebener Leib, beengende Kleidung wird nicht ertragen, Koliken von 16-20 Uhr, dünne, übelriechende Stühle oder Verstopfung mit dem Gefühl, als ob viel zurückbleibt, Afterkrämpfe, Heißhunger, aber satt nach wenigen Bissen, Menschenscheu, Mißtrauen, Reizbarkeit
- **Mercurius solubilis D4, D6, D12:** Mundgeruch, Speichelfluß, belegte Zunge mit Zahneindrücken, schleimiger, blutiger Stuhl, viele, kleine Stühle, Gefühl, als ob noch etwas nachkommt, Frösteln nach dem Stuhl, scharfer, wundmachender Stuhl, klebrige Nachtschweiße, kalte Luft, aber auch Bettwärme verschlechtern
- **Silicea D12:** bei Fistelbildung
- **Sulfur D4, D6, D12:** Heißhunger, ißt aber nur wenig auf einmal, vormittags Leeregefühl im Bauch, Aufstoßen wie von faulen Eiern, reichliche, übelriechende Blähungen, schleimiger Durchfall, der morgens aus dem Bett treibt, starkes Brennen am After, Verlangen nach Süßigkeiten und Alkohol, wird aber nicht vertragen.

Anthroposophische Therapie

Als unterstützende Maßnahme bei Colitis ulcerosa: Tormentilla compositum (Wala), Mercurius vivus compositum (Weleda).

Akupunktur/Akupressur

Oft sehr gute Erfolge möglich (→ *Akupunktur/Akupressur*, S. 46)
Besonders bewährt bei **entzündlicher Aktivität:** Di4, KG4 sowie Moxa über KG8 (Nabel)

Akut: B39, MP4, 5, 6, KS6, LG20, N8
Chronisch: Dü3, B17, 20, 23, 25, Le3, 13, Di4, M21, KG12, 13, 15
Starker Schmerz: Moxa über MP1, (M34)

Physikalische Therapie

Unterstützt die Entspannung und mindert die Schmerz- und Krampfneigung.

Hydrotherapie: Ansteigende Sitzbäder 2mal/Woche, Leibwickel 2mal täglich, bei krampfartigen Schmerzen auch feuchte, heiße Kompressen, Heublumensäcke

Bewegungstherapie: Gymnastik, besonders Partnerübungen, Musiktherapie

Massage: Reflexzonenmassage, Bindegewebsmassage (→ Fachtherapeut)

Phototherapie: UV-Ganzkörperbestrahlungen

Enzymtherapie

Zur Verlängerung des schmerzfreien Intervalls Wobe-Mugos® Th Klistiere in ansteigender Dosis (nach Verträglichkeit) über den Tag verteilt, zusätzlich Wobenzym® N Granulat (1-2 Teilstriche) bzw. Phlogenzym in ansteigender Dosierung bis zu 9 Tabletten täglich

Neuraltherapie

Neuraltherapeutische Injektionen sind zusätzlich zu anderen Verfahren sinnvoll. Bei Ausschaltung des verantwortlichen Störfeldes kann eine deutliche Verbesserung oder Ausheilung erzielt werden.

Reflexzonenmassage des Fußes

Zusätzlich zu anderen Verfahren sinnvoll.

Sauerstofftherapie

Ozon-Behandlung des Darmes bzw. des Blutes kann Verbesserungen bewirken.

Literatur

Tecker, G.: Morbus Crohn - Colitis ulcerosa. TRIAS-Verlag, Stuttgart.

Selbsthilfegruppe

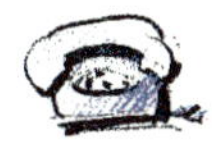

Deutsche Morbus Crohn/Colitis ulcerosa Vereinigung e.V., Jägerhalde 12, 70327 Stuttgart, Tel. 0711-424574

Reizdarm (Colon irritabile)

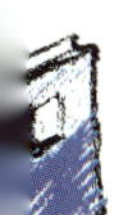

Begriffsklärung

Was ist ein Reizdarm?

Beim Reizdarm (Colon irritabile, spastisches Kolon, Colica mucosa) handelt es sich um eine häufige, funktionelle Darmstörung ohne faßbare organische Ursache.

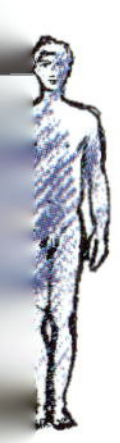

Symptome

Woran ist ein Reizdarm zu erkennen?

Ein Reizdarm ist durch **Bauchschmerzen** und/oder **Stuhlgangstörungen** und/oder **Blähungen** gekennzeichnet. Beschwerdefreie Phasen wechseln sich mit Bauchschmerzen unterschiedlicher Stärke und Lokalisation ab. Die Schmerzen treten fast nie nachts, aber häufig morgens beim Aufstehen auf. Oft kommen Verstopfung oder Durchfall oder beides im Wechsel vor. In der Regel lassen die Schmerzen nach dem Stuhlgang oder dem Abgang von Winden nach, wobei jedoch nicht selten das Gefühl bleibt, nicht ganz entleert zu sein. Nicht selten werden auch Schleimbeimengungen im Stuhl beobachtet. Die Häufigkeit oder die Stuhlkonsistenz (fester oder dünner bis wäßriger Stuhl) sind meist verändert. Auch die Empfindungen beim Stuhlgang werden als verändert erlebt (z.B. plötzlicher Stuhlgang oder das Gefühl einer unvollständigen Entleerung). Oft kommt es zu Blähungen mit oder ohne Krämpfe oder zu einem aufgetriebenen Leib.

Diagnostik und schulmedizinische Therapie

Was können Sie als Patient vom Arzt erwarten?

Der Stuhl sollte auf verborgenes Blut untersucht werden. Eine Darmspiegelung sollte zum Ausschluß anderer Darmerkrankungen durchgeführt werden. Gegebenenfalls können weitere Untersuchungen (z.B. Bakterien, Parasiten im Stuhl, Ausschluß einer Milchintoleranz) erforderlich werden.

Da es sich um eine funktionelle Störung ohne organisch faßbare Ursache handelt, kennt die Medizin auch keine ursächliche Therapie, sondern nur symptomatische Behandlungsmaßnahmen (z.B. Spasmolytika = muskelentkrampfende Mittel). Nicht selten werden Beruhigungsmittel verordnet, die zwar vorübergehend die Beschwerden erträglicher machen, langfristig aber zu einer Beruhigungsmittelabhängigkeit führen können.

Naturheilkundliche Therapie

Es ist ganz wichtig, daß der Patient – gegebenenfalls nach Ausschluß organischer Ursachen – über die Harmlosigkeit der Erkrankung trotz möglicherweise starker Beschwerden Bescheid weiß.

Was sollten Sie als Patient tun?

▶ Das richtige **Ernährungsverhalten** vermag eine Besserung zu erreichen.

▶ **Ordnungstherapeutische Hinweise** sind zu beachten, da im seelischen Bereich nicht selten die Auslöser für Beschwerden in diesem Bereich liegen.

▶ **Entspannungstherapien** wirken fast immer hilfreich, da oft Anspannung vorliegt.

Ernährungstherapie

Zunächst sollten mehrere kleine Mahlzeiten täglich eingenommen werden, wobei auf einen hohen Ballaststoffgehalt geachtet werden sollte (→ *Nährstoffliste*, S. 661). Gegebenenfalls sollte die Nahrung mit Weizenkleie oder Leinsamen (1-3 EL täglich) ergänzt werden. Bei starken Blähungen kann vorübergehend auf Rohkost und Frischgetreide verzichtet werden. Warme Getränke und Gemüsebrühen helfen, den Darm zu entspannen. Später sollte der Darm nach Möglichkeit an drei große Mahlzeiten gewöhnt werden.

Ordnungstherapie

Der Patient muß sich immer wieder bewußt machen, daß ein Reizdarm – trotz aller unangenehmen Beschwerden – an sich harmlos ist. Er sollte darauf achten, ob die Beschwerden in Zusammenhang mit inneren Konflikten oder seelischen Anspannungen stehen. Besteht ein Zusammenhang zu Konflikten, so sollten diese nach Möglichkeit vermieden oder gelöst werden. Eventuell kann auch eine Psychotherapie erforderlich werden. Alle Maßnahmen, die Entspannung ermöglichen, sind sinnvoll (z.B. Entspannungstherapien, Kneippsche Anwendungen, Sport, pflanzliche Beruhigungsmittel).

Bei der Nahrungsaufnahme ist neben der Einnahme mehrerer kleiner Mahlzeiten ein gutes Kauen und Einspeicheln der Nahrung entscheidend. Darüber hinaus sollten Essen und Stuhlgang möglichst zu immer gleichen Zeiten stattfinden. Zur Rhythmisierung des Darmes und der Verdauungsfunktionen sollte langfristig unbedingt die Einhaltung von drei großen Mahlzeiten eingeübt werden.

Pflanzenheilkunde

Träger Stuhl: Leinsamen oder Flohsamen, 1-2 EL morgens ins Müsli oder mit viel Flüssigkeit einnehmen.

Durchfall: Quark mit Heidelbeer-Muttersaft

Appetitlosigkeit und Krämpfe: Galgant als Tinktur jeweils 10 Tropfen vor den Mahlzeiten

Blähungen: ⟶ *Blähsucht* (S. 344)

Zur Förderung der **Entspannung:** ⟶ *Schlafstörungen* (S. 538)

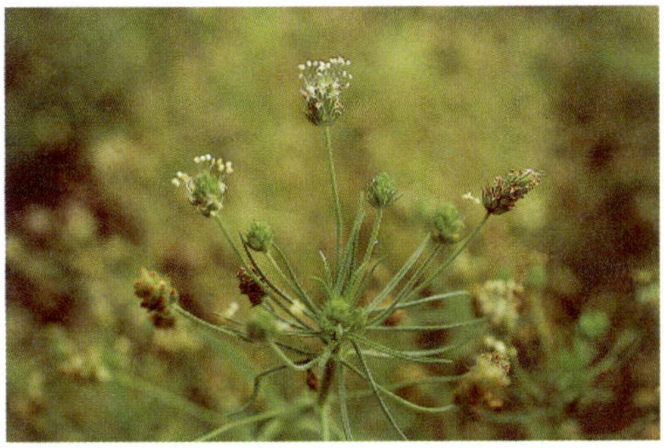

Abb. 38: Flohsamen. Foto: Bruno Vonarburg, Teufen, Schweiz

Homöopathie

Wie alle funktionellen Erkrankungen sind gute Erfolge durch das richtige Mittel möglich:

- **Asa foetida D3, D4, D6:** Kloßgefühl im Hals, Gefühl, als ob die Darmbewegungen umgekehrt verlaufen, Blähungskolik besonders links, Luftschlucken, häufiges, explosives Rülpsen, Bewegung bessert, Stuhlgang bessert
- **Belladonna D4, D6:** Beschwerden kommen und gehen plötzlich, krampfartiger Schmerz, häufige Stühle, auch Verstopfung mit erfolglosem Drang, Berührung oder Erschütterung verschlechtern, Rückwärtsbeugen bessert

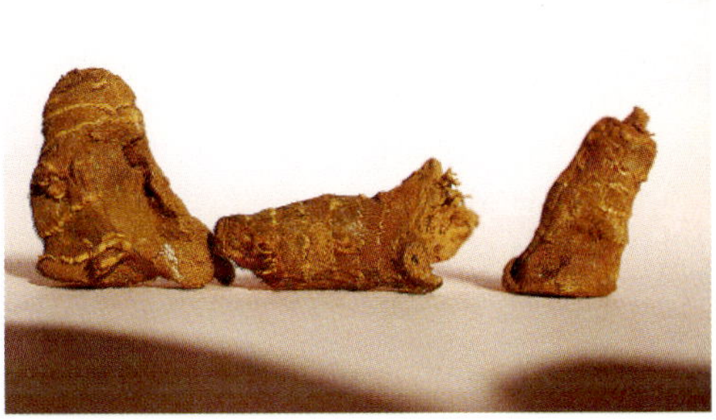

Abb. 39: Galgant. Foto: Bruno Vonarburg, Teufen, Schweiz

- **Chamomilla D2, D3, D4, D6, D12:** Blähungskolik, wäßrige, schleimige Durchfälle mit Geruch nach faulen Eiern, große Reizbarkeit und Ungeduld, Darmkrämpfe durch Ärger, Wärme verschlechtert, aber Koliken besser durch Wärme
- **Colocynthis D4, D6:** schneidender Kolikschmerz, dünne Stühle, Durchfall nach Essen und Trinken, Bewegung verschlechtert, Zusammenkrümmen, Stuhlgang, Abgang von Blähungen oder Wärme bessern
- **Plumbum D4, D6:** Kolik der Bauchmitte mit Ausstrahlung nach allen Seiten, harte, kahnförmig eingezogene Bauchdecke, Gefühl, als ob der Darm gegen die Wirbelsäule gezogen wird, Liegen auf dem Bauch bessert

Ayurveda

Meist Vata-Störung, bei akuten Beschwerden den Bauch mit einer Wärmflasche gut warmhalten, Ernährung nach Vata-Richtlinien (⟶ *Ayurveda*, S. 67), nach jeder Mahlzeit Anis- und Fenchelfrüchte kauen, insgesamt 1 TL täglich.

Bach-Blüten-Therapie

Gute Erfolge bei gemütsorientierter Behandlung möglich, häufig Rock Rose oder Beech.

Akupunktur/Akupressur

Gute Erfolge möglich: Di4, M21, 25, Le13, KG6, 13. Bei überwiegend seelischer Komponente: zusätzlich H3, 5, 7, M36 (⟶ *Akupunktur/Akupressur*, S. 46).

Muskelentspannungstraining/ Autogenes Training

Als zusätzliche Therapie zur Minderung von Anspannung und Unruhe hilfreich.

Ausleitende Verfahren

Baunscheidtieren ist sehr wirksam bei Reizdarm, muß allerdings öfter wiederholt werden. Zusätzlich trocken schröpfen.

Heilfasten

Durch Heilfasten kann eine deutliche Verbesserung erzielt werden, da das Fasten einen starken Umstimmungsreiz darstellt. Nach dem Fasten ist ein sorgfältiger Kostaufbau erforderlich (→ *Ernährungs-* und *Ordnungstherapie*, S. 96 bzw. S. 153).

Physikalische Therapie

Hydrotherapie: Bei Schmerzen lokale Wärmebehandlungen wie feuchtwarme Leibwickel, Heusack, warme Sitzbäder

Massage: Bindegewebsmassage, Periostbehandlung (→ Fachtherapeut)

Balneotherapie: Kneipp-Kurorte

Neuraltherapie

Gute Erfolge möglich (→ Therapeut).

Reflexzonenmassage des Fußes

Gute Erfolge als zusätzliche Therapie möglich.

Manuelle Medizin

Ein Reizdarm kann in seltenen Fällen auf einer Fehlfunktion der Lendenwirbelsäule beruhen. Die Manuelle Medizin kann dann zu einer deutlichen Besserung führen.

Literatur

Pfeiffer, A.: Magen-Darm-Beschwerden natürlich behandeln. Gräfe und Unzer, München.

Blähsucht (Meteorismus)

Begriffsklärung

Was ist Blähsucht? Wie entsteht sie?

Bei der Blähsucht (Meteorismus, Flatulenz) besteht ein vermehrter Gasgehalt im Magen-Darm-Trakt. Die häufigste Ursache liegt in einer vermehrten Gasbildung durch bakteriellen Abbau von Kohlenhydraten und Ballaststoffen, die besonders bei einer Dysbiose (→ *Mikrobiologische Therapie*, S. 132) auftritt. Als weitere (seltene) Ursachen kommen in Frage: Behinderte Passage (z.B. durch Verwachsungen, Darmabknickung), verminderte Gasaufnahme aus dem Darm ins Blut (z.B. durch Pfortaderhochdruck bei Leberzirrhose, Rechtsherzschwäche, Darmverschluß) oder durch Luftschlucken (Aerophagie), eine neurotische Angewohnheit, die oft ein Ausdruck ungelöster Konflikte ist.

Symptome

Woran ist eine Blähsucht zu erkennen?

Bauchdruck, Völlegefühl, Unbehagen, krampfartige Schmerzen, Kollern und Rumpeln im Darm sind typische Symptome. Wenn die geblähten Darmschlingen das Zwerchfell und das Herz nach oben drücken, kann es zu Herzbeschwerden kommen, die mitunter sogar mit einer koronaren Herzkrankheit verwechselt werden können (sogenannter Roemheldscher Symptomenkomplex). Nicht selten haben Patienten, die über Blähsucht klagen, keine vermehrte Gasmenge im Darm, sind jedoch gegenüber der normalen Gasmenge und den damit verbundenen Empfindungen sensibler (→ *Reizdarm*, S. 341).

Naturheilkundliche Therapie

Was sollten Sie als Patient tun?

▶ Meist reichen **ordnungstherapeutische** und **Ernährungshinweise** aus, um Blähungen erfolgreich zu behandeln, wobei für einige Wochen bis Monate **Geduld** aufgebracht werden sollte.

▶ Akute Beschwerden können meist leicht mit entsprechenden **Pflanzenpräparaten** gelindert werden.

▶ Die anderen angegebenen Maßnahmen können ebenfalls zusätzlich angewendet werden.

▶ Bei weiterhin bestehenden Beschwerden sollte unbedingt eine **Mikrobiologische Therapie** durchgeführt werden.

Ordnungstherapie

Langsames Essen und gutes Einspeicheln der Nahrung ist sehr wichtig – jeder Bissen sollte mindestens 15mal gekaut werden. Mahlzeiten und Stuhlgänge sollten regelmäßig zu denselben Zeiten erfolgen. Zum Essen sollte wenig oder gar nichts getrunken werden. Besteht der Drang zum Aufstoßen oder zum Ablassen von Winden, sollte dieser nicht unterdrückt werden (unter Rücksichtnahme auf die Umgebung). Gegebenenfalls sollte der Abgang von Winden durch Dehnung des Afters erleichtert werden. Ist Luftschlucken die wesentliche Ursache der Blähungen, sollte nach den seelischen Ursachen dafür gefahndet und diese behandelt werden.

Ernährungstherapie

Das Eßverhalten sollte in Richtung auf eine Vollwerternährung geändert werden (→ *Ernährungstherapie*, S. 96), wobei besonders zuckerhaltige Nahrungsmittel vermieden werden sollten. Während der Umstellung auf eine ballaststoffreiche Nahrung können die Blähungen sogar noch verstärkt werden. Dann sollten stark blähende Nahrungsmittel (z.B. Hülsenfrüchte) zunächst gemieden werden. Ballaststoffreiche Nahrungsmittel sollten nicht zusammen mit zuckerhaltiger Nahrung verzehrt werden, wobei auch Fruchtsäfte oder Obst zu meiden sind. Auch auf Fertiggerichte, Konserven und stark kohlensäurehaltige Mineralwässer sollte verzichtet werden.

Pflanzenheilkunde

- **Kümmel** als Tee, 10%iges Kümmelöl als Einreibung auf den Bauch

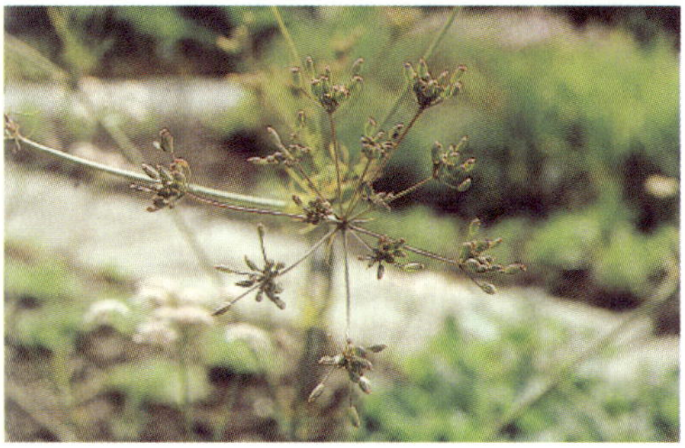

Abb. 40: Kümmel. Foto: Bruno Vonarburg, Teufen, Schweiz

- **Fenchel** als Tee, Aqua Foeniculi (eßlöffelweise einzunehmen)

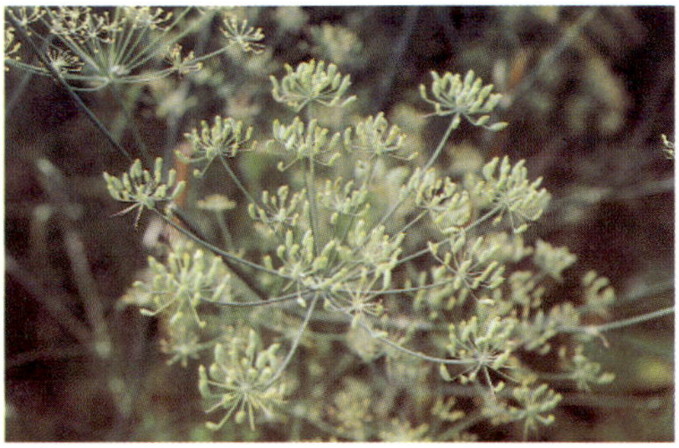

Abb. 41: Fenchel. Foto: Bruno Vonarburg, Teufen, Schweiz

- **Anis** als Tee oder Tinctura Anisi (20-30 Tropfen) innerlich einzunehmen, 10%iges Anisöl als Einreibung auf den Bauch
- **Kombinationspräparate:** Carminativum-Hetterich® Tropfen, Aspasmon® N Tropfen, Carminat® Tropfen, Carminativum Babynos® Blähungstropfen, Kneipp Flatuol® Tabletten, Weleda Milchbildungstee

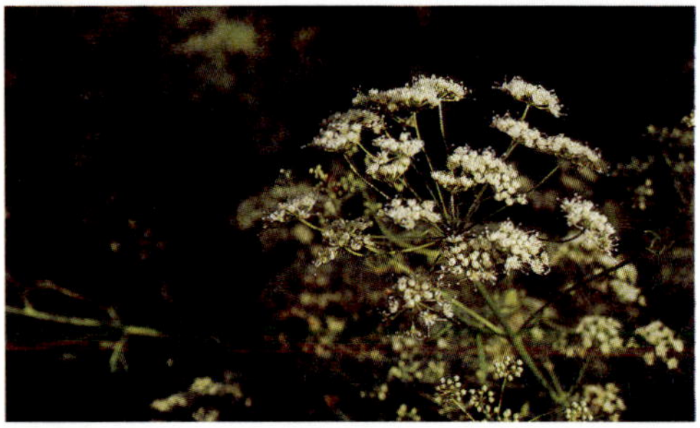

Abb. 42: Anis. Foto: Bruno Vonarburg, Teufen, Schweiz

Mikrobiologische Therapie

Häufig ist eine Darm-Dysbiose die Ursache für Blähungen. Eine Mikrobiologische Therapie – gegebenenfalls nach Stuhlkultur (Hefepilze!) – sollte dann unbedingt durchgeführt werden.

Homöopathie

- **Asa foetida D3, D4, D6:** Kloßgefühl im Hals, Gefühl, als ob die Darmbewegungen umgekehrt sind, Blähungskolik besonders links, Luftschlucken, häufiges, explosives Rülpsen, Bewegung oder Stuhlgang bessern
- **Carbo vegetabilis D4, D6, D12:** reichliche Gasbildung mit Bauchschmerzen, Blähsucht durch Milch und fette Speisen, Blähungsabgang und Aufstoßen bessert, Verlangen nach frischer Luft trotz Frieren, eiskalte Füße, große Schwäche
- **Lycopodium D3, D4, D6:** stark aufgetriebener Leib, enge Kleidung wird nicht ertragen, Aufstoßen oder Blähungsabgang bessern nur vorübergehend, Berührungsempfindlichkeit, Kolik von 16-20 Uhr, Zusammenkrümmen bessert
- **Mandragora e radice:** Völlegefühl mit Blähungen, Aufstoßen besser durch Essen, nächtliche Koliken, Wärme, Liegen oder Ruhe bessern
- **Sulfur D4, D6, D12:** Blähungen mit schneidendem Schmerz und reichlichem Blähungsabgang (Geruch nach faulen Eiern), vormittags flaues Magengefühl, abends, nachts schlechter, Bettwärme oder Wetterwechsel verschlechtern

Physikalische Therapie

Hydrotherapie: Leibwickel, Sitzbäder, heiße Rolle mindern die mit Blähungen einhergehenden Beschwerden.

Massage: Dickdarmbehandlungen (→ Fachtherapeut) sind sinnvoll.

Balneotherapie: Natürliche Heilquellen (z.B. Bad Mergentheim, Bad Kissingen, Karlsbad, Franzensbad, Marienbad, Friedrichshaller Bitterwasser) sind sinnvoll.

Ayurveda

Typische Vata-Störung, Ernährung nach Vata-Richtlinien (→ *Ayurveda*, S. 67), nach jeder Mahlzeit Anis- und Fenchelfrüchte kauen, insgesamt 1 TL täglich.

Anthroposophische Therapie

Als unterstützende Maßnahme: Nicotiana compositum, Carum carvi compositum Zäpfchen, Carum carvi compositum Zäpfchen für Kinder (Wala), Anisum compositum, Birkenkohle, Carbo betulae 5%, Oleum aeth. Carvi 1% (Weleda).

Akupunktur/Akupressur

Als zusätzliche Therapie sinnvoll: KS6, M21, 25, 36, 37, MP1, 3, 6, 15, KG6, 12, 13 (→ *Akupunktur/Akupressur*, S. 46).

Bach-Blüten-Therapie

Gute Erfolge möglich, häufig Holly.

Reflexzonenmassage des Fußes

Als zusätzliche Maßnahme sinnvoll.

Neuraltherapie

Als zusätzliche Maßnahme sinnvoll (→ Therapeut).

Literatur

Pfeiffer, A.: Magen-Darm-Beschwerden natürlich behandeln. Gräfe und Unzer, München.

Durchfall (Diarrhoe)

Begriffsklärung, Ursachen

Was ist Durchfall? Wodurch entsteht er?

Beim Durchfall (Diarrhoe) handelt es sich um eine zu häufige Entleerung zu dünner Stühle. Die meisten **akuten Durchfallerkrankungen** werden von **Viren, Bakterien** (z.B. Salmonellen) und (seltener) Parasiten (z.B. Band-, Spulwürmer) hervorgerufen. **Nahrungsmittelallergien** (z.B. gegen Milch, Eier, Nüsse) können ebenfalls zu Durchfällen führen. Daneben können **Vergiftungen** (z.B. durch Bakteriengifte, die schon im Lebensmittel gebildet wurden; Schwermetalle; Genußmittel wie Kaffee, Alkohol, Nikotin; Medikamente wie Abführmittel, Digitalis, Krebsmittel, Antibiotika – teilweise auch schon bei bestimmungsgemäßem Gebrauch) für Durchfälle verantwortlich sein. Nicht selten kommt es auch nach **Bestrahlungen** bei Krebsbehandlung im Bereich des Darmes zu Durchfällen.

Von einer **chronischen Durchfallerkrankung** spricht man, wenn mehr als 3mal täglich zu dünne Stühle über mindestens 2 Wochen bestehen. Diese haben noch weitere unterschiedliche Ursachen:

- Reizdarm und funktionelle, psychisch bedingte Durchfälle (am häufigsten) → *Reizdarm* (S. 341)
- Organische Dickdarmerkrankungen (z.B. Tumoren, entzündliche Darmerkrankungen; →*Colitis ulcerosa, Morbus Crohn*, S. 337).
- Dünndarmerkrankungen (z.B. Malabsorptionssyndrom = Aufnahmestörung für bestimmte Nährstoffe, Laktoseintoleranz = Milchzuckerunverträglichkeit)
- Zustand nach Magenoperation (z.B. Magenteilentfernung)
- Abführmittelgebrauch (auch viele Leber-, Galle- und sogenannte Stoffwechselpräparate und -tees enthalten „versteckt" Abführmittel)
- Bauchspeicheldrüsenerkrankungen (z.B. chronische Entzündung, exkretorische Pankreasinsuffizienz)
- Verschiedene Leber-Gallen-Erkrankungen
- Chronische Darminfektionen (z.B. Salmonellen, Trichomonaden, Würmer)
- Begleitend bei Erkrankungen wie Überfunktion der Schilddrüse, Zuckerkrankheit und anderen selteneren Erkrankungen

Diagnostik und schulmedizinische Therapie

Was können Sie als Patient vom Arzt erwarten?

Bei der akuten Durchfallerkrankung, die meist nach einigen Tagen abklingt, ist in der Regel keine weitergehende Diagnostik erforderlich, gegebenenfalls Temperaturkontrollen bei infektiösem Durchfall, Blutdruckkontrollen bei Neigung zu Kollaps. Bei schweren Durchfallerkrankungen sind Gewichtskontrollen zur Beurteilung des Flüssigkeitsverlustes wichtig (bei Kleinkindern und Säuglingen mindestens 1mal täglich!), gegebenenfalls Blutuntersuchungen (Blutsenkung, Blutbild, Blutsalze). Bei chronischem Durchfall sollten Stuhluntersuchungen durchgeführt werden (Nachweis von Bakterien, Parasiten, Wurmeiern, Blut, Fett), gegebenenfalls müssen Darmspiegelungen und Röntgenkontrastuntersuchungen sowie Resorptionsteste die Diagnostik ergänzen.

Wichtig ist bei kleinen Kindern und Säuglingen, auf Zeichen der Austrocknung zu achten (Gewichtsverlust von mehr als 10 %, dunkle, tiefliegende Augen, Stehenbleiben der Hautfalten beim Kneifen). Dann muß eine rasche Vorstellung beim Arzt bzw. in der Klinik zur Infusionsbehandlung erfolgen, die lebensrettend sein kann. Bei chronischem Durchfall ist die Grundkrankheit herauszufinden und zu behandeln.

Naturheilkundliche Therapie

Die wichtigste Behandlung besteht in einer ausreichenden Flüssigkeitszufuhr, gegebenenfalls als Elektrolytlösung (s. Tab. 2), Nahrungsentzug für einige Tage (solange spontane Durchfälle anhalten), wenn möglich sollte die Ursache ausgeschaltet werden (z.B. Absetzen eines Antibiotikums bei hierdurch hervorgerufenem Durchfall).

Was sollten Sie als Patient tun?

- ▶ Angemessene **Ernährungsmaßnahmen** sind die Grundlage der Durchfallbehandlung.
- ▶ Der Ersatz von **Flüssigkeits**- und **Elektrolyt**(Blutsalz)-**Verlusten** kann lebenswichtig sein.
- ▶ **Kohle** und **Heilerde** binden Giftstoffe im Darm.
- ▶ **Pflanzliche Heilmittel** wirken schleimhautabdichtend und beschleunigen das Ende der Durchfälle.

Ernährungstherapie

Akut: Da die geschädigte Darmschleimhaut Nahrungsstoffe ohnehin kaum aufnehmen kann und die Erkrankung durch die Nahrungszufuhr eher verlängert wird, sollte zunächst auf feste Nahrung völlig verzichtet werden. Mineral- und Flüssigkeitsverluste können durch reichliche Zufuhr von stillen Mineralwässern, Kräutertees und eventuell frisch gekochten, leicht gesalzenen, fettlosen Gemüsebrühen ersetzt werden. Erst wenn kein Erbrechen oder Durchfall mehr auftritt, kann mit dem stufenweisen Kostaufbau begonnen werden.

Zunächst können dabei Bananenpüree, geriebene Äpfel und/ oder Zwieback gegeben werden, später Kartoffeln, Gemüse und Brot (ohne Margarine oder Butter). Bei guter Verträglichkeit können dann eiweißhaltige Lebensmittel (z.B. Milchprodukte) und Fett hinzukommen (Fett wird erst am Ende der Erkrankung wieder vertragen).

Chronisch: Eine Dysbiose durch schlechte Ernährung (z.B. zuviel Zucker) ist möglich (→*Mikrobiologische Therapie*, S. 132). Es sollte auch an Nahrungsmittelallergien, Gluten- oder Milchzuckerunverträglichkeit als Ursache gedacht werden.

Nährstofftherapie

Bei lang andauernder oder schwerer Erkrankung mit großem **Verlust von Flüssigkeit und Mineralen** sollten diese ersetzt werden. Dabei können industrielle Fertigmischungen wie Elotrans® oder Oralpädon® oder eine selbst hergestellte Salzlösung verwendet werden (Tab. 2).

Bei **chronischem Durchfall** kann eventuell ein Folsäure-, Niacin- oder Vitamin-D-Mangel vorliegen, der entsprechend ersetzt werden sollte (→ *Nährstoffliste*, S. 625).

Tab. 2

Rezepte für Elektrolytlösungen

Rezept 1 (WHO):	**Rezept 2** (einfacher):
1/2 TL Kochsalz	1 TL Kochsalz
1/2 TL Kaliumchlorid	4 EL Haushaltszucker
1/4 TL Natriumbikarbonat	–
2 EL Traubenzucker	–
auf 1 l abgekochtes Wasser	auf 1 l abgekochtes Wasser

Zusätzliche Therpapien

- **Kohle:** Mehrmals täglich 1/2-1 TL medizinische Kohle oder Kohle-hevert® Tabletten in viel Flüssigkeit einnehmen oder
- **Heilerde:** Mehrmals täglich Luvos-Heilerde 1®oder ultra® einnehmen (mit etwas Wasser aufschwemmen oder im Mund einspeicheln)

Beide Maßnahmen dienen der Bindung und Ausscheidung giftiger Stoffe.

Pflanzenheilkunde

- **Tormentillwurzel** als Pulver, mehrmals täglich 1 Messerspitze Pulver oder Tinktur, mehrmals täglich 30-50 Tropfen oder im Kombinationspräparat (mit Kamille): Cefadiarrhon® Tropfen
- **Heidelbeere** als Tee (3 EL auf 1/2 l Wasser, 10 Minuten kochen lassen)
- **Uzara-Wurzel** in Uzara® Dragees/Lösung

Kombinationspräparat: Diarrhoesan®-Lösung (auch für Kinder gut geeignet).

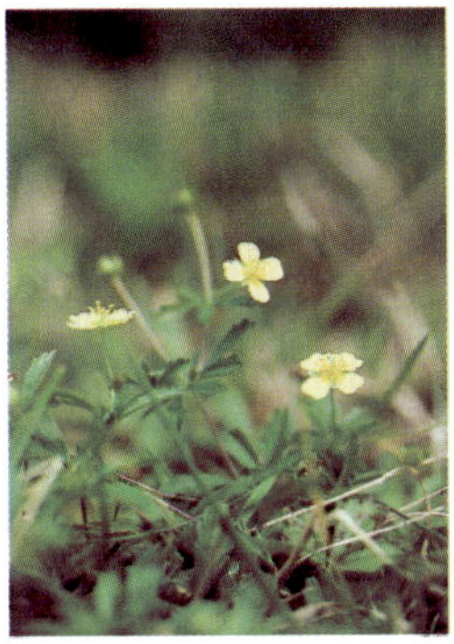

Abb. 43: Tormentillwurzelstock. Foto: Bruno Vonarburg, Teufen, Schweiz

Homöopathie

Als unterstützende Therapie zu anderen Maßnahmen bei passendem Symptomenbild sehr hilfreich. Bei chronischem Durchfall konstitutionelle Behandlung durch einen erfahrenen Homöopathen.

- **Aloe vera D4, D6:** morgendlicher Durchfall, Hitzegefühl am After, unwillkürlicher Stuhlabgang, gelber, dünner, schleimiger Stuhl mit vielen Blähungen
- **Arsenicum album D4, D6, D12:** großer Durst auf kleine Mengen kalten Wassers, Ekel vor Essen und Essensgeruch, häufige, kleine, übelriechende Stühle, am After wie Feuer brennend, nach dem Stuhl erschöpft, große Angst, Unruhe, Schwäche, Abmagerung, um Mitternacht schlechter, Wärme bessert
- **Mercurius solubilis D4, D6, D12:** ständiger Stuhldrang mit vielen, kleinen (grünlichen) Entleerungen mit reichlich Schleimabgang, Gefühl, als ob immer noch etwas kommt, wundmachender, scharfer Stuhl, Frösteln nach dem Stuhl, Kälte, aber auch Bettwärme verschlechtern
- **Podophyllum D3, D4, D6:** gußartiger Durchfall, gleich nach dem Essen und Trinken, große Erschöpfung und Leeregefühl nach dem Stuhlgang, morgens schlechter, jedes Essen verschlechtert
- **Sulfur D4, D6, D12:** schleimige, übelriechende (faule Eier) Durchfälle, die morgens aus dem Bett treiben, Afterbrennen, flaues Magengefühl gegen 11 Uhr

Ayurveda

Unterstützend: 1 Tasse Brühe, in der vorher Urid-dal (bestimmte Linsenart, Asienladen) gekocht wurde, sowie gut gekochter Reis, außerdem getrocknete Kerne von Granatäpfeln zu Pulver mahlen und mit heißem Wasser einnehmen.

Anthroposophische Therapie

Als unterstützende Maßnahme: Birkenkohle (Weleda), Bolus alba compositum (Wala).

Akupunktur/Akupressur

Als unterstützende Therapie sinnvoll: G34, Le9, Di4, 10, M25, 36, KG4, 6, sowie als Moxa B33, N16 (→ *Akupunktur/Akupressur*, S. 46).

Physikalische Therapie

Hydrotherapie: Feuchtwarme Leibauflagen, Leibwickel helfen bei krampfartigen Schmerzen.

Mikrobiologische Therapie

Akut: Perenterol® 3mal 2 Kapseln

Bei chronischem Durchfall liegt oft eine Darm-Dysbiose vor, die entsprechend mit Mikrobiologischer Therapie behandelt werden sollte (→ *Mikrobiologische Therapie*, S. 132).

Eigenbluttherapie

Bei chronischem Durchfall ist eine Therapie mit Eigenblut sinnvoll (→ Therapeut).

Reflexzonenmassage des Fußes

Als unterstützende Maßnahme sinnvoll (→ Therapeut).

Literatur

Pfeiffer, A.: Magen-Darm-Beschwerden natürlich behandeln. Gräfe und Unzer, München.

Verstopfung (Darmträgheit, Obstipation)

Begriffsklärung

Was ist eine Verstopfung?

Wodurch entsteht sie?

Verstopfung ist die verzögerte Stuhlentleerung durch Erschlaffung der Darmmuskulatur oder muskuläre Krämpfe im Enddarmbereich. Organische Ursachen (z.B. Darmmißbildungen, entzündliche Bauchprozesse mit nachfolgender reflektorischer Darmlähmung, Tumoren, Schilddrüsenunterfunktion) werden von funktionellen Faktoren (→ Risikofaktoren) unterschieden. Bei organischen Ursachen ist das Grundleiden zu behandeln; insbesondere bei plötzlich aufgetretener Verstopfung ist eine medizinische Abklärung vor der Behandlung unumgänglich. Bei funktionellen Ursachen sollten die Risikofaktoren – soweit möglich – ausgeschaltet und die unten gegebenen Therapieempfehlungen berücksichtigt werden.

Bedeutung: Etwa jeder vierte Deutsche leidet an Verstopfung. Von den Betroffenen nimmt etwa jeder zweite Abführmittel. Von den Abführmittelkonsumenten verwendet etwa jeder vierte täglich oder fast täglich Abführmittel.

Abführmittel (Laxantien)

Es werden unterschieden:

- Salinische Abführmittel = Salze, die vom Darm nicht in den Körper aufgenommen werden, Wasser binden und daher abführend wirken (z.B. Glaubersalz)
- Mechanisch wirkende Abführmittel = durch Dehnungsreiz im Darm wird eine Stuhlentleerung provoziert (z.B. Wasser beim Einlauf, Glyzerin-Klysma, gasbildende Zäpfchen)
- Zuckerartige Abführmittel = Zucker, die vom Darm nicht in den Körper aufgenommen werden oder über eine Förderung der natürlichen Darmkeime abführend wirken (z.B. Milchzucker, Laktulose)
- Pflanzliche Ballaststoffe = Kohlenhydrate, die vom Darm nicht in den Körper aufgenommen werden und so zu einer Stuhlvermehrung führen (z.B. Weizenkleie, Leinsamen)
- Darmirritierende Pflanzeninhaltsstoffe oder damit verwandte synthetische Substanzen. Sie bewirken über eine Darmreizung gewissermaßen einen „künstlichen Durchfall“ (z.B. Senna, Faulbaum, Aloe)

Risikofaktoren

Wodurch wird eine Verstopfung begünstigt?

- ▶ Mangel an Ballaststoffen durch Fehlernährung
- ▶ Fehlernährung, die zur Förderung für die Verdauung ungünstiger Darmkeime führt (z.B. zuckerreiche Kost)
- ▶ Mangel an wichtigen Mineralstoffen durch Fehlernährung
- ▶ Ungenügende Flüssigkeitszufuhr (besonders bei älteren Menschen ohne Durstgefühl)
- ▶ Ungeregelte Lebensweise
- ▶ Bewegungsarmut
- ▶ Alter
- ▶ Schwangerschaft
- ▶ Klimaänderungen/Reisen
- ▶ Einnahme bestimmter Medikamente (z.B. Antazida, Opiate = bestimmte starke Schmerzmittel sowie Hustenmittel mit Codein, Beruhigungsmittel, manche Bluthochdruckmittel - siehe Beipackzettel der in Frage kommenden Medikamente)
- ▶ Einnahme bestimmter Abführmittel (s.u.)
- ▶ Psychische Faktoren

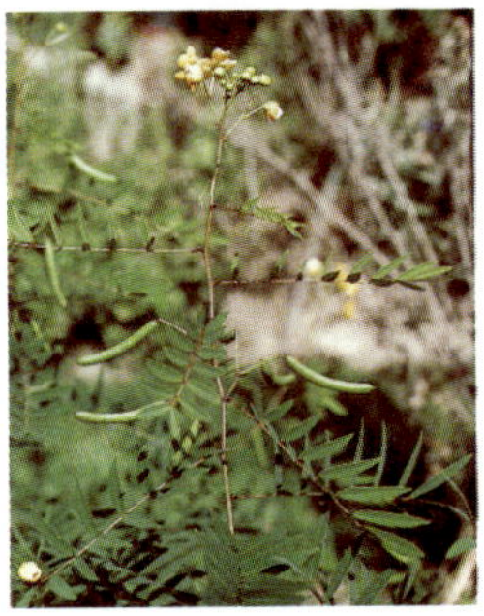

Abb. 44: Senna. Foto: Bruno Vonarburg, Teufen, Schweiz

Risiken beim Gebrauch darmirritierender Abführmittel

Die meisten in Deutschland vertriebenen Abführmittel sind darmirritierend oder enthalten darmirritierende Substanzen. Nur wenig bekannt ist, daß gerade diese Substanzen selbst eine Verstopfung begünstigen. Weitere Nebenwirkungen können sein:

- Schwarzfärbung des Darmes (gutartig)
- Die Begünstigung von Darmkrebs wird diskutiert, ist aber noch nicht bewiesen
- Eiweiß- oder Blutverlust über den Urin
- Bei Stillenden abführende Wirkung auf den gestillten Säugling
- Auslösen vorzeitiger Wehen
- Vergiftungsgefahr bei Anwendung bestimmter Herzmedikamente (Digitalispräparate) – dies gilt bei häufigem Gebrauch auch für die anderen Abführmittel
- Verluste wichtiger Mineralien (z.B. Kalium, Magnesium) – dies gilt bei häufigem Gebrauch auch für andere Abführmittel

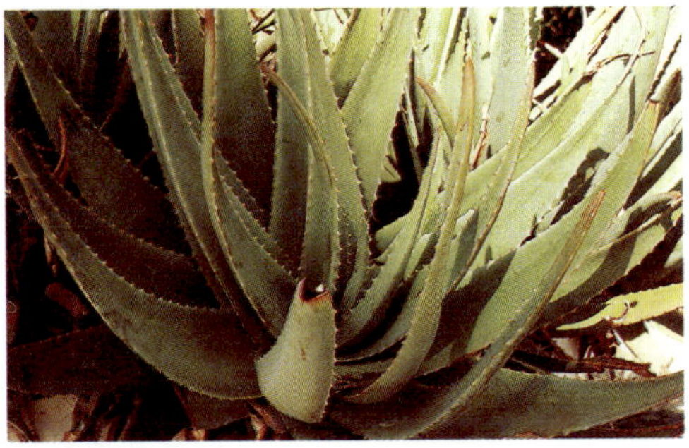

Abb. 45: Aloe. Foto: Bruno Vonarburg, Teufen, Schweiz

Kalium und Magnesium sind für die Muskeltätigkeit wichtige Mineralien. Oft ist ein Mangel an diesen Stoffen sogar die Hauptursache für eine Verstopfung durch ungenügende Tätigkeit der Darmmuskulatur. Da der Gebrauch der darmirritierenden Substanzen zu einem Mangel führen kann, wird hierdurch mitunter die Verstopfung erst unterhalten, was einen weiteren Abführmittelgebrauch erforderlich macht. Dieser Teufelskreis kann rasch zum Abführmittelmißbrauch (Laxantienabusus) führen.

Vom Abführmittelmißbrauch wieder zu einer natürlichen Verdauung und Ausscheidung zu gelangen, ist schwierig, gelingt aber bei konsequenter und geduldiger Anwendung der Therapieempfehlungen zuverlässig.

Naturheilkundliche Therapie

Normal ist eine Stuhlhäufigkeit von dreimal täglich bis einmal alle drei Tage. Von einer behandlungswürdigen Verstopfung ist nur dann auszugehen, wenn seltener als zweimal in der Woche eine Stuhlentleerung erfolgt oder wenn der Stuhl so hart ist, daß eine übermäßige Preßarbeit erforderlich ist. Bei bestimmten Erkrankungen (z.B. Hämorrhoiden, Bluthochdruck, koronare Herzkrankheit) sollte ein weicher, leicht zu entleerender Stuhl vorliegen.

Was sollten Sie als Patient tun?

▶ Grundlage der Behandlung sollten die **ordnungstherapeutischen Hinweise** sein.

▶ Mit geeigneter **Ernährung** kann langfristig fast jede Verstopfung gebessert werden.

▶ **Pflanzliche Ballaststoffpräparate**, **Magnesium** in hohen Dosierungen oder **Milchzuckerpräparate** sind Mittel der ersten Wahl zur Behandlung einer Verstopfung.

Achtung

Keine synthetischen oder pflanzlichen Laxantien einnehmen! Besteht bereits eine Abhängigkeit, so sollten diese Mittel unter Verwendung der hier gegebenen Ratschläge langsam ausgeschlichen werden.

Ordnungstherapie

- Sich vom Zwang der täglichen Stuhlentleerung befreien (zweimal pro Woche kann normal sein)
- Normalisierung der Lebensrhythmen = geregelter Tag-Nacht-Rhythmus mit Aktivitäts- und Ruhephasen zu möglichst gleichen Tageszeiten, Einnahme der Mahlzeiten zu den gleichen Zeiten. Jeden Morgen zur gleichen Zeit (z.B. nach dem Frühstück) die Toilette aufsuchen, eine Stuhlentleerung versuchen, bei vergeblichem Versuch nicht lange verweilen (maximal 5 Minuten).
- Stuhlentleerungsdrang – wenn er spontan auftritt – nicht unterdrücken, weil man etwas „Wichtigeres" zu tun hat
- Eventuell vorhandene Konflikte lösen, mit anderen und mit sich selbst ins reine kommen
- Streßbelastungen – soweit möglich – vermeiden, Gegenpole zum Streß schaffen (z.B. Entspannungsübungen, Meditation, Yoga, Autogenes Training).

Menschen mit Stuhlverstopfung haben oft ein gestörtes Verhältnis zu ihren Ausscheidungsfunktionen. Sie zeichnen sich meist durch besondere Reinlichkeit und Ordnungsliebe aus, was im Extremfall bis zur Zwanghaftigkeit gehen kann. Emotionen (z.B. Aggressionen) können mitunter schlecht herausgelassen werden. Nicht nur beim Stuhlgang, sondern auch im täglichen Leben halten sie oft fest und können schlecht loslassen.

Trotz aller sonstigen therapeutischen Bemühungen kann eine Verstopfung bestehen bleiben, wenn die beschriebenen psychosomatischen Zusammenhänge bei der Behandlung unberücksichtigt bleiben. Nicht bei jedem unter Verstopfung Leidenden spielen psychische Faktoren eine Rolle, aber jeder Betroffene sollte sich darüber klarwerden,

- daß Ausscheidung etwas Natürliches und Gesundes darstellt
- inwieweit seine Persönlichkeit zur Entstehung und Erhaltung der Verstopfung beiträgt
- daß er gegebenenfalls an seinen persönlichen Einstellungen etwas ändern muß, um die Verstopfung zu beheben
- daß – im Extremfall – sogar eine längerdauernde Psychotherapie erforderlich sein kann - dann allerdings nicht nur mit dem Ziel, die Verstopfung zu behandeln

Ernährungstherapie

Der Ballaststoff- und Mineralgehalt in der Nahrung sollte gesteigert, dadurch die Stuhlmenge erhöht und die Darmmuskeltätigkeit verbessert werden:

- Vollkorn- statt Weißmehlprodukte (z.B. Vollkornbrot, -nudeln, -reis)
- Gemüserohkost bzw. Salat vor jedem Mittag- und Abendessen
- Morgens Frischkornbrei (→ *Ernährungstherapie*, S. 96) statt Brötchen mit Marmelade und Kaffee
- Viel frisches Obst
- Nur selten (maximal 1-2mal wöchentlich) Fleisch- und Wurstgerichte (keine Ballaststoffe, wenig Mineralien), dafür häufig Gemüsegerichte (reichlich Ballaststoffe und Mineralien)
- Meiden von Süßigkeiten aller Art
- Meiden von Fertigsaucen und Fertiggerichten
- Einschränkung oder Unterlassung von
  – Nikotinkonsum
  – Koffeinkonsum (Kaffee, auch entkoffeiniert, Schwarztee, Cola)
  – Alkoholkonsum
- Auf ausreichende Flüssigkeitsmenge achten (mindestens 2 l Mineralwasser oder Kräutertee täglich)
- Zusätzlich eventuell Weizenkleie oder Leinsamen (1-3 EL täglich)

> **Achtung**
>
> Weizenkleie und Leinsamen nur mit reichlich Flüssigkeit einnehmen, sonst Verstärkung der Verstopfung oder gar Darmverschluß möglich.

Nährstofftherapie

Magnesium 300-900 mg: 1-3 TL Magnesiumzitrat (aus der Apotheke) oder 1-3 Beutel eines Fertigpräparates (z.B. Magnesium Diasporal® Beutel) in Wasser oder Fruchtsaft einnehmen.

Achtung

▶ Bei Auftreten dünner Stühle Dosis reduzieren.

▶ Bei Unverträglichkeit von Zitronensäure anderes Magnesiumpräparat (z.B. mit Mg-Oxid, Mg-Karbonat) wählen (→ *Nährstoffliste*, S. 643).

▶ Nicht bei schwerer Nierenfunktionsstörung anwenden.

Bewegungstherapie

Jegliche Form der körperlichen Bewegung begünstigt auch die Darmtätigkeit, insbesondere Wandern, Laufen, Spielsportarten, Gymnastik (hier besonders Übungen zur Stärkung der Bauchmuskulatur). Isometrische Bauchpresse zur **Stärkung der Bauchmuskulatur**: Bauch 10 Sekunden lang kräftig einziehen, langsam entspannen, 5 Wiederholungen, 3mal täglich.

Massage

Darmmassage: Im rechten Unterbauch beginnend feste, kreisende, massierende Bewegungen im Uhrzeigersinn über den gesamten Bauch ausführen, morgens vor dem Aufstehen 5 Minuten lang.

Bindegewebsmassage: Von erfahrenem Therapeuten 2-3mal wöchentlich 2-3 Wochen lang durchführen lassen (Darm- und Verstopfungszonen).

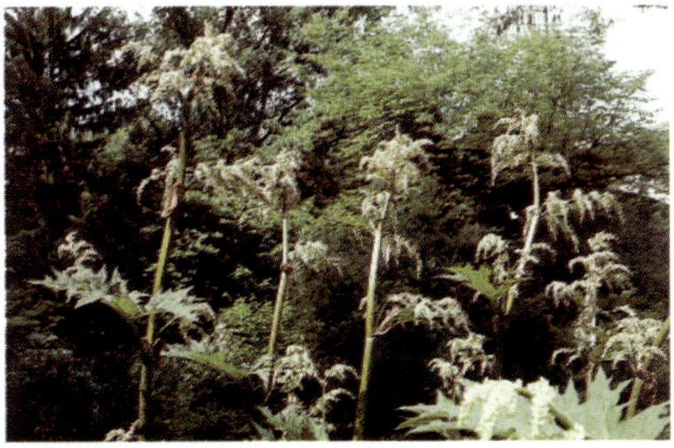

Abb. 46: Rhabarber. Foto: Bruno Vonarburg, Teufen, Schweiz

Pflanzenheilkunde

Die meisten Abführtees oder -medikamente enthalten Senna, Rhabarber, Aloe und/oder Faulbaum. Aus oben genannten Gründen sollten diese Mittel – auch wenn sie „natürliche" Abführmittel sind – wegen ihrer bedenklichen Nebenwirkungen keinesfalls länger als wenige Tage angewendet werden. Länger anwendbar und unbedenklich sind pflanzliche Ballaststoffe:

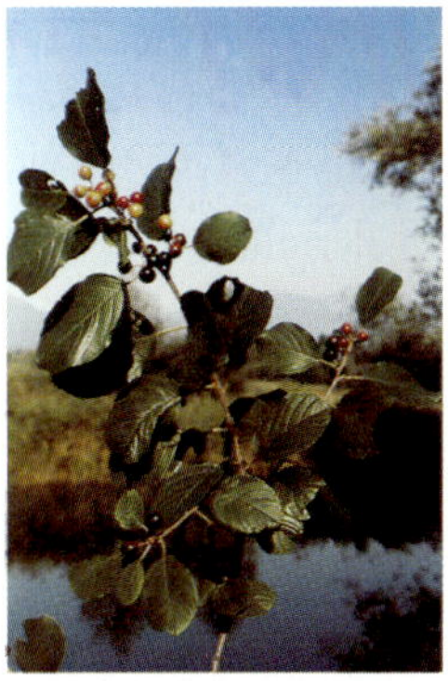

Abb. 47: Faulbaum. Foto: Bruno Vonarburg, Teufen, Schweiz

- **Leinsamen**, 1-2 EL morgens im Müsli oder mit viel Flüssigkeit einnehmen
- **Flohsamen**, 2-3mal 1 TL täglich (→ *Nährstoffliste* unter Ballaststoffe, S. 661).

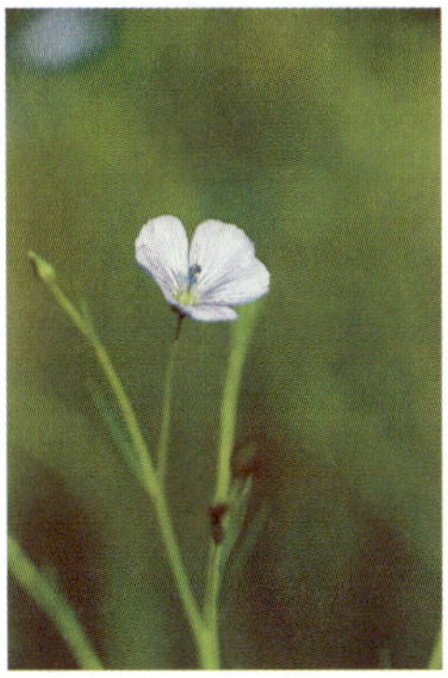

Abb. 48: Leinsamen. Foto: Bruno Vonarburg, Teufen, Schweiz

Ayurveda

Für leichtere Formen abends 1 Tasse Brennesseltee mit 1 MSP Asa foetida (Gewürz-, Asienladen) oder morgens 1 Glas warmes Wasser mit je einer MSP Asa foetida, Steinsalz und schwarzem Pfeffer. Bei hartnäkkiger, chronischer Verstopfung Kabz Har (Granulat), Isabgol (Pulver) oder Triphala Churna (Granulat, alle von Fa. Charysat → *Ayurveda*, S. 67).

Homöopathie

- **Alumina D3, D4, D6:** muskelschlaffe (atonische) Verstopfung, trockener, fester, knotiger Stuhl, schneidender Afterschmerz, Gefühl, als ob After zu eng ist, meist schwächliche, magere, frostige Menschen mit trockener, schlaffer Haut

- **Bryonia D3, D4, D6:** trockener, harter Stuhl, Durst auf große Mengen kalten Wassers, Magendrükken wie von einem Stein, Reizbarkeit, Geschäftigkeit, Essen verschlechtert, Ärger verschlechtert, Bewegung verschlechtert

- **Carduus marianus Ø, D2, D3, D4:** Leberleiden mit Verstopfung, Druck im rechten Oberbauch, kolikartiger Leibschmerz, Völlegefühl, Übelkeit, Erbrechen

- **Collinsonia canadensis D1, D2:** Schwangerschaftsverstopfung mit trockenem, knotigem Stuhl, Leibschmerz vor und nach Stuhlgang

- **Magnesium muriaticum D3:** drückender Leibschmerz, starke Winde, knolliger, harter Stuhl wie Schafkot, vergeblicher Stuhldrang, Gefühl, als ob Stuhl wieder zurückgeht, nach Stuhlgang Leibschmerz und Übelkeit

- **Nux vomica D4, D6, D12:** krampfartige (spastische) Verstopfung, Gefühl, als ob nicht alles abgegangen ist, donnernder Stuhlgang, blutende Hämorrhoiden, oft lebhafte, reizbare Menschen mit sitzender Tätigkeit und Verlangen nach Genußmitteln

- **Opium D6:** muskelschlaffe (atonische) Verstopfung, z.B. nach Operationen oder bei Bettlägerigkeit

- **Silicea D4, D6, D12:** mit großer Anstrengung tritt der Stuhl nur teilweise hinaus und gleitet wieder zurück, harter, knolliger Stuhl, Blähungen, faulige Winde, oft abgemagerte, sehr frostige Menschen mit Neigung zu kaltem Fuß- oder Kopfschweiß

- **Sulfur D4, D6, D12:** harter, trockener Stuhl, Afterbrennen, -jucken, erfolgloser Drang, Gefühl, mit dem Stuhlgang fertig zu sein

Mikrobiologische Therapie

Sehr gute Erfolge möglich, ausführliche Hinweise → *Mikrobiologische Therapie* (S. 132).

Anthroposophische Therapie

Als unterstützende Maßnahme: Aquilinum compositum Chelidonium/Berberis compositum Kapseln, Lycopodium compositum (Wala).

Heilfasten

Sehr gute Erfolge möglich, wenn nach dem Heilfasten (→ *Heilfasten*, S. 112) eine dauerhafte Änderung der Ernährungsgewohnheiten (→ *Ernährungstherapie*, S. 96) erfolgt, gegebenenfalls zusätzlich Symbioselenkung (→ *Mikrobiologische Therapie*, S. 132).

Physikalische Therapie

- Bei muskelschlaffer (atonischer) Verstopfung: Kniegüsse zur Darmanregung, kalte Fuß- und Halbbäder, kalte Reibe-Sitzbäder (16-20° C, 2-3 Minuten), 3mal täglich kalte Bauchwaschungen, 3 Minuten lang (→ *Kneippsche Therapie*, S. 170)

- Bei krampfartiger (spastischer) Verstopfung: Zur Krampflösung intensive Wärmeanwendungen: Ansteigende Sitzbäder, 1-2mal täglich, 20-30 Minuten lang, heiße Auflagen (Wärmflasche mit feuchtem Tuch umwickelt auf den linken Unterbauch)

Akupunktur/Akupressur

Sehr gute Erfolge möglich: Di 4, 10, 11, Dü 3, M 25, B 25

Krampfartige (spastische) Verstopfung: Le 2, 3

Muskelschlaffe (atonische) Verstopfung: Le 9, G 34, M 36, KG 4, 6 (→ *Akupunkur/Akupressur*, S. 46)

Programme zur Entwöhnung bei Abführmittelabhängigkeit

▶ Abführmittel absetzen, durch **Magnesium** ersetzen (⟶ *Nährstoffliste*, S. 643), mit hoher Dosis beginnen, bei normalem oder dünnem Stuhl reduzieren oder

▶ Abführmittel absetzen, durch **Glaubersalz** oder **Bittersalz** ersetzen (⟶ Zusätzliche Möglichkeiten), mit hoher Dosis beginnen, bei normalem oder dünnem Stuhl reduzieren oder

▶ Abführmittel weiter einnehmen, Dosis nach und nach reduzieren, **Lactulose-Sirup** (⟶ Zusätzliche Möglichkeiten), Dosis von Lactulose erst reduzieren, wenn das Abführmittel ganz ausgeschlichen wurde und weiter normaler Stuhl besteht.

Reflexzonenmassage des Fußes

Gute Unterstützung der Therapie ist möglich.

Manuelle Medizin

Verstopfung kann mit Fehlfunktionen in der Wirbelsäule verbunden sein, Beseitigung der Fehlfunktion durch Manuelle Medizin kann die Verstopfung unter Umständen entscheidend bessern (⟶ Therapeut).

Zusätzliche Möglichkeiten

- **Glaubersalz** oder **Bittersalz** (Apotheke), 1 TL-2 EL auf 1/2 l Wasser, bitterer Geschmack (eventuell mit etwas Zitronen- oder Fruchtsaft verbessern); individuelle Dosis finden, langsam steigern, bei Stuhlnormalisierung langsam ausschleichen, zusätzliche Therapieempfehlungen beachten. Keine Daueranwendung!
- **Lactulose-Sirup** (Eugalac®, Lactuflor®, Lactulose Neda®), 1-3 EL täglich nach dem Frühstück, bei Erfolg langsame Dosisreduktion, Daueranwendung möglich, aber oft nicht nötig,

Achtung

Nicht bei Unverträglichkeit von Galaktose anwenden!

- **Mechanisch wirkende Abführmittel** (Leicicarbon® Zäpfchen, Glycilax E® Zäpfchen, Klysma Pfrimmer®) bei gelegentlicher Verstopfung oder hartem Stuhl (z.B. während einer Reise) als unterstützendes Hilfsmittel.

Unabhängig von der Wahl der Methode sind die übrigen Therapieempfehlungen zu beachten, insbesondere ⟶ *Ernährungtherapie* (S. 96) und ⟶ *Ordnungstherapie* (S. 153).

Literatur

Bircher-Benner-Ratgeber 2: Magen und Darm. Bircher-Benner-Verlag, Bad Homburg.

Bruker, M.O.: Stuhlverstopfung - heilbar in 3 Tagen. emu-Verlag, Lahnstein.

Kienholz, E.: Magen- und Darmerkrankungen naturgemäß behandeln. Karl F. Haug Verlag, Heidelberg.

Pfeiffer, A.: Magen-Darm-Beschwerden natürlich behandeln. Gräfe und Unzer, München.

Schmiedel, V.: Natürlich frei von Verstopfung. Karl F. Haug Verlag, Heidelberg.

Warning, H.: So heilt man Stuhlverstopfung. Bircher-Benner-Verlag, Bad Homburg.

Was essen und trinken bei Darmverstopfung? Broschüre. Diaita-Verlag, Bad Homburg.

Hämorrhoiden

Begriffsklärung, Ursachen

Was sind Hämörrhoiden? Wodurch entstehen sie?

Bei Hämorrhoiden handelt es sich um eine Erweiterung und eventuell Vorfall der venösen Blutgefäße im Afterbereich. Als Hauptursachen gelten bei entsprechender Veranlagung eine bewegungsarme Lebensweise und ballaststoffarme Nahrung. Übergewicht, Alkohol, Kaffee und Nikotin begünstigen die Entstehung von Hämorrhoiden. Als Komplikation kann es in den Analvenen zu einer schmerzhaften Thrombose (Verstopfung des Blutes) kommen.

Symptome

Woran sind Hämorrhoiden zu erkennen?

Man unterscheidet drei Stadien:

- **Stadium I**: Hämorrhoiden sind von außen nicht sichtbar, gelegentlich Juckreiz oder Blutauflagerungen auf dem Stuhl
- **Stadium II**: Vorfall der Hämorrhoiden beim Pressen, Schmerzen beim Stuhlgang, Brennen und Nässen der Hämorrhoiden, selten Blutungen
- **Stadium III**: Andauernder Vorfall, der nicht wieder spontan verschwindet, verstärkte Schmerzen

Diagnostik und schulmedizinische Therapie

Was können Sie als Patient vom Arzt erwarten?

Inspektion und Untersuchung durch einen Arzt ist obligatorisch; besonders bei Blutungen sollte abgeklärt werden, ob Hämorrhoiden oder andere Erkrankungen ursächlich dafür in Frage kommen, gegebenenfalls kann eine Darmspiegelung erforderlich sein. Im Stadium III(-II) ist eine operative Therapie (Sklerosierung = Verödung, Ligatur = Unterbindung oder Hämorrhoidektomie = operative Entfernung) meist nicht zu vermeiden. In Grenzfällen sollte nach einem mehrmonatigen Versuch mit konsequenter Anwendung der unten beschriebenen Maßnahmen erneut entschieden werden.

Naturheilkundliche Therapie

Im Stadium I (-II) lassen sich mit naturheilkundlichen Verfahren meist gute Erfolge erzielen. Dabei sind Gewichtsregulierung (→ *Übergewicht*, S. 422), Stuhlregulierung (→ *Verstopfung*, S. 350) und das Vermeiden von Blähungen (→ *Blähsucht*, S. 344) von entscheidender Bedeutung. Alle Maßnahmen, die die Venen stärken und den venösen Rückfluß fördern, sind günstig (→ *Krampfadern*, S. 282).

Was sollten Sie als Patient tun?

- ▶ Ordnungstherapeutische Maßnahmen (Genußmittel vermeiden!) stehen im Vordergrund.
- ▶ Richtige Ernährung begünstigt einen weichen Stuhl.
- ▶ Pflanzliche Heilmittel verbessern den venösen Abfluß und können Blähungen vermeiden helfen.
- ▶ Hydrotherapie kann unangenehme Symptome lindern.
- ▶ Bewegungstherapie wirkt vorbeugend.

Ordnungstherapie

Der Stuhl sollte weich gehalten werden, damit ein Pressen vermieden wird. Pressen würde die Vergrößerung und den Vorfall von Hämorrhoiden begünstigen. Genußmittel wie Kaffee, Nikotin und Alkohol sind weitgehend zu vermeiden, da sie Hämorrhoiden fördern. Bestehendes Übergewicht sollte abgebaut werden.

Ernährungstherapie

Ballaststoffreiche Ernährung ist zu bevorzugen (→ *Verstopfung*, S. 350).

Physikalische Therapie

Hydrotherapie: Kalte Sitzbäder, von 30 auf 15 °C absteigend, wenige Minuten dauernd, wirken entstauend. Mehrmals täglich sollten kalte Waschungen des Afters, besonders nach jedem Stuhlgang erfolgen. Kühle Sitzbäder mit Eichenrindenextrakt wirken ebenfalls günstig, besonders bei Entzündungen.

Achtung

Keine Kaltanwendungen bei Neigung zu Blasen- oder Nierenbecken-Entzündung.

Bewegungstherapie: Ausdauerbewegungen (→ *Bewegungstherapie*, S. 185) sind günstig, besonders Schwimmen, außerdem Beckenbodengymnastik (→ Krankengymnastik).

Pflanzenheilkunde

Für weichen Stuhl sorgen, → *Verstopfung* (S. 350)

- **Virginische Zaubernuß** (Hamamelis) in: Hametum® Creme/ Salbe, Hamasana® Salbe
- **Mäusedorn** in: Ruscorectal® Salbe/ Suppositorium

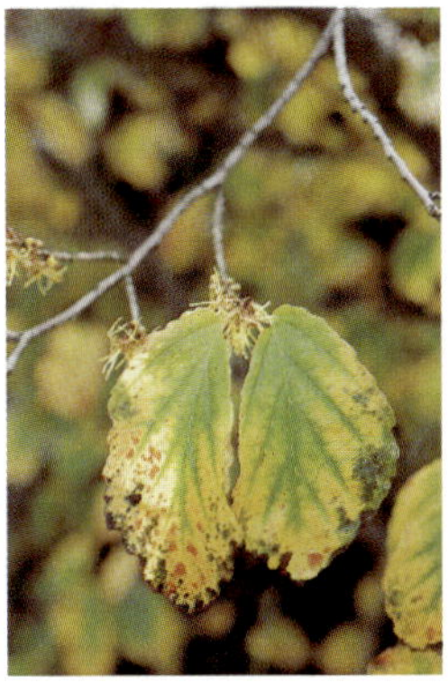

Abb. 49: Hamamelis. Foto: Bruno Vonarburg, Teufen, Schweiz

- **Kombinationspräparate:** Retterspitz Heilsalbe®, derma-loges® N Salbe

Bei Blutungen aus den Hämorrhoiden:

- **Wasserpfeffer** als Tee

Bei **Entzündungen** lindern feuchte Umschläge mit Kamillentee, Arnikatinktur (2 TL auf 1 l Wasser) oder mit Eichenrinde (eine Handvoll auf 1 l Wasser, 15 Minuten kochen lassen) rasch und zuverlässig

Homöopathie

- **Acidum nitricum D4, D6:** Afterjucken, -brennen, Splitterschmerz, blutende Hämorrhoiden, typisch bei unzufriedenen Menschen mit Sorge um die eigene Gesundheit und Ärgerlichkeit bei Kleinigkeiten
- **Aesculus D2, D3, D4:** Afterbrennen, Gefühl, als ob ein Aftervorfall vorliegt oder als ob ein Fremdkörper im After ist, dunkelrote, blutende Hämorrhoiden
- **Aloe vera D4:** heftiges Afterbrennen, -jucken, blutende Hämorrhoiden, Hitzegefühl im Enddarm, starke Blähungen, Unfähigkeit, den Stuhl zu halten
- **Capsicum D4:** Durchfall mit stark brennenden Hämorrhoiden, wunder After, brennende Haut und Schleimhäute
- **Carduus marianus Ø, D2, D3:** Hämorrhoiden bei Leberleiden, Pfortaderstauung
- **Collinsonia canadensis D1, D2:** Hämorrhoiden bei Verstopfung mit Blähungen und knolligem, harten Stuhl (besonders in der Schwangerschaft geeignet)
- **Hamamelis D1, D2, D3:** juckende, brennende oder blutige Hämorrhoiden
- **Nux vomica D4, D6, D12:** zusammenschnürendes Gefühl im Enddarm, blutende Hämorrhoiden, oft bei lebhaften, reizbaren Menschen mit sitzender Tätigkeit und Verlangen nach Genußmitteln geeignet
- **Sulfur D4, D6, D12:** brennende Hämorrhoiden, heftiges Afterjucken und -brennen (wie von Madenwürmern)

Ayurveda

Morgens je 1 EL schwarze Sesamsamen, Butter und Zuckerrohr-(oder -rüben)sirup vermengt nüchtern einnehmen.

Anthroposophische Therapie

Als unterstützende Maßnahme: Hamamelis compositum, Hämorrhoidalzäpfchen (Weleda), Quercus-Hämorrhoidalzäpfchen, Mercurialis compositum Zäpfchen (Wala).

Ausleitende Verfahren

Alle Schröpfreflexzonen am Rücken kommen zum trockenen oder blutigen Schröpfen – je nach Anzeige – in Frage, besonders die Leber-Galle-Zone. Bei Analvenenthrombose (Gerinnselbildung im Afterbereich, die nicht selten bei Verstopfung vorkommt) sind Blutegel Mittel der ersten Wahl.

Akupunktur/Akupressur

Unterstützende Behandlung hilfreich: B27, 31 (35, 49), LG6 (→ *Akupunktur/Akupressur*, S. 46).

Sauerstofftherapien

Ozon-Behandlungen sind bei Hämorrhoiden erfolgreich (→ Therapeut).

Reflexzonenmassage des Fußes

Als unterstützende Maßnahme sehr sinnvoll.

Literatur

Bircher-Benner-Ratgeber 12: Venen, Krampfadern, Thrombosen, Hämorrhoiden, Embolie. Bircher-Benner-Verlag, Bad Homburg.

Leber und Galle

Naturheilkundliche Behandlungsprinzipien

Die Leber ist das wichtigste Syntheseorgan des menschlichen Körpers („chemische Fabrik“). Darüber hinaus erfüllt sie wichtige Entgiftungsfunktionen. Sie produziert u.a. auch die Gallenflüssigkeit, die in der Gallenblase dann lediglich gespeichert und bei Bedarf in den Darm abgegeben wird. Im Altertum sah man enge Beziehungen zwischen diesen Organen und Gemütsbewegungen bzw. Charaktermerkmalen (Choleriker = jemand, der zuviel Galle produziert; Melancholiker = jemand, der schwarze Galle produziert). Wir wissen heute, daß depressive Menschen keine schwarze Galle produzieren, aber Beziehungen zwischen Leber-Galle-Störungen und spannungserzeugenden inneren Ungleichgewichten scheinen zu bestehen.

Literatur

Bircher-Benner-Ratgeber 1: Leber und Galle. Bircher-Benner-Verlag, Bad Homburg.

Kienholz, E.: Leber-, Galle- und Bauchspeicheldrüsenerkrankungen naturgemäß behandeln. Karl F. Haug Verlag, Heidelberg.

Liebr, H.: Leber-Galle-Bauchspeicheldrüse. TRIAS-Verlag, Stuttgart.

Was essen und trinken bei Erkrankungen der Leber/Gallenwege? Broschüre, Diaita-Verlag, Bad Homburg (im Reformhaus erhältlich).

Wichtige Naturheilverfahren bei Leber-Galle-Erkrankungen

▶ Obwohl die früher oft gegebene Leber-Galle-Schonkost heute überholt ist, kann die richtige **Ernährung** (wenige, leicht verdauliche Fette, Rohkost) die Leber und Galle entlasten.

▶ **Ordnungstherapeutische Hinweise** (insbesondere Alkoholabstinenz) sind bei Leberstörungen – zumindest vorübergehend, oft auch auf Dauer – zu beachten.

▶ **Pflanzliche Heilmittel** (insbesondere die Mariendistel) wirken leberentlastend.

▶ Weitere Verfahren wie **Akupunktur, Ausleitende Verfahren** und **Homöopathie** können unterstützend sehr hilfreich sein.

Gallensteine, Gallenkoliken

Begriffsklärung, Ursachen

Was sind Gallensteine?

Wodurch entstehen sie?

Was ist eine Gallenkolik?

Gallensteine bestehen aus Cholesterin, Kalk oder Bilirubin, wobei Mischungen aus diesen drei Bestandteilen häufig sind (am häufigsten sind cholesterinhaltige Mischsteine). Begünstigende Faktoren sind erbliche Veranlagung, Übergewicht, Schwangerschaft, Alterszucker, Entleerungsstörungen der Gallenwege, Blutarmut durch Auflösung des Blutes (hämolytische Anämie).

Bei einer **Gallenkolik** verschließt in der Regel ein Gallenstein den Gallengang ganz oder teilweise. Die

Leber und Galle, Gallensteine, Gallenkoliken

Anstrengungen der Muskulatur des Gallenganges, das Hindernis weiter zu bewegen, führen zu krampfartigen Schmerzen im rechten Mittel- oder Oberbauch, die in den Rücken oder die rechte Schulter ausstrahlen können.

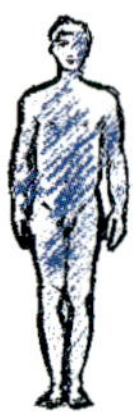

Symptome

Woran sind Gallensteine zu erkennen?

Die meisten Gallensteine machen überhaupt keine Beschwerden und werden zufällig bei einer Ultraschalluntersuchung des Bauches entdeckt. Ansonsten fallen Gallensteine meist durch eine Gallenkolik oder eine Gallenblasenentzündung auf. Hauptsymptom beider Erkrankungen sind starke Schmerzen im rechten Oberbauch. Das Charakteristische einer Kolik sind die **wellenförmig an- und abschwellenden Schmerzen**. Begleitend können Übelkeit, Erbrechen und eine leichte Temperaturerhöhung auftreten. Wird der Gallengang ganz verschlossen, kommt es durch den Rückstau der Galle zu einer **Gelbfärbung** der Haut, die mitunter mit **Juckreiz** einhergeht. Bei älteren Menschen können die Symptome in sehr abgeschwächter Form auftreten. Manchmal ist dann die Gelbfärbung der Haut das einzige Symptom eines Gallengangsverschlusses durch einen Stein. Der Stuhl ist bei einem Verschluß hell (fehlender Gallenfarbstoff im Darm), der Urin dunkel (Rückstau des Gallenfarbstoffes in Blut und Urin).

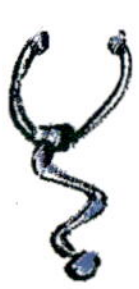

Diagnostik und schulmedizinische Therapie

Was können Sie als Patient vom Arzt erwarten?

Bei symptomlosen Gallensteinen sind bis auf gelegentliche Ultraschallkontrollen keine weiteren Maßnahmen erforderlich.

Blut-, Urin- und Stuhluntersuchungen können einen Verschluß des Gallenganges nachweisen. Mit Ultraschalluntersuchung und/oder Röntgenuntersuchungen mit Kontrastmittel (Cholangiographie) kann das Abflußhindernis lokalisiert werden.

Symptomlose Gallensteine werden heute in der Regel nicht mehr entfernt. Ist es aber bereits zu Koliken oder Entzündungen gekommen, sollten die Gallensteine beseitigt werden, wobei in seltenen, besonderen Fällen eine medikamentöse Steinauflösung oder eine Zertrümmerung mit Ultraschallwellen (Lithotripsie) in Frage kommen. In den (meisten) anderen Fällen muß operiert werden.

Naturheilkundliche Therapie

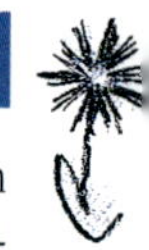

Die hier vorgestellten Naturheilverfahren dienen hauptsächlich der **Vorbeugung** der Gallensteinbildung – besonders bei Vorliegen von begünstigenden Faktoren (z.B. viele Gallensteinkranke in der Familie). Eine Auflösung großer Steine ist nicht zu erwarten.

Bei einer **Gallenkolik** können naturheilkundliche Mittel versucht werden (z.B. Homöopathika), man sollte bei ausbleibendem Erfolg jedoch nicht zu lange warten, bis schulmedizinische Notfalltherapie in Anspruch genommen wird. Auch dann kann und sollten Naturheilverfahren aber zusätzlich zur Anwendung kommen (z.B. heiße Auflagen durch den Laien oder die Krankenschwester, Neuraltherapie durch den darin erfahrenen Arzt). Bei Versagen der medikamentösen Therapie und weiterbestehenden Koliken muß eine Operation durchgeführt werden.

Was sollten Sie als Patient tun?

- Richtige **Ernährung** und Abbau eventuell bestehenden Übergewichtes vermag Steinen vorzubeugen.
- **Pflanzliche Heilmittel,** die den Gallenfluß anregen, wirken ebenfalls vorbeugend.
- Bei einer Kolik wirken lokale **Wärmeanwendungen** entkrampfend und schmerzlindernd.

Ernährungstherapie

Die Ernährung sollte in Richtung auf eine Vollwerternährung umgestellt werden, die außerdem sehr fettarm sein sollte. Hier sind besonders tierische Fette zu vermeiden (fettreiche Ernährung und Übergewicht begünstigt die Entstehung von Gallensteinen, fettreiche Mahlzeiten können bei bestehenden Steinen Koliken auslösen). Kaffee und Alkohol sollten – wenn überhaupt – nur sehr sparsam genossen werden.

Pflanzenheilkunde

Zur Anregung des Galleflusses und damit zur **Vorbeugung**:

- **Schöllkraut** als Tee oder Tinctura Chelidonii Rademacher (3mal 20 Tropfen)
- **Artischocke** in: Cynarix® N Dragees, Carminagal® Dragees
- **Schafgarbe** als Tee oder in: Salus Schafgarbe® Tropfen
- **Löwenzahn** als Tee oder in: Kneipp® Löwenzahn Pflanzensaft, Tareolon® Tropfen
- **Kombinationspräparate:** Aristochol® Konzentrat Granulat/ Kapseln/ Tropfen, Chelidophyt® N Tropfen, Hevert® Gall Tropfen, Galloselect® N Tropfen
- **Fertig-Tees:** Salus® Leber-Galle-Tee Nr. 18, Kneipp® Galle und Leber-Tee N

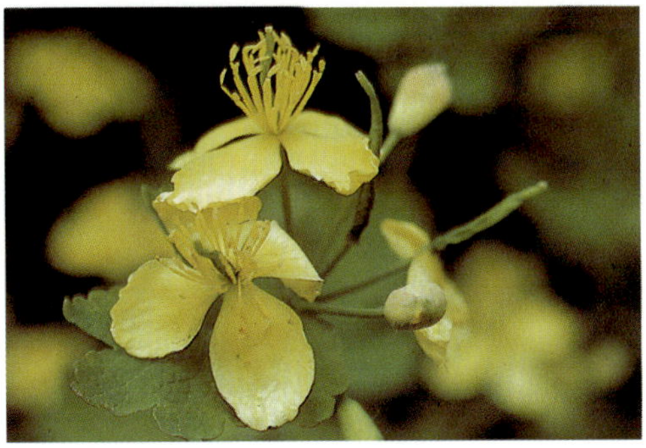

Abb. 50: Schöllkraut. Foto: Bruno Vonarburg, Teufen, Schweiz

Zur Vermeidung bzw. Auflösung von (kleinen) **Gallensteinen**:

- Gallensteinkapseln Evers, Cholongal Saft/Dragees

Bei **Koliken** (milde, entkrampfende Wirkung):

- **Pfefferminze** als Tee oder in: Cholaktol® forte Dragees, Citaetol® Dragees
- **Erdrauch** in: Oddibil® Dragees

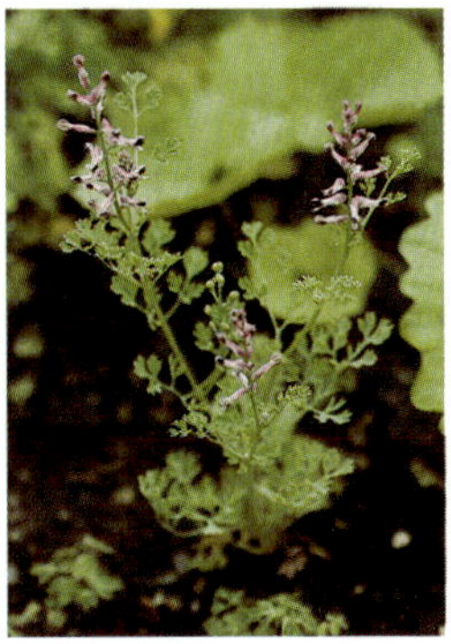

Abb. 51: Erdrauch. Foto: Bruno Vonarburg, Teufen, Schweiz

Physikalische Therapie

Hydrotherapie: Bei Koliken wirken Wärmeanwendungen entspannend und entkrampfend: Ansteigendes Fuß- oder Sitzbad, heiße Rolle am rechten Oberbauch, heiße Packungen aus zerquetschten Pellkartoffeln, Leinsamenbrei

Achtung
Nicht bei Gallenblasenentzündung.

Massage: Leberstrich (feste Massage am rechten Rippenbogen bis zur Wirbelsäule) kann eine Kolik mitunter beenden.

Akupunktur/Akupressur

Sehr wirksame Punkte bei Koliken sind: Le2, 3, G14, 37, KG12 (→ *Akupunktur/Akupressur*, S. 46).

Ausleitende Verfahren

Ist eine heiße Gallegelose tastbar (meist der Fall), so hilft eine blutige Schröpfung.

Homöopathie

Bei passender Symptomatik als unterstützende Maßnahme sehr hilfreich:

- **Belladonna D4, D6:** krampfartiger, pulsierender Schmerz in der Lebergegend, Beschwerden kommen und gehen plötzlich, empfindlich gegen Berührung und Erschütterung, Rückwärtsbeugen bessert

- **Chelidonium D2, D3, D4:** Schmerz unterhalb des rechten Schulterblatts typisch, Krampfschmerz und Wundheitsgefühl der Leber, belegte Zunge, bitterer Geschmack, Verlangen nach Saurem
- **China D4, D6:** Völlegefühl nach dem Essen, Unverträglichkeit von Hülsenfrüchten, Kohl, Milch, Obst, extreme Berührungsempfindlichkeit, Wiederkehren der Beschwerden zur gleichen Stunde, nachts schlechter, Essen verschlechtert, Wärme bessert
- **Cholesterinum D6:** zur Verhinderung neuer Steinbildung empfohlen
- **Colocynthis D4, D6:** heftiger, schneidender Kolikschmerz, enge Kleidung unerträglich, aber kräftiger Druck und Zusammenkrümmen bessern (!), preßt Fäuste gegen den Bauch
- **Hydrastis D1, D2:** wirkt entkrampfend
- **Nux vomica D4, D6, D12:** Völlegefühl, Drücken wie von einem Stein, Folge von Genußmitteln (Kaffee, Tabak, Alkohol) oder fetten Speisen, Übelkeit, bitteres Erbrechen, Aufstoßen, jähzornig, ängstlich, überempfindlich gegen äußere Eindrücke, auffallendes Wohlbefinden bis kurz vor Ausbruch der Kolik
- **Plumbum metallicum D6, D12:** Kolik im Mittelbauch, kahnförmige Einziehung des Leibes, berührungsempfindlich, aber fester Druck oder Liegen auf dem Bauch bessern, jede Bewegung verschlechtert, nachts schlechter
- **Podophyllum D3, D4, D6:** krampfartige Leibschmerzen, die zum Schreien nötigen, berührungsempfindliche Lebergegend, aber leichtes Reiben bessert, Wärme verschlechtert
- **Taraxacum D1, D2, D3:** Speichelfluß, bitterer Geschmack, Völlegefühl, Blähungen, Übelkeit wie nach zu reichlichem Genuß fetter Speisen, scharfe Stiche im Bauch, Leberschmerz

Anthroposophische Therapie

Als unterstützende Maßnahme bei Gallensteinen: Carduus marianus/Oxalis (Wala).
Als unterstützende Maßnahme bei Gallenkolik: Chelidonium/Berberis compositum Kapseln, Chelidonium/Colocynthis (Wala), Oxalis compositum (Weleda).

Neuraltherapie

kann in der Kolik eine deutliche Linderung der Beschwerden oder sogar ein Ende der Kolik bewirken (→ Therapeut).

Literatur

Bircher-Benner-Ratgeber 1: Leber und Galle. Bircher-Benner-Verlag, Bad Homburg.

Kienholz, E.: Leber-, Galle- und Bauchspeicheldrüsenerkrankungen naturgemäß behandeln. Karl F. Haug Verlag, Heidelberg.

Liebr, H.: Leber, Galle, Bauchspeicheldrüse. TRIAS-Verlag, Stuttgart.

Was essen und trinken bei Erkrankungen der Leber/Gallenwege? Broschüre, Diaita-Verlag, Bad Homburg (im Reformhaus erhältlich).

Leberentzündung (Hepatitis)

Begriffsklärung, Ursachen

Was ist eine Hepatitis?

Wodurch entsteht sie?

Eine Leberentzündung (Hepatitis) stellt eine entzündliche Reaktion von Leberzellen dar, bei der es auch zum Absterben von Leberzellen kommen kann. Sie wird hauptsächlich von Viren hervorgerufen, wobei verschiedene Formen unterschieden werden:

- **Hepatitis A**: Die Mehrzahl der Deutschen haben diese Infektion durchgemacht, ohne es zu bemerken, da 50-90% der Infektionen ohne Symptome verlaufen. Die Viren werden über den Mund aufgenommen und über den Stuhl ausgeschieden. Der Verlauf ist meist milde, niemals chronisch, die Immunität nach einer Infektion lebenslang.

- **Hepatitis B**: Die Übertragung der Viren geschieht über Blut und Blutprodukte und Körpersekrete (Sexualkontakt). Während der Infektionsweg über industriell hergestellte Blutprodukte durch bestimmte Verarbeitungsverfahren nahezu versperrt ist, geschehen viele Infektionen durch Infektion an infizierten Nadeln (z.B. Heroinabhängige, die Nadeln gemeinsam benutzen; Putzfrauen im medizinischen Bereich, die sich an Nadeln stechen). Für Risikogruppen, d.h. alle im medizinischen Bereich tätigen Personen, die mit Blut in Kontakt kommen können, gibt es heute die zuverlässige und gut verträgliche Hepatitis-B-Impfung. 5-10% der Verläufe werden chronisch mit weiterbestehenden Beschwerden und der Gefahr des Überganges in Leberzirrhose und Leberkrebs.
- **Hepatitis C, D**: Weitere Virusinfektionen, die akut oder chronisch verlaufen können (bei Hepatitis C 30-50% chronisch).
- Andere **Viren**, **Bakterien** oder **Parasiten** können ebenfalls eine Leberentzündung auslösen (z.B. Herpes, Kinderlähmung, Salmonellen, Tbc, Lues, Amöben, Malaria).
- **Alkohol** kann bei starkem Genuß zu einer Leberentzündung führen.
- Selten können bestimmte **Medikamente** (z.B. Paracetamol = Ben-u-ron® in sehr hoher Dosierung) eine Leberentzündung bedingen.

Symptome

Woran ist eine Hepatitis zu erkennen?

Nach einem Vorläuferstadium mit unspezifischen Symptomen wie leicht erhöhter Temperatur, Abgeschlagenheit, Appetitlosigkeit, Übelkeit, Juckreiz, Druckschmerz im rechten Oberbauch, gelegentlich auch Gelenkschmerzen kommt es typischerweise zu einer Gelbfärbung der Haut (Ikterus = Gelbsucht), dunklem Urin und einer Entfärbung des Stuhls. Die Leber ist meist vergrößert, die Milz manchmal. Diese Phase dauert meist 4-8 Wochen.

Nicht selten entwickeln sich unspezifische Beschwerden nach Abklingen der akuten Krankheitsphase mit Abgeschlagenheit, Schwäche, leichter Ermüdbarkeit, Völlegefühl, Unverträglichkeit bestimmter Nahrungsmittel, seelischer Unausgeglichenheit.

Diagnostik und schulmedizinische Therapie

Was können Sie als Patient vom Arzt erwarten?

Anhand bestimmter Blutuntersuchungen kann heute nicht nur das Vorliegen einer Leberentzündung diagnostiziert werden, sondern bestimmte immunologische Untersuchungen aus dem Blut können in der Regel auch sicher den Erreger der Hepatitis identifizieren. Zahlreiche Blutuntersuchungen sind im Verlauf der Erkrankung wichtig, um das Abklingen (oder das Anhalten) der Krankheit und die Ansteckbarkeit (oder das Verschwinden derselben) zu belegen.

Eine ursächliche Behandlung der Leberentzündung durch Viren existiert nicht, Bakterien oder Parasiten können mit entsprechenden Mitteln bekämpft werden, Alkohol oder leberschädigende Medikamente müssen weggelassen werden. Ansonsten sollte Bettruhe eingehalten werden, solange Beschwerden bestehen und bestimmte Leberwerte noch deutlich erhöht sind. Eine Isolierung, wie früher üblich, ist heute nicht mehr gerechtfertigt. Bei sehr schweren oder chronischen Verläufen sollte eine schulmedizinische Therapie (z.B. Cortison, Interferon) in Erwägung gezogen werden.

Vorbeugend kann bei Risikopersonen eine Hepatitis-A- oder B-Impfung durchgeführt werden (z.B. sollte medizinisches Personal, auch Putzfrauen im Krankenhaus, gegen Hepatitis B geimpft sein).

Naturheilkundliche Therapie

Naturheilverfahren können die mit Leberentzündungen einhergehenden Beschwerden deutlich lindern und somit die Rekonvaleszenz beschleunigen.

Was sollten Sie als Patient tun?

▶ **Physikalische Therapiemaßnahmen** sind oft hilfreich.

▶ **Pflanzliche Heilmittel** – besonders die Mariendistel – unterstützen die Leber.

Physikalische Therapien

Hydrotherapie: Leib- und Rumpfwickel (lange liegenlassen), nach den Mahlzeiten heiße Leberauflagen, heiße Rolle verbessern die Leberdurchblutung.

Achtung

Keine warmen Vollbäder oder Sauna.

Bewegungstherapie: Bei akuter Entzündung unbedingt Bettruhe einhalten, später langsam aufbauend Gymnastik und Bewegungsübungen, Spaziergänge. Engmaschige Kontrolle der Laborwerte (bei Anstieg der Leberwerte gegebenenfalls Bewegungsprogramm wieder reduzieren).

Elektrotherapie: Kurzwellen-Durchflutungen oder Ultraschallbehandlung der Lebergegend sind bei chronischer Hepatitis hilfreich (→ Fachtherapeut).

Massage: Periostbehandlung, Bindegewebsmassage (→ Fachtherapeut).

Balneotherapie: Kurorttherapie bei chronischer Hepatitis sinnvoll.

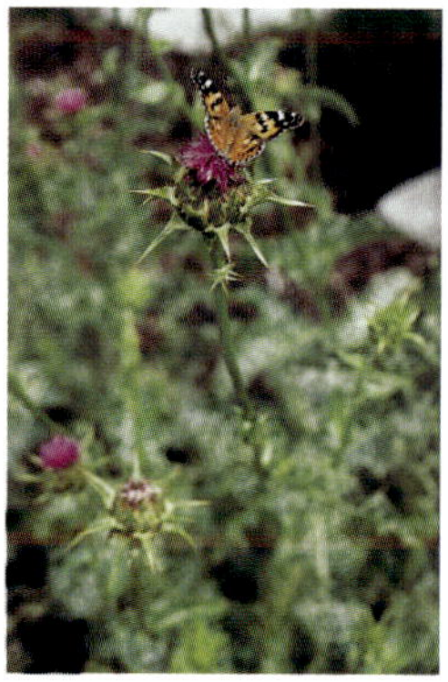

Abb. 52: Mariendistel. Foto: Bruno Vonarburg, Teufen, Schweiz

Pflanzenheilkunde

● **Mariendistel** als Tee oder in: Legalon® 70 Dragees/ 140 Kapseln/ Suspension, Hepar-Pasc® 100 Tabletten steigert die Syntheseleistung der Leber enorm.

Ayurveda

Zunächst „reinigende" Behandlung mit Mahatriphelaghrit, bei chronischer Entzündung Arogyavardhini-Tabletten (beides von Fa. Charysat → *Ayurveda*, S. 67). Hilfreich ist auch das tägliche Trinken einer Tasse Brühe, in der Urid-dal (eine Linsenart, Asienladen) gekocht wurde.

Ausleitende Verfahren

Schröpfungen (je nach Konstitution blutig oder trokken) steigern Durchblutung der Leber, zur Entstauung der Leber werden Blutegel in der Lebergegend empfohlen.

Ernährungstherapie

Es gibt keine sogenannte Leberschutzkost mehr. Es sollte eine fettarme Vollwertkost verzehrt werden, wobei die Bekömmlichkeit der einzelnen Nahrungsmittel berücksichtigt werden sollte. Alkohol ist strikt zu meiden, Kaffee weitgehend.

Akupunktur/Akupressur

Zur allgemeinen **Befindlichkeitsverbesserung**: B19, M36, KG12.

Bei **chronischer Entzündung** unterstützend: B18, 19, Le2, 3, M36, N1, KG12, Moxa auf KG8 (→ *Akupunktur/Akupressur*, S. 46).

Homöopathie

Die aufgeführten Mittel wurden bei der Hepatitis A eingesetzt. Bei Übereinstimmung von Symptomatik und Arzneimittelbild scheint jedoch auch bei anderen Formen der Leberentzündung ein Therapieversuch gerechtfertigt. Bei chronischen Beschwerden sollte eine konstitutionelle Behandlung durch einen erfahrenen Homöopathen durchgeführt werden.

- **Chelidonium D2, D3, D4:** pappiger oder bitterer Geschmack, Aufstoßen, Übelkeit, Krampfschmerz und Stiche in der Lebergegend, Schmerzen unterhalb des rechten Schulterblattes, Verlangen nach Saurem
- **China D4, D6:** starke Blähungen, Aufstoßen, Leeregefühl im Magen, Übelkeit, Unverträglichkeit blähender Speisen, Milch oder Obst, große Schwäche, nervöse Überempfindlichkeit, Berührungsempfindlichkeit, nachts schlechter, Wärme bessert
- **Lachesis D6, D12:** aufgetriebener Leib, enge Kleidung wird nicht ertragen, Geschwätzigkeit, Wärme oder Schlaf verschlechtern
- **Mercurius dulcis D4:** bei symptomarmer Gelbfärbung, bei dem eine Mittelwahl nur schwer möglich ist, ist Mercurius dulcis das Mittel der Wahl (wegen der Giftigkeit von Quecksilber nicht zu lange in der D4 geben!)
- **Natrium sulfuricum D3, D4, D6:** Berührungsempfindlichkeit der Lebergegend, Stechen der Leber bei tiefer Einatmung, frühmorgendlicher Durchfall, reichlich Blähungen, mißgelaunt, melancholisch, feuchtes Wetter (Nebel) verschlechtert
- **Podophyllum D3, D4, D6:** Empfindlichkeit des Oberbauches gegen Berührung und Kleidung, leichtes Reiben der Lebergegend bessert, Gefühl der Schwäche und Leere des Magens, krampfartiger Leibschmerz, gußartiger Durchfall nach Essen und Trinken, Wärme oder Zusammenkrümmen bessern

Anthroposophische Therapie

Als unterstützende Maßnahme: Carduus marianus Kapseln, Hepar-Stannum, Hepatodoron (Weleda), Carduus marianus/Viscum mali compositum, Hepar stannum D4/10, Lycopodium compositum (Wala).

Bach-Blüten-Therapie

Gute Erfolge möglich, häufig Holly.

Heilfasten

darf nicht bei akuter Entzündung durchgeführt werden. Bei Zustand nach Leberentzündung mit fortbestehender Erhöhung von Leberwerten und Befindlichkeitsstörungen kann Heilfasten eine Verbesserung der Befunde und des Befindens bewirken.

Sauerstofftherapie

Ozontherapien, HOT oder Sauerstoff-Mehrschrittherapie sind als zusätzliche Therapie sinnvoll (→ Therapeut).

Neuraltherapie

Der Krankheitsverlauf ist unter Neuraltherapie (abdominaler Grenzstrang) besser als ohne diese Therapie (→ erfahrener Therapeut).

Ordnungstherapie

Außer bei der Hepatitis A werden die viralen Leberentzündungen über Blutkontakte oder Geschlechtsverkehr übertragen. Daher sollte versucht werden, die Quelle der Ansteckung herauszufinden (Transfusionen, andere Blutprodukte, Stich an benutzter Nadel, Drogenkonsum, Sexualpartner). Für den Infizierten muß klar sein, ob er ansteckend ist und wie er seine Umgebung vor einer Ansteckung schützen kann (von behandeldem Arzt gegebenenfalls klare Auskünfte und Kontrolluntersuchungen fordern). Bei weiter ansteckender Leberentzündung sollte bei jeder Blutabnahme das medizinische Personal gewarnt werden. Risikopersonen für eine Leberentzündung sind alle, die mit menschlichem Blut und Blutprodukten in Kontakt kommen können (z.B. auch Putzpersonal in Krankenhäusern oder Arztpraxen). Diese sollten gegen Hepatitis B geimpft werden.

Literatur

Bircher-Benner-Ratgeber 1: Leber und Galle. Bircher-Benner-Verlag, Bad Homburg.

Kienholz, E.: Leber-, Galle- und Bauchspeicheldrüsenerkrankungen naturgemäß behandeln. Karl F. Haug Verlag, Heidelberg.

Kretschmar/Gretz: Was der Leber gut tut. Gräfe und Unzer, München.

Liebr, H.: Leber, Galle, Bauchspeicheldrüse. TRIAS-Verlag, Stuttgart.

Was essen und trinken bei Erkrankungen der Leber/Gallenwege? Broschüre, Diaita-Verlag, Bad Homburg (im Reformhaus erhältlich).

Fettleber

Begriffsklärung

Was ist eine Fettleber?

Bei einer Fettleber liegt eine prall-elastische bis derbe Vergrößerung der Leber vor.

Ursachen

Wodurch entsteht eine Fettleber?

Eine Fettleber wird durch Alkohol, Zuckerkrankheit, Überernährung oder Fettstoffwechselstörungen hervorgerufen. Seltener können auch eine Unterernährung oder bestimmte Medikamente (z.B. manche Antibiotika, Cortisonpräparate) und Gifte (z.B. Giftpilze, Tetrachlorkohlenstoff) eine Fettleber bedingen.

Symptome

Woran ist eine Fettleber zu erkennen?

Neben einer tastbaren Vergrößerung der Leber kommt es gelegentlich zu Druck im Oberbauch.

Diagnostik und schulmedizinische Therapie

Was können Sie als Patient vom Arzt erwarten?

Neben der körperlichen Untersuchung fällt eine Fettleber häufig bei der Ultraschalluntersuchung des Bauches auf. Bei Blutuntersuchungen sind die sogenannten Leberwerte meist leicht erhöht, können aber auch normal sein.

Bei entsprechender Therapie, wobei die Ausschaltung der Ursache entscheidend ist, kommt es fast immer zu einer Normalisierung der Lebergröße und gegebenenfalls der Leberwerte.

Naturheilkundliche Therapie

Neben der Ausschaltung der Ursache können die unten angegebenen Naturheilverfahren unterstützend eingesetzt werden.

Was sollten Sie als Patient tun?

▶ Soweit möglich sollte die Ursache der Fettleber behandelt werden (→ **Ordnungstherapie**).

▶ Mit geeigneter **Ernährung** können sowohl die meisten Ursachen einer Fettleber als auch die Leber selbst günstig beeinflußt werden.

▶ Das **Heilfasten** vermag eine Fettleber oft sehr rasch zu verbessern.

▶ Weitere Verfahren – besonders die **Pflanzenheilkunde** mit der Mariendistel und **ausleitende Verfahren** – wirken unterstützend sehr hilfreich.

Ordnungstherapie

Entsprechend der Grunderkrankung, die die Fettleber hervorgerufen hat, muß die **Lebensweise** umgestellt werden. Es ist wichtig, daß jemand mit einer

Fettleber einige der vorgeschlagenen Hinweise beachtet (z.B. Schröpfungen durchführen läßt, ein passendes Homöopathikum einnimmt, regelmäßig Mariendisteltee trinkt und zusätzlich eine Ozon-Eigenblut-Therapie erhält). Er wird langfristig aber keinen Erfolg erzielen, wenn er weiterhin übergewichtig bleibt, Alkohol trinkt, der Blutzucker schlecht eingestellt ist oder die Fettwerte im Blut weiterhin erhöht sind (→ *Zuckerkrankheit*, S. 407, *Übergewicht*, S. 422, *Fettstoffwechselstörungen*, S. 426, *Suchttherapie*, S. 545). Nicht selten liegt – auch bei Zuckerkrankheit, Übergewicht und Fettstoffwechselstörungen – ein Suchtverhalten vor, das eine Wende in der Lebensweise erschwert. Gegebenenfalls ist eine zusätzliche psychotherapeutische Begleitung erforderlich.

Aber auch wenn keine Alkoholabhängigkeit oder sogar nur ein sehr geringer **Alkoholkonsum** vorliegt, sollte der Patient mindestens bis zur Normalisierung der Leber strikte Alkoholabstinenz üben.

Ernährungstherapie

Eine streng fettarme Ernährung sollte nur bei Übergewicht oder Fettstoffwechselstörungen eingehalten werden. Ansonsten reicht eine rohkostreiche Vollwerternährung aus, wobei Süßigkeiten und Zwischenmahlzeiten vermieden werden sollten. Bei alkoholischer Fettleber liegt meist ein Vitamin-B-Mangel vor. Bei gleichzeitiger Alkoholabstinenz sollte eine Vitamin-B-reiche Nahrung (→ *Nährstoffliste*, S. 627) bevorzugt werden.

Heilfasten

Eine deutliche Verbesserung ist fast immer möglich. Der Erfolg kann jedoch nur dann gesichert werden, wenn anschließend die Ernährung entsprechend umgestellt und die ordnungstherapeutischen Hinweise beachtet werden.

Ausleitende Verfahren

Die Schröpfung der Leber-Galle-Zone – je nach Art der Gelose blutig oder trocken – regt die Heilungsfähigkeit der Leber wirkungsvoll an.

Pflanzenheilkunde

- **Mariendistel** als Tee oder in: Legalon® 70 Dragees/140 Kapseln/Suspension, Hepar-Pasc® 100 Tabletten steigert die Syntheseleistung der Leber enorm.

Nährstofftherapie

- **Lezithin**, 10 g täglich, ist unterstützend hilfreich.

Homöopathie

- **Acidum sulfuricum D4, D6, D12:** Kältegefühl des Magens, Verlangen nach Alkohol, Hitzewallungen mit sauren Schweißen, ungewöhnliche Mattigkeit, Schwäche mit Zittern
- **Antimonium crudum D4, D6:** weißbelegte Zunge, wunde Mundwinkel, Gefühl, als ob der Magen überladen ist, üble Laune, Verdrießlichkeit, Essen verschlechtert, Ruhe oder frische Luft bessern
- **Carduus marianus Ø, D2, D3:** Übelkeit, kolikartige Schmerzen, Verstopfung
- **Lycopodium D3, D4, D6:** starke Blähungen, Verstopfung, Heißhunger, aber nach wenigen Bissen satt, Druck der Kleidung und Berührung unerträglich, Reizbarkeit, Menschenscheu, Mißtrauen, 16-20 Uhr schlechter
- **Natrium sulfuricum D3, D4, D6:** Berührungsempfindlichkeit der Lebergegend, Stechen der Leber bei tiefer Einatmung, frühmorgendlicher Durchfall, reichlich Blähungen, mißgelaunt, melancholisch, feuchtes Wetter (Nebel) verschlechtert

Physikalische Therapie

Hydrotherapie: 1-2mal täglich ansteigendes Sitzbad und Leibumschlag, täglich heiße Auflagen (Kartoffeln, Heublumensack, Fango) auf die Lebergegend sind unterstützend hilfreich.

Massage: Unterstützend Bindegewebsmassage, Kolonbehandlung (→ Therapeut).

Elektrotherapie: Unterstützend Kurzwellen- oder Ultraschallbehandlung (→ Therapeut).

Anthroposophische Therapie

Als unterstützende Maßnahme: Hepatodoron, Hepar-Stannum (Weleda), Hepar-Stannum D4/10, Lyccopodium compositum (Wala).

Akupunktur/Akupressur

Zur Milderung von Befindlichkeitsstörungen: Le5, 9, B18, M36, MP3, 5, N8 (→ *Akupunktur/Akupressur*, S. 46).

Sauerstofftherapien

Die HOT (→ *Sauerstofftherapien*, S. 217) kann zu einer deutlichen Verringerung erhöhter Leberwerte beitragen (→ Therapeut).

Literatur

Bircher-Benner-Ratgeber 1: Leber und Galle. Bircher-Benner-Verlag, Bad Homburg.

Kienholz, E.: Leber-, Galle- und Bauchspeicheldrüsenerkrankungen naturgemäß behandeln. Karl F. Haug Verlag, Heidelberg.

Kretschmar/Gretz: Was der Leber gut tut. Gräfe und Unzer, München.

Liehr, H.: Leber, Galle, Bauchspeicheldrüse. TRIAS-Verlag, Stuttgart.

Was essen und trinken bei Erkrankungen der Leber/Gallenwege? Broschüre, Diaita-Verlag, Bad Homburg (im Reformhaus erhältlich).

Harnsystem

Naturheilkundliche Behandlungsprinzipien

Die Nieren sind wichtige Ausscheidungs- und Entgiftungsorgane. Sie produzieren täglich ca. 200 l Primärharn und gewinnen bei der Konzentration auf 1-2 l Harn Wasser und für den Körper wichtige Stoffe zurück (z.B. Zucker, Aminosäuren, Blutsalze). Sie regulieren das Säure-Basen-Gleichgewicht im Körper und produzieren wichtige Hormone (z.B. das Erythropoetin, welches die Blutbildung anregt).

Im übertragenen Sinne werden die Nieren den Bereichen Partnerschaft, Beziehung und Sexualität zugeordnet. Störungen in diesem Bereich manifestieren sich nicht selten auch in Störungen des Harnsystems (z.B. Reizblase). Die Harnblase weist bei Neigung zu Frieren und bei ungenügender Abhärtung eine erhöhte Infektneigung auf.

Wichtige Naturheilverfahren bei Erkrankungen des Harnsystems

- **Pflanzliche Heilmittel** können bei Entzündungen schmerzlindernd und antibakteriell wirken.
- Einer chronischen Infektneigung kann durch abhärtende **Kneippsche Maßnahmen** entgegengewirkt werden.
- Einer Steinbildung kann u.a. durch richtige **Ernährung** vorgebeugt werden.
- Bei Niereninsuffizienz vermag richtige **Ernährung** das Fortschreiten der Erkrankung zumindest deutlich zu verlangsamen.

Literatur

Bircher-Benner-Ratgeber 9: Nieren und Blase. Bircher-Benner-Verlag, Bad Homburg.

Völter/Keller: Nieren und Harnwege. TRIAS-Verlag, Stuttgart.

Nierenentzündung (Pyelonephritis)

Begriffsklärung, Ursachen

Was ist eine Nierenentzündung? Wodurch entsteht sie?

Bei einer Nierenentzündung (Pyelonephritis = Entzündung des Nierenbeckens) liegt eine bakterielle Infektion der Nieren, oft auch der ableitenden Harnwege vor. Andere Ursachen für eine Nierenentzündung (z.B. durch Verengung der ableitenden Harnwege, Vergiftungen, Bestrahlungen) sind eher selten und sollen hier nicht erörtert werden. Auch andere Formen der Nierenentzündung (Glomerulonephritis, interstitielle Nephritis) werden hier nicht berücksichtigt.

Symptome

Woran ist eine Nierenentzündung zu erkennen?

Die Hauptsymptome sind Schmerzen in der Lendengegend, dort besteht auch deutlicher Klopfschmerz, außerdem oft Fieber, Schüttelfrost, gelegentlich Erbrechen, häufiges, schmerzhaftes Wasserlassen. Bei einer chronischen Nierenentzündung können außerdem Kopfschmerzen, Durst, Müdigkeit, Appetitlosigkeit und Bauchschmerzen vorliegen.

Diagnostik und schulmedizinische Therapie

Was können Sie als Patient vom Arzt erwarten?

Urin- und Blutuntersuchungen sollten bei Verdacht auf Nierenentzündung unbedingt durchgeführt werden, außerdem eine Ultraschalluntersuchung zur Beurteilung der Nierengröße, von Nierensteinen oder eines Harnstaus.

Eine akute Nierenentzündung sollte unbedingt im Krankenhaus mit Antibiotika behandelt werden, da die Gefahr einer lebensgefährlichen Blutvergiftung besteht.

Naturheilkundliche Therapie

Vorbeugend oder unterstützend können die unten angegebenen naturheilkundlichen Verfahren angewendet werden.

Was sollten Sie als Patient tun?

▶ **Pflanzliche Heilmittel** sind die Grundlage der Behandlung.

▶ **Hydrotherapeutische Maßnahmen** wirken beschwerdelindernd.

Achtung

Viel trinken (mindestens 2-3 l täglich)!

Pflanzenheilkunde

Unterstützend zu schulmedizinischer Behandlung oder bei chronischer Nierenentzündung:

- **Bärentraube** als Tee (wegen des hohen Gerbstoffgehalts nur gemischt mit z.B. Pfefferminze), als Extrakt 3mal 1/2 TL täglich oder in: Uvalysat® Bürger Tropfen

Achtung

Nicht bei Schwangerschaft.

- **Kombinationspräparate:** Angocin® Dragees, Nephroselect® N Liquor, Carito® Kapseln, Cephanephrin® N Kapseln, Ceptinol® Lösung
- **Fertigtees:** Hevert® Blasen- und Nierentee, Hernia-Tee®

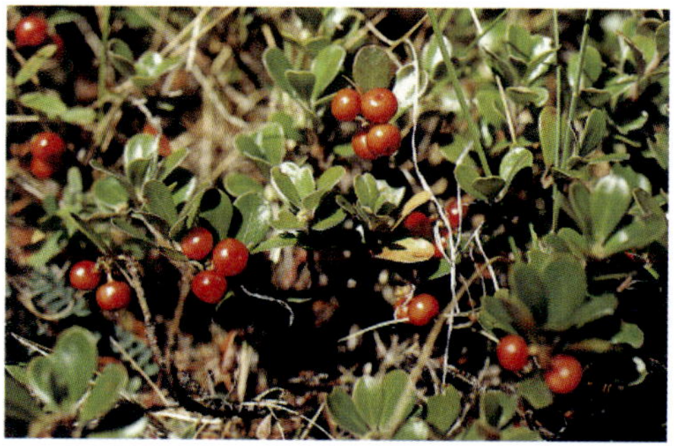

Abb. 53: Bärentraube. Foto: Bruno Vonarburg, Teufen, Schweiz

Ernährungstherapie

Die Flüssigkeitszufuhr sollte zur Durchspülung der Nieren auf mindestens 3 l täglich gesteigert werden.

Physikalische Therapie

Hydrotherapie: Ansteigende Fußbäder oder warme Packungen auf die Nierengegend verbessern die Befindlichkeit.

Balneotherapie: Bei chronischer Entzündung Trinkkuren mit Säuerlingen und Hydrogencarbonatwässern, gegebenenfalls in entsprechenden Kurorten.

Homöopathie

kann bei richtiger Mittelwahl das Befinden verbessern und die Ausheilung beschleunigen:

- **Acidum nitricum D4, D6:** häufiger Harndrang, übelriechender Harn (wie Pferdeharn)

- **Chimophila D1, D2:** bei chronischer Entzündung mit stinkendem Urin, schleimig-eitrigen Urinablagerungen, besonders bewährt bei Diabetikern und Prostatikern

- **Echinacea Ø** (3mal 50, später 3mal 20 Tropfen): zur Unterstützung der Immunabwehr

- **Equisetum hienale D1, D2, D3:** wundes Gefühl beider Nieren, dumpfer Schmerz mit Harndrang, Urinieren bessert ein wenig

- **Hepar sulfuris D4, D6, D12:** allgemeine Eiterungsneigung, Überempfindlichkeit gegen Schmerz, Berührung und Kälte, bewährt bei chronischer Entzündung sowie nach Scharlach

- **Lycopodium D4, D6:** vermehrter Harndrang, Rückenschmerzen in der Nierengegend, die sich durch Urinieren etwas bessern, rote Harnablagerungen, scharfer Harngeruch

- **Sarsaparilla D2, D3:** viel Harndrang mit Abgang weniger Tropfen, Harn fließt im Stehen besser, brennende Schmerzen, besonders gegen Ende des Urinierens, schleimiger, blutiger Harn

- **Solidago D1, D2:** bewährt bei chronischer Entzündung sowie Nierenschädigungen nach anderen Entzündungen

- **Terebinthina D3, D4:** drückende, ziehende, brennende Nierenschmerzen, druckempfindliche Nierengegend, krampfhafter Harndrang, schmerzhaftes Urinieren, Harngrieß

Anthroposophische Therapie

Als unterstützende Maßnahme: Renes/Argentum nitricum (Wala).

Akupunktur/Akupressur

Unterstützende Behandlung sinnvoll: B22, 23, 47, 58, N3, 7, G25 (→ *Akupunktur/Akupressur*, S. 46).

Enzymtherapie

Unterstützende Behandlung sinnvoll: Wobenzym® N 3mal 5 Tabletten oder Phlogenzym® 3mal 2 Tabletten für 3-6 Wochen.

Ausleitende Verfahren

Blutiges oder trockenes Schröpfen der Nierenzone oder großflächiges Baunscheidtieren des unteren Rükkens regen den Organismus zur Selbstheilung an.

Neuraltherapie

Bei sich wiederholenden Nierenentzündungen sollte eine Störfeldsuche eingeleitet werden (→ Fachtherapeut).

Eigenbluttherapie

Eine Eigenbluttherapie mit Hämaktivator ist als unterstützende Maßnahme sinnvoll (→ Therapeut).

Literatur

Bircher-Benner-Ratgeber 9: Nieren und Blase. Bircher-Benner-Verlag, Bad Homburg.

Kluthe/Quirin: Diätbuch für Nierenkranke. TRIAS-Verlag, Stuttgart.

Völter/Keller: Nieren und Harnwege. TRIAS-Verlag, Stuttgart.

Was essen und trinken bei leichten Nierenerkrankungen? Broschüre, Diaita-Verlag, Bad Homburg (im Reformhaus erhältlich).

Harnblasenentzündung (Zystitis)

Begriffsklärung, Ursachen

Was ist eine Harnblasenentzündung? Wodurch entsteht sie?

Eine Harnblasenentzündung (Zystitis) wird meist von Bakterien hervorgerufen, die meist über die Harnröhre in die Blase aufsteigen, wobei wegen der kürzeren Harnröhre Frauen häufiger betroffen sind. Die Bakterien stammen meist aus dem Darm.

Symptome

Woran ist eine Harnblasenentzündung zu erkennen?

Die Hauptsymptome sind häufiges, schmerzhaftes Wasserlassen, Brennen in der Harnröhre, besonders am Ende des Wasserlassens, Harndrang, ohne daß Wasser gelassen werden kann, Schmerzen im Unterbauch, trüber, übel riechender Urin, selten auch blutig, gelegentlich Fieber und starkes allgemeines Krankheitsgefühl.

Diagnostik und schulmedizinische Therapie

Was können Sie als Patient vom Arzt erwarten?

Erforderlich ist eine Keimbestimmung aus dem Urin, um das Vorliegen einer bakteriellen Entzündung nachzuweisen, gegebenenfalls Ultraschall- und Nierenuntersuchungen bei häufig wiederkehrenden Infekten der Blase.

Schmerzmittel und Spasmolytika (krampflösende Mittel) werden meist eingesetzt, bei akuten bakteriellen Infekten auch Antibiotika.

Naturheilkundliche Therapie

Nur bei leichten Beschwerden und relativ geringen Keimzahlen kann eventuell auf Antibiotika verzichtet werden, wobei engmaschig kontrolliert werden sollte und bei Mißerfolg nicht zu lange mit einer Antibiotikabehandlung gewartet werden darf (Gefahr von Nierenschäden). Die naturheilkundlichen Behandlungsvorschläge sind als zusätzliche Therapie und vor allem zur Vorbeugung immer wiederkehrender Infekte gedacht. Nicht selten liegen Beschwerden wie bei einer bakteriellen Blasenentzündung vor, ohne daß sich jedoch Bakterien nachweisen lassen. Man spricht dann von einer **Reizblase**. Besonders dabei können Naturheilverfahren sinnvoll eingesetzt werden.

Was sollten Sie als Patient tun?

- **Pflanzliche Heilmittel** wirken entzündungswidrig und antibakteriell.
- **Wärmeanwendungen** wirken krampf- und schmerzlindernd.
- **Kneippsche Abhärtungsmaßnahmen** sind bei chronischer oder immer wiederkehrender Entzündung vorbeugend wichtig (nur langame Steigerung der Kaltanwendungen!).

Achtung

Viel trinken (mindestens 2-3 l täglich)!

Pflanzenheilkunde

- **Ätherische Öle**, z.B. in Rowatinex® Kapseln, sonst wie → *Nierenentzündung* (S. 370).

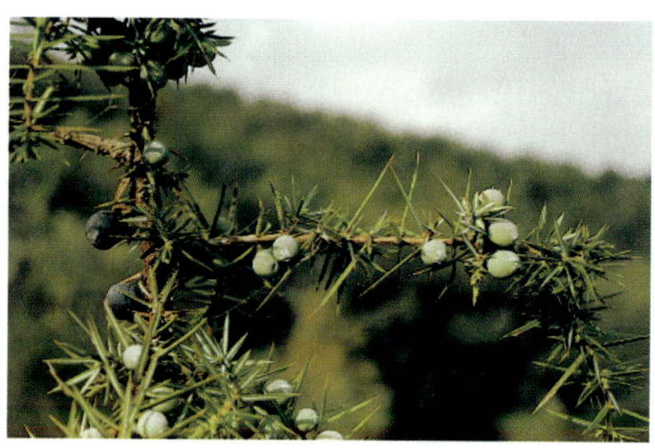

Abb. 54: Wacholderbeeren. Foto: Bruno Vonarburg, Teufen, Schweiz

● 1 TL **Wacholderbeeren** auf 1 Tasse Wasser, heiß überbrühen, 5 Minuten ziehen lassen, 2-3 Tassen täglich, maximal 6 Wochen lang, nicht bei entzündlichen Nierenerkrankungen.

Ernährungstherapie

Flüssigkeitszufuhr auf mindestens 3 l steigern, am besten in Form von Tee (→ *Pflanzenheilkunde*, S. 161).

Physikalische Therapie

Hydrotherapie: Ansteigende Fußbäder, Sitzbäder, T-Wickel oder feucht-heiße Packungen auf den Unterbauch wirken entkrampfend und schmerzlindernd

Massage: Bindegewebsmassage im Blasensegment unterstützend sinnvoll (→ Therapeut)

Balneotherapie: Trinkkuren, Moorbadkuren wirken bei sich häufig wiederholenden Entzündungen günstig, trockenes, mildes Klima sollte bevorzugt werden

Homöopathie

Durch die Wahl des richtigen Mittels können die Beschwerden deutlich gelindert und die Ausheilung beschleunigt werden. Es empfiehlt sich, den Harn in einem Glasgefäß zu sammeln, um das Aussehen und Harnablagerungen beurteilen zu können.

● **Cantharis D4, D6:** schneidender, brennender Schmerz von den Harnleitern nach unten ziehend, Empfindlichkeit gegen leichteste Berührung, Brennen besonders vor und nach dem Urinieren, tropfenweiser Abgang von Harn, auch unwillkürlich, unwiderstehlicher Harndrang

● **Capsicum D4:** vergeblicher Harndrang, Blasenschmerz, Stechen und Brennen in der vorderen Harnröhre während und nach dem Urinieren, Harnröhre schmerzt bei Berührung

● **Chimophila D1, D2:** bewährt bei stinkendem Urin mit schleimig-eitriger Harnablagerung, besonders geeignet bei Diabetikern und Prostatikern

● **Dulcamara D2, D3, D4:** schmerzende Harnröhre beim Urinieren, trüber Harn, Folge von naßkalter Witterung oder Durchnässung, auch bei chronischer Reizblase geeignet

● **Equisetum hienale D1, D2, D3:** heftiger Blasenschmerz,Urinieren bessert nicht, Blase wie wund und voll, ständiger Harndrang, reichlich, dunkler, scharfer, schleimiger Harn

● **Lycopodium D3, D4, D6:** vermehrter Harndrang, Rückenschmerzen in der Nierengegend, die sich durch Urinieren etwas bessern, bei und nach dem Urinieren schmerzhaftes Brennen längs der Harnröhre, rote Harnablagerungen, scharfer Harngeruch

● **Mercurius sublimatus corrosivus D4, D6:** entzündete Harnröhre mit eitrigem Sekret, ständiger, schmerzhafter Harndrang, tropfenweiser Abgang blutigen, eitrigen Schleims, nachts schlechter

● **Pareira brava D3, D4, D6:** ständiger Harndrang, sehr heftige Schmerzen der Harnröhre beim Urinieren, oft Abgang nur weniger Tropfen dunklen, dicken, blutigen, eitrigen Harns

● **Sarsaparilla D2, D3:** viel Harndrang mit Abgang weniger Tropfen, Harn fließt im Stehen besser, brennende Schmerzen, besonders gegen Ende des Urinierens, schleimiger, blutiger Harn

● **Thuja occidentalis D4, D6:** Harndrang, Gefühl, als ob nach dem Urinieren etwas in der Harnröhre zurückbleibt, langes Nachtröpfeln, unwillkürlicher Abgang, allgemeine Frostigkeit, starker Kopf- und Halsschweiß, Nässe und Kälte verschlechtern

Anthroposophische Therapie

Als unterstützende Maßnahme: Berberis D3/Cantharis D4, Cantharis D10/Equisetum arvense D6 (Weleda), Cantharis compositum (Wala).

Akupunktur/Akupressur

Als unterstützende Maßnahme sinnvoll: B23, 28, N3, 11, M36, MP6, 9, Le2, 3, LG3.

Bei Schmerzen in der Harnröhre zusätzlich: N12, KG3, Le9 (→ *Akupunktur/Akupressur*, S. 46).

Eigenbluttherapie

Eigenbluttherapie mit Zusatz immunstärkender Präparate oder Eigenblut mit Hämaktivator sinnvoll, besonders bei wiederholten oder chronischen Entzündungen (→ Therapeut).

Bioresonanztherapie

Zusätzlich zu anderen naturheilkundlichen Maßnahmen im Einzelfall erfolgreich, besonders bei chronischer Entzündung (→ Fachtherapeut).

Neuraltherapie

Quaddelungen über der Blase wirken schmerzlindernd (→ Therapeut).

Nährstofftherapie

Methionin 3mal 500-1000 mg säuert den Harn an und behindert das Bakterienwachstum. Bei chronischen oder sich wiederholenden Entzündungen sollte vorbeugend Methionin 3mal 500 mg täglich genommen werden (→ *Nährstoffliste*, S. 654).

Ordnungstherapie

Immer wieder auftretende Harnblasenentzündungen bei der Frau können ein Hinweis auf Beziehungsstörungen in der Partnerschaft sein - besonders wenn die Entzündungen wiederholt nach dem Verkehr auftreten. Konflikte in der Beziehung sollten dann geklärt, die Beziehung „in Ordnung" gebracht oder gegebenenfalls auch beendet werden.

Die **Reizblase** der Frau (Fehlen organischer Hinweise auf eine Blasenentzündung bei sonst gleichen Symptomen) deutet auf:
- Enttäuschungswut (oft im Beziehungsbereich)
- Ersatzsymptom für andere Ängste
- Hinweis auf eine Sexualstörung (oft mangelnde Fähigkeit zur Hingabe, sich „verströmen" zu lassen).

Die Ursachen sollten bewußtgemacht und - gegebenenfalls psychotherapeutisch - angegangen werden.

Reflexzonenmassage des Fußes

Als zusätzliche Maßnahme sinnvoll, besonders bei chronischer Entzündung (→ Therapeut).

Sauerstofftherapie

Spülung mit Ozonwasser in die entleerte Blase wirkt keimabtötend (→ Therapeut).

Literatur

Bircher-Benner-Ratgeber 9: Nieren und Blase. Bircher-Benner-Verlag, Bad Homburg.
Völter/Keller: Nieren und Harnwege. TRIAS-Verlag, Stuttgart.

Nierensteine

Ursachen

Wodurch entstehen Nierensteine?

Nierensteine entstehen, wenn die Konzentration bestimmter Substanzen im Harn höher liegt als deren Löslichkeit. Die meisten Steine bestehen aus Kalksalzen, seltener aus Magnesiumphosphat, Harnsäure, Zystin, Xanthin oder anderen Substanzen. Begünstigt wird die Entstehung von Nierensteinen u.a. durch eiweißreiche Kost, Hyperurikämie (zuviel Harnsäure im Blut → *Gicht*, S. 418), Harnwegsinfekte, Abflußstörungen in den ableitenden Harnwegen, Hyperparathyroidismus (Stoffwechselstörung, die mit einem Überschuß an Kalzium im Körper einhergeht).

Symptome

Woran sind Nierensteine zu erkennen?

Meist sind Nierensteine lange Zeit symptomlos. Schmerzen treten in der Regel erst dann auf, wenn der Nierenstein sich bewegt und den Harnleiter (Verbindungsweg zwischen Niere und Blase) irritiert. Es kommt dann oft zu einer Nierenkolik, die mit krampfartigen, auf- und abschwellenden Schmerzen einhergeht. Diese Schmerzen werden im Rücken, am seitlichen Unterbauch oder in den Hoden bzw. Schamlippen wahrgenommen – je nach Sitz des Steines. Begleitet werden die Schmerzen von Übelkeit und Erbrechen, es kann reflektorisch zu einer Darmlähmung kommen. Der Urin ist meist blutig. Charakteristisch ist, daß der Patient mit Nierenkolik nicht stillsitzen oder -liegen kann, sondern unruhig ist und wie getrieben auf und ab geht.

Diagnostik und schulmedizinische Therapie

Was können Sie als Patient vom Arzt erwarten?

Blutspuren im Urin, die möglicherweise nicht sichtbar sind, deuten auf einen Stein hin. Bei wiederholten Steinbildungen sollten spezielle Urin- und Blutuntersuchungen erfolgen, um die Ursache herauszufinden. Wenn möglich, sollte der abgegangene Stein (in ein Sieb urinieren!) analysiert werden. Ultraschalluntersuchungen können Auskunft über die Lage und Größe des Steines, vor allem aber über einen möglichen Harnstau geben. Gegebenenfalls Röntgenaufnahmen machen (die meisten Steine sind wegen des Kalkgehaltes im Röntgenbild erkennbar).

Bei nicht eindeutiger klarer Diagnose einer Nierenkolik sollte unbedingt eine ärztliche Untersuchung bzw. stationäre Einweisung erfolgen, da viele andere, teilweise sehr bedrohliche Erkrankungen (z.B. Blinddarmentzündung, Bauchhöhlenschwangerschaft, Niereninfarkt) ganz ähnliche Symptome auslösen können. Die unten angegebenen Maßnahmen bei Nierenkolik sind als Unterstützung einer meist notwendigen medikamentösen Therapie gedacht. Gegebenenfalls muß der Stein mit der Schlinge geholt, mit Ultraschall zertrümmert oder bei Mißerfolg all dieser Maßnahmen operiert werden.

Naturheilkundliche Therapie

Zur Vorbeugung erneuter Steinbildungen oder zum Ausschwemmen kleiner Steine sind die aufgeführten Maßnahmen sehr hilfreich.

Was sollten Sie als Patient tun?

▶ Richtiges **Ernährungs- und Trinkverhalten** kann einer Steinbildung vorbeugen.

▶ **Pflanzliche Heilmittel** können die Wasserausscheidung über die Niere fördern und somit einer Steinbildung vorbeugen bzw. die Ausschwemmung von Steinen fördern.

Ernährungstherapie

Bei kalziumhaltigen Steinen gilt heute nicht mehr die Empfehlung, kalziumreiche Nahrung zu meiden. Vielmehr sollten tierische Eiweiße eingeschränkt, oxalatreiche Nahrungsmittel (Spinat, Rhabarber, Rote Bete, Bohnen, Kakao und daraus hergestellte Produkte → *Nährstoffliste*, S. 662) gemieden, magnesiumreiche Nahrungsmittel (nicht bei Magnesium-Phosphat-Steinen!) bevorzugt und eine ausreichende Trinkmenge (2 l besser 3 l täglich) eingehalten werden.

Bei Harnsäuresteinen sollte purinreiche Nahrung (→ *Gicht*, S. 418) gemieden werden.

Ordnungstherapie

Da der Urin besonders nachts konzentriert ist und dann die Steinbildung stattfindet, sollte abends und auch in der Nacht Flüssigkeit zugeführt werden.

Pflanzenheilkunde

Bei **Koliken** hilft Kamillentee etwas wegen der entkrampfenden Wirkung.

Bei **eingeklemmtem Harnleiterstein** kann Roßkastanie, z.B. in: Reparil® Dragees ein Tiefertreten des Steines ermöglichen.

Zur **Steinaustreibung** mit Wasserstößen:

- 1 1/2 l Tee in 15 Minuten trinken, z.B. **Löwenzahntee** oder andere „Nierentees“
- **Kombinationspräparate** zur Unterstützung der Steinaustreibung in Verbindung mit einem Wasserstoß: Urol® N Kapseln, Nieron® N Liquor.

Vorbeugend zur Durchspülung der Harnwege:

- **Löwenzahnwurzel, Petersilienfrüchte, Bruchkraut, Anisfrüchte** je 50g, 2 EL auf 1 l Wasser, heiß überbrühen, 20 Minuten ziehen lassen, ganze Menge morgens trinken.

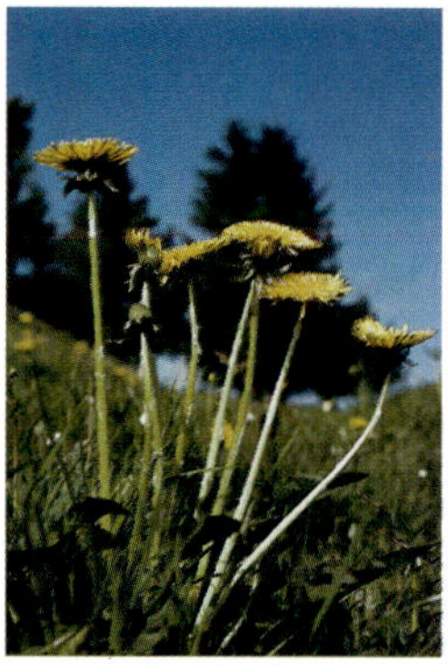

Abb. 55: Löwenzahn. Foto: Bruno Vonarburg, Teufen, Schweiz

Homöopathie

- **Berberis vulgaris D2, D3, D4:** Nierenkolik mit stechenden Rückenschmerzen, großer Harndrang, Nierengrieß, Harn mit rötlichem Sediment, Bewegung verschlechtert
- **Colocynthis D4, D6:** schneidende Kolikschmerzen, die zum Zusammenkrümmen zwingen, verstärkter Harngeruch (auch des Schweißes), Bewegung verschlechtert, Ruhe bessert, Wärme bessert
- **Dioscorea villosa D3, D4:** krampfartige Kolikschmerzen, oft wechselnde Lokalisation, nach allen Richtungen ausstrahlend; Aufrechtstehen, Rückwärtsneigen oder Druck bessert, ebenso Bewegung im Freien
- **Lycopodium D3, D4, D6:** Rückenschmerzen, durch Harnlassen besser, trüber Urin mit viel rötlichem Sediment, scharfer Harngeruch, Ruhe und Wärme verschlechtern, kühle, frische Luft und Bewegung bessern
- **Nux vomica D30:** eine Gabe bei Nierensteinkolik, besonders wenn diese nach reichlichem Genuß von Essen oder Alkohol aufgetreten ist
- **Sarsaparilla D2, D3:** Nierenkolik mit viel Harndrang, Harnzwang nach dem Wasserlassen, kann nur stehend urinieren, trüber Harn mit weißlichem Sediment

Anthroposophische Therapie

Als unterstützende Maßnahme: Juniperus/Berberis compositum Kapseln (Wala), Renodoron (Weleda).

Nahrungsergänzung

Zur Vorbeugung von Kalziumoxalatsteinen Magnesium (300-600 mg täglich, nicht bei Magnesiumphosphatsteinen! → *Nährstoffliste*, S. 643).

Neuraltherapie

Bei Koliken zur Schmerzlinderung hilfreich (→ Therapeut).

Literatur

Hesse/Joost: Ratgeber für Harnsteinpatienten. TRIAS-Verlag, Stuttgart.

Niereninsuffizienz

Begriffsklärung

Was ist eine Niereninsuffizienz?

Bei der **akuten Niereninsuffizienz** (= akutes Nierenversagen) kommt es zu einem plötzlichen, meist reversiblen Ausfall der Nierenfunktion. Dieses akute Nierenversagen stellt einen medizinischen Notfall dar, der stationär behandlungspflichtig ist und hier nicht weiter erörtert werden soll.

Die **chronische Niereninsuffizienz** stellt eine Minderfunktion der Nieren dar. Lange Zeit liegt dabei eine sogenannte kompensierte Niereninsuffizienz vor, d.h. die harnpflichtigen Substanzen werden zwar nicht in dem Maße von den Nieren ausgeschieden, wie es bei normaler Funktion der Fall ist, was einen Anstieg dieser Substanzen im Blut bedeutet. Die Konzentration dieser Substanzen steigt aber nicht weiter an, sondern bleibt auf einem bestimmten Niveau stabil (= kompensiert). Unter besonderen Bedingungen (z.B. Infekt, Austrocknung durch zuwenig Flüssigkeitszufuhr) kann ein solcher Zustand aber rasch dekompensieren.

Einen solchen Zustand der **Dekompensation** bezeichnet man als **Urämie (= Azotämie).** Dabei kommt es zu einem derartigen Anstieg von harnpflichtigen Substanzen im Körper, daß gewissermaßen Vergiftungssymptome entstehen. Eine Urämie ist wie das akute Nierenversagen notfallmäßig in der Klinik zu behandeln.

Ursachen

Wodurch entsteht eine Niereninsuffizienz?

Die Hauptursachen für die Entwicklung einer Niereninsuffizienz sind:

- Zuckerkrankheit
- Nierenentzündungen
- Schmerzmittelmißbrauch

Symptome

Woran ist eine Niereninsuffizienz zu erkennen?

Die kompensierte chronische Niereninsuffizienz ist oft **symptomlos**. Erst bei der **Urämie** kommt es zu **typischen Beschwerden**:

Schwäche, Gewichtsverlust oder Gewichtszunahme durch Überwässerung, Mundgeruch (nach Urin), Bluthochdruck, Übelkeit, Erbrechen, Durchfälle, Lungenödem mit Luftnot, starker Juckreiz, Verwirrtheit, Benommenheit, schließlich Bewußtlosigkeit und Koma.

Diagnostik und schulmedizinische Therapie

Was können Sie als Patient vom Arzt erwarten?

Der Anstieg der harnpflichtigen Substanzen (vor allem Harnstoff und Kreatinin), aber auch Kalium beweist das Vorliegen und gegebenenfalls das Fortschreiten einer Niereninsuffizienz. Diese Werte sollten regelmäßig kontrolliert werden. Die exakteste Untersuchung ist die Bestimmung der Kreatinin-Clearance. Dabei wird bestimmt, wieviel Blut in einer Minute von der harnpflichtigen Substanz Kreatinin gereinigt wird. Dieser Wert kann bereits eingeschränkt sein, auch wenn der Kreatinin-Wert im Blut noch normal ist. Bei Risikopatienten (z.B. Zuckerkranke) sollte die Kreatinin-Clearance gelegentlich bestimmt werden, auch wenn das Serum-Kreatinin noch normal ist, um eine beginnende Niereninsuffizienz zu erkennen.

Bei bekannter chronischer Niereninsuffizienz sollte der Patient selbst täglich sein Gewicht überprüfen, um eine zunehmende Wassereinlagerung rasch erkennen zu können.

Besonders in den Frühstadien reichlich Flüssigkeit zuführen (2-3 l). Erst bei Ödemen (Flüssigkeitseinlagerungen im Gewebe) sollte die Flüssigkeitsmenge reduziert (1-1,5 l) und Entwässerungsmittel gegeben werden. Die akute oder die fortgeschrittene chronische Niereninsuffizienz wird mit der Dialyse (Blutwäsche) behandelt. Bei dialysepflichtiger chronischer Niereninsuffizienz kommt die Nierentransplantation in Frage.

Naturheilkundliche Therapie

In den Frühstadien können mit naturheilkundlichen Verfahren gute Erfolge erzielt werden, im fortgeschrittenen Stadium wird man eine Therapie mit chemischen Entwässerungsmitteln und gegebenenfalls der Dialyse kaum vermeiden können. Naturheilverfahren können hier nur noch unterstützend eingesetzt werden. Die Ernährungshinweise sind schulmedizinisch akzeptiert, werden aber leider nicht immer umgesetzt.

Was sollten Sie als Patient tun?

▶ Richtige **Trinkmenge** je nach Stadium der Erkrankung einhalten – im Zweifel den Arzt, besser noch den Nephrologen (Nierenfacharzt) fragen.

▶ Bei Beachtung der **Ernährungshinweise** – insbesondere bei Einhaltung einer streng **eiweißarmen Ernährung** – kann das Fortschreiten der Erkrankung verzögert werden.

▶ **Pflanzliche Heilmittel** und **Homöopathika** können unterstützend hilfreich sein, sie ersetzen aber keine chemischen Entwässerungsmittel im fortgeschrittenen Stadium der Erkrankung.

Ernährungstherapie

Bei erhöhtem Kaliumwert sollten kaliumreiche Lebensmittel gemieden werden (→ *Nährstoffliste*, S. 624). Natrium (in Kochsalz) braucht nur bei Bluthochdruck oder Ödemen beschränkt zu werden. Die Nahrung sollte phosphatarm und kalziumreich sein (→ *Nährstoffliste*, S. 641 unter Phosphor und Kalzium). In jedem Fall – besonders aber in fortgeschrittenem Stadium – muß die Ernährung eiweißarm sein (→ Diätberatung, weiterführende Literatur). Mit diesen Maßnahmen kann das Fortschreiten der Niereninsuffizienz aufgehalten oder zumindest verzögert werden.

Pflanzenheilkunde

Bei leichten Formen der Niereninsuffizienz eignen sich folgende Mittel zur Entwässerung:

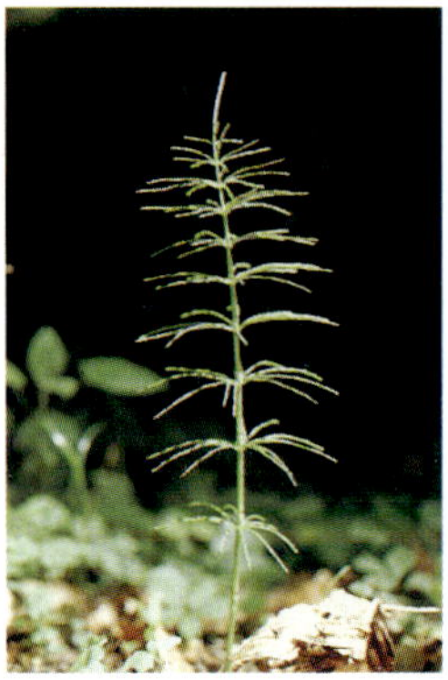

Abb. 56: Ackerschachtelhalm. Foto: Bruno Vonarburg, Teufen, Schweiz

- **Goldrute** als Infus Herba Solidago virgaurea 30,0/ 300,0 3mal täglich 1 EL, oder in Kombinationspräparaten: Solidagoren®, nephro-loges®, Cystinol®.
- **Ackerschachtelhalm (Zinnkraut)** als Tee, 1-2 TL auf 1 Tasse, heiß überbrühen, 10 Minuten ziehen lassen, 3 Tassen täglich oder Salus® Zinnkrauttropfen
- **Orthosiphon** als Infus. 20,0/ 300,0 3mal täglich 1 EL oder in Koeminett® Tropfen, Folindor® Tee

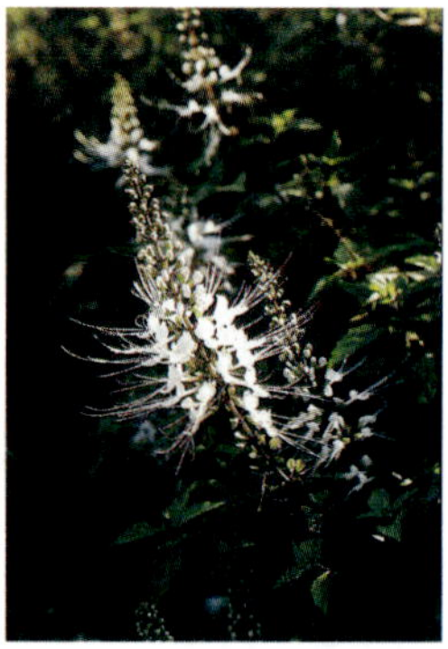

Abb. 57: Orthosiphon. Foto: Bruno Vonarburg, Teufen, Schweiz

- **Petersilie** als Tee (Petersilienfrüchte, keine Petersilienblätter!), 1 TL auf 3 Tassen, heiß überbrühen, 5 Minuten ziehen lassen, über den Tag verteilt trinken, oder Kneipp® Pflanzendragees Petersilie
- **Hauhechel** als Tee, wegen nachlassender Wirkung nach einigen Tagen Pause einlegen

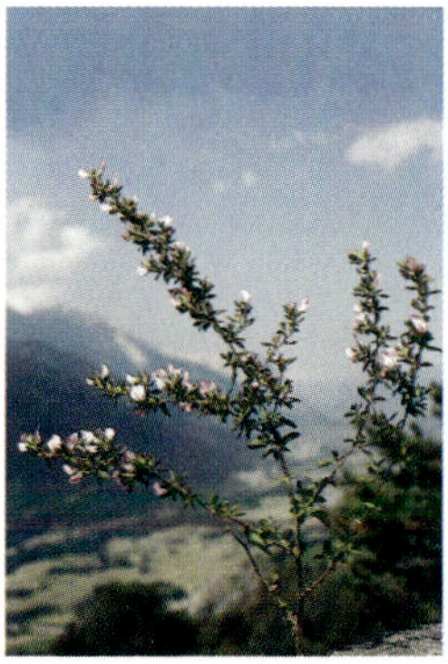

Abb. 58: Hauhechel. Foto: Bruno Vonarburg, Teufen, Schweiz

Homöopathie

- **Apis D3, D4, D6:** bei Niereninsuffizienz, wenn Ödeme im Vordergrund stehen, wenig Durst, wenig Urin

- **Cantharis D6:** bei Niereninsuffizienz im Rahmen einer akuten Nierenentzündung, Abgang von Schleim, Blut, Eiweiß, Harnverhalt, oft schneidende, brennende Schmerzen der Nieren und der Harnwege, Trinken und Urinieren verschlechtert (alle 2 Stunden bis 3mal täglich einnehmen)

- **Colchicum D4:** wie bei Apis, wenn dieses versagt

- **Plumbum D12:** wenig Harn nach Nierenentzündung, wenig Ödeme, „blasser" Bluthochdruck

- **Solidago virgaurea Ø, D2, D3:** zur Unterstützung der Nierenausscheidung bei leichten Formen der Niereninsuffizienz

- **Terebinthina D3, D4:** wenig Harn, dunkler, trüber Harn mit Eiweiß, Blut und Schleim, Satz wie Kaffeesatz, Geruch nach Veilchen

Anthroposophische Therapie

Als unterstützende Maßnahme: Renes/Cuprum (Wala).

Mikrobiologische Therapie

Bei Niereninsuffizienz ist eine Darmdysbiose (→ *Mikrobiologische Therapie*, S. 132) häufig. Eine Mikrobiologische Therapie ist daher sinnvoll und verbessert häufig das Allgemeinbefinden.

Bach-Blüten-Therapie

Je nach Gemütsstimmung anwenden, häufig Gorse, Rock, Rose.

Ordnungstherapie

Nach neuen Untersuchungen versagt die Niere bei Rauchern viel öfter als bei Nichtrauchern. Sowohl bei einem chronischen Nierenversagen durch Glomerulonephritis (eine Nierenentzündung) als auch durch Zuckerkrankheit wird der krankhafte Prozeß durch das Rauchen enorm beschleunigt. Das Rauchen sollte daher umgehend aufgegeben werden (→ *Suchttherapie*, S. 545).

Literatur

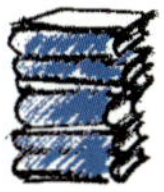

Bircher-Benner-Ratgeber 9: Nieren und Blase. Bircher-Benner-Verlag, Bad Homburg.

Kluthe/Quirin: Diätbuch für Nierenkranke. TRIAS-Verlag, Stuttgart.

Prinz, A.: Für Nierenkranke: Eiweiß- und phosphatarme Ernährung. Gräfe und Unzer, München.

Völter/Keller: Nieren und Harnwege. TRIAS-Verlag, Stuttgart.

Was essen und trinken bei leichten Nierenerkrankungen? Broschüre, Diaita-Verlag, Bad Homburg (im Reformhaus erhältlich).

Selbsthilfegruppe

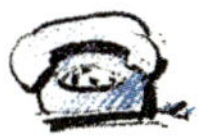

Dialysepatienten Deutschlands e.V., Weberstr. 2, 55130 Mainz, Tel. 06131-85152

Geschlechtsorgane (Genitalorgane)

Naturheilkundliche Behandlungsprinzipien

Mit einem erfüllten Sexualleben überschreiten wir die Grenzen des eigenen Ichs und können (zumindest teilweise) mit einem anderen Menschen verschmelzen. Selbstakzeptanz ist daher ein ganz wesentliches Kriterium, um sich selbst auch in einer so innigen Beziehung zu einem anderen Menschen sicher zu fühlen. Die Beziehung zum Partner sollte aber auch nicht durch Konflikte übermäßig belastet sein. Auch unsere Stellung in der sozialen Gemeinschaft (z.B. Familie, Freunde, Betrieb) kann das Sexualleben beeinflussen.

Es gibt zahlreiche organische Störungen, die für Beschwerden im Genitalbereich und einen gestörten Ablauf des sexuellen Erlebens verantwortlich sein können und die entsprechend schulmedizinisch abgeklärt und gegebenenfalls behandelt werden sollten. Für viele Störungen lassen sich allerdings keine Organschäden finden, so daß es sich um sogenannte funktionelle Störungen handelt. Störungen der Funktion sind meist gut durch Naturheilverfahren behandelbar, welche die Selbstregulation begünstigen oder wiederherstellen.

Literatur

Cutler/Minker: Die fragwürdige Operation – Was Frauen vor und nach einer Gebärmutterentfernung wissen sollten. Kreuz Verlag, Stuttgart.

Cyran/Halbuber: Erotik und Sexualität im Alter. Gustav Fischer Verlag, Stuttgart.

Feichtinger/Kurz: Frauensache. Knaur, München.

Hofmann, S.: Sanfte Medizin für Frauen. Kreuz Verlag, Stuttgart.

Wichtige Naturheilverfahren bei Erkrankungen der Geschlechtsorgane

▶ **Ordnungstherapeutische und psychosomatische Aspekte** sind bei vielen Erkrankungen der Geschlechtsorgane vorrangig zu berücksichtigen.

▶ Die **Pflanzenheilkunde** ist bei einigen Erkrankungen das Mittel der Wahl (z.B. Prostatavergrößerung) oder aber unterstützend hilfreich.

▶ **Homöopathika** können bei passender Symptomatik die Beschwerden deutlich lindern.

▶ Andere Verfahren (z.B. Ausleitende Verfahren, Neuraltherapie, Nährstofftherapie) können bei bestimmten Erkrankungen und im Einzelfall die entscheidende therapeutische Wende herbeiführen.

Prostatavergrößerung

Begriffsklärung

Was ist eine Prostatavergrößerung?

Bei der Prostatavergrößerung (Prostataadenom, Prostatahyperplasie) handelt es sich um eine gutartige Größenzunahme der Vorsteherdrüse. Dies kann durch Druck auf die Harnröhre zu einer zunehmenden Beeinträchtigung des Wasserlassens, später zu einer Restharnbildung und langfristig sogar zu Nierenschädigungen führen.

Ursachen

Wodurch entsteht eine Prostatavergrößerung?

In **höherem Alter** tritt diese Krankheit besonders häufig auf (60% aller Männer über 50 Jahre!). Ein **gestörtes Gleichgewicht der** männlichen und weiblichen **Geschlechtshormone** beim Mann wird für die Entstehung der Vergrößerung verantwortlich gemacht.

Symptome

Woran ist eine Prostatavergrößerung zu erkennen?

Die häufigsten Symptome sind ein verzögerter Beginn beim Wasserlassen, häufiger Harndrang, Abnahme der Stärke des Harnstrahles („kommt nur bis zu den Schuhspitzen"), gehäuftes nächtliches Wasserlassen, schmerzhaftes Wasserlassen, Verstärkung der Beschwerden nach Alkoholgenuß, langem Sitzen oder durch Verstopfung. Als Komplikation kann es u.a. zu einer chronischen Niereninsuffizienz, Harnwegsinfekten oder Blasensteinen kommen. Als Notfall stellt sich der akute Harnverhalt dar, bei dem es zu einem starken Harndrang durch die zunehmende Blasenfüllung kommt. Ein Wasserlassen wird aber durch einen vollständigen Verschluß der Harnröhre unterbunden.

Stadien der Prostatavergrößerung

- **Stadium I**: Vergrößerung der Prostata mit Symptomen wie beschrieben
- **Stadium II**: wie Stadium I, zusätzlich Restharnbildung in der Blase (keine vollständige Entleerung möglich)
- **Stadium III**: wie Stadium II, zusätzlich Niereninsuffizienz (→ *Niereninsuffizienz*, S. 376).

Diagnostik und schulmedizinische Therapie

Was können Sie als Patient vom Arzt erwarten?

Der Arzt erhebt einen Tastbefund der Prostata, gegebenenfalls erfolgt Restharnbestimmung durch Blasenkatheter oder (eleganter) durch Ultraschall, gegebenenfalls weitere urologische Spezialuntersuchungen zum Harnflußverhalten und bestimmte Blutuntersuchungen, die auf Prostatakrebs hinweisen können (PSA, PAP) sowie bei fortgeschrittenem Stadium regelmäßige Kontrolle der Nierenwerte.

Der **akute Harnverhalt** bei Verschluß der Harnröhre durch die Prostatavergrößerung muß innerhalb weniger Stunden einer Entlastung zugeführt werden, um Dauerschäden zu verhindern (Blasenkatheter oder -punktion). Bei Stadium I sind in der Regel Maßnahmen wie unten beschrieben ausreichend, bei Stadium (II und) III sind Operationen in der Regel nicht zu vermeiden. Blasendauerkatheter sind langfristig wegen der Gefahr durch die Harnröhre aufsteigender Infektionen nicht zu empfehlen.

Naturheilkundliche Therapie

Was sollten Sie als Patient tun?

- Durch **pflanzliche Heilmittel** ist eine gewisse Verkleinerung der Prostata sowie eine Minderung der Restharnmenge belegt.
- **Ernährungs-** und **ordnungstherapeutische Hinweise** sollten beachtet werden.
- Bei passender Symptomatik können **Homöopathika** hilfreich sein.

Ordnungstherapie

Der Stuhlgang sollte reguliert werden (keine Verstopfung → *Verstopfung*, S. 350). Wenn Harndrang auftritt, sollte er möglichst nicht unterdrückt, sondern rasch eine Toilette aufgesucht werden. Kalte Füße, kaltes oder längeres Sitzen sind möglichst zu vermeiden. Das Immunsystem sollte gestärkt werden, um Erkältungen zu vermeiden (→ *Infektionen,* unter Immunstimulation, S. 522).

Pflanzenheilkunde

- **Kürbiskerne** in Granufink Kürbiskerne/Kürbiskern® Kapseln
- **Sägepalme** in Prostagutt mono® Kapseln, Remigeron® Kapseln, Strogen forte® Kapseln
- **Brennessel** in Bazoton® Kapseln, Prostaforton® N Dragees, Prostaherb® N Dragees
- **Blütenpollen** in Cernilton® N Kapseln
- **Kombinationspräparate:** Cefasabal® Tropfen, ProstaFink® N Kapseln, Prostagalen® N Tropfen, Prostagutt forte® Kapseln/ Tropfen

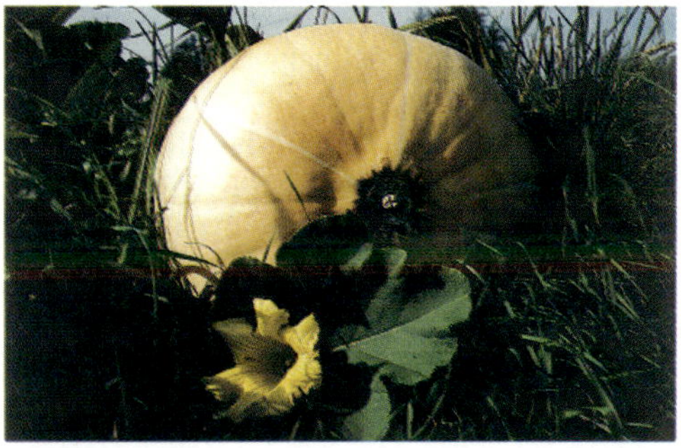

Abb. 59: Kürbis. Foto: Bruno Vonarburg, Teufen, Schweiz

Homöopathie

- **Conium D4, D6:** Harndrang, muß nachts mehrmals urinieren, muß morgens Blase mehrmals entleeren, Harnträufeln auf dem Weg zur Toilette, Ruhe und Kälte verschlechtern, nachts schlechter
- **Ferrum picrinicum D4, D6, D12:** besonders geeignet bei dunkelhaarigen Menschen mit gelbsüchtigem Aussehen und nervöser Erschöpfung
- **Popoulus tremoides D1, D2:** bei Prostatavergrößerung alter Männer bewährt
- **Sabal serrulata D1, D2:** „homöopathischer Katheter" (Mittel der ersten Wahl), Gefühl, als ob die Blase zu voll ist, Entleerungsschmerz, als ob der Strahl sich durch einen zu engen Ausgang zwängt
- **Solidago D1, D2:** besonders in Verbindung mit Infekten der Harnwege
- **Staphisagria D3, D4, D6:** häufiges Urinieren, Abgang kleiner Mengen oder tropfenweise, Gefühl, als ob die Blase nie leer ist, Gefühl, als ob ständig ein Tropfen durch die Harnröhre fließt, erhöhter Geschlechtstrieb, wollüstige Träume

Ernährungstherapie

Eiskalte Getränke, Alkohol, Kaffee sowie stark kohlensäurehaltige Getränke sollten weitgehend gemieden werden. Eine pflanzliche, weitgehend vegetarische Ernährung scheint aufgrund des höheren Gehaltes an bestimmten hormonähnlichen Pflanzeninhaltsstoffen (Phytoöstrogene) einen gewissen Schutz vor einer Prostatavergrößerung zu bieten.

Physikalische Therapie

Hydrotherapie: Ansteigende Fußbäder, Sitz- oder Halbbäder (gegebenenfalls Zusatz von Kamille, Heublumen oder Zinnkraut), T-Wickel, warme Fango- oder Heublumenpackungen auf die Blasengegend vermag eventuell drohenden Harnverhalt zu vermeiden.

Massage: Bindegewebsmassage im Segment (→ erfahrener Masseur)

Balneotherapie: Moor- und Thermalbäder wirken günstig.

Ausleitende Verfahren

Cantharidenpflaster über der unteren Lendenwirbelsäule, blutige oder trockene Schröpfungen an der Genitalzone oder Baunscheidtierungen im Lenden- und Beckenbereich sind unterstützend sinnvoll.

Anthroposophische Therapie

Als unterstützende Maßnahme: Berberis/Prostata compositum, Sabal/Solidago compositum (Wala).

Reflexzonenmassage des Fußes

ist als zusätzliche Maßnahme zu anderen Verfahren sinnvoll.

Neuraltherapie

Injektionen an/ in die Prostata und Quaddeln im Blase-Beckenbereich wirken hilfreich (→ Therapeut).

Eigenbluttherapie

Eigenblut mit Hämaktivator ist als unterstützende Maßnahme sinnvoll.

Zelltherapie

Prostata D12 Wala 5 Kügelchen täglich über längere Zeit zusätzlich zu anderen Maßnahmen einnehmen.

Literatur

Bircher-Benner-Ratgeber 13: Prostataleiden und andere Altersbeschwerden. Bircher-Benner-Verlag, Bad Homburg.

Ikinger, U.: Wenn die Prostata zum Problem wird. Karl F. Haug Verlag, Heidelberg.

Reuter/Epple/Reuter: Die Prostata und ihre Krankheiten. TRIAS-Verlag, Stuttgart.

Prostataentzündung (Prostatitis)

Begriffskärung, Ursachen

Was ist eine Prostatitis?

Wodurch entsteht sie?

Die Prostatitis ist eine **Entzündung der Vorsteherdrüse**, die meist von **Bakterien**, gelegentlich auch von Hefen, Mykoplasmen oder Trichomonaden hervorgerufen wird. Als seltene Ursachen kommen heute die Tuberkulose und die Gonorrhoe in Frage.

Die Infektion geht meist von **bakteriell besiedeltem Harn** aus, nicht selten wird sie durch Blasenkatheter begünstigt. Gelegentliche Infektionen durch Streuung über den Blutweg oder ausgehend von Entzündungen im Afterbereich sind möglich.

Symptome

Woran ist eine Prostatitis zu erkennen?

Akute Prostatitis: schmerzhaftes Wasserlassen, häufiges Wasserlassen, Schmerzen bem Stuhlgang, (nicht immer) Fieber und Schüttelfrost

Chronische Prostatitis: Abgeschlagenheit, Dammschmerz, Ziehen in der Leiste mit Ausstrahlung in die Hoden, leichtere Beschwerden beim Wasserlassen

Diagnostik und schulmedizinische Therapie

Was können Sie als Patient vom Arzt erwarten?

Der Arzt kann bei der Tastuntersuchung einen starken Druckschmerz auslösen. Bakterien und/oder weiße Blutkörperchen im Sperma oder im Harn sind nach Prostatamassage nachweisbar. Keimbestimmung im Urin, Entzündungszeichen in der Blutuntersuchung, gegebenenfalls Tuberkulosediagnostik sind weitere ärztliche Untersuchungsmaßnahmen.

Wenn naturheilkundliche Maßnahmen nicht rasch (innerhalb einer Woche) zu einem Abklingen der Beschwerden führen, sollte eine antibiotische Behandlung durchgeführt werden – bei Hefen, Mykoplasmen und Trichomonaden sollte auch der Partner mitbehandelt werden (→ Arzt, Urologe).

Naturheilkundliche Therapie

Leichte oder chronische Entzündungen sind oft einer naturheilkundlichen Therapie gut zugänglich.

Was sollten Sie als Patient tun?

▶ **Pflanzliche Heilmittel** können die Entzündungsaktivität mindern.

▶ **Homöopathie** ist bei passender Symptomatik hilfreich.

▶ Bei chronischer Prostatitis sind **physikalische Maßnahmen** und ein Versuch mit **Enzymen** sinnvoll.

Pflanzenheilkunde

Gute Wirksamkeit folgender Pflanzenpräparate ist belegt:

- **Sägepalme** in: Prostagutt® mono® Kapseln, Remigeron® Kapseln, Strogen forte® Kapseln
- **Sonnenhut** in: Echinacin® Liquor, zusammen mit Sägepalme in: Urgenin® Dragees/Lösung/Tropfen
- **Kombinationspräparate:** Prostagutt forte® Kapseln/Tropfen, Prostatin® N Dragees, Tumoglin® Tropfen

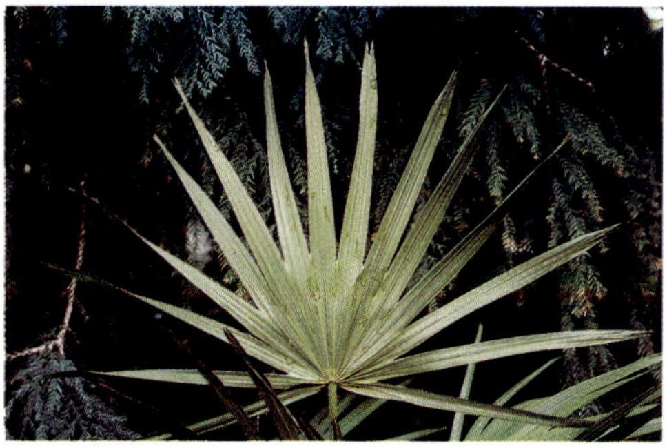

Abb. 60: Sägepalme. Foto: Beat Ernst, Basel, Schweiz

Physikalische Therapie

Folgende Maßnahmen wirken lindernd (→ *Kneippsche Therapie*, S. 170):

Hydrotherapie: Bei chronischer Prostatitis warme Sitzbäder 39-40 °C, 10 Minuten/3mal/Woche, T-Wikkel.

Bewegungstherapie: Bei chronischer Entzündung viel Gehen an frischer Luft.

Elektrotherapie: Kurzwellenbehandlung wirken bei chronischer Entzündung günstig.

Massage: Bindegewebsmassage im Segment (→ Masseur).

Balneotherapie: Moorbäder, z.B. Leukona-Sulfomoorbad®.

Ordnungstherapie

Bei akuter Entzündung sollte Bettruhe eingehalten werden, reichliche Flüssigkeitszufuhr, aber kein Alkohol, keine kalten Getränke, kein Sex in der ersten Woche, danach mäßig, aber regelmäßig.

Homöopathie

- **Belladonna D4, D6:** Beschwerden kommen und gehen plötzlich, krampfartige Schmerzen, Erregung und Kälte verschlechtern
- **Clematis D2, D3, D4:** vorübergehend stechender Schmerz in der Prostata, Blase kann nicht vollständig entleert werden, dünner Strahl, Brennen und Stechen der Harnröhre, schleimiger Ausfluß, Kälte und Bewegung verschlechtern
- **Popoulus tremuloides D1, D2:** bei Prostataentzündung alter Männer mit Brennen und Schmerzen beim Urinieren bewährt
- **Pulsatilla D4, D6:** bei akuter Entzündung mit häufigem Harndrang, unwillkürliches Wasserlassen nachts, beim Gehen und Husten
- **Sabal serrulata D1, D2:** Gefühl, als ob die Blase zu voll ist, Entleerungsschmerz, als ob der Strahl sich durch einen zu engen Ausgang zwängt, Gefühl von Wärme oder Kälte in den Geschlechtsteilen, Rückenschmerz nach Verkehr, ziehender Schmerz der Samenstränge
- **Selenium D3, D4, D6:** unwillkürlicher Abgang von Prostatasekret beim Sitzen, beim Gehen, beim

Stuhlgang und im Schlaf, Gefühl, als ob ein Tropfen die Harnröhre entlang läuft, unwillkürliches Wasserlassen beim Gehen, Nachtröpfeln des Harns nach dem Urinieren

Enzymtherapie

Wobenzym® N 3mal 3 Tabletten oder Phlogenzym® 3mal 2 Tabletten für 3-6 Wochen bei Entzündung, die nicht durch Bakterien hervorgerufen wurde.

Eigenbluttherapie

Eigenblut zusammen mit einem immunstimulierenden Mittel wie Echinacin®, Pascotox forte® oder Esberitox spritzen lassen, gegebenenfalls Eigenblut mit Hämaktivator (→ Therapeut).

Akupunktur/Akupressur

Zusätzlich zu anderen Maßnahmen sinnvoll: B54, Le3, MP6, KG3, 4 (→ *Akupunktur/Akupressur*, S. 46).

Literatur

Bircher-Benner-Handbuch für Männer mit Prostataleiden. Bircher-Benner-Verlag, Bad Homburg.

Bircher-Benner-Ratgeber 13: Prostataleiden und andere Altersbeschwerden. Bircher-Benner-Verlag, Bad Homburg.

Reuter/Epple/Reuter: Die Prostata und ihre Krankheiten. TRIAS-Verlag, Stuttgart.

Sexuelle Funktionsstörungen

Begriffsklärung

Was sind sexuelle Funktionsstörungen?

Sexuelle Funktionsstörungen sind alle Störungen des Ablaufes und des Erlebens im Sexualbereich. Es gibt verschiedene Störungen:

Bei der Frau:

- **Frigidität**: Es besteht kein Verlangen nach sexueller Betätigung oder das völlige Ausbleiben sexueller Empfindungen beim Geschlechtsverkehr
- **Anorgasmie**: Es kommt zu keinem Orgasmus trotz vorhandener Libido (geschlechtliche Begierde)
- **Dyspareunie**: Jede Art des körperlichen oder seelischen Nichtzusammenpassens in einer Beziehung
- **Vaginismus**: Dabei kommt es durch Zusammenziehen der gesamten Beckenbodenmuskulatur zu einer krampfartigen Verengung der Scheide, was den Verkehr für beide Partner wenig lustvoll, wenn nicht unmöglich macht

Beim Mann:

- **Inappetenz**: Fehlendes Verlangen (fehlende **Libido**) nach sexueller Betätigung
- **Ejaculatio praecox**: Vorzeitiger Samenerguß
- **Ejaculatio retarda**: Verzögerter Samenerguß
- **Impotenz**: Darunter wird generell eine Unfähigkeit verstanden, wobei unterschieden wird zwischen:
  – Impotentia coeundi: Der Geschlechtsverkehr ist nicht möglich – meist durch **Erektionsstörungen** (fehlende oder mangelhafte Steifigkeit des Gliedes)
  – Impotentia ejaculandi: Die Erektionsfähigkeit ist vorhanden, der Verkehr ist möglich, es kommt aber nicht zu einem Erguß
  – Impotentia generandi: Erektionsfähigkeit, Verkehr und Erguß sind ungestört, es kommt jedoch nicht zu einer Zeugung (→ *Sterilität*, S. 389).
  – Impotentia satisfactionis: Erektionsfähigkeit, Erguß und Zeugungsfähigkeit sind unauffällig, der Verkehr verläuft aber ohne seelische Befriedigung
- „**Perversitäten**": Sexuelle Abartigkeiten. Der Begriff findet in der Medizin heute eigentlich keine Ver-

wendung mehr. Die Übergänge von „normalem" Sexualverhalten zu „Abartigkeiten" wie Exhibitionismus, Sado-Masochismus, Transvestitismus, Fetischismus, Sodomie, Bi- oder Homosexualität sind fließend. Ihre Bewertung kann in unterschiedlichen Gesellschaften und zu unterschiedlichen Zeiten sehr verschieden sein. Ein Krankheitswert ist nur dann gegeben, wenn „normaler Verkehr" ohne die Besonderheit (z.B. Verkehr mit Gummikleidung) nicht mehr möglich ist und/ oder ein Leidensdruck besteht.

Ursachen

Wodurch entstehen sexuelle Funktionsstörungen?

Zahlreicher noch als die sexuellen Funktionsstörungen sind deren Ursachen, wie z.B.:

- **Lokale Faktoren**: z.B. angeborene oder erworbene (Vernarbungen) Mißbildungen, Tumoren, Entzündungen
- **Neurologische Faktoren**: Nervenstörungen im Bereich des Rückens/Beckens (z.B. Entzündungen im Rückenmark der Lendenwirbelsäule) oder im zentralen Nervensystem (z.B. Schäden am Zwischenhirn)
- **Hormonale Faktoren**: Über- oder Unterfunktionen bestimmter innerer Drüsen, die zu einem Ungleichgewicht der für einen normalen geschlechtlichen Ablauf und Erleben erforderlichen hormonalen Gleichgewicht führen
- **Schwerwiegende Allgemeinerkrankungen**: Die Palette der das Sexualleben beeinträchtigenden Allgemeinerkrankungen reicht vom einfachen grippalen Infekt bis hin zum Endstadium einer Krebserkrankung
- **Medikamente**: Manche Arzneimittel (z.B. Betablocker, manche Psychopharmaka) können (müssen aber nicht!) sexuelle Funktionsstörungen verursachen (siehe Beipackzettel)
- **Psychoreaktive sexuelle Störungen**: Wohl die häufigsten Ursachen – hier existiert ein breites Spektrum möglicher Beeinträchtigungen, z.B.:

– Ungenügendes Wissen, ungenügende Sexualaufklärung

– Angst vor den Folgen des Sexualverkehrs (z.B. „verbotene" Beziehung, Kinder)

– Erinnerung an unerfreuliche Sexualerlebnisse (z.B. erstes Erlebnis, Vergewaltigung)

– Partnerkonflikte können das sexuelle Zusammenleben beeinträchtigen, Störungen in diesem Bereich führen andererseits aber nicht selten auch zu Mißstimmungen und Konflikten

– Unterdrückende, veraltete Moralnormen (meist bei älteren Menschen oder bei sehr konservativer und lustfeindlicher Erziehung durch Eltern, Schule, Kirche) oder aber auch „moderne" sexuelle Leistungs- und Konsumforderungen

– Stärker mit der Persönlichkeit verwurzelte Persönlichkeitsstörungen: Dabei hat ein erfülltes, normales sexuelles Erleben meist noch nie stattgefunden

– Andere Störungen wie Exhibitionismus, Sado-Masochismus, Transvestitismus, Fetischismus, Sodomie sind ebenfalls meist mit tiefer liegenden Persönlichkeitsstörungen verbunden

Diagnostik und schulmedizinische Therapie

Was können Sie als Patient vom Arzt erwarten?

Beim Arzt wird zunächst versucht, organische Ursachen für die Funktionsstörungen zu finden bzw. auszuschließen. Häufig bleiben dann psychosomatische Ursachen übrig, die allerdings von den Betroffenen nicht selten verleugnet werden. Eine umfassende Beratung und Aufklärung über „normales" sexuelles Verhalten und Erleben, eine psychotherapeutische Beratung und gegebenenfalls sogar eine Psychotherapie können erforderlich werden. Vorzeitiger Erguß und Vaginismus lassen sich sexualtherapeutisch von entsprechend ausgebildeten Psychotherapeuten fast immer, die anderen Störungen oft erfolgreich behandeln.

Naturheilkundliche Therapie

Werden organische Störungen gefunden, müssen diese entsprechend behandelt werden – wenn möglich.

Funktionelle Störungen bei eigentlich intakten Organen lassen sich naturheilkundlich meist gut behandeln.

Was sollten Sie als Patient tun?

▶ **Ordnungstherapeutische bzw. psychosomatische Aspekte** sollten unbedingt beachtet werden – hier liegt meist die Ursache des Problems.

▶ Eine Nahrungsergänzung mit **Zink** sollte versucht werden.

▶ Vegetativ ausgleichende Maßnahmen wie **Kneippsche Hydrotherapie** oder Entspannungstherapien sind unterstützend sinnvoll.

▶ **Akupunktur/Akupressur** oder **Homöopathie** können gute Erfolge zeitigen.

Ordnungstherapie

Ein erfülltes Sexualleben ist (neben dem innigen Kontakt zwischen Mutter und Kind beim Stillen) die einzige Möglichkeit, die Grenzen zwischen Du und Ich aufzuheben und eine Verschmelzung zweier verschiedener Individuen herbeizuführen. Störungen im eigenen Erleben und Befinden, Konflikte mit dem Partner und Unstimmigkeiten mit dem sozialen Umfeld ziehen daher zwangsläufig nicht selten auch Störungen in sexuellen Bereich nach sich. Der darunter Leidende sollte daher einige Gesichtspunkte beachten:

- Sich der **Sinnfrage der eigenen Sexualität** bewußtwerden: Sexualität ausschließlich zu Fortpflanzungszwecken haben die Menschen in ihrer Evolutionsentwicklung – zumindest in unserer Gesellschaft – hinter sich gelassen. Sexualität ist ein Ausdruck der Körpersprache und der Kommunikation (z.B. Aufeinanderzugehen, Berührt-Sein, Sich-in-den-anderen-Hineinversetzen, Vereint-Sein im positiven Sinne, aber auch Angriff, Verletzung, Sich-Verschließen, Abweisen im negativen Sinne). Sexualität dient nicht nur der Befriedigung eines oder beider Partner, sie ist ein Bestandteil ganzheitlichen Miteinanders.
- Bei neu aufgetretenen sexuellen Funktionsstörungen mit mangelnder Orgasmusfähigkeit, die seelisch bedingt sind, kann eine befriedigende Sexualität nicht erzwungen werden – schon gar nicht durch besondere Techniken oder Hilfsmittel. Vielmehr sollte eine mehrwöchige Phase eingelegt werden, in der bewußt **kein Geschlechtsverkehr** stattfindet. Durch gemeinsame Partnerübungen (z.B. Berühren, Massieren, Streicheln - zunächst ohne, später auch unter Einbeziehung der Geschlechtsteile) wird erst die nicht-sprachliche Verständigung geübt und verbessert. Gleichzeitig sollte das Paar – oft parallel bestehende – **Beziehungskonflikte** bearbeiten. Am günstigsten geschieht dies unter Anleitung eines erfahrenen **Sexualtherapeuten**
- **Nikotinkonsum** bei männlicher Erektionsstörung beenden (negative Beeinflussung der Durchblutung)
- **Alkoholkonsum** einschränken oder ganz beenden (erhöht nur die Bereitschaft, nicht aber die Fähigkeit zum Verkehr)
- **Beruflichen Streß** – soweit möglich – vermeiden und/oder Gegenpole schaffen (→ *Übende Verfahren*, S. 222)
- **Umweltbelastungen** sollten vermieden bzw. minimiert werden, wozu ganz allgemein eine gesunde Lebensweise mit ausreichend körperlicher Betätigung, Entspannung und gesunder, nährstoffreicher und schadstoffarmer Ernährung beiträgt

Auch wenn häufig seelische Ursachen für Sexualstörungen verantwortlich gemacht und kein organischer Befund erhoben werden kann, so sollte andererseits das Sexualleben nicht ausschließlich unter psychologischen Gesichtspunkten betrachtet werden.

Beispiel: Eine Frau hat seit Jahren Orgasmusschwierigkeiten und befindet sich daher erfolglos in einer Psychotherapie. Ein Neuraltherapeut, bei dem sie wegen neu aufgetretener Migräne in Behandlung war, injiziert ein Lokalanästhetikum an die Schilddrüse sowie an die Narbe nach einem Dammschnitt. Daraufhin verschwinden schlagartig die Migräne und die Orgasmusschwierigkeiten.

Nährstofftherapie

Impotenz: Oft besteht ein Zinkmangel (Sperma ist sehr zinkreich), täglich 10-40 mg Zink über mindestens 3 Monate.

Potenzstörungen alter Männer: versuchsweise Molybdän, täglich 75-150 μg.

Physikalische Therapie

Hydrotherapie bei Impotenz: Teilwaschungen, Sitzbäder, später mittlere und große hydrotherapeutische Reize können hier durch eine vegetative Stabilisierung bessern

Akupunktur

Je nach Ursache sind oft sehr gute Erfolge möglich:
Impotenz des Mannes: B23, 47, N11, KS6, MP6, KG2, 4, 6, LG3, 4
Sexuelle Funktionsstörungen der Frau: B31.

Entspannungstherapie

Autogenes Training, Muskelentspannungstraining oder Yoga können die bei sexuellen Funktionsstörungen häufigen Erwartungs- und Versagensängste sowie die nervöse Anspannung günstig beeinflussen und so ein ungestörtes sexuelles Erleben begünstigen.

Homöopathie

Bei passender Symptomatik sind gute Erfolge möglich. Nicht selten wird jedoch eine konstitutionelle Therapie erforderlich sein (→ erfahrener Homöopath).

- **Acidum phosphoricum D3, D4, D6:** sexuelle Erregung trotz Schwäche, mangelnde Erektion, Kreuzschmerz und Depression nach Geschlechtsverkehr, Schlaflosigkeit, Tagesschläfrigkeit, große körperliche und geistige Schwäche, Wärme bessert
- **Acidum pricrinicum D4, D6, D12:** starke sexuelle Reizung, heftige Erektionen, große Erschöpfung, frische Luft oder kaltes Wasser bessern
- **Agnus castus D3, D4, D6:** körperliche Schwäche aufgrund sexueller Erschöpfung, Unfähigkeit, den Geschlechtsverkehr auszuüben, Ruhe bessert, Dosis **Ø, D1** bei übersteigerter Libido (Agnus castus = Keuschlamm, Mönchspfeffer!)
- **Caladium sequinum D1, D2:** Männer: vorzeitiger Erguß oder Impotenz, abgeschwächte Libido, aber auch mangelhafte Erektion trotz vorhandener Libido, Erektion verschwindet plötzlich während des Geschlechtsverkehrs, Gefühl, als ob die Geschlechtsteile aufgeblasen sind; Frauen: Frigidität, Sterilität, Husten mit Zusammenschnüren des Kehlkopfes, Verlangen nach Tabak, Wärme oder Berührung verschlechtert, Ruhe oder frische Luft bessert
- **Camphora D12:** plötzliche Erektionsschwäche beim Eindringen
- **China D2, D3, D4:** sexuelle Schwäche nach sexuellen Überanstrengungen, Operation oder schwerer Krankheit
- **Conium D6, D12:** sexuelle Erregung bei abgeschwächter Potenz, gehäufte nächtliche Ergüsse, schmerzhafte Hoden und Samenstränge nach Erektion (nach langer Enthaltsamkeit D30 1mal/Woche)
- **Panax ginseng Ø, D1, D2:** sexuelle Schwäche, vorzeitiger Erguß, nervöse Erschöpfung, Impotenz infolge körperlicher oder geistiger Anstrengung, Schwächegefühl der Lenden- und Kreuzregion
- **Phosphor D6, D12:** ähnlich Acidum phosphoricum, außerdem erotische Träume und Vorstellungen, nächtliche Ergüsse, vorzeitiger Erguß
- **Selenium D4, D6:** Ergüsse ohne Erektion, gesteigerte Libido mit mangelhafter Erektion, schwache, verspätete Erektion, große Schwäche nach Erguß, allgemeine Erschöpfung, rasche Ermüdbarkeit bei geistiger Arbeit, nervöser Kopfschmerz, Tagesschläfrigkeit, Sonnenhitze, Schlaf oder Alkohol verschlechtert, Kälte bessert
- **Staphisagria D3, D4, D6:** alle Folgen von sexueller Anstrengung, dauerndes Denken an Sexuelles, nach dem Frühstück besser
- Als Konstitutionsmittel kommen außerdem z.B. **Jodum, Natrium muriaticum, Nux vomica** in Frage.

Bach-Blüten-Therapie

Nach der Gemütslage entsprechendes Mittel ist oft unterstützend hilfreich.

Ausleitende Verfahren

Cantharidenpflaster über der unteren Lendenwirbelsäule, blutige oder trockene Schröpfungen an der Genitalzone oder Baunscheidtierungen im Lenden- und Beckenbereich sind unterstützend sinnvoll.

Neuraltherapie

Injektionen an die Schilddrüse, Prostata/Gynäkologischer Raum und/oder Narben im Genitalbereich (z.B. Damm- oder Kaiserschnittnarbe) können im Einzelfall sexuelle Störungen beseitigen (→ Therapeut).

Manuelle Medizin

Gehen die Potenzstörungen mit Verkrampfungen der tiefen Beckenmuskeln einher, so sind entsprechende manuelle Behandlungen hilfreich (→ Therapeut).

Pflanzenheilkunde

Es gibt zahlreiche pflanzliche Heilmittel für Potenzstörungen. Die frei erhältlichen sind dabei so unterdosiert, daß sie - bis auf psychische Wirkungen - kaum wirken können. Wirksame Mittel – meist mit Yohimbin-Extrakt – sind aufgrund teilweise erheblicher Nebenwirkungen (z.B. Unruhe, Bluthochdruck, Herzrhythmusstörungen) verschreibungspflichtig und sollten vom Arzt nur nach sorgfältiger Risiko-Nutzen-Analyse verordnet werden.

Unfruchtbarkeit (Sterilität)

Begriffsklärung

Was ist Sterilität?

Als Sterilität (Unfruchtbarkeit) bezeichnet man eine ungewollte Kinderlosigkeit. Man geht davon aus, daß eine Sterilität besteht, wenn nach einem Jahr trotz regelmäßigen Geschlechtsverkehrs keine Schwangerschaft eingetreten ist. Etwa ein Siebtel aller Ehen bleibt kinderlos. Als Ursache wird in etwa 35-40 % eine Zeugungsunfähigkeit des Mannes und in etwa 40-50 % eine Empfängnisunfähigkeit der Frau angenommen. Bei etwa 10-20 % sind Ursachen bei beiden Partnern zu suchen oder es kann keine Ursache gefunden werden.

Ursachen

Wodurch entsteht Sterilität?

Frau:
Organische Ursachen, wie z.B. Unwegsamkeit der Eileiter, Lageanomalien, unterentwickelte Eierstöcke oder solche mit vielen Zysten, Mißbildungen oder Tumoren der Gebärmutter, Veränderungen des Gebärmutterhalses oder Entzündungen der Scheide sind zu etwa 45 % für eine Sterilität verantwortlich.

Auch bei intakten Geschlechtsorganen kann durch Ungleichgewichte im Ablauf der hormonellen Regelkreise eine Sterilität bestehen (funktionell bedingte Sterilität, ca. 40 % der Sterilitäten bei der Frau). Eine längere Zeit durchgeführte hormonale Verhütung („Pille") kann eine Sterilität hervorrufen. Auch eine Überfunktion der Nebennierenrinde, eine Über- oder Unterfunktion der Schilddrüse, Fett- oder Magersucht sowie Zuckerkrankheit können funktionelle Störungen der Zeugungsfähigkeit verursachen.

Mann:
Oft besteht ein Hodenschaden, meist durch angeborenen Hodenhochstand, aber auch durch Verletzungen, Entzündungen (z.B. Mumps in der Pubertät oder im Erwachsenenalter), Gifteinwirkung (z.B. Belastung am Arbeitsplatz). Ferner kommen Störungen im Zwischenhirn-Hypophysen-System mit entsprechenden hormonellen Störungen in Betracht.

Häufig ist eine Impotenz die Ursache einer Sterilität. Man unterscheidet dabei die Unfähigkeit zum Geschlechtsverkehr von der Unfähigkeit zur Zeugung. Bei letzterer ist zwar Geschlechtsverkehr möglich, aber entweder werden normale Spermien durch einen Verschluß der Samenwege nicht nach außen transportiert oder die Spermienbildung selbst ist gestört.

Beide Partner:
Nicht selten ist die Ursache im Zusammenleben beider Partner zu suchen. Ungelöste Spannungen und Konflikte können das Sexualleben beeinträchtigen, aber selbst bei inktaktem Sexualleben trotz Konflikten können diese eine Empfängnis unter Umständen verhindern. Gelegentlich kann auch eine Unverträglichkeit des männlichen Samens mit dem Schleim der Frau (Spermaantikörper der Frau gegen den Samen ihres Mannes) eine Sterilität bedingen.

Diagnostik und schulmedizinische Therapie

Was können Sie als Patient vom Arzt erwarten?

Der **Gynäkologe** wird eine ausführliche Anamnese (Patientenbefragung) mit genauen Fragen etwa zum Ablauf der Periode und zum Sexualleben führen. Daran schließt sich eine genaue Untersuchung an, um eventuell bestehende organische Schäden zu entdekken. Ist die Sterilität durch einen solchen Organschaden bedingt, so sollte dieser – wenn möglich – operativ beseitigt werden. Bei funktionellen Störungen (mit Hormonstörungen, die sich in bestimmten Blutuntersuchungen und durch Führen eines Menstruationkalenders mit morgendlichen Temperaturmessungen erkennen lassen) werden bestimmte Hormone eingesetzt, die bei diesen Störungen regulierend wirken. Dabei treten dann auch oft Schwangerschaften ein (nicht selten Mehrlingsschwangerschaften). Die Prognose ist bei erfolgreicher operativer Beseitigung einer mechanischen Störung sehr günstig, bei funktionellen Störungen recht günstig (besser als 50 %).

Beim Mann führt der **Androloge** (häufig ein Dermatologe oder Urologe) eine Spermauntersuchung durch. Bestimmte Störungen können mit männlichen Geschlechtshormonen erfolgreich behandelt werden.

Führen „einfache" vom Gynäkologen oder Andrologen durchgeführte Maßnahmen nicht zum Erfolg, so steht an vielen Kliniken mittlerweile eine spezielle „**Sterilitätssprechstunde**" zur Verfügung. Dabei werden weitere Ursachen der Sterilität und Möglichkeiten ihrer Behandlung erörtert. Die möglichen Therapien reichen dabei von der Psychotherapie eines oder beider Partner bis hin zu hoch-technisierten Methoden (z.B. künstliche Besamung), deren Erfolgsraten trotz Einsatz eines aufwendigen technischen Instrumentariums nur ca. 10-15 % betragen.

Naturheilkundliche Therapie

Liegen organische Störungen vor, so müssen diese – wenn möglich – beseitigt werden, die Naturheilkunde ist hier wirkungslos. Funktionelle Störungen können durch massiven medikamentösen Eingriff vorübergehend „unterdrückt" werden und eine Schwangerschaft ermöglichen, wobei hinterfragt werden muß, wie sinnvoll eine solche Schwangerschaft ist. Eine Heilung der zugrundeliegenden Ursache ist damit allerdings nicht möglich. Eine natürliche Regulation der rhythmisch ablaufenden Prozesse durch naturheilkundliche Maßnahmen ist der biologisch sinnvollere und nebenwirkungsärmere Weg.

Was sollten Sie als Patient tun?

▶ Ohne Berücksichtigung **ordnungstherapeutischer** und **psychosomatischer Gesichtspunkte** sollte heute eigentlich keine Sterilitätsbehandlung erfolgen – auch keine schulmedizinische Therapie.

▶ Nicht selten besteht ein **Nährstoffmangel**, dessen Beseitigung zum gewünschten Erfolg führt.

▶ **Homöopathische Mittel** können funktionelle Sterilitäten bei passender Symptomatik beseitigen.

▶ **Vegetativ ausgleichende** und **psychisch stabilisierende Maßnahmen** wie Massagen, Moorbäder, Kneippsche Anwendungen, Sport, Kuren und Urlaub sollten nicht unterschätzt werden.

▶ Andere Naturheilverfahren können unterstützend hilfreich sein.

Ordnungstherapie

Zu fast gleichen Teilen liegt bei Fruchtbarkeitsstörungen die Ursache beim Mann, bei der Frau oder bei beiden (die Begriffe „Verantwortung“ oder gar „Schuld“ sollten in diesem Zusammenhang vermieden werden). Sehr oft spielen seelische Gründe eine entscheidende Rolle bei funktioneller Sterilität. Eine psychosomatische Ursache der Unfruchtbarkeit ist wahrscheinlich, wenn:

- Auch andere psychosomatische Symptome beobachtet werden (z.B. Depression, Kopfschmerz, Regelstörungen)
- Schwierigkeiten im Berufsleben bestehen
- Schwierigkeiten in der Partnerbeziehung bestehen
- Ein sehr starker Kinderwunsch vorliegt mit großem Leidensdruck durch die Kinderlosigkeit, „Ärzteverschleiß“, großem Drängen nach eingreifenden medizinischen Maßnahmen

Durch die heutigen Möglichkeiten der medizinischen Technik (!) werden bei vielen Paaren große Hoffnungen geweckt. Interessant ist dabei, daß bei der Hälfte der Paare, die auf einer Warteliste für aufwendige Maßnahmen standen, eine Schwangerschaft eintrat.

Jedes Paar mit starkem, unerfülltem Kinderwunsch sollte sich fragen, ob das Kind nicht Ersatz für eigene, unerfüllte Wünsche ist, und ob der Mann, die Frau und die Partnerschaft überhaupt reif sind für ein Kind. Die Kinderlosigkeit kann nämlich durchaus eine sinnvolle, natürliche Schutzmaßnahme sein.

Technische Maßnahmen der Reproduktionsmedizin sollten heute stets psychotherapeutisch begleitet werden, weil

- durch die psychotherapeutische Begleitung weitere Eingriffe wegen eingetretener Schwangerschaft nicht selten überflüssig werden.
- die medizinischen Eingriffe eine sehr große psychische Belastung darstellen

Jedes Paar mit Kinderwunsch sollte

- Streßbelastungen – soweit möglich – vermeiden bzw. abbauen.
- vor allem den Streß des „Kind-um-jeden-Preis-kriegen-Müssen“ vermeiden – ein Kind sollte nicht erzwungen werden. Je größer dieser Zwang ist, desto geringer sind die Erfolgsaussichten
- Vor allem bei der Frau liegt häufig der größte Druck, worunter nicht selten das Sexualleben, aber auch die gesamte Lebensqualität leiden. Oft liegen also Orgasmusprobleme vor. Eine Frau kann aber auch ohne Orgasmus schwanger werden
- Zu Streßbelastungen Gegenpole setzen (z.B. Hobbys dem „Kinder-kriegen-Müssen“ keinesfalls unterordnen, Entspannungsübungen)
- Streßfreie Zeiten verbringen (z.B. Wochenende, Urlaub, Kur, ohne daß „das Kind“ thematisiert wird)
- Ein „streßfreies“ Sexualleben anstreben. Das Paar sollte keineswegs nur miteinander schlafen, um ein Kind zu zeugen, sondern auch und gerade um sich gegenseitig Befriedigung zu schenken. Es kann sehr sinnvoll sein, für einige Zeit auf jegliche „Kontrollmaßnahmen“ (z.B. Tage des Menstruationszyklus zählen, „fruchtbare“ Tage errechnen, Temperatur messen) bewußt zu verzichten

Es sollte nicht vergessen werden, daß in Krisenzeiten (z.B. Hungersnöte, Krieg) eine Sterilität dem Überleben dient. Auch in heutigen individuellen „Krisenzeiten“ kann eine solche Sterilität ein natürlicher sinnvoller Schutz sein – für das Kind, die Frau und die Partnerschaft.

Genußmittel können die Fruchtbarkeit behindern, im Einzelfall sogar allein für Unfruchtbarkeit verantwortlich sein. So sollte auf **Tabak** vollständig verzichtet werden – beim Mann verschlechtert Rauchen die Spermaqualität, auch bei der Frau vermindert es die Durchblutung und belastet den Körper mit zahlreichen Giftstoffen, die die Fortpflanzung behindern. **Alkohol** sollte nur in geringen Mengen genossen werden. Auch beim **Kaffee** sollten eher geringe Mengen zugeführt werden (Kaffee sollte genossen und nicht gewohnheitsmäßig getrunken werden), da das vegetative Gleichgewicht erheblich gestört werden kann.

Medikamente und Drogen (Schlafmittel, Morphium, Kokain) können die Fruchtbarkeit beeinträchtigen.

Belastungen mit Giftstoffen (z.B. am Arbeitsplatz) können die Fortpflanzung behindern. In letzter Zeit werden in diesem Zusammenhang insbesondere Pestizide (in den Nahrungsmitteln), Blei, Benzol (z.B. in Benzin) sowie Quecksilber (aus Zahnfüllungen) diskutiert. Es sollte daher auf nährstoffreiche, wenig belastete Lebensmittel – möglichst aus biologischem Anbau – zurückgegriffen werden. Gegebenenfalls kann eine Amalgamsanierung sinnvoll sein (→ *Umweltmedizin*, S. 232).

Homöopathie

Bei passender Symptomatik sind Erfolge möglich, beim Mann → *Sexuelle Funktionsstörungen*, S. 388, bei der Frau:

- **Aristolochia D12:** Ausbleiben der Monatsblutung, Scheidenausfluß, allgemeine Zerschlagenheit, viel Frieren, Durchfall, Blasenschmerz, stechender, reißender Gelenkschmerz, Ekzeme, Blutung bessert, Bewegung in frischer Luft bessert, lokale Wärme bessert
- **Borax D3, D4, D6:** zu frühe, zu starke Blutung (oder auch stark verzögert), erotische Träume, Ausfluß wie Eiweiß oder Kleister, Gefühl, als ob warmes Wasser die Beine herabfließt
- **Helionas dioica D1, D2, D3:** bei erschöpften, nervösen, überarbeiteten Frauen, Kreuzschmerzen, Unterleibsbeschwerden, Gefühl von Schwäche oder Unwohlsein im Becken, zu frühe, zu starke Blutung, schmerzhaft gespannte Brust, überempfindlich gegen Widerspruch, Ablenkung oder Beschäftigung bessert
- **Pulsatilla D4, D6:** zu späte, zu schwache Blutung, sehr unregelmäßige Periode, viel Frieren, kalte Füße, Ängstlichkeit, Weinerlichkeit, Trost bessert, Wärme verschlechtert (trotz Frieren)

Nährstofftherapie

Großzügige Zufuhr der für die Fortpflanzung wichtigen Nährstoffe **Zink** (10-40 mg) und **Vitamin E** (100-400 I.E. täglich). Bei Frauen, die lange Zeit die „Pille" genommen haben, besteht häufig ein Mangel an bestimmten Vitaminen: **Folsäure** (1-5 mg) und **Vitamin B_6** (10-50 mg) sollten daher großzügig eingenommen werden.

Physikalische Therapie

Hydrotherapie: Teilwaschungen, ansteigende Sitzbäder, Moorbäder wirken vegetativ ausgleichend und regen die Durchblutung im Unterleib an.

Massage: Versuchsweise ist Bindegewebsmassage sinnvoll.

Balneotherapie: Kuren ohne psychischen Druck in Moorbädern können hilfreich sein.

Akupunktur/Akupressur

Versuchsweise können folgende Punkte behandelt werden:

Beim Mann: B23, 47, N11, KS6, MP6, KG2, 4, 6, LG3, 4, M36.

Bei der Frau: KS6, KG7, Moxa auf M36, KG3, 12 (→ *Akupunktur/Akupressur*, S. 46).

Pflanzenheilkunde

Bei leichter Gelbkörperinsuffizienz (der Frau) anstelle einer Hormonbehandlung: Mönchspfeffer (Vitex agnus-castus) in: Agnolyt® Tropfen, Castufemin® Tropfen

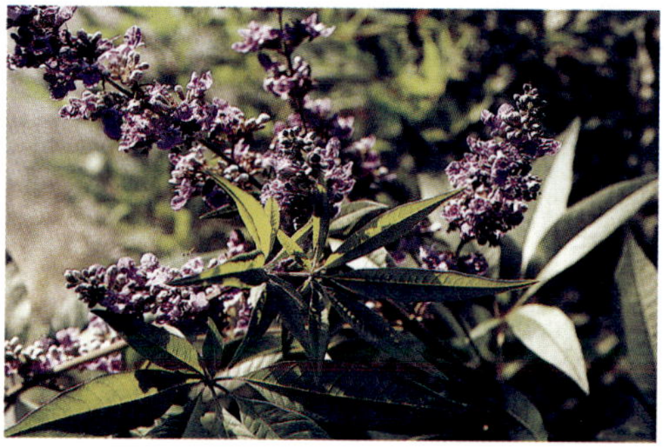

Abb. 61: Mönchspfeffer. Foto: Beat Ernst, Basel, Schweiz

Ayurveda

Bewährte Mittel

Bei der Frau: Nach der Menstruation jeden Morgen vor dem Frühstück Ashwagandha-Tabletten (Fa. Charysat → *Ayurveda*, S. 67) mit Milch.

Beim Mann: Täglich 1 Tasse Süßholztee (1 TL Süßholz mit einer Tasse Wasser 10 Minuten kochen) und 1 EL Shri Gopal Taila (Fa. Charysat → *Ayurveda*, S. 67).

Anthroposophische Therapie

Unterstützend sinnvoll: Alumen/Berberis compositum Dilution (Weleda).

Bach-Blüten-Therapie

Bei Behandlung entsprechend der Gemütslage sind Erfolge möglich – oft Walnut.

Reflexzonenmassage des Fußes

Bei Versagen anderer Verfahren versuchsweise eine Serie mit 6-12 Behandlungen (→ Therapeut).

Menstruationsbeschwerden

Begriffsklärung

Was sind Menstruationsbeschwerden?

Es gibt verschiedene Störungen und Beschwerden im Zusammenhang mit der Regelblutung. Die häufigsten Störungen sind:

- **Amenorrhoe**: Nichteintreten der Regelblutung, dies ist normal in der Schwangerschaft und während der Stillzeit. Bei einer **primären** Amenorrhoe ist noch nie eine Blutung eingetreten, bei einer **sekundären** Amenorrhoe sind nach normalen Blutungen diese wieder verschwunden
- **Menorrhagie** oder **Hypermenorrhoe**: Verlängerte und/oder verstärkte Regelblutung
- **Dysmenorrhoe**: Schmerzhafte Regelblutung. Fast alle Frauen haben während ihrer Regel gewisse Veränderungen ihrer körperlichen oder geistigen Leistungsfähigkeit. Eine Dysmenorrhoe als Krankheit besteht dann, wenn die Frau in ihren häuslichen oder beruflichen Aufgaben behindert ist
- **Prämenstruelles Syndrom:** Beschwerden, die in den letzten 10 Tagen des Zyklus auftreten und mit Eintreten der Regelblutung verschwinden

Ursachen

Wodurch entstehen Menstruationsbeschwerden?

- **Amenorrhoe:** Bei fehlender Gebärmutter (anlagebedingt oder nach Operation) oder fehlender Gebärmutterschleimhaut (z.B. nach zu scharfer Ausschabung) bleibt die Regelblutung aus. Am häufigsten sind aber funktionelle Störungen durch Ungleichgewichte im Zwischenhirn-Hypophysen-Eierstock-Regelkreis. Diese Störungen sind meist psychosomatisch bedingt (z.B. Tod eines nahen Angehörigen, Eheschließung, -scheidung, Berufs-, Wohnungswechsel, Prüfungen). Im Krieg oder bei einer Flucht kommt es häufig zu einer „Notstandsamenorrhoe“. Magersucht und Leistungssport können ebenfalls für ein Ausbleiben der Regel verantwortlich sein
- **Menorrhagie:** Entzündliche Prozesse, Lageanomalien der Gebärmutter, Myome (gutartige Gebärmuttertumore) oder Wucherungen der Gebärmutterschleimhaut (Endometriose) können eine verstärkte oder verlängerte Blutung bedingen
- **Dysmenorrhoe**: Selten sind Mißbildungen der Gebärmutter verantwortlich. Eine Endometriose (Wu-

cherung der Gebärmutterschleimhaut), Myome (gutartige Gebärmuttertumoren), Entzündungen, Narben des Gebärmutterhalses, Gebärmutterpolypen, selten auch Gebärmutterkrebs können zu einer Dysmenorrhoe führen. Die monatlich natürlicherweise vor der Regel erfolgende Auflockerung des Beckenringes kann Kreuz- und Rückenschmerzen verstärken

Häufiger ist eine Dysmenorrhoe jedoch psychosomatisch bedingt. Kummer, Trauer, Enttäuschung, unerfüllter Kinderwunsch oder Konflikte können Beschwerden verursachen oder verstärken.

In den letzten Jahren wird auch vermehrt die Beteiligung einer übermäßigen Prostaglandinbildung diskutiert.

- **Prämenstruelles Syndrom:** Die am Ende des Zyklus natürlicherweise vorkommende Wasser- und Salzbelastung des Körpers wird für die Beschwerden mitverantwortlich gemacht. Auch eine übermäßige Prostaglandinbildung wird diskutiert. Bei vegetativer Dystonie werden die normalerweise vorkommenden Veränderungen stärker wahrgenommen.

Symptome

Woran sind Menstruationsbeschwerden zu erkennen?

- **Amenorrhoe:** Neben einem Ausbleiben der Blutung kommt es häufig zu Durchblutungsstörungen (z.B. kalte Hände), Verstopfung, vegetativer Labilität mit Stimmungsschwankungen und Kontaktarmut.

- **Dysmenorrhoe**: Neben Schmerzen, die sich meist als Ziehen und Druckgefühl im Unterleib sowie Kreuzschmerzen äußern, kann es zu Müdigkeit, nervöser Reizbarkeit, schlechter Laune, Kopfschmerzen, Appetitlosigkeit, Übelkeit, Herzklopfen und Hautausschlägen kommen.

- **Prämenstruelles Syndrom**: Nervosität, Depression, Verstimmungen, schmerzhaft gespannte Brüste, berührungsempfindliche Brustwarzen, Völlegefühl, Verstopfung, Übelkeit und Kopfschmerzen sind typische Symptome.

Diagnostik und schulmedizinische Therapie

Was können Sie als Patientin vom Arzt erwarten?

- **Amenorrhoe**: Gynäkologische Untersuchungen dienen dem Ausschluß einer organischen Störung. Bei einer funktionellen Störung erfolgt eine Beratung, gegebenenfalls eine Östrogentherapie, nach deren Absetzen es immer zu einer Blutung kommt. Mit einer rhythmusgerechten Hormongabe wird versucht, normale Zyklen aufzubauen, die dann später oft auch spontan ablaufen.

- **Menorrhagie**: Durch Untersuchungen wird versucht, das verantwortliche Grundleiden herauszufinden und dann zu beseitigen (z.B. Operation eines Myoms oder einer Endometriose). Medikamentös kann die Blutung mit Mutterkorn-Präparaten (Nebenwirkungen!) gestillt werden. Die Blutungsstärke kann durch eine dreimonatige Verabreichung der „Pille" oft reguliert werden.

- **Dysmenorrhoe**: Wird eine organische Ursache gefunden, so wird diese – wenn möglich – beseitigt. Medikamentös werden schmerzlindernde oder krampflösende Medikamente verordnet. Bei sehr starken Beschwerden können der Eisprung und die Regelblutung hormonell unterdrückt werden.

- **Prämenstruelles Syndrom:** Mit einer Hormonbehandlung wird versucht, ein hormonales Gleichgewicht herzustellen. Gelegentlich werden noch Entwässerungstabletten gegeben, um Wasser und Salz auszuscheiden. Bei starken psychischen Beschwerden werden Beruhigungsmittel verordnet.

Naturheilkundliche Therapie

Die konventionelle Behandlung erschöpft sich überwiegend in einer symptomlindernden oder -unterdrückenden Therapie (Ausnahme: einmalige Hormonbehandlung einer funktionellen Amenorrhoe zum „Anstoßen" eines normalen Rhythmus bzw. Beseitigung von organischen Ursachen). Mit naturheilkundlichen Maßnahmen wird versucht, gestörte funktionelle Abläufe wieder in ein natürliches Gleichgewicht zu bringen. Bei starken Beschwerden, die naturheilkundlich (noch) nicht ansprechen, sind symptomlindernde Medikamente vorübergehend aber durchaus möglich.

Was sollten Sie als Patientin tun?

▶ **Ordnungstherapeutische Aspekte** sollten vorrangig berücksichtigt werden.

▶ Mit einer entsprechenden **Ernährung** bzw. **Nährstofftherapie** kann die Neigung zu Beschwerden vermindert werden.

▶ **Massagen, Hydrotherapie** und **Entspannungsübungen** wirken vegetativ augleichend und psychisch stabilisierend, körperliche Symptome werden erträglicher.

▶ Das richtig gewählte **Homöopathikum** vermag Beschwerden deutlich zu lindern.

Ordnungstherapie

Eine **sekundäre Amenorrhoe** ist zu 80% psychosomatisch bedingt. Mögliche Ursachen:

- Starker körperlicher Streß (z.B. Marathonläuferinnen)
- Starker seelischer Streß (z.B. Umzug, Examen)
- Unbewußte Angst vor Verlust an Geborgenheit und Wärme (z.B. Trennung von den Eltern, Scheidung, Ehekonflikte)
- Ablehnung des eigenen Sexuallebens (z.B. bei heranwachsenden Frauen – oft aus einer prüden, triebfeindlichen Familie –, Angst vor der Abhängigheit von einem Mann, Angst vor der eigenen Leidenschaft)
- Ablehnen der eigenen Weiblichkeit (z.B. durch zu starkes Konkurrenzstreben zum Mann)

Ist Streß die Ursache für die Amenorrhoe, so stellt sich bei Verschwinden des Stresses die Regel rasch wieder ein. In den anderen Fällen ist nach Ausschluß organischer Ursachen eine kurze Psychotherapie durch einen psychotherapeutisch erfahrenen Arzt (günstig: Gynäkologe) in Einzel- oder Gruppentherapie meist sehr erfolgreich.

Dysmenorrhoe

Ursache: Häufig erhöhte Prostaglandin-F-Spiegel, welches eine Leitsubstanz für die Entstehung von Schmerz ist. Verstärkt oder überhaupt ausgelöst werden können diese Beschwerden durch:

- Ungenügende Vorbereitung auf die sexuelle Reifung durch die Eltern
- Negative Einstellung zur Monatsblutung, oft auch im Elternhaus geprägt
- Unbewußter Protest gegen eine als wenig erstrebenswert empfundene weibliche Rolle

Die Patientin sollte in Gesprächen (Freundin, Therapeut) darin unterstützt werden, eine positivere Einstellung zur sexuellen Reife und deren natürlichen, sinnvollen Begleitumständen (z.B. Menstruation) sowie zur gegebenenfalls als negativ erlebten Geschlechtsrolle zu finden.

Menorrhagie

Nach Ausschluß organischer Ursachen muß an psychosomatische Zusammenhänge gedacht werden, insbesondere wenn die Blutungen während oder nach dem Beischlaf auftreten. Ursächlich in Frage kommen:

- Ablehnung des Partners, möglicherweise unbewußt
- Ablehnung der Sexualität insgesamt, möglicherweise unbewußt
- Nach Verlust einer geliebten Person, wobei keine ausreichende Trauerarbeit geleistet wurde (z.B. die Trauer durch Beruhigungsmittel unterdrückt wurde).

Bei der häufig vorhandenen Ablehnung sollte die Patientin lernen, eigene Wünsche durchzusetzen und mit dem Partner eine für beide Seiten befriedigende Partnerschaft aufzubauen, gegebenenfalls muß auch eine Trennung erwogen werden. In den anderen Fällen können bei relativ offen liegenden Problemen psychotherapeutisch orientierte Gespräche ein Verschwinden der Blutungen bewirken. Gelingt dies nicht, sollte eine psychoanalytische Psychotherapie erwogen werden (sehr aufwendig).

Ernährung

Die Bevorzugung von omega-6- und omega-3-fettsäurereichen Lebensmitteln (z.B. kaltgepreßtes Sonnenblumen-, Distel-, Leinöl, fette Kaltwasserfische) fördern günstige, entzündungshemmende Prostaglandine. Fleisch enthält viel Arachidonsäure, welche die Vorstufe „schlechter" Prostaglandine ist, und sollte – besonders in der zweiten Zyklushälfte – eher gemieden werden.

Nährstofftherapie

Prämenstruelles Syndrom: Sehr gut wirken Vitamin B_6 50-100 mg und Omega-6-Fettsäuren (ca. 1 g Gammalinolensäure), die Behandlung sollte ca. 1 Woche vor der Periode beginnen (Gammalinolensäure fördert die „günstigen" und hemmt die „schlechten" Prostaglandine).

Ausbleibende Blutung: Versuchsweise über mehrere Monate Zink 10-40 mg.

Schmerzhafte Blutung: Magnesium 300-600 mg wirkt krampflindernd, zusätzlich Vitamin B_6 50-100 mg, Vitamin E 400-800 I.E., Vitamin C 1-2 g.

Physikalische Therapie

Hydrotherapie: Ansteigende Fußbäder, vor der Blutung ansteigende Sitzbäder, Halb- oder Vollbäder mit Melisse oder Moor wirken krampflösend und vegetativ ausgleichend.

Bewegungstherapie: Beckenübungen zur Verbesserung der Durchblutung im Unterleib, Lockerungsübungen, allgemein Sport soweit möglich

Massage: Reflexzonenmassage im Genitalsegment, Bindegewebsmassage oder Periostbehandlung wirken lindernd.

Balneotherapie: Badeorte mit Peloiden (z.B. Moor, Fango) oder Solen sind günstig.

Pflanzenheilkunde

Ausbleibende Blutung (Amenorrhoe):

- **Mönchspfeffer** (Vitex agnus-castus) in: Agnolyt®-Tropfen, Castufemin®-Tropfen

Verlängerte Blutung (Menorrhagie):

- **Fuchssches Greiskraut** (Senesio fuchsii) in: Senecion® Tropfen
- Hirtentäschelkraut (Capsella bursa-pastoris) als Tee oder Extract. Bursae past. 2mal 1 TL täglich

Schmerzhafte Blutung (Dysmenorrhoe):

- **Wanzenkraut** (Cimcifuga racemosa) in: Remifemin® Tabletten/Lösung, Chimisan® T-Tropfen

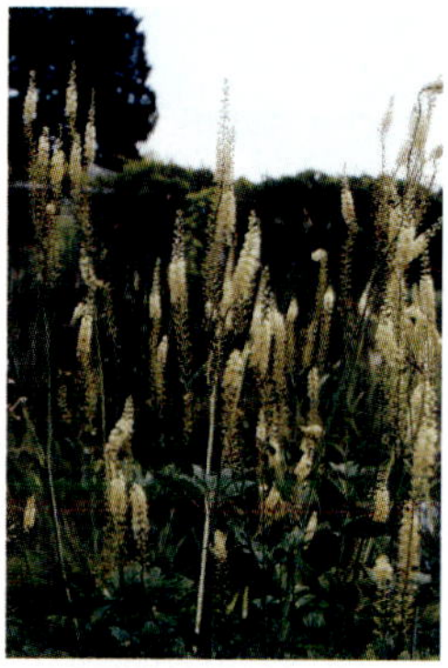

Abb. 62: Wanzenkraut. Foto: Bruno Vonarburg, Teufen, Schweiz

- **Gänsefingerkraut** (Potentilla anserina) in: Cefadian® Tabletten
- **Kombinationspräparat**: Femisana forte® Mixtur.

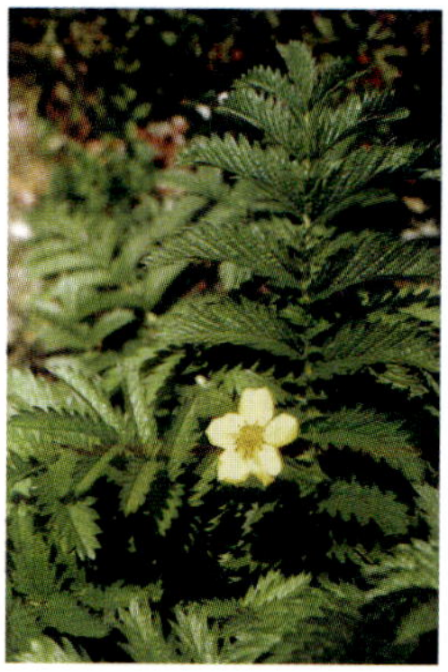

Abb. 63: Gänsefingerkraut. Foto: Bruno Vonarburg, Teufen, Schweiz

Entspannungstherapie

Das Autogene Training vermag Beschwerden – insbesondere krampfhafte Schmerzen – zu lindern. Das Muskelentspannungstraining wirkt muskulären Anspannungen und der Unruhe entgegen.

Homöopathie

Die Wahl des Mittels richtet sich nach der im Vordergrund stehenden Störung und den damit einhergehenden Symptomen, gute Erfolge sind möglich.

Ausbleibende Regelblutung (Amenorrhoe)

- **Aristolochia D12:** Scheidenausfluß, Depression, allgemeine Zerschlagenheit, viel Frieren, Durchfall, Blasenschmerz, stechender, reißender Gelenkschmerz, Ekzeme, Regelblutung bessert, Bewegung in frischer Luft oder Wärme bessert
- **Cyclamen D3, D4:** zu späte oder aussetzende Blutung, Brustschmerz, allgemeine Schwäche und Reizbarkeit, wäßriger Schnupfen, Migräneneigung, viel Frieren, Wärme oder Bewegung bessert
- **Ferrum metallicum D3, D4, D6:** blutleer wirkend (blond, blaß, blaue Venenzeichnung), Gesicht aschfahl, aber auch vollblütig, große Schwäche trotz manchmal blühenden Aussehens, Durchfall, Reizblase, viel Frieren, Ruhe verschlechtert, mäßige Bewegung bessert
- **Graphites D4, D6, D12:** verspätete oder aussetzende Blutung, trockene, rissige Haut, Blähungen, Verstopfung, viel Frieren, große Trägheit, Melancholie
- **Natrium muriaticum D4, D6, D12:** verspätete oder aussetzende Blutung, Scheidenausfluß, trockene Scheide, Abneigung gegen Männer, Abmagerung trotz Heißhunger, Verlangen nach salzigen Speisen, großer Durst, nervöse Reizbarkeit, Depression, Sonne verschlechtert, 9-11 Uhr schlechter
- **Pulsatilla D4, D6:** zu späte, schwache, unregelmäßige oder aussetzende Blutung, milder Scheidenausfluß, viel Frieren und kalte Füße, Ängstlichkeit, Depression, Weinerlichkeit, Trost bessert, Ruhe verschlechtert, Wärme verschlechtert (trotz Frieren), Bewegung im Freien bessert

Verlängerte Regelblutung (Menorrhagie)

- **Belladonna D4, D6:** zu frühe, starke, übelriechende Blutung, Unterleibskrämpfe mit Drängen nach unten, heißer Kopf, kalte Füße, Überempfindlichkeit der Sinne, Erregung, Beschwerden kommen und gehen plötzlich, Kälte oder Aufregung verschlechtert
- **Calcium carbonicum D3, D4, D6, D12:** zu frühe, zu lange, zu starke Blutung, besonders bei jungen Mädchen oder in den Wechseljahren, saurer Fuß- oder Kopfschweiß, Verstopfung, Kälte und Wärme verschlechtern, Essen verschlechtert, Anstrengung verschlechtert, im Freien besser
- **China D2, D3, D4:** starke, dunkle, klumpige Regelblutung, danach große Schwäche, große Empfindlichkeit gegen Berührung und alle Sinneseindrücke, Essen verschlechtert, Kälte verschlechtert, Wärme bessert
- **Cimicifuga D3, D4, D6:** unregelmäßige Periode, bei depressiven oder hysterischen Frauen gut geeignet, Migräneneigung, häufiger Wechsel zwischen psychischen und körperlichen Beschwerden
- **Erigeron D2, D3:** hellrote, heiße, gußartige Blutung, dabei Schmerzen in der Nierengegend oder Blasenkrämpfe mit schmerzhaftem Entleerungszwang, Bewegung verschlechtert
- **Hamamelis D1, D2:** dunkle, gleichmäßig fließende Blutung, dabei Schmerzen der Bauchdecken, im Kreuz und im Becken, größeres Schwächegefühl als es dem Blutverlust entspricht
- **Ipecacuanha D4, D6:** starke, gußartige, hellrote Blutung, Übelkeit, Brechreiz
- **Millefolium Ø, D1:** bewährt bei hellroten Blutungen
- **Nux vomica D4, D6, D12:** zu frühe, zu starke, zu lange Blutung mit Krämpfen, Kreuzschmerz, Übelkeit, Drängen der Gebärmutter nach unten, Reizbarkeit, Streitsucht, frische Luft verschlechtert, warmes Zimmer bessert
- **Sabina D3 D4, D6:** zu frühe, zu starke Menstruation, hellrote, anfallsweise Blutung, die bei jeder Bewegung schlimmer wird, krampfartiger Kreuzschmerz, Wärme verschlechtert (!)
- **Secale D4, D6:** sehr starke, dunkle, übelriechende Blutung, Taubheitsgefühl der Glieder, große Angst,

innerliches Brennen wie Feuer, Bewegung, Berührung oder Abkühlung verschlechtert, frische Luft verschlechtert

- **Ustilago maydis D2, D3, D4:** zu lange, zu starke Blutung, besonders in den Wechseljahren, Blutung bei geringster Berührung

Schmerzhafte Regelblutung (Dysmenorrhoe)

- **Arostolochia D12:** siehe Ausbleiben der Blutung
- **Belladonna D4, D6:** siehe verlängerte Blutung
- **Chamomilla D2, D3, D4, D6:** heftiger, kolikartiger Unterleibsschmerz, dunkle, klumpige Blutung, Nervosität, Ungeduld, abends und nachts schlechter, Wärme verschlechtert, aber der Kolikschmerz wird gebessert
- **Cimicifuga D3, D4, D6:** siehe verlängerte Blutung
- **Crocus D3, D4:** krampfartiges Gefühl, als ob sich etwas Lebendiges im Unterleib bewegt, zähe, dunkle Blutung, abstoßender Geruch während der Blutung, auffälliger Wechsel zwischen depressiver Verstimmung und läppischer Heiterkeit
- **Cuprum metallicum D3, D4, D6:** kolikartiger Krampfschmerz, besonders vor der Blutung, nachts schlechter, jede Bewegung verschlechtert
- **Cyclamen D3, D4:** siehe ausbleibende Blutung
- **Magnesium phosphoricum D3, D4, D6, D12:** scharfer, kolikartiger Schmerz („wie mit Messer"), besonders vor der Blutung, Berührung, Kälte oder Bewegung verschlechtern, Wärme oder Zusammenkrümmen verbessert
- **Nux vomica D4, D6, D12:** siehe verlängerte Blutung
- **Pulsatilla D4, D6:** siehe ausbleibende Blutung
- **Sepia D3, D4, D6, D12:** verminderte und verspätete Blutung, besonders in den Wechseljahren geeignet, Drängen der Gebärmutter nach unten, alle körperlichen und seelischen Beschwerden vor der Blutung schlimmer, heißer Kopf, kalte Füße, morgens ist alles schlimmer, Gleichgültigkeit, Depression, stickiges, warmes Zimmer verschlechtert, Anwesenheit vieler Menschen verschlechtert, Bewegung an frischer Luft bessert
- **Veratrum D4, D6:** zu frühe, zu starke Blutung, Krämpfe, kalter Schweiß, Kollapsneigung, Wärme oder Liegen verschlechtert
- **Viburnum opulus D1, D2, D3:** zu frühe, zu starke Blutung, heftiger Krampf- und Kopfschmerz, Rückenschmerz zum Unterleib ziehend, große Nervosität und Unruhe, Bewegung im Freien bessert

Ayurveda

Ein bewährtes ayurvedisches Mittel ist Ashokarista-Saft (Fa. Charysat → *Ayurveda*, S. 67).

Anthroposophische Therapie

Amenorrhoe: Ovaria/Argentum Globuli (Wala)

Menorrhagie: Menodoron® Tropfen (Weleda), Berberis/Urtica urens Globuli, Tormentilla compositum Globuli (Wala)

Dysmenorrhoe: Menodoron® Tropfen (Weleda), Belladonna/Chamomilla Globuli, Ovaria compositum Globuli (Wala).

Akupunktur/Akupressur

Folgende Punkte sind oft hilfreich:

Dysmenorrhoe: B31, G26, 27, 28, M36, MP4, 6, 8, KG3, 4

Amenorrhoe: B31, 34, N11, M29, 30, MP6, 7, KG2, 3, 4, 6, LG3, 4, 5

Unregelmäßige Regelblutung: KG3, 4, M36, MP6, 10 (→ *Akupunktur/Akupressur*, S. 46).

Ausleitende Verfahren

Cantharidenpflaster über der unteren Lendenwirbelsäule, blutige oder trockene Schröpfungen an der Genitalzone oder Baunscheidtierungen im Lenden- und Beckenbereich sind unterstützend sinnvoll.

Neuraltherapie

Quaddeln im Blasen/Beckenbereich, Injektionen an den gynäkologischen Raum und/oder Infiltrieren von besonderen Schmerzpunkten wirkt häufig stark lindernd (→ Therapeut).

Reflexzonenmassage des Fußes

Als unterstützende Maßnahme sinnvoll, Serie mit 6-12 Sitzungen (→ Therapeut).

Scheidenausfluß (Fluor)

Begriffsklärung, Symptome

Was ist Fluor?

Woran ist er zu erkennen?

Fluor ist vermehrter Scheidenausfluß. Dieser kann dünnflüssig (meist in der Scheide selbst produziert) oder schleimig-fadenziehend (meist aus der Gebärmutter stammend) sein.

Ursachen

Wodurch entsteht Fluor?

Die häufigste Ursache ist eine Störung des biologischen Gleichgewichtes in der Scheide. Normalerweise bauen die in der Scheide vorhandenen Döderlein-Bakterien die abgeschilferte Scheidenhaut zu Milchsäure ab. Durch dieses saure Milieu werden die Scheide und die Gebärmutter vor dem Eindringen von Krankheitserregern geschützt. Viele Faktoren können dieses Gleichgewicht jedoch stören:

- Eine **vermehrte Östrogenproduktion** führt zu einer vermehrten Abschilferung der Scheidenhaut mit der Folge eines vermehrten, jedoch selten störenden Fluors.
- Eine **verminderte Östrogenproduktion** stört die Voraussetzungen für eine ausreichende Milchsäurebildung, wodurch auch die Abwehrfunktion der Scheide beeinträchtigt wird (besonders in und nach den Wechseljahren).
- **Antibiotika** können die Döderlein-Bakterien sowie die normale Darmflora schädigen, was das Eindringen unerwünschter Bakterien oder von Hefepilzen (meist aus dem Darm) begünstigt.
- Ein übertriebenes Reinlichkeitsbedürfnis mit häufigen **Scheidenspülungen**, eventuell sogar mit schädlichen Seifen- oder Desinfektionslösungen stören ebenfalls das normale Gleichgewicht.
- **Fremdkörper** (z.B. aus therapeutischen Gründen eingelegte Scheidenpessare) können einen Scheidenfluor begünstigen.
- Bei **jüngeren Mädchen**, **vegetativer Dystonie**, **Infektionskrankheiten**, **Zuckerkrankheit**, **Blutarmut**, **Störungen im Mineralhaushalt** und in der **Schwangerschaft** wird oft ein erhöhter Scheidenausfluß beobachtet.
- Risse und **narbige Veränderungen** am Muttermund (z.B. nach Geburten), **entzündliche Veränderungen** am Gebärmutterhals, **Polypen** des Gebärmutterhals oder ein **Gebärmutterhalskarzinom** können einen vermehrten Fluß aus der Gebärmutter bedingen.

Diagnostik und schulmedizinische Therapie

Was können Sie als Patientin vom Arzt erwarten?

Der Gynäkologe wird Sie zunächst eingehend untersuchen, die Fluorkonsistenz prüfen und meist einen Abstrich machen. Er wird versuchen, die Ursache zu erkennen und – soweit möglich – zu behandeln. Bei Störungen des Hormonhaushaltes werden entsprechende Hormone lokal in der Scheide verabreicht. Ein

Polyp wird abgetragen. Ein Fremdkörper wird entfernt. Der Gynäkologe kann auch Scheidenzäpfchen mit Milchsäure oder Döderlein-Bakterien verschreiben, die das normale biologische Gleichgewicht wiederherstellen können.

Naturheilkundliche Therapie

Auch in der naturheilkundlichen Therapie gilt es, zunächst die Grunderkrankung zu behandeln. Bei jungen Mädchen oder in der Schwangerschaft ist der erhöhte Scheidenausfluß – soweit keine andere Ursache erkennbar ist – nicht weiter zu behandeln.

Was sollten Sie als Patientin tun?

▶ Alle Faktoren, die das **biologische Gleichgewicht** in der Scheide stören können, sollten vermieden werden. Dazu gehören häufige Scheidenspülungen oder eine Dysbiose des Darmes durch Antibiotikagaben oder eine falsche Ernährung.

▶ **Sitzbäder oder Spülungen** mit Heilpflanzen beschleunigen die Ausheilung.

▶ Bei immer wiederkehrendem Fluor ist eine oft vorliegende **Darmdysbiose** zu behandeln.

Physikalische Therapie

Hydrotherapie: Sitzbäder mit Kamillenbadextrakt bei 37° C, Moorbäder 37-39° C, 10 Minuten, 3mal/Woche

Pflanzenheilkunde

- **Schafgarbe** (Achillea millefolium) innerlich als Tee
- **Weiße Taubnessel** (Lamium album) als Tee innerlich und für Spülungen
- **Frauenmantel** (Alchemilla vulgaris) als Tee innerlich und für Spülungen
- **Malve** (Folia Malvae) als Tee für Spülungen
- **Kamille** (Matricaria chamomilla) und Salbei (Salvia officinalis) als Tee für entzündungshemmende Spülungen: Kamillenblüten, Salbeiblätter je 50,0 2-3 EL auf 1 l Wasser als Aufguß.

Mikrobiologische Therapie

Bei immer wiederkehrendem Fluor, der auf Infektionen (häufig mit Hefepilzen) zurückzuführen ist, muß an eine Dysbiose des Darmes gedacht werden. Eine Stuhlprobe kann hier Klärung verschaffen, eine Mikrobiologische Therapie ist bei Nachweis einer Dysbiose angezeigt (→ *Mikrobiologische Therapie*, S. 132).

Homöopathie

Bei passender Symptomatik ist das richtig gewählte Mittel oft hilfreich:

- **Cimicifuga D3, D4, D6:** oft rötlicher Fluor, Neigung zu Migräne, Angst, Herzneurose, große Schwäche, Schlafstörungen, Depression, häufiger Wechsel zwischen psychischen und körperlichen Beschwerden
- **Ferrum metallicum D3, D4, D6:** milchiger, wäßriger, wundmachender Fluor, oft verfrühte, blaßrote, verstärkte, verlängerte Blutung, Gesicht bleich oder vollblutig, große Schwäche
- **Hydrastis D1, D2, D3:** dicker, zäher, gelber Fluor, Fluor der Wechseljahre, insgesamt Neigung zu dicken, gelben Absonderungen aller Schleimhäute
- **Kreosotum D4, D6:** weißlicher oder gelblicher, scharfer Fluor, dabei wunde, geschwollene und juckende Schamlippen, brennende Schmerzen beim Urinieren und Geschlechtsverkehr, besonders bei Diabetikerinnen bewährt
- **Lilium tigrinum D2, D3, D4:** dünner, scharfer, bräunlicher Fluor, wunde, geschwollene Schamlippen,

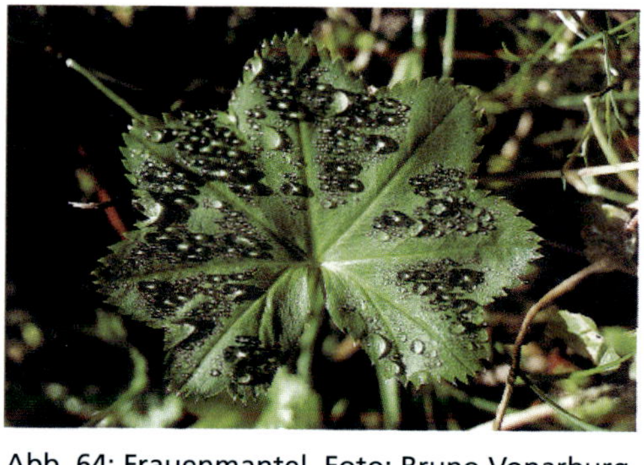

Abb. 64: Frauenmantel. Foto: Bruno Vonarburg, Teufen, Schweiz

Gefühl des Vorfalls der Scheide, welches Gegendruck verlangt (Kreuzen der Beine oder Binden), oft erhöhter Geschlechtstrieb, oft funktionelle Herzbeschwerden

- **Pulsatilla D4, D6:** dicker, milder, milchiger Fluor, zu schwache, zu späte, mitunter auch aussetzende Blutung, alles ist unregelmäßig, viel Frieren und kalte Füße, Depression, Weinerlichkeit, Trost bessert, Bewegung im Freien bessert, Wärme verschlechtert (trotz Frieren), besonders bei jungen Frauen bewährt

- **Sepia D3, D4, D6. D12:** vor der Blutung gelber, meist scharfer Fluor, wunde, brennende Scheide, verminderte und verspätete Blutung, Drängen der Gebärmutter nach unten, alle körperlichen und seelischen Beschwerden sind vor der Blutung stärker, heißer Kopf, kalte Füße, morgens ist alles schlimmer, Gleichgültigkeit, Depression, stickiges, warmes Zimmer verschlechtert, Bewegung in frischer Luft bessert

Akupunktur/Akupressur

Akute Beschwerden: B31, N3, G26, 34, M30, MP6, 9, KG4, 6, 7,
Chronische Beschwerden: N8, 11, KG4 (→ *Akupunktur/Akupressur*, S. 46).

Neuraltherapie

Bei immer wiederkehrendem Fluor trotz anderer, ansonsten oft erfolgreicher Maßnahmen sollten versuchsweise Injektionen an den gynäkologischen Raum erfolgen, außerdem gegebenenfalls Störfeldsuche (→ Therapeut).

Sauerstofftherapie

Einbringen von 50-100 ml Ozonwasser in die Scheide oder Behandlung mit ozoniertem Olivenöl sind oft hilfreich (→ Therapeut).

Wechseljahre, Klimakterische Beschwerden

Begriffsklärung, Ursachen, Symptome

Was sind klimakterische Beschwerden?

Wodurch entstehen sie?

Woran sind sie zu erkennen?

Das Klimakterium (Wechseljahre) ist durch den Übergang von der Geschlechtsreife in das Senium (Altern) gekennzeichnet. Die normalen, rhythmisch alle vier Wochen ablaufenden hormonellen Veränderungen mit den entsprechenden physiologischen Folgen (Eisprung, Monatsblutung) werden unregelmäßiger und bleiben schließlich ganz aus. Diese Umstellung ist oft von zahlreichen vegetativen Beschwerden begleitet. Hitzewallungen, Schweißausbrüche, Herzjagen, Schlafstörungen, Minderung der körperlichen Leistungsfähigkeit und psychische Veränderungen – häufig Depressionen – sind dabei typische Symptome.

Diagnostik und schulmedizinische Therapie

Was können Sie als Patientin vom Arzt erwarten?

Die konventionelle Therapie besteht in der Verabreichung von Hormonen, wobei Depotspritzen, Östrogentabletten oder -pflaster oder Östrogen-Gestagen-Kombinationen eingesetzt werden. Die Beschwerden lassen darunter oft deutlich nach.

Pro und Kontra Hormontherapie

Die Hormontherapie in und nach den Wechseljahren wird einerseits enthusiastisch propagiert, andererseits von ihren Kritikern gnadenlos verdammt. Sie ersetzt die in den Wechseljahren nachlassende Hormonproduktion, was von ihren Befürwortern als geradezu natürliche Therapie bezeichnet wird. Die Gegner sehen in ihr die künstliche Verlängerung eines biologisch nicht länger aufrechtzuerhaltenden Zustandes.

Vorteile der Hormontherapie

▶ Rasche Linderung oder sogar Beseitigung der Beschwerden

▶ Verlangsamung des Knochenschwundes

▶ Verbesserung des Fettstoffwechsels bei reiner Östrogentherapie

Nachteile der Hormontherapie

▶ Nebenwirkungen der Hormone (z.B. Kopfschmerzen, Übelkeit, Gewichtszunahme, Blutdruckanstieg, Venenentzündungen, Embolien)

▶ Erhöhung der Rate von Gebärmutterkrebs bei reiner Östrogentherapie (eventuell auch vermehrt Brustkrebs)

Eine Vorbeugung des Knochenschwundes mit Hormonen ist meist nicht nötig, wenn die Nahrung ausreichend Kalzium, Magnesium und Vitamin D enthält und vor allem durch ausreichende Bewegung die knochenbildenden Zellen genügend angeregt werden (→ *Osteoporose*, S. 444).

Eine Verbesserung des Fettstoffwechsels mit entsprechender Minderung der Herzinfarkte ist nur bei reinen Östrogenpräparaten gegeben. Reine Östrogenpräparate erhöhen aber das Risiko des Gebärmutterkrebses. Östrogen-Gestagen-Kombinationen haben zwar kein erhöhtes Krebsrisiko mehr, verbessern aber auch nicht den Fettstoffwechsel. Außerdem können die Fettwerte durch entsprechende Ernährung und andere Naturheilverfahren meist in befriedigende Bereiche gebracht werden (→ *Fettstoffwechselstörungen*, S. 426).

Insgesamt kann zur Zeit keine generelle Empfehlung für oder wider eine Hormontherapie in den Wechseljahren gegeben werden. Stets ist die Entscheidung individuell zu fällen, wobei sogar die Familiengeschichte (z.B. Gebärmutterkrebsfälle, Selbstmorde durch Depression oder starker Knochenschwund im Alter bei weiblichen Verwandten) zu berücksichtigen ist.

Naturheilkundliche Therapie

Viele Beschwerden der Wechseljahre können durch entsprechende naturheilkundliche Therapien beseitigt oder zumindest erträglich gemacht werden. Ist dies auch bei konsequenter Durchführung nicht möglich, so sollte auch nicht dogmatisch eine Hormontherapie abgelehnt werden – insbesondere wenn die Lebensqualität deutlich leidet (z.B. schwere Depression).

Was sollten Sie als Patientin tun?

▶ Von entscheidender Bedeutung kann das **Annehmen des eigenen Alterns** sein – der Verlust der Geschlechtsreife bedeutet nicht den Verlust des Frauseins.

▶ **Pflanzliche oder homöopathische Heilmittel** können die Beschwerden deutlich lindern.

▶ **Physikalische Therapienmaßnahmen** (z.B. Wasseranwendungen, Massagen) wirken vegetativ ausgleichend und psychisch stabilisierend.

▶ Andere Naturheilverfahren (z.B. Akupunktur, Ausleitende Verfahren, Neuraltherapie) können im Einzelfall das „richtige" Verfahren sein, welches eine erhebliche Besserung ermöglicht.

Ordnungstherapie

In den Wechseljahren befinden sich viele Frauen in einem besonderen Spannungsfeld:

- Die Kinder verlassen das Haus, oder es gibt Konflikte mit den heranwachsenden Kindern.
- Die eigenen Eltern werden zunehmend hilfsbedürftig.
- Der Partner wird oft als entfremdet erlebt. Er befindet sich auf dem Höhepunkt seiner beruflichen Entwicklung, während die Frau sich nach der abgeschlossenen Kindererziehung möglicherweise als nutzlos erlebt, oder der Partner wird erwerbsunfähig oder berentet und muß „mitversorgt" werden.

Diese Konflikte und Belastungssituationen können manche Frau derart überfordern, daß sie sich in die Krankheit „flüchtet". Beschwerden der Wechseljahre können dadurch entstehen oder zumindest verstärkt werden. Vor medikamentöser Behandlung (besonders mit Psychopharmaka) sollten diese Zusammenhänge bedacht und besprochen werden. Auffällig ist, daß Frauen aus höheren sozialen Schichten, mit höherer Intelligenz und mit vielfältigeren Interessen im Durchschnitt geringere Beschwerden angeben.

Pflanzenheilkunde

Wanzenkraut (Cimicifuga) in: Remifemin® Tabletten/Lösung, Chimisan® T-Tropfen sind bei Wechseljahrsbeschwerden bewährt.

Physikalische Therapie

Hydrotherapie: Wassertreten, kurze lauwarme Halbbäder, Bürstenbäder, Solebäder, Moorbäder wirken vegetativ ausgleichend.

Massage: Bindegewebsmassage oder Unterwassermassage wirkt oft lindernd.

Entspannungstherapie

Bei starker Unruhe und Anspannung ist die Progressive Muskelentspannung als unterstützende Maßnahme sehr sinnvoll.

Akupunktur/Akupressur

Psychische und vegetative Beschwerden sprechen oft gut an: LG20, KS6, M36, G21, B31 (→ *Akupunktur/Akupressur*, S. 46).

Ausleitende Verfahren

Die Zonen „Genitale", „kleines Becken" und „Hypertonie und Depression" sprechen auf Schröpfen oder Cantharidenpflaster meist günstig an, bei Füllezuständen ist auch ein blutiges Schröpfen möglich (→ *Ausleitende Verfahren*, S. 59).

Homöopathie

Die angegebenen Mittel können bei passender Symptomatik die Beschwerden deutlich lindern, gegebenenfalls ist eine Therapie bei einem erfahrenen Homöopathen erforderlich, der dann eventuell auch mit Hochpotenzen konstitutionell behandeln muß.

- **Acidum sulfuricum D4, D6, D12:** Hitzewallungen, völlige Erschöpfung nach Schweißausbruch, kalter, saurer, klebriger Schweiß, Berührungsempfindlichkeit, oft rheumatoide Beschwerden kleiner Gelenke, Reizbarkeit, Ungeduld, feucht-kaltes Wetter verschlechtert, Wärme bessert
- **Aristolochia D12:** Nachtschweiß, allgemeine Frostigkeit, stechende, reißende Schmerzen aller Gelenke, wochenlang gedrückte Stimmung mit Weinerlichkeit, wiedereinsetzende Menstruation bessert, Bewegung oder frische Luft bessern
- **Belladonna D4, D6:** heißer, dampfender Schweiß, aber Frostigkeit, hochroter Kopf, pulsierender Kopfschmerz, Überempfindlichkeit aller Sinne, Erregung, Beschwerden kommen und gehen plötzlich, Kälte oder Aufregung verschlechtern
- **Cimicifuga D3, D4, D6:** Depression, Hysterie, Verzweiflung, Niedergeschlagenheit, Unruhe, häufiger Wechsel zwischen psychischen und körperlichen Beschwerden, Migräne, Herzneurose, HWS-Syndrom, naßkaltes Wetter verschlechtert
- **Lachesis D6, D12:** Hitzewallungen mit Schweißausbruch und Beklemmungsgefühl, „Kloß im Hals", Geschwätzigkeit, Depression, Eifersucht, enge Kleidung wird nicht vertragen, Schlaf oder Wärme verschlechtern, Bewegung bessert
- **Pulsatilla D4, D6:** Hitzewallungen und Depression bei ausbleibender Blutung, Frostigkeit, kalte Füße, Ängstlichkeit, Verzagtheit, Weinerlichkeit, Trost bessert, Bewegung im Freien bessert, Ruhe verschlechtert, Wärme verschlechtert (trotz Frieren)
- **Sanguinaria D3, D4, D6, D12:** Hitzewallung in Brust und Gesicht, Brennen an Händen und Füßen, Speichelfluß, Übelkeit, Kopfschmerz, Schulterschmerz (Belladonna und Sanguinaria sind sehr ähnlich, Belladonna eher bei akuten, Sanguinaria eher bei chronischen Beschwerden angezeigt)
- **Sepia D3, D4, D6, D12:** Depression und Hitzewallungen, Drängen der Gebärmutter nach unten, alle

körperlichen und seelischen Beschwerden sind kurz vor der Blutung stärker, heißer Kopf, kalte Füße, morgens ist alles schlimmer, Gleichgültigkeit, stickiges, warmes Zimmer verschlechtert, Anwesenheit vieler Menschen verschlechtert, Bewegung oder frische Luft bessern

- **Sulfur D4, D6, D12:** Hitzewallungen mit trockener Hitze und Durst, erst später starke, übelriechende Schweiße, Brennen der Haut, deckt sich nachts auf oder steckt die Füße aus dem Bett, Schlafstörungen, Depression, Vergeßlichkeit, morgendlicher Durchfall, flauer Magen um 11 Uhr, nachts schlechter, Bettwärme verschlechtert, Nässe oder Kälte verschlechtern, Wärme oder trockenes Wetter verschlechtern

Nährstofftherapie

Vitamin E in hohen Dosen (400, eventuell bis 1200 I.E. täglich), Vitamin C 2mal 500-1000 mg täglich sind oft hilfreich.

Anthroposophische Therapie

Unterstützend wirken hilfreich: Ovaria compositum Globuli, Melissa/Sepia compositum Globuli, Ignatia compositum Globuli (Wala), Flores sambuci compositum Dilution, Ovarium compositum Tritution, Sepia compositum Dilution (Weleda).

Bach-Blüten-Therapie

Psychische und vegetative Beschwerden sprechen oft gut an, oft kommen Mustard, Scleranthus oder Honeysuckle in Frage.

Neuraltherapie

Injektionen in die Schilddrüse oder an den gynäkologischen Raum bringen oft deutliche Verbesserungen des subjektiven Befindens (→ Therapeut).

Reflexzonenmassage des Fußes

Eine Serie von 6-12 Sitzungen ist oft hilfreich (→ Therapeut).

Bioresonanztherapie

Bei Versagen der „einfacheren" Verfahren sollte ein Versuch mit Bioresonanz unternommen werden, einzeln oder in Kombination mit anderen Verfahren (→ Therapeut).

Literatur

Creutzfeld-Glees: Frauen und Hormone. Kreuz Verlag, Stuttgart

Ryneveld, E.: Unbeschwerte Wechseljahre. Karl F. Haug Verlag, Heidelberg.

Schmerzhafte Brustvergrößerung (Mastodynie)

Begriffsklärung

Was ist Mastodynie?

Bei einer Mastodynie kommt es zu schmerzhaften Schwellungen der Brüste, ohne daß organische Veränderungen nachweisbar sind. Diese Beschwerden treten oft vor der Monatsblutung auf und sind nicht selten mit anderen Erscheinungen des Prämenstruellen Syndroms (→ *Menstruationsbeschwerden*, S. 393) vergesellschaftet.

Ursachen

Wodurch entsteht eine Mastodynie?

Die schmerzhafte Brustspannung wird auf eine erhöhte Wassereinlagerung im Gewebe in den Tagen vor der Monatsblutung sowie eine erhöhte neurovegetative Reizbarkeit zurückgeführt. Selten können auch Östrogene (Hormonpräparate) zu Brustspannungen führen.

Diagnostik und schulmedizinische Therapie

Was können Sie als Patientin vom Arzt erwarten?

Der Gynäkologe wird gegebenenfalls versuchen, das gestörte Hormongleichgewicht durch Gabe von Geschlechtshormonen wiederherzustellen. Entwässerungstabletten und Beruhigungstabletten sind weitere Maßnahmen, um die Symptome zu lindern.

Naturheilkundliche Therapie

Die symptomatische und damit gleichzeitig symptomunterdrückende, konventionelle Therapie ist nach Möglichkeit durch eine Behandlung zu ersetzen, die das gestörte Gleichgewicht von „innen heraus" reguliert. Der Organismus sollte durch gezielte Reize in die Lage versetzt werden, selbst wieder für ein natürliches, strörungsfreies Gleichgewicht der monatlichen, hormonellen und physiologischen Prozesse zu sorgen. Nur bei Erfolglosigkeit naturheilkundlicher Maßnahmen oder sehr starken Symptomen sollten symptomatische Maßnahmen ergriffen werden.

Was sollten Sie als Patientin tun?

▶ **Kneippsche Wasseranwendungen** wirken oft lindernd.
▶ **Pflanzliche Heilmittel** sind bei Mastodynie bewährt.
▶ Das richtig gewählte **Homöopathikum** kann die Beschwerden entscheidend verringern.

Physikalische Therapie

Hydrotherapie: Bei Beschwerden sind ansteigende Armbäder und Brustwickel oft hilfreich.
Massage: Bindegewebsmassage kann die Beschwerden oft lindern.

Pflanzenheilkunde

Mönchspfeffer (Vitex agnus-castus) in: Agnolyt® Tropfen, Castufemin® Tropfen hat sich bei Mastodynie bewährt, ebenso das Kombinationspräparat Mastodynon® Tropfen

Enzymtherapie und Nährstofftherapie

Phlogenzym® 3mal 2 Kapseln + 1000 I.E. Vitamin E täglich versuchsweise über 6 Wochen einnehmen. Die Schwellungsneigung und das Spannungsgefühl nehmen hierunter nicht selten ab.

Homöopathie

Bei passender Symptomatik ist das entsprechende Mittel oft hilfreich:

- **Aristolochia D12:** Schmerz und Härtegefühl der (linken) Brust, verspätete, schwache, kurze Blutung, die Beschwerden sind vor und nach der Blutung stärker, währenddessen geringer, vor der Blutung Unterschenkelschwellung, Frostigkeit, lokale Wärme, Bewegung oder frische Luft bessern
- **Conium D4, D6:** gespannte, schmerzhafte Brüste, Bruststiche, verhärtete Brustdrüsen
- **Cyclamen D3, D4:** harte, gespannte, vergrößerte Brüste, Bildung wäßriger Milch bessert, zu frühe, zu starke Blutung, Verlangen nach Wärme, Bewegung bessert
- **Helonias dioica D1, D2, D3:** geschwollene Brüste mit empfindlichen und schmerzhaften Brustwarzen, selbst der Druck der Kleidung ist dort unerträglich, oft erschöpfte, nervöse Frauen mit ständigen Kreuz- und Unterleibsschmerzen, erträgt keinen Widerspruch, Ablenkung oder Arbeit bessert
- **Phytolacca D2, D3:** geschwollene, harte, schmerzhafte Brüste, bei beginnender Brustentzündung (Mastitis, auch stillender Frauen) D12, bei knotigen Brustveränderungen D12, bei Milchstau D3, D4, zum Abstillen D1, D2, D3
- **Sabal serrulata Ø, D1, D2, D3:** vergrößerte, druckschmerzhafte Brüste, stechender Schmerz der

Eierstöcke und der Gebärmutter, sexuelles Verlangen, morgens und nachmittags schlechter

Akupunktur/Akupressur

Die Behandlung der Punkte KG17, Di4, KS6, LG20 (→ *Akupunktur/Akupressur*, S. 46) können die Beschwerden lindern.

Neuraltherapie

Eine Quaddelserie um die Brustwarze, gegebenenfalls Injektionen in die Schilddrüse oder an die Zwischenrippennerven können die Beschwerden beseitigen oder lindern.

Bioresonanztherapie

Bei Versagen der „einfacheren" Verfahren sollte ein Versuch mit Bioresonanz unternommen werden, einzeln oder in Kombination mit anderen Verfahren (→ Therapeut).

Manuelle Medizin

Mastodynieähnliche Beschwerden können manchmal durch Fehlfunktionen der Hals- oder Brustwirbelsäule vorgetäuscht werden. Manuelle Therapie beseitigt in diesen Fällen erfolgreich die Beschwerden (→ Therapeut).

Stoffwechsel

Naturheilkundliche Behandlungsprinizipien

Die Regulation der meisten Stoffwechselvorgänge erfolgt über das Grundsystem (→ *Wie wirken naturheilkundliche Therapien?*, S. 28). Sollen Stoffwechselwerte (z.B. Fette, Zucker, Harnsäure) normalisiert werden, so ist die verbesserte Regulation im Grundsystem von entscheidender Bedeutung. Viele Naturheilverfahren setzen genau hier regulierend an. Naturheilverfahren haben dort ihre Grenzen, wo Hormondefizite (z.B. absoluter Insulinmangel bei Diabetes, Schilddrüsenhormonmangel nach Operation oder Bestrahlung) oder massive Funktionsstörungen bestehen (z.B. familiäre Hypercholesterinämie, deutliche Schilddrüsenüberfunktion). Hier können Naturheilverfahren allerdings zusätzlich eingesetzt werden.

Wichtige Naturheilverfahren bei Stoffwechselstörungen

▶ Mit richtiger **Ernährung** und **Heilfasten** können die meisten Stoffwechselstörungen sehr günstig beeinflußt werden.

▶ **Nährstofftherapie** kann ergänzend bestimmte Stoffwechselwerte verbessern und die bei bestimmten Störungen bestehenden Mangelzustände ausgleichen.

▶ Die meisten Stoffwechselstörungen werden durch **Heilpflanzen** milde gebessert.

Achtung

Die Beachtung **ordnungstherapeutischer Hinweise** ist meist Voraussetzung für eine erfolgreiche Therapie!

Zuckerkrankheit (Diabetes mellitus)

Begriffsklärung

Was ist Zuckerkrankheit?

Die Zuckerkrankheit (Diabetes mellitus) ist eine Stoffwechselstörung, bei der es zu erhöhten Blutzuckerwerten kommt:
Eine Zuckerkrankheit liegt vor, wenn der Blutzucker

- nüchtern 120 mg/dl übersteigt oder
- nach einer Mahlzeit über 160 mg/dl liegt oder
- nach einer bestimmten Zuckerbelastung (Glukosetoleranztest) über 200 mg/dl gemessen wird

Eine Zuckerkrankheit kann mit hoher Wahrscheinlichkeit ausgeschlossen werden, wenn

- nüchtern ein Wert unter 100 mg/dl und
- nach einer Mahlzeit ein Wert unter 140 mg/dl gemessen

Nüchternwerte zwischen 100 und 120 mg/dl und Werte nach den Mahlzeiten zwischen 140 und 160 mg/dl sind grenzwertig und kontrollbedürftig.

Es wird unterschieden zwischen:

Diabetes mellitus Typ I (sogenannter Jugendlicher Diabetes)

Er tritt erstmals meist im Kindes- oder Jugendalter in Erscheinung, selten auch einmal im 4. Lebensjahrzehnt. Die Ursache ist noch unbekannt (vermutet wird ein immunologischer Vorgang, der nach einem Virusinfekt Teile der eigenen Bauchspeicheldrüse zerstört). Die Therapie besteht immer in der Injektion von Insulin – und zwar lebenslang, da die Krankheit unheilbar ist (die Einpflanzung von insulinproduzierenden Zellen und die Entwicklung einer künstlichen Bauchspeicheldrüse befinden sich noch im Versuchsstadium). Alle unten aufgeführten Maßnahmen können daher nur unterstützend zur Anwendung kommen.

Diabetes mellitus Typ II (sogenannter Alterszucker)

Insulin bewirkt, daß der Zucker im Blut in die Zellen aufgenommen und dort verstoffwechselt wird. Der Blutzucker – genauer Glukose bzw. Traubenzucker – ist ein schnell verfügbarer Energieträger. Eine Unterschreitung des **Blutzuckerspiegels** führt zu bestimmten Symptomen der Unterzuckerung (→ Symptome), eine weitere Unterschreitung ist mit dem Leben nicht vereinbar. Zucker ist also lebenswichtig – allerdings nur im Blut, nicht in der Nahrung. Aus der Stärke in unserer Nahrung, aus Eiweißen und aus Fett – von außen oder aus körpereigenen Depots – kann der Körper nämlich jederzeit den benötigten Zucker bilden.

Ursachen

Wodurch entsteht die Zuckerkrankheit?

Bei der Zuckerkrankheit liegt ein Ungleichgewicht zwischen benötigter und tatsächlicher Insulinwirkung auf die Körperzellen vor. Das aus der Bauchspeicheldrüse ausgeschüttete Insulin reicht nicht mehr aus, den Blutzuckerspiegel im Normbereich zu halten. Zuerst tritt dies bei Zuckerbelastungen – also nach Mahlzeiten (Stärke wird im Darm in Zucker gespalten) –, später auch nüchtern auf.

Faktoren, die ein Ungleichgewicht zwischen Insulinbedarf und -angebot begünstigen

- **Übergewicht** (ca. 80% der Typ II-Diabetiker sind übergewichtig, bereits bei einem BMI (Body Mass Index → *Übergewicht*, S. 422) von 25 beginnt die sogenannte Insulinresistenz
- Zu **energiereiche Ernährung**
- **Bewegungsmangel**
- Einnahme bestimmter **Medikamente** (z.B. Entwässerungsmittel, Beta-Blocker, Cortisonpräparate, „Pille")
- **Vererbung**

Entgegen landläufiger Vermutungen produziert die Bauchspeicheldrüse des Diabetikers (nur Typ II) nicht weniger Insulin als beim Stoffwechselgesunden, sondern – zumindest zunächst – deutlich mehr. Der Grund dafür, daß diese Insulinmenge nicht ausreicht, liegt

- in der Produktion fehlerhaften Insulins, welches die erwünschte Wirkung nicht in ausreichendem Maße hat (selten)
- in der sogenannten **Insulinresistenz** (häufig)

Bei einer **Insulinresistenz** der Körperzellen wird deutlich mehr Insulin benötigt, um die gleiche Zuckermenge in die Zellen zu transportieren. Die Insulinresistenz wird durch die oben aufgeführten Faktoren erzeugt bzw. verstärkt, wobei das Übergewicht die größte Bedeutung hat. Durch eine Korrektur dieser Ursachen – mit Ausnahme der Vererbung – kann die Insulinresistenz aber wieder beseitigt werden. Ein hoher Blutzucker fördert hingegen die Insulinresistenz, welche wiederum den Blutzucker erhöht.

Die in dieser Phase des Diabetes eingesetzten Tabletten vermindern meist nicht die Insulinresistenz, sondern stimulieren die Insulinproduktion der Bauchspeicheldrüse. Erst in einer späteren Phase der Erkrankung kommt es infolge einer Erschöpfung der Bauchspeicheldrüse – nach jahrelanger „Überproduktion" – zu einem Nachlassen der Produktion und zu einem absoluten Insulinmangel. In diesem (Spät-)Stadium der Erkrankung wird beim Altersdiabetiker – wie beim jugendlichen Diabetiker, der diesen absoluten Mangel schon zu Beginn der Erkrankung aufweist – die Injektionsbehandlung mit Insulin erforderlich. Alle unten beschriebenen Maßnahmen können dann nur noch zu einer Verbesserung der Blutzuckereinstellung, einer Verminderung der benötigten Insulindosis und zu einer Verhütung von Spätkomplikationen führen, den Patienten aber nicht mehr „von der Spritze wegbringen". Viele Patienten bekommen aber bereits in der Phase der „Insulinüberproduktion" Insulin. Diese Menschen könnten ohne Insulin, ja selbst ohne Tabletten auskommen, wenn sie die Ursachen der Insulinresistenz beseitigen würden.

In den letzten Jahren wurde erkannt, daß nicht der zu hohe Blutzucker, sondern gerade das **Zuviel an Insulin** für zahlreiche Komplikationen im Rahmen des Diabetes mellitus verantwortlich ist:

- Insulin erhöht den **Blutdruck** (und verstärkt dadurch indirekt die Arteriosklerose).
- Insulin verschlechtert den **Fettstoffwechsel** (und verstärkt dadurch indirekt die Arteriosklerose).
- Insulin wirkt direkt **arteriosklerosefördernd** durch Begünstigung der Einlagerung von Fetten an die Gefäßwand.
- Dadurch erhöht Insulin das **Risiko für Herzinfarkt, Schlaganfall** und **Arterielle Verschlußkrankheit**.

Dabei spielt es keine Rolle, ob das Insulin aus der erhöhten körpereigenen Produktion bei Insulinresistenz, aus der Stimulierung der Bauchspeicheldrüse durch Tabletten oder durch Injektion von Insulin stammt.

Es wäre nun allerdings falsch zu glauben, man könne das „schädliche" Insulin oder die Tabletten einfach weglassen und hohe Blutzuckerspiegel in Kauf nehmen. Mit sehr hohem Blutzucker kann akut ein Diabetisches Koma entstehen, langfristig handelt sich der Diabetiker mit hohem Blutzucker Organschäden durch Läsionen der kleinen Arterien ein (z.B. Nierenversagen, Diabetische Retinopathie mit möglicher Blindheit) oder eine Polyneuropathie (= Nervenschädigung), während das Insulin eher die großen Arterien schädigt.

Symptome

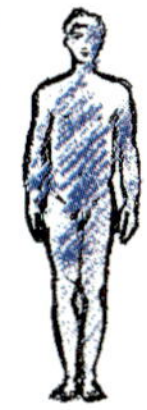

Woran ist die Zuckerkrankheit zu erkennen?

Erhöhte Blutzuckerwerte machen in der Regel **keinerlei Beschwerden**. Symptome treten nur bei exzessiv erhöhten Werten (Diabetisches Koma) sowie bei Unterzuckerungen (Hypoglykämie, z.B. bei Insulinüberdosierung) auf (Tab. 3). Beschwerden machen auch die zahlreichen Folgeerkrankungen des Diabetes (→ Komplikationen).

Komplikationen

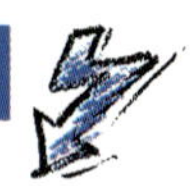

Welche Spätfolgen sind zu erwarten?

Die Zuckerkrankheit begünstigt die Entstehung zahlreicher Folgekrankheiten:

Koronare Herzkrankheit (→ *Koronare Herzkrankheit*, S. 248), arterielle Durchblutungsstörungen der Beine (→ *Arterielle Verschlußkrankheit*, S. 274),

Tab. 3

Überzuckerung (Diabetisches Koma)	**Unterzuckerung (Hypoglykämie)**
Durst, gesteigertes Wasserlassen	Schweißausbruch, Blässe
Übelkeit, Erbrechen	Unruhe, Zittern
Zeichen der Austrocknung	Verhaltensauffälligkeiten (Euphorie)
Niedriger Blutdruck	Blutdruckanstieg
Fieber, schnelles Herzschlagen	Krämpfe
Müdigkeit, Benommenheit, Koma	Bewußtseinstrübung, Koma

Durchblutungsstörungen der Hirngefäße (→ *Schlaganfall*, S. 277), Nierenschäden, Netzhautschäden am Auge, Glaukom, Katarakt, Fettleber, Nervenschäden.

Diagnostik und schulmedizinische Therapie

Was können Sie als Patient vom Arzt erwarten?

Neben regelmäßigen Blutzuckerbestimmungen (nüchtern und nach dem Essen) und Urinzuckerbestimmungen (am besten durch den Patienten oder Angehörige) sollten Allgemeinuntersuchungen stattfinden, die gezielt nach den Folgeerkrankungen fahnden, also mindestens einmal im Jahr **neurologische** sowie **Augenuntersuchungen**, besondere Kontrolle der **Füße**, **Nierenwerte**, **Belastungs-EKG**. **Spezialblutwerte**: HbA_1, HbA_{1c} oder Fructosamin geben Auskunft über die Blutzuckereinstellung der letzten Wochen, das **C-Peptid** oder **Serum-Insulin** geben die Menge der Insulineigenproduktion an.

Die Therapie des Diabetes mellitus ist (eigentlich) recht einfach und bei konsequenter Anwendung auch äußerst erfolgreich, d.h. der Blutzucker kann fast immer gut eingestellt und Spätkomplikationen damit weitgehend vermieden werden. Warum Möglichkeiten und Wirklichkeit oftmals weit auseinanderklaffen → Ordnungstherapie.

Auch nach schulmedizinischer Lehrmeinung ist der Patient mit Diabetes mellitus Typ II vorrangig mit richtiger Ernährung, Gewichtsreduktion und Bewegungstherapie zu behandeln. Erst wenn bei konsequenter Anwendung dieser Maßnahmen keine befriedigende Blutzuckereinstellung gelingt, sollten Medikamente hinzugegeben werden, wobei unterschieden wird zwischen

- Mitteln, die die Aufnahme von Kohlenhydraten im Darm verzögern und somit Blutzuckerspitzen vermeiden helfen (z.B. Glucobay®)
- Mitteln, die die Freisetzung von Insulin aus der Bauchspeicheldrüse stimulieren (z.B. Euglucon®)
- Biguaniden (z.B. Glucophage®), die die Insulinresistenz günstig beeinflussen, für die aber zahlreiche Gegenanzeigen bestehen
- Insulin als Injektion.

Leider wird oft aus Gründen der Bequemlichkeit – einerseits des Arztes, der aufwendige, schlecht bezahlte Beratungsgespräche vermeidet, andererseits des Patienten, der seine Lebensweise nicht ändern will – sehr schnell zu den Medikamenten gegriffen, bevor die nicht-medikamentösen Maßnahmen ausgeschöpft sind. Dabei wird meist nicht bedacht, daß damit zwar einige Komplikationen vermieden, andere aber sogar gefördert werden (s.o.). Gleichzeitig nimmt man dem Patienten mit einer „guten" medikamentösen Einstellung jeglichen Anreiz, die eigentlichen Ursachen der Zuckerkrankheit anzugehen.

Das kurzfristig erfolgreiche, symptomatische (Symptom: hoher Blutzucker), langfristig aber wenig nützliche, vielleicht sogar schädliche therapeutische Vorgehen, welches uns bei so vielen Erkrankungen begegnet, tritt gerade bei der Zuckerkrankheit besonders deutlich in Erscheinung.

Naturheilkundliche Therapie

Was sollten Sie als Patient tun?

▶ Der Patient sollte sich nicht auf „Wundermittel" einlassen, sondern mit oft ganz einfachen **ordnungstherapeutischen Maßnahmen** seine Krankheit und seine Blutzuckereinstellung verbessern – dazu muß er allerdings zu **aktiver Mitarbeit** bereit sein!

▶ Richtige **Ernährung** ist die Grundlage für eine gute Blutzuckereinstellung.

▶ **Heilfasten** kann das Übergewicht abbauen helfen, das Grundsystem sanieren und der Insulinresistenz entgegenwirken.

▶ **Bewegung** verbraucht Zucker, hilft beim Abbau des Übergewichtes und wirkt der Insulinresistenz entgegen.

Die meisten Naturheilverfahren setzen nicht am Symptom Blutzucker an, sondern an der Insulinresistenz.

Das Grundsystem (⟶ *Wie wirken naturheilkundliche Therapien?*, S. 28) wird saniert und ermöglicht so einen besseren Austausch zwischen Blut und Gewebe. Damit kann auch der Blutzucker schneller und effizienter aus dem Blut in die Zellen transportiert werden.

Ordnungstherapie

Für den Zuckerkranken ist es ganz besonders wichtig, die Einnahme seiner Mahlzeiten und seiner Medikamente „in Ordnung" zu bringen.

- **Medikamente**, die die Einstellung einer **Insulinresistenz** begünstigen, sollten abgesetzt und gegebenenfalls durch andere **stoffwechselneutrale** ersetzt werden – nur in besonderen Einzelfällen ist dies nicht möglich (⟶ Rücksprache mit dem verordnenden Arzt).
- Die **blutzuckersenkenden Medikamente** sollten zum **richtigen Zeitpunkt** eingenommen werden (z.B. Insulin je nach Art des Insulins 0,5-1 Stunde vor den Mahlzeiten, Tabletten rechtzeitig **vor** den Mahlzeiten, im Einzelfall Rückfrage beim behandelnden Arzt).
- Auch Medikamente, die die Kohlenhydrataufnahme verzögern (z.B. Glucobay®, pflanzliche Ballaststoffe) müssen unmittelbar **vor** den Mahlzeiten eingenommen werden.
- Bei leichten Formen des Diabetes mellitus sollten **drei Hauptmahlzeiten** zu festen Zeiten, bei fortgeschrittenem oder schlecht einstellbarem Diabetes **fünf oder mehr kleine Mahlzeiten** über den Tag verteilt verzehrt werden.
- Gerade der Zuckerkranke sollte betont **langsam essen** und **gut kauen**. Einerseits wird schneller eine Sättigung erreicht und so die Energieaufnahme begrenzt, andererseits werden Blutzuckerspitzen vermieden.

Neben diesen relativ einfachen Ordnungsprinzipien gilt es aber auch, die seelischen Anteile in Ordnung zu bringen. Der auffällige Widerspruch zwischen eigentlich guter Einstellbarkeit des Blutzuckers – wie sie oft in der Klinik gelingt – und tatsächlicher schlechter Einstellung – unter häuslichen Bedingungen – hat verschiedene Gründe:

- Bei Diagnosestellung des „Alterszuckers" ist der Patient nicht selten in der Tat chronologisch und biologisch alt und daher nicht mehr in der Lage, die für seine Erkrankung wichtigen Informationen zu erfassen und Konsequenzen daraus zu ziehen.
- Der Patient ist bei Diagnosestellung zwar noch nicht chronologisch alt, aufgrund der bereits vorhandenen Gefäßschädigung durch die vielleicht schon länger bestehende Zuckerkrankheit bereits biologisch vorgealtert und weist daher auch eine geringere intellektuelle Leistungsfähigkeit auf.
- Der Patient wäre intellektuell zwar in der Lage, die wesentlichen Fakten und Zusammenhänge zu seiner Erkrankung zu erfassen und auch umzusetzen, kann dies aber aus emotionalen Gründen nicht.

Nicht selten reagiert der Patient bei Diagnosestellung dieser chronischen, oft mit schwerwiegenden Komplikationen behafteten Krankheiten mit:

- Depression
- Aggression
- Ängsten
- Schuldgefühlen
- Hypochondrischem Verhalten

Solche Reaktionen sind verständlich, behindern aber natürlich ein vernünftiges Umgehen mit der Krankheit. Angehörige und Therapeuten sollten diesen Reaktionen verständnisvoll begegnen, sie aber auch offen ansprechen und dem Patienten bei deren Überwindung helfen. Der Patient sollte versuchen, sich bewußt zu machen, was ihn bei der Umsetzung wichtiger therapeutischer Maßnahmen – insbesondere Ernährung, Gewichtsreduktion, Bewegung – behindert, und wie er diese Hindernisse beseitigen kann.

Mit dem **Übergewicht** hat der Patient in der Regel die größten Probleme. Gerade das Essen wird von Diabetikern oft als etwas Zwanghaftes und Süchtiges erlebt. Dabei dient Essen nicht selten als Ersatz für Mangel an Fürsorge und Liebe. Dieser Mangel und der Versuch der Bewältigung desselben durch Essen hat seine Ursachen oft bereits in der frühen Kindheit.

Gelegentlich kann auch ein überfürsorgliches Verhalten der Mutter die Wahl einer anderen Befriedigungsform, nämlich der des Essens, beim Kind bedingen. Weiteres zum Übergewicht und dessen Behandlung → *Übergewicht* (S. 422).

Ernährung

Streng **verboten** sind **Zucker** und alle **zuckerhaltigen Lebensmittel**, Fertiggerichte und Getränke – auch Honig, Ahorn-, Rübensirup, Birnen- oder Apfeldicksaft.

Fruchtzucker und damit hergestellte Nahrungsmittel werden zwar insulinunabhängig verstoffwechselt, stellen jedoch „leere Kalorien" dar (nur Energie, keine Vitamine oder Minerale) und sollten daher eher gemieden werden – also auch alle sogenannten „Diabetiker-Produkte" wie Diabetiker-Marmelade, -Pralinen, -Schokolade.

Ebenso sollten **Süßstoffe** und damit hergestellte Nahrungsmittel gemieden werden, da sie zwar scheinbar eine Kalorieneinsparung bedeuten, die Gesamtkalorienaufnahme scheint jedoch bei süßstoffhaltiger Nahrung sogar erhöht zu sein (Süßstoff führt zu einem vermehrten Verzehr)! Dies ist für den meist übergewichtigen Diabetiker natürlich ungünstig.

Die Nahrung sollte möglichst eine **Vollwerternährung** darstellen, wobei besonders auf Zuckerfreiheit, Fettarmut und hohen **Ballaststoff-** und **Rohkostanteil** geachtet werden sollte. Bei Typ I-Diabetes und beim insulinpflichtigen Typ II-Diabetiker sollten drei Haupt- und mehrere Zwischenmahlzeiten eingehalten und die Nahrungsmenge nach **Broteinheiten** berechnet werden (→ Schulung durch Diätassistentin oder in einer Diabetesklinik unbedingt erforderlich). Beim tablettenpflichtigen Typ II-Diabetiker ist eine Berechnung nach Broteinheiten **nicht** erforderlich. Bis zur Gewichtsnormalisierung sollte die Nahrung jedoch unterkalorisch sein, d.h. weniger Kalorien enthalten, als vom Körper verbraucht werden. Auf Zwischenmahlzeiten kann bei guter Blutzuckereinstellung und Gewichtsnormalisierung verzichtet werden.

Heilfasten

Bei übergewichtigen Diabetikern sind sehr gute Erfolge möglich, da bereits geringe Gewichtsabnahmen die Insulinresistenz deutlich verringern und damit die Blutzuckereinstellung verbessern können. Ein dauerhafter Erfolg ist jedoch nur dann möglich, wenn die Ernährung anschließend wie oben angegeben geändert wird.

Achtung

Diabetes-Tabletten und Insulin müssen bei Fastenbeginn abgesetzt werden, da sonst eine gefährliche Unterzuckerung droht! Nur durch Diät eingestellte Diabetiker können daher zu Hause fasten, medikamentös eingestellte Diabetiker sollten dies in einer Fastenklinik (oder unter Anleitung eines erfahrenen Fastenarztes tun). Typ I-Diabetiker oder Typ II-Diabetiker mit absolutem Insulinmangel sollten eher nicht fasten (Gefahr des Komas)!

Physikalische Therapie

Hydrotherapie: Die Haut sollte mit Ganzwaschungen und warmen Bäder gepflegt werden. Heublumen-, Weizenkleie-, Kamillen- oder Eichenrindezusätze sind gut bei diabetischem Juckreiz.

Bewegungstherapie: Bewegungstherapie ist neben der Ernährung und den ordnungstherapeutischen Hinweisen die wichtigste Maßnahme, um den Blutzuckerspiegel günstig auf natürlichem Wege zu beeinflussen. Empfohlen werden Sportarten mit **mittlerer Belastungsintensität** (ca. 50-60% der maximalen Leistungsfähigkeit) und Ausdauercharakter, da hierbei Blutzucker insulinunabhängig abgebaut, Kalorien verbraucht und das Erreichen eines günstigeren Gewichtes ermöglicht werden. **Bewegungstherapie wirkt also ursächlich der Insulinresistenz entgegen**.

Günstige Sportarten sind z.B. Radfahren, Schwimmen, Spazierengehen, gegebenenfalls Joggen, Gartenarbeit. Sportarten mit hochintensiven Belastungsformen oder solche, bei denen eine Unterzuckerung sehr gefährlich wäre, sind ungünstig, z.B. Kurz- und Mittelstreckenläufe, Tennis, Squash (hohe Belastungsintensitäten), Bergsteigen, Motorrennsport, Drachenfliegen (große Gefahr bei Unterzuckerung). Bei längerfristigen Ausdauerbelastungen sollte jede halbe Stunde eine kleine Kohlenhydratmenge (z.B. ein Stück Obst, eine Scheibe Brot) zugeführt werden. Die Tabletten- oder Insulindosis soll an Tagen mit geplanter längerfristiger Ausdauerbelastung (z.B. 20-km-Wanderung) reduziert werden.

Pflanzenheilkunde

Guarmehl als Quellstoff vermeidet schnelle Blutzuckeranstiege, in: Glucotard® Granulat, GuarVerlan® Granulat.

Sogenannte Blutzuckertees sind eher skeptisch zu betrachten, da eine blutzuckersenkende Wirkung nicht nachgewiesen werden konnte.

Nährstofftherapie

Bestimmte Vitamine und Mineralstoffe helfen, die Blutzuckereinstellung (in Grenzen) zu verbessern oder wirken vorbeugend bei Zuckerspätschäden (Dosierungen → *Nährstoffliste*, S. 624):

Verbesserung der Blutzuckereinstellung: Chrom 100-200 µg, Vitamin E 400 I.E., Magnesium 300-600 mg täglich (engmaschige Blutzuckerkontrollen wegen Gefahr der Unterzuckerung!), gegebenenfalls Mangan, Kalium, Niacin, Vitamin C, Vitamin-B-Komplex

Vorbeugung und Behandlung diabetischer Nervenschädigungen: Vitamin B_1, B_6, B_{12}, Niacin, Lezithin, Alpha-Liponsäure

Vorbeugung diabetischer Netzhautschäden: Zink 10-40 mg, Selen 50 µg, Magnesium 300-600 mg täglich, Vitamin A, C, E

Diabetische Wundheilungsstörung: Zink 20-40 mg, Vitamin C mindestens 2mal 500 mg täglich

Ayurveda

Als unterstützende Maßnahme zur Verbesserung der Blutzuckereinstellung: 1 EL Bockshornkleesamen über Nacht in einem Glas Wasser einweichen, morgens nüchtern dieses Wasser trinken.

Homöopathie

kann unterstützend zu anderen Maßnahmen eingesetzt werden:

- **Kreosotum D4, D6:** kein Einfluß auf den Blutzucker, aber bewährt bei Folgezuständen (z.B. Juckreiz, Furunkel, feuchte Gangrän, Katarakt)
- **Secale D4, D6:** bei trockener, diabetischer Gangrän
- **Sulfur D12:** Verlangen nach Süßigkeiten, Heißhunger, ißt aber nur wenig auf einmal, morgendlicher Durchfall, der aus dem Bett treibt, um 11 Uhr flaues Gefühl, Brennen der Haut, muß nachts die Füße aus dem Bett strecken, nachts schlechter, Bettwärme verschlechtert, besonders bewährt in der D6 bei Furunkulose
- **Syzygium jambolanum Ø:** mehrmals täglich einige Tropfen sollen blutzuckersenkende Wirkung haben, kann zusammen mit anderen Maßnahmen bei leichter Zuckerkrankheit versucht werden

Sauerstofftherapie

Die Sauerstoffversorgung der Gewebe wird durch Ozontherapie verbessert, besonders geeignet bei Gangrän. Anwendung der HOT (→ *Sauerstofftherapie*, S. 217) soll Folgekrankheiten verhindern bzw. verzögern (→ Therapeut).

Bioresonanztherapie

Zusammen mit anderen Maßnahmen erfolgreich (→ Therapeut).

Eigenbluttherapie

Eigenbluttherapie mit Hämaktivator zusammen mit anderen Maßnahmen sinnvoll (→ Therapeut).

Bach-Blüten-Therapie

Zusammen mit anderen Maßnahmen, häufig Honeysuckle.

Akupunktur/Akupressur

Zusammen mit anderen Maßnahmen sinnvoll: H7, B20, 21, 23, KS6, 3E4, Le2, M36, MP3, 5, KG12 (→ *Akupunktur/Akupressur*, S. 46).

Literatur

Bircher-Benner-Ratgeber 14: Diabetiker. Bircher-Benner-Verlag, Bad Homburg.

Bruker, M.O.: Diabetes und seine biologische Behandlung. emu-Verlag, Lahnstein.

Delekat, W.: Leben als Diabetiker. Karl F. Haug Verlag, Heidelberg.

von Koerber/Hammann/Willms: Für Diabetiker: Vollwerternährung. Gräfe und Unzer, München.

von Koerber/Männle/Leitzmann: Vollwert-Ernährung. Karl F. Haug Verlag, Heidelberg.

Kolb, M.O.: Auf die Einstellung kommt es an – Diabetes. Kreuz Verlag, Stuttgart.

Krönke, H.: Diagnose Diabetes. Falken Verlag, Niedernhausen.

Leitzmann/Laube/Million: Vollwertküche für Diabetiker. Falken Verlag, Niedernhausen.

Was essen und trinken bei Diabetes? Diaita Verlag, Bad Homburg (im Reformhaus erhältlich).

Selbsthilfegruppe

Deutscher Diabetiker-Bund e.V., Danziger Weg 1, 58511 Lüdenscheid, Tel. 02351-989153

Schilddrüsenvergrößerung (Struma, Kropf)

Begriffsklärung, Ursachen

Was ist eine Schilddrüsenvergrößerung? Wodurch entsteht sie?

Bei einer Schilddrüsenvergrößerung (Struma, Kropf) können Teile oder die gesamte Schilddrüse vergrößert sein. Die häufigste Ursache ist der in Mitteleuropa häufig vorkommende Jodmangel. Es können aber auch Schilddrüsenentzündungen, Tumoren und andere seltene Schilddrüsenerkrankungen zu einer Vergrößerung führen.

Symptome, Komplikationen

Woran ist eine Schilddrüsenvergrößerung zu erkennen?

Ein Kropf ist meistens **ohne Beschwerden**. Gelegentlich kann er zu einem **Kloßgefühl** im Hals führen. Bei sehr starken Vergrößerungen mit Druck auf die umliegenden Gewebe kann es zu Einengungen der Luftröhre und der Halsvenen kommen.

Diagnostik und schulmedizinische Therapie

Was können Sie als Patient vom Arzt erwarten?

Bei jeder Schilddrüsenvergrößerung sollte mit Blutuntersuchungen (TSH, T_3, T_4) eine Schilddrüsenüber- bzw. -unterfunktion ausgeschlossen werden. Mit einer Ultraschalluntersuchung können Tumoren erkannt werden. Gegebenenfalls sind weitergehende Untersuchungen wie Schilddrüsenszintigraphie oder Feinnadelpunktion erforderlich.

In der Regel ist eine schulmedizinische Therapie erforderlich (besonders bei Entzündungen oder Tumoren).

Naturheilkundliche Therapie

Die angegebenen Naturheilverfahren können zusätzlich versuchsweise eingesetzt werden.

Was sollten Sie als Patient tun?

▶ Eine ausreichende Versorgung durch **Jod** in der Nahrung oder als Nahrungsergänzung ist vorbeugend die wichtigste Maßnahme.

▶ Alle anderen Verfahren – Homöopathie, Kneippsche Therapie, Neuraltherapie – können bei Vergrößerung unterstützend eingesetzt werden.

Ernährung

Zur Vorbeugung der Entstehung und Entwicklung einer Struma sollte die Nahrung ausreichend Jod enthalten (→ *Nährstoffliste*, S. 648). Besonders in Jodmangelgebieten – außer den Küstenregionen nahezu ganz Mitteleuropa – sollte ausschließlich jodiertes Speisesalz verwendet werden.

Achtung

Jodsalz nicht bei Überfunktion der Schilddrüse.

Nahrungsergänzung

Zur Vorbeugung oder bei bestehender Struma zur Vermeidung einer weiteren Vergrößerung sollte Jod (150-250 μg täglich oder 2500 μg/Woche) zusätzlich eingenommen werden.

Achtung

Nicht bei Überfunktion der Schilddrüse.

Besonders in der Schwangerschaft und Stillzeit ist der Bedarf erhöht. Daher sollten alle Schwangeren und Stillenden Jod in der angegebenen Menge einnehmen. Dies schützt sowohl die Frauen als auch die Kinder vor einer Struma.

Neuraltherapie

Die Symptome der Fehlregulation – also möglicherweise Zeichen der Über- und Unterfunktion – können durch neuraltherapeutische Injektionen an und in die Schilddrüse gut behandelt werden (→ Therapeut).

Homöopathie

Die angegebenen Mittel sollten für einige Monate versuchsweise eingesetzt werden:

- **Apis D3:** Zystenkropf (Vergrößerung der Schilddrüse durch flüssigkeitsgefüllte Hohlräume)
- **Calcium fluoratum D6:** einfache und harte, knotige Struma
- **Calcium jodatum D4, D6:** Struma bei Kindern und Jugendlichen, besonders wenn chronische Mittelohrentzündungen oder Mandelentzündungen gleichzeitig vorkommen (Achtung: Vorher eine Überfunktion ausschließen!)
- **Flor de piedra D6:** knotige Struma, Struma der Heranwachsenden, Druck- und Spannungsgefühl der Schilddrüse

Anthroposophische Therapie

Als unterstützende Maßnahme: Spongia compositum (Wala), Thyreodoron-Salbe (Weleda).

Physikalische Therapie

Hydrotherapie: Wechselwarme Ganz-, kalte Oberkörperwaschungen, warme Vollbäder mit Baldrianzusatz für 10-20 Minuten, Wassertreten, abends wechselwarme Fußbäder können die Beschwerden durch eine Fehlregulation milde beeinflussen.

Literatur

Hehrmann, R.: Schilddrüsenerkrankungen. Gustav Fischer-Verlag, Stuttgart.

Pfannenstiel, P.: Krankheiten der Schilddrüse. TRIAS-Verlag, Stuttgart.

Über- und Unterfunktion der Schilddrüse (Hyper-, Hypothyreose)

Begriffsklärung, Ursachen

Was ist Über- bzw. Unterfunktion der Schilddrüse?

Wodurch entstehen sie?

Bei einer Überfunktion der Schilddrüse (Hyperthyreose) kommt es durch eine vermehrte Ausschüttung von Schilddrüsenhormonen zu einer allgemeinen Stoffwechselsteigerung. Die häufigsten Ursachen hierfür sind eine hohe Jodzufuhr (z.B. durch jodhaltige Röntgenkontrastmittel, jodhaltige Medikamente) bei meist vergrößerter Schilddrüse, Überdosierung von Schilddrüsenhormonen oder bei einer Überproduktion von Schilddrüsengebieten, die sich von der Kontrolle durch körpereigene Regelkreise abgekoppelt haben (autonome Areale). Bestimmte Autoimmunerkrankungen (Antikörper gegen körpereigenes Gewebe) können ebenfalls zu einer Überfunktion führen.

Bei einer Unterfunktion der Schilddrüse (Hypothyreose) werden zuwenig Schilddrüsenhormone ausgeschüttet. Die häufigste Ursache hierfür ist ein Jodmangel (Jod ist ein wichtiger Bestandteil der Schilddrüsenhormone). Bei einer Operation oder Bestrahlung der Schilddrüse kann es ebenfalls zu einer Unterfunktion kommen, wenn anschließend zuwenig Schilddrüsenhormone medikamentös zugeführt werden. Schilddrüsenentzündungen können ebenfalls eine Unterfunktion bedingen.

Symptome

Woran ist eine Über- oder Unterfunktion zu erkennen?

Überfunktion: Gewichtsabnahme bei meist gutem Appetit, Unverträglichkeit von Wärme, warme, feuchte Haut, schnelles Herzschlagen, Herzrhythmusstörungen, Zittern der Finger, Nervosität, Muskelschwäche, Durchfall oder eine Schilddrüsenvergrößerung können, müssen aber nicht vorliegen. Auch bei nur wenigen dieser Symptome kann es sich um eine Überfunktion handeln.

Unterfunktion: Kälteempfindlichkeit, Verstopfung, trockenes Haar, trockene, kühle Haut, Antriebsmangel, Konzentrationsschwäche, langsames Herzschlagen sind typische Symptome. Die Entwicklung der Symptomatik ist oft schleichend.

Diagnostik und schulmedizinische Therapie

Was können Sie als Patient vom Arzt erwarten?

Blutuntersuchungen (TSH, T_3, T_4, TRH-Test) reichen meist aus, um die Diagnose zu stellen. Für die Ursache (besonders der Überfunktion) kommen gegebenenfalls weitere diagnostische Verfahren wie Ultraschalluntersuchung, Schilddrüsenszintigraphie (eine Untersuchung mit radioaktiven Markierungssubstanzen), Feinnadelpunktion, spezielle Antikörperbestimmungen in Frage.

Eine schwere Überfunktion muß schulmedizinisch mit schilddrüsenhemmenden Medikamenten, gegebenenfalls auch mit Operation oder Radiojodtherapie der Schilddrüse behandelt werden.

Eine Unterfunktion bedarf der Versorgung mit Schilddrüsenhormonen – gegebenenfalls lebenslang (z.B. bei Zustand nach operativer Entfernung der Schilddrüse).

Naturheilkundliche Therapie

Leichte Formen der Überfunktion können mit nachfolgenden Naturheilverfahren erfolgreich behandelt werden. Eine Unterfunktion ist mit ausreichender Jodversorgung zu behandeln.

Was sollten Sie als Patient tun?

▶ Zur Vorbeugung von Schilddrüsenfehlfunktionen auf eine ausreichende **Jodversorgung** achten. Bei nachgewiesener Überfunktion darf kein Jod zusätzlich zugeführt werden.

▶ Alle anderen Naturheilverfahren können unterstützend eingesetzt werden.

Ernährungstherapie

Bei **Überfunktion** der Schilddrüse darf wegen der Gefahr der Verschlechterung **kein jodiertes Speisesalz** verwendet werden.

Zur Vorbeugung einer **Unterfunktion** ist auf eine ausreichende **Jodversorgung** in der Nahrung zu achten (→ *Nährstoffliste*, S. 648).

Nährstofftherapie

Zur Vorbeugung und Behandlung einer Unterfunktion 100-250 μg (0,1-0,25 mg) Jod täglich (→ *Nährstoffliste*, S. 648).

Pflanzenheilkunde

Bei leichten Formen der **Überfunktion**:

- **Wolfstrapp** in: thyreo-loges® N Tabletten
- **Kombinationspräparate:** Lycovowen® N Tropfen, Mutellon® Tropfen, Thyreogutt® Tropfen/Tabletten

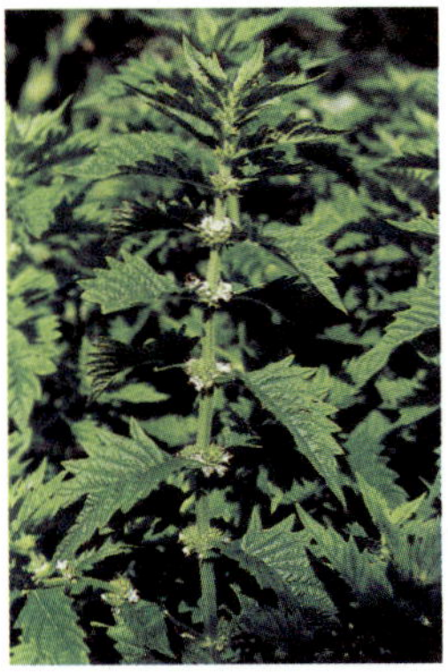

Abb. 65: Wolfstrapp. Foto: Bruno Vonarburg, Teufen, Schweiz

Homöopathie

Bei **Überfunktion** und passendem Symptomenbild ist eine Therapie sinnvoll mit:

- **Aurum D6, D12:** große Unruhe, Depression, sogar Selbstmordneigung, Bluthochdruck mit heißem, rotem Kopf, kalte Hände und Füße, nachts schlechter, Kälte verschlechtert
- **Calcium fluoratum D12:** Anschwellen der Schilddrüse mit Gefühl des Pulsierens, Gereiztheit, große innere Unruhe, Konzentrationsunfähigkeit, Zittern, Muskelzuckungen, Schlafstörungen zwischen 3 und 5 Uhr, nächtliches Hitzegefühl
- **Flor de Piedra D12:** knotige Schilddrüsenvergrößerung, Vergrößerung der Schilddrüse bei Heranwachsenden, Druck- und Spannungsgefühl der Schilddrüse, Herzklopfen, migräneartiger Kopfschmerz, Hitzewallungen
- **Jodum D12:** innere Unruhe, Bewegungsdrang, Angst, Zittern, Abmagerung trotz Heißhunger, Herzklopfen, schnelles Herzschlagen, trockener Reizhusten, ständiges Hitzegefühl, Wärme verschlechtert, morgens schlechter

Achtung

! Bei Überfunktion keine niedrigere Potenz als D12 nehmen!

- **Kalium jodatum D6, D12:** ähnlich Jod, mit folgenden Besonderheiten: Kälte, Wärme, kalte Nässe oder Ruhe verschlechtern, nachts schlechter, Bewegung bessert
- **Lycopodium D4, D6:** Schwäche, geistige Ermüdung, Reizbarkeit, Mißtrauen, Menschenscheu, Schreckhaftigkeit, Geräuschempfindlichkeit, Blähungen, Leberleiden, zwischen 16-20 Uhr schlechter, Ruhe oder Wärme verschlechtern, frische Luft oder Bewegung bessern
- **Lycopus virginicus D1, D2, D3:** bei Überfunktion der Schilddrüse, wenn nervöse Herzbeschwerden im Vordergrund stehen

Bei **Unterfunktion** ist eine Therapie sinnvoll mit:

- **Fucus vesiculosus D1:** 3mal 3-10 Tropfen täglich bei Jodmangelkropf, die Wirkung erfolgt aufgrund des hohen Jodgehaltes, daher Schilddrüsenwerte regelmäßig kontrollieren, keine weiteren Jodpräparate zusätzlich anwenden, nicht bei Überfunktion anwenden!

Anthroposophische Therapie

Als unterstützende Maßnahme bei Überfunktion: Thyreoidea compositum (Wala)

Als unterstützende Maßnahme bei Unterfunktion: Thyreoidea/Ferrum (Wala).

Neuraltherapie

Die Symptome der Fehlregulation – also möglicherweise Zeichen der Über- und Unterfunktion – können durch neuraltherapeutische Injektionen an und in die Schilddrüse gut behandelt werden (→ Therapeut), eine deutliche Fehlfunktion selbst wird damit aber nicht beeinflußt.

Autogenes Training

Bei Unruhezuständen durch Überfunktion als zusätzliche Therapie hilfreich.

Physikalische Therapie

Überfunktion

Hydrotherapie: Durch Kälteanwendung im Bereich der Schilddrüse wird die Aktivität gedämpft: Heilerde-Halswickel bis zur Erwärmung, dann wechseln, Rumpfwickel oder kühle Oberkörperwaschungen zum Wärmeentzung, Wassertreten, abends warme Baldrianbäder, Wadenwickel.

> **Achtung**
> Heiße Anwendungen verschlimmern.

Balneotherapie: Milde Sole- und Schwefelbäder (z.B. Badenweiler, Bad Hersfeld, Bad Homburg, Bad Kissingen)

> **Achtung**
> Bei Überfunktion keine jodhaltigen Solebäder, keine Seebäder!

Unterfunktion

Hydrotherapie: Kräftige Reize wirken bei Unterfunktion anregend: Knie- bis Vollgüsse, wechselwarme Waschungen, ansteigende Fuß- und Armbäder, Voll- und Bürstenbäder

Bewegungstherapie: Ausdauersportarten zur Stoffwechselanregung

Balneotherapie: Jodhaltige Solebäder, Seebäder zur Anregung der Schilddrüse

Bach-Blüten-Therapie

Als zusätzliche Therapie sinnvoll, häufig Scleranthus.

Literatur

Hehrmann, R.: Schilddrüsenerkrankungen. Gustav Fischer-Verlag, Stuttgart.

Pfannenstiel, P.: Krankheiten der Schilddrüse. TRIAS-Verlag, Stuttgart.

Gicht

Begriffsklärung, Ursachen

Was ist Gicht?

Wodurch entsteht sie?

Gicht ist eine schmerzhafte, **entzündliche Gelenkerkrankung**, die durch Ablagerungen von Harnsäurekristallen in den Gelenken hervorgerufen wird. Selten liegt eine sogenannte primäre Gicht vor, bei der ein vererbter Enzymdefekt im Purinstoffwechsel zur Krankheit führt. Meist handelt es sich aber um eine sekundäre Gicht. Deren wichtigste **Ursachen** sind:

- **Überernährung**, besonders mit purinhaltigen Nahrungsmitteln (→ *Nährstoffliste*, S. 662)

- Reichlicher **Alkoholgenuß**
- Schnelle **Gewichtsreduktion** durch Diät oder Fasten
- **Nierenfunktionsstörung**
- Therapie mit bestimmten **Medikamenten** (Entwässerungsmittel, Penicillin, Tuberkulosemittel, Zytostatika = bestimmte Krebsmittel)

Symptome

Woran ist Gicht zu erkennen?

Eine Harnsäureerhöhung im Blut (Hyperurikämie) als Vorstufe zur Gicht kann jahrelang symptomlos bestehen. Der akute Gichtanfall mit **Überwärmung**, **Rötung** und **schmerzhafter Bewegungseinschränkung** im Gelenk betrifft zunächst meist ein Gelenk (oft Großzehen- bzw. Daumengrundgelenk, Knie-, Hand- oder Schultergelenk), später können auch viele andere Gelenke befallen werden. Zwischen den Anfällen kann die Ablagerung von Harnsäure in den Gelenken schmerzlos fortschreiten, bis der nächste Anfall auftritt. Später können sich Gelenkfehlbildungen wie bei der rheumatoiden Arthritis ausbilden, außerdem sogenannte Tophi (schmerzlose Gichtknoten) an den Gelenken oder an Nase und Ohr.

Diagnostik und schulmedizinische Therapie

Was können Sie als Patient vom Arzt erwarten?

Wichtigste diagnostische Maßnahme ist die Bestimmung des **Harnsäuregehaltes im Blut**. Normal sind bis 7,0 (bei Frauen bis 5,7) mg/dl, wobei je nach Labor geringe Unterschiede der Normalwerte auftreten. Über 9 mg/dl besteht erhöhte Gefahr eines Gichtanfalls. Um Harnsäure aus dem Gewebe wieder zu mobilisieren, sollte beim Gichtkranken bzw. -gefährdeten auch im symptomfreien Intervall die Harnsäure sehr niedrig sein, d.h. möglichst unter 3-4 mg/dl. Wenn Sie Gichtkranke in der Familie haben, sollten Sie vorsorglich Ihren Harnsäurespiegel bestimmen lassen, um bei einer Erhöhung der Harnsäure bereits vor dem ersten Anfall entsprechende vorbeugende Maßnahmen einzuleiten. Da Harnsäureablagerungen in der Niere zu Harnsäure-Nierensteinen und zu Ablagerungen im Nierengewebe führen können, sollte bei längerem Verlauf auch eine entsprechende Nierendiagnostik (Nierenwerte im Blut, Ultraschalluntersuchung auf Nierensteine) stattfinden.

Beim Gichtanfall sind kühlende Umschläge, Hochlagerung der betroffenen Gelenke und entsprechende entzündungshemmende, schulmedizinische Medikamente vorrangig (Colchicin, Indometacin, gegebenenfalls auch Cortison).

Medikamente zur Harnsäuresenkung sollten nur dann eingesetzt werden, wenn mit den naturheilkundlichen Maßnahmen die erwünschte Reduktion nicht erzielt wird.

Naturheilkundliche Therapie

Was sollten Sie als Patient tun?

▶ Im schmerzfreien Intervall oder bei erhöhten Harnsäurewerten ist die richtige **Ernährung** von entscheidender Bedeutung.

▶ Wichtig ist ebenfalls die Beachtung der ordnungstherapeutischen Hinweise (**Alkohol, Übergewicht**).

Pflanzenheilkunde

Beim Anfall ist die Behandlung mit Colchicin aus der Herbstzeitlosen Mittel der Wahl (vom Arzt verschreibungspflichtig und nach seiner Anweisung einzunehmen).

Achtung

Bei Befundbesserung oder Auftreten von Durchfällen ist die Dosis von Colchicin zu reduzieren!

Ernährungstherapie

Die Kost sollte kein oder nur sehr wenig an Fleisch- und Wurstprodukten sowie Fisch und Geflügel wegen der darin enthaltenen Harnsäurevorstufen enthalten. Dafür sollte sie reich an Obst sein, auf eine ausreichende Trinkmenge (mehr als 2 l, beim Anfall 3 l täglich) ist unbedingt zu achten (sofern keine Gegenanzeigen dafür vorliegen), → *Nährstoffliste,* Purine (S. 662).

Ordnungstherapie

Alkohol sollte ganz weggelassen oder nur in sehr geringer Menge genossen werden, da er die Ausscheidung der Harnsäure behindert. **Entwässernde Medikamente** erhöhen die Harnsäure. Es sollte daher geprüft werden, ob diese Medikamente nicht weggelassen oder durch harnsäureneutrale Medikamente ersetzt werden können (→ Rücksprache mit dem Arzt). Eine Normalisierung des meist bei Gichtpatienten vorhandenen **Übergewichtes** ist unbedingt anzustreben (→ *Übergewicht*, S. 422).

Achtung

Während der Gewichtsabnahme kommt es zu einer Erhöhung der Harnsäure!

Bei rascher Gewichtsabnahme sollten daher zur Anfallsvorbeugung neben einer Erhöhung der Trinkmenge (mindestens 2-3 l täglich) harnsäuresenkende Medikamente (Allopurinol) eingesetzt werden. **Kaffee** kann ebenfalls zu einer Erhöhung der Harnsäure führen und sollte daher weitgehend gemieden werden.

Physikalische Therapie

Gichtanfall

Hydrotherapie: Kalte Kompressen (häufig wechseln), Eiskompressen oder das betroffene Gelenk unter den kalten Wasserstrahl aus der Leitung Halten wirken schmerzlindernd.

Chronische Gicht

Hydrotherapie: Kalte Kneipp-Anwendungen wie Waschungen, Güsse, Teil- und Vollbäder sowie Sauna 1mal/Woche wirken stoffwechselanregend und fördern die Harnsäureausscheidung.

Bewegungstherapie: Alle Ausdauerbelastungen wie Dauergymnastik, Spaziergänge, Joggen, Schwimmen, Radfahren, Tanzen, Tennis, Gartenarbeit wirken stoffwechselanregend.

Phototherapie: UV-Ganzkörperbestrahlungen erhöhen die Harnsäureausscheidung.

Balneotherapie: Trinkkuren mit Kalziumsulfat- und Natriumhydrogencarbonatwässern, Kuren in Kneipp-Kurorten, Schwefelbäder wirken günstig.

Ausleitende Verfahren

Im Gichtanfall haben Blutegel über dem erkrankten Gelenk eine ausgezeichnete entzündungshemmende und schmerzlindernde Wirkung, über Gichttophi an den Großzehen wirken Cantharidenpflaster günstig, bei Harnsäureerhöhung wirken wiederholte kleine Aderlässe (100-150 ml) positiv auf die oft gleichzeitig verschlechterten Fließeigenschaften des Blutes.

Neuraltherapie

Beim Gichtanfall wirken neuraltherapeutische Injektionen über dem erkrankten Gelenk schmerzlindernd (→ Therapeut).

Anthroposophische Therapie

Als unterstützende Maßnahme: Mandragora compositum, Rheumasalbe N (Weleda), Betula/Mandragora compositum, Nierentonikum (Wala).

Heilfasten

Durch das Heilfasten ist langfristig eine gute Verbesserung der Harnsäurewerte möglich, wenn nach dem Fasten auch eine Umstellung der Ernährung erfolgt.

Achtung

Beim Fasten kommt es wegen der Mobilisierung körpereigener Harnsäuredepots zu einem vorübergehenden Anstieg der Harnsäure im Blut, was bei entsprechender Disposition sogar einen Anfall auslösen kann. Daher sollten Fastende mit erhöhten Harnsäurewerten besonders viel trinken und zur Anfallsvorbeugung ein harnsäuresenkendes Medikament einnehmen (Allopurinol).

Nahrungsergänzung

Bei erhöhter Harnsäure im Blut behindern 3mal 5 mg Folsäure + 3mal 1 g Vitamin C täglich die Ablagerung von Harnsäurekristallen in den Gelenken

Homöopathie

Beim Anfall zusätzlich zu anderen Maßnahmen bei passender Symptomatik einzusetzen:

- **Acidum benzoicum D2, D3, D4:** Gelenkschmerz, besonders Knie, Finger, Zehen, Zehenballen, scharfer Uringeruch wie Pferdeharn
- **Apis D4, D6:** entzündliche, blaßrote, abgegrenzte Gelenkschwellung, heftiger, stechender, brennender Schmerz, starke Berührungsempfindlichkeit, Kälte bessert
- **Belladonna D4, D6:** plötzlich auftretender Gelenkschmerz mit roter Schwellung, große Ruhelosigkeit, Kälte verschlechtert (wenn das Verhalten auf Kälte nicht eindeutig ist, können Apis und Belladonna D6 stündlich im Wechsel eingenommen werden)
- **Bryonia D1, D2:** in häufigen Gaben bei blaßroten, geschwollenen Gelenken, typisch ist der Schmerz bei kleinster Bewegung, Schwächegefühl, daß die Glieder kaum tragen, Gelenksteife, Durst auf große Mengen kalten Wassers
- **Ledum D2, D3, D4:** Schmerzen besonders kleinerer Gelenke, typisch ist die Besserung durch kalte Umschläge oder Güsse trotz allgemeiner starker Frostigkeit, Alkohol, Bettwärme oder Bewegung verschlechtern, nachts schlechter

Akupunktur/Akupressur

Unterstützend zu anderen Maßnahmen sinnvoll: MP5, 6, B58, M36, 31, N7 (→ *Akupunktur/Akupressur*, S. 46).

Eigenbluttherapie

Beim akuten Anfall oder bei chronischer Erkrankung zusätzlich zu anderen Maßnahmen sinnvoll (→ Therapeut).

Sauerstofftherapie

HOT (→ *Sauerstofftherapie*, S. 217) normalisiert erhöhte Harnsäurewerte im Blut (→ Therapeut).

Literatur

Höder/Bandick: Hilfe bei Rheuma. Falken Verlag, Niedernhausen.
Ilies, A.: Harnsäurespiegel senken bei Gicht. Gräfe und Unzer, München.
Lützner/Million: Rheuma und Gicht – Selbstbehandlung durch Ernährung. Jungjohann, Neckarsulm.
Was essen und trinken bei Gicht? Broschüre, Diaita-Verlag, Bad Homburg (im Reformhaus erhältlich).
Wolfram/Husemeyer: Ernährung bei Gicht. TRIAS-Verlag, Stuttgart.

Übergewicht

Begriffsklärung

Was ist Übergewicht?

Von **Übergewicht** spricht man, wenn das Normalgewicht überschritten wird. Das Normalgewicht nach Broca in kg erhält man, wenn man von der Körpergröße 100 abzieht.

Achtung

Nicht jedes Übergewicht ist unbedingt behandlungsbedürftig! Es gilt heute als erwiesen, daß einige Prozent Übergewicht, welches über lange Zeit ohne größere Anstrengungen stabil gehalten wird und bei dem eine gute Leistungsfähigkeit besteht, möglicherweise für das betreffende Individuum das genau richtige Gewicht darstellt. Bei Krankheiten, von denen bekannt ist, daß auch geringes Übergewicht eine Verschlechterung bedeuten kann, sollte jedoch das Normalgewicht, eventuell sogar ein Wert darunter angestrebt werden (z.B. Zuckerkrankheit, Bluthochdruck). Ein behandlungsbedürftiges Übergewicht besteht in jedem Fall bei der **Fettsucht**, weil hierdurch die Leistungsfähigkeit und die Lebenserwartung gemindert sowie zahlreiche Krankheiten in der Entstehung und Ausprägung begünstigt werden.

Von Fettsucht spricht man, wenn ein Übergewicht von mindestens 20% nach Broca besteht

$$\text{Gewicht nach Broca} = \frac{\text{Körpergewicht (in kg)}}{\text{Körpergröße (in cm) - 100}}$$

(Beispiel: Gewicht 100 kg, Größe 180 cm, Broca = 100: (180-100) = 1,25 = 125%, also 25% Übergewicht)

In neueren Veröffentlichungen wird auch zunehmend der BMI (Body Mass Index) berechnet

$$\text{BMI} = \frac{\text{Körpergewicht (in kg)}}{\text{Körpergröße (in m)}^2}$$

(Beispiel: Gewicht 100 kg, Größe 180 cm, BMI = 100: $(1,8)^2$ = 30,86)

BMI unter 19:	Untergewicht
BMI 19-22:	Normalgewicht
BMI 22-25:	leichtes Übergewicht
BMI 25-30:	deutliches Übergewicht
BMI über 30:	Fettsucht

Ein massives Übergewicht besteht ab einem BMI von 30 oder mehr, ab einem BMI von 25 kann bereits Insulinresistenz einsetzen (→ *Zuckerkrankheit*, S. 407), Werte zwischen 19 und 22 werden als sehr günstig angesehen.

Ursachen

Wodurch entsteht Übergewicht?

Übergewicht entsteht immer dann, wenn die Energieaufnahme größer ist als der Verbrauch. Die überschüssige Nahrungsenergie wird vom Organismus in den Fettdepots gespeichert. Dieser natürliche Mechanismus ist durchaus sinnvoll, da in Zeiten des Nahrungsüberflusses Reserven für Hungerzeiten angelegt werden. Unter den Bedingungen eines ständigen Überangebotes an Nahrungsmitteln – zumindest in diesem Teil der Welt – kann sich die ansonsten vorteilhafte Fettspeicherung nachteilig auf die Gesundheit auswirken.

Übergewicht ist ein Risikofaktor für zahlreiche Krankheiten (z.B. koronare Herzkrankheit, Schlaganfall, Bluthochdruck, Gicht, Zuckerkrankheit). Genetische (vererbte) Einflüsse scheinen beim Übergewicht eine Rolle zu spielen. Die Frage, ob eine besonders gute Auswertung der Nahrungsenergie möglich ist (sogenannte „gute Futterverwerter") ist bisher nicht eindeutig entschieden.

Bircher-Benner beschrieb als eine mögliche Ursache für die Entstehung von Übergewicht den sogenannten **Reizhunger**. Danach führen gerade Übergewichtige trotz einer kalorischen Überernährung zuwenig lebensnotwendige Nährstoffe (z.B. Vitamine, Mineralstoffe und Spurenelemente) zu sich. Die Ernährung ist also unter quantitativen Aspekten nicht nur eine Überernährung, sondern unter qualitativen Aspekten auch eine Fehl- und Mangelernährung. Den entstehenden Nährstoffmangel versucht der Organismus wiederum über eine vermehrte Nahrungszufuhr zu kompensieren, wobei allerdings meist energiereiche Nahrungsmittel mit relativ geringem Nährstoffgehalt und Genußmittel (z.B. Süßigkeiten, Nahrungsmittel mit hohem Fettanteil, Alkohol) bevorzugt werden. Damit kann es nicht gelingen, die Nährstoffdefizite zu decken, und es entsteht weiterer Hunger.

Der bei Übergewichtigen nicht seltene Genußmittelmißbrauch (z.B. Zigaretten, Alkohol, Kaffee), aber auch die wegen sekundärer Erkrankungen (z.B. Bluthochdruck) eingeleitete medikamentöse Therapie (z.B. entwässernde Tabletten) können zu weiterem Nährstoffmangel führen (z.B. Zigaretten – Vitamin C, Alkohol – Vitamin B_1, Kaffee – Magnesium, Wassertablette – Kalium) und in Folge zu einer Verstärkung des Reizhungers. Der „Reizhunger" ist ernährungswissenschaftlich noch nicht bewiesen, für seine Existenz sprechen aber einige Indizien.

Naturheilkundliche Therapie

Die Therapieerfolge bei Übergewichtigen sind im allgemeinen als äußerst bescheiden zu bezeichnen. Zwar können mit Diäten und Abmagerungskuren oft erstaunliche Erfolge erzielt werden, die aber meist in kurzer Zeit wieder zunichte gemacht werden. Ein Grund dafür ist, daß die eigentlichen Ursachen (Fehlernährung, emotionale Probleme, Bewegungsmangel) nicht auf Dauer beseitigt werden. Zudem sind Übergewichtiger (und Therapeut) oft geradezu auf das Symptom „Übergewicht" fixiert. **Übergewicht ist aber keine eigenständige Krankheit, sondern nur das Symptom einer tieferliegenden Störung**. Eine umfassende, die komplexen Zusammenhänge der Entstehung des Übergewichtes berücksichtigende Therapie ist daher erforderlich, um dauerhafte, befriedigende Erfolge zu erzielen.

Von kurzen, radikalen **„Diäten"** (Crash-, Wunderdiäten) ist ebenso wie von der Einnahme von **Appetithemmern** unbedingt abzuraten. Kurzfristige gute Erfolge sind kaum von Dauer, da eine angemessene Ernährung und richtiges Eßverhalten dabei nicht erlernt werden. Außerdem kommt es während der Phase des schnellen Abnehmens zu einem Absenken des gesamten Energieumsatzes, so daß bei Aufnahme der alten Ernährungsgewohnheiten eine noch deutlichere Gewichtszunahme resultiert. Die medikamentösen Appetithemmer haben außerdem einige nicht zu unterschätzende Nebenwirkungen (z.B. Herzrhythmusstörungen).

Was sollten Sie als Patient tun?

- ▶ Meist ist eine radikale Umstellung der gesamten **Ernährung** erforderlich.
- ▶ Meist ist auch eine radikale Umstellung des **Verhaltens**, nicht nur des **Ernährungsverhaltens** erforderlich.
- ▶ Richtige **Bewegung** vermag den Prozeß des Abnehmens zu unterstützen.

Ernährungstherapie

Es sind Nahrungsmittel zu bevorzugen, die eine hohe Nährstoffdichte aufweisen, d.h. einen großen Gehalt an Vitaminen, Mineralien und Ballaststoffen bei gleichzeitig niedrigem Energiegehalt haben:

- Viel **Gemüse und Salate**
- Kohlenhydratträger mit hohem Anteil an **Ballaststoffen** haben einen besseren Sättigungseffekt und führen zu einem langsameren Blutzuckeranstieg. Daher Produkte aus dem vollen Korn (z.B. Vollkornnudeln, Vollkornbrot, ungeschälten Reis) bevorzugen

- Wenig oder gar **keine Fleisch- und Wurstprodukte** (relativ geringe Nährstoffdichte, versteckte Fette, auch in magerem Fleisch), maximal ein bis zwei Fleischgerichte/Woche
- **Alkohol** während der Gewichtsabnahme völlig meiden (1 g Alkohol hat 7 Kalorien, 1 g Fett hat 9 Kalorien)

Ordnungstherapie

Der Übergewichtige versucht oft, **emotionale Störungen** mit Überernährung zu kompensieren. Diese Strategie mag kurzfristig erfolgreich zu sein (die Freisetzung euphorisierender Stoffe im Zentralnervensystem – beispielsweise nach Schokoladengenuß – ist nachgewiesen), und der entstandene Fettwulst wirkt quasi als Schutzpanzer gegenüber einer möglicherweise als feindlich empfundenen Umwelt. Da „Dicksein" nach heutigem Schönheitsideal als Makel angesehen wird, resultiert jedoch ein Verlust an Selbstvertrauen, der – entsprechend der erlernten Strategie – mit weiterer Nahrungszufuhr kompensiert wird.

Der Übergewichtige muß sich also dem Problem des **Mangels** zuwenden – Mangel an Selbstvertrauen, Mangel an Geborgenheit, Mangel an Liebe. Gegebenenfalls kann sogar eine mehrjährige psychodynamisch orientierte Psychotherapie erforderlich werden – allerdings nur dann, wenn das Ziel nicht Gewichtsreduktion, sondern Stärkung des Selbstvertauens, verbessertes Umgehen mit Streß und Erlangung von mehr Zufriedenheit heißt.

Übergewichtige lassen sich bei der Nahrungsaufnahme mehr von äußeren Reizen leiten. Sie verfügen nicht (mehr?) über ein normal funktionierendes Hungergefühl und Sättigungsempfinden. Die Frage, ob dieses Defizit angeboren oder anerzogen ist, wurde bisher noch nicht beantwortet, ist für die Therapie letztlich auch unerheblich. Es ist unerläßlich für jeden Übergewichtigen, falsches **Verhalten** in bezug auf die Nahrungsaufnahme abzulegen, um eine natürliche Steuerung der Nahrungsauswahl und -menge (wieder?) erlernen zu können. Dazu gehört:

- **Genußmittel meiden**. Übergewichtige berichten nach Zigaretten- oder Koffeinkonsum (Kaffee, Mate-Tee, Guarana) von geringerem Hungergefühl oder leichterer Gewichtsabnahme bei gleicher Nahrungsaufnahme. Diese Effekte sind aber nur kurzfristig und denen synthetischer Appetitzügler vergleichbar. Abgesehen von den Nebenwirkungen – Zigarettenschäden sind ungünstiger als Übergewicht – kommt es nach Beendigung des Genußmittelkonsums zu einem verstärkten Hungergefühl und umso größerer Gewichtszunahme.
- Der Übergewichtige sollte **sich selbst akzeptieren** – zunächst einmal so, wie er jetzt ist, d.h. auch mit Übergewicht
- Die **eigene Verantwortung** für das Übergewicht begreifen und annehmen lernen („ich bin für mein Gewicht verantwortlich und nicht die Veranlagung, die Eltern oder das Kantinenessen")
- Sich **nicht** so sehr von anderen **beeinflussen** lassen – weder bei der Auswahl und der Menge der Nahrungsmittel, noch bei der Empfehlung des richtigen Gewichtes und des Eßverhaltens
- Nahrung **genießen** lernen; das Essen sinnlich erleben; Geschmack, Geruch, Aussehen bewußt wahrnehmen lernen. Essen ist nicht nur Nahrungsaufnahme, sondern ein sinnliches Erlebnis
- **Hastiges Essen vermeiden**, gut Kauen lernen (jeden Bissen mindestens 10mal), erst nach dem Hinunterschlucken den nächsten Bissen nehmen
- Regelmäßige **Bewegung** (→ *Bewegungstherapie*, S. 185)
- Die Nahrungsaufnahme beenden, wenn **Sättigung** empfunden wird – egal wieviel noch auf dem Teller liegt
- Solange essen, bis Sättigung eingetreten ist; **nicht hungrig** vom Tisch aufstehen, nicht hungrig einkaufen gehen
- **Regelmäßige Mahlzeiten** einhalten
- **Spätabends keine große Nahrungsaufnahme** (bei identischer Kalorienaufnahme fördert die schwerpunktmäßige Aufnahme der Energie am Abend die Bildung von Übergewicht eher als die Betonung der Aufnahme morgens oder mittags)
- Wenn doch einmal **zwischen den Mahlzeiten** Hunger auftritt, dann **energiearme Kost** mit hoher

Nährstoffdichte zuführen (z.B. kein „Müsli-Riegel" mit Zucker oder Schokolade, sondern eine rohe Karotte oder ähnliches)

- **Kontrollmechanismen** mittels Kalorientabellen und täglichem Wiegen **abschaffen**, sondern einmal wöchentlich zur selben Tageszeit wiegen und das Gewicht notieren
- Falls keine Gewichtsreduktion oder sogar eine Zunahme eingetreten ist, nach den **Ursachen** suchen; kritisch überprüfen, wann, wo und warum welche Zusatznahrung zugeführt wurde.

Physikalische Therapie

Hydrotherapie: Regelmäßige Trockenbürstungen, kalte Waschungen, Vollgüsse, kühle Halb- oder Vollbäder sowie Sauna 1-2mal/Woche regen den Stoffwechsel an (mit Sauna wird zunächst allerdings nur ein Wasserverlust erzielt, der nicht mit einem echten Gewichtsverlust verwechselt werden darf und rasch wieder mit Mineralwasser ausgeglichen werden sollte).

Massage: Klassische Massagen, Unterwassermassagen, Kolonbehandlung bei Blähungen unterstützen die Gewichtsabnahme milde (→ Fachtherapeut).

Bewegungstherapie: Ausdauersportarten auf niedrigem bis mittlerem Belastungsniveau (50-60% der maximalen Leistungsfähigkeit) sorgen nicht nur für einen erhöhten Energieverbrauch durch die geleistete Arbeit, sondern regen nachhaltig den Organismus zu einer verbesserten „Verbrennung" von Kalorien an. Muskelmasse verbraucht – auch in Ruhe – mehr Energie als die gleiche Fettmasse. Diese Effekte werden allerdings nur bei einem Training erzielt, welches oft genug und dann auch lange genug stattfindet. Empfohlen werden Ausdauersportarten wie strammes Spazierengehen, Dauerlauf, Radfahren, Schwimmen, Tennis, Holzhacken, Gartenarbeit - je nach individueller Leistungsfähigkeit (→ Rücksprache mit sportmedizinisch erfahrenem Therapeuten).

In den ersten 3 Monaten sollte 3mal/Woche das gewählte Trainingsprogramm inklusive Aufwärm- und Abkühlphase ca. 45 Minuten dauern. Später ist eine Steigerung der Dauer und der Häufigkeit möglich.

Phototherapie: Licht- und Luftbäder wirken stoffwechselanregend.

Balneotherapie: Kuren in Kneippkurorten, Terrainkur in Gebirgslagen sind sinnvoll.

Heilfasten

Mit Heilfasten läßt sich rasch eine Gewichtsreduktion erzielen, die allerdings nur dann Bestand hat, wenn anschließend eine konsequente Umstellung der Ernährung und der Lebensweise erfolgt. Dabei sollten die Gründe – gerade auch die seelischen –, die zum Übergewicht führten, berücksichtigt werden. Wird das Gewicht für einige Monate nach dem Fasten einigermaßen gehalten, so kann mit mehrmaligem Fasten in jährlichen Abständen auch bei extrem hohen Körpergewicht eine stufenweise Normalisierung erreicht werden. Beim Fasten ist eine Gewichtsreduktion von 300-500 g täglich realistisch.

Achtung

Gewichtszunahme von 1-3 kg direkt nach Fastenbrechen ist normal und notwendig (Wassereinlagerung).

Pflanzenheilkunde

- Pflanzliche Quellstoffe verbessern das Sättigungsgefühl, in: Decorpa® Granulat, Glucotard® Granulat, GuarVerlan® Granulat
- Topinambur (Helianthus tuberosus) verbessert das Sättigungsgefühl, in: Helianthus® compositum Tabletten/Tropfen
- Sogenannte Adipositas- oder Entschlackungstees enthalten hauptsächlich pflanzliche Entwässerungs- und Abführmittel sowie Entblähungsmittel zur besseren Verträglichkeit. Eine echte Fettreduktion wird damit **nicht** erzielt.

Akupunktur/Akupressur

Bestimmte Ohr-Akupunkturpunkte unterstützen die Gewichtsabnahme nachweislich (Abb. 90, S. 547). Eine Akupunkturbehandlung zur Gewichtsreduktion ist jedoch nur dann langfristig erfolgreich, wenn sie in ein umfassendes Behandlungskonzept eingebunden ist. Eine Behandlung bei einem Fachtherapeuten mit Erfahrung in der Behandlung von Übergewicht ist daher sinnvoll.

Ayurveda

Meist Kapha-Störung, jeden Morgen nüchtern ein Glas warmes Wasser mit 1/2 TL Honig vermischt trinken, außerdem Triphala Granulat und Trikatu Granulat (beides von Fa. Charysat → *Ayurveda*, S. 67) vermischt mit etwas Senföl (oder Olivenöl) und einer kleinen Prise Salz einmal täglich vor der Hauptmahlzeit einnehmen.

Ausleitende Verfahren

Mehrmals Aderlässe mit 100-150 ml unterstützen die Gewichtsabnahme, besonders wenn eine „Füllesituation" mit großer Blutmenge (hoher Hämotkritwert im Blut) vorliegt (→ Therapeut).

Homöopathie

- **Fucus vesicolosus D1:** 3mal 10-20 Tropfen täglich führt wegen des Jodgehaltes zu einer Stoffwechselaktivierung

> **Achtung**
> Nicht bei Überfunktion der Schilddrüse anwenden.

- **Helianthus tuberosus D1:** 3mal 10-20 Tropfen täglich verbessert das Sättigungsgefühl

Die homöopathische Behandlung des Übergewichtes kann sehr erfolgreich sein, wenn das richtige **Konstitutionsmittel** gefunden wird, häufig Calcium carbonicum oder Graphites (→ Homöopath).

Neuraltherapie

Eine Injektion an die Schilddrüse kann die Gewichtsabnahme unterstützen (→ Therapeut).

Literatur

Bircher-Benner-Ratgeber 5: Schlank-schön-gesund. Bircher-Benner-Verlag, Bad Homburg.

Bruker, M.O.: Idelagewicht ohne Hungerkur. emu-Verlag, Lahnstein.

Dahlke, R.: Gewichtsprobleme. Droemer Knaur-Verlag, München.

Flade, S.: Übergewicht natürlich behandeln. Gräfe und Unzer, München.

Göckel, R.: Endlich frei vom Eßzwang. Kreuz-Verlag, Stuttgart.

Was essen und trinken bei Übergewicht? Broschüre, Diaita-Verlag. Bad Homburg (im Reformhaus erhältlich).

Fettstoffwechselstörungen (Hyperlipidämien)

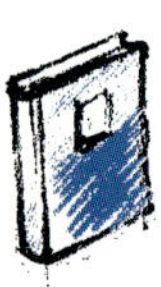

Begriffsklärung

Was sind Fettstoffwechselstörungen?

Unter Fettstoffwechselstörungen (Hyperlipidämien) versteht man Erhöhungen des Cholesterins oder der Triglyzeride (Fette). Erhöhtes Cholesterin bezeichnet man als Hypercholesterinämie, erhöhte Triglyzeride als Hypertriglyzeridämie.

Ursachen

Wodurch entstehen Fettstoffwechselstörungen?

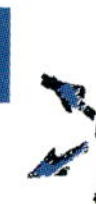

Die häufigste Ursache für erhöhte Werte sind in einer **ungünstigen Lebensweise** zu suchen. Dabei sind **Ernährungsfehler** (hauptsächlich zuviel Cholesterin, zuviel gesättigte Fettsäuren, zuwenig Ballaststoffe für

Cholesterin; zuviel Fett, zuviel Nahrungsenergie, zuviel Alkohol für Triglyzeride), Bewegungsmangel und Streßbelastungen (für Cholesterin) als wichtigste Gründe zu nennen.

Als **Folge bestimmter Krankheiten** (z.B. Zuckerkrankheit, Unterfunktion der Schilddrüse, Niereninsuffizienz, Alkoholismus) und der Einnahme bestimmter **Medikamente** (z.B. Cortisonpräparate, „Pille", Betablocker, Entwässerungsmittel) kann es ebenfalls zu einer Erhöhung von Cholesterin und/oder der Triglyzeride kommen.

Eine **erbliche Veranlagung** zu Fettstoffwechselstörungen spielt wohl ebenfalls eine gewisse, aber geringere Rolle, als es gern angenommen wird (meist werden ungünstige Ernährungsgewohnheiten „vererbt"). Lediglich bei (relativ seltenen) sogenannten familiären Fettstoffwechselstörungen ist der Vererbungsfaktor von entscheidender Bedeutung.

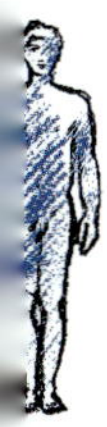

Symptome

Woran sind Fettstoffwechselstörungen zu erkennen?

Fettstoffwechselstörungen bereiten **keinerlei Beschwerden**. Erst die hierdurch mitbedingten **Folgekrankheiten** (z.B. koronare Herzkrankheit mit dem Endpunkt „Herzinfarkt", Durchblutungsstörungen der Bein- und Hirngefäße) verursachen entsprechende Beschwerden.

Die „Cholesterinhysterie" oder: Welcher Wert ist anzustreben?

In zahlreichen Studien wurde das Cholesterin im Blut als Risikofaktor für die koronare Herzkrankheit (und Gefäßverengungen in anderen Organen) ermittelt. Bevölkerungsgruppen mit niedrigem Cholesterin weisen geringe Raten an Gefäßerkrankungen auf, eine Senkung des Cholesterins führt zu einer Senkung des Risikos. Entgegen immer wieder geäußerter Vermutungen gibt es keine abgesicherten Hinweise auf einen Zusammenhang zwischen niedrigem Cholesterin und Krebs (Chinesen und Vegetarier, die sehr niedrige Cholesterinwerte aufweisen, haben sogar niedrige Krebsraten!).

Strittig ist, welcher Cholesterinwert angestrebt werden sollte. Bei der Diskussion wird leider meist um den Zahlenwert gestritten, dabei aber nicht berücksichtigt, wer welchen Wert haben sollte. Patienten, die bereits eine Krankheit haben, welche durch hohes Cholesterin begünstigt wird, sollten Werte zwischen 140 und 160 mg/dl erreichen, wobei das (schädliche) LDL (Low density lipoproteins) auf unter 120mg/dl gesenkt werden sollte. In der Allgemeinbevölkerung sind Werte unter 200 mg/dl wünschenswert. Es erhebt sich jedoch die Frage, ab wann – gegebenenfalls medikamentös – behandelt werden sollte. Hierbei ist zu berücksichtigen, daß das Risiko von Gefäßschädigungen zwischen 200 und 250 leicht, zwischen 250 und 300 deutlicher und über 300 mg/dl extrem ansteigt. Die Behandlungswürdigkeit dieser Werte richtet sich nach dem Alter. Ein Cholesterin von 260 mg/dl bei einem 70jährigen ohne Hinweise auf Gefäßveränderungen braucht nicht – jedenfalls nicht medikamentös – behandelt zu werden, während man bei einem 25jährigen mit 230 mg/dl, der aber noch andere Risikofaktoren aufweist (z.B. Rauchen, Bewegungsmangel, Streß, Gefäßerkrankungen in der Familie), eine deutliche Senkung erreichen sollte. Daneben sollten außerdem die Höhe des (schädlichen) LDL, des (günstigen) HDL (High density lipoproteins) und das Verhältnis dieser Cholesterinunterfraktionen zueinander berücksichtigt werden (Tab. 4). Als ungünstig wird ein HDL unter 35 (bei Frauen unter 45), ein LDL über 150 mg/dl und ein Verhältnis von LDL/HDL über 4 angesehen. Je höher das HDL und je niedriger der LDL/HDL-Quotient (wenn möglich unter 3), desto geringer ist das Risiko. So ist beispielsweise ein Cholesterin von 250 nicht als bedenklich zu werten, wenn dabei das HDL 100 und das LDL 120 mg/dl beträgt.

Es sollte aber bedacht werden, daß – wie bei jedem Risikofaktor – der Wert des Faktors an großen „Versuchskollektiven" ermittelt wurde. Wie dieser sich im Einzelfall auswirkt, ist prinzipiell nicht vorhersagbar. Das Cholesterin ist zweifellos bedeutsam, als einzelnes Symptom sollte es aber nicht überschätzt, son-

Tab. 4

Empfohlene Werte in mg/dl				
	Cholesterin	**HDL**	**LDL**	**Triglyzeride**
Gesunde	unter 200	über 35	unter 150	unter 200
Mit weiteren Risikofaktoren	unter 180	über 40	unter 135	unter 200
Gefäßkranke	140-160	über 45	unter 120	unter 150

dern in der Gesamtheit des Menschen – unter Berücksichtigung anderer Risikofaktoren sowie sozialer und psychischer Aspekte – betrachtet werden.

Diagnostik und schulmedizinische Therapie

Was können Sie als Patient vom Arzt erwarten?

Aus dem Blut können Cholesterin und Triglyzeride bestimmt werden. Bei Cholesterinerhöhung sollten immer die Cholesterinunterfraktionen HDL und LDL mitbestimmt werden. Weitere Spezialuntersuchungen sind nur bei bestimmten Fragestellungen erforderlich.

In der Mehrzahl der Fälle wird sich bei konsequenter Anwendung der unten angegebenen naturheilkundlichen Verfahren eine Normalisierung erreichen lassen. Ist dies nicht der Fall, eine gute Einstellung aber unbedingt erforderlich (z.B. nach Herzinfarkt, bei bekannter Koronarer Herzerkrankung, nach Bypass-Operation oder Gefäßaufdehnung, bei Verschlußkrankheit der Beine oder Durchblutungsstörungen der Hirngefäße), so sollten zusätzlich sogenannte Lipidsenker gegeben werden (die Gabe eines fettsenkenden Medikamentes macht eine gesunde Ernährung keineswegs überflüssig!). Die Art und das Ausmaß der Störung entscheiden dabei über die Wahl des geeigneten Mittels, wobei auch die Nebenwirkungen dieser Medikamente zu berücksichtigen sind. In wenigen, speziellen Fällen (meist bei familiären Fettstoffwechselstörungen) kommt außerdem die sehr aufwendige und teure Therapie der LDL-Plasmapherese in Frage, bei der in einer Art Blutwäsche das ungünstige Cholesterin aus dem Blut gefiltert wird.

Naturheilkundliche Therapie

Mit Naturheilverfahren läßt sich meist eine Normalisierung, mindestens aber eine deutliche Senkung der Werte erzielen.

Was sollten Sie als Patient tun?

▶ **Cholesterin- und fettarme Ernährung** sind die Grundlage der Behandlung – allerdings haben manche Patienten auch bei cholesterinfreier Kost erhöhte Cholesterinwerte. Dann ist in erster Linie die körpereigene Cholesterinsynthese für die erhöhten Werte verantwortlich.

▶ Richtige **Bewegung** vermag die Fettsenkung zu unterstützen.

▶ **Pflanzliche Heilmittel** und bestimmte **Nährstoffe** bewirken eine milde Absenkung.

Achtung

Keine Behandlung von Fettstoffwechselstörungen ohne Berücksichtigung der **ordnungstherapeutischen Hinweise**!

Ernährungstherapie

Ernährungsumstellung in Richtung auf eine Vollwerternährung, die arm an tierischen Fetten und reich an

Ballaststoffen ist – am günstigsten ist eine rohkostreiche, vegetarische Vollwerternährung. Ungehärtete pflanzliche Fette und Öle sollten bevorzugt werden. Die Butter spielt nicht die Rolle, die ihr in der Cholesterindiskussion zukommt. Bei ansonsten vegetarischer Ernährung können geringe Mengen an Butter toleriert werden. Bei erhöhten Triglyzeriden zusätzlich fettarme und gegebenenfalls bis zur Gewichtsnormalisierung kalorienreduzierte Kost.

Besonders die ungesättigten Omega-3- (besonders Triglyzeride, etwas weniger das Cholesterin), Omega-6-Fettsäuren (Cholesterin, aber auch HDL) und die Ölsäure (Cholesterin, nicht jedoch HDL) tragen zur Senkung bei. Diese sind in Fischölen, Leinsamen, Lein-, Walnuß-, Raps- und Sojaöl (Omega-3), in Sonnenblumen- und Distelöl (Omega-6) bzw. in Olivenöl und Avocados (Ölsäure) vorhanden.

Heilfasten

Im Fasten läßt sich – auch nach Weglassen fettsenkender Medikamente – fast immer eine Normalisierung der Werte erreichen. Ist dies nicht der Fall, so ist eine erhöhte körpereigene Syntheserate für die Fettstoffwechselstörung verantwortlich – entweder durch eine schwere, vererbte Stoffwechselstörung, durch eine andere Erkrankung, die eine Erhöhung der Werte bedingt (→ Ursachen) oder durch seelische Konflikte, die die körpereigene Bildung von Cholesterin fördern. Ein guter Erfolg während des Fastens spricht für die Ernährungsabhängigkeit der Fettstoffwechselstörung und verlangt daher nach dem Fasten eine konsequente Änderung der Ernährung.

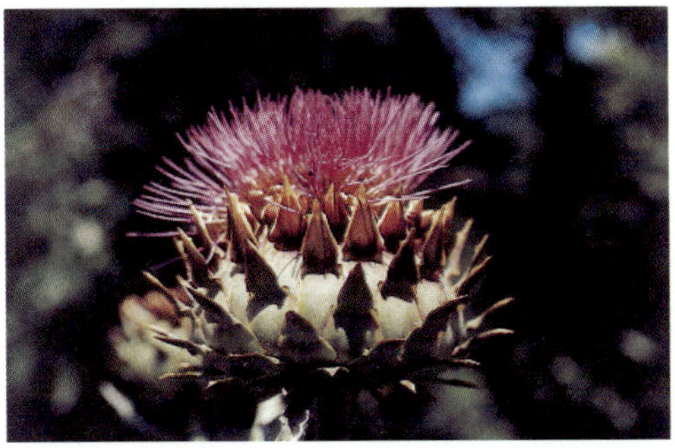

Abb. 66: Artischocke. Foto: Bruno Vonarburg, Teufen, Schweiz

Pflanzenheilkunde

- **Knoblauch** 1-2 Zehen täglich roh verzehrt, als Tinktur 3mal 20 Tropfen täglich, als Frischsaft in: Knoblauch Pflanzensaft Kneipp® oder als Knoblauch-Kapseln/Dragees in: Carisano® Dragees, Sapec® Dragees, Aktiv Kapseln® bewirkt eine milde Senkung (10-20%) von Cholesterin und Triglyzeriden.

Achtung

Die Tagesdosis sollte 600-900 mg Extrakt täglich betragen, viele Präparate sind in der Dosis viel zu niedrig.

- **Guarmehl** in: Guarem® Granulat, Glucotard® Granulat, GuarVerlan® Granulat behindert aufgrund des Ballaststoffgehaltes die Aufnahme von Cholesterin, auch die Triglyzeride erfahren eine Senkung.
- Andere **Ballaststoffe** wie das Pektin des Apfels, Weizen- oder Haferkleie wirken ebenfalls fett- und cholesterinsenkend.
- **Artischocke** in: Hepar-Pos® Dragees, Hepar SL® forte Kapseln wirkt cholesterinsenkend.

Ordnungstherapie

Bei erhöhtem **Cholesterin** durch falsche Lebensweise sind hauptsächlich drei Punkte zu beachten:

- Ernährung
- Bewegung
- „Streß": Hierunter können seelische Belastungen jeder Art verstanden werden (z.B. Prüfungssituationen, Konflikte, Mißerfolgserlebnisse oder die Angst davor).

Eine Behandlung erhöhten Cholesterins im Sinne einer gesunden Lebensordnung muß an allen drei Punkten gleichzeitig ansetzen, um erfolgreich zu sein. Beim Streß gilt es daher, streßverursachende Situationen zu erkennen, wenn möglich zu vermeiden oder wenigstens anschließend richtig zu verarbeiten, wozu

Gespräche, Bewegung und Entspannungsübungen beitragen können. Auch in einem sogenannten Streßbewältigungstraining (wird z.B. von manchen Krankenkassen angeboten) können sinnvolle Strategien erlernt werden. Gegebenenfalls kann auch eine individuelle verhaltenstherapeutisch orientierte Psychotherapie angezeigt sein.

- Rauchen: Durch die freien Radikale (→ *Nährstoffliste* unter Antioxidantien, S. 659) des Tabakrauches wird die Entstehung oxidierten LDL-Cholesterins begünstigt, welches hauptsächlich für die Arteriosklerose verantwortlich gemacht wird. Darüber hinaus senkt Rauchen das „gute" HDL-Cholesterin.

Bei erhöhten **Triglyzeriden** ist neben einer Gewichtsabnahme das Weglassen oder mindestens eine erhebliche Reduktion des Alkoholkonsums erforderlich. Noch eine Bemerkung zu Alkohol und Cholesterin: Alkohol erhöht in geringem Umfang das HDL, wobei allerdings im wesentlichen eine Unterfraktion des HDL erhöht wird, die angeblich keine Schutzwirkung ausübt. Positive Wirkungen auf Gefäßerkrankungen werden jedoch dem Rotwein zugebilligt, wobei dabei aber nicht der Alkoholgehalt, sondern der Gehalt an antioxidativ wirksamen Bio-Flavonoiden verantwortlich zu sein scheint. Diese sind allerdings auch im Saft roter Trauben bzw. in den Trauben selbst enthalten. Durch diese Substanzen wird die Oxidation von Lipoproteinen (Fett-Cholesterin-Eiweiß-haltigen Substanzen im Blut) behindert. Oxidierte Lipoproteine tragen besonders zur Gefäßverkalkung bei.

Physikalische Therapie

Hydrotherapie: Kneippsche Anwendungen wie wechselwarme Waschungen, Teilgüsse, Teilbäder, Halb- und Vollbäder, Leibwickel, Sauna 1-2mal/Woche sind wegen der stoffwechselanregenden Wirkung günstig.

Bewegungstherapie: Ausdauersportarten auf niedrigem bis mittlerem Belastungsniveau (50-60% der maximalen Leistungsfähigkeit) sorgen nicht nur für einen erhöhten Energieverbrauch durch die geleistete Arbeit, sondern regen nachhaltig den Organismus zu einer verbesserten „Verbrennung" von Kalorien an. Muskelmasse verbraucht – auch in Ruhe – mehr Energie als die gleiche Fettmasse. Diese Effekte werden allerdings nur bei einem Training erzielt, welches oft genug und dann auch lange genug stattfindet. Empfohlen werden Ausdauersportarten wie strammes Spazierengehen, Dauerlauf, Radfahren, Schwimmen, Tennis, Holzhacken, Gartenarbeit – je nach individueller Leistungsfähigkeit (→ Rücksprache mit sportmedizinisch erfahrenem Therapeuten).

In den ersten 3 Monaten sollte 3mal/Woche das gewählte Trainingsprogramm inklusive Aufwärm- und Abkühlphase ca. 45 Minuten dauern. Später ist eine Steigerung der Dauer und der Häufigkeit möglich.

Balneotherapie: Kuren in Kneipp-Kurorten.

Nahrungsergänzung

- **Nikotinsäure** 2-4 g täglich senkt deutlich die Triglyzeride und mäßig das Cholesterin.

> **Achtung**
>
> Beginn mit 3mal 100-250 mg täglich zu den Mahlzeiten, dann langsam je nach Verträglichkeit die Dosis langsam steigern, bis 2-4 g täglich erreicht sind.

- **Omega-3-Fettsäuren** (Fischöl) 1-3 g täglich senken deutlich die Triglyzeride und mäßig das Cholesterin.
- **Lezithin** senkt milde das Cholesterin.
- **Antioxidantien** (z.B. Vitamin C, E, Beta-Karotin, Selen) schützen das erhöhte Cholesterin vor Oxidation und damit vor Ablagerung an die Gefäßwände (→ *Nährstoffliste*, S. 659).

Ausleitende Verfahren

Mehrmals Aderlaß von 100-150 ml Blut einmal wöchentlich vermag den Fettstoffwechsel anzuregen, besonders wenn eine „Füllesituation" vorliegt (rotes, vollblütiges Gesicht, Hämatokrit im Butbild über 40%).

Homöopathie

Da Fettstoffwechselstörungen keine homöopathisch verwertbaren Symptome darstellen, können hier keine entsprechenden Mittel angegeben werden. Das richtig gewählte **Konstitutionsmittel** vermag aber möglicherweise auch den Fettstoffwechsel günstig zu beeinflussen (→ erfahrener Homöopath, häufig Calcium carbonicum oder Graphites).

Sauerstofftherapie

Hämatogene Oxidationstherapie senkt Cholesterin-Triglyzeridspiegel im Blut.

Eigenbluttherapie

Eigenblut mit Hämaktivator beeinflußt den Fettstoffwechsel günstig.

Literatur

Geißler-Roever, A.: Gesundheitsratgeber Cholesterin. Humboldt Verlag, München.

Leibold, G.: Risikofaktor Cholesterin. Econ Verlag, Düsseldorf.

Oberritter, H.: Die aktuelle Cholesterin- und Fettabelle. Falken Verlag, Niedernhausen.

Pudel, V.: Was man alles über Cholesterin wissen muß. Falken Verlag, Niedernhausen.

Schmiedel, V.: Cholesterin – naturgemäß behandeln. Karl F. Haug Verlag, Heidelberg.

Unsorg, R.: Cholesterinarm kochen und genießen. Falken Verlag, Niedernhausen.

Was essen und trinken bei Fettstoffwechselstörungen? Broschüre, Diaita-Verlag, Bad Homburg (im Reformhaus erhältlich).

Bewegungsapparat

Naturheilkundliche Behandlungsprinzipien

Der Bewegungsapparat ermöglicht dem Menschen, sich in seiner Umwelt frei zu bewegen. Diese Freiheit wird bei Erkrankungen des Bewegungsapparates teilweise erheblich eingeschränkt, was auch das seelische Befinden reaktiv deutlich beeinflussen kann. Umgekehrt drücken sich viele seelische Störungen (z.B. Depression, gehemmte Aggression) auch in entsprechenden Bewegungsstörungen aus. Diese Bewegungsstörungen sind zunächst „nur“ funktionell, d.h. es handelt sich um reversible Fehlhaltungen mit nachfolgenden muskulären Verspannungen und Schmerzzuständen. Bestehen solche Fehlhaltungen jedoch lange genug, so können sich daraus manifeste, organische Schäden (z.B. Arthrosen) entwickeln.

Wichtige Naturheilverfahren bei Erkrankungen des Bewegungsapparates

- Eine der Erkrankung und deren Ausmaß richtig angepaßte **Bewegungstherapie** vermag vorbeugend das Entstehen von Erkrankungen zu verhindern, funktionelle Störungen vollständig zurückzubilden und bei eingetretenen manifesten Schäden erhaltene Funktionen zu stabilisieren und Beschwerden zu lindern.
- **Akupunktur** und **Neuraltherapie** haben sich bei Schmerzzuständen des Bewegungsapparates bewährt.
- **Physikalische Therapien** und **pflanzliche Heilmittel** wirken lindernd bei Schmerzen und Verspannungen.

Rheuma, Rheumatoide Arthritis, Primär chronische Polyarthritis

Begriffsklärung

Was ist Rheuma?

Beim Rheuma (genauer: Rheumatoide Arthritis, Primär chronische Polyarthritis = PCP) handelt es sich um eine chronische, in Schüben verlaufende Gelenkentzündung. In der akuten entzündlichen Phase kommt es zu starken Entzündungen eines oder einiger Gelenke. Durch mehrere akute oder langandauernde chronische Entzündungen kann es zur völligen Zerstörung des Gelenkes kommen.

Ursachen

Wodurch ensteht Rheuma?

Die Gelenkstrukturen werden von körpereigenen Antikörpern angegriffen und schließlich zerstört. Es handelt sich also um eine überschießende Fehlreaktion des Immunsystems. Die Ursache(n) dieser Störung sind letztlich nicht eindeutig geklärt. Faktoren wie Ernährung und seelische Zusammenhänge werden vermutet, sind aber – zumindest in der Schulmedizin – umstritten.

Symptome

Woran ist Rheuma zu erkennen?

Die rheumatoide Arthritis beginnt oft schleichend mit Schwellungen und schmerzhaften Bewegungseinschränkungen eines oder mehrerer Fingergelenke oder eines großen Gelenkes, meist eines Knies. Charakteristisch ist die **Morgensteifigkeit** der Gelenke. Seltener kommt es zu einem akuten Beginn mit **starken Entzündungszeichen** (Überwärmung, Rötung, Schwellung, Schmerzen) eines oder mehrerer Gelenke und **Fieber**. Begleitend können Antriebsarmut, Appetitlosigkeit und Blutarmut vorliegen.

Nicht nur Gelenke können betroffen sein, sondern auch Sehnen- und Sehnenscheiden, Rippenfell, Herzbeutel oder kleine Arterien.

Die rheumatoide Arthritis kann schubweise, mit fast beschwerdefreien Intervallen oder chronisch fortschreitend verlaufen. In den Spätstadien kommt es zunehmend zu **Gelenkdeformitäten** und **Versteifungen**, die Entzündungsaktivität nimmt dann langsam ab („ausgebrannte Arthritis").

Diagnostik und schulmedizinische Therapie

Was können Sie als Patient vom Arzt erwarten?

Neben den Symptomen, die durch eine genaue Befragung und Untersuchung des Patienten erhoben werden, spielen Laboruntersuchungen beim Rheuma eine wichtige Rolle. Die Blutsenkung (BSG) ist dabei meist beschleunigt und stellt einen zuverlässigen Anzeiger der aktuellen Entzündungsaktivität dar. Sogenannte Rheumafaktoren sind in nur 70% der Fälle nachweisbar und keineswegs krankheitsspezifisch. Im Blut kommt es häufig zu einem Abfallen des Eisens und des roten Blutfarbstoffes, ohne daß ein Eisenmangel vorliegt. Weitere bestimmte Blutwerte lassen die Entzündungsaktivität differenzierter beurteilen. Gelegentliche Röntgenuntersuchungen der betroffenen Gelenke und gegebenenfalls Untersuchungen der Gelenkflüssigkeit ergänzen die Diagnostik.

Mitunter kann die Entzündungsaktivität so stark werden, daß – wenn Naturheilverfahren nicht rasch helfen – durchaus schulmedizinische Medikamente eingesetzt werden müssen, um Spätschäden zu vermeiden. Dann kommen in erster Linie entzündungshemmende Mittel (z.B. Diclofenac = Voltaren®) in Frage. Reicht das nicht aus, werden Cortisonpräparate verabreicht (zur Cortisonproblematik → *Asthma bronchiale*, S. 304). Ein kurzer, hochdosierter „Cortisonstoß" über wenige Tage (bis Wochen) kann trotz naturheilkundlicher Therapie bei einem entzündlichen Schub einer schweren rheumatischen Arthritis notwendig werden. In Fällen, in denen auch dies nicht anspricht, verwendet die Schulmedizin noch stärkere Mittel – sogenannte Basistherapeutika. Dabei handelt es sich um Gold, D-Penicillamin oder Zytostatika (Mittel aus der Krebstherapie), deren genaue Wirkungsweise beim Rheuma nicht geklärt ist. Hier sind jedoch schwere Nebenwirkungen und Spätschäden möglich, darüber hinaus behindern sie das Wirken von naturheilkundlichen Maßnahmen – mitunter sogar noch nach Jahren. Sie sollten nur bei Versagen aller anderen naturheilkundlichen und schulmedizinischen Methoden eingesetzt werden.

Gelegentlich entscheidet sich der Schulmediziner zu einer Entfernung der Gelenkinnenhaut (Synovektomie), an der sich die Entzündung abspielt, oder deren Zerstörung mit chemischen Mitteln oder Bestrahlung.

Naturheilkundliche Therapie

Oft sind bei rechtzeitigem und konsequentem Einsatz der unten angegeben Empfehlungen Basistherapeutika oder Gelenkinnenhautentfernungen nicht nötig. Einmal eingetretene Gelenkdeformitäten sind nicht mehr rückbildbar, die Entzündungsaktivität kann aber mit naturheilkundlichen Mitteln vermindert oder zum Stillstand gebracht werden.

Jahrzehntelang wurde von Rheumatologen behauptet, die Ernährung habe nichts mit Rheuma zu tun. Vor kurzem erbrachte eine (an einer Universität durchgeführte) wissenschaftliche Studie den Nachweis, daß mit einer Kombination aus Fasten und anschließender rohkostreicher Vollwertkost deutliche Verbesserungen erzielt werden können. Mit anderen Naturheilverfahren können mitunter ebenfalls starke Linderungen der Beschwerden erreicht werden. Nicht jeder spricht jedoch auf die gleichen Verfahren an, gegebenenfalls kann eine Kombination verschiedener Verfahren den gewünschten Erfolg bringen – es muß also eventuell viel probiert werden, wobei jeder Versuch aber konsequent über längere Zeit (Wochen bis Monate) durchgehalten werden sollte.

Was sollten sie als Patient tun?

- **Ernährungsänderungen** – wenn sie radikal und konsequent sind – können eine deutliche Besserung der Beschwerden und der Entzündungsaktivität bewirken.
- **Heilfasten** ist als kurzfristige, umstimmende Maßnahme oft erfolgreich.
- **Pflanzliche Heilmittel** wirken stoffwechselanregend und lindernd.
- Richtige **Bewegung** kann Versteifungen und eingeschränkter Gelenkfunktion entgegenwirken.

Achtung

Ordnungstherapeutische Hinweise beachten.

Ernährung

Nicht jede rheumatische Erkrankung spricht auf eine Ernährungsumstellung an. Ein Versuch über mehrere Wochen mit einer tierisch-eiweißfreien Ernährung kann eine deutliche Verbesserung bewirken. Dabei werden nicht nur Fleisch und Wurstwaren, sondern auch Eier und Milchprodukte konsequent weggelassen.

Bei fleischreicher Ernährung sollte aber in jedem Fall das Fleisch – besonders Schweinefleisch – zugunsten von Frischkost reduziert werden.

Heilfasten

Mit dem Fasten können Sie gegebenenfalls eine deutliche Verbesserung erzielen – besonders wenn noch keine Behandlung mit Gold oder sogenannten Basistherapeutika stattgefunden hat. Anschließend sollte ein langsamer Kostaufbau über eine reine Frischkost zu einer tierisch-eiweißfreien Kost stattfinden. Später können auch tierische Eiweiße in Form von Käse, später vielleicht sogar Fleisch in geringen Mengen verzehrt werden, um herauszufinden, bei welchen Nahrungsmitteln wieder eine Verstärkung der Beschwerden auftritt. Diese Nahrungsmittel sollten dann konsequent weggelassen werden.

Ordnungstherapie

Schulmedizinische Antirheumatika sollten zu der Tageszeit gegeben werden, wenn sie am meisten gebraucht werden. Das ist in der Regel morgens, wenn die Anlaufschwierigkeiten am größten sind. Bei hoher Entzündungsaktivität (z.B. hohe Blutsenkung) oder bei abendlichen oder nächtlichen starken Beschwerden, kann eine zusätzliche abendliche Gabe erforderlich sein.

Einige Studien belegen den Zusammenhang zwischen belastenden Lebensereignissen (z.B. Trennungserlebnisse, familiäre Konflikte) und Krankheitsausbruch. Das unterstreicht die Bedeutung seelischer Einflußfaktoren beim Rheuma. Rheumatiker sind in der Regel genügsam, aktiv, unermüdlich, entschlossen, hilfsbereit, selbstlos, bescheiden, geduldig, anspruchslos. Auch in fortgeschrittenen Stadien der Erkrankung mit irreversiblen Gelenkschäden sind sie nicht so unzufrieden, wie man dies vielleicht erwarten würde, sondern wirken ausgeglichen und keineswegs unglücklich. Ihre große Sorge gilt der Frage, ob und wie sie weiterhin ihre Arbeiten in Beruf oder im Haushalt verrichten können. Diese Eigenschaften werden zwar nicht bei allen, aber doch auffällig häufig bei Rheumatikern angetroffen. Es mag erstaunen, daß gerade diese Menschen, die von ihrer Umgebung oft als „famos, patent“ beschrieben werden und mit denen auch Ärzte gern wegen ihrer stillen Bescheidenheit und dem

Fehlen von Vorwürfen bei therapeutischen Mißerfolgen zusammenarbeiten, von einer so schweren Krankheit heimgesucht werden.

Möglicherweise hat aber gerade dieses selbstlose Verhalten mit der Krankheitsentstehung und -entwicklung zu tun. Das Verhalten bringt es nämlich mit sich, daß Aggressionen (z.B. Wut, Zorn, Unzufriedenheit) nicht nach außen getragen werden. Die PCP ist aber eine auto-aggressive Erkrankung, d.h. selbst-angreifend. Körpereigenes Gewebe (in den Gelenken) wird angegriffen und zerstört. Interessanterweise sind oft gerade die Gelenke zuerst betroffen, die die stärkste individuelle Ausdrucksfähigkeit besitzen, nämlich die kleinen Fingergelenke. Der Rheumatiker hält Betrieb und Familie „am Laufen", bis er selbst nicht mehr laufen kann. Er ballt die Faust in der Tasche, statt damit auf den Tisch zu hauen, bis die Hand aufgrund der Gelenkschäden wie eine krampfhaft geballte Faust aussieht. Natürlich wäre es zu einfach gedacht, wenn man annähme, jeder, der gehemmt ist und nicht auf den Tisch haut, bekäme deshalb Rheuma, aber diese einfachen Beispiele der Körpersprache mögen uns einen anschaulichen Einblick in mögliche psychosomatische Zusammenhänge geben.

Belegt ist mittlerweile, daß Rheumatiker, die sich mit ihrer Krankheit aktiv auseinandersetzen, sich psychisch deutlich wohler fühlen und auch bessere Gelenkfunktionen aufweisen als solche, die ihre Krankheit verleugnen oder sich ihr hilflos unterwerfen und in Angst und Depression verfallen.

Es gibt keine Forschungsergebnisse darüber, ob Rheumatiker ihr Verhalten ändern können und mit einer solchen Verhaltensänderung eine Besserung der Beschwerden oder zumindest ein Stillstand der Entzündungsaktivität einhergeht. Ein Rheumatiker sollte dennoch versuchen, etwas weniger selbstlos zu sein, eigene Interessen auszudrücken und – gegebenenfalls auch gegen den Widerstand anderer – durchsetzen. Langfristig wird sich im Einzelfall zeigen, ob es ihm damit insgesamt besser geht oder nicht. Die Umgebung sollte den Kranken in seinen Bemühungen unterstützen, muß dabei aber in Kauf nehmen, daß er „schwieriger" wird. Die Opfer, die der Kranke bisher erbracht hat, wird die Umgebung nun erbringen müssen.

Physikalische Therapie

Akut-entzündliches Stadium

Hydrotherapie: Kalte Waschungen, kalte Güsse, kalte Prießnitz-Umschläge der befallenen Gelenke wirken entzündungswidrig und lindern die Schmerzen. Noch intensiver wirken Eiswasser-Teilbäder und Eiskompressen.

Bewegungstherapie: Im entzündlichen Stadium sollten keine stärkeren Bewegungsübungen unternommen werden. Passives Durchbewegen der Gelenke und isometrische Bewegungsübungen (Muskelanspannungen ohne Bewegung im Gelenk) sollten täglich mehrmals stattfinden. Die Anleitung sollte durch einen Krankengymnasten erfolgen, der auch Hinweise zur richtigen Lagerung geben sollte, damit keine Versteifungen in ungünstigen Gelenkpositionen entstehen.

> **Achtung**
> Beim Liegen keine Knierolle.

Massage: Im akuten Stadium sollte keine Massage erfolgen!

Balneotherapie: Keine Kuranwendungen im akuten Stadium!

Chronisches Stadium

Hydrotherapie: In diesem Stadium sind alle durchblutungsfördernden Wärmeanwendungen (meistens) hilfreich: Fango-, Moor- oder Paraffinpackungen der Gelenke, Heublumensäcke, heiße Sandbäder, Dampfstrahlbehandlung der betroffenen Gelenke, heiße (40-42 °C) Hand- und Fußbäder mit Bewegungsübungen. Warme Vollbäder (35-38 °C) mit Moorextrakten, Schwefel, Heublumen oder Fichtennadeln. Bürstenbäder, Sauna.

Bewegungstherapie: Systematische Gelenkübungen – möglichst nach krankengymnastischer Anleitung –

sind zur Erhaltung der Beweglichkeit und der Muskelkraft notwendig. Bei Schmerzfreiheit sind auch Gymnastik, Radfahren, Schwimmen und andere Sportarten möglich.

> **Achtung**
> Durch die Bewegung dürfen keine Schmerzen provoziert werden.

Massage: Klassische Massage und Bindegewebsmassage verbessern die Gelenk- und Hautdurchblutung.

Elektrotherapie: Elektro-, Ultraschall- und Kurzwellenbehandlung können unterstützend eingesetzt werden.

Phototherapie: Luft- und (maßvolle) Sonnenbäder sind sinnvoll.

Balneotherapie: Im chronischen Stadium können Kuren an Rheumakurorten mit Moor-, Schwefel- oder Radonbädern sinnvoll sein.

Pflanzenheilkunde

Die meisten angegebenen Pflanzen wirken über eine allgemeine Stoffwechselanregung günstig, eine spezifische Schmerzlinderung ist nicht zu erwarten.

- **Löwenzahn** als Tee (Wurzel und Kraut), 1-2 TL auf 1 Tasse Wasser, kurz aufkochen, 2-3 Tassen täglich, als Kur bis zu 4 Wochen lang
- **Brennessel** als Tee, 1 Tl auf 1 Tasse Wasser, heiß überbrühen, 5 Minuten ziehen lassen, 2-3 Tassen täglich, als Kur bis zu 4 Wochen lang

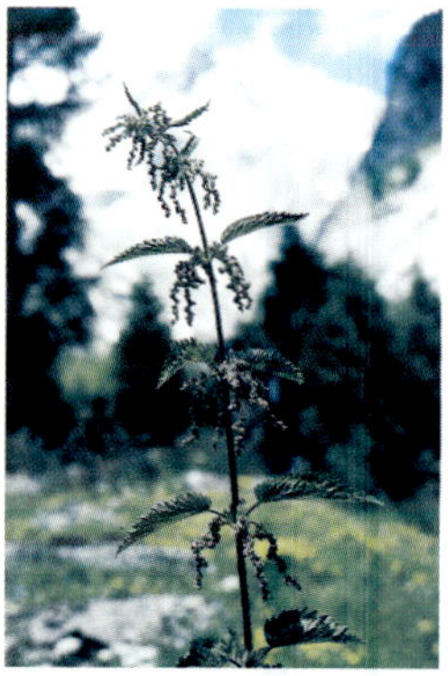

Abb. 67: Brennessel. Foto: Bruno Vonarburg, Teufen, Schweiz

- **Teufelskralle** als Romigal® Rheumatee oder in: Defencid Teufelskralle Extrakt® Tabletten, Doloteffin Tabletten
- **Kombinationspräparate:** Arthrosetten® N Dragees, Uriginex, Phytodolor® N Tropfen
- **Fertigtees:** Hevert® Gicht-Rheuma-Tee, Kneipp® Rheuma Tee N, Salus Kräutertee Nr. 12

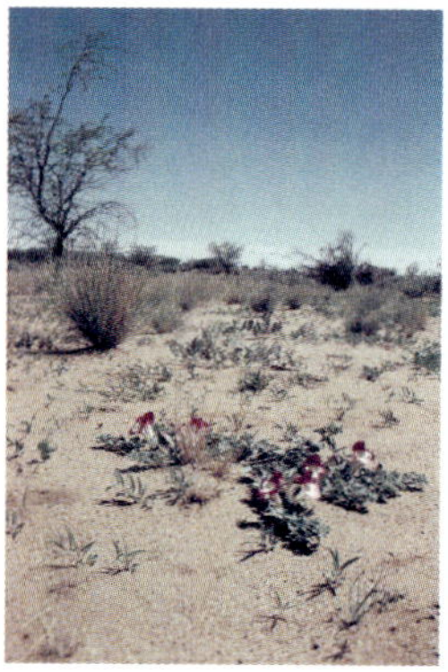

Abb. 68: Teufelskralle. Foto: Bruno Vonarburg, Teufen, Schweiz

Die **äußerlich anzuwendenden pflanzlichen Heilmittel** wirken wärmend und durchblutungsfördernd, sie dürfen im akut-entzündlichen Stadium nicht angewendet werden:

Heublumen als Heublumensack, z.B. Kneipp® Heublumensack Herbatherm, Kneipp Rheumasalbe® Capsicum N, Arthrosenex® N Salbe, Discmigon® Salbe, ABC-Wärmepflaster® N, Finalgon® N Schmerzpflaster, Rheuma-plast® N Pflaster.

Mistel in Plenosol® N wirkt als Injektion in die Haut der betroffenen Gelenkareale im chronischen Stadium (nicht im akuten Stadium!) sehr günstig (→ Fachtherapeut).

Enzymtherapie

Enzyme können eine deutliche Verbesserung bewirken, müssen jedoch über mehrere Monate eingenommen werden. Beginn mit Mulsal® N 3mal 8 Tabletten oder Wobenzym® N bis zu 3mal 10 Tabletten täglich, bei Besserung 3mal 3 Tabletten täglich

Nahrungsergänzung

Günstige Wirkungen wurden von einigen Nährstoffen bei rheumatischen Erkrankungen beschrieben: Omega-3-Fettsäuren 1-2 g (in Fischöl oder Leinöl), Vitamin C 1-2 g, Vitamin E 800-1200 I.E., Selen 50-200 μg, Zink 20-50 mg, Kupfer 2-4 mg täglich (→ *Nährstoffliste*, S. 624).

Homöopathie

Bei passendem Symptomenbild kann hierdurch eine deutliche Verbesserung erzielt werden:

- **Acidum benzoicum D2, D3, D4:** subakute und chronische rheumatische Beschwerden in verschiedenen Gelenken und Muskeln, besonders Finger, Zehen, Knie, flüchtiger, wandernder Schmerz ist charakteristisch, auch Einreibungen der Gelenke mit der D1 sind bewährt
- **Acidum formicicum D12 (D30, D200):** zur Umstimmung, nur als Injektion (→ Fachtherapeut)
- **Bryonia D3, D4, D6:** bei akuter Entzündung, Schwäche, daß die Glieder kaum tragen, Steifigkeit aller Gelenke, blaßrot geschwollene Gelenke, starker Durst auf große Mengen, Reizbarkeit, charakteristisch ist der Schmerz bei kleinsten Bewegungen, jede Anstrengung und Bewegung verschlechtert, Wärme bessert
- **Causticum D3, D4, D6:** chronisches Stadium, Zittern, Kraftlosigkeit und lähmungsartige Schwäche der Glieder, Gefühl, als ob die Glieder zu kurz sind, muß oft gähnen und sich ständig bewegen, Ruhe, Kälte und Zugluft verschlechtern, feuchtes Wetter bessert(!)
- **Colchicum D4, D6:** subakutes und chronisches Stadium, Gelenkschwellung, wandernder, ziehender, schießender Schmerz, Berührungsempfindlichkeit, Schwäche, Lähmungsgefühl, Kälte, Bewegung verschlechtern, Wärme, Ruhe bessern
- **Dulcamara D2, D3, D4:** akute Entzündung, Steifigkeit in Lenden und Nacken, eiskalte, wie zerschlagene Glieder, Folge von Kälte und Nässe, Bewegung und Wärme bessern
- **Ledum D3, D4, D6, D12:** akutes und chronisches Stadium, rheumatische Schmerzen mit Steifigkeit des Rückens, Reißen und Zucken der Gelenke, Folge von punktförmigen Stichwunden (Nadel-, Insektenstich), allgemeine Frostigkeit, aber Bettwärme verschlechtert, kalte Güsse und Umschläge bessern(!)
- **Mercurius D4, D6, D12:** akute Entzündung, Reißen und Steifheit aller Gelenke und Muskeln, starke, übelriechende Schweiße, Schwäche mit Zittern, muß dauernd die Lage wechseln, nachts schlechter, Bettwärme und Kälte verschlechtern
- **Rhododendron D1, D2, D3:** alle rheumatischen Beschwerden, die bei Übergang zu windigem, regnerischem Wetter auftreten, typisch vor Gewitter und Sturm, Ruhe verschlechtert
- **Rhus toxicodendron D3, D4, D6:** akutes und chronisches Stadium, Müdigkeitsgefühl der Muskeln und Gelenke, wie gelähmt, Gefühl, als ob die Gelenke zu kurz sind, ständiger Bewegungsdrang, Folge von Überanstrengung, Folge von Nässe und Kälte, Folge von Erkältung, Ruhe verschlechtert, nachts schlechter, Bewegung und Wärme bessern
- **Spiraea D1, D2:** akutes und chronisches Stadium, ziehende und reißende Gelenkschmerzen, die häufig die Lokalisation wechseln, Bewegung und Nässe verschlechtern (Achtung: Nicht bei Salizylatüberempfindlichkeit, Magen-Darm-Geschwüren oder Asthma in der Vorgeschichte!)
- **Sulfur D6, D12:** wenn Sulfur als Konstitutionsmittel angezeigt ist
- **Thuja occidentalis D3, D4, D6:** chronische, ziehende, reißende, brennende Gelenk- und Muskelschmerzen mit Lähmungsgefühl, plötzliches Auftreten und Verschwinden der Beschwerden, oft Folge von Infektionen (besonders nach Gonorrhoe), allgemeine Frostigkeit, auffallender Hals- und Gesichtsschweiß, Warzenbildung, nachts schlechter, naß-kaltes Wetter, besonders Nebel verschlechtert, Wärme und Bewegung bessern.

Ayurveda

Nach ayurvedischer Vorstellung treibt verstärktes Vata unverdaute Nahrung (Ama) in andere Körperteile. Eine Panchakarmakur (→ *Ayurveda*, S. 67) ist als „reinigende" Maßnahme sinnvoll. Wenn kein entzündlicher Schub besteht, werden lokale Schwitzbehandlungen empfohlen. Als Dauereinahme Guggulu-Tabletten und Dashmoolarista-Saft (beides von Fa. Charysat → *Ayurveda*, S. 67).

Anthroposophische Therapie

Als unterstützende Maßnahme: Apis compositum, Arnica compositum/Apis, Rheumasalbe N (Weleda), Solum uliginosum compositum, Betula/Arnica compositum, Birken-Rheumaöl mit Arnika (Wala).

Akupunktur/Akupressur

Unterstützend zu anderen Verfahren kann Akupunktur schmerzlindernd wirken: G34, 40, MP9, B23, 3E15. Bei Befall besonders der kleinen Gelenke: B23, G30, 41, 3E5, Di4 (→ *Akupunktur/Akupressur*, S. 46).

Ausleitende Verfahren

Im entzündungsfreien Intervall können umstimmende Maßnahmen wie Schröpfen, Cantharidenpflaster und Baunscheidtierung im Bereich der betroffenen Gelenke hilfreich wirken.

Bach-Blüten-Therapie

Wirkt entsprechend der Gemütsstimmung günstig, oft Star of Bethlehem.

Entspannungstherapien

Der Geübte kann mit Autogenem Training seine Schmerzen selbst suggestiv lindern.

Neuraltherapie

Injektionen an die Gelenkkapsel wirken im akuten Stadium schmerzlindernd, Störfeldsuche ist wichtig (→ Therapeut).

Eigenbluttherapie

Injektionsserien mit Eigenblut können deutliche Verbesserung bewirken (→ Therapeut).

Bioresonanztherapie

Kann zusätzlich zu anderen Therapien eine Verbesserung bewirken (→ Therapeut).

Sauerstofftherapie

Große Eigenbluttherapie, Ozondampfbad oder Hämatogene Oxidationstherapie wirken schmerzstillend (→ Therapeut).

Literatur

Bachmann, R.: Rheumaschmerzen natürlich behandeln. Gräfe und Unzer, München.

Bircher-Benner-Ratgeber 8: Rheuma und Arthritis. Bircher-Benner-Verlag, Bad Homburg.

Bopp/Herbst: Beweglich bleiben – Eine Stütze für Rheumakranke. Kiepenheuer & Witsch, Köln.

Höder/Bandick: Hilfe bei Rheuma. Falken Verlag, Niedernhausen.

Horn, U. (Hrsg.): Lernen, mit Rheuma zu leben. Karl F. Haug Verlag, Heidelberg.

Kienholz, E.: Rheuma. TRIAS-Verlag, Stuttgart.

Leibold, G.: Rheuma auf natürliche Weise behandeln und lindern. Falken Verlag, Niedernhausen.

Lützner/Million: Rheuma und Gicht – Selbstbehandlung durch Ernährung. Jungjohann, Neckarsulm.

Madani, M.: Meine erfolgreiche Rheumadiät. Gräfe und Unzer, München.

Mathies, H.: Rheuma. Gustav Fischer Verlag, Stuttgart.

Mit Rheuma leben – Zeitschrift für Patienten – Verlag Moderne Gesundheit, Maikammer.

Was essen und trinken bei Rheuma? Broschüre, Diaita-Verlag, Bad Homburg (im Reformhaus erhältlich).

Selbsthilfegruppe

Deutsche Rheuma-Liga Bundesverband e.V., Rheinallee 69, 53173 Bonn 2, Tel. 0228-957500

Morbus Bechterew (Bechterew-Erkrankung, Spondylitis ankylosans)

Begriffsklärung, Ursachen

Was ist ein Morbus Bechterew? Wodurch entsteht er?

Der Morbus Bechterew (Bechterew-Erkrankung, Spondylitis ankylosans) ist eine chronisch-rheumatische, entzündliche Erkrankung, die die kleinen Wirbelgelenke, das Sakroiliakalgelenk (zwischen Kreuz- und Hüftbein) und die Bänder der Wirbelsäule betrifft. Überwiegend sind Männer vor dem 40. Lebensjahr befallen. Die Ursachen sind nicht geklärt.

Symptome

Woran ist ein Morbus Bechterew zu erkennen?

Die Erkrankung beginnt mit unspezifischen Kreuz- und Ischias- sowie Fersenschmerzen. Die Beschwerden sind stark wechselnd mit typischer Verschlimmerung in der Nacht, besonders in der zweiten Nachthälfte. Später kommt es zu einer Versteifung im Kreuz, die Brustkorbbeweglichkeit – und damit die Atmung – sind eingeschränkt. Beim Vorwärtsbeugen mit geraden Knien vergrößert sich der Finger-Boden-Abstand, beim geraden Stehen an der Wand vergrößert sich der Hinterhaupt-Wand-Abstand. Begleitend kann es zu leicht erhöhten Temperaturen, Gewichtsabnahme und Entzündungen der Regenbogenhaut des Auges kommen. Im Endstadium führt dies zu einer Versteifung der Brustwirbelsäule in Beugestellung, starker Behinderung der Atmung, Beteiligung auch anderer Gelenke als der Wirbelsäule, selten auch zur Entzündung der Hauptschlagader.

Diagnostik und schulmedizinische Therapie

Was können Sie als Patient vom Arzt erwarten?

Die Blutsenkung ist meist mäßig erhöht, Rheumafaktoren meist negativ, das Erbmerkmal HLA-B-27 oft positiv. Röntgenaufnahmen (Zielaufnahme der Sakroiliakalgelenke) erhärten oft die Verdachtsdiagnose.

In der Schulmedizin werden zur Schmerzlinderung und Entzündungshemmung entsprechende Medikamente sowie Cortison angewendet, versuchsweise auch sogenannte Basistherapeutika (→ *Rheuma*, S. 432). Im Frühstadium werden manchmal Röntgenbestrahlungen der befallenen Gelenke eingesetzt. Bei fixierten Gelenkdeformitäten mit starken Einschränkungen der Bewegung oder der Atmung kommt als letztes Mittel der Wahl gelegentlich nur die Operation in Frage.

Naturheilkundliche Therapie

Gelenkdeformitäten sind mit naturheilkundlichen Mitteln nicht rückbildbar, die Entzündungsaktivität der Erkrankung kann aber verlangsamt oder zum Stillstand gebracht werden.

> **Was sollten Sie als Patient tun?**
>
> ▶ **Bewegungstherapie** kann die Beweglichkeit in Maßen erhalten.
>
> ▶ **Ernährungsänderungen** und gegebenenfalls **Heilfasten** sollten versuchsweise eingesetzt werden.
>
> ▶ Andere Verfahren wie **Homöopathie**, **Eigenbluttherapie** oder **Enzymtherapie** sind unterstützend hilfreich.

Physikalische Therapie

Bei akuten Verschlechterungen mit erhöhter Entzündungsaktivität → *Rheumatoide Arthritis* (S. 432). Außerhalb der Akutphasen:

Hydrotherapie: Fangopackungen, Heublumensäcke, medizinische Bäder mit Kräuterzusätzen (Fichtennadel, Heublumen), Unterwasserdruckstrahlbehandlung, 3/4-Packung oder Rumpfwickel, heiße Rückenblitzgüsse, Sauna 1-2mal/Woche wirken entspannend und schmerzlindernd.

Bewegungstherapie: hat das Ziel, die Versteifung der Wirbelsäule aufzuhalten oder zu verlangsamen. Bewegungsübungen nach krankengymnastischer Anleitung dienen der Mobilisation der Wirbelsäule, des Hüft- und Schultergürtels, der Dehnung verkürzter und Stärkung geschwächter Muskeln. Besonders wichtig sind Schwimmen (Rückenschwimmen!), Wassergymnastik, Atemtherapie zur Verbesserung der Atmung. Andere sportliche Betätigungen (Wandern, Tanzen, Skilanglauf, Jogging) können zusätzlich ausgeübt werden.

Massage: Klassische Massage, Bindegewebsmassage, Brustkorbmassagen sind hilfreich.

Elektrotherapie: der Wirbelsäule und des Kreuz-Hüftbein-Gelenkes sind empfehlenswert.

Phototherapie: Licht-Luft-Bäder, Sonnenbestrahlungen (in Maßen), UV-Ganzkörperbestrahlungen sind wirken positiv.

Balneotherapie: Rheumakurorte mit Moor-, Schwefel-, Sole- oder Thermalbädern sind zu empfehlen.

Ernährung

Die Ernährungsempfehlungen wie bei → *Rheumatoider Arthritis* (S. 432) sollten versuchsweise für mehrere Monate befolgt und bei Besserung beibehalten werden.

Heilfasten

Verbesserungen durch Hemmung der Entzündungsaktivität sind möglich.

Anthroposophische Therapie

Als unterstützende Maßnahme: Disci compositum cum Stibio (Wala).

Manuelle Medizin

Durch regelmäßige Mobilisierung der Wirbelsäule und besonders der Wirbel-Rippen-Gelenke sind Verbesserungen der Beweglichkeit nachgewiesen (→ Fachtherapeut).

Achtung

Nicht im akuten Schub!

Pflanzenheilkunde

- **Mistel** in Plenosol® N als Injektionsbehandlung über den betroffenen Bezirken kann als in Abständen durchgeführte Injektionsserie deutliche Verbesserungen erzielen (→ Therapeut).

Enzymtherapie

Enzyme können eine deutliche Verbesserung bewirken, müssen jedoch über mehrere Monate eingenommen werden. Beginn mit Mulsal® N 3mal 8 Tabletten oder Wobenzym® N bis zu 3mal 10 Tabletten täglich, bei Besserung 3mal 3 Tabletten täglich

Ausleitende Verfahren

Trockenes Schröpfen 2mal/Woche über einen längeren Zeitraum, Cantharidenpflaster von Wirbel zu Wirbel in wöchentlichen Abständen oder gelegentliche Baunscheidtierungen des ganzen Rückens sind hilfreich.

Neuraltherapie

Quaddelungen und Infiltrationen können Schmerzen lindern und die Beweglichkeit verbessern, Störfeldsuche ist wichtig (→ Neuraltherapeut).

Homöopathie

Versuchsweise bei entsprechender Symptomatik anzuwenden:

- **Lachnanthes tinctoria D3, D4, D6:** steifes Genick, Brennen der Wirbelsäule und der Kreuz-Hüftbein-Gelenke, eiskalter Körper

- **Stannum D3, D4, D6:** lähmungsartige Schwäche mit Zittern bei jeder Anstrengung, kann kaum gehen, Schmerzen beginnen und verschwinden langsam, Treppensteigen verschlechtert

Eigenbluttherapie

Eigenbluttherapie oder Eigenbluttherapie mit Hämaktivator ist als Injektionsserie über mehrere Wochen hilfreich (→ Therapeut).

Reflexzonentherapie am Fuß

Als unterstützende Maßnahme sinnvoll.

Bioresonanztherapie

Als unterstützende Maßnahme möglicherweise sinnvoll (→ Therapeut).

Sauerstofftherapie

Versuchsweise Große Ozon-Eigenbluttherapie (→ Therapeut).

Literatur

Zicha/Ruhrmann: Bewegungsübungen für den Morbus Bechterew-Patienten. Karl F. Haug Verlag, Heidelberg.

Selbsthilfegruppe

Deutsche Vereinigung Morbus Bechterew e.V., Metzgergasse 16, 97421 Schweinfurt, Tel. 09721-22033

Arthrose

Begriffsklärung

Was ist eine Arthrose?

Arthrose ist eine mechanische Schädigung bzw. Zerstörung der Gelenkknorpeloberfläche („Gelenkverschleiß"). Betroffen sind meist die das Körpergewicht tragenden Gelenke Knie (Gonarthrose) und Hüfte (Koxarthrose). 15-20% der Bevölkerung, meist in höherem Lebensalter, leiden an dieser Erkrankung.

Ursachen

Wodurch entsteht eine Arthrose?

Die Arthrose wird von einem Mißverhältnis zwischen Belastung und Belastbarkeit eines Gelenkes verursacht. Begünstigt wird ein solches Mißverhältnis u.a. durch Übergewicht, angeborene Mißbildung eines Gelenkes, Verletzungen, Gelenkinfektionen, andere entzündliche Gelenkerkrankungen (z.B. Rheuma), allgemeine Stoffwechselerkrankungen (z.B. Gicht), Knochentumoren (selten).

Symptome

Woran ist eine Arthrose zu erkennen?

Für eine Arthrose typisch sind **Belastungsschmerzen** (daher abends oft am stärksten), **Anlaufschmerzen**, fortschreitende **Bewegungseinschränkung**, tast- und hörbares **Knorpelreiben** der betroffenen Gelenke. Bei einer „aktivierten Arthrose" (meist am Kniegelenk) kommt es zusätzlich zu typischen **Entzündungszeichen** wie Schwellung (bis zum Gelenkerguß), Rötung, Überwärmung.

Diagnostik und schulmedizinische Therapie

Was können Sie als Patient vom Arzt erwarten?

Die Diagnose Arthrose wird durch typische Röntgenbefunde gesichert. Das Ausmaß der Röntgenveränderungen muß jedoch keineswegs mit der Stärke der Beschwerden einhergehen.

Sie sollten sowohl Überlastungen, also auch völlige Ruhigstellung vermeiden (→ *Bewegungstherapie*, S. 185). Die Gelenke sollten bei Übergewicht unbedingt durch **Gewichtsreduktion** entlastet werden, gegebenenfalls können zur Entlastung auch Gehhilfen (z.B. Gehstock) erforderlich werden. Starke Schmerzen werden schulmedizinisch mit nichtsteroidalen **Antirheumatika** (Schmerzmittel ohne Cortison) behandelt. Als bedeutendste Nebenwirkung sind hierbei Schädigungen der Magen-Darm-Schleimhaut zu beachten. Bei sehr stark ausgeprägter Arthrose mit nicht mehr behandelbaren Schmerzen kann – nach Ausschöpfen aller anderen Maßnahmen – eine **operative Gelenkversteifung** (Arthrodese) oder ein **Gelenkersatz** (Prothese) erforderlich werden.

Naturheilkundliche Therapie

Naturheilverfahren können die Abnutzung des Gelenkes nicht rückgängig machen, zerstörte Gelenkstrukturen (z.B. abgenutzter Knorpel) sind nicht mehr ersetzbar, jedoch können bei richtiger Anwendung der entsprechenden Verfahren deutliche Schmerzlinderungen und Verbesserungen der Beweglichkeit erreicht werden.

Was sollten Sie als Patient tun?

- **Physikalische Therapiemaßnahmen** lindern die Beschwerden – bei chronischer Arthrose eher Warm-, bei aktivierter Arthrose eher Kaltanwendungen.
- **Ernährungsänderungen** und **Heilfasten** können – besonders über eine Gewichtsreduktion – zu einer Besserung führen.
- **Pflanzliche Heilmittel** sind unterstützend hilfreich.

Physikalische Therapie

Bei aktivierter Arthrose

Hydrotherapie: Kalte Prießnitzumschläge, kalte Heilerde- oder Lehmauflagen

Bewegungstherapie: Weitgehende Ruhigstellung, keine Belastungen des Gelenkes, höchstens isometrische Muskelübungen (Anspannung der Muskeln ohne Bewegung des Gelenkes)

Elektrotherapie: Ultraschallbehandlungen können lindern, keine Kurzwellen (→ Therapeut)

Chronische, nicht aktivierte Arthrose

Hydrotherapie: Lokale Wärmeanwendungen wie Fango, Heublumensack, Moor, Vollbäder mit Moor-, Schwefel- oder Heublumenzusatz, Sauna werden als angenehm und lindernd empfunden. Bei Fingerarthrose Ton- oder Lehmkneten oder Fingerbewegungsübungen im warmen Sand.

Bewegungstherapie: Bewegungen im Gelenk fördern die Beweglichkeit, Belastungen des Gelenkes schädigen es. Daher sollten Gelenkübungen nach krankengymnastischer Anleitung durchgeführt werden. Gelenkschonende Sportarten können ausgeübt werden (Schwimmen, Radfahren, Skilanglauf), potentiell schädigende Sportarten sollten unterbleiben (z.B. Joggen bei Kniegelenksarthrose, Treppensteigen bei Hüft- oder Kniearthrose eher meiden). Durch Stärkung der Kraft der das betroffene Gelenk bewegenden Muskeln wird das Gelenk entlastet, daher sind spezielle Übungen an entsprechenden Kraftmaschinen (nach Anleitung!) oder isometrische Muskelübungen (der Muskel wird angespannt, das Gelenk aber nicht bewegt) sehr sinnvoll. Wichtig ist bei allen Übungen, Pausen einzulegen, bevor der Schmerz eintritt.

Massage: Bindegewebsmassagen sind sinnvoll (→ Masseur).

Elektrotherapie: Zweizellenbäder, Stangerbäder, Iontophorese, Reizstrom, Mikrowelle und Ultraschall sind sinnvolle Anwendungen (→ Fachtherapeut). Bei Muskelabschwächung kann mit Strombehandlungen ein Training durchgeführt werden.

Pflanzenheilkunde

- Das **Kombinationspräparat** Phytodolor® Tropfen hilft, Schmerzmittel einzusparen.

- **Arnika** als Tinktur, 1 EL auf 1/2 l Wasser für Umschläge, bei aktivierter Arthrose

Alle anderen pflanzlichen Mittel wirken als Reizmittel über Wärmeentwicklung und eine Durchblutungsförderung positiv (keine Anwendung bei aktivierter Arthrose!)

- **Salben:** Kneipp Rheumasalbe® Capsicum N, Arthrosenex® N Salbe, Discmigon® Salbe
- **Mistel** in Plenosol® N wirkt als Injektion in die Haut der betroffenen Gelenkareale im chronischen Stadium (nicht im akuten Stadium!) sehr günstig (→ Therapeut).

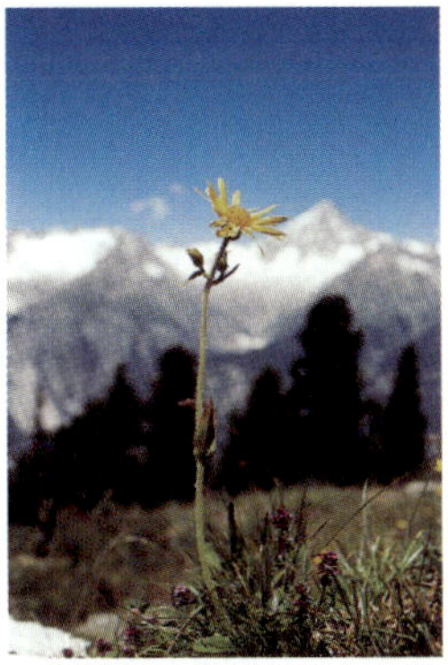

Abb. 69: Arnika. Foto: Bruno Vonarburg, Teufen, Schweiz

Ernährung

Fleisch, Fisch und Geflügel sollten eher gemieden werden, reichlich Frischkost mit viel Obst und Gemüse ist zu bevorzugen. Bei Übergewicht sollte mit einer kalorienreduzierten Vollwertkost eine Gewichtsnormalisierung angestrebt werden.

Heilfasten

Deutliche Verbesserung ist über eine Gewichtsreduktion und damit Entlastung der Gelenke möglich. Darüber klingen die Arthrose begleitende entzündliche Prozesse beim Fasten ab, daher auch bei der aktivierten Arthrose sinnvoll.

Ayurveda

Meist Vata-Störung, die betroffenen Gelenke mit Sesamöl (Reformhaus, Naturkostladen) oder Dolocylöl (Apotheke) einreiben und mit Rotlicht erwärmen, am besten nachmittags (Vata-Zeit).

Neuraltherapie

Sehr gute schmerz- und entzündungslindernde Wirkungen möglich (→ Therapeut).

Ordnungstherapie

Werden synthetische Schmerzmittel eingenommen, so sollte die Gabe vor den zu erwartenden Beschwerden, in der Regel also vormittags erfolgen. Abends sollten diese Medikamente nur bei starken nächtlichen Beschwerden genommen werden.

> **Achtung**
>
> Schädigung der Magenschleimhaut, gegebenenfalls Schutzmaßnahmen (→ *Magenschleimhautentzündung*, S. 329).

Nahrungsergänzung

Vitamin C 4 g (1 TL) + Vitamin E 400 I.E. + Vitamin D 500 I.E. + 1000 mg Kalzium täglich wirken günstig bei den die Arthrose begleitenden entzündlichen Prozessen und zur Vorbeugung des mit der Arthrose auftretenden Knochenabbaus (→ *Nährstoffliste*, S. 624).

Akupunktur/Akupressur

Zur Schmerzlinderung geeignet, bei chronischen Verläufen sind auch Moxa günstig.

Allgemeinpunkte: M36, MP9

Knie: B54, M36, G34, Le9, MP6

Ellbogen: Di10, 11, 3E10, KS3, H3, Dü3, Di4, Lu7

Sprunggelenk: MP5, B60, N3, M41 (→ *Akupunktur/Akupressur*, S.46).

Ausleitende Verfahren

Baunscheidtierungen im Bereich der betroffenen Gelenke wirken sehr günstig, Cantharidenpflaster am Kniegelenksspalt (beides nicht bei aktivierter Arthrose!).

Manuelle Therapie

Häufig führen Arthrosen durch Schon- und Fehlhaltungen auch zu Dysfunktionen an anderen Gelenken, die auch dort wiederum zu Arthrosen führen können. Rechtzeitige Mobilisationen wirken hier günstig.

Homöopathie

Unterstützend zu anderen Verfahren sinnvoll:

- **Acidum benzoicum D2, D3, D4:** bevorzugt Knie und Finger befallen, flüchtiger und wandernder Gelenkschmerz, Gelenkeinreibungen mit der D1 bewährt
- **Calcium fluoratum D4, D6, D12:** Gelenkschmerz, Gereiztheit, innere Unruhe, aber Verlust jeder Initiative, Abmagerung trotz Appetit, zwischen 3-5 Uhr schlechter
- **Causticum D3, D4, D6:** Zittern, Kraftlosigkeit, lähmungsartige Schwäche der Glieder, Gelenkschmerz wie verrenkt, Gefühl, als ob die Glieder zu kurz sind, kann die Beine nicht ruhig halten, Kälte, Zugluft und Ruhe verschlechtern, Bewegung und feuchtes Wetter (!) bessern

Enzymtherapie

Bei Schwellungen Mulsal® N 3x5 Dragees oder Phlogenzym® 3mal 2 Tabletten für 4-8 Wochen

Anthroposophische Therapie

Als unterstützende Maßnahme: Cartilago compositum, Cartilago/Mandragora compositum, Equisetum/Stannum (Wala), Arnica/Symphytum compositum, Mandragora compositum, Rheumasalbe N (Weleda).

Eigenbluttherapie

Unterstützend zu anderen Maßnahmen als Injektionsserie über mehrere Wochen sinnvoll (→ Therapeut).

Reflexzonentherapie am Fuß

Unterstützend zu anderen Maßnahmen zur Schmerzlinderung sinnvoll.

Sauerstofftherapie

Hämatogene Oxidationstherapie kann Schmerzen lindern (→ Therapeut).

Literatur

Thomann, K.-D.: Arthrose ist kein Schicksal. TRIAS-Verlag, Stuttgart.

Osteoporose

Begriffsklärung

Was ist eine Osteoporose?

Bei der Osteoporose handelt es sich um eine Minderung des Knochengewebes, die über den natürlichen Altersabbau des Skeletts hinausgeht.

Ursachen

Wodurch entsteht eine Osteoporose?

Genaue Ursachen der sogenannten primären Osteoporose sind nicht bekannt, einige Risikofaktoren, die die Entstehung einer Osteoporose begünstigen, sind jedoch wissenschaftlich gesichert:

- Weibliches Geschlecht, besonders wenn die Wechseljahre früh eintreten oder Kinderlosigkeit vorliegt
- Bewegungsarmut
- Kalziumarme Ernährung
- Reichlicher Kaffeekonsum
- Zigarettenrauchen
- Hoher Alkoholkonsum
- Hoher Konsum an tierischen Fetten und Eiweißen
- Vererbung
- Relative Schlankheit

Beispiel: Eine rauchende, reichlich Kaffee trinkende, untergewichtige Sekretärin, die sich falsch ernährt.

Bestimmte Grundkrankheiten können eine Osteoporose sekundär bedingen und sollten vom Arzt ausgeschlossen werden. Hierzu zählen z.B. bestimmte Tumoren, die die Ausschüttung körpereigenen Cortisons fördern, sowie ärztlich verordnete Cortison-Therapie (Cushing-Syndrom), Schilddrüsenüberfunktion, Zukkerkrankheit, Milchzuckerunverträglichkeit mit nachfolgendem Kalziummangel, bestimmte Verdauungsstörungen (Malabsorption/Maldigestion), vorzeitiger Östrogenmangel durch operative Entfernung der Eierstöcke.

Andere seltene Ursachen für eine Verminderung des Knochengewebes sollten ebenfalls ausgeschlossen sein, z.B. diffuse Tochtergeschwulste im Skelett bei einer Krebserkrankung oder nierenbedingter Knochenabbau (renale Osteopathie). Chronische Hungerzustände und Fehlernährung (z.B. jugendliche Anorektiker), Schwangerschaft oder wochenlange Bettruhe bei schwerer Krankheit können ebenfalls einen (vorübergehenden) Knochenabbau zur Folge haben.

Symptome

Woran ist eine Osteoporose zu erkennen?

Typische Symptome einer Osteoporose sind:

- Fehlstellungen der Wirbelsäule (z.B. Buckel, Hohlkreuz, Knickbildung der Wirbelsäule = Gibbus)
- Schmerzen durch
  – Wirbelbrüche (akut)
  – Fehlbelastungen von Gelenken, Muskeln und Bändern durch Fehlstellungen des Skeletts (chronisch)
- Größenabnahme
- Schräg abwärts verlaufende Hautfalten am Rumpf

Diagnostik und schulmedizinische Therapie

Was können Sie als Patient vom Arzt erwarten?

Röntgenuntersuchungen und bestimmte Blutuntersuchungen, gegebenenfalls Dichtemessungen des Knochens mit Röntgenstrahlen oder auch Gewebeuntersuchungen des Knochens können die Diagnose sichern und gegebenenfalls ein rasches Fortschreiten oder auch einen Stillstand der Erkrankung dokumentieren.

In der Schulmedizin werden meist Kalzium- und Fluorpräparate sowie bei Frauen Geschlechtshormone eingesetzt. In den letzten Jahren werden auch Hormone des Knochenstoffwechsels (Calcitonininjektionen) angewendet.

Naturheilkundliche Therapie

Was sollten Sie als Patient tun?

▶ **Bewegung, Ernährung** und Zufuhr von **Nahrungsergänzungsstoffen** (in dieser Reihenfolge) sind die Grundsäulen der Osteoporosebehandlung.

▶ Weitere **Verfahren** können unterstützend oder zur Linderung von Beschwerden eingesetzt werden.

Bewegungstherapie

Die wichtigste Maßnahme zur Vorbeugung und Behandlung des Knochenschwunds ist die Bewegungstherapie. Mit der Nahrung zugeführtes Kalzium kann nur dann in den Knochen eingebaut werden, wenn Bewegungsreize den Knochen entsprechend belasten (Astronauten bekommen bei längerer Schwerelosigkeit trotz optimaler Nährstoffzufuhr eine Osteoporose).

- Bei leichter Osteoporose ohne stärkere Bewegungsschmerzen und zur Vorbeugung bei Vorliegen von Risikofaktoren aktive Bewegungsübungen, Gymnastik, Spazierengehen, Joggen, Bewegungsspiele
- Bei starker Osteoporose mit Bewegungsschmerzen lindern krankengymnastische Übungsbehandlungen (besonders Rücken- und Bauchmuskulatur) durch Kräftigung des „Muskelkorsetts" und damit Entlastung der Wirbelsäule, auch Schwimmen oder gymnastische Übungen im warmen Bewegungsbad sind sinnvoll.

> **Achtung**
> Bei allen Übungen gilt: Schmerzen sollten dabei nicht provoziert werden!

Ernährung

- Kalziumreiche Ernährung (insbesondere Käse, Gemüse, Nüsse → *Nährstoffliste*, S. 641).
- Meiden von Nahrung mit Phosphorzusätzen (z.B. Wurst, Schmelzkäse, viele Fertiggerichte, Colagetränke, Hefe), da zuviel Phosphor die Knochenmineralisation behindert. Kalzium wird bei reichlicher Phosphorzufuhr aus dem Knochen herausgelöst und begünstigt daher die Osteoporose (→ *Nährstoffliste*, S. 641).
- Kieselsäurehaltige Nahrung bevorzugen (→ *Nährstoffliste,* Silizium, S. 651)
- Zucker weitgehend meiden

Nährstofftherapie

Nahrungsergänzung (→ *Nährstoffliste*, S. 624)

- Kalzium 1000mg
- Magnesium, da Osteoporosepatienten häufig auch einen Magnesiummangel haben 300mg (nicht gleichzeitig mit Kalzium einnehmen)
- Vitamin D 500-1000 I.E.
- Kieselsäure (Silizium)
- Kombinationspräparate: Cal-C-Vita® Brausetabletten, Hevert®-Vitan N Tabletten, Kneipp® Calcium compositum N Dragees, Ossofortin Tabletten, Osspulvit® Dragees/Pulver/forte Kapseln

Physikalische Therapie

Zur Durchblutungsförderung Wärmeanwendungen:

- Heublumensack auf den Rücken
- Feuchtwarme Rumpfwickel
- Vollbäder mit Heublumenextrakt

> **Achtung**
> Gegenanzeigen → *Kneippsche Therapie*, S. 170.

- Fango-Packungen
- Kurzwellenbestrahlung
- Vorsichtige Sonnen- oder UV-Ganzkörperbestrahlung (wegen Wärme und Vitamin-D-Bildung in der Haut unter UV-Bestrahlung)

Außerdem Massage zum Lösen von reaktiven Muskelverspannungen und zur Durchblutungsverbesserung (klassische Massage, Bindegewebsmassage, milde Unterwasserdruckstrahlmassage → ausgebildete Therapeuten).

Homöopathie

Als kurmäßige Anwendung sinnvoll:

- **Aristolochia clematitis D12:** Bei Osteoporose in den Wechseljahren bewährt
- Bei älteren Frauen und Männern als **Kur über einige Monate**:

Täglich wechselnd **Calcium fluoratum D6** 3mal 1 Tablette und **Strontium carbonicum D6** 3mal 1 Tablette + **Symphytum D12** 1 Tablette täglich + **Silicea D30** 1mal wöchentlich.

Ausleitende Verfahren

Trockenschröpfungen des gesamten Rückens steigern die Hautdurchblutung und den Stoffwechsel des Skelettsystems, eventuell Baunscheidtierungen durch ausgebildete Theraupeuten.

Neuraltherapie

Infiltrationen der verspannten Muskulatur sowie Injektionen über den schmerzhaften Gelenken (auch Injektion an die Gelenkkapsel) können Schmerzen lindern. Eine Reiztherapie mit Plenosol®-Quaddeln über den betroffenen Gebieten ist oft besonders wirksam (→ Therapeut).

Akupunktur/Akupressur

Zur Schmerzlinderung Akupunkturpunkte im Schmerzbereich, hauptsächlich Punkte auf dem Lenkergefäß und dem Blasenmeridian, als Fernpunkte B60,62, Dü3. Gegebenenfalls die Hauptschmerzpunkte der betroffenen Gliedmaßen (→*Akupunktur/Akupressur*, S. 46).

Ordnungstherapie

Bei starkem Übergewicht Gewichtsreduktion anstreben. Werden Schmerzmittel gegeben, so sollten diese hauptsächlich morgens bzw. tagsüber eingenommen werden.

Die Genußmittel Kaffee und Nikotin sollten gemieden werden.

Literatur

Baumgarten, A.: Osteoporose. Falken Verlag, Niedernhausen.

Jakob, U.: Osteoporose natürlich behandeln. Gräfe und Unzer, München.

Lauritzen/Minne: Osteoporose. Wenn Knochen schwinden. TRIAS-Verlag, Stuttgart.

Schmidt, H. G.: Osteoporose. Kneipp-Verlag, Bad Wörishofen.

Kreuzschmerzen, Lumboischialgien, LWS-Syndrom, Ischias

Begriffsklärung, Ursachen

Was sind Kreuzschmerzen? Wodurch entstehen sie?

LWS (Lendenwirbelsäule)-Syndrom, Lumbago, Lumbalgie, Lumboischialgie und Ischiasbeschwerden sind Umschreibungen für Kreuzschmerzen mit oder ohne Beteiligung des Ischiasnerves.

Akute Kreuzschmerzen entstehen am häufigsten durch Reizungen oder Einklemmungen einer Bandscheibe (Knorpelscheibe zwischen zwei Wirbelkörpern), Blockierung kleiner Wirbelgelenke oder Zerrungen der Rückenmuskulatur. Treten die Schmerzen bei einer starken Beanspruchung oder einer plötzlicher Bewegung auf, spricht man vom „Hexenschuß".

Chronische Kreuzschmerzen haben ihre Ursache meist in einer Verspannung der Rückenmuskulatur oder durch Reizungen der Nervenenden in Bändern und Gelenken der Wirbelsäule.

Seltenere Ursachen sind der Morbus Bechterew (S. 439), Osteoporose (S. 444), Tumoren und weitere seltene Wirbelsäulenerkrankungen, die gegebenenfalls durch eine ärztliche Untersuchung ausgeschlossen werden sollten. Auch können manche urologischen und gynäkologischen Erkrankungen Kreuzschmerzen verursachen.

Bei der **Ischialgie** (Schmerz des Ischiasnerves) drückt oft ein Bandscheibenvorfall auf den Nerven und führt so zu Schmerzen oder sogar zu Lähmungserscheinungen.

Symptome

Womit können Kreuzschmerzen einhergehen?

Es kann zu ein- oder beidseitigen Schmerzen im Lendenbereich kommen, die mitunter in die Beine ausstrahlen. Die Beweglichkeit der Lendenwirbelsäule, – besonders Drehungen und Beugungen –, ist schmerzhaft eingeschränkt. Bei einer Beteiligung des Ischias kann es zu Gefühlsstörungen am Bein und zu Ausfällen bestimmter Muskeln kommen (Hackengang oder Zehenspitzengang behindert). Es kann sogar zu unwillkürlichem Stuhl- oder Harnabgang kommen.

Diagnostik und schulmedizinische Therapie

Was können Sie als Patient vom Arzt erwarten?

Bei anhaltenden Kreuzschmerzen ist eine eingehende ärztliche, gegebenenfalls eine neurologische Untersuchung angezeigt. Blutbild und Blutsenkung geben Hinweise auf das Vorhandensein entzündlicher Prozesse. Röntgenuntersuchungen tragen zur Diagnosefindung bei, wobei gerade bei sogenannten degenerativen (durch „Abnutzung“ bedingten) Wirbelsäulenveränderungen das Ausmaß der röntgenologisch sichtbaren Veränderungen und die Stärke der Beschwerden nicht sehr eng zusammenhängen. Gegebenenfalls sind urologische oder gynäkologische Untersuchungen zum Ausschluß entsprechender Erkrankungen erforderlich. Bei Empfindungsstörungen oder muskulären Ausfällen sollte rasch eine neurologische Untersuchung erfolgen.

Schulmedizinische Medikamente sind in erster Linie Schmerzmittel und Muskelrelaxantien (zur Entspannung der Muskeln). Bei nicht ausreichendem Erfolg der unten angegebenen Maßnahmen können diese kurzfristig sinnvoll eingesetzt werden. Langfristig sollten sie durch konsequente Anwendung naturheilkundlicher Therapien überflüssig werden.

Die Operation ist unbedingt angezeigt bei unwillkürlichem Abgang von Harn und Stuhl durch Nervenschädigung sowie bei anderen Nervenschädigungen nach erfolglosen nichtoperativen Behandlungsversuchen. In allen anderen Fällen sollte die Operation nur nach konsequenter Ausschöpfung aller anderen Maßnahmen erwogen werden. Nicht selten bestehen Rückenbeschwerden auch nach einer Operation unverändert fort, meist kann durch die unten angegebenen Maßnahmen eine ausreichende Besserung erzielt werden.

Naturheilkundliche Therapie

Bei akuten Kreuzschmerzen sind Ruhigstellung, Entlastung und Entspannung durch Wärme vordringliche Maßnahmen – d.h. auf dem Rücken liegen auf fester Unterlage (Brett ins Bett), am besten Knierolle zur Entlastung der Wirbelsäule oder Stuhl ins Bett, damit die Oberschenkel rechtwinklig zum Rücken gelagert sind, gegebenenfalls vorübergehend Kreuzstützmieder, zur Entspannung der reaktiv verhärteten Muskeln heiße Bäder, Auflagen oder wärmende Salben.

Bei chronischen Kreuzschmerzen sind die Vermeidung von Haltungsfehlern sowie die allgemeine Kräftigung der Rückenmuskulatur die wichtigsten Maßnahmen zur Linderung der Beschwerden und zur Vorbeugung weiterer akuter Ereignisse.

Was sollten Sie als Patient tun?

▶ **Physikalische Therapie**, insbesondere Bewegungstherapie, ist die wichtigste Maßnahme zur Besserung der Beschwerden.

Achtung

Bei akuten Beschwerden stehen Schonung und richtige Lagerung im Vordergrund!

▶ **Pflanzliche Heilmittel** (wärmende Salben) wirken akut entspannend und lindernd.

▶ Ordnungstherapeutische Hinweise sollten – besonders bei chronischen oder immer wiederkehrenden Beschwerden – unbedingt beachtet werden.

Physikalische Therapie

Hydrotherapie: Heiße Auflagen mit Fango, Moor, Heublumensack oder Rumpfwickel, heißer Rücken-Blitzguß, warme Vollbäder (38 °C, 30 Minuten) mit Heublumen, Kalmus, Fichtennadeln, Sauna entspannt die verhärteten Muskeln und lindert so die Schmerzen.

Bewegungstherapie: Bei akuten Beschwerden Ruhigstellung, besonders Drehungen und Beugungen in der Lendenwirbelsäule sind zu meiden, Lagerung auf harter Unterlage, Lagerung mit rechtem Winkel im Hüft- und Kniegelenk (Stuhl ins Bett), wenn es gut vertragen wird. Langfristig sollten Sie Ihre Rückenmuskulatur durch Rückenschule, Wirbelsäulengymnastik (→ Krankengymnast, Kurse bei Krankenkassen, Volkshochschulen, Sportvereinen) stärken, um so die Wirbelsäule zu entlasten. Schonung durch wenig Bewegung oder Kreuzstützmieder wirken langfristig schwächend auf die Rückenmuskulatur und begünstigen daher weitere Schmerzereignisse. Im Alltag sollten Sie häufig zwischen Sitzen, Stehen und Gehen wechseln, Rumpfbeugen sollten unbedingt vermieden werden - beim Aufheben von Gegenständen vom Boden Knie beugen! Auch das richtige Stehen und Sitzen (gerader Rücken!) sollte bewußt eingeübt werden.

Massage: Klassische Massage zur Muskellockerung, Bindegewebs- oder Segmentmassage (⟶ Masseur).

Elektrotherapie: Es gibt verschiedene Strombehandlungen, die bei richtiger Anwendung unterstützend erfolgreich sein können (⟶ Fachtherapeut).

Balneotherapie: Rheuma-Kurorte, Kneipp-Kurorte mit Thermalbädern.

Pflanzenheilkunde

- **Wärmende Salben** wirken muskelentspannend und schmerzlindernd:
Kneipp Rheumasalbe Capsicum N, Arthrosenex® N Salbe, Discmigon® Salbe, ABC-Wärmepflaster® N, Finalgon® N Schmerzpflaster, Rheuma-plast® N-Pflaster.
- **Mistel** in: Plenosol® N als Injektionsserie in die Haut der schmerzenden Areale (⟶ Fachtherapeut).

Ordnungstherapie

Eine für Rückenbeschwerden typische **Persönlichkeit** gibt es zwar nicht, jedoch scheinen einige immer wiederkehrende Verhaltensmuster eine wichtige Rolle zu spielen: Patienten mit Rückenbeschwerden beschreiben sich als tüchtige Arbeiter mit selbstgesteckten hohen Leistungsanforderungen, die nur schwer entspannen und genießen können. Sie sind nicht selten sehr hilfsbereit, stellen eigene Bedürfnisse hinten an oder nehmen sie erst gar nicht wahr; Hilfe von anderen können sie nur schwer annehmen. Sie versuchen, Konflikte und Auseinandersetzungen zu meiden. Die Patienten sind oft aktiv und ruhelos. Innerlich sind sie nicht selten unsicher, extrem abhängig von Lob und Anerkennung anderer, reagieren leicht feindselig, wenn die geforderte Anerkennung ausbleibt. Gerade in solchen Situationen können vermehrt Rückenschmerzen auftreten. Die Verspannung der Lendenmuskulatur stellt ein Abwehrverhalten dar (es wird versucht, „aufrechte Haltung“ zu bewahren).

In der **akuten Phase** einer Lumboischialgie sind zunächst Bettruhe und allgemeine Entspannung angezeigt. Gerade dies wird aber aufgrund der Ruhelosigkeit schlecht toleriert. Es besteht die Gefahr der zu frühen Aktivität mit Rückschlägen. Der Patient sollte sich in dieser Situation fragen, was ihn so unruhig macht, was ihn denn so antreibt, daß er nicht ruhig liegenbleiben kann. Auch bei der Verabreichung von Massagen oder Fangopackungen – der Patient bleibt dabei ja passiv – kann er Widerstände entwickeln, kann sogar mit Schmerzzunahme reagieren, da er sich schlecht helfen lassen kann. Er muß sich dann fragen, ob nicht auch einmal ein anderer etwas für ihn tun darf.

In psychotherapeutischen Gesprächen sollte der Arbeitseifer, die Kampf- und Hilfsbereitschaft des Patienten thematisiert werden. Lebensgewohnheiten und Beziehungsprobleme, die die Rückenbeschwerden begünstigen, sollten besprochen werden. Dies sollte jedoch erst dann geschehen, wenn der Patient mit aktiven Bewegungsübungen beginnt, da diese Gespräche in einer Phase erzwungener Immobilisation als zu bedrohend empfunden werden können.

Nahrungsergänzung

Vitamin E 400-800 mg täglich (⟶ *Nährstoffliste*, S. 624) wirkt schmerzlindernd.

Akupunktur/Akupressur

Gute Erfolge möglich:

Allgemein: B23, 25, 31, G27, 29, LG13, B60

Schmerz über dem Kreuz-Hüftbein-Gelenk: Dü3

Schmerz bei Drehbewegungen: G27, 3E4

Schmerz beim Vorbeugen: LG4, 13, 25, B60, 62, Dü3 (⟶ *Akupunktur/Akupressur*, S. 46)

Ausleitende Verfahren

An heißen Lumbalgelosen einseitige blutige Schröpfung, bei teigig-sulziger Hautkonsistenz Canthariden-pflaster über den Dornfortsätzen, großflächiges Baunscheidtieren über den schmerzenden Stellen regt die Selbstheilungskräfte des Körpers an.

Manuelle Medizin

Oft sind Dysfunktionen der Wirbelgelenke ursächlich. Manuelle Therapie vermag hier – auch bei akuten Beschwerden – häufig rasche Beschwerdefreiheit oder zumindest -linderung zu erreichen (→ Therapeut).

Neuraltherapie

Quaddelungen, Infiltrationen oder tiefergehende Injektionen sind eine einfache und wirkungsvolle Therapie, bei häufigen Wiederholungen der Beschwerden an Störfelder denken (→ Therapeut).

Entspannungstherapien

Autogenes Training und Muskelentspannungstraining wirken über ihre muskelentspannende Wirkung schmerzlindernd und sollten zusätzlich eingesetzt werden.

Homöopathie

Bei passender Symptomatik sind – unterstützend zu anderen Maßnahmen – gute Erfolge möglich:

- **Acidum formicicum D6, D12:** als Injektionsserie (→ Fachtherapeut)
- **Aconitum D4, D6:** Lumboischialgie mit neuralgischen Beschwerden, ziehender, schießender Beinschmerz, Taubheitsgefühl, Ameisenlaufen, große Angst, Unruhe, plötzlicher Beginn, abends und nachts schlechter, Wärme verschlechtert
- **Ammonium carbonicum D3, D4, D6:** Zerschlagenheitsgefühl, Rücken wie abgebrochen, große Schwäche (auch des Kreislaufs), kalter Schweiß, nachts (3 Uhr) schlechter, Kälte verschlechtert
- **Bryonia D3, D4, D6:** Schwäche und Steifheit der Beine, ziehender, reißender Muskelschmerz, Reizbarkeit, großer Durst auf große Mengen, typisch ist Verschlechterung bei kleinster Bewegung
- **Colocynthis D4, D6:** heftiger Hüftschmerz, „wie mit eiserner Klammer festgehalten", ziehender, brennender Schmerz, plötzlich einsetzend, Taubheitsgefühl, ab 16 Uhr schlechter, Ruhe, Wärme oder Druck verbessert, auf befallener Seite liegen verbessert, ebenso Stuhlgang oder Blähungsabgang
- **Dulcamara D2, D3, D4:** Steifheit der Lenden, Kreuzschmerz wie nach langem Bücken, eiskalte, wie zerschlagene Glieder, Folge von Nässe und Kälte, kräftige Bewegung und Wärme bessern
- **Gnaphalicum D2, D3:** Lumboischialgie mit heftigen Schmerzen, wichtigstes Mittel bei Taubheitsgefühl und Ameisenlaufen im Bereich des Ischias, gelegentlich Waden- und Fußkrämpfe
- **Ledum D2, D3, D4:** Rückensteifigkeit wie nach langem Sitzen, starke Frostigkeit, aber Bettwärme verschlechtert, nachts schlechter, Bewegung verschlechtert
- **Mandragora e radice D4, D6, D12:** Ischialgie, morgens schlechter, Aufrechtstehen, Herabhängenlassen der Beine oder Ruhe verschlechtert, fortgesetzte Bewegung, Wärme oder Druck bessert
- **Nux vomica D4, D6, D12:** nächtlicher Kreuzschmerz, muß sich im Bett aufsetzen, um sich umzudrehen, Steifigkeit und Reißen im Rücken, Muskelkrämpfe, gesteigerte Reflexe, Reizbarkeit, Verlangen nach Genußmitteln, sitzende Lebensweise, frische Luft verschlechtert (!), im warmen Zimmer besser, Ruhe bessert
- **Rhus toxicodendron D4, D6, D12:** heftiger Rükken- und Lendenschmerz, neuralgische Gliederschmerzen, oft mit Ameisenlaufen, Glieder wie gelähmt, große Unruhe, ständiger Bewegungsdrang, Folge von Durchnässung, Folge von Überanstrengung, nachts schlechter, Kälte verschlechtert, Bewegung und Wärme bessern
- **Sepia D4, D6, D12:** Schwächegefühl der Lenden, Kreuzschmerz bei Erkrankungen der weiblichen Geschlechtsorgane, Sitzen verschlechtert, Gehen im Freien bessert

Enzymtherapie

Stoßtherapie mit 2mal 10 Wobenzym® N Tabletten oder 3mal 4 Phlogenzym® Tabletten für 3-5 Tage bringt eine oft deutliche Verbesserung der Beschwerden.

Anthroposophische Therapie

Als unterstützende Maßnahme: Apis/Rhus toxicodendron compositum, Rheumasalbe N (Weleda), Disci compositum cum Argento, Disci/Rhus toxicodendron compositum, Hypericum ex herba 5% Öl (Wala).

Reflexzonentherapie am Fuß

Unterstützend zu anderen Verfahren sinnvoll.

Bach-Blüten-Therapie

Gute Erfolge mit gemütsorientierter Behandlung möglich.

Literatur

Beitel, H.: Wirbelsäulengymnastik. Müller & Steinikke, München.

Dreher-Edelmann, G.: Gymnastik für Hals- und Brustwirbelsäule. Gustav Fischer, Stuttgart.

Galton/Friedman: Was tun, wenn der Rücken schmerzt? Knaur Verlag, München.

Haak, K.: Rückenschule, mit Audiokassette. Falken Verlag, Niedernhausen.

Hess/Edo/Montag: Rückenschmerzen. Natürlich behandeln und lindern. Falken Verlag, Niedernhausen.

Hess, H. et al.: Rückenschmerzen. Ursachen und Auslöser. Falken Verlag, Niedernhausen.

Keller, L.: Wirbelsäulengymnastik. Falken Verlag, Niedernhausen.

Leibold, G.: Rückenschmerzen. Falken Verlag, Niedernhausen.

Lomba, J.A.: Gymnastik für die Wirbelsäule. Karl F. Haug Verlag, Heidelberg.

Nentwig/Krämer/Ullrich: Die Rückenschule. Enke, Stuttgart.

Olschewski, A.: Praxis der Rückenschule. Karl F. Haug Verlag, Heidelberg.

Raab, A.: Mit Yoga gegen Rückenschmerzen. Falken Verlag, Niedernhausen.

Rückenschule, Videokassette. Falken Verlag, Niedernhausen.

Schmidt/Schmidt: So hilft die Natur bei Rückenschmerzen und Bandscheibenbeschwerden. Hädecke, Weil der Stadt.

Thomann, K.-D.: Das Rückenbuch. TRIAS-Verlag, Stuttgart.

Winkel, D.: Wichtige Informationen bei Rückenbeschwerden. Gustav Fischer, Stuttgart.

Zauner, R.: Rückenschmerzen natürlich behandeln. Gräfe und Unzer, München.

Schulter-Arm-Syndrom

Begriffsklärung, Ursachen

Was ist ein Schulter-Arm-Syndrom?

Wodurch entsteht es?

Das Schulter-Arm-Syndrom ist kein einheitlicher Krankheitsbegriff für eine bestimmte Erkrankung, sondern beschreibt einen **Reizzustand** der Schulter und/ oder des Armes, der verschiedene Ursachen haben kann. Am häufigsten ist die schmerzhafte Schultersteife (Periarthropathia bzw. früher Periarthritis humeroscapularis), aber auch andere Gelenke, Nerven und Gefäße des Schultergürtels und der Arme sowie Krankheiten des Herzens, der Lunge, des Rippenfells können einen vegetativ-nervösen Reizzustand bedingen, der den Schulter-Arm-Bereich irritiert.

Symptome

Woran ist ein Schulter-Arm-Syndrom zu erkennen?

Meist kommt es zu einem schwer lokalisierbaren, brennend-wühlenden Schmerz, der mit Gefühlsstörungen einhergehen kann. Die Beweglichkeit in der Schulter kann schmerzhaft eingeschränkt sein.

Diagnostik und schulmedizinische Therapie

Was können Sie als Patient vom Arzt erwarten?

Der Behandlung sollte eine orthopädische, gegebenenfalls auch neurologische Untersuchung vorangehen, um eine möglichst genaue Diagnose zu stellen.

Bestimmte Erkrankungen (z.B. die habituelle Schulterluxation = immer wiederkehrende spontane Schulterausrenkung) sollten operiert werden. Die schmerzhafte Schultersteife wird in der Schulmedizin oft mit Cortisoninjektionen behandelt, oft sogar in das Gelenk, was wegen der Infektionsmöglichkeit nicht ganz ungefährlich ist. Außerdem werden nicht selten Röntgenbestrahlungen zur Schmerzlinderung angewendet. Vom naturheilkundlichen Standpunkt bewirken diese unterdrückenden Maßnahmen keine Heilung, sondern erzielen allenfalls vorübergehend eine Linderung. Sie sollten eigentlich nur als letzte Maßnahme, wenn die unten aufgeführten Empfehlungen nicht greifen, erwogen werden.

Naturheilkundliche Therapie

Was sollten Sie als Patient tun?

▶ Mit **Akupunktur/Akupressur** sind oft gute Erfolge möglich.

▶ **Physikalische Therapiemaßnahmen** sind schmerzlindernd.

▶ **Pflanzliche Heilmittel** (wärmende Salben) wirken entspannend und schmerzlindernd.

Akupunktur/Akupressur

Sehr gute Erfolge möglich (→ *Akupunktur/Akupressur*, S. 46):

- **Allgemein:** Di14, 15, 3E14, 15, Dü9, LG13, Lu2
- **Schmerzen an der Vorderseite:** Di15, Lu2, Akutpunkt: MP9
- **Schmerzen an der Rückseite:** 3E14, 15, G21, Dü15, 3E5, Akutpunkt: G34

Neuraltherapie

Mit Quaddelungen und Infiltrationen sind sehr gute Erfolge möglich, an Störfeld denken (→ Therapeut).

Physikalische Therapie

Hydrotherapie: Lokale Wärmemaßnahmen wie Fango, Heublumensack, Schulter-Arm-Wickel, Schwefelbäder, Sauna wirken schmerzlindernd.

Bewegungstherapie: Wirbelsäulengymnastik (→ Krankengymnast, Gymnastikkurse) und Rückenschwimmen kräftigen und lockern die beteiligten Muskeln.

Massage: Klassische Massage, Bindegewebsmassage, Unterwassermassage sind hilfreiche Verfahren, um Verspannungen zu lindern. Langfristige Erfolge werden jedoch nur im Zusammenhang mit richtiger Bewegungstherapie und Vermeidung von Fehlhaltungen erzielt.

Elektrotherapie: Strombehandlungen, Mikrowelle, Kurzwelle und Ultraschall können deutliche Linderung der Beschwerden bewirken (→ Fachtherapeut).

Phototherapie: Rotlicht wärmt, entspannt die Muskeln und lindert so die Beschwerden.

Balneotherapie: Rheumakurorte mit Thermalbecken sind zu empfehlen.

Pflanzenheilkunde

- **Wärmeerzeugende Salben** wirken meist schmerzlindernd: Kneipp Rheumasalbe® Capsicum N, Arthrosenex® N Salbe, Kytta Balsam®, Discmigon® Salbe.
- **Mistel** in Plenosol® N wirkt als Injektion in die Haut oft sehr günstig (→ Therapeut).

Manuelle Medizin

Das Schulter-Arm-Syndrom wird häufig durch Dysfunktionen der Halswirbelsäule verursacht. Manuelle Techniken können hier oft entscheidende Besserungen erzielen (→ Therapeut).

Ausleitende Verfahren

Die Schulterdreieckszone, die Nacken- oder obere Brustwirbelzone sind je nach Fülle oder Leere blutig oder trocken zu schröpfen. Auch Cantharidenpflaster über der Hals- oder Brustwirbelsäule oder Baunscheidtierung im Schulter-Nacken-Bereich haben oft sehr günstige Wirkungen.

Entspannungstherapie

Autogenes Training wirkt muskelentspannend, durchblutungsfördernd und über die Suggestivwirkung schmerzlindernd. Das muskuläre Entspannungstraining wirkt bei Schmerzzuständen durch Muskelverspannungen günstig.

Homöopathie

Bei passender Symptomatik können deutliche Verbesserungen erzielt werden, auch die Mittel, die bei Arthritis und Arthrose angegeben sind, kommen in Frage (S. 432 bzw. S. 441):

- **Causticum D4, D6, D12:** Kraftlosigkeit und Gliederschwäche, Gefühl, als ob die Glieder zu kurz sind, Gelenke wie verrenkt, ständiger Bewegungsdrang, Bedürfnis, sich zu dehnen und zu recken, besonders nachts, Schulter- und Ellbogenschmerz wie eingeschlafen, 3-5 Uhr schlechter, Kälte und Zugluft verschlechtern, feuchtes Wetter bessert (!)
- **Hedera helix D3, D4, D6:** heftiger Armschmerz, erwacht morgens mit Schmerzen und Eingeschlafensein des (linken) Armes, nachts und morgens schlechter, Schütteln des Armes bessert
- **Magnesium carbonicum D3, D4, D6, D12:** schmerzhaftes Zerschlagenheitsgefühl der Arme, wie Muskelkater, Schmerzen in der (rechten) Schulter, wie verrenkt, kann sich nicht ruhighalten, nachts (3 Uhr) schlechter
- **Pulsatilla D4, D6:** reißender, stechender Schulterschmerz, wie verrenkt, starke Frostigkeit, aber Wärme verschlechtert, Hängenlassen des Armes verschlechtert, fortgesetzte Bewegung bessert

Bach-Blüten-Therapie

Gute Erfolge bei gemütsorientierter Behandlung möglich.

Eigenbluttherapie

Bei chronischen Muskelschmerzen und -verhärtungen kann eine Besserung erzielt werden (→ Therapeut).

Reflexzonentherapie am Fuß

Unterstützend zu anderen Verfahren sinnvoll.

Halswirbelsäulen-Syndrom

Begriffsklärung

Was ist ein Halswirbelsäulen-Syndrom?

Das Halswirbelsäulen-Syndrom (HWS-Syndrom, Zervikalsyndrom) beschreibt Störungen im Bereich der Halswirbelsäule, die mit oder ohne Beteiligung von Nerven einhergehen können.

Ursachen

Wodurch entsteht ein HWS-Syndrom?

Die häufigsten Ursachen sind **Überbelastungen** durch (oft berufsbedingte) **Fehlhaltung**, Folge von **Verletzungen** (z.B. Schleudertrauma der Halswirbelsäule bei Verkehrsunfall) und **psychosomatische Haltungsstörungen** (z.B. bei Angstzuständen oder nervlicher Anspannung). Seltenere Ursachen wie entzündliche Prozesse oder Störungen in der Blutversorgung durch bestimmte hirnzuführende Gefäße sollen hier außer acht bleiben

Symptome

Woran ist ein HWS-Syndrom zu erkennen?

Das Hauptsymptom ist die **schmerzhafte Bewegungseinschränkung** im Bereich eines oder mehrerer Halswirbel. Dabei können Drehung nach einer Seite, Seitwärtsneigung und/oder Kopfnicken/-zurückbeugen betroffen sein. Die Schmerzen können zum Hinterhaupt, in den Rücken oder bis in die Arme ausstrahlen. Es kann zu Nervenwurzelreizungen kommen, die **Gefühlsstörungen** im Bereich des betroffenen Nerven (z.B. Taubheitsgefühl in manchen Fingern) oder auch **Lähmungen** bestimmter Muskeln verursachen können. Reflektorisch versucht der Körper die Wirbelsäule zu stabilisieren, was zu erhöhten **Muskelanspannungen** im Bereich der Halwirbelsäule, ja bis zu **Muskelverhärtungen** führt. Dies kann wiederum schmerzhaft sein.

Nicht selten können auch **Kopfschmerzen**, **Schwindel**, ja sogar **Ohrgeräusche** ihre Ursache in einem HWS-Syndrom haben.

Diagnostik und schulmedizinische Therapie

Was können Sie als Patient vom Arzt erwarten?

Insbesondere bei Gefühlsstörungen oder Muskellähmungen sollte eine eingehende orthopädische oder neurologische Untersuchung erfolgen, ebenso bei sehr starken oder häufig wiederkehrenden Beschwerden. Eine Röntgenaufnahme der Halswirbelsäule wird dabei meist angezeigt sein. Bestimmte Erkrankungen (z.B. starke Verengungen des Austrittskanals der Nervenwurzeln, Bandscheibenvorfall, Spondylose) sollten so ausgeschlossen werden.

Die Fehlhaltungen der Halswirbelsäule bei der Arbeit sollten erkannt und nach Möglichkeit ausgeschaltet werden. Nicht selten ist auch eine falsche Kopflagerung beim Schlafen die Ursache für chronische Schulter-Hals-Beschwerden. Im akuten Zustand ist eine Ruhigstellung der Halswirbelsäule, gegebenenfalls mit Schanzverband oder Halskopfstütze (→ Arzt) angebracht. Auch Zugbehandlungen (z.B. mit der Glisson-Schlinge) können hilfreich sein (→ Arzt, Krankengymnast). Krankengymnastische Übungsbehandlungen lockern und kräftigen die Halsmuskulatur, Massagen lockern die verspannte Muskulatur. An Medikamenten werden meist schmerz- und muskelentspannende Mittel verabreicht, die bei kurzzeitigem (!) Einsatz sinnvoll sein können, wenn andere Maßnahmen nicht zur Verfügung stehen oder keinen ausreichenden Erfolg haben. Cortisonpräparate oder Röntgenbestrahlungen zur Schmerzlinderung sollten nur nach Versagen der konsequenten Anwendung der unten angegebenen Verfahren erwogen werden. Eine Operation (z.B. wegen Bandscheibenvorfall, zur Entlastung der Nervenwurzel oder zur Stabilisierung der Wirbelsäule) ist nur selten erforderlich, sollte bei klarer Anzeige aber durchgeführt werden.

Naturheilkundliche Therapie

Von den naturheilkundlichen Verfahren sind Neuraltherapie, Manuelle Medizin und Akupunktur an erster Stelle zu nennen.

> **Was sollten Sie als Patient tun?**
>
> ▶ Mit **Akupressur** sind oft gute Erfolge möglich.
>
> ▶ **Pflanzliche Heilmittel** (wärmende Salben) und Physikalische Therapiemaßnahmen wirken muskelentspannend und schmerzlindernd.
>
> ▶ **Vitamin E und B_1** lindern die Beschwerden.

Neuraltherapie

Quaddelungen und Infiltrationen der verspannten Muskeln sind einfach und wirkungsvoll. Gelegentlich helfen aber erst Injektionen an die kleinen Wirbelgelenke, die Kiefergelenke oder Blockaden des Grenzstranges weiter (→ Neuraltherapeut), bei sich oft wiederholenden Beschwerden sollte an die Störfeldsuche gedacht werden (z.B. Mandeln, Zähne).

Manuelle Medizin

Durch Lösen von Blockierungen werden nicht selten „Sofortheilungen" erzielt. Auch Kiefergelenkdysfunktionen können ein HWS-Syndrom bedingen.

Achtung

Manipulationen an der Halswirbelsäule sollten nur von erfahrenen Therapeuten nach eingehender Untersuchung gegebenenfalls unter Zuhilfenahme einer Röntgenaufnahme erfolgen!

Akupunktur/Akupressur

Hier sind oft gute Erfolge möglich (→ *Akupunktur/ Akupressur*, S. 46):

Allgemein: LG13, 16, B10, 23, G20, 34, 3E5, 15, Dü9, 11, Di4, MP10

Chronisch: Zusätzlich zu obigen Punkten G41, MP6

Schmerzen beim Nicken: LG13, B10, 60, 62, Akutpunkt: Dü3

Schmerzen bei der seitlichen Drehung: G21, 3E5, 15, Dü15, G41

Physikalische Therapie

Hydrotherapie: Schulter-Arm-Wickel, feucht-warme Auflagen, heißes Bad, Sauna helfen oft durch entspannende Wirkung der Wärme.

Bewegungstherapie: Akut: Ruhigstellung wie oben beschrieben.
Chronisch und zur Vermeidung von Wiederholungen: Bewegungsübungen zur Muskelkräftigung, Haltungskorrektur zur Vermeidung von Fehlhaltungen (→ Krankengymnast).

Massage: Massage der verspannten Muskeln wirkt entspannend und schmerzlindernd.

Achtung

Keine Massage in der ersten, akuten Phase, da die Stabilisierung der Wirbelsäule durch die Muskulatur wichtig ist und nicht durch Mobilisation beseitigt werden sollte.

Elektrotherapie: Strombehandlungen, Ultraschall oder Kurzwelle sind als unterstützende Maßnahmen sinnvoll.

Phototherapie: Rotlicht auf die schmerzenden Partien ist entspannend und schmerzlindernd.

Pflanzenheilkunde

- **Wärmende Salben** wirken muskelentspannend, durchblutungsfördernd und schmerzlindernd: Kneipp Rheumasalbe® Capsicum N, Arthrosenex® N Salbe, Discmigon® Salbe, Kytta® Balsam.
- **Mistel** in: Plenosol® N als Injektionsserie (→ Therapeut).

Nahrungsergänzung

Vitamin E 400-1200 mg, bei Beteiligung der Nerven: Vitamin B_1 300-600 mg täglich unterstützen die Schmerzlinderung und Selbstheilung (→ *Nährstoffliste*, S. 624).

Entspannungstherapie

Das **Autogene Training** wirkt in der Schwere- und Wärmeübung muskelentspannend und durchblutungsfördernd (z.B. durch Einsetzen der Wärmeübung besonders im Nackenbereich). Durch die Suggestivwirkungen können Schmerzen gelindert werden. Das **Muskuläre Entspannungstraining** ist sinnvoll bei allen Schmerzzuständen aufgrund muskulärer Verspannungen.

Ausleitende Verfahren

„Heiße" Füllegelosen sollten blutig geschröpft werden, ansonsten sind flächige Schröpfkopfmassagen sinnvoll.

Achtung

An der Halswirbelsäule keine stehenden Gläser anwenden!

Cantharidenpflaster wirken über „sulzigen" und schmerzhaften Dornfortsätzen der Halswirbelsäule günstig. Baunscheidtierungen können vom Hinterhaupt bis zur oberen Brustwirbelsäule sehr erfolgreich sein.

Homöopathie

Bei passender Symptomatik ist die Homöopathie zusätzlich zu anderen Verfahren sinnvoll:

- **Cimicifuga D3, D4, D6:** steifer und verkrampfter Nacken und Rücken, Schmerz in den Kopf ziehend, große Schwäche, allgemeine Zerschlagenheit, Wechsel zwischen seelischen und körperlichen Beschwerden, Depression, besonders bei Frauen in den Wechseljahren bewährt, Erregung, Kälte und naßkaltes Wetter verschlechtern
- **Dichapetoleum D6:** vollkommen steifer Nacken, Schmerz im Dornfortsatz des 7. Halswirbels, Schmerzen zwischen den Schulterblättern, Frieren auch im warmen Zimmer, Ruhe und frische Luft verbessern
- **Lachnanthes tinctoria D3, D4, D6:** steifes Genick, Nacken wie verrenkt, Schmerz über den ganzen Kopf bis zur Nase ziehend
- **Menyanthes D1, D2, D3:** Kopfschmerz mit Gefühl eines Gewichtes auf dem Scheitel, als ob der Kopf bersten will, Treppengehen verschlechtert

Reflexzonentherapie am Fuß

Als unterstützende Maßnahme sinnvoll.

Ordnungstherapie

Muskelentspannende Medikamente machen meist auch müde und mindern die Konzentrationsfähigkeit; daher sollten solche Medikamente bevorzugt abends eingenommen werden.

Oft neigen Menschen mit bestimmten seelischen Strukturen zu Störungen an der Halswirbelsäule (→ *LWS-Syndrom*, S. 447). Beim HWS-Syndrom fällt bei vielen Patienten eine Neigung zu depressiven Verstimmungen auf. Eine entsprechende Therapie der Depression (→ *Schwermut*, S. 534) kann mitunter auch ein chronisches HWS-Syndrom bessern. Nicht selten führt ein hartnäckiges Gesichtwahren in bestimmten Konfliktsituationen zu Verspannungen der Halsmuskulatur mit entsprechenden Beschwerden. Der Betroffene sollte sich solche psychosomatischen Zusammenhänge – wenn sie vorliegen – bewußt machen und – wenn möglich – die Ursachen beheben.

Literatur

→ *LWS-Syndrom*, S. 447

Sehnenerkrankungen

Begriffsklärung, Ursachen

Was sind Sehnenerkrankungen?

Wodurch entstehen sie?

Hier sollen in erster Linie die Sehnenscheidenentzündung und der sogenannte Tennisellenbogen erörtert werden.

Die **Sehnenscheidenentzündung** (Tendovaginitis) stellt einen Reizzustand der Sehnenansätze und Sehnenscheiden dar, der meist durch eine chronische Überbeanspruchung (z.B. ungeübtes Schreibmaschinenschreiben) hervorgerufen wird.

Der **Tennisellenbogen** (Insertionstendopathie, Epicondylopathia humeri radialis) entsteht durch Dauerbeanspruchung mit gleichförmigem Bewegungsablauf bei Zwangshaltung der Hand oder durch wiederholte Mikroverletzungen (z.B. Sportarten wie Tennis, Tischtennis, Squash).

Symptome

Woran sind Sehnenerkrankungen zu erkennen?

Siehe Tab. 5

Diagnostik und schulmedizinische Therapie

Was können Sie als Patient vom Arzt erwarten?

Die wichtigste Maßnahme zur Vermeidung weiterer Ereignisse ist die **Aufklärung über die Ursache der Erkrankungen,** damit weitere Überlastung und Fehlbelastung korrigiert werden kann.

Beim **Tennisellenbogen** werden neben Schmerzmitteln, die für einige Tage durchaus angezeigt sein können, Cortisoninjektionen eingesetzt, die bei konsequenter und rechtzeitiger Anwendung der unten angegebenen Verfahren meist vermeidbar sind. Bei anhaltender Reizung wird schulmedizinisch zur Operation geraten, die auch nur bei erfolgloser Ausschöpfung aller anderen Möglichkeiten durchgeführt werden sollte. Bei weiter bestehenden Schmerzen des Ellenbogens nach Cortisonspritzen sollte eine Knochennekrose (Gewebsuntergang im Knochen) ärztlich ausgeschlossen werden.

Bei der **Sehnenscheidenentzündung** ist die vorübergehende völlige Ruhigstellung für einige Tage, gegebenenfalls mit Gipsverband, die entscheidende Voraussetzung zur Ausheilung. Für Cortisoninjektionen und Operation gilt das bereits beim Tennisellenbogen Gesagte. Eine Sehnenscheidenentzündung mit starken Beschwerden oder ohne wesentliche Besserung nach kurzzeitiger Behandlung sollte orthopädisch abgeklärt werden.

Naturheilkundliche Therapie

▶ **Akupunktur/Akupressur** ist oft sehr erfolgreich.

▶ **Physikalische Therapiemaßnahmen** sind stets sinnvoll.

> **Achtung**
>
> Bei akuten Beschwerden ist eine **Ruhigstellung** der betroffenen Region erforderlich.

Neuraltherapie

Injektionen an die Sehnenansätze und die schmerzhaften Druckpunkte sind Mittel der ersten Wahl und meist erfolgreich (→ Therapeut).

Akupunktur/Akupressur

Hier sind oft sehr gute Erfolge möglich (→*Akupunktur/Akupressur*, S. 46):

Sehnenscheidenentzündung am Unterarm: KS6, 3E5, H7, Dü5

Entzündung der Achillessehne: B58, 60, N3, M36

Tab. 5

Sehnenscheidenentzündung	Tennisellenbogen
Schmerz im Sehnenverlauf	Deutlicher Druckschmerz an der Außenseite des Unterarmes knapp unterhalb des Ellenbogens
Schmerzzunahme bei Bewegung	Streckung der Finger oder der Hand gegen einen Widerstand ist sehr schmerzhaft
Eventuell Schwellung	
Eventuell kratzendes Geräusch beim Bewegen verklebter Sehnenscheiden	

Physikalische Therapie

Hydrotherapie: Bei akuten Beschwerden Kühlung der schmerzhaften Stellen mit Eisbeuteln, feucht-kalten Prießnitzwickeln oder kalten Packungen (z.B. Heilerde). Bei chronischen leichten Reizungen bessern meist Wärmeanwendungen: feucht-heiße Wickel, Fangopackungen, warme Vollbäder, Sauna.

Bewegungstherapie: Bei akuten Beschwerden zunächst Ruhe und Vermeidung der schmerzhaften Bewegungen, später dann aktive Bewegungsübungen, aber nur bei Schmerzfreiheit. Dehnung der verspannten Muskeln durch passive Bewegungen (→Krankengymnast), später kräftigende Übungen der abgeschwächten Muskeln.

Massage: Lockernde Massagen der verspannten Muskeln sind hilfreich, ebenso Bindegewebsmassage, Segmentmassage, sanfte Unterwasserdruckstrahlmassage (→ Masseur).

Elektrotherapie: Strombehandlungen, Kurzwelle, Mikrowelle oder Ultraschall können unterstützend sehr hilfreich sein.

Phototherapie: Bei chronischen Schmerzen sind Blau- oder Rotlicht, Licht- und Luftbäder oder lokale UV-Bestrahlungen sinnvoll.

Balneotherapie: Bei chronischen Verläufen können Kuren in Rheumabädern sinnvoll sein.

Ausleitende Verfahren

Chronische Reizzustände der Sehnenscheiden oder der Achillessehne können durch Baunscheidtierungen oder Cantharidenpflaster gebessert werden. Beim Tennisellenbogen ist eine Mikrofontanelle mit Akupunkturdauernadeln an den maximalen Schmerzpunkten sinnvoll (→ Fachtherapeut).

Homöopathie

Bei passender Symptomatik als unterstützende Maßnahme sinnvoll:

- **Acidum formicicum D6, D12:** als Quaddelung an schmerzhafte Punkte, bei chronischen Fällen auch höhere Potenzen (→ Therapeut)
- **Bryonia D3, D4, D6:** ziehender, reizender Schmerz, bei kleinster Bewegung oder Anstrengung
- **Rhus toxicodendron D3, D4, D6:** Glieder wie gelähmt, Schmerzen oft mit Kribbeln verbunden, Folge von Überanstrengung, Folge von Nässe oder Kälte, Kälte und Ruhe verschlechtern, Bewegung bessert

Anthroposophische Therapie

Als unterstützende Maßnahme bei Sehnenscheidenentzündung: Tendo/Allium cepa compositum, Symphytum compositum (Wala).

Bach-Blüten-Therapie

Versuchsweise Hornbeam.

Muskelprellungen, „Muskelkater"

Begriffsklärung, Ursachen

Was ist eine Muskelprellung, was ein Muskelkater?

Wodurch entstehen sie?

Muskelprellungen entstehen durch **stumpfe Verletzungen**.

Beim „Muskelkater" handelt es sich um einen schmerzhaften, vorübergehenden Muskelschaden durch **Überlastung**, der im Gegensatz zu früheren Ansichten nicht durch eine Anhäufung von sauren Stoffwechselprodukten, sondern vermutlich durch zahlreiche Mikroverletzungen im Muskel hervorgerufen wird.

Symptome

Woran sind diese Muskelerkrankungen zu erkennen?

Das Hauptsymptom beider Muskelerkrankungen ist die schmerzhafte **Bewegungseinschränkung** des betroffenen Muskels. Bei Prellungen kann es auch zu **schmerzhaften Weichteilschwellungen** oder **Blutergüssen** kommen.

Diagnostik und schulmedizinische Therapie

Was können Sie als Patient vom Arzt erwarten?

Eine weitergehende Diagnostik ist in der Regel nicht erforderlich. Bei größeren Verletzungen sollten durch einen Arzt weitere Verletzungen (z.B. Knochenbrüche, Bänderverletzungen) ausgeschlossen werden.

Die wichtigste Maßnahme ist die Schonung der betroffenen Muskeln, um die Ausheilung durch fortgesetzte Reizungen nicht zu stören.

Naturheilkundliche Therapie

Die unten angegebenen Maßnahmen wirken schmerzlindernd und können den Heilungsprozeß ein wenig beschleunigen.

Was sollten Sie als Patient tun?

▶ **Pflanzliche Heilmittel** (mit Arnika) lindern die Beschwerden.

▶ Bei passender Symptomatik kann ein **Homöopathikum** die Heilung beschleunigen.

▶ **Hydrotherapie** sollte rasch nach Beginn der Beschwerden eingesetzt werden: Bei Prellungen kommen Kälte-, bei Muskelkater Wärmeanwendungen in Betracht.

Pflanzenheilkunde

Sowohl bei Prellungen als auch bei Muskelkater:

- **Bergwohlverleih (Arnica)** als Arnikatinktur, 1 EL auf 1/2 l kaltes Wasser für Umschläge, Arnika Gel Dignos®.
- **Kombinationspräparate:** Arnika Sport Gel® DHU, Franzbranntwein Gel® Klosterfrau.

Mehrmals täglich auf die betroffenen Stellen auftragen.

Homöopathie

Gute Erfolge möglich:

- **Arnica D3, D4, D6:** Muskeln wie zerschlagen, Bett erscheint zu hart, Angst vor jeder Berührung, Folge von Überanstrengung, Folge von stumpfer Verletzung, große Schwäche, Berührung und Bewegung verschlechtern, Liegen und Ruhe bessern
- **Bryonia D3, D4, D6:** Schwächegefühl, daß die Glieder kaum tragen, steife Glieder, ziehender, reißender, spannender Muskelschmerz, typisch sind Schmerzen bei kleinster Bewegung
- **Rhus toxicodendron D3, D4, D6:** Lähmungsgefühl der Glieder, ungewöhnliche Müdigkeit und Abgespanntheit, Folge von Überanstrengung, ständiger Bewegungsdrang, Kälte verschlechtert, Wärme bessert, Bewegung bessert

Physikalische Therapie

Hydrotherapie: Bei akuter Prellung wirken Kälteanwendungen mit Eisbeuteln oder kalten Auflagen schmerzlindernd und abschwellend. Später feuchte Wärme, Wickel, Moorpackungen, Sauna, warme Vollbäder. Bei Muskelkater wirken warme Vollbäder oder Sauna günstig.

Bewegungstherapie: Bei richtig durchgeführter Bewegungstherapie sollte es nicht zu einem Muskelkater kommen, da dieser immer eine Überlastung anzeigt. Dehnübungen vor und nach dem Training, richtiges Aufwärmen vor dem Training beugt Muskelzerrungen vor, richtig dosiertes Training mit langsamen Steigerungen der Intensität, der Dauer und der Häufigkeit der Belastungen beugt dem Muskelkater vor.

Massage: Bei Verletzungen und Muskelkater nicht angezeigt!

Elektrotherapie: Strombehandlungen, Kurzwelle, Mikrowelle können bei Prellungen unterstützend sinnvoll sein.

Anthroposophische Therapie

Als unterstützende Maßnahme: Magnesium phosphoricum compositum, Arnika-Essenz (Wala).

Akupunktur/Akupressur

Als unterstützende Maßnahme sinnvoll (→ *Akupunktur/Akupressur*, S. 46):

Muskelprellung: Punkte der jeweiligen Gliedmaße: Di10, 11, 4, 15, Dü4, 9, 3E5, Lu5, B31, 60, G30, 34, M36, N8

Muskelkater: M36 + Punkte der jeweiligen Gliedmaßen wie oben

Bach-Blüten-Therapie

Gute Erfolge mit Rescue-Cream möglich.

Neuraltherapie

Bei Verletzungen wirken flächige Infiltrationen der betroffenen Muskeln und Blutergüsse schmerzlindernd und resorptionsfördernd (→ Therapeut).

Ordnungstherapie

Bei wiederholt auftretenden Muskelkatern oder Verletzungen sollten Sie überprüfen, ob die Sportart oder aber die Art, wie Sie den Sport betreiben, wirklich günstig für Sie ist. Übertriebener Ehrgeiz – besonders bei Wettkampfsportarten (z.B. Fußball, Tennis) – schädigt mehr als er der Gesundheit dient. Auch ansonsten günstige Ausdauersportarten (z.B. Wandern, Joggen, Radfahren, Schwimmen) können so betrieben werden, daß sie keinen Nutzen entfalten. Muskelkater ist immer ein Hinweis auf falsches Training!

Nervensystem

Naturheilkundliche Behandlungsprinzipien

Der sensible Teil des Nervensystems ermöglicht es dem Menschen, die Umwelt mit seinen Sinnen – Sehen, Hören, Tasten, Riechen und Schmecken – wahrzunehmen. Über den motorischen Teil werden unsere Muskeln gesteuert, Befehle vom Gehirn an die Gliedmaßen gegeben, um uns zu bewegen oder Gegenstände unserer Umwelt zu verändern. Der unwillkürliche Teil, das sogenannte autonome Nervensystem ist schließlich für viele unbewußt ablaufende Funktionen unseres Körpers zuständig, z.B. Schwitzen, Erröten, Blutdruck und Herzschlagfrequenz, ja selbst das Immunsystem und damit die Abwehrleistung wird vom autonomen Nervensystem mitgesteuert.

Das Nervensystem stellt also gewissermaßen eine Brücke zwischen unserem Geist und unserem Körper, aber auch der Umwelt dar – in beide Richtungen. Auch seelische Vorgänge beeinflussen das Nervensystem und umgekehrt.

Naturheilkundliche Verfahren haben das Ziel, gestörte Funktionen in diesem Bereich zu regulieren, d.h. die fehlerhafte Reizaufnahme, -weiterleitung und -verarbeitung wiederherzustellen.

Wichtige Naturheilverfahren bei Erkrankungen des Nervensystems

- **Ordnungstherapie:** Genußgifte – besonders Alkohol – und Umweltgifte (z.B. Quecksilber) können die Nerven schädigen und sollten daher gemieden bzw. eliminiert werden.
- **Physikalische Therapie** vermag besonders die Folgen von Erkrankungen des Nervensystems zu lindern.
- **Nährstofftherapie:** Einige Nährstoffe sind für die Tätigkeit der Nerven unverzichtbar. Bei Erkrankungen wirken sie in hohen Dosen gegeben oft unterstützend.
- **Akupunktur/Akupressur** oder das richtig gewählte **Homöopathikum**, vermag Erkrankungen des Nervensystems günstig zu beeinflussen.

Kopfschmerz, Migräne

Begriffsklärung, Symptome

Was ist Migräne?

Welche Migräne- und Kopfschmerzformen gibt es?

Woran sind die verschiedenen Formen zu erkennen?

Migräne: Unter Migräne versteht man sich wiederholende Schmerzattacken, die plötzlich einseitig beginnen und in der Regel mit Appetitlosigkeit, Übelkeit oder Erbrechen verbunden sind. Sinnesstörungen, Bewegungsstörungen oder Störungen der Stimmung können der Attacke vorausgehen oder sie begleiten. Die Hände und Füße sind oft kalt, auch im schmerzfreien Intervall, was auf eine generelle Funktionsstörung der Gefäße hindeutet.

Klassische Migräne: Dabei treten in der Vorphase typische Sehstörungen (Flimmern oder teilweise Blindheit = Migräne-Aura) auf, erst danach kommt es meist zu pulssynchronem, hämmerndem Kopfschmerz, meist einseitig im Bereich der Schläfe oder des Auges, oft auch Gesichtsblässe. Die typische Anfallsdauer beträgt 6-8 Stunden, gelegentlich auch einige Tage.

Einfache Migräne: Ohne Sehstörungen, Schmerzbeginn und -ende sind nicht so scharf markiert, der Schmerz kann auch beidseitig sein.

Cluster-Kopfschmerz: Dabei liegt eine sehr rasch einsetzende, fast immer einseitige, größte Schmerzintensität vor, oftmals „fahrplanmäßig“ zur selben Tageszeit. Der Schmerz kann auch monatelang verschwinden. Die Attacken halten bis zu zwei Stunden an. Eine schmale Lidspalte und kleine Pupille sind typische Symptome.

Chronischer Spannungskopfschmerz: Es handelt sich um einen ständig vorhandenen, in der Stärke variierenden dumpfen Kopfschmerz mit Muskelspannung, oft auch mit Angst oder Depression einhergehend. Der Schmerz ist diffus und kann an jeder Stelle im Kopfbereich oder im ganzen Kopf lokalisiert sein, oft besteht Licht- und Lärmempfindlichkeit, auch Übelkeit und Erbrechen. Der Schmerz kann auch einseitig lokalisiert sein und zeitweise verstärkten, hämmernden Charakter annehmen.

Akuter Spannungskopfschmerz: Dabei kommt es zu einer allmählichen Intensitätssteigerung. Die Dauer beträgt meist wenige Stunden, der Schmerz geht langsam zurück, ist selten pochend.

Kombinierter Kopfschmerz: Symptome der Migräne und des Spannungskopfschmerz liegen gemeinsam vor.

Ursachen

Wodurch entstehen Kopfschmerzen und Migräne?

Bei der **Migräne** kommt es nach anfänglicher Engstellung von Gefäßen im Kopf zu einer anschließenden Weitstellung, die erst die eigentlichen Schmerzen verursacht. Es handelt sich also um eine Funktionsstörung der Gefäße. Verschiedene Botenstoffe des Hirnstoffwechsels (z.B. Serotonin) sind an dieser Funktionsstörung beteiligt. Als Auslöser der Migräne sind bekannt:

- Alkohol
- Die Aminosäure Tyramin (z.B. in Käse, Rotwein, Schokolade)
- Hormonelle Veränderungen bei der Frau (z.B. vor der Menstruation, „Pille“)
- Körperliche Belastung (z.B. intensiver Sport, Beischlaf)
- Bestimmte Lichtreize
- Streß, der individuell als belastend erlebt wird

Beim **Spannungskopfschmerz** kommt es durch eine erhöhte Muskelanspannung (z.B. der Nackenmuskulatur oder der Kiefermuskeln, „Zähne zusammenbeißen“) zu einer verringerten Durchblutung in diesem Bereich. Hierdurch werden Substanzen freigesetzt, die Schmerznerven reizen. Durch den Schmerz kommt es zu einer weiteren Erhöhung der Muskelspannung und der Teufelskreis schließt sich.

Als **Auslöser** wird hauptsächlich **Streß** verantwortlich gemacht. Besonders nach starker körperlicher Anstrengung (z.B. intensiver Sport, Beischlaf) oder starker psychischer Beanspruchung mit Fehlen von Erfolgserlebnissen oder „heruntergeschlucktem Ärger“ kann Spannungskopfschmerz auftreten.

Wie die Existenz des sogenannten **kombinierten Kopfschmerzes** andeutet, ist es nicht sicher, ob Migräne und Spannungskopfschmerz zwei verschiedene Krankheiten oder nur die Extreme derselben Erkrankung darstellen.

Schulmedizinische Diagnostik und Therapie

Was können Sie als Patient vom Arzt erwarten?

Bei chronischen Kopfschmerzen oder wiederkehrenden Migräneattacken sollte eine gewissenhafte internistische und neurologische Untersuchung erfolgen. Als Zusatzuntersuchung kommen Röntgenaufnahmen des Schädels und der Halswirbelsäule, spezielle augenärztliche Untersuchungen, Elektroenzephalogramm (EEG, Hirnstrommessung), HNO-ärztliche und zahnärztliche Untersuchungen in Frage.

Der Arzt verschreibt meist Medikamente, die den Schmerz erfolgreich unterdrücken, aber nichts am Grundleiden ändern, also keine „Heil"mittel sind. Alle Kopfschmerzmittel besitzen die Fähigkeit, selbst Kopfschmerzen zu erzeugen! Viele Mittel haben darüber hinaus erhebliche Nebenwirkungen – besonders Mutterkornpräparate und das neue „Wundermigränemittel" Sumatriptan (Imigran®).

Naturheilkundliche Therapie

Was sollten Sie als Patient tun?

▶ **Kopfschmerztagebuch** führen, um kopfschmerzbegünstigende Faktoren herauszufinden und anschließend zu vermeiden.

▶ Insbesondere auf **psychosoziale Zusammenhänge** achten, gegebenenfalls Änderungen persönlicher Einstellungen und Verhaltensweisen schrittweise anstreben.

▶ Gegebenenfalls **Psychotherapie**, wobei gerade der Kopfschmerzpatient dem oft ablehnend gegenübersteht.

▶ **Schmerzmittelgebrauch** (bzw. -mißbrauch) **schrittweise reduzieren**.

▶ Das **Leben „ordnen"**: Sinnvolles Nebeneinander aktiver und passiver Phasen (im Tagesrhythmus, im Jahrerhythmus), ausreichend körperliche Aktivität (→ *Bewegungstherapie*, S. 185), ausreichende Möglichkeiten zur Entspannung (→ *Übende Verfahren*, S. 222), die Freizeit nicht mit weiteren übermäßigen Aktivitäten (z.B. Hobbys, Nebenerwerb, Politik) vollstopfen.

▶ **Streß** – bzw. das, was der Organismus individuell als Streß auffaßt – erkennen (mit Hilfe des Schmerztagebuches), ihn vermeiden – soweit möglich – oder für „Streßableitung" sorgen (z.B. Gespräche, Gefühlsäußerungen, Sport).

Da Kopfschmerzen und Migräne funktionelle Erkrankungen sind, können mit Naturheilverfahren prinzipiell sehr gute Erfolge erzielt werden, wenn organische Erkrankungen (z.B. Kieferfehlstellung, Glaukom = erhöhter Augeninnendruck) ausgeschlossen sind. Wegen der Komplexität der Erkrankung ist jedoch mitunter viel Geduld erforderlich, um die kopfschmerzauslösenden Ursachen herauszufinden. Auch das Auffinden der am besten wirksamen Verfahren sowie die Realisierung der gegebenenfalls erforderlichen Änderung der Lebensweise kann sich recht schwierig gestalten.

Ordnungstherapie

Jeder Kopfschmerzpatient sollte ein sogenanntes **Kopfschmerztagebuch** führen. Er sollte darin für jeden Tag notieren, ob und zu welchen Zeiten Kopfschmerzen aufgetreten sind und wie stark diese waren (Intensität 0 - 10, z.B. 5 = mittelstarker Kopfschmerz, 10 = absolut unerträglicher, nicht steigerungsfähiger Kopfschmerz). Daneben sollte noch aufgenommen werden:

- **Ort des Schmerzes** (z.B. rechte Schläfe, bis hinter das Auge ziehend)
- **Schmerzcharakter** (z.B. dumpf, pochend, ziehend
- **Tätigkeit** in den Stunden **vor** dem **Schmerzereignis** (z.B. längeres Gespräch mit dem Vorgesetzten, zwei Stunden Tennis nach Punkten)
- **Stimmung** vor dem Schmerzereignis (z.B. ärgerlich, konnte Ärger aber nicht ausdrücken)
- **Wetterlage** (z.B. nahendes Gewitter, schwül, föhnig)
- **Genußmittelkonsum** (z.B. Donnerstag: tagsüber 5 Tassen starken Kaffee und ca. 10 Zigaretten, abends in der Kneipe nochmals ca. 10 Zigaretten und 4 große Gläser Bier)
- Andere **besondere Ereignisse** (z.B. Chinesisch essen gegangen, Streit mit Partner)
- Zeitpunkt, Art und Dosis der **Kopfschmerzmedikation**

Viele Kopfschmerzpatienten haben ihre eigenen Erfahrungen und Theorien zur Schmerzentstehung. Sie glauben beispielsweise, daß die Schmerzereignisse streng wetterabhängig sind (was auch vorkommen kann, aber nicht so häufig wie vermutet). Durch das Führen eines Schmerztagebuches können Zusammenhänge, z.B. zu Wetterlage, Genußmittelkonsum, körperlichen und seelischen Belastungen viel präziser abgelesen werden, als es das Erinnerungsvermögen allein vermag. Der Therapeut kann einem solchen Tagebuch wertvolle Hinweise entnehmen, die richtungsweisend für die weitere (erfolgreiche) Behandlung sein können.

Kopfschmerzpatienten sind in der Regel sehr **leistungorientiert** und fürchten sich vor **Mißerfolgen**. Sie sind **ehrgeizig**, **perfektionistisch** (gelegentlich sogar zwanghaft), **ausdauernd**, leicht **irritier-** und **kränkbar**. Ihre sozialen Beziehungen gestalten sie eher **unpersönlich**.

Schmerzmittel

Bei der Einnahme von Schmerzmitteln sollte folgendes bedacht werden:

- Möglichst **keine Kombinationsarzneimittel** (Mittel mit mehreren Schmerzsubstanzen), da hierunter die Abhängigkeitsgefahr steigt (also nur z.B. Azetylsalizylsäure oder Paracetamol). Viele Kombinationsmittel enthalten zusätzlich Koffein oder Beruhigungsmittel, was die **Abhängigkeitsgefahr** weiter steigert

- **Kopfschmerzmittel erzeugen auf Dauer selbst Kopfschmerzen!** Das trifft entgegen früherer Ansichten praktisch für alle Schmerzmittel zu und nicht nur für Mutterkornalkaloide (z.B. Migrexa®, Avamigran® N, Cafergot® N), bei denen dieser Effekt besonders bedeutsam ist (erkennbar am Beipackzettel an der Silbe „-erg-“ im Namen des Inhaltsstoffes z.B. Ergotamin). Muß ein Kopfschmerzpatient täglich Schmerzmittel einnehmen, so liegt entweder bereits Schmerzmittelabhängigkeit oder ein schmerzmittelbedingter Kopfschmerz vor. Als Therapie empfiehlt sich dann entweder ein langsames Ausschleichen oder ein abruptes Absetzen aller Schmerzmittel. Wegen der Gefahr von Entzugserscheinungen mit erheblicher Verstärkung der Kopfschmerzen sollte insbesondere letzteres in klinisch-stationärer Behandlung erfolgen.

Ernährung

Genußmittel wie **Alkohol** und **Nikotin** können an der Auslösung von Kopfschmerzanfällen beteiligt sein und sollten weitgehend gemieden werden, wenn ein solcher Zusammenhang wahrscheinlich ist. Weniger bekannt ist, daß **koffeinhaltige Genußmittel**, die bei beginnenden Kopfschmerzen manchmal sogar einen lindernden Einfluß haben, an der Aufrechterhaltung der Kopfschmerzerkrankung einen großen Anteil haben können. Entzieht man regelmäßigen Kaffeetrinkern den Kaffee, so entwickeln sie rasch körperliche Entzugserscheinungen (Koffein ist eine Droge!), zu denen auch Kopfschmerzen gehören.

Kopfschmerzgeplagte, die regelmäßig Kaffee, schwarzen Tee oder Colagetränke zu sich nehmen („Das brauche ich, um fit zu sein!“), sollten unbedingt einen Auslaßversuch für 4 Wochen durchführen. Nehmen die Kopfschmerzen an den ersten Tagen an Häufig- und Heftigkeit zu, so ist die Beteiligung des Koffeins an den Kopfschmerzen wahrscheinlich. Sind dann die Schmerzen nach 4 Wochen deutlich weniger, kann man von einem Koffeinentzug als Mitauslöser der Kopfschmerzen ausgehen. Koffeinhaltige Produkte sollten dann weitgehend gemieden werden. Möglicherweise ist ein gelegentlicher, unregelmäßiger Genuß (ca. 1-2mal/Woche) – es handelt sich ja um Genußmittel! – zu tolerieren. Dieser unregelmäßige Genuß führt nicht zu einer Abhängigkeit, die bei regelmäßigem Gebrauch (es ist dann kein Genuß mehr) fast immer vorliegt, und begünstigt die Kopfschmerzen dann vielleicht nicht mehr.

Außerdem sollte die Ernährung besonders reich an Rohkost und Magnesium sein (→ *Nährstoffliste*, S. 643).

Heilfasten

Oft gute langfristige Wirkung.

Achtung

An den ersten Fastentagen sind häufige Kopfschmerzanfälle möglich, die eine entsprechende naturheilkundliche (z.B. Homöopathika, Kneippsche Anwendungen) oder gegebenenfalls auch schulmedizinische (z.B. Aspirin®) Behandlung erforderlich machen. Entsäuernde Mittel (z.B. Basica® 3-6mal 1 TL täglich) lindern oder verhindern den Fastenkopfschmerz, gegebenenfalls auch zusätzliche Einläufe durchführen. Nach Überwindung der kritischen ersten Tage kommt es aber meist zu einer anhaltenden Schmerzfreiheit.

Nahrungsergänzung

Magnesium 300-900 mg täglich (→ *Nährstoffliste*, S. 643), hilft nicht (oder kaum) im Anfall, sondern vorbeugend.

Entspannungstherapien

Autogenes Training (Stirnkühleübung!) oder **Tiefenmuskelentspannung** können im Anfall bei Geübten lindernd wirken. Wichtiger ist aber noch, durch regelmäßiges Durchführen dieser Entspannungstechniken einen so guten Ausgleich zum Streß zu schaffen, daß Kopfschmerzen erst gar nicht oder sehr viel seltener auftreten.

Physikalische Therapie

Beim Anfall

Unbedingt auf warme Füße achten, gegebenenfalls ansteigendes Fußbad. Versuchsweise heiß-feuchte Nackenumschläge, kalte Unterarmtauchbäder (20-30 Sekunden). Streichmassage von der Stirn über die Schulter zum Rücken.

Zur Vorbeugung

Alle Maßnahmen, die die körpereigene Gefäßregulation trainieren, sind geeignet, Kopfschmerzen seltener auftreten zu lassen, da oft die natürliche Gefäßregulation bei Kopfschmerzpatienten gestört ist. Dazu gehören morgendliche **Trockenbürstungen**, **Kniegüsse**, **Gesichtsgüsse**, **wechselwarme** bis **Kaltwaschungen**, **Tautreten**, **Luftbäder**, **Sauna** (wichtig wegen Gefäßtraining und Entspannung!).

Massage: Bindegewebsmassage, Reflexzonenmassage, auch Fußreflexzonenmassage sind unterstützend sinnvoll. Besonders günstig ist die sogenannte „**Migränemassage**" unter Einbeziehung von Rücken-Brustkorb-Kopf-Nacken (→ Masseur).

Elektrotherapie: Stabile Galvanisation, Kurzwellendurchflutung des Gehirns im Kondensatorfeld, diadynamische Ströme sind unterstützend hilfreich.

Balneotherapie: Kuren im Mittelgebirge sind oft hilfreich, das Hochgebirge ist wegen des Föhneinflusses eher ungünstig. Starke Sonneneinstrahlung ist zu meiden.

Bewegungstherapie

Rhythmische Gymnastik an frischer Luft, Ausdauersport wie Spaziergänge, Radfahren, Schwimmen, Joggen. Belastungsspitzen sollten eher gemieden werden. Spielsportarten wie Tennis, Fußball können ausgeübt werden, wenn die spielerische Komponente im Vordergrund steht (Belastungsspitzen, übertriebener Ehrgeiz sind unbedingt zu vermeiden).

Homöopathie

Bei Wahl des passenden Mittels sind gute Erfolge möglich, wobei sie bei vorbeugender, konstittutioneller Behandlung besser zu sein scheinen. Oft findet erst der erfahrene Homöopath das richtige Konstitutionsmittel:

- **Arsenicum album D12, D30** beim Anfall: heftiger brennender Schmerz, besonders nachts, Unruhe, Angst, Übelkeit, Erbrechen, großer Durst, trinkt aber nur kleine Schlucke, Licht verschlechtert, Geräusche verschlechtern; konstitutionelle Behandlung durch Fachtherapeuten: periodisch zur selben Zeit wiederkehrende Kopfschmerzen bei geschwächten, abgemagert wirkenden, sehr frostigen, pedantisch-ordentlichen Menschen
- **Belladonna D4, D6** beim Anfall: plötzlich kommender und gehender, pulsierender Kopfschmerz mit

hochrotem Kopf, Bewegung, Erschütterung, Aufstehen, Niederlegen, Bücken, Sonne, Licht oder Geräusche verschlechtern, Rückwärtsbeugen oder Druck bessern

- **Calcium carbonicum D4, D6, D12** konstitutionell, nicht beim Anfall: Kopfschmerz mit Wallungen, Drehschwindel, heißer Kopf nach Anstrengung, eisige Kälte im Kopfbereich, besonders geeignet bei Kindern mit großem Kopf und dickem Bauch, geistig verlangsamt wirkend, reichlich saure Fuß- und Kopfschweiße
- **Calcium phosphoricum D4, D6, D12** konstitutionell, weniger beim Anfall: Schulkopfschmerz bei abgemagerten, rasch geistig und körperlich erschöpfbaren Kindern, Kopfschmerz nach jeder Anstrengung, Bücken, jede Bewegung verschlechtert, Essen bessert(!)
- **Cimicifuga D3, D4, D6** konstitutionell, weniger beim Anfall: heftiger Kopfschmerz an verschiedenen Stellen (besonders Hinterkopf) bei depressiven oder hysterischen Frauen, oft in den Wechseljahren, häufiger Wechsel zwischen seelischen und körperlichen Beschwerden (wenn das eine weg ist, ist das andere da), oft Beschwerden der Halswirbelsäule, funktionelle Herzbeschwerden, Verzweiflung, Angst, im Freien oder bei Kälte vermehrt Kopfschmerz
- **Cocculus D4, D6**: Hinterkopf- und Nackenschmerz, Schwindel mit Übelkeit bei Kopfheben, nach durchwachter Nacht, Liegen auf Hinterkopf, Fahren im Wagen (Schiff, Flugzeug), Essen, Trinken, Tabak, Kaffee oder frische Luft verschlechtern
- **Coffea D12** beim Anfall: Nagelkopfschmerz mit Hitzegefühl im Kopf, lebhafter Gedankendrang, Schlaflosigkeit, nervöse Herzstörungen, Überempfindlichkeit gegen Schmerzen und Sinneseindrücke, Lärm, Geruch, Kälte oder in der Nacht verschlechtert (oft bei gewohnheitsmäßigen Kaffeetrinkern angezeigt, → auch *Ernährungstherapie*, S. 96)
- **Colocynthis D6, D12** beim Anfall: heftig einschießender Kopfschmerz, brennender Gesichtsschmerz, Bücken, Bewegung oder Ärger verschlechtern, frische Luft, Ruhe oder Wärme bessern
- **Cyclamen D3, D4, D12** im Anfall, konstitutionell: bei Frauen klopfender, pulsierender Kopfschmerz mit Augenflimmern, oft zu frühe, zu starke Menstruation (ähnlich Pulsatilla, aber: Verlangen nach Wärme, Bewegung bessert)
- **Gelsemium D4, D6** im Anfall: dumpfer Kopfschmerz, oft vom Hinterkopf ausgehend, steifer Nacken,Grippekopfschmerz, Schläfrigkeit, Benommenheit, Wärme, Sonne, Bewegung, Schreck oder Erregung verschlechtern, reichlicher Urinabgang bessert (!)
- **Glonoinum D4, D6** im Anfall**:** heftig pulsierender Kopfschmerz, hochroter Kopf (wie bei Sonnenstich), Wärme, Alkohol, Bewegung oder Zurückbeugen des Kopfes verschlechtern, frische Luft bessert
- **Ignatia D4, D6** im Anfall: berstender, pulsierender Nagelkopfschmerz, Folge von Aufregung, Gedankenarbeit, Darandenken, Tabakgenuß; konstitutionelle Behandlung durch Fachtherapeuten: Folge von (Liebes-)Kummer, erträgt keinen Widerspruch, Launenhaftigkeit, reizbare Schwäche, Depression, häufiges tiefes Seufzen
- **Iris versicolor D3, D4, D6, D12**: typisch ist die Sonntagsmigräne mit Übelkeit (und saurem Erbrechen), Folge von geistiger Anstrengung, oft mit Leberstörungen verbunden, reichlicher Urinabgang bessert (!)
- **Natrium muriaticum D6, D12, D30**: konstitutionelle Behandlung durch Fachtherapeuten, weniger beim Anfall: berstender, klopfender Kopfschmerz, morgens beginnend, abends verschwindend, nach geistiger Anstrengung, Abmagerung trotz Heißhunger, Durst, Verlangen nach Gesalzenem, Frostigkeit, Depression, Gereiztheit, Wortkargheit, Trost (!) oder Bewegung verschlechtern, Ruhe oder Niederlegen bessern
- **Nux vomica D4, D6, D12** beim Anfall: morgendlicher Kopfschmerz mit Übelkeit, besonders nach Alkoholgenuß; konstitutionelle Behandlung durch Fachtherapeuten: lebhafter, gereizter Mensch mit gehetzter, oft sitzender Lebensweise, Streitsucht, Verlangen nach Genußmitteln (Alkohol, Tabak, Kaffee), die jedoch nicht vertragen werden, Überempfindlichkeit gegen äußere Eindrücke, frische Luft (!) verschlechtert, warmes Zimmer bessert, langer Schlaf verschlechtert, kurzer Schlaf bessert, Essen verschlechtert, Ruhe bessert

- **Pulsatilla D4, D6**: Kopfschmerz mit Gefühl, als ob der Schädel birst, besonders vor und nach sowie bei ausbleibender Menstruation, konstitutionell für entschlußschwache, weinerliche, launenhafte, frostige, junge Frauen, Ruhe und Wärme verschlechtern, im Freien sowie durch Trost besser
- **Sanguinaria** beim Anfall **D2, D3**, konstitutionell **D6, D12**: Kopfschmerz mit Hitzewallungen zum Kopf, Schwindel, Gefühl, als ob die Augen aus den Höhlen springen, Schmerzen steigen und fallen mit der Sonne, oft Brennen verschiedener Körperteile, Licht, Lärm oder sonniges Wetter verschlechtern
- **Sepia D4, D6, D12**: halbseitiger Kopfschmerz bei Frauen in den Wechseljahren oder bei Regelstörungen, berstender Kopfschmerz mit Übelkeit, Erbrechen, Schwindel, oft Hitzewallungen, Frostigkeit, heißer Kopf und kalte Füße, „morgens elend, abends munter", Gefühl des Herabhängens im Unterleib, warme, stickige Luft oder Menschenansammlungen verschlechtern, Bewegung oder frische Luft bessern
- **Spigelia D3, D4, D6**: periodisch wiederkehrender, einschießender, stechender Halbseitenkopfschmerz, Schmerzen steigen und fallen mit der Sonne, Bewegung, Berührung, Erschütterung oder Wetterwechsel verschlechtern

Pflanzenheilkunde

Vorbeugend zur Minderung der Anfallshäufigkeit:

- Paullinia cupana in: dolor-loges®-Tropfen

Ayurveda

Meist Vata-Störung, eine Kopfmassage mit Olivenöl bringt oft Erleichterung, Dashmoolarista-Saft (Fa. Charysat → *Ayurveda*, S. 67) hilft mitunter beim Anfall (einige Tage danach weiter einnehmen), bei morgendlichem Kopfschmerz mit Übelkeit ist 1 MSP Ajowan (Gewürz-, Asienladen) auf 1 Glas Wasser hilfreich.

Anthroposophische Therapie

Als unterstützende Maßnahme: Ferrum-Quarz-Kapseln, Kephalodoron (Weleda), Sanguinaria compositum, Secale/Quarz (Wala).

Bach-Blüten-Therapie

Gute Erfolge mit gemütsorientierter Behandlung, oft Vine und Star of Bethlehem.

Ausleitende Verfahren

Blutige Schröpfung von entsprechenden Füllegelosen bei „Organmigränen" (z.B. Gallezone) bringt oft rasche und anhaltende Beschwerdefreiheit . Bei Migräne, die von der Halswirbelsäule ausgeht, sind Schröpfkopfmassagen am Nacken wirkungsvoll. Bei vollblütigen Patienten mit bluthochdruckbedingten Kopfschmerzen ist eine Behandlung mit Aderlässen oder Blutegeln zur Blutverdünnung und Blutdrucksenkung sinnvoll.

Manuelle Medizin

Bei Kopfschmerzen, die von der Halswirbelsäule ausgehen (Zervikalsyndrom) kann die Manuelle Medizin rasche und dauerhafte Besserung erzielen.

Mikrobiologische Therapie

Kann Kopfschmerzen oft günstig beeinflussen (→ *Mikrobiologische Therapie*, S. 132).

Neuraltherapie

Kann Kopfschmerzen oft günstig beeinflussen, besonders wenn Störfelder für die Kopfschmerzen verantwortlich sind (z.B. Mandeln, Zähne, Galle). Aber auch lokale bzw. Injektionen im Segment können Linderung verschaffen.

Zusätzlich

Bei Fremdmetallen im Mund ist eine Auslösung oder Verstärkung der Kopfschmerzen durch Mundströme oder durch Quecksilberbelastung prinzipiell möglich. Von einem darin erfahrenen Therapeuten sollten die elektrischen Ströme zwischen den Plomben sowie die Quecksilberbelastung durch einen Mobilisationstest geprüft und gegebenenfalls eine Zahnsanierung eingeleitet werden (→ *Umweltmedizin*, S. 232).

Literatur

Bircher-Benner-Ratgeber 15: Handbuch für Kopfschmerzen und Migräne. Bircher-Benner-Verlag, Bad Homburg.

Böhmig, U.: Hilf dir selbst – Kopfschmerz und Migräne. Knaur Verlag, München.

Kienholz, E.: Kopfschmerz und Migräne naturgemäß behandeln. Karl F. Haug Verlag, Heidelberg.

Leibold/Scheiner: Migräne und Schlafstörungen. Falken Verlag, Niedernhausen.

Rosival, V.: Migräne natürlich behandeln. Gräfe und Unzer, München.

Polyneuropathien und Neuralgien

Begriffsklärung

Was sind Polyneuropathien und Neuralgien?

Eine Polyneuropathie ist eine Erkrankung der peripheren Nerven, die zu sensiblen (die Empfindung ist gestört) oder motorischen (die Bewegung der Muskeln ist gestört) Ausfällen führt.

Neuralgien sind immer wiederkehrende oder chronische lokale Schmerzen durch Reizung eines Nerven (z.B. Interkostalneuralgie im Zwischenrippenraum, Trigeminusneuralgie bei einem Gesichtsnerv).

Ursachen

Wodurch entstehen diese Krankheiten?

Die Ursachen der **Polyneuropathien** sind sehr vielfältig:

- Stoffwechselerkrankungen (z.B. Diabetes mellitus, Urämie= „Vergiftung" bei Nierenversagen, Porphyrie, Amyloidose, Myxödem, Akromegalie)
- Mangelernährung (z.B. durch Fehlernährung, Aufnahmestörungen im Darm, chronische Alkoholzufuhr)
- Medikamente (z.B. INH, Nitrofurantoin, Vincristin)
- Schadstoffe (z.B. Quecksilber, Blei, Arsen, Thallium, Gold, organische Lösemittel)
- Andere, seltene Ursachen (z.B. bei Krebserkrankungen, Kollagenosen, Gefäßerkrankungen)

Bei **Neuralgien** kommen in Frage:

- Zosterneuralgie nach einer Gürtelrose
- Morbus Bechterew
- Raumfordernde Prozesse im Bereich des Rückenmarks (z.B. Wurzelneurinom)
- Nicht selten ist die Ursache nicht zu klären (z.B. sogenannte idiopathische Trigeminusneuralgie).

Symptome

Woran sind Polyneuropathien und Neuralgien zu erkennen?

Bei einer **Polyneuropathie** sind strumpf- bzw. handschuhförmige Bezirke an den Gliedmaßen mit Parästhesien („Ameisenlaufen"), Hypästhesien (Empfindungsstörungen) häufig. Auch Lähmungen von Muskeln sind möglich. Gelegentlich sind Polyneuropathien von Muskelkrämpfen oder unruhigen Beinen („restless legs") begleitet.

Eine **Interkostalneuralgie** geht mit einem andauernden, gürtelförmigen, einseitigen Schmerz im Bereich des Brustkorbes einher. Bei einer **Trigeminusneuralgie** kommt es zu einseitigen Schmerzen in bestimmten Teilen des Gesichtes oder Kopfes, die häufig durch Kälte, Sprechen oder Kauen ausgelöst werden.

Diagnostik und schulmedizinische Therapie

Was können Sie als Patient vom Arzt erwarten?

Zur Diagnosestellung bei einer **Polyneuropathie** kommen neurologische Verfahren wie Elektromyographie (von einem Muskel abgeleitete elektrische Ströme) oder Lumbalpunktion (Anstechen des Rückenmarkkanals) in Frage. Großer Wert sollte auf die Klärung der Krankheitsursache gelegt werden, wobei gelegentlich eine detektivische Kleinarbeit nötig ist (z.B. Kontakt mit Umweltgiften im Beruf). Die optimale Behandlung der ursächlich zugrundeliegenden Erkrankung oder das Meiden des auslösenden Schadstoffes (am häufigsten Alkohol!) ist die Basis für eine erfolgreiche Behandlung.

Bei einer **Trigeminusneuralgie** läßt sich meist kein krankhafter organischer Befund erheben. Bei einer **Interkostalneuralgie** sollten die Ursachen abgeklärt werden. Es ist hierbei auch an andere Krankheiten als Ursachen der Beschwerden zu denken (z.B. Rippenbruch, Erkrankungen des Rippenfells oder der Lunge, Magengeschwür, koronare Herzkrankheit).

In der schulmedizinischen Behandlung werden Schmerzmittel (gelegentlich auch Beruhigunsmittel und Antidepressiva), Infiltrationen mit Lokalanästhetika sowie gegebenenfalls operative Verfahren zur Zerstörung der erkrankten Nerven eingesetzt.

Naturheilkundliche Therapie

Beide Erkrankungen der Nerven sind häufig nur schwer zu beeinflussen. Dies gilt auch für die naturheilkundliche Therapie. Mit den unten angegebenen Verfahren sind aber nicht selten deutliche Besserungen erzielt worden.

Was sollten Sie als Patient tun?

Achtung

Ordnungstherapeutische Hinweise beachten!

- **Nährstofftherapie** ist unterstützend sinnvoll.
- Mit **physikalischen Therapiemaßnahmen** kann mitunter eine deutlich Linderung erzielt werden.
- Das passende **Homöopathikum** kann die Beschwerden deutlich bessern.

Ordnungstherapie

Bei Polyneuropathie sollte strikt Alkohol gemieden werden, da dieser ein Nervengift darstellt (gegebenenfalls → *Suchttherapie*, S. 545). Bei Zuckerkrankheit ist eine optimale Einstellung erforderlich (→ *Zuckerkrankheit*, S. 407).

Nährstofftherapie

Hochdosiert Vitamin-B-Komplex, besonders B_1, bei Polyneuropathie durch INH (ein Tuberkulosemittel) B_6 50-100 mg.

Physikalische Therapie

Bei Lähmungen krankengymnastische Bewegungsübungen, Massagen zur Pflege der inaktiven Muskulatur, Elektrobehandlung als Muskeltraining, bei aktiver Beweglichkeit der Muskeln auch Krankengymnastik auf neurophysiologischer Grundlage (→ Therapeut). Bei Sensibilitätsstörungen Durchflutung mit Reizstrom (Zellen-, Stangerbad, → Therapeut).

Bei Neuralgien hat sich TENS bewährt (Strombehandlung, die vom Patienten selbst zu Hause ausgeführt werden kann).

Homöopathie

Bei passender Symptomatik versuchsweise einsetzen:

- **Aconitum D4, D6**: neuralgische, stechende, brennende Schmerzen, trockene, heiße Haut, auch Gefühl von Brennen oder Kälte, Taubheitsgefühl der Gliedmaßen, Berührungsempfindlichkeit, Unverträglichkeit des kleinsten Luftzuges, große Unruhe, nachts schlechter, Wärme verschlechtert

- **Agaricus muscaricus D6, D12**: Ameisenlaufen und Kältegefühl der Haut („wie Eisnadeln") bei eigentlich warmer Haut, Schmerz- und Kälteempfindlichkeit, nervös, „überlebendig", schwatzhaft, phantasiereich, Blasenlähmung, Muskelzuckungen, morgens schlechter, Kälte verschlechtert, Sonne verschlechtert, Bewegung im Freien bessert

- **Aranea diadema D4, D6, D12**: periodische Wiederkehr neuralgischer Schmerzen mit Kälteschmerz, Ameisenlaufen, Gefühl, als ob Körperteile vergrößert sind, Feuchtigkeit verschlechtert, Kälte verschlechtert, Bewegung in frischer Luft bessert

- **Arsenicum album D6, D12, (D30)**: neuralgische, brennende Schmerzen mit Taubheitsgefühl, dabei äußerste Schwäche und Erschöpfung, oft (Todes-) Angst, Durst auf kleine Mengen, nachts (Mitternacht) schlechter, Kälte verschlechtert, Wärme bessert

- **Magnesium phosphoricum D4, D6, D12**: scharfer, einschießender, neuralgischer Schmerz („wie mit Messer"), plötzlich kommend und gehend, Kälte in jeder Form verschlechtert, Berührung verschlechtert, Wärme bessert, Druck bessert

- **Mandragora e radice D12**: Empfindungsstörungen (oder Brennen) der Haut, Körperteile werden nicht als körpereigene empfunden, nervöser Reizzustand, überempfindlich gegenüber Geräuschen und Gerüchen, nachts schlechter, fortgesetzte Bewegung bessert

- **Spigelia D6, D12**: periodisch auftretende neuralgische Schmerzen, oft links, Beschwerden steigen und fallen mit der Sonne, Bewegung verschlechtert, Geräusche verschlechtern, Berührung verschlechtert, Sturm oder Wetterwechsel verschlechtert

- **Tarantula D6, D12, (D30)**: Taubheitsgefühl, Ameisenlaufen, Kältegefühl, gefolgt von Schweregefühl der Glieder bis zur Lähmung, zwanghafter Bewegungsdrang, Zittern der Glieder, Zuckungen, Überempfindlichkeit aller Sinnesorgane, Ruhe verschlechtert, schnelle Bewegung bessert

- **Verbascum D1, D2, D3**: neuralgischer Gliederschmerz mit Gefühl der Lähmung, krampfartiger, drükkender Fußsohlenschmerz.

Ayurveda

Meist Vata-Störung, versuchsweise einige Wochen bis Monate Triphala Churna-Granulat (Fa. Charysat → *Ayurveda*, S. 67) einnehmen, äußerlich die betroffenen Körperregionen täglich mit Sesamöl einreiben und anschließend warm abspülen.

Neuraltherapie

Bei Neuralgien ist die Injektion an die betroffenen Nervenwurzeln nicht selten erfolgreich, gegebenenfalls sollte eine Störfeldsuche erfolgen (→ Therapeut).

Ausleitende Verfahren

Versuch mit Baunscheidtierung entlang der befallenen Nerven (→ Therapeut).

Reflexzonenmassage des Fußes

Bei Neuralgien mit akuten Schmerzen Behandlung der Symptomzone (→ Therapeut).

Pflanzenheilkunde

Bei Neuralgie versuchsweise Eisenhut (Aconitum napellus) in Aconitysat® Tropfen (giftig, rezeptpflichtig → Arzt).

Morbus Parkinson (Parkinson-Erkrankung, „Schüttellähmung“)

Begriffsklärung

Was ist ein Morbus Parkinson?

Der Morbus (= Krankheit) Parkinson ist eine chronisch-degenerative Erkrankung bestimmter Regionen des Gehirns. In Deutschland gibt es einige hunderttausend Menschen mit dieser Erkrankung, wobei die Männer etwas überwiegen.

Ursachen

Wodurch entsteht ein Morbus Parkinson?

Durch einen Mangel an Dopamin (Botenstoff des Nervenstoffwechsels) in bestimmten Hirnregionen kommt es zu den typischen Symptomen. Ursächlich dafür kommen in Frage:

- **Idiopathisch**: Die Ursache ist ungeklärt, er tritt dann meist zwischen dem 40. und 60. Lebensjahr auf, Erbfaktoren werden diskutiert.
- **Postenzephalitisch**: Die Erkrankung tritt nach einer Hirnentzündung auf.
- **Senil, arteriosklerotisch**: Arteriosklerotische Durchblutungsstörungen des Gehirns führen vermutlich zu der verminderten Dopaminproduktion.
- **Toxisch**: Einige Giftstoffe können akut (Kohlenmonoxidvergiftung) oder chronisch (Quecksilber) zum Parkinsonismus führen. Andere Gifte sind: Mangan, Kobalt, Blausäure.
- **Medikamentös**: Einige Psychopharmaka können Parkinsonsymptome bedingen oder verstärken (siehe Beipackzettel der Medikamente), die Erscheinungen bilden sich nach Absetzen meist rasch wieder zurück.
- **Traumatisch**: Schwere Schädelhirnverletzung, wiederholte Verletzungen (z.B. Boxer).
- **Andere, seltene Ursachen** (z.B. bestimmte Hirntumoren, Syphilis, Morbus Wilson).

Symptome

Woran ist Morbus Parkinson zu erkennen?

- **Ruhetremor**: Zittern der Finger, welches sich bei Bewegungen verringert und im Schlaf verschwindet
- „**Pillendrehen**“, „Münzenzählen“ der Finger
- **Rigor**: Steigerung der Muskelspannung
- **Akinesie**: Mangel an Spontan- und Mitbewegungen, Maskengesicht, monotone Sprache, Frühsymptom: Schriftveränderungen
- **Störungen der Körperbewegung und -haltung**: Die Arme werden beim Gehen kaum noch mitbewegt, kleinschrittiger, schlurfender Gang, vorgebeugte Körperhaltung
- **Vegetative Symptome**: Schwitzen, Speichelfluß, Verstopfung, Harnverhalt
- **Psychische Symptome**: Traurige Verstimmung, Empfindlichkeit, Mißtrauen, zäher Gedankenfluß, Unfähigkeit, sich auf neue Situationen einzustellen, verhaltene Intelligenz

Diagnostik und schulmedizinische Therapie

Was können Sie als Patient vom Arzt erwarten?

Es sollte bei bestehendem Verdacht eine neurologische Untersuchung zur Bestätigung der Diagnose erfolgen. Die schulmedizinische Therapie besteht im wesentlichen aus der Behandlung der vorliegenden Symptome. Je nachdem ob mehr das Zittern oder die Starre im Vordergrund stehen, werden unterschiedliche Medikamente eingesetzt. Hierbei sind besonders die zahlreichen Nebenwirkungen zu beachten, die bei Auftreten (sie treten nicht immer auf!) dem Arzt mitgeteilt werden sollten.

Bei schweren, medikamentös kaum zu beeinflussenden Symptomen kann eine sogenannte stereotaktische Operation erwogen werden, bei der bestimmte, kleine Hirnregionen, die die Symptome unterhalten, zerstört werden. Transplantationen von dopaminproduzierenden Hirnzellen befinden sich noch im Versuchsstadium.

Naturheilkundliche Therapie

Diese organische Krankheit läßt sich mit naturheilkundlichen Verfahren nur bedingt beeinflussen. Versuchsweise und zur Linderung der Beschwerden sollten die angegebenen Empfehlungen dennoch befolgt werden.

Was sollten Sie als Patient tun?

▶ Beachten Sie bitte die **ordnungstherapeutischen Hinweise**.

▶ **Physikalische Therapie**, insbesondere **Krankengymnastik** verringert die Folgeschäden.

▶ Versuchsweise sollte das passende **Homöopathikum** eingesetzt werden.

Ordnungstherapie

Parkinson-Kranke sind bereits vor Ausbruch der Krankheit oft starr in ihren sozialen Wertvorstellungen oder religiösen Einstellungen. Sie sind oft wenig spontan, können sich gefühlsmäßig schlecht entfalten, unterliegen vielen Zwängen und haben übergroße Leistungsanforderungen an sich und andere. Zum Auftreten der ersten Symptome kommt es oft, wenn ihre Einstellungen nicht mehr zum erwarteten Erfolg führen.

In stützenden, gegebenenfalls psychotherapeutischen Gesprächen sollten folgende Ziele angestrebt werden:

- Erzwungene Passivität durch die Krankheit sollte ohne Schuldgefühle ertragen werden.
- Verbliebene Fähigkeiten sollten ohne ehrgeizige Überanstrengung genutzt und ausgebaut werden.
- In Zeiten (vorübergehender?) Besserung sollte selbstschädigendes Verhalten vermieden werden.

Die nächsten Angehörigen verhalten sich einerseits oft überfürsorglich und lassen dadurch die noch vorhandenen Fähigkeiten verkümmern, andererseits können sie sich aber für das Verhalten des Kranken in gesunden Tagen „rächen".

Bewegungstherapie

Krankengymnastik auf neurophysiologischer Grundlage (z.B. Bobath, PNF), gegebenenfalls Gangschulung, Logopädie (Sprachschulung), Spiele, rhythmische Bewegungen, Tanzübungen. Die Übungen sollten weniger auf Leistung und Funktionieren, als auf Bewegungsfreude und Selbstvergessenheit ausgerichtet sein. Der Einfallsreichtum und die Selbstwahrnehmung günstiger Bewegungsformen sollte gefördert werden.

Hydrotherapie

Warme Bäder mit Baldrian, Melisse oder Lavendel, wechselwarme Waschungen mindern die Muskelspannung. Bei niedrigem Blutdruck Trockenbürsten.

Massage

Muskeldehnungen, Lockerungsmassagen, Bindegewebsmassage ist günstig bei starkem Rigor.

Balneotherapie

Günstig sind Kurorte mit Thermalquellen und Bewegungsbädern.

Nährstofftherapie

Phenylalanin (→ *Nährstoffliste*, S. 655) 3 mal 500 mg ist die Vorstufe des fehlenden Dopamin.

Homöopathie

Folgende Mittel kommen versuchsweise in Frage:

- **Aranea diadema D4, D6, D12**: Zucken und Zittern der Oberarmmuskeln, Ameisenlaufen der Arme, Gefühl, als ob Unterarme und Hände vergrößert sind, neuralgische Schmerzen mit Kältegfühl, Kälte verschlechtert, Bewegung bessert

- **Conium D6, D12**: Zittern der Glieder, Muskelzucken, Muskelkrämpfe, rasche Erschöpfung nach geistiger Anstrengung, Gangunsicherheit mit Zittern, Schwäche der Beine bis zur Lähmung, Koordinationsstörungen beim Sprechen, Doppeltsehen, nachts schlechter, Schlaf verschlechtert, Kälte verschlechtert, Bewegung bessert
- **Kresol D6, D12**: spastische Muskelzusammenziehungen, Einschlafen der Hände, Zittern von Armen und Beinen, Lähmung der Beine, Gangstörung, Abmagerung, bei gutem Ansprechen ist eine Dauergabe erforderlich
- **Manganum D4, D6**: gestörter Gleichgewichtssinn, Unfähigkeit, rückwärts zu gehen, ohne zu fallen, spastischer Gang, starre Gliederhaltung, erhöhte Muskelspannung, maskenartiges Gesicht, Speichelfluß, kleines Schriftbild, Berührungsempfindlichkeit des ganzen Körpers, Depression, starke Reizbarkeit, Ängstlichkeit, Kälte verschlechtert.

Pflanzenheilkunde

Bei Tremor (Zittern) Tollkirsche (Atropa belladonna) in: Tremaforat® Tabletten (rezeptpflichtig → Arzt).

Sauerstofftherapie

Große Eigenbluttherapie mit Ozon kann sich günstig auswirken (→ Therapeut).

Literatur

Birkmayer/Danielczyk: Die Parkinson-Krankheit. TRIAS-Verlag, Stuttgart.

Ohrensausen (Ohrgeräusche, Tinnitus)

Begriffsklärung, Ursachen

Was ist Ohrensausen?

Wodurch entsteht es?

Ohrensausen ist eine Hörempfindung von Geräuschen/Tönen verschiedener Tonhöhe und Lautstärke ohne Einwirkung einer äußeren Schallquelle.

Sehr selten läßt sich ein – meist pulsierendes Ohrensausen – auch objektiv vom Untersucher mit ans Ohr gelegtem Stethoskop wahrnehmen (z.B. bei sackartiger Ausweitung der Halsschlagader oder bei bestimmten Tumoren). Die weit überwiegende Anzahl von Ohrensausen ist aber nur subjektiv vom Patienten wahrnehmbar. Es kann von geschädigten Zellen des Hörorgans verursacht werden, wofür oft Durchblutungsstörungen verantwortlich gemacht werden können (wegen der Schädigung des Hörorgans liegen deshalb häufig Ohrensausen und Hörminderung gleichzeitig vor). Andere Ursachen können Schädel-Hirn-Verletzungen, chronische Lärmschädigungen, manche Medikamente und Stoffwechselerkrankungen (z.B. Diabetes mellitus, Unterfunktion der Schilddrüse) sein. Aber auch seelische Faktoren können – mindestens verstärkend – beim Ohrensausen mitwirken.

Symptome

Woran ist Ohrensausen zu erkennen?

- Pfeifen, Wind-, Wasser-, Motorengeräusche und ähnliche Geräusche
- Vorübergehendes oder dauerhaftes Ohrensausen
- Ein Ohr oder beide Ohren können betroffen sein
- Wechselnde Lautstärke, besonders in ruhiger Umgebung störend
- Konzentrations- und Schlafstörungen sind daher häufig

Diagnostik und schulmedizinische Therapie

Was können Sie als Patient vom Arzt erwarten?

Mit HNO-ärztlichen und neurologischen Untersuchungen können eventuell Ursachen des Ohrensausens herausgefunden werden. Oft wird bei diesen Untersuchungen aber kein krankhafter Befund erhoben, der das Ohrensausen erklären könnte.

Außer beim objektiven Ohrensausen (siehe S. 473), welches chirurgisch behandelt wird, ist die Behandlung schwierig und die Erfolgsraten eher dürftig. Sowohl schulmedizinische, als auch naturheilkundliche Verfahren versuchen in erster Linie über eine Verbesserung der Durchblutung des Innenohres eine Linderung oder ein Verschwinden der Symptome zu erreichen. Keine heilende Wirkung, aber den Effekt, die Krankheit erträglicher zu machen, hat die Methode, mit anderen Geräuschen das Ohrgeräusch zu überdecken (Tinnitus-Masker).

Naturheilkundliche Therapie

Prinzipiell gilt: Je länger das Ohrensausen besteht, desto schlechter ist die Möglichkeit der Heilung (Beispiel: Ein seit 5 Jahren bestehendes Ohrensausen wird auch unter Ausschöpfung aller naturheilkundlichen Maßnahmen kaum zu beeinflussen sein.). Bei Ohrensausen, welches kürzer als ein Jahr besteht, sollten naturheilkundliche Heilversuche auf jeden Fall unternommen werden.

Was sollten Sie als Patient tun?

▶ Ein Therapieversuch mit einem **Ginkgo**-Präparat sollte auf jeden Fall unternommen werden.

▶ **Homöopathische Mittel, Akupunktur, Ausleitende Verfahren** sind weitere Möglichkeiten, die günstige Effekte entfalten können.

Achtung

Ordnungstherapeutische Hinweise beachten!

Ordnungstherapie

Sie sollten sich darüber im klaren sein,

- daß die Krankheit selbst nicht gefährlich ist.
- Daß sie (vielleicht) nicht heilbar ist, der Patient also mit ihr leben und, sie folglich also auch annehmen lernen muß.
- Ob es emotionelle Belastungen gibt – möglicherweise versteckte Wut –, die beim Aufteten der Krankheit oder in Phasen der Verschlimmerung eine Rolle spielen.

Nicht wenige Patienten mit Ohrensausen zeigen ein hohes Kontrollbedürfnis über das, was mit ihnen geschieht, eine ausgeprägte „Kopfbezogenheit", Perfektionismus, hohe Verantwortungsbereitschaft und haben Schwierigkeiten, Kränkungen emotional zu verarbeiten.

Sind die genannten Aspekte von Bedeutung – was nicht selten der Fall ist –, so können mit Behandlungsmethoden wie Autogenem Training oder Suggestion (z.B. Hypnose) durchaus ermutigende Erfolge erzielt werden. Das Ohrensausen wird möglicherweise nicht weniger, aber der Patient kann besser damit umgehen.

Pflanzenheilkunde

- **Ginkgo** in: Rökan® Lösung/ Filmtabletten, Tebonin® forte Tropfen/Tabletten, Gingobil ratio® Dragees ist sinnvoll bei Ohrensausen durch Hirndurchblutungsstörungen (Therapieversuch über 3 Monate).

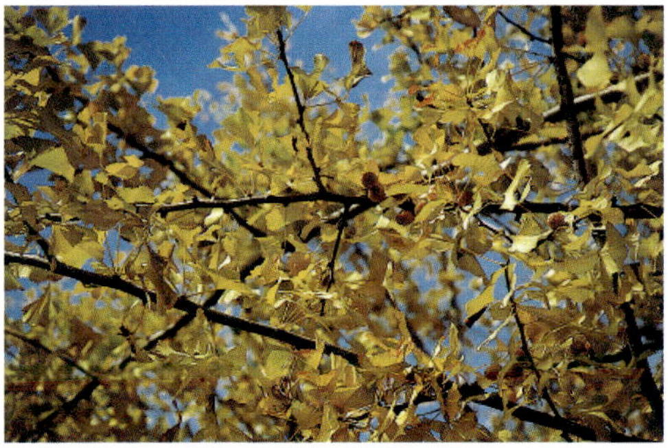

Abb. 70: Ginkgo. Foto: Bruno Vonarburg, Teufen, Schweiz

- **Mistel** in: Plenosol® N als Injektion an den Warzenfortsatz (→ Therapeut).

Homöopathie

Günstig mit Neuraltherapie und Ginkgo zu kombinieren. Wenn möglich, sollte homöopathisch-konstitutionell behandelt werden. Gut homöopathisch behandelbar, wenn besondere auffällige Symptome vorliegen, die ein bestimmtes Mittel nahelegen:

- **Aconitum D30**: Mehrmals 5 Globuli, plötzlich auftretendes Ohrensausen, nachts, mit Angst
- **Apis D6**: Sausen wie Bienenschwarm
- **Asarum D6**: 3mal 1 Globulus, Lärm verschlechtert
- **Chenopodium D6, D12**: hört schlecht die menschliche Stimme, aber überempfindlich gegen andere Geräusche
- **China D3, D4, D6**: Ohrensausen und -klingen, Überempfindlichkeit des Gehörs, nervöse Überempfindlichkeit, Schweißausbrüche, heißer Kopf, kalte Glieder, Folge von Blutverlust, Operation oder Infektion
- **Glonoinum D4, D6**: Ohrensausen und -stiche, heftiger pulsierender Kopfschmerz, hochrotes Gesicht, Alkohol, Wärme und Sonne verschlechtern, frische Luft bessert
- **Petroleum D6**: Herzklopfen im Ohr wahrnehmbar
- **Phosphor D6, D12**: Überempfindlichkeit des Gehörs oder Schwerhörigkeit, eigene Worte wie Echo im Ohr, große Nervosität, Angst bei Alleinsein, bei Gewitter, große Schwäche, Verlangen nach kalten Getränken, die nicht vertragen werden, Kälte, frische Luft, Aufregung und Anstrengung verschlechtern, abends und nachts schlechter
- **Secale D4** (3mal 1 Globulus), **später D6, dann D12** (1mal 1 Globulus): Ohrensausen mit Schwindel und Übelkeit, Kopfschmerz, inneres Brennen wie Feuer, Bewegung, Berührung, Berührung oder Bettwärme verschlechtern, Abkühlung oder frische Luft bessern
- **Tarantula D12**: Knacken im Ohr, auch objektiv von Außenstehenden bei genauem Hinhören wahrnehmbar
- **Theridion D12**: sehr zappelig, liebt Musik

Wenn keine homöopathisch verwertbaren Symptome zu erheben sind, dann versuchsweise:

- bei Ohrensausen rechts: **Lycopodium D6**
- bei Ohrensausen links: **Lachesis D12** (wenn konstitutionelll passend LM VI)

Akupunktur/Akupressur

Bewährte Punkte: KS6, MP6, 3E17
Bei Bluthochdruck: N1, Le2, 3E17, M36, B23
Bei niedrigem Blutdruck: Di11, M36, 3E21 (→ *Akupunktur/Akupressur*, S. 46).

Ausleitende Verfahren

Durch wiederholte, kleine (100-150 ml) Aderlässe sollte das Blut verdünnt werden (Hämatokrit unter 40 %), was die Durchblutung verbessert. Blutegel an Warzenfortsatz oder Nacken können hilfreich sein, ebenso blutiges Schröpfen an der Nacken- oder Schulterdreieckszone. Baunscheidtierung, trockenes Schröpfen oder Cantharidenpflaster am Nacken und am Warzenfortsatz führen reflektorisch zu einer verbesserten Durchblutung im Innenohr.

Ernährung

Kaliumreiche, natriumarme Kost ohne Zusatz von Farbstoffen oder Stabilisatoren ist zu empfehlen.

Muskelentspannungstraining

Kann bei psychosomatisch mitbedingten oder verstärkte Beschwerden zur Minderung von Unruhe und Anspannung hilfreich sein.

Manuelle Medizin

Nicht selten sind Dysfunktionen im Bereich der Halswirbelsäule für Ohrgeräusche mitverantwortlich. Eine

Koerrektur dieser Dysfunktionen mit Manueller Medizin kann hier deutliche Besserung erzielen (→ Therapeut).

Neuraltherapie

Quaddelungen im Kopfbereich, besonders am Warzenfortsatz können mitunter eine Besserung erreichen, wichtig ist eine Störfeldsuche (→ Therapeut).

Reflexzonentherapie am Fuß

Als unterstützende Maßnahme hilfreich.

Literatur

Altrock, T.: Ohrgeräusche ganzheitlich behandeln – Wissenswertes über Tinitus. Karl F. Haug Verlag, Heidelberg.

Ganz, F.-J.: Ohrgeräusche. TRIAS-Verlag, Stuttgart.

Selbsthilfegruppe

Deutsche Tinnitus-Liga e.V., Postfach 349, 42353 Wuppertal 21, Tel. 0202-464584

Schwindel

Ursachen, Symptome

Wodurch entsteht Schwindel?

Woran ist Schwindel zu erkennen?

In ca. 30% der Fälle liegt eine Innenohrschädigung (peripher-vestibulärer Schwindel) vor. Symptome sind:

– Drehschwindel, Lift- oder Schwankschwindel
– Oft Hörprobleme (z.B. Schwerhörigkeit, Ohrensausen)
– Oft Begleitsymptome (z.B. Übelkeit, Erbrechen, kalter Schweiß)

In ca. 60 % handelt es sich um einen sogenannten zentral bedingten Schwindel mit:

– Ungenaueren Beschwerden wie Benommenheit, Taumeligkeit, Verwirrtheit, Schwarzwerden vor den Augen
– Selten Begleitsymptome

Ca. 10 % sind seelisch bedingt:

– Beschwerden noch ungenauer
– Sehr wechselnde Angaben über Art, Schwere und Dauer des Schwindels
– Häufig in Zusammenhang mit gefühlsmäßiger Spannung (z.B. Angst).

Diagnostik und schulmedizinische Therapie

Was können Sie als Patient vom Arzt erwarten?

Durch Blutdruckmessungen (am besten Selbstmessung beim Schwindelanfall) sollten erhöhte oder erniedrigte Blutdruckwerte (notieren und mit demArzt besprechen) als Ursache des Schwindels ausgeschlossen werden (bei Schwindel durch zu hohen oder zu niedrigen Blutdruck, → *Bluthochdruck* [S. 262], *niedriger Blutdruck* [S. 267]). Bei massivem Schwindel sollte eine genaue neurologische und HNO-ärztliche Untersuchung erfolgen.

Zur Therapie des Schwindels werden meist Medikamente eingesetzt. Nur selten werden damit jedoch deutlich Verbesserungen erzielt. Ein Teil der subjektiven Verbesserung ist möglicherweise auf eine beruhigende Wirkung vieler dieser Mittel zurückzuführen, die den Schwindel besser ertragen läßt.

Naturheilkundliche Therapie

Schwindel läßt sich in der Regel naturheilkundlich gut behandeln. Wichtig ist, daß schulmedizinische Schwindelmittel abgesetzt werden, besonders diejenigen, die einen beruhigenden Effekt haben (z.B. Aequamen®, Melopat®), da hierdurch die notwendigen Kompensationsmechanismen des Organismus eher behindert werden. Diese Mittel sollten nur weitergegeben werden, wenn sie wirklich eine deutliche Besserung der Beschwerden erbringen (was selten der Fall ist) und bei einem Auslaßversuch wieder eine deutliche Verschlechterung eintritt.

Was sollten Sie als Patient tun?

▶ Mit **Homöopathie** und/oder **Akupunktur/Akupressur** sind oft gute Erfolge möglich.

Achtung

Ordnungstherapeutische Hinweise beachten!

Homöpathie

Sehr gute Erfolge bei passender Symptomatik:

- **Aurum D4, D6, D12:** Schwindel mit Kopfschmerz und Blutandrang zum Kopf, rotes, gedunsenes Gesicht, schwermütig, Bücken oder geistige Anstrengung verschlechtert, nachts schlechter, Abkühlung und Bewegung bessern
- **Argentum nitricum D12:** Höhenschwindel
- **Arnica D4, D6, später D12:** Schwindel nach Gehirnerschütterung
- **Barium jodatum D3, D4, D6:** Schwindel bei arteriosklerotischem Bluthochdruck, Blutdruck wird wenig beeinflußt, aber das Befinden, wirkt erst nach längerer Anwendung (Versuch über 3 Monate)
- **Cocculus D4, D6, D12:** Schwindel bei Arteriosklerose oder Fahrschwindel, große Übelkeit, Erbrechen, Gefühl der Leere im Kopf, Nervosität, Schwäche, Erschöpfung, Hinterkopfschmerz, jede Bewegung (Kopfheben, Bahnfahrt) verschlechtert, auch bei Schwindel nach durchwachter Nacht
- **Conium D6, D12:** Schwindel bei Kopfdrehung, auch bei Lagewechsel im Bett, alles dreht sich im Kreise, große Übelkeit, Gedächtnisschwäche
- **Petroleum D6:** Schwindel bei jeder Bewegung wie Bücken, Schiff-, Autofahrt, dabei Schwäche und Übelkeit
- **Tabacum D12:** anfallsweiser Schwindel mit Elendsgefühl, Übelkeit, kaltem Schweiß, nervöses Herzklopfen, Tabakgenuß oder -rauch verschlechtert, Bewegung verschlechtert, Erbrechen oder frische Luft bessert
- **Veratrum album D4:** bei Schwindel durch niedrigen Blutdruck, 5 Tropfen unter die Zunge, gegebenenfalls mehrmals wiederholen.

Akupunktur/Akupressur

Gute Erfolge möglich: G20, 38, KS6, LG20, Le4, N18 (→ *Akupunktur/Akupressur*, S. 46).

Ordnungstherapie

Zumindest für einige Wochen sollten **Rauchen** und **Alkohol** strikt weggelassen werden. Da **Schlaf**- und **Beruhigungsmittel** ebenfalls Schwindel begünstigen können, sollte auch hier ein Auslaßversuch gemacht werden.

Achtung

Langsames Ausschleichen von Schlaf- und Beruhigungsmitteln ist wichtig (→ *Schlafstörungen*, S. 538).

Ausleitende Verfahren

Durch wiederholte, kleine (100-150 ml) Aderlässe sollte das Blut verdünnt werden (Hämatokrit unter 40 %), was die Durchblutung verbessert. Blutegel an Warzenfortsatz oder Nacken können hilfreich sein, ebenso blutiges Schröpfen an der Nacken- oder Schulterdreieckszone. Baunscheidtierung, trockenes Schröpfen oder Cantharidenpflaster am Nacken und am Warzenfortsatz führen reflektorisch zu einer verbesserten Durchblutung im Innenohr.

Physikalische Therapie

Hydrotherapie: Bei akutem Schwindel kalte oder heiße Kompresse in den Nacken.

Massage: Vibrierende Massage des Warzenfortsatzes, Massagen des Nackens und des Hinterhauptes können mitunter helfen.

Pflanzenheilkunde

Bei Reiseschwindel **Ingwer** in: Zintona® Kapseln, Fövysatum® Tropfen

Muskelentspannungstraining

Kann unterstützend bei psychosomatisch bedingtem Schwindel zur Minderung von Anspannung und Unruhe hilfreich sein, ebenso bei Schwindel aufgrund muskulärer Verspannungen im Bereich der Halswirbelsäule.

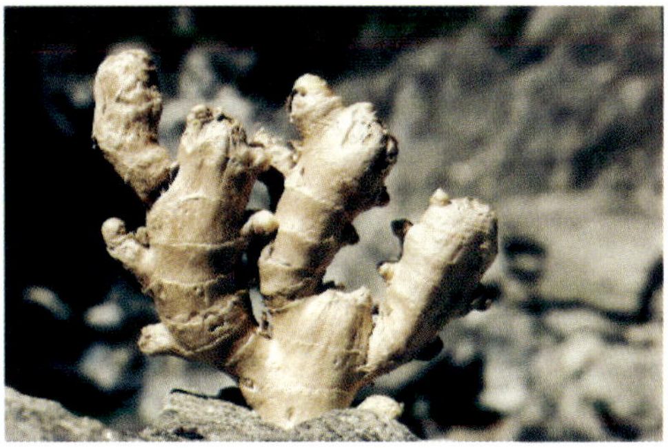

Abb. 71: Ingwer. Foto: Bruno Vonarburg, Teufen, Schweiz

Anthroposophische Therapie

Als unterstützende Maßnahme: Arnica/Plumbum compositum B, Cerebellum compositum (Wala), bei Reiseschwindel: Nausyn (Weleda).

Bach-Blüten-Therapie

Gute Erfolge bei gemütsorientierter Behandlung.

Manuelle Therapie

Bei Lösen von Blockierungen im Bereich der Halswirbelsäule kann Schwindel mitunter sehr rasch verschwinden (→ Therapeut).

Neuraltherapie

Quaddelungen im Kopfbereich können hilfreich sein, Störfeldsuche ist wichtig (→ Therapeut).

Literatur

Hamann/Schwab: Schwindel. TRIAS-Verlag, Stuttgart.

Haut und Hautanhangsorgane

Naturheilkundliche Behandlungsprinzipien

Die Haut ist das größte sensorische Organ des Körpers. Neben vielen anderen Funktionen kommt ihr die Aufgabe des Schutzes und der Abgrenzung des Körpers zu, ferner der Durchlässigkeit zur Abgabe von Körpersekreten und zur direkten Aufnahme von Stoffen (Abb. 72, S. 480). Über diese körperlichen Funktionen hinaus dient die Haut auch der sinnlichen Reizung, der emotionalen Darstellung und der körperlichen Kontaktaufnahme mit der Umwelt.

Die naturheilkundliche Therapie trägt der Tatsache Rechnung, daß Hauterkrankungen eine Funktion der Ausleitung und Entlastung des Organismus zukommen kann. Statt einer allein symptomunterdrückenden Behandlung ist es in dieser Situation angezeigt, den Ursachen der Hautveränderungen auf den Grund zu gehen und diese in das Behandlungskonzept einzubeziehen.

Die ordnungstherapeutische Aufgabe besteht darin, den Anteil psychologischer Faktoren bei der Auslösung und Unterhaltung der jeweiligen Hauterkrankung abzuschätzen. Auch gilt es, die seelische Verfassung des Patienten als Folge der Erkrankung zu verstehen. Psychologische Maßnahmen, Entspannungsverfahren, phytotherapeutische und homöopathische Anwendungen greifen aus ordnungstherapeutischer Sicht sehr gut ineinander.

Wichtige naturheilkundliche Verfahren bei Hauterkrankungen

- Ordnungstherapie
- Pflanzentherapie
- Ernährungstherapie und Heilfasten
- Akupunktur/Akupressur
- Homöopathie
- Ausleitende Verfahren
- Physikalische Therapien
  - UV-Behandlung und Heliotherapie
  - Balneotherapie
  - Klimatherapie
- Mikrobiologische Therapie
- Eigenblutbehandlung

Akne und Seborrhoe

Begriffsklärung

Was ist Akne?

Was ist Seborrhoe?

Die Akne vulgaris („gemeine Akne") ist eine entzündliche Hauterkrankung vornehmlich des Gesichts- und Halsbereiches, die mit Mitessern (= Komedonen), rötlichen Papeln und eitrigen Pusteln einhergeht. Sie kommt häufig vor und tritt bei beiden Geschlechtern typischerweise in der Pubertät auf. Gelegentlich kann sie jedoch auch in späteren Lebensphasen entstehen oder über die Pubertät hinaus vorhanden bleiben.

Unter Seborrhoe versteht man die Neigung zu starker Talgausscheidung, welche besonders an Gesicht, Kopfhaut und Brust vorkommt. Seborrhoe führt zu fettigem Haar und begünstigt auch die Entstehung von Akne.

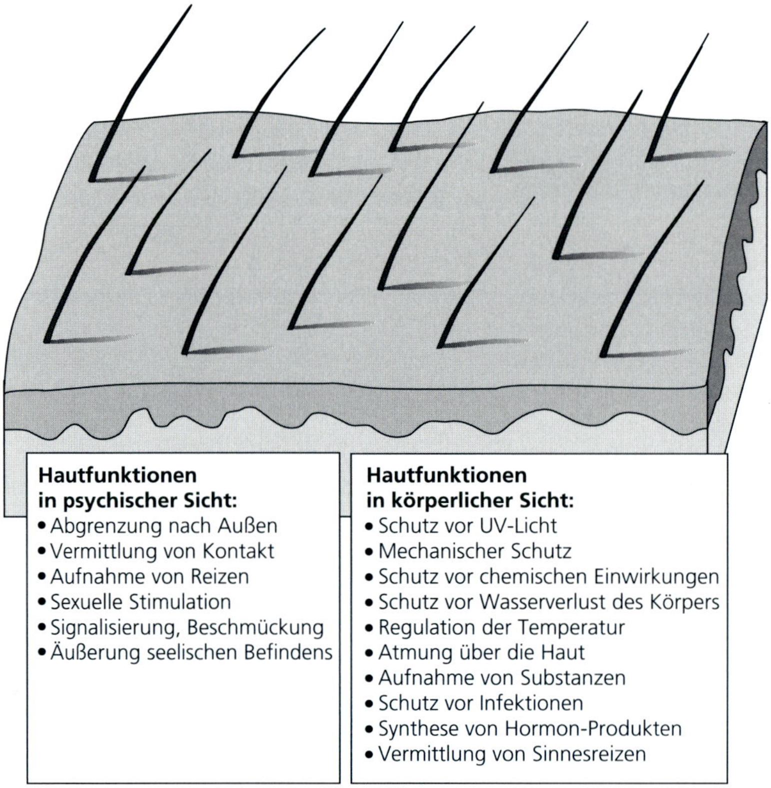

Abb. 72: Die Vielfalt der Funktionen unserer Haut

Ursachen

Wodurch entsteht eine Akne?

Ausgangspunkt der Akne sind verstopfte Talgdrüsengänge in der Haut, die bei zu starkem Talgfluß (=Seborrhoe) entstehen. Zu Talgstaus kommt es auch dann, wenn Hautschuppen durch zu starkes Wachstum die Gänge verlegen. Die sichtbaren Verstopfungen – auch Mitesser oder Komedonen genannt – können sich leicht entzünden, was zu schmerzhaften Knötchen und Pusteln führt. In den Akneentzündungen finden sich spezielle Bakterien, die an der Entstehung mitbeteiligt sind.

Die Auslösefaktoren der Akne sind vielfältig: Über eine verstärkte Seborrhoe wirken männliche und zum Teil auch weibliche Geschlechtshormone verstärkend auf die Akne. Dies spielt in der Pubertät und in der Schwangerschaft eine Rolle, ferner bei manchen medikamentös ausgelösten Akneformen. Entscheidend sind nicht nur die tatsächlichen Hormonmengen im Körper, sondern auch die veranlagungsbedingten Reaktionen der Haut auf Hormonschwankungen.

Auch jodhaltige Medikamente und Nahrungsmittel können eine Akne fördern, ebenso B-Vitamine (z.B. in Hefepräparaten, Multivitaminsäften und Vitamintabletten). Weiterhin kann der Kontakt mit Berufsstoffen, besonders Öl, Teer, Chlorprodukten und Detergentien und auch Körperpflegemitteln die Akne provozieren. Im Bereich der Ernährung sind es außer den genannten B-Vitaminen und jodhaltigen Speisen zu fette, zu scharfe und zu kohlenhydratreiche Speisen, die eine Akne begünstigen. Schließlich scheinen auch psychische Faktoren deutlich auf die Akne einzuwirken.

Symptome

Woran ist eine Akne zu erkennen?

Die Diagnose einer Akne ist wahrscheinlich, wenn

- sich im Bereich von Gesicht, Hals, Kopfhaut oder Rücken einzelne entzündliche Papeln oder eitrige Pusteln bei gleichzeitiger Anwesenheit von Mitessern finden.
- das Erkrankungsalter in der Pubertät oder in den frühen Erwachsenenjahren liegt.

Neben der typischen Akne vulgaris gibt es Sonderformen, die bis zu schwersten Entzündungen mit Fieber, gestörtem Allgemeinbefinden und späteren tiefen Vernarbungen reichen. Eine weitere Sonderform ist die nervöse „Aufkratzakne", bei der winzige Pickelchen erst durch Kratzen und Manipulieren zu deutlich sichtbaren Entzündungen führen. Diese Erkrankung wird den psychisch entstandenen Hauterkrankungen zugeordnet.

Diagnostik und schulmedizinische Therapie

Was können Sie als Patient vom Arzt erwarten?

Voraussetzung für eine erfolgreiche Therapie ist das Beseitigen von Auslösefaktoren, z.B. Medikamenten, die eine Akne provozieren. Erst dann ist eine weitere Behandlung aussichtsreich.

- Ihr Arzt sollte sich daher ein ausführliches Bild von den individuell möglichen Ursachen der Akne machen.
- Statt einer schnellen Behandlung mit starken Medikamenten sollte er mit Ihnen besprechen, ob auch physikalische, ernährungs- und ordnungstherapeutische Maßnahmen ausreichend sein könnten.
- In schweren Fällen von Akne sollte jedoch auch die Behandlung mit stärkeren Medikamenten erwogen werden, besonders wenn sonst die Gefahr von Vernarbungen droht.

Äußerliche Therapie

Zur Behandlung der Komedonen werden heiße Wäschen mit Syndets und abschleifenden Pasten verwendet. Die Wäschen erfolgen mit heißem Wasser, heiße Dampfbäder oder Auflagen mit heißen feuchten Tüchern. Gegen die bereits entzündeten und bakteriell infizierten Akneveränderungen gibt es Benzoylperoxid (z.B. Aknefug-oxid®, Sanoxit Gel®), welches die Haut schält und entfettet, ferner schwefelhaltige Mittel (z.B. Schwefel-Diasporal® Creme) gegen die Entzündung. Antibiotische Lösungen und Salben (z.B. Zineryt® Lösung, Clinesfar® Gel) werden gegen die bakterielle Besiedlung eingesetzt. Auch Vitamin-A-haltige Cremes mit einem schälenden und entfettenden Effekt kommen zum Einsatz (z.B. Epi-Aberel® Creme).

Einen heilenden Effekt hat oft die UV- oder Sonnentherapie der Aknebereiche.

Innerliche Therapie

Zur Behandlung der Aknebakterien werden häufig auch innerlich anzuwendende Antibiotika verschrieben (z.B. Tetrazykline). Nur bei Frauen geben Ärzte auch Kontrazeptiva („Pille") mit einer speziellen Wirkung gegen männliche Hormone (sogenannte Antiandrogene). Diese wie auch die „normale" Pille verbessern oft den Hautzustand, können jedoch auch eine gegenteilige Wirkung haben. Als besonders starkes Medikament wird in schweren Fällen ein Vitamin-A-Abkömmling gegeben, das Isotretinoin (Roaccutan®). Dieses zeigt von allen Mitteln die stärkste und nachhaltigste Wirkung, hat allerdings auch ernstzunehmende Risiken.

Naturheilkundliche Therapie

Was sollten Sie als Patient tun?

Für den Verlauf der Akne vorteilhaft können sein:

- ▶ Ausreichend Schlaf und Bewegung
- ▶ Täglich frische Luft und Sonne
- ▶ Ernährung auf Vollwertkost umstellen
- ▶ Speisen gründlich kauen, Nahrung in Ruhe einnehmen
- ▶ Abbau chronischer Streßfaktoren
- ▶ Vom Kratzen und Quetschen der Mitesser und Pickel absehen

Ordnungstherapie

Die Akne ist in ihrem Verlauf auch von Lebensführung und -gewohnheiten abhängig. Viele Menschen reagieren auf „Streß" und Hektik mit Hormonschwankungen und Seborrhoe, was wiederum die Akne begünstigt.

Nervosität und Gewohnheit führen leicht zum Kratzen oder Drücken an den Akne-Stellen. Dadurch wird der Hautzustand meist weiter verschlechtert. Im Extremfalle kann eine Akne auch allein durch das Kratzen unterhalten sein (sogenannte „nervöse Akne").

Ernährungstherapie

Bei Seborrhoe und Akne sind Verbesserungen durch eine konsequente Vollwertkost möglich. Hierzu zählt der Verzicht auf fettreiche Speisen, Zucker, scharfe Gewürze, Alkohol und gegebenenfalls auch Kaffee zugunsten von frischem Obst und Gemüse, Säften und Tees.

> **Achtung**
>
> Vitamin-B-haltige Nahrungsmittel wie Multivitaminsäfte und Hefeprodukte können die Akne verstärken, ebenso jod- und bromhaltige Nahrungsmittel (z.B. jodiertes Speisesalz).

Heilfasten

Sehr gute Verbesserungen im Verlaufe des Fastens möglich. Dauerhafter Erfolg stellt sich meist nur bei anschließender Änderung der Ernährung ein.

Nährstofftherapie

Zink 10-20 mg täglich hat in Studien ähnlich gute Effekte wie eine antibiotische Behandlung erzielt.

Homöopathie

- **Antimonium crudum D6, D12, D30:** Mit Störung der Verdauungs-, Leber- und Gallefunktion, Blasen und Pusteln, die zu Verhärtung und Krustenbildung neigen, besonders um Mund und Nase, schuppig juckend und brennend besonders in Bettwärme, nachts verschlechtert
- **Arsenicum album D6, D12, D30:** Trockene pergamentartige Haut, brennend und juckend, kratzt sich blutig, obwohl es sehr weh tut, durch Kälte wird Juckreiz verschlechtert
- **Calcium carbonicum D6, D12, D30:** Kalte schlaffe, ungesund aussehende Haut, Kopfschweiße, Lymphatismus, Neigung zu Furunkeln, schlechte Wundheilung!
- **Graphites D6, D12, D30:** Trocken schuppig, aber auch klebrig nässend oder fettig, Schrunden am Übergang von Haut zu Schleimhaut, übelriechende saure Schweiße, Wärme/nachts/bei und nach Menstruation verschlechtert
- **Hepar sulfuris D6, D12, D30:** Sehr starke Eiterungsneigung besonders in Hautfalten, große Empfindlichkeit gegenüber Berührung und geringste Kälte, heftiger Juckreiz
- **Kalium jodatum D6, D12, D30:** Purpurne livide Knoten, Tendenz zur ödematösen Schwellung, nachts verschlechtert, Bettwärme verschlechtert, feuchtes Wetter verschlechtert, Bewegung verbessert, frische Luft verbessert
- **Natrium muriaticum D6, D12, D30:** Haut fettig ölig, aber lokal auch trocken, Lokalisation besonders an Stirn-Haargrenze, Mundwinkelrhagaden, Darmstörungen
- **Pulsatilla D6, D12, D30:** Beziehung zur Haut über das Hormonsystem - Akne besonders während der Regelzeit, Pubertät und im Klimakterium, bei venöser Stase, häufig wechselnde Blässe und Röte, Bewegung und frische Luft verbessert
- **Silicea D6, D12, D30:** Akneknoten mit Neigung zur Eiterung und Fistelbildung, sehr frostig, Wärme und Kopfbedeckung verbessert
- **Sulfur D6, D12, D30:** Trockene schmutzig aussehende Haut, juckend und brennend, übelriechende Schweiße, Silberschmuck wird schwarz, Wasseranwendung (Leitsymptom!) verschlechtert, Bettwärme verschlechtert, Kratzen verbessert Juckreiz, danach jedoch brennend

- **Thuja D6, D12, D30:** Lokalisation vorwiegend an bedeckten Körperstellen, Patient mager und frostig, leicht erkältlich, Neigung zur Warzenbildung, Kratzen verbessert

Physikalische Therapien

Akne

Hydrotherapie: Gute Beeinflussung vorhandener Hautveränderungen durch:

- Gesichtsdampfbad, Dampfdusche für Brust und Rücken
- Vollbäder mit Zusatz von Kleie, Zinnkraut
- Schwefelbäder
- lokale Heilerdepackungen
- Vorbeugend sinnvoll: Regelmäßige Saunabesuche

Massagetherapie: Bei Mitessern Trockenbürstungen

Phototherapie: UV-Licht kann als Schälkur nach fachärztlicher Maßgabe sinnvoll sein. UV-Ganzkörperbestrahlungen im Solarium wie auch Licht- und Sonnenbäder wirken meist günstig.

Balneo- und Klimatherapie: Oft gute Besserungen durch See- und Hochgebirgsaufenthalte, Bewegung in frischer Luft

Seborrhoe

Hydrotherapie: Eine Beruhigung der erhöhten Talg- und Schweißdrüsenausscheidung läßt sich manchmal erzielen durch:

- Warme Umschläge mit Eichenrinde
- Bäder mit Eichenrinde oder Fichtennadelextrakt (Wassertemperatur 37 °C, Badedauer 15 Minuten).

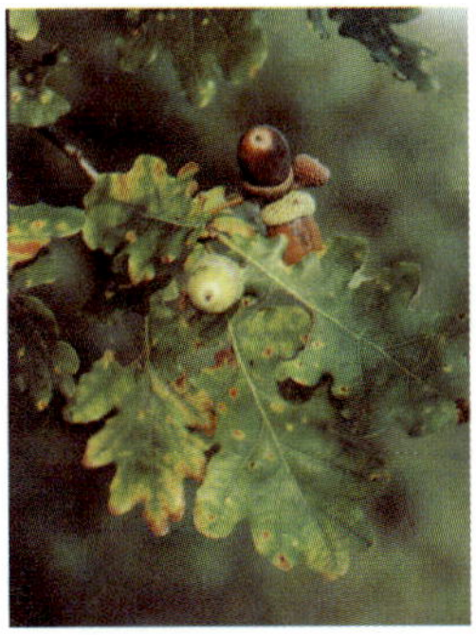

Abb. 73: Die Rinde der Eiche kommt in der Hydrotherapie zum Einsatz. Foto: Bruno Vonarburg, Teufen, Schweiz

Pflanzenheilkunde

Äußerlich: Schweiß- und entzündungshemmende Wirkungen haben tägliche Waschungen mit

- Kamillentee (auch als Dampfbad)
- Silvapin® Weizenkleieextrakt
- Hametum®-Extrakt zum Abtupfen
- Teemischungen, z.B.

– Kamille, Thymian (je 3 Teile), Salbei, Rosmarin und Ackerschachtelhalm (je 2 Teile)

– Ackerschachtelhalm, Kamille, Rosmarin, Thymian (je 4 Teile), Holunder, Malve, Tormentill (je 2 Teile)

Zubereitung: Jeweils 1 EL auf 1/4 l heißes Wasser, 10 Minuten ziehen lassen; Baumwolltuch oder Taschentuch in lauwarmem Tee tränken, 10 Minuten auf die Akne-Stellen legen

Innerlich: Stoffwechselwirksame Tees fördern die Entschlackung und Entgiftung. Folgende können unterstützend hilfreich sein:

- Löwenzahntee
- Brennesseltee
- Schachtelhalmtee
- Teemischungen, z.B.

– Löwenzahn, Stiefmütterchen, Fenchel und Anis zu gleichen Teilen

– Stiefmütterchen (2 Teile), Arnikablüten, Hirtentäschelkraut, Holunderblüten (je 1 Teil)

Zubereitung: Jeweils 1 EL auf 1/4 l heißes Wasser, 10 Minuten ziehen lassen, 2mal täglich 1 Tasse

- Fertigtees: z.B. Blutreinigungstees von Hevert oder Folkerts (enthalten u.a. Fenchel, Brennessel, Walnuß- und Birkenblätter)

Teemischungen am besten im Abstand von mehreren Tagen abwechseln.

Übende Verfahren

Alle Verfahren, die dem Abbau von körperlichen und seelischen Anspannungen dienen, können zur Verminderung der Seborrhoe hilfreich sein. Manche Patienten können auch direkt angeben, daß ihre Akne unter „Streß" stärker wird. In diesen Fällen bieten sich z.B. das autogene Training und die Muskelrelaxation nach Jacobson an. Sie tragen bei starker Akne auch zum verbesserten Umgang mit der veränderten Haut bei. Zur Durchführung → *Übende Verfahren* (S. 222).

Akupunktur/Akupressur

Meist werden die Stoffwechselpunkte und je nach Lokalisation weitere Einzelpunkte behandelt.

Im Gesichtsbereich einige der folgenden Punkte beidseits massieren, die vornehmlich auf den Streß einwirken: M2, M3, PdM. Ferner am Körper: B23, B47, M45, Lu5 (→ *Akupunktur/Akupressur*, S. 46).

Mikrobiologische Therapie

Durch die Wiederherstellung einer gestörten Darmflora können Entzündungsvorgänge an der Haut im allgemeinen günstig beeinflußt werden. Als zusätzliche Maßnahme kann die mikrobiologische Therapie daher sinnvoll sein, wenn andere Maßnahmen nicht greifen oder wenn gleichzeitig auch Magen-Darm-Beschwerden vorliegen, die durch eine Darmdysbiose (→ *Mikrobiologische Therapie*, S. 132) bedingt sein könnten.

Eigenbluttherapie

Günstig zur Behandlung entzündlicher Prozesse und Eiterungen. Wird meist in Kombination mit anderen Naturheilverfahren eingesetzt, wenn einfachere Maßnahmen nicht greifen.

Literatur

Müller/Müller: Akne. Piper, München.

Schuppenflechte (Psoriasis)

Begriffsklärung

Was ist eine Schuppenflechte?

Die Schuppenflechte (= Psoriasis) ist eine chronische, oft in Schüben verlaufende entzündliche Hauterkrankung, die mit starker Schuppenbildung und Rötungen an typischen Körperstellen einhergeht.

Ursachen

Wodurch entsteht eine Schuppenflechte?

Wie viele Hauterkrankungen entsteht die Schuppenflechte auf dem Boden einer erblichen Veranlagung, d.h. sie kommt oftmals familiär gehäuft vor. Manche Patienten haben an einzelnen Stellen permanent Schuppungen, ohne daß eine Veränderung durch äußere Einflüsse erkennbar ist. Andere erleiden die Schuppenflechte in Schüben und sind außerhalb der Schübe erscheinungsfrei.

Als Auslösefaktoren eines Schubes kommen in Frage: Infektionen (z.B. Grippe, Mandelentzündungen, vereiterte Zähne), innere Erkrankungen (besonders Leberstörungen), fettreiche Ernährung, Fettsucht, übermäßiger Alkoholgenuß und Alkoholismus, zahlreiche Medikamente und psychische Streßereignisse.

Symptome

Woran ist die Schuppenflechte zu erkennen ?

Typischerweise tritt die Schuppenflechte an den Streckseiten der Ellenbogen, an den Knien, am tiefen

Rücken und Gesäß, hinter den Ohren sowie am behaarten Kopf auf. Bei manchen Formen der Schuppenflechte sind die Veränderungen pünktchen- oder münzförmig, bei anderen über größere Flächen ausgedehnt. Die unbehandelte Haut ist meist vergröbert, sie schuppt weißlich und ist unter den Schuppen rötlich entzündet. Die Kopfhaut ist größerflächig mit weißlichen Schuppen besetzt.

Auch die Fingernägel können verändert sein in Form von Furchungen, Tüpfeln, gelblichen Flecken und Wachstumsstörungen.

Bei Sonderformen der Schuppenflechte kann es auch zu alleinigem Befall z.B. der Handinnenflächen und Fußsohlen mit Pusteln (aus Eiter) kommen.

Ein Teil der Patienten mit Schuppenflechte leidet auch unter Gelenkschmerzen, der sogenannten **Psoriasis arthropathica**. Sie ist von rheumatischen Gelenkentzündungen zu unterscheiden.

Diagnostik und schulmedizinische Therapie

Was können Sie als Patient vom Arzt erwarten ?

▶ Ihr Arzt sollte vor der Behandlung eine sichere Diagnose stellen, da untypische Formen der Schuppenflechte mit anderen Erkrankungen verwechselt werden können. Weiterhin muß die große Zahl der möglichen Auslöser geprüft werden. Erst dann ist mit der Behandlung zu beginnen, welche an die Stadien im Heilungsverlauf angepaßt werden sollte.

▶ Bei fehlendem Therapieerfolg sollten Hintergrunderkrankungen und andere mögliche Therapiehindernisse nochmals hinterfragt werden.

Wichtigste Maßnahme vor Therapiebeginn ist die Ermittlung und Behandlung möglicher Auslösefaktoren, z.B. einer Mandelentzündung. Die Diagnostik beginnt mit einer Befragung über bekannte Vorerkrankungen, vorausgegangene Infekte, Allergien etc., Medikamenteneinnahmen und dem Vorkommen der Schuppenflechte in der Familie. Der Anamnese entsprechend sind gegebenenfalls auch weiterführende Teste im Blut sowie Untersuchungen von Kopf, Hals und inneren Organen erforderlich.

Die konventionelle Therapie der Schuppenflechte richtet sich dann sowohl gegen übermäßige Schuppenbildung als auch gegen die Entzündung in der Haut.

Äußerliche Therapie

Zur Abschuppung werden meist fette salizylsäurehaltige Salben verwendet, manchmal auch harnstoffhaltige Präparate. Einen anti-entzündlichen Effekt haben teerhaltige Präparate sowie eine teerähnliche Substanz, das Dithranol (Cignolin®). Auch Vitamin-D-artige Salben (Psorcutan®) sind gegen die Entzündung wirksam. Vielfach werden auch cortisonartige Salben eingesetzt, die zwar meist Abhilfe schaffen, jedoch nach Absetzen schnell wieder zu Rückfällen führen können.

Eine wichtige Therapie ist die UV-Bestrahlung (→ *Phototherapie*, S. 203), welche bei den meisten Patienten gut wirksam ist. Durch Zufügen von Medikamenten, welche die Haut sensibler gegen UV-Licht machen, kann die Wirksamkeit – allerdings auch die UV-Belastung der Haut – noch gesteigert werden.

Innerliche Therapie

Eine innerliche Behandlung der Schuppenflechte wird allgemein nur bei hartnäckigen Formen durchgeführt. Je nach Typ der Erkrankung kommen hier Vitamin-A-Präparate (Neo-Tigason®), cortisonhaltige Mittel und verschiedene, die Immunabwehr unterdrückende Medikamente zum Einsatz. Zunehmend werden auch Tabletten angewendet, die Fumarsäureester enthalten (Fumaderm). Allen Präparaten ist gemeinsam, daß sie nicht nur die übermäßige Verhornung an der Haut sondern auch die Entzündung in der Haut unterdrükken – und damit das Immunsystem insgesamt betreffen. Risiko und Nutzen sollten deswegen sehr kritisch abgewogen werden.

Naturheilkundliche Therapie

Was sollten Sie als Patient tun?

Zur Vorbeugung und unterstützenden Behandlung können wichtig sein:

- Für ausreichend Schlaf und Bewegung, viel frische Luft und Sonne sorgen
- Zu fette, zu süße und zu scharfe Speisen vermeiden. Am besten auf Vollwertkost (→ *Ernährungtherapie*, S. 96) umsteigen
- Alkohol- und Nikotinkonsum reduzieren
- Gewicht im Normbereich halten, gegebenenfalls Gewichtsreduktion
- Bei Infekten oder anderen entzündlichen Erkrankungen rechtzeitig einen Arzt aufsuchen

Ordnungstherapie

Die Schuppenflechte ist zwar eine chronisch verlaufende Erkrankung, deren Veranlagung nicht zu beseitigen ist, doch lassen sich durch das eigene Verhalten Schübe durchaus vorbeugen. Neben einer **moderaten Ernährung** gehört hierzu das **Meiden von Genußgiften**, besonders Alkohol, und der Abbau von chronischen Streßfaktoren.

Als allgemeine Maßnahmen gilt es, die Stoffwechsel- und Ausscheidungsfunktionen des Körpers zu unterstützen, z.B. durch pflanzliche Präparate, physikalische Maßnahmen oder Fastentherapie.

Wie bei den meisten Hauterkrankungen hat das Beziehungsleben zu sich und anderen Auswirkungen auf die Hauterscheinungen. Umgekehrt können die Hauterscheinungen zu Belastungen des Selbstgefühls, des Beziehungslebens und auch im Berufsleben führen. Vom Typ her verbergen viele Patienten mit Schuppenflechte ihre emotionale Betroffenheit hinter einem „Schuppenpanzer" und zeigen sich nach außen unberührt und fröhlich. Eine **psychosomatische Beratung** oder Therapie kann dennoch sinnvoll sein, wenn der Betroffene hierzu motiviert ist und eine Berarbeitung seiner meist doch bestehenden Probleme zuläßt.

Autogenes Training

Auch bei der Schuppenflechte hilfreich zum Abbau innerer Spannungen und Unruhe.

Eigenbluttherapie

Zum Teil sehr gute Resultate mit verschiedenen Formen der Eigenbluttherapie möglich (→ Therapeut), allerdings manchmal auch keinerlei Verbesserung. In Frage kommen z.B. folgende Maßnahmen (Einzelheiten → *Eigenbluttherapie*, S. 93):

1. Woche: Täglich ansteigend 0,1 - 0,2 - 0,3 - 0,4 - 0,5 ml Eigenblut intrakutan

2.-3. Woche: 3tägig ansteigend 0,6 - 0,7 - 0,8 - 0,9 - 1,0 ml Eigenblut subkutan

ab 4. Woche: 5tägig ansteigend 1,0 - 1,5 - 2,0 - 2,5 - 3,0 ml Eigenblut intramuskulär

Potenziertes Eigenblut für Kinder

Nacheinander jeweils 1mal/Woche 5 Tropfen: C5 für 4 Wochen, dann C9 für 4 Wochen, dann C12 für 4 Wochen, dann C15 für weitere 3 Monate

Ernährungstherapie

Eine spezifische Ernährungstherapie der Psoriasis gibt es nicht. Empfehlenswert ist eine konsequente Vollwertkost mit hohem Rohkostanteil. Tierisches Eiweiß, besonders Schweinefleisch sowie Fettanteil reduzieren. Speziellere Kostformen, z.B. Mayr-Diät, können im Einzelfall hilfreich sein, sind jedoch nicht generell zu empfehlen.

Achtung

Gewichtsreduktion auf Normalgewicht.

Heilfasten

Aufgrund der positiven Stoffwechselwirkungen ist ein Versuch mit Heilfasten angezeigt, wenn dies der Konstitution des Patienten entspricht. Besonders gut sprechen übergewichtige, zu Bluthochdruck und Stoffwechselstörungen neigende Patienten an.

Nach der Fastentherapie sollte eine Ernährungsumstellung auf Vollwertkost (s.o.) vorgenommen werden.

Homöopathie

Die Schuppenflechte ist eine chronische, sehr komplexe Erkrankung, die möglichst individuell und konstitutionell behandelt werden sollte (→ *Homöopathie*, S. 121)

Besonders in akuten Phasen können jedoch auch symptomorientierte Mittel wirksam sein.

Mittel mit starkem Bezug zur Psoriasis (Auswahl)

- **Arsenicum album**: Haut trocken blaß kalt
- **Arsenicum jodatum**: Abblättern der Haut in großen Schuppen
- **Berberis aquifolium**: Lokalisation besonders Kopf, Hals und Gesicht
- **Berberis vulgaris**: Rheumatisch-gichtige Diathese
- **Calcium carbonicum**: Kleieartige Abschuppung, Kopfschweiße
- **Hyrocotyle asiatica**: Kreisförmige Herde an Extremitäten und Rumpf mit starkem Juckreiz und massiver Abschuppung
- **Graphites**: Derbe Abschuppung und/oder klebriges Nässen
- **Lycopodium**: Übelriechender Schweiß, heftiges Jucken
- **Manganum**: Lokalisation besonders Streckseiten der Gelenke, kratzen verschlechtert Juckreiz
- **Rhus toxicodendron**: Generalisiert, rote Schwellung um die Herde, bei feucht-kaltem Wetter verschlechtert
- **Sepia**: Lokalisation Nägel und Präputium, profuse Schweiße, Risse, Fissuren
- **Silicea**: Flächen rauh, derb, rasch, eiternd
- **Sulfur**: Konstitution, im Frühjahr, bei naßkaltem Wetter verschlechtert
- **Thuja**: Neigung zu Gicht, rheumatische Erkrankungen und Warzen

Neuraltherapie

Je nach Anamnese ist eine **Störfeldsuche** zu erwägen, besonders bei kleinfleckigen Formen. Die anschließende Behandlung von Herdgeschehen, z.B. die Neuraltherapie einer chronischen Mandelentzündung oder von Narbengewebe kann mitunter wesentlich zur Besserung beitragen.

Physikalische Therapie

Hydrotherapie mit direkter Wirkung auf die Haut

- Solebäder in Tote-Meer-Salz (lösen Schuppen, wirken gegen die Entzündung)
- Seifenbäder (lösen Schuppen), auch in Verbindung mit Hautbürstungen

> **Achtung**
>
> zu starkes Bürsten kann die Schuppenflechte verstärken!

- Kleiebäder (gegen Juckreiz)
- Heilerdeauflagen (gegen die Entzündung)

Günstige Wirkungen auf den Stoffwechsel durch kleine hydrotherapeutische Anwendungen

- Nacheinander im Abstand von Tagen: Ansteigende Teilbäder → Wechselwaschungen → kalte Waschungen
- ferner: Güsse, Wickel, Sauna

Bewegungstherapie: Sport in frischer Luft

Phototherapie: Sonnenbestrahlungen (ab März), UV-Ganzkörperbestrahlung, Photo-Sole-Therapie (Kombination aus Bädern in Tote-Meer-Salzlösungen und UV-Bestrahlung)

Balneotherapie: Ost- und Nordseeheilbäder, auch Hochgebirge. Kuraufenthalt am Toten Meer.

Pflanzentherapie

Äußerlich

- Mahonia aquifolium Extrakt (Rubisan®) in Salbenform

Innerlich

- Sarsaparilla in: Sarsapsor® Bürger Tabletten
- Teemischungen als Basisbehandlung
- Basisbehandlung der Hautentzündung mit „Stoffwechseltees", jeweils für 4 Wochen

– Je 2 EL der folgenden Pflanzen: Sennesblätter (Folia Sennae), Kümmel (Fructus Carvi) und Kamillenblüten (Flores Chamomillae) mit 1 EL Bittersüß (Stipites Dulcamarae) vermischen, davon 2 TL auf 1 Tasse Wasser, 20 Minuten ziehen lassen, 2mal täglich trinken

– Je 2 EL der folgenden Pflanzen: Bittersüß (Stipites Dulcamarae), Brennesselblätter (Herba Urticae), Löwenzahnwurzeln (Radix Taraxaci), Sennesblätter (Folia Sennae), Fenchel (Fructus Foeniculi) und Sandsegge (Rhizoma caricis) vermischen, davon 1-2 TL auf 1 Tasse Wasser, 10 Minuten ziehen lassen, 2mal täglich trinken

Akupunktur/Akupressur

Als alleinige Therapie meist nicht ausreichend, kann jedoch durch vegetativ ausgleichende Wirkung andere Maßnahmen unterstützen. Akupressur versuchsweise zur unterstützenden Behandlung.

Enzymtherapie

Wird gelegentlich zusätzlich zu anderen Maßnahmen eingesetzt. Bei stark entzündlichen Formen der Schuppenflechte wahrscheinlich am aussichtsreichsten.

Nährstofftherapie

Alle Formen einschließlich psoriatischer Arthritis: Vitamin A 10000-25000 I.E.

Achtung

bei gebärfähigen Frauen auf Verhütung achten. Höhere Dosen nur für kurze Zeit unter ärztlicher Aufsicht.

Literatur

Schäfer/Weylo: Die Ernährung bei Psoriasis. Karl F. Haug Verlag, Heidelberg.

Neurodermitis (Atopische Dermatitis, Atopisches Ekzem, Endogenes Ekzem)

Begriffsklärung

Was ist eine Neurodermitis?

Die Neurodermitis ist eine entzündliche Hauterkrankung, die mit sehr trockener Haut (in Schüben auch nässend-enzündeter Haut), starkem Juckreiz sowie häufig auch zusätzlichen Hautinfektionen durch Bakterien, Viren oder Pilze einhergeht. Sie verläuft meist chronisch oder in wiederholten Schüben und beginnt oft bereits in der frühen Kindheit oder in der Pubertät. Nicht selten tritt sie in Verbindung mit Heuschnupfen, allergischer Bindehautentzündung oder allergischem Asthma auf. Diese Erkrankungen werden zusammen mit der Neurodermitis als „Atopische Erkrankungen" (atopos = andersartig) bezeichnet. Andere Namen der Neurodermitis sind dementsprechend: Atopische Dermatitis, Atopisches Ekzem. Ein weiterer Name, „Endogenes Ekzem", weist darauf hin, daß die Neurodermitis oft „von innen" zu kommen scheint, sich also nicht immer äußerliche Auslöser finden lassen.

Ursachen

Wodurch entsteht eine Neurodermitis?

Wie bei vielen Hauterkrankungen spielen auch bei der Neurodermitis genetische Faktoren eine Rolle. Die Wahrscheinlichkeit einer späteren Neurodermitis ist z.B. bei Neugeborenen viel höher, wenn ein oder sogar beide Elternteile auch Neurodermitiker sind.

Als Auslösefaktoren eines Schubes kommen in Frage: Allergische Reaktionen (z.B. Allergien auf Tierhaare, Pollen, Hausstaubmilben, Nahrungsmittel), Infektionen (z.B. Grippe) und vor allem psychische Belastungen (Abb. 74). Bei entsprechendem „Streß" kann sich innerhalb weniger Minuten starker Juckreiz einstellen, und schon Stunden später „blüht" die Haut.

In den zurückliegenden Jahrzehnten sind viele Hypothesen entwickelt worden, wie die Veranlagungsfaktoren zu einer Neurodermitis führen.

So fand man bei Patienten mit Neurodermitis Defekte von Enzymen im Fettstoffwechsel, was eine verminderte Herstellung von immunregulierenden Produkten aus der Gammalinolensäure (einer ungesättigten Fettsäure) bedingt.

Auch Defekte in der Funktion von Abwehrzellen des Körpers wurden gefunden: Zum Teil sind diese sogenannten Immunzellen überaktiv und provozieren Entzündungen in der Haut, zum anderen aber sind sie nur unzureichend in der Lage, z.B. Bakterien, Viren und Pilze zu bekämpfen. Demgemäß finden sich bei vielen Patienten mit Neurodermitis Allergien, u.a. gegen Pollen, Tierhaare, Hausstaubmilben, Schimmelpilze. Diese Allergien können bei einem Teil der Pati-

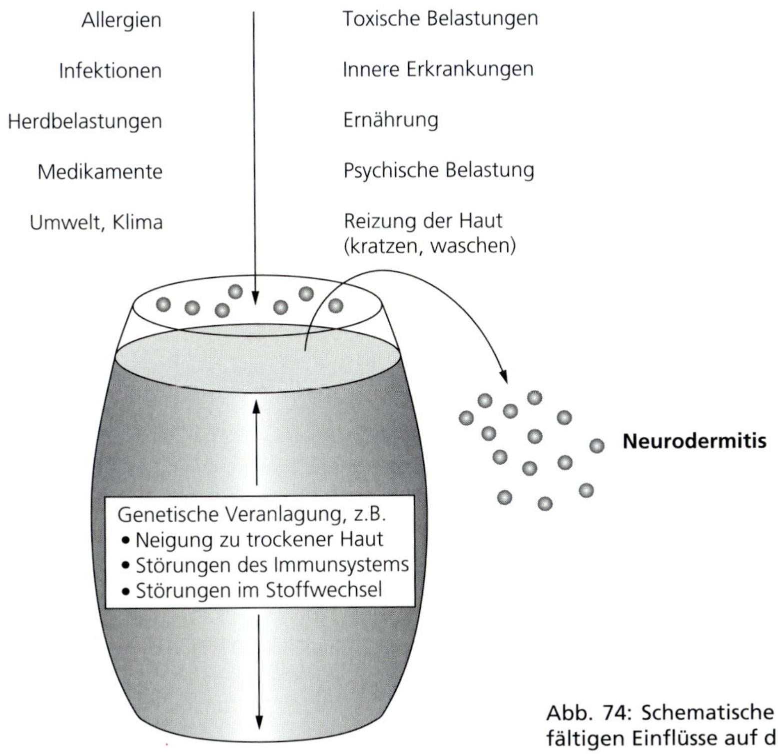

Abb. 74: Schematische Darstellung der vielfältigen Einflüsse auf die Neurodermitis

enten Schübe der Neurodermitis auslösen. Auf der anderen Seite kommen bakterielle Hautentzündungen, Warzen, Herpesinfektionen und hartnäckige Pilzinfektionen bei vielen Patienten mit Neurodermitis viel häufiger vor.

Als weiterer Auslösefaktor werden häufig Nahrungsmittel genannt. Doch ist es wiederum nur ein Teil der Patienten, bei denen Nahrungsmittelallergien sicher nachgewiesen wurden und eine entsprechende Nahrungsmittelumstellung zur Besserung der Neurodermitis führte.

Aus der psychoneuroimmunologischen Forschung kommt die Bestätigung der klinischen Beobachtung, daß psychische Streßzustände sich über Botenstoffe (sogenannte Neuropeptide) und Streßhormone auf das Entzündungsgeschehen in der Haut auswirken können.

Doch alle Theorien können jeweils nur einen Teil der Phänomene bei der Entstehung der Neurodermitis erklären. Ein allgemeingültiges Modell fehlt bis heute.

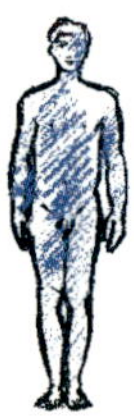

Symptome

Woran ist die Neurodermitis zu erkennen?

Eine Neurodermitis erkennt man oft schon an den Hautveränderungen, vor allem ausgetrockneter, vergröberter Haut, Rötungen und Kratzspuren. Typische Lokalisationen sind die Armbeugen und Kniekehlen, ferner Gesicht, Nacken und Hals. Auch Befall des ganzen Körpers kommt vor. Neben der trockenen Haut finden sich bei starken Entzündungen oft auch nässende oder sogar eiternde Stellen.

Das vom Patienten am stärksten erlebte Symptom ist fast immer der starke Juckreiz, welcher am gesamten Körper auftreten kann und meist durch Wärme noch stärker wird.

Auch wenn kein Neurodermitisschub vorliegt, erkennt man bei vielen Neurodermitikern typische äußere Merkmale: Die Neigung zu trockener, rissiger Haut und trockenen Lippen, vergröberte Haut in den Beugebereichen, dunkle Augenränder, doppelte Lidfalten, gelichtete seitliche Augenbrauen und eine ungewöhnliche Reaktion der Haut auf Kratzen. Diese wird im Verlauf des Kratzstriches nicht rot, sondern weiß (weißer Dermographismus).

Zu den typischen Merkmalen der Veranlagung gehört auch eine Überempfindlichkeit gegenüber Wolle (führt zu Juckreiz) und hellem Licht (Blendempfindlichkeit). Auch Allergien gegenüber Pollen, Hausstaubmilbe, Tierhaaren und Schimmelpilzen sind charakteristisch.

Diagnostik und schulmedizinische Therapie

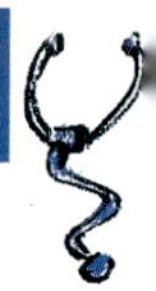

Was können Sie als Patient vom Arzt erwarten?

Ihr Arzt sollte sich vor Behandlungsbeginn Zeit für eine sorgfältige Ermittlung der möglichen Mitursachen nehmen. Wenn Verdachtsmomente bestehen, sollten durch Allergologen sachgerechte Allergietestungen durchgeführt werden. Der Einfluß psychosomatischer Faktoren auf die Neurodermitis sollte offen besprochen werden. Wenn Ihr Arzt keine psychotherapeutischen Maßnahmen anbietet (z.B. Verhaltenstraining, Entspannungsverfahren), könnte gegebenenfalls eine Überweisung an entsprechende Kollegen sinnvoll sein.

Die Behandlung sollte an die Stadien im Heilungsverlauf angepaßt werden. Unterschiedliche Maßnahmen im Verlaufe weniger Wochen können hier notwendig sein.

Bei fehlendem Therapieerfolg sollten Hintergrunderkrankungen und andere mögliche Therapiehindernisse nochmals hinterfragt werden.

Im Rahmen der Diagnostik ist bei der Neurodermitis sorgfältig zu prüfen, welche individuellen Auslösefaktoren beim Patienten von Bedeutung sind. Neben einer gründlichen Befragung sind hierzu bei Unklarheiten auch Tagebuchaufzeichnungen durch den Patienten selbst sinnvoll.

Als diagnostische Maßnahmen werden neben der körperlichen Untersuchung Laborteste durchgeführt, mit denen die Gesamtmenge der Allergie-Antikörper (IgE-Antikörper) wie auch die Menge einzelner Antikörper gegen Allergene (z.B. Katzenhaare) ermittelt werden können.

Noch aufschlußreicher sind Testungen der verdächtigen Allergene an der Haut. Hier wird meistens die sogenannte Prick-Testung durchgeführt, bei der die Haut am Unterarm leicht (praktisch schmerzlos) angeritzt und dann aus standardisierten Testfläschchen jeweils ein Tropfen der verdächtigen Allergene aufgetragen wird. Nach 20 Minuten und nach 24 Stunden werden die Teststellen abgelesen. Positive Reaktionen zeigen sich durch Rötungen oder Quaddelbildungen.

Bei Verdacht auf Nahrungsmittelallergien werden auch unter ärztlicher Kontrolle sogenannte Expositionstestungen durchgeführt, d.h. die in Frage kommenden Bestandteile werden in Kapselform oral aufgenommen und anschließend die Reaktion der Haut und Schleimhaut beobachtet.

Äußerliche Therapie

Schon bei gering entzündeter oder ausgetrockneter Haut werden Pflegesalben- und -cremes empfohlen, um einer weiteren Schädigung der Haut vorzubeugen. Auch Ölbäder kommen zum Einsatz. Durch harnstoffhaltige Präparate wird der Feuchtigkeitsverlust der Haut verringert. Bei stärkeren Ekzemherden kommen häufig cortisonhaltige oder -ähnliche äußerliche Präparate zum Einsatz. Im nicht-akuten Stadium werden seit Jahrzehnten außerdem Teerpräparate verwendet. Wie bei der Schuppenflechte kommt auch bei der Neurodermitis der UV-Therapie eine große Bedeutung zu. Diese wird in Form von Lampenbehandlungen oder als Klimatherapie im Hochgebirge oder an der See durchgeführt.

Innerliche Therapie

Bei starken Schüben werden häufig über einen Zeitraum von wenigen Tagen bis Wochen cortisonartige Präparate innerlich gegeben. Gegen den Juckreiz setzt man sogenannte Antihistaminika ein, welche wie bei Allergien eine Freisetzung von juckreizerzeugenden Botenstoffen verhindern, zu denen das Histamin gehört. Bei Neurodermitis sind diese Antihistaminika allerdings oft nicht ausreichend wirksam.

Als neuere Entwicklungen werden versuchsweise Medikamente eingesetzt, die die Immunreaktionen des Körpers gezielt schwächen. Hierzu gehört das Ciclosporin, das ursprünglich gegen die Abstoßung von transplantierten Organen verwendet wurde. Auch Botenstoffe des Immunsystems wie Interferonalpha oder -gamma und Interleukin-2 sind eingesetzt worden. Hier liegen allerdings noch nicht genügend Erfahrungen vor. Auch ist bei den neueren Entwicklungen das Nebenwirkungsspektrum noch nicht ausreichend geklärt.

Naturheilkundliche Therapie

Was sollten Sie als Patient tun?

Zur Vorbeugung und unterstützenden Behandlung können wichtig sein:

- Für ausreichend Schlaf und Bewegung, viel frische Luft und Sonne sorgen
- Ernährungshinweise beachten (→ *Ernährungstherapie*, S. 96). Am besten auf Vollwertkost (→ *Ernährungstherapie*, S. 96) umsteigen, d.h. Nahrung mit einem hohen Anteil an Frischkost, wenig Auszugsmehlen und -zucker, nur mäßig tierischem Eiweiß und vorwiegend naturbelassenen Produkten
- Echte Nahrungsmittelallergien sind nur bei einem Teil der Neurodermitiker im Spiel (ca. 10-20%). Nur in diesen Fällen sollten dauerhafte „Diäten" gehalten werden. Besser ist es, hier nur die wirklich verdächtigen Nahrungsmittel wegzulassen, als eine „Globaldiät" einzuhalten (→ *Allergische Erkrankungen*, S. 572)
- Urlaub in klimatisch günstigen Gebieten durchführen (See, Hochgebirge)
- Sich ausreichend über Verhaltensregeln informieren, z.B. aus Ratgebern speziell für Neurodermitis
- Nach Rücksprache mit Fachtherapeuten geeignete Entspannungsmaßnahmen erlernen, z.B. autogenes Training

Ordnungstherapie

Die Neurodermitis ist zwar eine chronisch verlaufende Erkrankung, deren Veranlagung nicht zu beseitigen ist, doch läßt sich durch das eigene Verhalten Schüben durchaus vorbeugen. Neben einer moderaten Ernährung gehört hierzu das Meiden von Allergenen und Genußgiften sowie der Abbau von chronischen Streßfaktoren. Auch auf Störungen innerer Organe, vor allem Leber, Magen-/Darmorgane und Nieren, ist zu achten. Besonderer Wert ist auf geregelten Stuhlgang zu legen.

Wie bei den meisten Hauterkrankungen hat das Beziehungsleben zu sich und anderen Auswirkungen auf die Hauterscheinungen. Auch wirken die Hauterscheinungen wiederum auf das Befinden zurück. Vorherrschendes Symptom des Neurodermitikers ist der Juckreiz. Durch das darauffolgende Kratzen beginnt ein Kreislauf von stärkerem Juckreiz und offener Haut, erneutem Kratzen etc. (sogenannte Juckreiz-/Kratzzirkel). Aus psychologischer Sicht ist hier oft eine psychosomatische Beratung oder Therapie sinnvoll.

Akupunktur/Akupressur

Wichtige Punkte für die Basisbehandlung sind: H 3, 5, B 23, 47, 54, 58, N 2, G 3, 20, Le 13, Lu 5, 7, Di 4, 11, M 21, 23, MP 10, 6. Ferner: Di 4, 11, (2,3), PdM, Lu 5, (B7), G 3, 30, B 54.

Durch diese Behandlung kann die allgemeine vegetative Erregtheit beeinflußt werden. Eine direkte Wirkung auf den Juckreiz ist nur schwer zu erzielen.

Ausgewählte Punkte der Akupunktur können auch massiert werden. Hierzu gehören besonders: PdM, B23, 47, 54, 58, M 21. Versuchsweise können auch weitere der bei der Akupunktur genannten Punkte behandelt werden.

Ernährungstherapie

Tierische, eiweißarme Kost. Milch, Eier und Süßigkeiten reduzieren.

Achtung

Viele Fertigprodukte enthalten Milcheiweiß.

Milch, Eiklar und Zitrusfrüchte als Hauptallergene können die Erkrankung unterhalten. Auch auf Unverträglichkeit von Nüssen und Mandeln achten. Insgesamt können Unverträglichkeiten gegen eine Vielzahl von Allergenen bestehen. Gegebenenfalls Allergieteste veranlassen.

Auf die Entwicklung von Allergien und Neurodermitis im Kleinkindalter hat die Ernährung einen großen Einfluß. Kommt ein kindlicher Organismus früh mit bestimmten Speisen – z.B. Kuhmilch – in Kontakt, so erhöht sich das spätere Risiko, eine allergische Erkrankung zu entwickeln, deutlich. Wenn eine erbliche Belastung vorliegt, empfiehlt sich bei Kleinkindern deswegen eine Prophylaxe:

1. Möglichst mindestens 6 Monate voll stillen

2. Danach – oder wenn früher zugefüttert werden muß – bis zum 12. Monat Kuhmilchproteine vermeiden. Auch Zitrusfrüchte und -säfte, Süßigkeiten, Schweinefleisch und verschiedene Fischsorten vermeiden.

3. Stattdessen hypoallergene Kost (in Apotheken erhältlich) oder Sojamilch (kann allerdings auch Allergien erzeugen) verwenden. Dazu reifes Obst, Getreideprodukte, mageres Fleisch.

Heilfasten

Oft Verbesserung möglich, besonders bei Patienten mit Nahrungsmittelallergien (→ *Heilfasten*, S. 112). Häufig wird als Erstreaktion eine Verschlimmerung beobachtet. Dann trotzdem weiterfasten. In schweren Erkrankungsfällen sollte diese Behandlung unter stationären Bedingungen in einer Fachklinik durchgeführt werden.

Homöopathie

Die Neurodermitis ist eine chronische, in ihrer Entstehung und im Verlauf sehr komplexe Erkrankung, die möglichst individuell und konstitutionell behandelt werden sollte (→ *Homöopathie*, S. 121). Besonders in akuten Phasen können jedoch auch symptomorientierte Mittel wirksam sein. Potenzen individuell einsetzen. So früh wie möglich behandeln.

> **Achtung**
> Wegen der Gefahr einer erheblichen Erstverschlimmerung sollte die Behandlung mit Homöopathika durch einen erfahrenen Therapeuten erfolgen.

- **Agaricus muscarius C30** Sehr aktiv, morgens gedämpft, Abendhoch, nervlich angespannt, Selbstüberforderung, wenn überfordert verbessert starker Juckreiz mit heftigem Kratzen, Koordinationsschwierigkeiten, bei („geistiger") Anstrengung verschlechtert, in frischer kalter Luft verschlechtert
- **Calcium carbonicum C30:** Wichtiges Konstitutionsmittel
- **Calcium silicatum C30:** Wenn Calcium carbonicum nicht zufriedenstellend wirkt, allergische Komponente, Nahrungsunverträglichkeiten, besonders von Milch und Eiweiß, fröhliches Temperament trotz der Erkrankung
- **Calcium arsenicosum C30:** Kinder, die nur Suppe essen wollen, nachts, besonders um Mitternacht verschlechtert
- **Phosphor C30:** Spastische Bronchitis bei Neurodermitis, drückende Blähungen, durch abgehende Winde verbessert, im Schlaf verschlechtert
- **Psorinum C30:** Wichtiges Neurodermitismittel, kratzt aus Gewohnheit, heftiger Juckreiz mit Blutigkratzen, Wolle und grobe Baumwolle sind unverträglich, introvertiert und kontaktscheu (Haut = Kontaktorgan!), Kinder verstecken sich gerne, um allein zu sein, unbändiger Appetit, Säuglinge müssen nachts oft und voll gestillt werden, Wärme verschlechtert, Bettwärme verschlechtert, zu warm angezogen verschlechtert, Kontakt mit Wasser verschlechtert
- **Staphisagria C30:** Geistig sehr empfindlich, zornig, wütend, wirft Sachen um sich. Neurodermitis und Psyche zu Hause am schlimmsten, woanders braves zugängliches Kind fast ohne Beschwerden, Vorliebe für kalte Milch

Physikalische Therapie

Hydrotherapie: Als zusätzliche, symptomlindernde Maßnahmen:

- Vollbäder mit Milchmolke gegen Juckreiz
- Teerölbäder sowie Ölbäder mit Soja, Kamillen oder Rosmarinöl zur Hautpflege und Hauterweichung
- Abhärtung und Umstimmung mit wechselwarmen Waschungen, kalten Waschungen, kalten Güssen
- Heilerdewickel, Solebäder oder Quarkumschläge bei exsudativem (nässendem) Ekzem
- Schwefelbäder bei mikrobiell infiziertem Ekzem

Bewegungstherapie: Die Neurodermitis kann im Schub besonders bei Kindern dazu verleiten, körperliche Bewegung zu meiden, da das Schwitzen den Juckreiz zunächst verstärkt und stärkere Ekzeme auch den Bewegungsumfang einschränken (besonders an den Gelenken). Dennoch sollte auf Sport an frischer Luft Wert gelegt und der natürliche Bewegungsdrang der Kinder gefördert werden, z.B. durch Aufenthalt und Sport am Strand (Nord- oder Ostsee). Regelmäßige sportliche Betätigung hilft beim Abbau innerlicher Spannungen und steigert das Körper- und Selbstwertgefühl.

Phototherapie: UV-Ganzkörperbestrahlungen, Sonnenbäder

Balneotherapie: Reizklima – Ost- und Nordseeaufenthalt (1-3 Monate) – beginnen mit warmen Seewasserbädern, dann kalte Freibäder in der Brandung. Auch Hochgebirge oder Totes Meer, Mittelmeeraufenthalte (je nach Verträglichkeit von Hitze und Sonne).

Pflanzenheilkunde

Äußerlich, nässende Ekzeme

- Tees mit adstringierender Wirkung

– Schwarztee: 1 EL auf 1/2 l Wasser 10-15 Minuten ziehen lassen, nach Abkühlen als Auflage

– Eichenrinde (Cortex quercus): 2 EL in 1/2 l Wasser 15 Minuten kochen, abseihen, abkühlen lassen, dann mehrfach täglich als Auflage

– Kamille (Matricaria chamomilla): 1 EL Blüten auf 1/2 l Wasser, nach Abkühlen als Auflage (kann die akut entzündete Haut reizen, deswegen eher in der Abklingphase zur Wundheilung)

- Pflanzenextrakte in Schüttelmixturen und Pasten

– Kamille: 2 g Extrakt Chamomilla fluidum auf 100 g Lotio alba (Zinkoxidschüttelmixtur) oder 1 g Extrakt Chamomilla fluidum auf 100 g Zinkpaste

– Johanniskrautöl: 3-5 g auf 100 g Zinkpaste

Äußerlich, trockene Ekzeme

- Bittersüß (Solanum dulcamara)-Extrakt in: Cefabene® Salbe
- Cardiospermum-Extrakt in: Halicar® Salbe
- Kamillen-Extrakt (Flos Chamomillae) in: Robugen® Kamillensalbe
- Nachtkerzensamenöl 5-10% in Salben, z.B. Laceran® Omega Fettsalbe

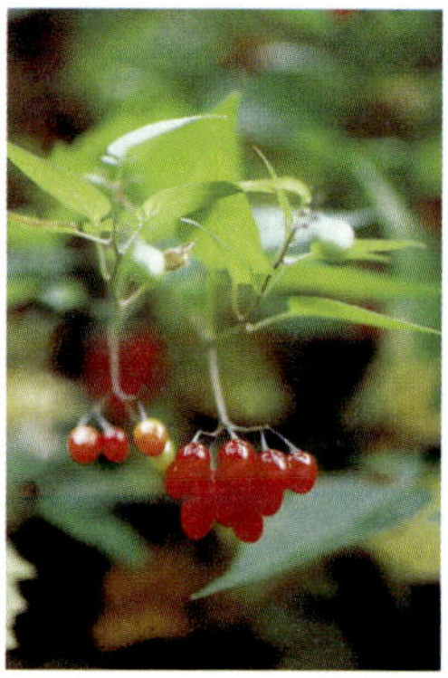

Abb. 75: Bittersüß. Foto: Bruno Vonarburg, Teufen, Schweiz

Innerlich

- Basisbehandlung der Hautentzündung mit „Stoffwechseltees", jeweils für 4 Wochen:

– Je 2 EL der folgenden Pflanzen: Sennesblätter (Folia Sennae), Kümmel (Fructus carvi) und Kamillenblüten (Flores Chamomillae) mit 1 EL Bittersüß (Stipites Dulcamarae) vermischen, davon 2 TL auf 1 Tasse Wasser, 20 Minuten ziehen lassen, 2mal täglich trinken

– Je 2 EL der folgenden Pflanzen: Bittersüß (Stipites Dulcamarae), Brennesselblätter (Herba Urticae), Löwenzahnwurzeln (Radix Taraxaci), Sennesblätter (Folia Sennae), Fenchel (Fructus Foeniculi) und Sandsegge (Rhizoma caricis) vermischen, davon 1-2 TL auf 1 Tasse Wasser, 10 Minuten ziehen lassen, 2mal täglich trinken.

Achtung

Die Tees haben eine (erwünschte) abführende Wirkung.

▶ Stiefmütterchen (Viola tricolor) als Tee (Herba Violae tricolor)

▶ Walnuß (Juglans regia) als Tee (Folia Juglandis)

▶ Gamma-Linolensäure aus der Nachtkerze in: Epogam®, Efamol 500® oder aus Borretschsamen in: Quintesal®.

Mikrobiologische Therapie

Das Immunsystem des Darmes steht mit dem Immunsystem der Haut in einer gewissen Wechselwirkung. Stärkere Störungen der Darmflora (= Dysbiose) können sich nachteilig auf die Haut auswirken. Dies gilt besonders für Neurodermitis und Nesselsucht. Umgekehrt führt eine Behandlung der Darmflora mit mikrobiologischen Präparaten bei manchen Patienten zu einer Besserung der Hautsymptomatik. Das folgende mehrstufige Vorgehen ist bewährt:

1. Mikrobielle Diagnostik (vor allem Abstriche auf Candida), gegebenenfalls antimykotische Therapie
2. Reduktion der pathologischen Keime, z.B. mit Ozovit®
3. Stimulation der Verdauungsdrüsen (z.B. mit pflanzlichen anregenden Mitteln) und Stabilisierung des Dünndarmmilieus, z.B. mit Milchzucker
4. Substitution apathogener Bakterien (Escherischia coli, Milchsäurebakterien, z.B. in Symbioflor®)

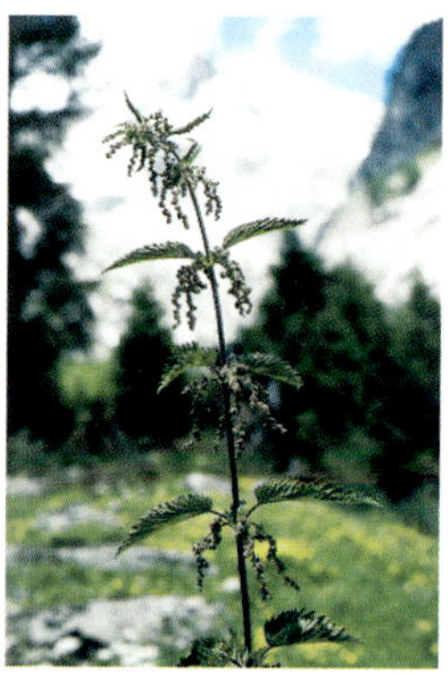

Abb. 76: Brennessel. Foto: Bruno Vonarburg, Teufen, Schweiz

● Begleitend durch alle Phasen auf eine stoffwechselfördernde Diät achten, gegebenenfalls auch eine spezielle Diät für die mikrobiologische Behandlung (→ *Mikrobiologische Therapie*, S. 132)

Übende Verfahren

Autogenes Training
Das autogene Training vermag funktionelle Veränderungen an der Haut herbeizuführen sowie durch Kältesuggestionen Schmerz- oder Juckreize zu lindern. Insgesamt trägt es zu einer Herabsetzung der inneren Spannung des Patienten bei.

Tiefenmuskelentspannung
Kann als zusätzliche Maßnahme bei psychosomatisch bedingten Beschwerden zur Minderung von Anspannung und Unruhe hilfreich sein.

Ausleitende Verfahren

Von erfahrenen Therapeuten werden bei der Neurodermitis Cantharidenpflaster eingesetzt (z.B. im Nacken und im Bereich der oberen Rippen/Brustbein bei kopfbetonten Hautveränderungen). Auch das Baunscheidt-Verfahren wird im Rahmen der Immunmodulation angewendet (→ *Ausleitende Verfahren*, S. 59).

Bach-Blüten-Therapie

Gute Erfolge werden von der gemütsorientierten Behandlung berichtet.

Eigenbluttherapie

Sollte nur durch erfahrenen Therapeuten erfolgen. Ein mögliches Vorgehen ist folgendes:

1. Phase: Täglich ansteigend 0,1 - 0,2 - 0,3 - 0,4 - 0,5 ml Eigenblut intrakutan

2. Phase: 3tägig ansteigend 0,6 - 0,7 - 0,8 - 0,9 - 1,0 ml Eigenblut subkutan

3. Phase: 5tägig ansteigend 1,0 - 1,5 - 2,0 - 2,5 - 3,0 ml Eigenblut intramuskulär

4. Phase: Alle 20 Tage 3,0 - 5,0 ml ansteigend intramuskulär

Achtung
Verwendet wird Nativblut ohne Zusätze.

Potenziertes Eigenblut für Kinder:
Nacheinander:
C7 1mal/Woche 5 Tropfen insgesamt 6mal, dann
C9 1mal/Woche 5 Tropfen insgesamt 6mal, dann
C10 1mal/Woche 5 Tropfen insgesamt 6mal, dann
C12 1mal/Woche 5 Tropfen insgesamt 6mal (u.U. auch 3-6 Monate) oder
C15 1mal/Woche 5 Tropfen für 3-6 Monate

Enzymtherapie

Wobenzym® N in Kombination mit Vitamin A und E kann als Therapieversuch für mehrere Wochen durchgeführt werden.

Nährstofftherapie

Bei der Neurodermitis kann die unterstützende Behandlung mit Zink und Kalzium hilfreich sein (→ *Nährstoffliste*, S. 652 bzw. 641). Omega-6-Fettsäuren (z.B. Gamma-Linolensäure) werden sowohl innerlich wie äußerlich angewendet (→ *Pflanzenheilkunde*, S. 161).

Reflexzonenmassage des Fußes

● Dosierung: Nach Verlauf, in der Regel 2-3mal/Woche 20-25 Minuten, 6-12 Sitzungen, gegebenenfalls mehrere Zyklen.

Literatur

Bircher-Benner-Ratgeber 10: Haut und Hautempfindliche. Bircher-Benner-Verlag, Bad Homburg.
Böhm/Freimuth-Krämer/Stumm: Gute und gesunde Küche bei Neurodermitis und Allergien. Karl F. Haug Verlag, Heidelberg.
Borelli/Rakoshi: Neurodermitis. Falken-Verlag, Niedernshausen.
Condrau, G., Dogs, W., Meinhold, W. (Hrsg.): Haut. Karl F. Haug Verlag, Heidelberg.

Condrau/Schipperges: Unsere Haut – Spiegel der Seele, Verbindung zur Welt. Kreuz-Verlag, Stuttgart.

Flade, S.: Neurodermitis natürlich behandeln. Gräfe und Unzer, München.

Gieler/Stangier/Ehlers: Neurodermitis bewältigen. Springer, Berlin.

Hautfreund, Zeitschrift des Deutschen Neurodermitiker Bundes e.V. (zweimonatlich). Karl F. Haug Verlag, Heidelberg.

Jung/Jung: Die aufgekratzte Seele – Neurodermitis. Kreuz Verlag, Stuttgart.

Maguire, A.: Hauterkrankungen als Botschaften der Seele. Knaur-Verlag, München.

Müller/Schmidt: Gesunde Haut. Falken-Verlag, Niedernhausen.

Steiner/Geissler: Neurodermitis. TRAIS-Verlag, Stuttgart.

Was essen und trinken bei Hauterkrankungen? Broschüre, Diaita-Verlag, Bad Homburg (im Reformhaus erhältlich).

Zündorf, R.: Mit Neurodermitis leben. Karl F. Haug Verlag, Heidelberg.

Selbsthilfegruppen

Arbeitsgemeinschaft Allergiekrankes Kind – Hilfen für Kinder mit Asthma, Ekzem oder Heuschnupfen – e.V., Hauptstraße 29, 35745 Herborn, Tel. 02772-41237.

Deutscher Neurodermitiker Bund e.V., Spaldingstr. 210, 20097 Hamburg, Tel. 040-230744 oder 230810.

Deutscher Psoriasis Bund e.V., Oberaltenallee 20a, 22081 Hamburg, Tel. 040-223399.

Herpesinfektionen

Begriffsklärung

Was sind Herpesinfektionen?

Herpesinfektionen werden durch die gleichnamigen Viren übertragen. Unterschieden werden drei Haupt-Typen von Herpesviren: Ein Typ der Herpesviren ist für die Herpesbläschen – sogenannte Fieberbläschen – an den Lippen (Herpes labialis) verantwortlich. Ein weiterer Typ verursacht die Herpesinfektion im Genitalbereich (Herpes genitalis).

Ein dritter Herpesvirus verursacht Windpocken (Varizellen) und – bei wiederaufflammender Infektion nach vielen Jahren – die Gürtelrose (Herpes zoster). Dieser Virus wird Varizella-Zoster-Virus (VZV) genannt.

Ursachen

Wodurch entstehen Herpesinfektionen?

Herpesinfektionen an Lippen und Genitalbereich werden bei erster Ansteckung durch direkten Kontakt übertragen. Erneute Infektionen können Tage bis Jahre nach Abheilung durch erneute Ansteckung erfolgen. Häufiger tritt eine spätere Infektion jedoch durch erneute Aktivierung von Viren auf, die im Körper verblieben sind. Die Reaktivierung von Herpesviren findet besonders in Phasen einer Immunschwäche statt. Am häufigsten kommen als Auslöser in Betracht: UV-Licht, Infekte und Fiebererkrankungen, psychische Belastungen (Streß) und bei Frauen die Menstruation.

Der Windpockenvirus ist sehr ansteckend und befällt praktisch jedes Kind, sofern dieses nicht geimpft ist. Die Ansteckung erfolgt meistens durch Tröpfcheninfektion. Nach Abheilung der Windpocken verbleibt ein Teil der Viren im Körper, besonders in einzelnen Nervenzellen. Sie können in Phasen von Schwächungen des Immunsystems plötzlich vermehrt werden. Die daraus entstehende erneute Infektion befällt dann wiederum die Haut. Sie ist nun aber beschränkt auf den Bereich eines Hautnerven. Man spricht dann von einer **Gürtelrose**.

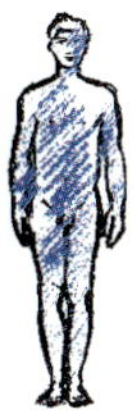

Symptome

Woran sind Herpesinfektionen zu erkennen?

Alle Herpesinfektionen gehen typischerweise mit Bildung von kleinen wäßrigen Bläschen einher, ferner Hautrötungen, Brennen oder Juckreiz und Verkrustungen. Der Herpes der Lippe tritt sowohl im sichtbaren Bereich wie auch im Bereich der Mundschleimhaut auf. Auch kann er im Gesichtsbereich oder sogar im Bereich des gesamten Körpers streuen. Stets sind dann jedoch noch die feinen, bis reiskorngroßen Bläschen zu erkennen. Die Läsionen im Genitalbereich sind meistens schmerzhaft und hinterlassen kleine Verletzungen in der Schleimhaut.

Die Varizellen (Windpocken) können den gesamten Körper und die Mundschleimhaut befallen, wobei sich meistens ein buntes Bild von Rötungen, einzelnen Knötchen, Pusteln (Eiterbläschen) und Verkrustungen bietet. Typisch ist der stärkere Juckreiz.

Die Gürtelrose zeichnet sich durch Rötungen in einem der Hautsegmente aus, welche sich im Rumpfbereich wie ein Gürtel erstrecken. Meist tritt die Gürtelrose halbseitig auf, sie kann jedoch auch ganzseitig oder generalisiert erscheinen. Innerhalb der gürtelförmigen Ausdehnung sind die einzelnen Hautveränderungen ebenfalls bläschenförmig oder verkrustet, dies meist auf gerötetem Grund. Typisch ist ein brennender Schmerz bei Beginn, der jedoch auch nach Abheilung der Hautveränderungen noch über Monate fortbestehen kann (**postzosterische Neuralgie**).

Diagnostik und schulmedizinische Therapie

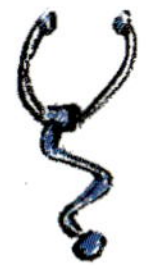

Was können Sie als Patient vom Arzt erwarten?

► Zunächst sollten vor einer Therapie keine Zweifel an der Diagnose bestehen. Die möglichen Ursachen der Herpesinfektionen sollten dann besprochen werden.

► Ihr Arzt sollte bei häufiger auftretenden Herpesinfektionen der Lippe oder des Genitalbereiches mit Ihnen durchdenken, ob Anzeichen für eine Immunschwäche bestehen und woher diese rühren könnte. Weiterführende Untersuchungen sollten gemäß dem klinischen Verdacht abgestimmt werden.

Alle Herpesinfektionen sind im allgemeinen aufgrund der geschilderten Vorgeschichte, der Symptome und des äußeren Bildes gut erkennbar. Als weiterführende Untersuchungen werden in Zweifelsfällen Blutproben entnommen, mit denen die Antikörper des Betroffenen gegen die Herpesviren nachgewiesen werden können. Auch Abstriche aus den Bläschen oder – in unklaren Fällen – Hautproben können entnommen werden. Bei sich häufig wiederholenden Herpesinfektionen kann eine weiterführende Diagnostik angezeigt sein, mit der Störungen der Immunfunktionen überprüft werden.

Äußerliche Therapie

Herpesinfektionen der Lippe und der Genitalien werden im allgemeinen nur symptomatisch behandelt. Dies geschieht äußerlich mit Schüttelmixturen oder Zinköl, bei abgetrockneten Stellen auch mit Cremes. An den Schleimhäuten können Spülungen mit desinfizierenden oder schleimhautschonenden Mitteln durchgeführt werden.

Als spezifischer Wirkstoff gegen Herpesviren wird auch Aciclovir in Cremes gemischt. Dessen Wirkung ist jedoch meist nur unmittelbar bei Ausbruch der Herpesbläschen ausreichend.

Innerliche Therapie

Die innerliche Therapie kann gegen Herpesviren auch mit (Aciclovir) durchgeführt werden. Dieses macht Herpesviren weitgehend unschädlich. Die entsprechende Therapie mit Tabletten oder auch mit Infusionen ist bei schweren Verläufen oder bei immungeschwächten Patienten zu empfehlen.

Bei der Gürtelrose können die Schmerzen während oder auch nach der Hauterscheinung zu anhaltenden Problemen führen. Neben Schmerzmitteln werden hier auch Cortisonpräparate sowie Mittel gegen Krampfleiden eingesetzt, welche sich durchaus bewährt haben.

Naturheilkundliche Therapie

Was sollten Sie als Patient tun?

Herpes der Lippen oder Genitalien (Herpes simplex-Infektionen):

▶ Als allgemein wichtige Maßnahmen zur Verbesserung der Immunlage sind vorteilhaft: Ausreichend Schlaf und Bewegung, viel frische Luft, moderates Essen, Abbau chronischer Streßfaktoren.

▶ Bei häufigen Infektionen beobachten, ob sich bestimmte Auslöser der Schübe finden lassen und diese wenn möglich meiden.

Gürtelrose (Varizellen-Zoster-Infektion):

▶ Hydrotherapeutische Anwendungen, häufige Auflagen mit adstringierenden Pflanzen.

Ordnungstherapie

Die Maßnahmen zur Behandlung des Herpes drehen sich vorwiegend um die Abwehrsteigerung (→ *Infektionen*, S. 522).

Akupunktur/Akupressur

Die Akupunktur wird aufgrund ihrer gewissen immunstimulierenden Wirkung häufig als unterstützende Therapie bei wiederholtem Herpes der Lippe oder der Genitalien eingesetzt. Es sollte dabei nie direkt in die Herpesbläschen gestochen werden. Auch bei der Gürtelrose ist eine unterstützende Behandlung möglich. Hauptpunkt: KS 7. Bei Befall im Brustraum: G 40, 41, (39,43), Rücken, Bein, Kopf: B 62, G 41. Zusätzlich Soft-Laser.

Auch Akupressur an den Akupunkturpunkten möglich.

Eigenbluttherapie

Die Eigenbluttherapie kann sowohl beim Herpes labialis wie auch beim Herpes zoster angewendet werden, dies sowohl im akuten Schub wie auch beim chronischen Verlauf (→ Therapeut). Zum Eigenblut werden häufig noch pflanzliche oder homöopathische Zusätze gegeben.

Bei Kindern mit wiederholten Herpesinfektionen der Lippen kommt auch potenziertes Eigenblut in Frage (→ *Eigenbluttherapie*, S. 93).

Homöopathie

Herpes labialis

- **Apis D6, D12, D30:** Am Beginn der Erkrankung, Bläschen brennen und stechen, berührungsempfindlich, Umgebung rötlich geschwollen, Hitze in jeder Form verschlechtert, in geschlossenen beheizten Räumen verschlechtert, Berührung verschlechtert
- **Arsenicum album D6, D12, D30:** Brennend juckend, besonders nachts, trocken kleinlamellige Abschuppung, Unruhe und Ängstlichkeit, bei häufigen Rezidiven, Kälte verschlechtert, Kratzen verschlechtert, feucht-kaltes Wetter verschlechtert
- **Dulcamara D6, D12, D30:** Folge von kalt-feuchter Witterung, rheumatische Diathese, reizidivierender Herpes vor den Menses, Bewegung verschlechtert, äußere Wärme verbessert
- **Graphites D6, D12, D30:** Brennend, juckend, krustig mit honiggelber nässender Absonderung, Schrunden und Rhagaden, morgens verklebte Augenlider
- **Hepar sulfuris D6, D12, D30:** Starke Eiterungsneigung, splitterartig stechende Schmerzen, u.U. mit zum Ohr ziehenden Schmerzen, leichtester Zug verschlechtert, Kälteempfindlichkeit

- **Rhus toxicodendron D6, D12, D30:** Im Verlaufe fieberhafter Erkrankungen, eiternde Bläschen mit intensivem Juckreiz, Folge von naß-kalter Witterung
- **Psorinum D6, D12, D30:** Gelblich durchscheinende Bläschen mit starkem Juckreiz, der in Wärme stärker wird, Patient kratzt bis es blutet, extrem kälteempfindlicher Patient
- **Sulfur D6, D12, D30:** Bei häufig „unterdrücktem" Herpes, juckend mit starkem Brennschmerz, schmutzig aussehende Gesichtshaut, Wasseranwendung verschlechtert, Wärme verschlechtert
- **Thuja D6, D12, D30:** Bläschen meist gleichzeitig im Mund und an der Zunge, Drüsenschwellung, sehr berührungsempfindlich, nachts verschlechtert, Bettwärme verschlechtert

Herpes genitalis

- **Bufo rana D6, D12, D30:** Juckende, brennende Bläschen mit starker Entzündungs- und Eiterungsneigung, Leistenlymphknoten geschwollen und/oder Lymphangitis, starke sexuelle Triebhaftigkeit
- **Clematis erecta D6, D12, D30:** Mit neuralgischen Schmerzen entlang des Samenstranges bzw. der Leiste, Leistendrüsen schmerzhaft geschwollen, kaltes Wasser verschlechtert
- **Croton tiglium D6, D12, D30:** Rot, juckend, brennend, stechend mit besonderer Lokalisation am Scrotum. Kratzen verschlimmert den Juckreiz, sehr berührungsempfindlich
- **Dulcamara D6, D12, D30:** Folge von Unterkühlung/kaltem Baden (s.o.)
- **Natrium muriaticum D6, D12, D30:** Trocken, brennend, wund und entzündet, ansonsten eher seborrhoischer Hauttyp, Neigung zu Rezidiven, Afterrhagaden, trockene Scheidenschleimhaut, sehr frostig, Sonne verschlechtert, Seeaufenthalt verschlechtert
- **Petroleum D6, D12, D30:** Bläschen entwickeln sich auf vorher trockenen, schrundigen und rissigen Hautstellen, Juckreiz tags schlimmer als nachts, Neigung zu Furunkeln nach Kratzen, im Winter verschlechtert
- **Sepia D6, D12, D30:** Pustelbildend, nässend, am schlimmsten während den Menses, übelriechende Schweiße, braune Flecken über dem Nasensattel
- **Thuja D6, D12, D30:** Rezidivierende hartnäckige Herpesinfektionen, zusammen mit Warzen und Condylomen, übelriechende Genitalschweiße, harte Drüsenschwellung, nachts verschlechtert

Herpes zoster

- **Apis D6, D12, D30:** Frühes Mittel, brennende stechende Schmerzen im Segment mit dezenter Rötung und beginnendem Ödem, Haut glänzig, Kühle in jeder Form verbessert
- **Arsenicum album D6, D12, D30:** Starker Brennschmerz besonders nachts mit Unruhe und Ängstlichkeit, Verlangen nach kalten Getränken in kleinen Schlucken, gangränöse dunkle Bläschen, große Schwäche, Wärme verbessert
- **Cantharis D6, D12, D30:** Gefühl wie verbrannt, großflächig konfluierende Blasen, große Ruhelosigkeit, kalter Schweiß, brennende Fußsohlen, kalte Anwendungen verbessern
- **Causticum D6, D12, D30:** Langwierig, Bläschen heilen schlecht ab, brechen immer wieder auf, befallenes Gebiet fühlt sich an wie eine Brandwunde, nächtliche Schlaflosigkeit, braucht viel Zuwendung und Trost
- **Croton tiglium D6, D12, D30:** Besonders Lokalisation der Augenregion, Auge entzündlich rot, Lichtscheu und Tränenfluß (→ Augenarzt!), sonstiges s.o. (Herpes genitalis)
- **Kalium bichromicum D6, D12, D30:** Brennschmerz mit Juckreiz, Haut aphtenartig geschwürig, Eiterungsneigung, Alkohol verschlechtert, Wärme verbessert
- **Lachesis D6, D12, D30:** Bläschen livide blauschwarz mit Ödemneigung, u.U. mit Blut gefüllt, sehr berührungsempfindlich, Beschwerden kommen im Schlaf, warme Anwendungen verbessern
- **Mezereum D6, D12, D30:** Spätneuralgien, brennender reißender Schmerz, Juckreiz besonders in Bettwärme, starke Verkrustung, unter der gelbliches Sekret hervorläuft, Berührung verschlechtert, Wasseranwendung verschlechtert, feucht-kaltes Wetter verschlechtert

- **Prunus spinosa D6, D12, D30:** Extrem berührungsempfindlich mit wahnsinnigen Schmerzen, bei Gesichtslokalisation berstender Augapfelschmerz
- **Rhus toxicodendron D6, D12, D30:** Besonders bei Neuralgien, die bei feucht-kaltem Wetter schlimmer werden, kribbeln, jucken, Taubheitsgefühl, warme Anwendungen verbessern
- **Staphisagria D6, D12, D30:** Neuralgien, schnell eintrocknende Bläschen, juckend nach Kratzen brennend, Nachtschweiß, Patient sehr reizbar und mürrisch, Nachtruhe verbessert

Physikalische Therapie

Hydrotherapie: Allgemeine Abhärtungsmaßnahmen zur Verhinderung immunschwächender Infekte. Kühlende feuchte Umschläge, lokale Anwendungen mit Eichenrinde, Kamille oder Schafgarbe

Klimatherapie: Vorsicht – sowohl stärkere Sonneneinstrahlungen wie auch extreme Temperaturen können zur Auslösung eines Herpesschubs beitragen

Pflanzentherapie

Zur pflanzlichen Immunstimulation bei Herpes simplex-Infektionen:

- Roter Sonnenhut (Echinacea purpurea) in: Echinacin® Liquor, Echinacea purpurea-forte® Hevert Tropfen, Echinacea-ratio® Tropfen, Pascotox 100® Tropfen
  – Bei beginnenden Symptomen innerlich sowie äußerlich auf die befallenen Stellen
  – Auch „kurartig" zur Prophylaxe
- Melisse (Melissa officinalis) in: Lomaherpan® Salbe
  – Möglichst früh bei erstmaligem Auftreten des Ausschlags beginnen
  – Bei Herpes im Lippen- und im Genitalbereich wirksam

Ausleitende Verfahren

Unter den ausleitenden Verfahren werden beim Herpes zoster vornehmlich Cantharidenpflaster eingesetzt, meist im Bereich des gleichen Hautsegments. Schon bei beginnendem Herpes, aber auch bei den oft unangenehmen Schmerzen nach Abklingen der Gürtelrose (Postzosterneuralgien) kommen sie in Frage. Bei letzteren werden auch Baunscheidtierungen und Blutegel (direkt im schmerzenden Areal) angewendet.

Bach-Blüten-Therapie

Ergänzend zu anderen Maßnahmen kann sie auch bei Herpesinfektionen als konstitutionelle Behandlung angewendet werden.

Enzymtherapie

Durch Enzympräparate werden verschiedene Zellen des Immunsystems, z.B. Makrophagen und natürliche Killerzellen aktiviert. Stärkere Entzündungen der Gewebe werden eher abgefangen.

Bei frühzeitigem Einsatz der Enzymtherapie können postzosterische Neuralgien eventuell vermieden werden. Bei bereits bestehender Neuralgie sind Enzyme meist wenig wirksam, zeigen gelegentlich jedoch auch gute Erfolge.

Sauerstoff- und Ozontherapien

Durchgeführt werden können mit Erfolgsaussicht die kleine und große Eigenbluttherapie als umstimmende Maßnahmen, ferner die hämatogene Oxidationstherapie (HOT).

Örtlich auf größere Herpesareale wird gelegentlich ozonisiertes Olivenöl aufgetragen.

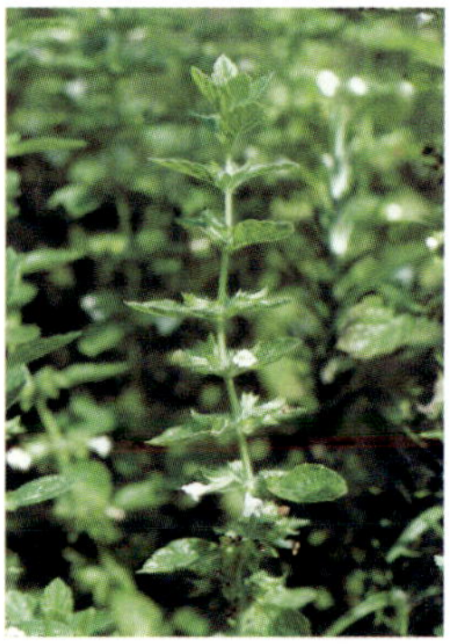

Abb. 77: Melisse. Foto: Bruno Vonarburg, Teufen, Schweiz

Warzen

Begriffsklärung

Was sind Warzen?

Warzen sind Viruserkrankungen der Haut, welche typischerweise mit vermehrten Verhornungen einhergehen. Sie kommen relativ häufig vor. Je nach Art des befallenden Virus und der Lokalisation werden verschiedene Arten von Warzen unterschieden. Hierzu zählen:

- **Vulgäre Warzen (Verrucae vulgares)**: Befallen häufig Finger, Hände und Füße
- **Dornwarzen (Verrucae plantares)**: Flache, sonst den vulgären Warzen ähnliche Erscheinungen an den Fußsohlen
- **Flachwarzen (Verrucae juveniles)**: Besonders im Gesicht, an Händen oder Armen vorkommende flache Warzen, meist bei Kindern und Jugendlichen
- **Dellwarzen (Mollusca contagiosa)**: Treten meist bei Kleinkindern auf, oft verteilt über den gesamten Körper und zeichnen sich durch eine leichte Eindellung der Oberfläche aus
- **Feigwarzen (Condylomata acuminata)**: Treten vornehmlich im Bereich der Genitalien und des Anus auf. Übertragung vor allem durch sexuellen Kontakt.
- Warzen im weiteren Sinne:
Alterswarzen (Seborrhoische Keratosen): Keine Warzen im eigentlichen Sinne; harmlose übermäßige Verhornungen als Alterserscheinungen, keine Virusinfektion.

Ursachen

Wodurch entstehen Warzen?

Warzen entstehen meist durch direkte Ansteckung. Diese kann zwischen verschiedenen Menschen, aber auch beim selben Menschen von einer Stelle auf eine andere erfolgen. Blutende Warzen führen besonders leicht zur Ansteckung. Von Warzen sind typischerweise Kinder betroffen. Eine Ansteckung von Erwachsenen erfolgt meist nur bei Personen, die eine veranlagungsbedingte Abwehrschwäche haben (häufig bei Allergikern) oder unter einer erworbenen Störung des Immunsystems leiden (z.B. HIV-Infektion). Gerade bei vielen Allergikern liegen offenbar genetisch bedingte Störungen der Abwehrfunktion gegenüber Viren vor, so daß sich hier schneller Warzen bilden können.

Begünstigende Faktoren für die Entstehung von Warzen an den Füßen sind feuchte und kalte Füße. Auch der häufige Besuch öffentlicher Einrichtungen mit nackten Füßen (z.B. Schwimmbad) kann die Warzenbildung fördern.

Viele Arten von Warzen, z.B. die vulgären Warzen, die Dellwarzen und die Flachwarzen verschwinden auch wieder von allein. Sie sind offenbar auch abhängig von Suggestionen („Besprechen“).

Symptome

Woran sind Warzen zu erkennen?

- **Vulgäre Warzen**: Einzeln oder in Gruppen stehende, stecknadelkopf- bis erbsengroße derbe Knötchen mit rauher, zerklüfteter Oberfläche. Die Warzen sind hautfarben und können im Zentrum schwärzliche Einschlüsse zeigen. Sie treten vorwiegend an den Handrücken, Fingern und Füßen auf.
- **Dornwarzen**: Flache, einzeln oder beetartig auftretende hautfarbene Verhornungen der Fußsohlen. Beim Auftreten oft schmerzhaft.
- **Flachwarzen**: Wie ausgesät auftretende, besonders im Gesicht, an Händen oder Armen vorkommende flache hautfarbene Warzen.
- **Dellwarzen**: Über Teile des Körpers oder den gesamten Körper verstreute, halbkugelförmige derbe Knötchen. Im Zentrum der Knötchen Eindellung. Auf Druck tritt eine weißliche Masse aus.
- **Feigwarze**: Beetartige, weißliche oder rötliche Wucherungen im Bereich der Analschleimhaut, der Vorhaut mit Eichel oder der weiblichen Genitale. Grö-

ße von Stecknadelkopf bis mehrere Zentimeter im Durchmesser.

- **Alterswarzen:** Bräunliche oder weißliche dicke Auflagerungen von Pfennig- bis 5-Markstück-Größe. Können am gesamten Körper auftreten, vornehmlich aber an Rücken, Kopf und Armen.

Diagnostik und schulmedizinische Therapie

Was können Sie als Patient vom Arzt erwarten?

▶ Vor Therapiebeginn sollte festgestellt werden, ob sich Ursachen der Warzenbildung finden lassen. Hierzu kann die Abklärung von Allergien gehören, auf deren Boden Warzen leichter auftreten, ferner Stoffwechselstörungen wie Diabetes mellitus (Zuckerkrankheit) und auch schwere Grunderkrankungen wie Tumoren.

Zur Standardbehandlung gehören die in Tabelle 6 aufgeführten Maßnahmen.

Naturheilkundliche Therapie

Was sollten Sie als Patient tun?

Zur Vorbeugung von Viruswarzen bei empfindlichen Personen:

▶ In Schwimmbädern und Saunen Fußbekleidung tragen.

▶ Nach dem Duschen oder Baden Füße gründlich trocknen.

▶ Füße stets warm und trocken halten, besonders im Winter.

▶ Soweit dieser zur Entstehung beiträgt, Streß vermeiden oder mindern.

Ordnungstherapie

Stets abklären, inwieweit äußerliche Faktoren zu den Warzen beitragen, z.B. häufige Schwimmbadbesuche. Den Lebenswandel und Grundveranlagungen zu Warzen im Blick behalten. Auch die sekundären psychischen Belastungen durch die Warzen in die Behandung einbeziehen. Besonders wichtig ist dies bei den Feigwarzen im Genital-/Analbereich, die zu erhebli-

Tab. 6

Warzenart	Behandlung äußerlich	Behandlung innerlich
Vulgäre Warzen	Salicylatpflaster zum Auflösen Harnstoffhaltige Präparate zum Auflösen Vereisung mit flüssigem Stickstoff Operation mittels Laser oder Skalpell	
Dornwarzen	Wie vulgäre Warzen	
Flachwarzen	Häufig spontane Abheilung, sonst	Immunstimulierende Medikamente, z.B. Delimun®
Dellwarzen	Kürettage (Abkratzen) nach Vereisung Ausdrücken mit Pinzette	
Feigwarzen	Abtragung mittels elektrischer Schlinge oder Laser	Immunstimulierende Medikamente, z.B. mit Beta-Interferon
Alterswarzen	Kürettage (Abkratzen) nach Vereisung oder operative Entfernung	

chen psychosozialen Einschränkungen führen können. Hier ist auch eine psychosomatische Abklärung der Ursachen für wiederkehrende Feigwarzen wichtig (z.B. hinsichtlich Beziehungsleben). Bei Kindern mit Feigwarzen die Möglichkeit des Mißbrauchs klären.

Homöopathie

Warzen sind grundsätzlich konstitutionelle Erscheinungen und erfordern eine entsprechende ganzheitliche Behandlung. Die folgenden, häufigen Mittel sind ein Anhalt für die konstitutionelle Therapie.

Vulgäre Warzen und Dornwarzen

- **Acidum nitricum D6, D12, D30:** Große, rissige, feuchte Warzen, die beim Waschen und Berühren leicht bluten, stechende Schmerzen, Lokalisation: Hände, Lippen, Augenlider, After
- **Antimonium crudum D6, D12, D30:** Flache, harte, bröckelige, aber auch glatte Warzen, die das Hautniveau kaum überragen (Dornwarzen), gleichzeitig Mundwinkel- und Nasenwinkelrhagaden, Lokalisation: Handinnenflächen, Fußsohlen, Nagelränder
- **Calcium carbonicum D6, D12, D30:** Besonders an den Fingerseiten bei skrofulösen, blassen, pastösen Patient, Frauen mit zu früher und zu starker Regel
- **Causticum D6, D12, D30:** Harte, gestielte, hornige Warzen, die sich bei mechanischer Beanspruchung leicht entzünden, bluten und eitern, Lokalisation: Hände, Finger, Nagelränder
- **Dulcamara D6, D12, D30:** Glatt, durchscheinend, gruppenweise, besonders Hand- und Fingerrükken, Patient mit großer Erkältlichkeit bei naß-kaltem Wetter und rheumatischer Diathese
- **Ferrum picrinicum D6, D12, D30:** Ganzer Handrücken mit Warzen übersät
- **Thuja D6, D12, D30:** Klassische „Warzenkonstitution", Neigung zu multipler Warzenbildung, besonders an After und Genitalien, weich, eher isoliert stehend, leicht blutend und nässend, stechender Schmerz und Juckreiz, dunkle braungelbe Farbe

Dellwarzen

Konstitutionelle Behandlung erforderlich

Feigwarzen

- **Acidum nitricum D6, D12, D30:** Blumenkohlartig wuchernde, weiche gestielte Feigwarzenbeete, die beim Waschen und Berühren leicht bluten, stechende Schmerzen
- **Natrium sulfuricum D12, D30:** Weiche, rote fleischig aussehende Feigwarzen, häufig vaginaler Ausfluß, schlechter durch Feuchtigkeit, z.B. nasses Wetter
- **Thuja D6, D12, D30:** Klassische sykotische „Warzenkonstitution", Neigung zu multipler Warzenbildung besonders an After und Genitalien, weich, eher isoliert stehend, leicht blutend und nässend, stechender Schmerz und Juckreiz, dunkle braungelbe Farbe

Seborrhoische Warzen

- **Arsenicum album D6, D12, D30:** Warzen trokken, juckend, brennend, auf pergamentartiger Haut, dunkel schwärzlich
- **Causticum D6, D12, D30:** Warzen rauh, schmutziggraues Aussehen, leicht blutend, schmerzhaft
- **Lycopodium D12, D30:** Dunkle, gelegentlich entzündete, gezackte Warzen bei eher dunkler Haut, Leberbelastung (Alkohol, Infekte), Ekzemneigung
- **Sepia D6, D12, D30:** Braun- gelblich, gezackter Rand, Juckreiz nicht besser durch Kratzen
- **Thuja D6, D12, D30:** Neigung zu vielfacher Warzenbildung, besonders dunkle Warzen, Infektneigung

Allgemein zur Immunstimulation

- **Echinacea D4, D6 oral, D4:** Als Injektion intramuskulär, intravenös

Physikalische Therapie

Hydrotherapie: Als Maßnahmen zur besseren örtlichen Immunabwehr:

- Anregung der Durchblutung mit ansteigenden Bädern, wechselwarmen Waschungen, Regenbrausen
- Abhärtung: Saunabaden, Tautreten, Wassertreten, kalte Güsse, kaltes Armbad, Trockenbürstungen
- Hände und Füße sonst warm und trocken halten

Pflanzenheilkunde

Äußerlich

- Schöllkraut (Cheliodonium majus) zerstampfen, als frischen, gelben Saft auf die Warzen auftragen und antrocknen lassen, 2mal täglich, 4 Woche lang
- Knoblauch (Allium sativum) als Scheiben über Nacht auflegen und einwickeln
- Lebensbaum (Thuja occidentalis) als Tinctura Thujae 3mal täglich für einige Wochen bepinseln

Innerlich

Zur Immunstimulation bei wiederkehrendem Befall mit vulgären Warzen

- Sonnenhut (Echinacea purpurea oder angustifolia) in: Echinacin® Liquor/ Ampullen/ Capsetten, Echinacea-ratio® Tabletten, Pascotox 100® Tabletten/ Tropfen/ forte Injektopas. Dosierung je nach Schweregrad und Typ mit dem Arzt absprechen. Kuren von 4-6 Wochen durchführen.

– Taigawurzel (Eleutherococcus senticosus) in: Eleu-Kokk® Lösung 3mal 5 ml, Dragees 3mal 1

- Kombinationspräparate:

– Esberitox N 3mal 3 Tabletten oder 3mal 50 Tropfen für 4-6 Wochen; enthält Thuja-Extrakt (Thuja occidentalis), Sonnenhut (Echinacea purpurea) und wilden Indigo (Baptisia tinctoria)
– Lymphozil K/ forte E® Tabletten
– Tonsilgon® Tropfen/ N Dragees

Akupunktur/Akupressur

Verrucae vulgares: Nadel bis zur Warzenbasis einstechen. Bei multiplen Warzen jeweils nur zwei pro Sitzung behandeln.

Allgemeine Immunstimulation

Viele der wichtigen Akupunkturpunkte wirken allgemein immunstimulierend. Hierzu gehören: LG 21 (1 1/2 cm vor LG 20), LG14, G 39 und B 10.

Diese Punkte sind auch durch Akupressur behandelbar.

Bach-Blüten-Therapie

Besserungen unter gemütsorientierter Behandlung möglich – oft Pine.

Eigenbluttherapie

Zur ergänzenden Umstimmung und Immunstimulation gut geeignet (→ Therapeut).

Native Eigenbluttherapie zur allgemeinen Immunstimulation

- Schema 1:

1. Woche 2mal/Woche 0,5 ml Eigenblut subkutan, in der 2. Woche 1,0 ml Eigenblut intramuskulär, 3. Woche 2,0 ml Eigenblut intramuskulär, 4. Woche 3,0 ml Eigenblut intramuskulär

- Schema 2:

– Phase 1: Täglich ansteigend Eigenblut intrakutan 0,1 - 0,2 - 0,3 - 0,4 - 0,5 ml danach
– Phase 2: 3tägig ansteigend subkutan 0,6 - 0,7 - 0,8 - 0,9 - 1,0 ml danach
– Phase 3: Alle 5 Tage ansteigend intramuskulär 1,0 - 1,5 - 2,0 - 2,5 - 3,0 ml

Vulgäre Warzen

- Eigenblut: 2mal/Woche 0,5 ml Eigenblut + Antimonium crudum D8
- Potenziertes Eigenblut für Kinder: C7 2mal täglich 5 Tropfen auf die Zunge geben, nach einer Woche C9 2mal täglich 5 Tropfen auf die Zunge, über 3-4 Wochen

Dornwarzen

- Potenziertes Eigenblut für Kinder: C7 3mal/Woche 5 Tropfen auf die Zunge

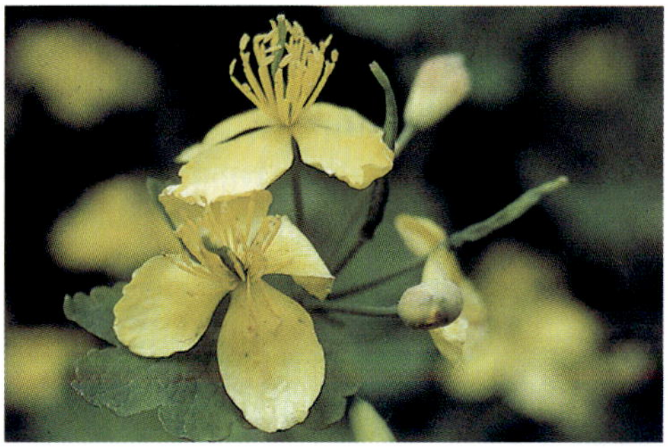

Abb. 78: Schöllkraut. Foto: Bruno Vonarburg, Teufen, Schweiz

Bakterielle Entzündungen der Haut

Begriffsklärung

Was sind bakterielle Entzündungen der Haut?

Die menschliche Haut ist permanent von Bakterien besiedelt. Vorherrschend auf der gesunden Haut sind sogenannte physiologische Keime, also solche Bakterienarten, die dem Organismus keinen Schaden zufügen, sondern ihm im Gegenteil nützen. Die „gutartigen" Bakterien verhindern nämlich durch ihre Anwesenheit das Überwuchern durch krankheitserregende (= pathogene) Keime, ähnlich wie dies auch im Darm und in der Mundhöhle zu beobachten ist. Sie stellen also einen Teil der Abwehrbarriere des Körpers dar.

Die physiologischen Keime benötigen zum Gedeihen eine möglichst intakte Haut. Diese sollte u.a. einen leicht sauren pH haben (dieser sogenannte Säureschutzmantel liegt etwa bei pH 5,5-5,9) und ein bestimmtes Gemisch aus freien Fettsäuren an der Hautoberfläche aufweisen. Schädigungen der Haut durch Einwirkung von Laugen, Säuren und anderen Chemikalien, zu häufigem Waschen oder zu starker Sonneneinwirkung können das Wachstum der physiologischen Keime beeinträchtigen und eventuell das Wachstum von pathogenen Keimen begünstigen.

Unter den pathogenen Keimen sind besonders die Streptokokken und Staphylokokken zu nennen, die am allerhäufigsten zu Hautentzündungen führen. Als Krankheitsbilder können sie verursachen:

- Furunkel und Karbunkel
- Wundrose (Erysipel)
- Haarbalgentzündung (Follikulitis)
- Nagelumlauf (Panaritium)
- Wundinfektionen
- Impetigo

Die genannten wie auch weitere Keime können sich auch auf bereits bestehende Hauterkrankungen aufpfropfen, da die vorgeschädigte Haut besonders empfindlich für Erreger ist. Man nennt dies „sekundäre Infektionen". Typisch ist die sekundäre Besiedlung der Neurodermitis mit Staphylokokken.

Ursachen

Wodurch entstehen bakterielle Hautentzündungen?

Für den Menschen krankheitserregende Bakterien vermehren sich auf der Haut unter zwei Umständen: Zum einen dann, wenn die örtliche Immunabwehr geschwächt ist, zum anderen wenn die Bakterien besonders hartnäckig (pathogen) sind. Für die einzelnen Krankheitsbilder heißt dies:

- **Furunkel und Karbunkel**: Entstehen gehäuft bei veranlagten Menschen, die stark schwitzen und sehr übergewichtig sind. Auch eine zu einseitige fleischreiche Ernährung und eine Zuckerkrankheit könnten eine Rolle spielen. Karbunkel nennt man dabei mehrere zusammenfließende Furunkel

- **Wundrose (Erysipel)**: Bildet sich an kleinen Verletzungen der Haut, wenn die Abwehrkraft nicht ausreicht. Häufiger z.B. bei älteren Menschen und bei schlechter Wundversorgung

- **Haarbalgentzündung (Follikulitis)**: Entsteht oft nach Rasur oder Entfernung von Haaren, ferner bei starker Schweißneigung und Übergewicht, wenn Hautfalten aufeinander liegen

- **Nagelumlauf (Panaritium)**: Bildet sich bei Verletzungen im Fingerbereich

- **Wundinfektionen**: Entstehen bei bakterieller Verunreinigung von Wunden oder ungenügender Hygiene, z.B. Abschürfungen, Stichverletzungen, auch Operationsnarben

- **Impetigo**: Entsteht meist bei Kindern mit einer Allergie-Veranlagung. Deren Abwehr ist oft schlechter. Übertragung erfolgt durch direkten Kontakt mit infizierten Hautarealen

Symptome

Woran sind bakterielle Hautentzündungen zu erkennen?

- **Furunkel und Karbunkel**: Einzeln stehende, gerötete, an Größe zunehmende und schließlich prall geschwollene rundliche Entzündungen, oft mit zentralem Haar, das darauf hinweist, daß ein Haarfollikel entzündet ist. Gelegentlich spontan eiternd. Tritt meist am Rücken, im Nacken, im Gesicht und auf der Kopfhaut auf, gelegentlich auch an Armen und Beinen.
- **Wundrose (Erysipel)**: Flächige, druckschmerzhafte, nicht eitrige Rötung, meist an den Beinen, aber auch an Armen und Gesicht. Häufig Lymphknotenschwellungen und Fieber.
- **Haarbalgentzündung (Follikulitis)**: Feine, manchmal eitrige Entzündung einzelner Haare
- **Nagelumlauf (Panaritium)**: Stark gerötete und geschwollene Fingerbeere, schmerzhaft, oft nicht eitrig
- **Wundinfektionen**: Eitrig belegte, oft schlecht riechende Wunden, in der Umgebung rötlicher, entzündeter Randsaum mit Druckschmerz
- **Impetigo**: Einzeln stehende, gelblich verkrustete eitrige oder klare Entzündungen. Meist Gesicht, Arme oder Beine. Oft durch Kratzen weiterübertragen, z.B. vom Bein auf den Mund oder an die Nasenlöcher.

Diagnostik und schulmedizinische Therapie

Was können Sie als Patient vom Arzt erwarten?

Oftmals ist das klinische Bild der Hauterkrankung so eindeutig, daß eine weitere Diagnostik nicht erforderlich wird. Bei fehlendem Therapieerfolg oder unklaren Beschwerden sollten weiterführende Untersuchungen durchgeführt werden, z.B. Abstriche von der Wunde, eventuell Laborabnahmen zur Bestimmung des Blutbildes, der Senkung und weiterer Entzündungszeichen. Auch Diagnostik hinsichtlich anderer Grunderkrankungen, die Hautentzündungen begünstigen können, kann sinnvoll sein, z.B. Diabetes.

Bei wiederholt auftretenden Entzündungen, z.B. Furunkulosen, sind zusätzliche Bestimmungen des Immunstatus erforderlich.

Äußerliche Therapie

Zur äußerlichen Behandlung werden verschiedene Arten von Antiseptika und Antibiotika als Salben, Lösungen oder Farbstoffe verwendet.

Innerliche Therapie

Bei Allgemeinsymptomen wie Fieber oder Schüttelfrost und auch bei fehlendem Ansprechen auf die äußerlichen Behandlungsmaßnahmen werden Antibiotika innerlich gegeben.

Naturheilkundliche Therapie

Was sollten Sie als Patient tun?

- ▶ Bei Fieber und beeinträchtigtem Allgemeinbefinden Bettruhe halten.
- ▶ Sorgfältige Hygiene beachten, ausreichend häufige Verbandswechsel durchführen.
- ▶ Bei wiederholten Entzündungen mit dem Arzt besprechen, ob sich die Ernährung und die Lebensweise nachteilig auf die Erkrankung auswirken.
- ▶ Günstige Ernährung: Vollwertkost mit hohem Rohkostanteil, wenig Alkohol, kein Nikotin.
- ▶ Zur Vorbeugung geeignet: Physikalische Verfahren (z.B. Sonnen- und Luftbäder, ansteigende Halbbäder, Sauna), pflanzliche Präparate.

Achtung

Stärkere bakterielle Entzündungen, besonders im Gesichts- und Kopfbereich sollten stets einem Arzt vorgestellt werden.

Ordnungstherapie

Neben der vorsichtigen Behandlung der akuten Erkrankung stets auch die zugrundeliegenden **Risikofaktoren** beachten.

In psychosomatischer Hinsicht können bakterielle Erkrankungen der Haut nicht nur Ausdruck von **„Streß"faktoren** sein, sondern auch **Konflikte** der eigenen Grenze im übertragenen Sinne anzeigen. In manchen Fällen findet eine bleibende Ausheilung erst nach Bearbeitung bestehender Konflikte statt.

Akupunktur/Akupressur

- **Follikulitis**: G 20, Le 2, LG 13, Di 11, B 11, 54, 3E5, MP 10.
- **Furunkulose**: Di 4, (2,3),Lu 7, 9, B 13, 11, 62, LG 10, 12, (KS4).
- **Panaritium**: Lu 11, 9, B 54, 3E5, Di 4, Dü 3.
- **Erysipel**: B 54, (LG 11,12), MP 9.

Ausleitende Verfahren

Die Blutegeltherapie ist bei infizierten Wunden, Furunkeln und Wundrosen hervorragend geeignet, sollte aber von einem erfahrenen Therapeuten vorgenommen werden.

Eigenbluttherapie

Durch Fachtherapeuten:

- **Furunkulose**

– Solitärfurunkel
Eigenblut: 1.- 3. Tag 2,0 ml Eigenblut + Myristica sebifera D6
– Chronische Furunkulose und Abszesse
Eigenblut: 1.-4. Injektion: 3tägig 0,5 - 1,0 - 1,5 - 2,0 ml intramuskulär, ab 5. Injektion: Intervalle auf 5 Tage erhöhen: 2,5 ml, dann jeweils 3,0 ml intramuskulär über ca. 5 Injektionen
Potenziertes Eigenblut für Kinder: Nacheinander jeweils über 6 Wochen 1mal/Woche 5 Tropfen C7, dann C9, dann C12

- **Erysipel**

Eigenblut mit Hämoaktivator: Aktiv. Eigenblut + Traumeel, Rhus tox Injeel, Strept. haemolyt. Injeel zunächst 3 Injektionen, später 2 Injektionen pro Woche

Enzymtherapie

Enzympräparate wie Wobenzym® oder Bromelain POS® können die Immunantwort unterstützen und zur Abräumung von eitrigen Bakterienansammlungen beitragen. Dosierung: Z.B. Wobenzym® 3mal 3 Dragees für 3-4 Wochen

Homöopathie

- **Furunkel**

Belladonna D6, D12, D30: Frühes Mittel bei Röte und klopfender, schmerzhafter Schwellung, Hautbezirk heiß

Calcium sulfuricum D6, D12, D30: Keine Erleichterung durch die in Gang gekommene Eiterung, gelbe eitrige Krusten, beim Kratzen blutend, Patient reizbar und furchtsam

Hepar sulfuris D6, D12, D30: Stechende prickelnde Schmerzen, extrem kälte- und berührungsempfindlich, übelriechende Schweiße

Lachesis D6, D12, D30: Bläulich livide Schwellung, übelriechend, eiternd und blutend, erträgt keine Berührung, z.B. Verband, Sepsisneigung

Myristica sebifera D6, D12, D30: „Homöopathisches Messer", bringt Furunkel zur Reifung und Entleerung

Silicea D6, D12, D30: Alte oder häufig rezidivierende Furunkel und Abszesse, langandauernde, dünnflüssige Eiterungen, schmerzlose Drüsenschwellung, Patient sehr kälteempfindlich, Wärme verbessert

Sulfur D6, D12, D30: Beachte Konstitution, schmutzig aussehende Haut, starker Juckreiz besonders in Bettwärme, Wasseranwendung verschlechtert

- **Wundrose**

Apis mellifica D6, D12, D30: Starke Schwellungsneigung, hellrote bis blasse Hautfarbe, große Berührungsempfindlichkeit, Hitzegefühl an der Haut, Kälte verbessert

Belladonna D6, D12, D30: Frühes Mittel bei Röte und klopfender, schmerzhafter Schwellung, Hautbezirk heiß, schnelle Zunahme der Entzündung

Lachesis D6, D12, D30: Bläulich livide Schwellung, übelriechend, eiternd und blutend, erträgt keine Berührung (z.B. Verband), Sepsisneigung

Haarbalgentzündung

Belladonna D6, D12, D30: Frühes Mittel bei Röte und klopfender, schmerzhafter Schwellung, Hautbezirk heiß, schnelle Zunahme der Entzündung

Graphites D6, D12, D30: Übelriechende, nässende, honiggelbe Sekretion, besonders in Bereichen von Hautfalten (z.B. Leisten, Gesäßfalte)

Hepar sulfuris D6, D12, D30: Krusten eitern, stechende Schmerzen, übelriechende Schweiße und große Frostigkeit, Abszeßneigung, schlechte Heilungstendenz

Nagelumlauf

Silicea D6, D12, D30: Alte oder häufig rezidivierende Furunkel und Abszesse, langandauernde, dünnflüssige Eiterungen, schmerzlose Drüsenschwellung, Patient sehr kälteempfindlich, Wärme verbessert

Impetigo contagiosa

Apis mellifica D6, D12, D30: Starke Schwellungsneigung, hellrote bis blasse Hautfarbe, große Berührungsempfindlichkeit, Hitzegefühl an der Haut, Kälte verbessert

Antimonium crudum D6, D12, D30: Oft mit Verdauungsstörungen, dicke harte honigfarbene Borken, allgemein trockene Haut, besonders in Bettwärme juckend, nachts verschlechtert

Belladonna D6, D12, D30: Frühes Mittel bei Röte und klopfender, schmerzhafter Schwellung, Hautbezirk heiß, schnelle Zunahme der Entzündung

Dulcamara D6, D12, D30: Sich ausbreitender Befall, starker Juckreiz besonders in Kälte, dicke braungelbe Krusten, blutend beim Kratzen

Hepar sulfuris D6, D12, D30: Krusten eitern, stechende Schmerzen, übelriechende Schweiße und große Frostigkeit

Lytta vesicatoria D6, D12, D30: Stärkere Rötung mit Bildung von größeren Blasen, Kälte verschlechtert

Rhus toxicodendron D6, D12, D30: Eiternde, brennende Bläschen auf rotem Grund, intensiver Juckreiz, der durch Kratzen nicht besser wird, feucht-kaltes Wetter verschlechtert, Ruhe verschlechtert

Viola tricolor D6, D12, D30: Unter Umständen Auflagen mit Stiefmütterchentee, unerträgliches Jucken, dicke Borken, die aufreißen und zähen gelben Eiter entleeren, Lokalisation: besonders Gesicht und Wangen, nachts verschlechtert

Mikrobiologische Therapie

Durch die Wiederherstellung einer gestörten Darmflora können Entzündungsvorgänge an der Haut im allgemeinen günstig beeinflußt werden. Als zusätzliche Maßnahme kann die mikrobiologische Therapie daher sinnvoll sein, wenn andere Maßnahmen nicht greifen oder wenn gleichzeitig auch Magen-Darm-Beschwerden vorliegen, die durch eine Darmdysbiose (→ *Mikrobiologische Therapie*, S. 132) bedingt sein könnten. Auch ein gewisser umstimmender Reizeffekt kann von der mikrobiologischen Therapie ausgehen. Zum Vorgehen:

1. Mikrobielle Diagnostik (v.a. Abstriche auf Candida), gegebenenfalls antimykotische Therapie
2. Reduktion der pathologischen Keime, z.B. mit Ozovit®
3. Stimulation der Verdauungsdrüsen (z.B. mit pflanzlichen anregenden Mitteln) und Stabilisierung des Dünndarmmilieus, z.B. mit Milchzucker
4. Substitution apathogener Bakterien (Escherischia coli, Milchsäurebakterien, z.B. in Symbioflor®)

- Begleitend durch alle Phasen auf eine stoffwechselfördernde Diät achten, gegebenenfalls auch eine spezielle Diät für die mikrobiologische Behandlung (→ *Mikrobiologische Therapie*, S. 132)

Physikalische Therapie

Hydrotherapie: Antibakterielle Bäder mit Kaliumpermanganat – in rosa gefärbtem Badewasser, Schwefelbäder

Als Maßnahmen zur besseren örtlichen Immunabwehr:

- Anregung der Durchblutung mit ansteigenden Bädern, wechselwarmen Waschungen, Regenbrausen
- Abhärtung: Saunabaden, Tautreten, Wassertreten, kalte Güsse, kaltes Armbad, Trockenbürstungen
Beispiel: Vierwöchige Phase mit morgens kalter oder wechselwarmer Ganzwaschumg, mittags kaltem Armbad, abends Wassertreten. Dazu Sauna 1mal/Woche
- Hände u. Füße sonst warm und trocken halten.

Phototherapie: Rotlichtbestrahlung bei Furunkeln zum schnelleren Einschmelzen, UV-Bestrahlung: Antibakterielle Wirkung

Balneo- und Klimatherapie: Aufenthalte an Nord- und Ostsee sowie im Hochgebirge zur Roborierung und Immunverbesserung

Pflanzenheilkunde

Äußerlich

- Für Auflagen zum Reifen von Abszessen und Furunkeln:

– 150 g gemahlenen Leinsamen mit ca. 500 ml Wasser zu dickem Brei kochen, vorsichtig in Leinentuch ausdrücken. Den Brei entweder auf Mullstreifen oder -verband streichen, diesen auf die Haut auftragen und mit einer Binde umwickeln oder in Leinensäckchen abfüllen. Ca. alle 1-3 Stunden erneuern oder gegen zweiten Beutel im Wechsel austauschen.
– Heiße Heublumensäcke aus fertigen Heublumen, die in Apotheken zu kaufen sind

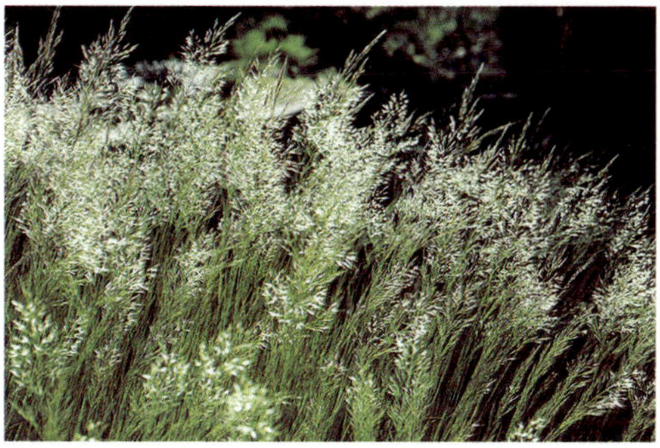

Abb. 79: Heublume. Foto: Bruno Vonarburg, Teufen, Schweiz

– Je 3 EL Kamillen- und Arnikablüten zu gleichen Teilen in 500 ml siedendem Wasser 10 Minuten abgedeckt ziehen lassen, dann warm als Auflage oder Umschlag verwenden
– In ähnlicher Weise je 4 EL von Arnika-, Kamillen- und Ringelblumenblüten, Johanniskraut, Schachtelhalm sowie 8 EL Leinsamen in einen Leinensack geben, zunähen, ca. 20 Sekunden in heißes Wasser tauchen und für 5-10 Minuten auf die Entzündung auflegen

- Bei starker Überwärmung: kühle Arnikaumschläge mit Tinctura Arnicae oder Quarkauflagen
- Retterspitz äußerlich®, Kamillencreme-ratio® N, Kamillosan® Creme/ Salbe, Befelka® Öl
- Echinacea-Salbe DHU®, Echinacea Tinktur, Calendula Echinacea Salbe Helixor®
- Für Bäder:

– Vollbad: 4 EL Lavendel und je 8 EL Eichenrinde, Kalmuswurzel und Kamille mit 1 l siedendem Waser 10 Minuten ziehen lassen, nach Abseihen dem Badewasser zugeben
– Teilbäder bei infizierten Wunden: Kamillenlösung oder Eichenrindenabkochung

Innerlich

Zur Immunstimulation bei häufigen bakteriellen Entzündungen

- Sonnenhut (Echinacea purpurea oder angustifolia) in: Echinacin® Liquor/ Ampullen/ Capsetten, Echinacea-ratio® Tabletten, Pascotox 100® Tabletten/ Tropfen/ forte Injektopas. Dosierung je nach Schweregrad und Typ mit dem Arzt absprechen. Kuren von 4-6 Wochen durchführen
- Taigawurzel (Eleutherococcus senticosus) in: Eleu-Kokk® Lösung 3mal 5 ml, Dragees 3mal 1
- Kombinationspräparate:

– Esberitox N 3mal 3 Tabletten oder 3mal 50 Tropfen für 4-6 Wochen; enthält Thuja-Extrakt (Thuja occidentalis), Sonnenhut (Echinacea purpurea) und wilden Indigo (Baptisia tinctoria)

– Lymphozil K/ forte E® Tabletten
– Tonsilgon® Tropfen/ N Dragees

- Basistherapie zur „Blutreinigung“ bei häufigen bakteriellen Entzündungen der Haut

– Tee aus folgenden Drogen (zu gleichen Teilen): Brennesselblätter (Herba Urticae), Löwenzahnwurzeln (Radix Taraxaci), Faulbaumrinde (Cortex frangulae), Hagebuttenfrüchte (Fructus cynosbati), Sennesblätter (Folia sennae) und Anisfrüchte (Fructus Anisi)

Weitere Verfahren

Autovakzinebehandlung
Bei wiederholten bakteriellen Entzündungen kann eine Behandlung mit Autovakzine in Frage kommen. Bei dieser Art „Impfung“ werden Bakterien aus Abstrichen der infizierten Hautbereiche angezüchtet, dann abgetötet und in Verdünnungen dem Körper zurückgespritzt. Die Erfolgsraten sind oft gut (→ Fachtherapeut).

Pilzerkrankungen der Haut

Begriffserklärung

Was sind Pilzerkrankungen?

Pilzerkrankungen finden sich vornehmlich an der Haut und Schleimhaut, sie können jedoch auch an inneren Organen vorkommen. Als für den Menschen wichtige Pilzgruppen kommen die Hefepilze und die Sproßpilze in Frage. Am häufigsten besiedeln sie die Haut oder die inneren Organe von immungeschwächten Menschen. Auch Personen mit einer gewissen Veranlagung zu örtlichen Immunschwächen an der Haut sind betroffen, z.B. manche Allergiker.

Die Erkrankungen mit den häufigsten Pilzen aus der Sproßpilzgruppe sind die sogenannten Tineaerkrankungen, auch als Dermatophytosen bezeichnet. Man unterscheidet hier nach Lokalisation eine

- Tinea capitis des Kopfes
- Tinea corporis des Körpers
- Tinea pedis der Füße
- Onychomykosen der Nägel

Eine weitere Gruppe von Pilzerkrankungen sind die Hefepilzerkrankungen, hier besonders Candidaerkrankungen, welche meistens durch Candida albicans bedingt sind. Sie können sowohl die Haut wie auch die Schleimhäute und besonders den Magen-Darm-Trakt befallen.

Symptome

Woran sind Pilzerkrankungen zu erkennen?

Ein Pilzbefall der Haut macht sich meistens durch umschriebene, scharf begrenzte, leicht schuppende und randständig gerötete Herde bemerkbar, die wenig jucken und sich praktisch an allen Körperstellen ausbilden können.

Gehäuft kommen sie nach längerer immunsupprimierender Therapie, auch nach der örtlichen Anwendung von Cortisonsalben vor. Eine Pilzerkrankung im Bereich der Hautfalten, z.B. im Leistenbereich, im Genitalbereich und in den Zehenzwischenräumen zeigt sich in Form von weißlichen Aufweichungen, z.T. auch nässenden Stellen sowie den oben genannten Merkmalen. Bei tiefliegenden Pilzerkrankungen kann es auch zu stärkerem Nässen und geschwürigen Hautbildern kommen. Hier finden sich dann auch ausgeprägte krustenartige Auflagerungen.

Der Pilzbefall im Schleimhautbereich, z.B. Mundschleimhaut und Genitalschleimhaut, welcher fast immer durch Candida bedingt ist, äußert sich in weißlichen, nicht abstreifbaren Auflagerungen, genital auch nässenden Veränderungen sowie wunder, geröteter Haut im Randbereich.

Ein Nagelpilzbefall kann vermutet werden, wenn einzelne, gelegentlich auch alle Nägel weißlich oder gelblich verfärbt sind, brüchig oder zersplittert erscheinen oder sich gar vom Nagelbett ablösen. Allerdings müssen hier alternativ weitere innere oder auch Hauterkrankungen in Betracht gezogen werden.

Diagnostik und schulmedizinische Therapie

Was können Sie als Patient vom Arzt erwarten?

Zur Diagnostik von Pilzerkrankungen kommen neben dem optischen Eindruck Abstriche in Frage, mit denen ein genauere Erregerbestimmung möglich ist. Bei wiederholtem oder sehr schwerem Pilzbefall sollten auch weitergehende Untersuchungen mit Bestimmung des Immunstatus durchgeführt werden. Hierzu gehört auch der Ausschluß innerer Erkrankungen wie einer Diabetes.

Äußerliche Therapie

Die übliche Therapie von Pilzbefall des Körpers besteht aus der äußerlichen Anwendung von sogenannten Antimykotika, d.h. Salben mit Inhaltsstoffen, die Pilze wirksam abtöten. Diese Salbentherapie kann mit Lösungen und Farbstoffen kombiniert werden, welche antiseptisch wirken. Für die Behandlung der Zehen- und Fingernägel gibt es Nagellacke, welche ausreichend tief in das Gewebe eindringen. Die Behandlung der Schleimhäute erfolgt ebenfalls mit örtlich anzuwendenden Antimykotika, welche auch über den Magen-Darm-Trakt aufgenommen werden können. Die Präparatevielfalt ist groß, wobei die meisten Substanzen eine ähnlich gute Wirkung aufweisen.

In schweren Fällen und bei anhaltender Therapieresistenz werden auch innerlich anzuwendende Antimykotika verabreicht. Dies ist bei ansonsten gesunden Menschen seltener der Fall, eher bei Menschen mit Immunschwächen.

Naturheilkundliche Therapie

Was sollten Sie als Patient tun?

- Als Basismaßnahme bei Pilzerkrankungen sollten Hautfalten, die schlecht belüftet sind, getrocknet, feuchte, kalte Füße vermieden und insgesamt eine gute Körperhygiene betrieben werden.
- Ergänzend zur Wirkstofftherapie können Bäder oder Waschungen mit pflanzlichen Substanzen durchgeführt werden (z.B. mit Eichenrinde).
- Bei großer Empfindlichkeit gegenüber Fußpilz Schwimmbäder und andere öffentliche Einrichtungen nicht ohne Fußbekleidung betreten. Die Desinfektionsmaßnahmen in Schwimmbädern sind unzureichend und stellen lediglich eine Belastung für die Abwasserentsorgung dar.

Ordnungstherapie

An andere **Grundkrankheiten** denken. Auch Pilzerkrankungen des Darmes mitbehandeln. Bei genitalen Pilzerkrankungen an Mitbehandlung des Partners denken.

Akupunktur/Akupressur

Fußpilz: N3, Extra 40 (1/2 Daumenbreite hinter den Interdigitalfalten auf dem Fußrücken).
Diese Punkte können auch mit Akupressur behandelt werden.

Eigenbluttherapie

Durch Fachtherapeuten

Candida-Mykosen

Eigenblut: 3mal/Woche 2,0 ml Eigenblut + Nigersan D5 Injektion Sanum im Wechsel mit Notakehl D5 Injektion Sanum.

Potenziertes Eigenblut für Kinder: Zunächst C7 1mal täglich 3 Tropfen insgesamt 6mal, dann C9 1mal/Woche 5 Tropfen insgesamt 6mal

Homöopathie

Tinea pedis

- **Acidum fluoricum D3, D4, D6:** Wärme und Sonne verschlechtern
- **Borax D3, D4, D6:** Juckend und stechend, besonders in Bettwärme
- **Graphites D3, D4, D6:** Übelriechende Fußschweiße
- **Silicea D6, D12, D30:** Kälte und Winter verschlechtern
- **Sulfur D6, D12, D30:** Juckreiz besonders abends, heftiges Kratzen, danach Brennschmerz

Pityriasis versicolor

- **Arsenicum album D4, D6:** Unerträglicher Juckreiz, rauh, schuppig, eisige Kälte des Körpers
- **Colchicum D3, D4, D6:** Rosa Flecken besonders auf Brust und Rücken, Bewegung und geistige Anstrengung verschlechtern
- **Graphites D3, D4, D6:** Ungesunde Haut, allgemein trocken, allgemein Eiterungsneigung, Patienten neigen zu Trägheit und Übergewicht, überall Risse und Rhagaden

Außerdem kommen u.a. in Frage: Kalium arsenicosum, Mezereum, Sepia, Sulfur

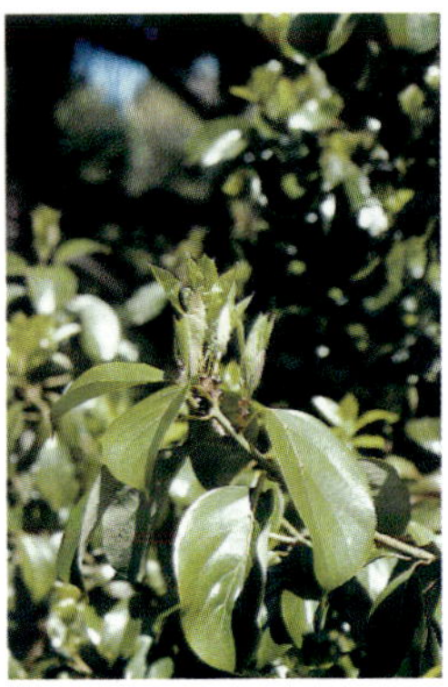

Abb. 80: Kampfer. Foto: Bruno Vonarburg, Teufen, Schweiz

Physikalische Therapie

Hydrotherapie: Ansteigende Arm- und Fußbäder, Rosmarin-Bäder, heiße Rückenblitzgüsse, Fußbäder mit ätherischen Ölen (Kampfer, Nelken, Lavendel). Hände und Füße sonst trocken halten.

Pflanzenheilkunde

Tinea pedis: Mit aufgeschnittener Knoblauchzehe befallene Stellen mehrmals täglich einreiben, anschließend Ringelblumensalbe auftragen, z.B. Calendula Salbe DHU®, Calendula Salbe® Helixor, Calendula-Echinacea Salbe Helixor®

Candida-Befall in Hautfalten: Kamillenlösung oder Eichenrindenabkochung

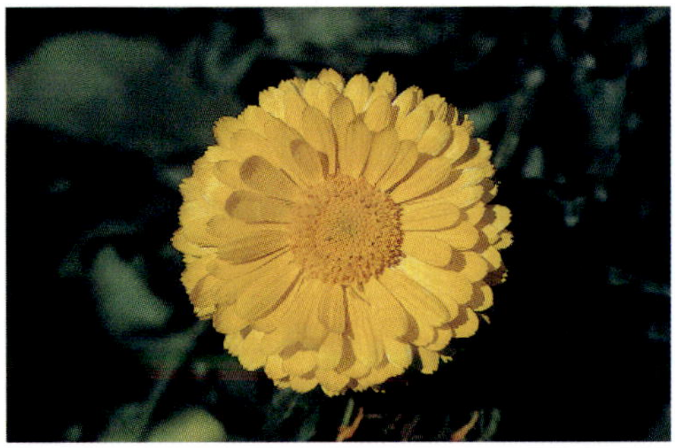

Abb. 81: Ringelblume. Foto: Bruno Vonarburg, Teufen, Schweiz

Sauerstoff- und Ozontherapien

Mykosen allgemein
Je nach Lokalisation: Behandlung durch äußere Begasung oder auch Spülen mit Ozonwasser möglich, nur durch erfahrene Therapeuten

Mikrobiologische Therapie

Bei Candidose der Mundhöhle und des Darmes essentiell. Mehrstufiges Vorgehen:

1. Mikrobielle Diagnostik (v.a. Abstriche auf Candida), gegebenenfalls antimykotische Therapie
2. Reduktion der pathologischen Keime, z.B. mit Ozovit®

3. Stimulation der Verdauungsdrüsen (z.B. mit pflanzlichen anregenden Mitteln) und Stabilisierung des Dünndarmmilieus, z.B. mit Milchzucker
4. Substitution apathogener Bakterien (Escherischia coli, Milchsäurebakterien, z.B. in Symbioflor®)

- Begleitend durch alle Phasen auf eine stoffwechselfördernde Diät achten, gegebenenfalls auch eine spezielle Diät für die mikrobiologische Behandlung (→ *Mikrobiologische Therapie*, S. 132)

Zusätzlich

Pityriasis: Befallene Stellen mit Molke oder Essigwasser mehrmals täglich einpinseln.

Parasitenerkrankungen der Haut

Begriffsklärung

Welche Parasitenerkrankungen der Haut kommen vor?

Auch heute sind Parasitenerkrankungen der Haut nicht selten. In Deutschland zählen dazu die Krätze (Skabies), die Läuse (Pediculosis), gelegentlich Flöhe (Pulikose), Laufmilben (Trombidien), Entenwürmer (Zerkarien), Zecken. Nach Urlauben in tropischen Ländern sind Infektionen mit Sandflöhen oder Hakenwurmlarven (Larva migrans) nicht selten.

Ursachen

Wie werden die Parasitenerkrankungen übertragen?

- **Skabies**: Entweder durch direkten Hautkontakt oder über Bekleidung und Bettwäsche
- **Läuse**: Durch direkten Kontakt mit Haut und Haaren, ferner durch Bekleidung und Bettwäsche
- **Flöhe**: Kontakt mit Tieren, vor allem Hunde (auch ohne direkten Körperkontakt)
- **Laufmilben**: Durch Anflug oder Kontakt mit milbenbesetzen Pflanzen
- **Zerkarien**: Durch Larven bestimmter Parasiten, die in warmen, flachen Gewässern leben und sich direkt an die menschliche Haut heften
- **Zecken**: Durch Kontakt mit zeckenbesetzten Pflanzen oder Tieren. Zecken lassen sich auch direkt auf Tiere und den Menschen herabfallen. Gegenüber Zeckenstichen besonders gefährdet sind Personen, welche sich häufig in Wäldern aufhalten. Hier gibt es große geographische Unterschiede. Häufiges Auftreten in Bayern, Baden-Württemberg und in Österreich
- **Hakenwurmlarven**: Direkter Hautkontakt an den Füßen

Symptome

Woran kann man den Befall mit Parasiten erkennen?

- **Skabies**: Die Skabies macht sich durch starken Juckreiz bemerkbar, welcher nachts verstärkt auftritt und zunächst ohne scheinbare Hautveränderungen beginnt. Gelegentlich sieht man feine, tunnelartige Gräben in der Haut, bevorzugt an den Fingerzwischenräumen, dem Handgelenk, dem Genitalbereich und den Oberschenkeln. Durch den Juckreiz finden sich schon bald viele aufgekratzte Hautstellen, ein Ekzem kann entstehen. Der Nachweis gelingt durch das klinische Bild sowie durch den Nachweis von Krätzemilben in den Hautgängen.
- **Läuse**: Machen sich ebenfalls durch starken Juckreiz bemerkbar. Anders als Milben kommen sie bevorzugt im Bereich des behaarten Kopfes (**Kopfläuse**)

oder der Genitalhaare (**Schildläuse**) vor. Bei stärkerem Befall erkennt man deutlich stecknadelkopfgroße, weißlich-glasige Eier, die sogenannten Nissen, welche entlang der Haarschäfte zu Tausenden auftreten können. Auch der Nachweis von ausgewachsenen Läusen ist meist möglich.

- **Flöhe**: Meist zahlreiche kleine, rötliche Quaddeln mit winzigem roten Fleck in der Mitte (Bißstelle)
- **Laufmilben**: Rötliche, stark juckende Quaddeln an Körperstellen mit engem Kontakt zur Kleidung, z.B. Gürtelbereich, BH (Milben fallen von Pflanzen auf den Menschen herunter)
- **Zerkarien**: Rötliche Flecken oder Quaddeln, meist im Bereich der Beine, starker Juckreiz
- **Zecken**: Bei Zeckenstichen, welche oft unbemerkt erfolgen, entdeckt man meistens nach einigen Stunden bis Tagen kleine, schwarze, stecknadelkopf- bis erbsengroße halbkugelförmige Gebilde an der Haut. Bei größeren ist der Stechapparat zu erkennen
- **Hakenwurmlarven**: Bohren gewundene, gerötete Gänge in die Haut, v.a. an den Fußsohlen

Diagnostik und schulmedizinische Therapie

Was können Sie als Patient vom Arzt erwarten?

Behandlung von Krätzemilben und Läusen

Läuse und Milben werden meist mit einem synthetischen Präparat behandelt, welches diese abtötet. Am häufigsten Anwendung findet hierbei Hexachlorcyclohexan (HCH, Jacutin®), welches mehrfach aufgetragen und einwirken lassen werden muß. Der Therapieerfolg ist recht hoch, wenn nicht durch Kontakt mit Läuse- oder Milbenträgern, bzw. von Kleidung, eine erneute Infektion einsetzt. Aus toxikologischer Sicht ist Hexachlorcyclohexan nicht unbedenklich, es sollte insbesondere bei Kindern nicht eingesetzt werden.

Weitere Mittel gegen Läuse sind Goldgeist forte® (Pyrethrum-Extrakt), gegen Krätzemilben Antiscabiosum® (Benzylbenzoat).

Als begleitende Maßnahme sollte langes Haar gekürzt werden, die Kleidung mindestens vier Tage abhängen (die Parasiten können außerhalb des Körpers nicht überleben), bei starkem Befall besser entwest werden. Eine einmalige Wäsche genügt keineswegs.

Behandlung von Zeckenstichen

Bei Zeckenstichen sollte eine sofortige Entfernung der Zecke vorgenommen werden, am günstigsten mit einer sterilen Pinzette, welche vorsichtig angesetzt und durch deren Drehbewegung die Zecke nach oben gezogen wird.

Die früher propagierte vorherige Anwendung von Klebstoff, Lösungsmitteln oder Benzin sollte **nicht** durchgeführt werden, da hierdurch die Zecke streßbedingt zusätzliche Faktoren in den Körper überführen könnte. Ein nicht komplett entfernter Zeckenkörper wird gegebenenfalls unter örtlicher Betäubung herausgestanzt. Durch den Zeckenbiß kann es zur Übertragung von zwei Krankheitserregern kommen, zum einen dem Bakterium Borrelia, zum anderen dem Virus FSME.

Borrelien können zu örtlichen Hautentzündungen führen, dem **Wandererythem** (**Erythema chronicum migrans**), ferner in späteren Stadien zu Gelenkentzündungen und nervlichen Symptomen. Als Spätfolge kann die Haut an einzelnen Körperstellen sehr dünn werden und die Hautanhangsgebilde können sich zurückbilden. Die Borrelienentzündung wird dann mit Penicillin oder anderen Antibiotika behandelt.

Die **FSME** (**Frühsommer-Meningoenzephalitis**) ist eine schwere entzündliche Erkrankung des Gehirns und der Hirnhäute. Sie wird mit Antikörpern gegen den Virus behandelt (sogenannte Passivimpfung), ferner mit speziellen neurologischen Maßnahmen.

Eine Impfung gegen **Borrelien** ist noch nicht möglich, gegen FSME existiert eine Schutzimpfung, welche besonders gefährdeten Personenkreisen angeraten wird. Bei beiden Erkrankungen finden sich große geographische Unterschiede, die bei vorbeugenden Maßnahmen zu berücksichtigen sind.

Was sollten Sie als Patient tun?

Skabies und Läuse

▶ Gründliche Trennung von befallener und frischer Wäsche.

▶ Keine Benutzung gemeinsamer Wäsche und Kleidung bis zur Ausheilung.

▶ Körperkontakt mit Betroffenen vorübergehend meiden.

Zecken

▶ Vor Aufenthalt in unbekannten Waldgebieten Erkundigungen über Verbreitung von Borrelien und FSME einholen.

▶ In Befallsgebieten beim Spazierengehen im Wald lange Bekleidung mit wenig freiliegender Haut tragen.

▶ Zecken nach Stich baldmöglichst wieder entfernen – Übertragungsmenge von Viren und Bakterien ist von der Stichdauer abhängig.

Ordnungstherapie

Der Befall mit Krätzemilben oder Läusen ist unter ungünstigen hygienischen Bedingungen häufiger. Dennoch sollte man die Erkrankungen nicht vorschnell mangelnder Hygiene zuschreiben. In größeren sozialen Gruppen und unter engen räumlichen Verhältnissen, z.B. in Kindergärten, Schulen, kommen immer wieder Massenerkrankungen vor, ohne daß die einzelnen eine mangelnde Hygiene betrieben haben. Nicht nur den Betroffenen behandeln, sondern auch sein engeres soziales Umfeld überprüfen.

Homöopathie

Unterstützend:

- **Kopfläuse**

Tuberculinum bovinum C30: 2mal 3 Globuli im Abstand von einer Woche.

Staphisagria C30: 3mal 3 Globuli im Abstand von 2 Tagen

- **Laufmilben**

Ledum C30: 1mal 3 Globuli, externe Umschläge mit in Wasser aufgelöstem Ledum C30.

- **Krätzemilben**

Psorinum C30: Nur im Anfangsstadium anwenden, 1mal täglich 3 Globuli in Wasser gelöst ca. 10 Tage lang, bei entsprechender Disposition können Allgemeinsymptome von Psorinum auftreten.

Physikalische Therapie

Hydrotherapie: Bei Parasiten allgemein: Ansteigende Arm- und Fußbäder, Rosmarin-Bäder, heiße Rückenblitzgüsse, Fußbäder mit ätherischen Ölen (Campher, Nelken, Lavendel).

Pflanzenheilkunde

Skabies

- Versuchsweise Sauerampferwurzeln 20 g auf 1 l kochendes Wasser, 15 Minuten ziehen lassen, davon 3 Tassen täglich trinken

Weitere Maßnahmen:

Kopfläuse

- Haare mit Essig waschen, eine halbe Stunde einwirken lassen, nachspülen und gut durchkämmen.

Insektenstiche

Begriffsklärung

Welche Insektenstiche kommen häufig vor?

Die in Deutschland häufigsten Insektenstiche sind solche von Mücken, Bienen, Wespen sowie Zecken.

Gefährdet sind bei Mücken besonders Menschen im ländlichen Raum sowie in der Nähe von Gewässern, bei Wespen und Bienen Menschen mit Berufen im Freien/Grünen, ferner Sportler, die sich häufig in der Natur aufhalten.

Symptome

Woran sind Insektenstiche zu erkennen?

Die Diagnose von Mückenstichen ist meistens leicht möglich, da es sich um typische kleine, stark juckende Papeln handelt. Auch ist die Anwesenheit von Mükken meistens erinnerlich. Bienen- und Wespenstiche fallen durch ihren Schmerz auf, wobei das Insekt meistens noch entdeckt werden kann.

Diagnostik und schulmedizinische Therapie

Was können Sie als Patient vom Arzt erwarten?

Mückenstiche werden, sofern dies nötig ist, meistens mit örtlich anzuwendenden, antiallergische Substanzen (Antihistaminika) enthaltenden Cremes oder Gels behandelt, gelegentlich auch mit Schüttelmixturen.

Bienen- und Wespenstiche erfordern eine ähnliche Behandlung, bei stärkerer Schwellung auch die Anwendung von kühlenden Umschlägen oder Eis. Bei stärkeren als nur örtlichen Beschwerden (Tab. 7) kann eine Notfallbehandlung notwendig werden, welche aus der innerlichen Anwendung von Antihistaminika, Cortisonpräparaten und auch gegebenenfalls kreislaufwirksamen Medikamenten besteht. Nach starken allergischen Reaktionen sollte eine allergologische Abklärung erfolgen.

Tab. 7: Allgemeinbeschwerden nach Insektenstich, die eine ärztliche Behandlung erforderlich machen könnten

Hustenreiz
Atemnot
Genereller Hautausschlag oder Juckreiz
Übelkeit, Erbrechen, Durchfall
Kreislaufkollaps
Schwindel
Blutdruckabfall, Pulsveränderungen
Bewußtlosigkeit

Naturheilkundliche Therapie

Was sollten Sie als Patient tun?

Vorbeugende Maßnahmen gegen Mückenstiche

- ▶ Mückengitter vor den Fenstern
- ▶ Versuchsweise Wattebäusche mit ätherischen Ölen, z.B. Zitrone, Nelke, Pfefferminze oder Zimt auf die Fensterbänke legen, auch Zweige von Zitronenmelisse, Thymian und Lavendel
- ▶ Abends im Freien Haut möglichst bedeckt lassen
- ▶ Abends in Räumen nur Licht einschalten, wenn die Fenster und Türen geschlossen sind
- ▶ Hände, Gesicht und Füße mit Nelkenöl einreiben (jeweils 1-2 Tropfen)
- ▶ In südlichen Ländern gegebenenfalls unter Moskitonetzen schlafen

Vorbeugende Maßnahmen gegen Wespen- und Bienenstiche für gefährdete Personen

- ▶ Süßspeisen, Früchte und Getränke im Freien möglichst abdecken
- ▶ In Anwesenheit von Wespen oder Bienen hektische Bewegungen vermeiden
- ▶ Mülleimer, Abfallkörbe im Freien meiden
- ▶ Vorsicht beim Obst- und Blumenpflücken, besonders bei Kontakt mit überreifen Früchten aufpassen
- ▶ Im Garten und auf Rasenflächen nicht barfuß oder in offenen Schuhen gehen
- ▶ Bei starkem Flug langärmelige Kleider, lange Hosen tragen
- ▶ In der Nähe von Bienenstöcken oder Wespennestern stark riechende Kosmetika und Parfums vermeiden – können Bienen anziehen
- ▶ Repellentien gegen Insekten schützen nicht vor Bienen und Wespen, Rauch vertreibt sie jedoch wie auch andere Insekten
- ▶ Wenn Bienen oder Wespen sich auf die Haut setzen, diese seitlich abstreifen, nicht frontal erschlagen
- ▶ Nach einem Stich möglichst den Stachel entfernen, diesen jedoch nur mit den Fingernägeln, nicht mit den Fingerbeeren anfassen (am besten mit einer Pinzette)

Ordnungstherapie

Achtung: Bei Insektenstichen in die Schleimhäute und bei allgemein starken Reaktionen ärztliche Hilfe einholen. Wer an Insektengiftallergien leidet, sollte im Freien zu den entsprechenden Jahreszeiten stets ein **Notfallmedikament** bei sich führen.

Akupunktur/Akupressur

Starke Wirkung gegen Juckreiz und Schwellung wird zugesprochen: Di 4, Di 11 (leicht bluten lassen), B 13, 54.
Bei Nesselsucht aus folgenden Meridianen wählen: Dü 3, B 13, 17,54, (12), N7, G 20, 30, 31, 34, (43), Le 3, 5, Di 4, 11, M 36, (32), MP 6, (10), LG 13.

Bach-Blüten-Therapie

Rescue als Cream oder Tropfen sehr bewährt.

Homöopathie

Biene

- **Apis D6, D12:** Glänzende, rote Schwellung mit blasser Einstichstelle

Wespe

- **Vespa D6, D12**

Mücken, Bremsen

- **Ledum D2, D4, D6:** Bei Schwellung, Juckreiz und Entzündung. Ledum-Tinktur für Umschläge

Neuraltherapie

Direkt nach Stich Stichstelle umspritzen (→ Fachtherapeut).

Physikalische Therapien

Hydrotherapie: Als Erstmaßnahme kaltes fließendes Wasser über die Stichstelle laufen lassen.
Ferner: Eisauflagen, kalte Kompressen und Umschläge mit essigsaurer Tonerde, Auflagen von Zwiebeln. Auflagen mit Heilerde-Luvos2®.

Pflanzenheilkunde

Äußerlich

- Venoplant® Gel
- Mit aufgeschnittener oder zerriebener Zwiebel Einstich einreiben
- Stichstellen mit zerrieben Efeublättern oder zerquetschten Spitz- oder Breitwegerich betupfen
- Starke Schwellungen: Arnika-Umschläge aus Tinctura Arnicae.

Haarausfall

Begriffsklärung

Welche Formen von Haarausfall gibt es?

Zum Haarausfall gehören zahlreiche verschiedene Formen. Häufigere Formen sind der diffuse , der kreisrunde und der androgenetisch bedingte Haarausfall.

Beim **diffusen Haarausfall (Alopecia diffusa)** lassen sich über lange Zeit keine Veränderungen des Haares selbst feststellen, lediglich finden sich vermehrt Haare beim Waschen, Auskämmen oder in der Bettwäsche. Der Eindruck, daß es sich um eine Haarerkrankung handelt, täuscht manchmal, denn ein Verlust von bis zu hundert Haaren am Tag ist normal. Die Menge ausfallender Haare kann auch Schwankungen unterworfen sein, z.B. gibt es zahlreiche Menschen, denen im Frühjahr mehr Haare ausfallen. All dies und auch eine vermehrte „Mauserung" in Streßsituationen sind normal.

Der **kreisrunde Haarausfall (Alopecia areata)** äußert sich im Verlust des Haares an einzelnen Stellen bei ansonsten völlig normalem Haarbewuchs. Diese Stellen sind meist münzförmig und können an Ausdehnung zunehmen. Bei starkem Fortschreiten kommt es manchmal auch zu einem kompletten Haarverlust des ansonsten kreisförmigen Haarausfallbildes.

Der **androgenetisch bedingte,** d.h. durch männliche Sexualhormone vermittelte Haarausfall **(Alopecia androgenetica)** kommt häufiger bei Männern vor und zeigt sich zunächst in der Bildung von Geheimratsecken, der Verschiebung der Stirnhaargrenze nach hinten sowie Lichtungen im Bereich des Hinterkopfes. Diese Stellen können später zusammenfließen und zur Teil- oder Vollglatze führen. Bei Frauen finden sich ebenfalls Merkmale dieses Haarausfallbildes, wobei das Haar nur sehr selten gänzlich ausfällt.

Weitere, seltene Typen des Haarausfalles sind Formen des vernarbenden Haarausfalls bei schweren Erkrankungen der Kopfhaut mit einer Vielzahl verschiedener Bilder.

Ursachen

Wodurch entsteht Haarausfall?

Haarausfall kann Ausdruck einer akuten oder chronischen Schädigung der Haarwurzel sein. Er kann durch Medikamente bedingt sein, durch innere Erkrankungen ausgelöst werden (z.B.Schilddrüse, Diabetes), begleitend bei Hauterkrankungen und auch vorübergehend in „Streßsituationen" auftreten.

Der androgenetisch bedingte Haarausfall entwickelt sich „natürlicherweise" bei Männern (und in abgeschwächter Form auch bei Frauen), wenn diese die genetische Veranlagung dazu aufweisen. Für einen solchen Haarausfall sind weniger die absoluten Spiegel der männlichen Hormone im Blut entscheidend, sondern vielmehr die Reaktionen der Haarwurzelzellen auf die Hormone. Eine Therapie mit Geschlechtshormonen ist deswegen oft wenig aussichtsreich.

Diagnostik und schulmedizinische Therapie

Was können Sie als Patient vom Arzt erwarten?

Die Behandlungsmöglichkeiten des Haarausfalles sind oft nur begrenzt. Zunächst wird in der Diagnostik geklärt, ob behandlungsnotwendige Ursachen des Haarausfalles vorliegen, z.B. weitere Hauterkrankungen, innere Erkrankungen, Mangelzustände, Medikamenteneinnahmen, hormonelle Fehlregulationen. Ist dies nicht der Fall, kann der diffuse Haarausfall mit Vitamin- und Mineralienpräparaten unterstützend behandelt werden. Der kreisrunde Haarausfall wird demgegenüber meist mit immunsuppressiven Maßnahmen behandelt, da sich dahinter oft eine Autoimmunreaktion verbirgt. Häufig angewendet wird Cortison als Creme oder Salbe, als Lösung zum Einspritzen oder Einmassieren. In hartnäckigen Fällen wird auch eine Behandlung mit Substanzen durchgeführt, die zu allergischen Kontaktekzemen führen, die Kopfhaut sehr reizen und dadurch offenbar von der Abwehrreaktion gegen die Haarwurzelzellen ablenken. Bei weitgehendem Haarausfall wird von der Krankenkasse eine Perücke erstattet. Auch wenn dies nur dem kosmetischen Eindruck dient, wird eine solche Maßnahme oft dankbar angenommen.

Die Behandlung der androgenetischen Alopezie beschränkt sich meist auf die Gabe weiblicher Hormone („Pille"), welche selbstredend nur bei Frauen durchgeführt werden kann. Hierdurch kommt es gelegentlich zu Besserungen. Die Behandlung mit Minoxidil (ursprünglich ein Bluthochdruckmittel) hat sich als nicht ausreichend lange anhaltend erwiesen.

Naturheilkundliche Therapie

Ordnungstherapie

Bei Haarausfall zunächst prüfen, ob dieser über das übliche Maß hinausgeht – **nicht jeder Haarverlust ist krankhaft!**

Wenn stärkerer Haarausfall vorliegt oder dieser über längere Zeit besteht, **zugrundeliegende Erkrankungen** abklären.

Der Einfluß **psychosomatischer Faktoren** ist bei Alopecia areata und diffusa recht hoch. Stets ist daher zu hinterfragen, ob akute oder chronische Belastungen zum Haarausfall beigetragen haben könnten. Dabei auch an die Latenz zwischen Schädigung und tatsächlichem Haarausfall denken (bis zu mehreren Monaten).

Die diffuse Alopezie zeigt oft einen selbstlimitierten, vorübergehenden Verlauf ohne bleibende Haarverluste. Die betroffenen Personen können meist beruhigt werden.

Unabhängig von der Ursache führt der Haarausfall bei vielen Menschen zu Betroffenheit, Scham und Furcht vor einer Darstellung in der Öffentlichkeit.

Neben der somatischen Behandlung ist es hier sehr wichtig, mit dem Patienten im Gespräch zu einer besseren Selbstannahme zu gelangen, auch wenn die Symptome sich zunächst nicht bessern. Durch die **intensive psychologische Führung und Betreuung** ist es oft möglich, das Selbstwertgefühl des Patienten wieder zu heben. Da Haare und Haarverlust einen **hohen Symbolgehalt** haben und Hinweis auf bestimmte zugrundeliegende Konflikte sein können, kommen bei Haarerkrankungen auch analytisch orientierte Behandlungen in Frage.

Was sollten Sie als Patient tun?

- ▶ Versuchsweise **pflanzliche oder homöopathische Heilmittel**
- ▶ Zur Unterstützung **Nährstoffpräparate**
- ▶ Den Anteil **psychosomatischer Faktoren** hinterfragen

Akupunktur/Akupressur

Aussichtsreich nur bei Alopecia areata : Lu 7, 9, M 36, N3, Le 3, B 39, 23, LG 13.

Eigenbluttherapie

Eigenblut mit Hämoaktivator: Aktiviertes Eigenblut + 2 Ampullen Thym-Uvokal Mulli.
Potenziertes Eigenblut für Kinder: C7 1mal/Woche 5 Tropfen insgesamt 6mal, dann C9 1mal/Woche 5 Tropfen insgesamt 6mal.

Ernährungstherapie

Gegen Haarerkrankungen gibt es keine spezielle Ernährungstherapie. Zu empfehlen ist eine vitamin- und mineralstoffreiche Vollwertkost, möglichst unter hohem Rohkostanteil.
Auf ausreichend weichen Stuhl achten.

Homöopathie

Alopecia diffusa

- **Acidum phosphoricum D6, D12, D30:** Auch mit vorzeitigem Ergrauen, infolge von Kummer und Sorgeereignissen, teilnahmslos, erschöpft, zerstreut
- **Alumina D6, D12, D30:** Sehr trockene, schuppende Kopfhaut, starker Juckreiz mit Taubheitsgefühl der Kopfhaut, kälteempfindlich
- **Arsenicum album D6, D12, D30:** Empfindliche Kopfhaut, sogar das Kämmen tut weh, juckend und brennend besonders nachts, Schwäche, Unruhe, Ängstlichkeit, sehr verfroren
- **Calcium carbonicum D6, D12, D30:** Juckende Kopfhaut, nachts Kopfschweiße, meist kalte Füße, Haarausfall im Wochenbett
- **Graphites D6, D12, D30:** Heftiges Jucken, nässend übelriechend, frostig, Neigung zu Übergewicht, viele Schuppen
- **Kalium phosphoricum D6, D12, D30:** Nervlich erschöpft, apathisch, reizbar, Wärme verbessert, Ruhe verbessert, Essen verbessert
- **Natrium muriaticum D6, D12, D30:** Besonders in hormonellen Umstellungsphasen wie Entbindung, Stillzeit, Wechseljahre, fettige, ölige Haut, u.U. auch trockene Bereiche, männliches Haarausfallmuster: hohe Stirn, Geheimratsecken, Tonsurglatze
- **Phosphorus D6, D12, D30:** Große Erschöpfung, büschelweise händevoller Haarausfall, Patienten mit wenigen, glänzenden, dünnen Haaren
- **Sulfur D6, D12, D30:** Fettig schmutzige Haut, diverse Ausschläge und Exkoriationen im Kopfbereich, juckend und brennend, durch Kratzen nicht besser, struppig, glanzloses Haar

- **Thallium metallicum/sulfuricum/aceticum: D12, D30** Symptomatischer Therapieversuch, Folge von Neuralgien

Alopecia areata

Sehr schwierig zu behandeln - braucht viel Erfahrung und Geduld

- **Acidum fluoricum D6, D12, D30:** Kopfhaut dünn pergamentartig, saurer übelriechender Schweiß, Druckgefühl in den Schläfen, Wärme verschlechtert
- **Hepar sulfuris D6, D12, D30:** Empfindlich auf den leisesten Luftzug, Eiterungsneigung, nässend, jukkend, brennend
- **Vinca minor D6, D12, D30:** Auf den kahlen Stellen wächst weißer Flaum nach

Neuraltherapie

Dornenkranz (Spritzen verschiedener Stellen am Kopf) eventuell Schilddrüsenbehandlung, Störfeldsuche (durch Fachtherapeuten).

Nährstofftherapie

Als unterstützende Therapie kommt die Gabe vonBiotin, Zink, Kupfer, Pantothensäure, Vitamin B2, Vitamin B6, Methionin in Frage. Dosierungen (→ *Nährstoffliste*, S. 624). Auch die tägliche Aufnahme von Gelatinepräparaten (z.B. Gelacet ® Kapseln) aus dem Reformhaus kann vorteilhaft sein.

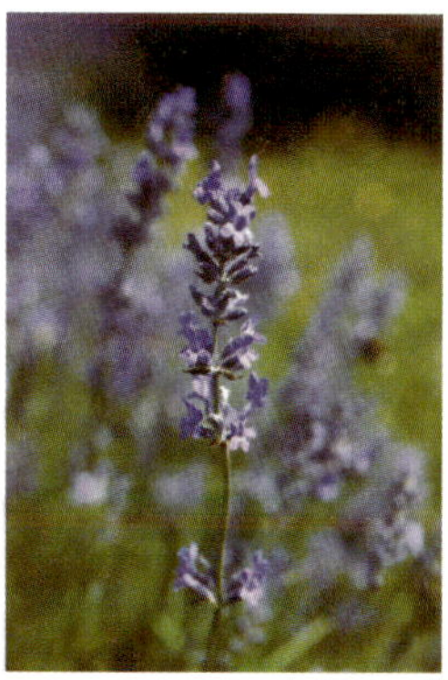

Abb. 82: Lavendel. Foto: Bruno Vonarburg, Teufen, Schweiz

Physikalische Therapie

Hydrotherapie: Ganzwaschung, Güsse, Wassertreten, Kopfhaut täglich mit frisch gepreßtem Brennesselsaft einreiben.
Phototherapie: UV-Kopfbestrahlung, Sonnen- und Lichtbäder – jedoch Sonnenbrände in jeden Fall vermeiden.
Massage: Mehrmals täglich Kopfhaut massieren.

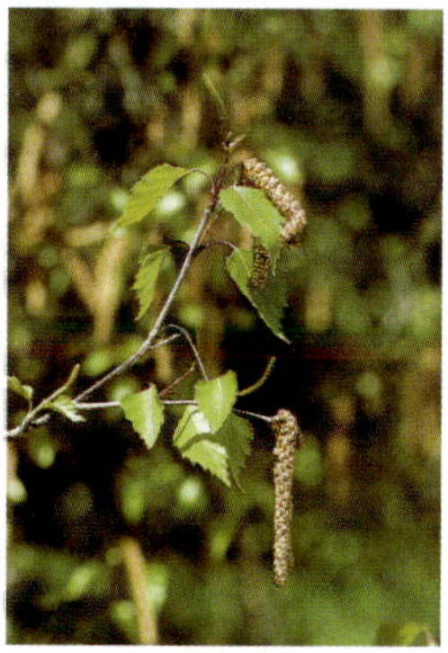

Abb. 83: Birke. Foto: Bruno Vonarburg, Teufen, Schweiz

Pflanzenheilkunde

(siehe auch Hydrotherapie)
Äußerlich bei diffusem und umschriebenem (kreisrundem) Haarausfall zur Anregung der Kopfhaut:

- Crinocedin® Haartonikum, Criniton® Lösung (enthält Rosmarin, Salicylsäure, Thymol)
- Zum Zusammenstellen für Massagen der Kopfhaut:

– 100 g Kressesaft, 1 g Lavendelessenz, 10 g Glyzerin und 20 g Rosenwasser mischen, mit Wattebausch 2mal täglich die betroffenen Stellen massieren (besonders bei kreisrundem Haarausfall)
– je 1 g Lavendelöl und Kalmusöl, 10 g Tinctura Gentianae (Enziantinktur) mit Spirites Rosmarini (Rosmarinalkohol) auf 100 g auffüllen. Als Haarwasser 2-3mal täglich einmassieren
– je 5 EL Brennesselwurzeln, Brennesselblätter, Klettenwurzeln und Birkenblätter mit 3 EL Rosmarinblättern mischen, davon 4 EL auf 1/2 l Wasser 15 Minuten kochen. Nach Abseihen kalt zum Einmassieren in die Kopfhaut verwenden.

Innerlich

- Zum Zusammenstellen:

– je 4 EL Erdrauch und Seifenkrautwurzeln, je 6 Eßlöffel Sandseggenwurzeln und Walnußblätter sowie 8 EL Ulmenrinde mischen, davon 1 EL auf 1 Tasse Wasser 10 Minuten kochen, nach Abseihen 3mal täglich 1 Tasse trinken

Weitere Maßnahmen

ThymoSkin-Shampoo für 4-6 Wochen bei diffusem Haarausfall.

Haarschuppen

Begriffsklärung

Was sind Haarschuppen?

Haarschuppen können Ausdruck einer zugrundeliegenden Hauterkrankung sein. So kommen sie häufig bei der Schuppenflechte vor, ferner bei Pilzerkrankungen der Kopfhaut und bei Kopfhautekzemen, besonders bei der seborrhoischen Dermatitis. Diese gilt es auszuschließen. Eine geringfügige Schuppung bei ansonsten normaler Hautgesundheit kommt veranlagungsbedingt vor.

Diagnostik und schulmedizinische Therapie

Was können Sie als Patient vom Arzt erwarten?

Mit einfachen Mitteln sollten die möglichen Ursachen von Haarschuppen abgeklärt werden. Neben der eingehenden Untersuchung der gesamten Haut gehören dazu eventuell Abstriche der Kopfhaut.

In der schulmedizinischen Behandlung werden dann Haarwässer oder Cremes und Shampoos mit Zusatz von Teer, Schwefel oder Cortison verwendet.

Naturheilkundliche Therapie

Akupunktur/Akupressur

Stoffwechselpunkte versuchen: B 54, 58, N 2, 6, Le 13, Di 2, 3, 4.

Homöopathie

- **Calcium carbonicum D6, D12, D30:** Kalte schlaffe, ungesund aussehende Haut, trocken schuppend und leicht gerötet, Kopfschweiße, Lymphatismus, Neigung zu Furunkeln, schlechte Wundheilung, Neigung zu allergischen Erkrankungen
- **Graphites D6, D12, D30:** Trocken schuppig, aber auch klebrig fettig, Schrunden am Übergang von Haut zu Schleimhaut, übelriechende saure Schweiße, Wärme/nachts/bei und nach Menstruation verschlechtert
- **Natrium muriaticum D6, D12, D30:** Haut fettig ölig, aber lokal auch trocken, Lokalisation besonders an Stirn-Haargrenze, Mundwinkelrhagaden
- **Sulfur D6, D12, D30:** Trockene schmutzig aussehende Haut, juckend und brennend, Eiterungsneigung, übelriechende Schweiße, Silberschmuck wird schwarz, Wasseranwendung (Leitsymptom!) verschlechtert, Bettwärme verschlechtert, Kratzen verbessert Juckreiz, danach jedoch brennend

Physikalische Therapie

Massage: Kopfhaut mehrmals täglich mit Brennessel-Frischpflanzensaft einreiben und Kopfhaut massieren.

Infektionen

Naturheilkundliche Behandlungsprinzipien

Infektionen sind Zeichen einer Abwehr des Körpers gegen eindringende Organismen, z.B. Viren, Bakterien oder Pilze. Infektionen entstehen dann, wenn auf der einen Seite genügend Erreger in den Körper eingedrungen sind und der Körper auf der anderen Seite zu einer Abwehrreaktion fähig ist. Bei einer starken Abwehrlage können die Erreger schnell beseitigt werden, so daß die Infektion abklingt, bei schwacher Abwehrlage verbleiben Erreger im Körper und können diesen sogar überwältigen.

Aus naturheilkundlicher Sicht ist wichtig, daß Erreger sich vornehmlich dort ansiedeln, wo der natürliche Schutz der Haut und Schleimhäute versehrt ist, etwa bei einer vorentzündeten Haut, einer antibiotikabehandelten Darmschleimhaut mit Verlust der natürlichen Keime oder einer vorgeschädigten Bronchialschleimhaut bei Rauchern. Nach Überwindung dieser Barrieren müssen von den Erregern auch noch die spezifischen und unspezifischen Immunmechanismen des Organismus (Antikörper, Abwehrzellen) überwunden werden. In der Behandlung von Patienten mit Infektionen kommt es darum wesentlich darauf an, wieder intakte Abwehrbarrieren herzustellen und das Immunsystem zu unterstützen. Nur wenn dadurch keine ausreichende Abwehrleistung hergestellt werden kann, muß auch eine direkte Abtötung der Krankheitserreger, z.B. mit Antibiotika, erfolgen.

Die Immunlage des Körpers kann durch eine Vielzahl von Faktoren vermindert sein. Hierzu zählen weitere bestehende Grunderkrankungen, z.B. Diabetes und die Einnahme immununterdrückender Medikamente.

Auch generelle Belastungen der Körperregulation, z.B. Intoxikationen (Vergiftungen, auch Alkohol, Nikotin), chronische Umweltstressoren, unregelmäßige Lebensrhythmen und unausgewogene Ernährung, tragen zu einer Immunschwäche bei. Schließlich können sich auch psychische und psychovegetative Einflüsse nachteilig auf das Immunsystem auswirken. Dies können akute Belastungsphasen sein, z.B. das Auftreten eines Herpes labialis nach einer Examensprüfung. Auch chronische psychosoziale Belastungen können das Auftreten von Infektionen begünstigen, z.B. sich oft wiederholende „Erkältungen" bei Menschen unter anhaltendem Beziehungsstreß.

Für die Diagnostik gilt es, stets den Einfluß der möglichen Mitursachen auf die Erkrankung zu ermitteln, bevor gezielt behandelt werden kann.

Allgemeine naturheilkundliche Maßnahmen zur Immunstimulation

Akupunktur/Akupressur

Viele der wichtigen Akupunkturpunkte wirken allgemein immunstimulierend. Besondere Wirkung auf das weiße Blutbild: LG21 (1 1/2 cm vor LG 20), LG14, G39 und B10.

Ausleitende Verfahren

Hervorragende umstimmende und immunstimulierende Wirkungen werden dem Baunscheidtverfahren und dem Canthuridenpflaster bei verschiedenen Formen der Abwehrschwäche nachgesagt (→ *Ausleitende Verfahren*, S. 59).

Autogenes Training

Regelmäßige Entspannungserfahrungen, z.B. mit dem autogenen Training, scheinen nach jüngsten Untersuchungen das Netzwerk der Wechselwirkungen von Nerven-, Hormon- und Immunsystem in vielfältiger Form positiv zu beeinflussen, umgekehrt hemmen z.B. die unter „Streß" vermehrt ausgeschütteten Hormone der Nebennierenrinde die Immunreaktionen (z.B. die Funktion der T-Helferzellen).

Eigenbluttherapie

Native Eigenbluttherapie zur allgemeinen Immunstimulation:

- Schema 1:

1. Woche 2mal/Woche 0,5 ml Eigenblut subkutan, in der
2. Woche 1,0 ml Eigenblut intramuskulär
3. Woche 2,0 ml Eigenblut intramuskulär
4. Woche 3,0 ml Eigenblut intramuskulär

- Schema 2:

– Phase 1: Täglich ansteigend Eigenblut intrakutan 0,1 - 0,2 - 0,3 - 0,4 - 0,5 ml danach
– Phase 2: 3tägig ansteigend subkutan 0,6 - 0,7 - 0,8 - 0,9 - 1,0 ml danach
– Phase 3: Alle 5 Tage ansteigend intramuskulär 1,0 - 1,5 - 2,0 - 2,5 - 3,0 ml

Eigenbluttherapie mit Hämoaktivator: 3mal/Woche aktiviertes Eigenblut insgesamt 12-15 Injektionen

Potenziertes Eigenblut für Kinder: Nacheinander je 1mal/Woche 5 Tropfen: C5 über 6 Wochen, dann C7 über 6 Wochen, dann C9 über 6 Wochen, dann C12 über 6 Wochen, dann C15 über 6 Wochen

Homöopathie

Stets an die konstitutionelle homöopathische Behandlung denken. Ferner:

- **Echinacea** D 4, D6 oral, D 4 als Injektion intramuskulär, intravenös

Neuraltherapie

Umstimmung bei mangelnder Reizantwort durch Plenosolquaddeln möglich, ansonsten **Störfeldsuche** empfehlenswert (→ Fachtherapeut).

Nährstofftherapie

Die Gabe von 10-25mg Zink, 5-10000 I.E. Vitamin A, 2mal 500-1000mg Vitamin C und 100-1000mg Pantothensäure kann die Verbesserung des Immunstatus unterstützen.

Ordnungstherapie

Immunstimulierende Maßnahmen – vor allem mit pflanzlichen Immunstimulantien – dürfen nicht auf Dauer erfolgen, da sonst der immunstimulierende Effekt nachläßt, sogar eine immunschwächende Wirkung ist möglich.

Daher sollten diese Maßnahmen stets im Intervall unter Berücksichtigung rhythmologischer Aspekte erfolgen (z.B. Sauna ein- oder zweimal/Woche, nicht täglich; pflanzliche Immunstimulantien maximal 4-6 Wochen in mehrtägigen Intervallen bzw. 1-2 Wochen lang täglich; danach Pausen in gleicher Länge).

Physikalische Therapie

Ziel: Abhärtung, Erreichen einer normalen Spannungslage (= Eutonie) des Vegetativums, Abkehr von überschießender oder abgeschwächter zu normaler Reaktionslage. Maßnahmen zur besseren Überwindung einer Krankheit und zur Verbesserung der unspezifischen Abwehrlage des Körpers:

Hydrotherapie:

- Je nach Infektphase: Ansteigende Fußbäder, Halb-, Dreiviertel- und Vollbad, Trockenbürsten
- Zur Vorbeugung/Abhärtung: Wassertreten, Tautreten, Teil- und Ganzwaschungen, Kneippkur, Sauna

Balneotherapie:

- Balneotherapeutische Reizserien, Badekur, feuchte 3/4 Packung
- Reizklima: Meer- u. Seebäder, radioaktive Heilquellen

Bewegungstherapie:

- Mäßige sportliche Betätigung stärkt, starke sportliche Betätigung (z.B. bestimmte Formen des Leistungssports) schädigt das Immunsystem; günstig sind:

- Allgemeine Gymnastik und Sporttherapie, Atemtherapie, Spaziergänge
- Radfahren an frischer Luft, Schwimmen

Massage:
Körpertrockenbürstungen, Bindegewebsmassage, Reflexzonentherapie

Phototherapie:
Mäßiges Sonnen- und Lichtbaden, zuviel wirkt immunschwächend

Pflanzenheilkunde

- Sonnenhut (Echinacea purpurea oder angustifolia) in: Echinacin® Liquor/ Ampullen/ Capsetten, Echinacea-ratio® Tabletten, Pascotox 100® Tabletten/ Tropfen/ forte Injektopas. Dosierung je nach Schweregrad und Typ mit dem Arzt absprechen. Kuren von 4-6 Wochen durchführen.
- Taigawurzel (Eleutherococcus senticosus) in: Eleu-Kokk® Lösung 3mal 5 ml, Dragees 3mal 1
- Kombinationspräparate:
  – Esberitox N 3mal 3 Tabletten oder 3mal 50 Tropfen für 4-6 Wochen; enthält Thuja-Extrakt (Thuja occidentalis), Sonnenhut (Echinacea Purpurea) und wilden Indigo (Baptisia tinctoria)
  – Lymphozil K/ forte E® Tabletten
  – Tonsilgon® Tropfen/ N Dragees
- Weitere Präparate entsprechend den jeweiligen Krankheitsbildern

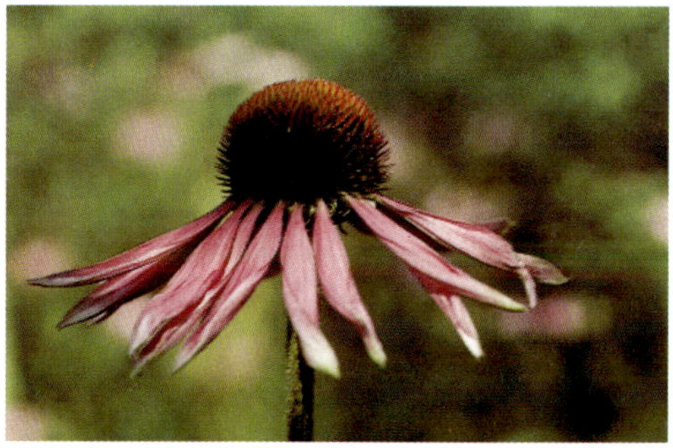

Abb. 84: Sonnenhut. Foto: Bruno Vonarburg, Teufen, Schweiz

Bakterielle Infektionen

Begriffsklärung

Welche bakteriellen Infektionen kommen häufig vor?

Häufige bakterielle Entzündungen betreffen die Haut (→ *Bakterielle Entzündungen der Haut*, S. 505), die Atemwege (→ S. 290), die Harnwege (→ S. 369), den Kopfbereich, Operationswunden, Genitalien und den Magen-Darm-Bereich.

Symptome

Wie machen sich bakterielle Infektionen bemerkbar?

Allgemeine Zeichen bakterieller Infektion sind Rötungen, Druckschmerz, später eitrige Sekrete. Bakterielle Infektionen gehen häufig mit Fieber und Lymphknotenschwellung einher. Je nach Erreger zeigen sich auch schwerere Allgemeinreaktionen wie Schüttelfrost, Schmerzen, Schockreaktionen.

Diagnostik und schulmedizinische Therapie

Wie werden bakterielle Infektionen in der etablierten Medizin behandelt?

Häufigste Behandlungsmaßnahme ist die Gabe von antibiotischen Mitteln (äußerlich oder innerlich) und die Anwendung antiseptischer Präparate. Bei der antibiotischen Therapie werden Präparate ausgewählt, gegen die das jeweilige vermutete Bakterium empfindlich ist. Problematisch ist die Ausbildung von Resistenzen (Unempfindlichkeiten) gegenüber Antibiotika, da diese immer mehr zunehmen. Die antiseptische Behandlung ist von der antibiotischen zu unterscheiden, da sie nicht gezielt antibakteriell wirkt, sondern allgemeine keimtötende Eigenschaften aufweist. Als Antiseptika werden verschiedene Alkohole verwendet, ferner Jodlösungen und Wasserstoffsuperoxid.

Naturheilkundliche Therapie

Akupunktur/Akupressur

Allgemein bei bakteriellen Entzündungen : Di 11, 4, G 34, B 57, Le 3.
Keuchhusten: Lu 5, Di 4, KG 17, (22), M 40, (LG 11, B 12 Moxa).

Ausleitende Verfahren

Blutegel bei allen lokalisierten bakteriellen Infektionen (Mittelohrentzündung, Gallenblasenentzündung, chronische Knochenentzündung), Cantharidenpflaster bei Mandelentzündung und Mandelabszeß.

Eigenbluttherapie (→ Therapeut)

Durch Fachtherapeuten:

Scharlach
Potenziertes Eigenblut für Kinder: C7 jeden 2. Tag 3 Tropfen auf die Zunge geben etwa 5mal anschließend C9 1mal/Woche 5 Tropfen insgesamt 5-6mal

Homöopathie

→ *Schnupfen* (S. 290), *Mandelentzündung* (S. 311), *Nasennebenhöhlenentzündung* (S. 300)

Allgemein

- **Echinacea ø, D1, D2:** Zur Steigerung der Abwehrkräfte bei akuten Infektionen alle 2 Stunden 10-20 Tropfen, bei chronischen Infektonen 3mal 20 Tropfen täglich

Sepsis (zusätzlich zur üblichen schulmedizinischen Therapie) Versuch mit: Echinacea D4 + Lachesis D12 + Pyrogenium D30 als Mischinjektion intravenös (→ Therapeut)

Grippaler Infekt

- **Acidum sarcolacticum D3, D4, D6, D12:** Infekt der oberen Luftwege mit trockenem Reizhusten, Schnupfen, Müdigkeit, Zerschlagenheitsgefühl, große Schwäche, kalte Glieder, die sich nicht erwärmen, allgemeine Frostigkeit, jede Bewegung verschlechtert
- **Aconitum D4, D6**: Stündlich 5 Tropfen in der beginnenden, stürmischen, fieberhaften Phase, Schüttelfrost, trockenes Fieber, große Angst, große Unruhe, Herzklopfen, harter Puls, heftiger Durst, abends und nachts verschlechtert, Wärme verschlechtert
- **Belladonna D4, D6:** Stündlich 5 Tropfen bei beginnenden, sehr plötzlich auftretenden Fieberzuständen, hochroter Kopf, pulsierender Kopfschmerz, Schüttelfrost, dampfender Schweiß, trockene Schleimhäute, hochroter Rachenring und Tonsillen, weite Pupillen, starke Erregung, später Stupor, Kälte verschlechtert, Zugluft verschlechtert, Aufregung, äußere Sinneseindrücke verschlechtert
- **Bryonia D3, D4, D6:** Heftiger Kopfschmerz, trokkener, hohler Reizhusten, großer Durst auf große Mengen kalten Wassers, große Reizbarkeit, jede Bewegung verschlechtert, Ruhe verbessert, Wärme verbessert, aber Husten verschlechtert beim Betreten warmer Räume
- **Camphora ø:** Stündlich 1-2 Tropfen zu Beginn gegeben vermag die Infektion eventuell zu kupieren
- **Dulcamara D2, D3, D4:** Charakteristisches Gefühl der Erkältung, starkes Kältegefühl, Schnupfen, kurzer, bellender Husten, typische Folge von Nässe und Kälte, Wärme verbessert
- **Eupatorium perfoliatum D2, D3:** Fieber mit starkem Zerschlagenheitsgefühl in Gliedern und Knochen, trockener Grippehusten, der so stark schmerzt, daß die Brust gehalten werden muß, starker Fließschnupfen, großer Durst
- **Ferrum phosphoricum D3, D4, D6:** Stündlich 5 Tropfen bei beginnendem Fieber (insbesondere bei Kindern alternierende Gabe von Ferrum phosphoricum mit dem ansonsten passenden Mittel), vollblütiges oder bleiches Gesicht, kalte Füße, große Schwäche, Bedürfnis, sich niederzulegen, Durst, Ruhe verschlechtert, mäßige Bewegung verbessert

- **Gelsemium D4, D6:** Fieber mit Schüttelfrost, kein Durst, allgemeines Zerschlagenheitsgefühl, Benommenheit und Schläfrigkeit, zittrige Schwäche, heftiger Blutandrang mit dunkelrotem Gesicht und Schmerzen im (Hinter)Kopf (wie Band um den Kopf), reichlicher Harnabgang verbessert Kopfschmerz, Wärme verschlechtert, Sonne verschlechtert, Bewegung verschlechtert, jede Erregung verschlechtert

Entzündung des Blinddarms

- **Aconitum D4, D6, (D30):** Plötzliches Auftreten, heftige Entzündungszeichen, heißer, gespannter, berührungsempfindlicher Bauch, großer Durst, große Unruhe, große Angst, abends und nachts verschlechtert, Wärme verschlechtert
- **Arsenicum album D4, D6, D12, (D30):** Stark berührungsempfindlicher Bauch, brennender, schneidender Schmerz, Appetitlosigkeit, Ekel vor Essen, Erbrechen (selbst beim Geruch von Speisen), großer Durst auf kleine Mengen kalten Wassers, (Todes-)-Angst, Unruhe, pedantische Genauigkeit, Kälte verschlechtert, um Mitternacht verschlechtert, Wärme verbessert
- **Bryonia D2, D3, D4, (30):** Brennender, stechender Schmerz, großer Durst auf große Mengen kalten Wassers, große Reizbarkeit, schlechte Laune, Druck verschlechtert, jede Bewegung (z.B. tiefe Inspiration) verschlechtert, Berührung verschlechtert, Ruhe verbessert
- **Colocynthis D4, D6, (D30):** Kolikartiger Leibschmerz, der zum Zusammenkrümmen zwingt, Gefühl des Zusammenschnürens wie mit eiserner Klammer, Meteorismus, Aufstoßen, Druck durch Kleidung wird nicht vertragen, aber kräftiger Druck verbessert(!), Diarrhoe nach jedem Essen oder Trinken, Berührung verschlechtert, Bewegung verschlechtert, ab 16 Uhr verschlechtert, Druck (z.B. Liegen auf der rechten Seite) verbessert, Ruhe verbessert, Wärme verbessert, Aufstoßen verbessert, Stuhlgang verbessert
- **Dioscorea villosa D3, D4:** Krampfartiger Schmerz mit oft wechselnder Lokalisation, starker Meteorismus, morgendliche Diarrhoe, kein Durst, Aufrechtstehen verbessert, Rückwärtsneigen verbessert, Druck verbessert
- **Mercurius solubilis D4, D6, D12, (D30):** Brennender Schmerz der echten Leistengegend, ständiger Stuhldrang mit vielen kleinen Stühlen, kann nicht auf der rechten Seite liegen, Foetor ex ore, Speichelfluß, dick belegte Zunge mit Zahneindrücken, übelriechender Schweiß, Kälte verschlechtert, Bettwärme verschlechtert

Kinderkrankheiten

Das bewährte Mittel der Wahl wird ohne Symptomatik angegeben. Einnahme: Als C30-Potenz 5 Globuli in 1 Glas Wasser auflösen, 3mal 1 EL täglich, 2-3 Tage lang

Diphtherie:	Mercurius cyanatus
Keuchhusten:	Belladonna
Scharlach:	Belladonna

Impfschäden: Hepar sulfuris, Mercurius solubilis, Silicea, Sulfur bei passender Symptomatik, Hauptmittel bzw. bei nicht eindeutiger Symptomatik: Thuja occidentalis

Antibiotikagabe (Folgeschäden hierdurch): Sulfur C30 (cave Erstreaktion, eventuell LM VI 5 Globuli täglich und bei Bedarf Steigerung auf LM XII, LM XVIII, LM XXX)

Physikalische Therapie

Hydrotherapie:

- Je nach Infektphase: Ansteigende Fußbäder, Halb-, Dreiviertel- und Vollbad, Trockenbürsten. – Zur Vorbeugung/Abhärtung: Wassertreten, Tautreten, Teil- und Ganzwaschungen, Kneippkur, Sauna. Einzelheiten siehe → *Kneippsche Therapie,* S. 170.

Balneotherapie:

- Balneotherapeutische Reizserien, Badekur, feuchte 3/4 Packung
- Reizklima: Meer- u. Seebäder, radioaktive Heilquellen.

Bewegungstherapie:

- Sporttherapie, Atemtherapie, Spaziergänge
- Radfahren an frischer Luft, Schwimmen

Massage:
Körpertrockenbürstungen, Bindegewebsmassage, Reflexzonentherapie

Phototherapie:
Mäßiges Sonnen- und Lichtbaden, zuviel wirkt immunschwächend

Pflanzenheilkunde

- Als „pflanzliches Antibiotikum" (bakterizide Wirkung der ätherischen Öle): Angocin® Dragees
- Sonnenhut (Echinacea purpurea oder angustifolia) in: Echinacin® Liquor/ Ampullen/ Capsetten, Echinacea-ratio® Tabletten, Pascotox 100® Tabletten/ Tropfen/ forte Injektopas. Dosierung je nach Schweregrad und Typ mit dem Arzt absprechen. Kuren von 4-6 Wochen durchführen.
- Taigawurzel (Eleutherococcus senticosus) in: Eleu-Kokk® Lösung 3mal 5 ml, Dragees 3mal 1
- Kombinationspräparate:

– Esberitox N 3mal 3 Tabletten oder 3mal 50 Tropfen für 4-6 Wochen; enthält Thuja-Extrakt (Thuja occidentalis), Sonnenhut (Echinacea purpurea) und wilden Indigo (Baptisia tinctoria)

– Lymphozil K/ forte E® Tabletten

– Tonsilgon® Tropfen/ N Dragees

- Basistherapie zur „Blutreinigung" bei häufigen bakteriellen Entzündungen

– Tee aus folgenden Drogen (zu gleichen Teilen): Brennesselblätter (Herba Urticae), Löwenzahnwurzeln (Radix Taraxaci), Faulbaumrinde (Cortex frangulae), Hagebuttenfrüchte (Fructus cynosbati), Sennesblätter (Folia sennae) und Anisfrüchte (Fructus Anisi)

Virusinfektionen

Begriffsklärung

Welche Virusinfektionen sind beim Menschen bedeutsam?

Neben den Virusinfektionen der Haut (→ *Herpesinfektionen*, S. 496 und *Warzen*, S. 501) gibt es eine Vielzahl weiterer Viren, die den Menschen betreffen können. Hierzu gehören die Viren, welche die Kinderkrankheiten auslösen, z.B. Masern, Windpocken, Röteln, Mumps. Weitere Viren befallen bevorzugt die Leber (Hepatitisviren), den Magen-Darm-Bereich (Enteroviren) oder den gesamten Körper (z.B. Grippeviren, Zytomegalieviren, Ebstein-Barr-Viren). Das HI-Virus (AIDS-Virus) infiziert u.a. Zellen des Immunsystems, was zu seiner Gefährlichkeit beiträgt.

Symptome

Woran sind Virusinfektionen zu erkennen?

Das Spektrum von Erscheinungen bei Virusinfektionen ist groß. Viele verlaufen inapparent, d.h. ohne klinische Symptome. Andere machen sich durch Lymphknotenschwellungen, Abgeschlagenheit, Schwächegefühl bemerkbar. Weitere gehen mit besonderen Ausschlägen an der Haut einher, z.B. die Kinderkrankheiten. Gegenüber den bakteriellen Infektionen fällt auf, daß Viren weniger häufig zu hohem Fieber führen, zumindest bei Erwachsenen, und praktisch keine eitrigen Entzündungen erzeugen. Treten Eiterbildungen in Zusammenhang mit Virusinfektionen auf, so sind sie meist durch zusätzliche bakterielle Besiedlung bedingt.

Diagnostik und schulmedizinische Therapie

Was können Sie als Patient vom Arzt erwarten?

Anders als bei Bakterien gibt es gegen Viren meist keine spezifischen Therapien wie Antibiotika. Nur wenige Virusinfekte können gezielt behandelt werden, z.B. Herpeserkrankungen mit Aciclovir (z.B. Zovirax®). Ansonsten beschränkt sich die Therapie auf symptomatische Maßnahmen gegen die Beschwerden. Bei Immunmangelzuständen kann eine vitale Bedrohung des Körpers vorliegen, so daß intensivmedizinische Maßnahmen eingeleitet werden müssen. Die Behandlung der HIV-Infektion ist ein besonderes Anliegen der Forschung. Bislang konnten keine Mittel gefunden werden, die bei relativ wenigen Nebenwirkungen anhaltende sichere Erfolge zeigen.

Stichwort Impfungen

Gegen zahlreiche Viren und Bakterien können heutzutage Impfungen vorgenommen werden. Abzuwägen ist stets, ob das Risiko und die Wahrscheinlichkeit von Impfnebenwirkungen gegenüber der Wahrscheinlichkeit und den möglichen Komplikationen der Infektion in Kauf zu nehmen sind. Auch von Fachleuten ist dies nicht immer leicht zu entscheiden.

Auch ist keineswegs bei allen Impfungen klar, ob überhaupt ein genügend langer Impfschutz im Vergleich zur durchgemachten Erkrankung besteht. Naturheilkundlich orientierte Ärzte weisen auch darauf hin, daß der „echten“ durchgemachten Infektion, besonders bei Kinderkrankheiten durchaus eine Funktion für die Reifung des Immunsystems und für die körperliche Entwicklung insgesamt zukommen könnte.

In manchen Fällen überwiegen die zu befürchtenden Schäden durch die Erkrankung jedoch bei weitem die Gefahr von Nebenwirkungen der Impfung. Sicherlich für jeden sinnvoll sind z.B. Impfungen gegen Polioviren („Schluckimpfung“), Tetanusbakterien und Diphteriebakterien.

Impfungen gegen Röteln und gegen Mumps sollten zumindest bei Jugendlichen und Erwachsenen durchgeführt werden, wenn diese noch keine Infektion durchgemacht haben, da die Infektionen im Erwachsenenalter fast immer viel schwerer verlaufen als bei Kindern. Bei Röteln kann z.B. eine Infektion in der Schwangerschaft zu schwerwiegenden Mißbildungen beim Kind führen.

Von den Gesundheitsämtern werden für Kleinkinder meist auch Impfungen gegen Keuchhusten (Pertussis), Masern, Mumps, Röteln und Haemophilus Influenzae-B (HIB) empfohlen. Hier sollte eine individuelle Beratung durch den Kinderarzt erfolgen.

Nur für Risikogruppen zu empfehlen sind Impfungen gegen Hepatitis B (Angehörige medizinischer Berufe), Grippeviren (v.a. ältere und immungeschwächte Menschen) und gegen die durch Zecken übertragene FSME (Frühsommermeningoenzephalitis, besonders Personen mit häufigen Aufenthalten im Wald). Für Tropenreisen gelten besondere Richtlinien, die von den örtlichen Gesundheitsämtern zu erfahren sind.

Naturheilkundliche Therapie

Was sollten Sie als Patient tun?

Allgemeine Maßnahmen bei Virusinfekten

▶ Leichte Fieberreaktionen durch **Schwitzen** mit Tees, Wickeln und – soweit verträglich – heißen Bädern unterstützen.

▶ Starke Fieberreaktionen mit **kalten Wadenwickeln** abfangen; Wasserverluste durch vermehrtes Trinken (Mineralwasser, Tees) ausgleichen.

▶ Bei wiederholten Infekten: Nach Abklingen **abhärtende physikalische Maßnahmen** als Dauervorbeugung.

▶ **Fehlenden Appetit respektieren**, nur leicht verdauliche Kost einnehmen.

▶ Kinderkrankheiten unterstützend mit **Homöopathika** behandeln.

▶ Bei fehlendem Ansprechen oder Verschlechterung auf eigene Maßnahmen den **Arzt aufsuchen**.

Pflanzenheilkunde

Bei grippalen Infekten schweißtreibende Mittel:

- Holunder (Sambucus nigra) als Tee (Flores Sambuci) oder heißer Beerensaft
- Linde (Tilia) als Tee (Flores Tiliae)
- Jaborandiblätter als Tee (Folia Jaborandi) – sehr schweißtreibend

Allgemein zur Immunstimulation:

- Taigawurzel (Eleutherococcus senticosus) in: Eleu-Kokk® Lösung 3mal 5 ml, Dragees 3mal 1
- Kombinationspräparate:

– Esberitox N 3mal 3 Tabletten oder 3mal 50 Tropfen für 4-6 Wochen; enthält Thuja-Extrakt (Thuja occidentalis), Sonnenhut (Echinacea purpurea) und wilden Indigo (Baptisia tinctoria)
– Lymphozil K/ forte E® Tabletten
– Tonsilgon® Tropfen/ N Dragees

- Weitere Präparate entsprechend den jeweiligen Krankheitsbildern

Homöopathie

Kinderkrankheiten

Das bewährte Mittel der Wahl wird ohne Symptomatik angegeben. Einnahme: 5 Globuli einer C30-Potenz in 1 Glas Wasser auflösen, 3mal 1 EL täglich, 2-3 Tage lang

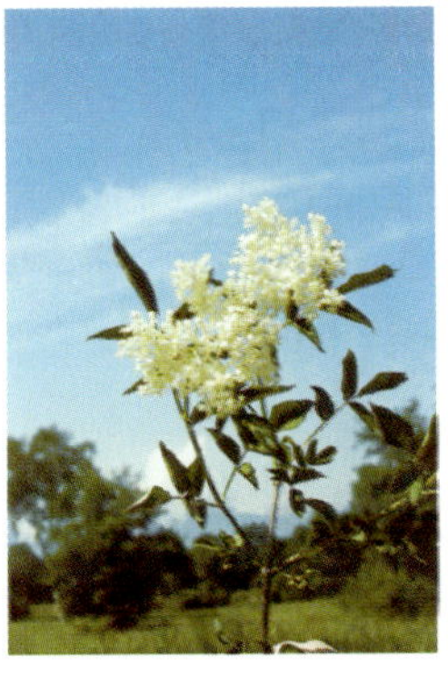

Abb. 85: Holunder. Foto: Bruno Vonarburg, Teufen, Schweiz

Masern:	Pulsatilla
Mumps:	Belladonna
Röteln:	Aconitum
Windpocken:	Antimonium tartaricum
Kinderlähmung:	Lathyrus sativus (bei Paresen kommen in Frage: Calcium carbonicum, Causticum, Plumbum, Sulfur)

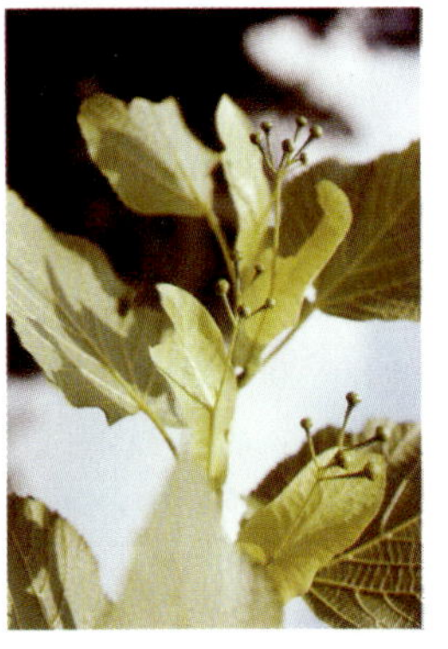

Abb. 86: Lindenblüten. Foto: Bruno Vonarburg, Teufen, Schweiz

Physikalische Therapie

Ziel: Abhärtung, Erreichen einer normalen Spannungslage (= Eutonie) des Vegetativums, Abkehr von überschießender oder abgeschwächter zu normaler Reaktionslage.

> **Achtung**
>
> Die Anwendung von physikalischen Maßnahmen in der akuten Krankheitsphase einer Virusinfektion sollte vorher mit einem Arzt besprochen werden.

Maßnahmen zur besseren Überwindung einer Krankheit und zur Verbesserung der unspezifischen Abwehrlage des Körpers:

Hydro- und Balneotherapie:

Therapiedauer: Bis zur Besserung der Beschwerden

- Frühe Infektphase, bei Fieberanstieg: Ansteigende Fußbäder, Halb-, Dreiviertel- und Vollbad (Temperatur je nach Behaglichkeit ca. 36-38 °C)
- Bei starkem Fieber: Kalte Wadenwickel oder Unterleibwickel (→ *Fieber*, S. 561)
- Bei fehlendem Fieber trotz Krankheitsgefühl: Vollbad, Trockenbürsten.
- Infekte im Bereich der Atemwege: Kopfdampfbad, z.B. mit Kamillenblüten oder Emser Salz; auch: ansteigendes oder warmes Armbad
- Infekte im Nasen-Rachenraum, Halsschmerzen: Kalte Halswickel (bei akuten Erkrankungen Wickel abnehmen, sobald dieser warm wird (ca. alle 5-10 Minuten), bei chronischen Erkrankungen über Nacht liegen lassen)
- Zur Vorbeugung/Abhärtung:

– Wassertreten, Tautreten
– Teil- und Ganzwaschungen
– Kneippkur
– Sauna
– Balneotherapeutische Reizserien, Badekur, feuchte 3/4 Packung
– Reizklima: Meer- u. Seebäder, radioaktive Heilquellen

Bewegungstherapie:

- Sporttherapie, Atemtherapie, Spaziergänge
- Radfahren an frischer Luft, Schwimmen

Massage:
Körpertrockenbürstungen, Bindegewebsmassage, Reflexzonentherapie

Phototherapie:
Mäßiges Sonnen- und Lichtbaden, zuviel wirkt immunschwächend

Akupunktur/Akupressur

Grippe: LG 13, Di 4, (11)
Masern: LG 13, KS 6
Mumps: Lu 11, M 6 (ch.: M 3), 3E15, 17, Di 4

Ausleitende Verfahren

Hervorragende umstimmende und immunstimulierende Wirkungen werden dem Baunscheidtverfahren und dem Cantharidenpflaster bei verschiedenen Formen der Abwehrschwäche nachgesagt (→ *Ausleitende Verfahren*, S. 59). Besonders Urogenital- und HNO-Infekte sprechen sehr gut auf Baunscheidtierungen an.

Bei Kindern die Baunscheidtsalbe nur einreiben. Das Cantharidenpflaster wird meist an das Mastoid (Knochenfortsatz hinter dem Ohr), den Kieferwinkel oder in den Nacken gesetzt.

Bach-Blüten-Therapie

Häufig Walnut und Crabapple.

Eigenbluttherapie

Durch Fachtherapeuten

Mumps

Potenziertes Eigenblut für Kinder: Zunächst C7 jeden 2. Tag 5 Tropfen auf die Zunge geben etwa 5mal, dann nacheinander je 1mal/Woche 5 Tropfen: C9 über 6 Wochen, dann C12 über 6 Wochen, dann C15 über 6 Wochen

Allgemeine Virusinfektionen zur Immunstimulation

Potenziertes Eigenblut für Kinder: Nacheinander je 1mal/Woche 5 Tropfen:C5 über 4 Wochen, C7 über 6 Wochen, C9 über 6 Wochen, C12 über 6 Wochen, dann C15 über 6 Wochen

Varizellen zur Behebung des Juckreizes

Potenziertes Eigenblut für Kinder: C7 2stündlich 2 Tropfen auf die Zunge geben. Nach Infektionskrankheiten zur Regeneration und Vermeidung von Komplikationen

Pfeiffersches Drüsenfieber

Potenziertes Eigenblut für Kinder: C7 jeden 2. Tag 3 Tropfen auf die Zunge geben insgesamt 14 Tage anschließend C9 1mal/Woche 5 Tropfen insgesamt 6mal anschließend C12 1mal/Woche 5 Tropfen insgesamt 6mal anschließend C15 1mal/Woche 5 Tropfen insgesamt 6mal

Masern

Potenziertes Eigenblut für Kinder: C7 jeden 2. Tag 3 Tropfen auf die Zunge geben etwa 5mal anschließend C9 1mal/Woche 5 Tropfen insgesamt 5-6mal

Literatur

Dorstewitz, H.: Erkältung und Grippe natürlich behandeln. Gräfe und Unzer, München.

Enders, E.: Homöopathische Heuschnupfenfibel – Ein Lesebuch über Allergien, Asthma und auch Erkältungen. Karl F. Haug Verlag, Heidelberg.

Friedlander/Philips: Für ein starkes Immunsystem. Hallwag Verlag, Bern, Ostfildern.

Rauch, E.: Naturheilbehandlung der Erkältungs- und Infektionskrankheiten. Karl F. Haug Verlag, Heidelberg.

zur Linden, V.: Immunsystem natürlich stärken. Gräfe und Unzer, München.

Wurmerkrankungen

Begriffsklärung

Welche Wurmerkrankungen sind beim Menschen bedeutsam?

Aufgrund der besseren hygienischen Verhältnisse und der geringeren Verseuchung von Wasser und Lebensmitteln sind Wurmerkrankungen in der westlichen Welt seltener als noch vor 50 Jahren. Doch auch in Deutschland kommen immer noch Wurmerkrankungen vor, insbesondere bei Kindern. Am häufigsten zu finden sind Bandwürmer, Madenwürmer und Spulwürmer. Diese verursachen die folgenden Erkrankungen:

- Zestoden-Erkrankungen (Bandwurmbefall); hierzu zählen u.a.
  - Rinder- und Schweinebandwurm
  - Hundebandwurm
  - Fischbandwurm
- Oxyuriasis (Madenwurmbefall)
- Askariasis (Spulwurmbefall)

Ursachen

Wodurch entstehen Wurminfektionen?

Bandwürmer werden – je nach Wurmart – durch Verzehr von Schweine- oder Rindfleisch, Fisch, kopfgedüngtem Gemüse oder auch direktem Kontakt über Stuhl und Hände übertragen. Aufgrund der strengen Hygienerichtlinien bei der Fleisch- und Fischverwertung (z.B. Fleischbeschau) sind diese Bandwurmerkrankungen selten geworden. Lediglich der Hundebandwurm stellt immer noch eine Gefahr dar, wenn besonders Kinder mit dem Kot von Hunden (auch Füchsen, Katzen) in Kontakt kommen.

In ähnlicher Weise wie bei den Bandwürmern werden auch die Maden- und Spulwürmer über Fäkalien und Kot mit anschließender oraler Aufnahme übertragen. Am häufigsten gibt es bei der kindlichen Madenwurmerkrankung eine direkte Reinfektion durch Kratzen am juckenden Po und anschließendes Lecken an den Fingern.

Symptome

Woran sind Wurmerkrankungen zu erkennen?

Typisch bei Bandwurmerkrankungen sind Magen-/Darmbeschwerden, Appetitlosigkeit und Gewichtsabnahme (auch bei ausreichender Nahrungsaufnahme). Beim Schweinebandwurm und besonders beim Hundebandwurm kann es zum Befall innerer Organe wie Leber, Lunge kommen, was bei ungünstigen Verläufen zu gefährlichen Komplikationen führen kann.

Madenwurmerkrankungen machen durch analen Juckreiz auf sich aufmerksam, der besonders nachts auftritt. Komplizierte Verläufe treten nicht auf.

Bandwurmteile und Madenwürmer finden sich mitunter auch als feine dünne weißliche Fäden im Stuhl.

Spulwurmerkrankungen können zu starkem Durchfall, Überblähung, Erbrechen führen. Während der Wanderung durch den Körper gelangen die Larven auch in die Lungen, wo sie Husten, Fieber und asthmaartige Beschwerden hervorrufen.

Diagnostik und schulmedizinische Therapie

Was können Sie als Patient vom Arzt erwarten?

Wichtig ist neben einer sorgfältigen Befragung der Wurmnachweis, welcher je nach verdächtigter Wurmart unterschiedliche Maßnahmen erfordert, meist aber über die Suche nach Wurmeiern im Kot erfolgt. Da viele Wurmerkrankungen selten geworden sind, sollte Ihr Arzt bei ungewöhnlichen Krankheitsbildern oder fehlendem Therapieerfolg an einen spezialisierten Arzt weiterüberweisen.

Die Therapie aller Wurmerkrankungen besteht im allgemeinen aus der Gabe eines Wurmmittels, das oral einzunehmen ist, z.B. Mebendazol, Niclosamid. Diese sind beim Menschen nicht frei von Nebenwirkungen, so daß ihr Einsatz nur bei eindeutiger Diagnose erfolgen sollte.

Auch auf eine sorgfältige Hygiene ist zu achten. In den selteneren Fällen eines Organbefalls durch z.B. Larven von Hundebandwürmern sind meist chirurgische Eingriffe nötig.

Naturheilkundliche Therapie

Achtung

Mit naturheilkundlichen Mitteln können Würmer nicht immer ausreichend behandelt werden. Bei fehlendem Ansprechen sollte auf eine schulmedizinische Behandlung nicht verzichtet werden.

Was sollten Sie als Patient tun?

Die Behandlung von Wurminfektionen sollte von einem Arzt geleitet werden. Die folgenden prophylaktischen Maßnahmen sind jedoch jedem zu empfehlen:

- Kinder zum Händewaschen vor den Mahlzeiten, nach dem Spielen und nach Kontakt mit Tieren anleiten.
- Bei Spielen im Freien sollten Kindern von Arealen ferngehalten werden, auf denen Hunde- und Katzenkot zu finden ist.
- Wenn Hunde im Hause gehalten werden, regelmäßige Wurmkuren durchführen.
- Haustiere nur mit gekochten Schlachtabfällen füttern.
- Bei Reisen in südliche Länder Gemüse und Obst gründlich waschen, um gegebenenfalls Schmutzreste von fäkaliengedüngten Produkten zu entfernen.
- Bei Reisen in die Dritte Welt zuvor über die dortigen Gefahren durch Würmer u.a. Infektionskrankheiten informieren.

Ordnungstherapie

- Hygieneverhalten auch der Angehörigen prüfen:

– Nach jedem Stuhlgang und vor jedem Essen gründlich die Hände waschen

– Haut im Afterbereich auch bei Juckreiz nicht direkt mit den Fingern anfassen, um Übertragung von Wurmeiern zu vermeiden

- Haustiere und Mitbewohner untersuchen lassen
- Vorbeugend kein Gemüse essen, das fäkaliengedüngt wurde
- Naturheilkundliche Verfahren versuchsweise anwenden, bei Nichtbesserung rechtzeitig zu konventionellen Verfahren wechseln

Bach-Blüten-Therapie

Häufig Centaury und Crab Apple.

Ernährungstherapie

Hilfreich kann es sein, betont folgende Nahrungsmittel mit gewisser Wirkung gegen Würmer aufzunehmen: Rohkost jeder Art, besonders: Möhren, Zwiebel, Brunnenkresse, Sellerie, Rettich, Fenchel, Knoblauch, Kohlrabi, Kürbis.

Auch frische Preßsäfte aus den genannten Gemüsearten.

Homöopathie

- **Abrotanum ∅, D1, D2:** Schlechter Appetit oder Abmagerung bei Heißhunger (besonders Abnahme an den Beinen), bleiches, runzliges, hohläugiges Gesicht, kann den Kopf nicht vom Kissen heben, ständiger Wechsel von Diarrhoe und Obstipation, kann vor Meteorismus kaum gehen
- **Cina D2:** Bei Askariden über längere Zeit anzuwenden
- **Cuprum oxidatum nigrum D12:** Bewährt, u.a. bei Oxyuriasis

Physikalische Therapie

Die oft herabgesetzte Resistenz durch Maßnahmen wie bei anderen Infektionskrankheiten (→ *Infektionen*, S. 522) verbessern.

Pflanzentherapie

Bandwurm

- Wurmfarn (Aspidium filix-mas) als Extrakt: „Extractum Filicis mas. recent. 8,0, Sir. simplex 20,0“ Morgens nüchtern in 2 Portionen einnehmen
- Kürbis (Cucurbita) als Samen: „Sem. Cucurbitae non decort., conc., Electuar Sennae aa 150“ morgens in zwei Portionen einnehmen

Madenwürmer

- Knoblauch (Allium sativum), eine Zehe zerkleinern, mit 1/4 l Wasser 10 Minuten kochen, abkühlen lassen, als Bleibeklistier in den Darm, 1mal/Woche, dazu täglich „Wurmtee“, s.u.
- Bärenlauch (Allium ursinum) als Tee (Herba Allii ursini)
- „Wurmtee“ mit Rainfarn (Tanacetum vulgare): Zu gleichen Teilen mischen: Herba Absinthii, Herba Tanaceti, Flores Chamomillae, Folia Sennae, davon täglich abends 1 Tasse (bei Kindern oder darmempfindlichen Patienten die Dosis des abführenden Senna reduzieren!)

Zusätzlich bei Kindern bewährt:

- Mohrrübe (Daucus carota) morgens 1Glas Saft oder 1-2 große Möhren
- Afterjucken: Rp. Oleum Tanceti 0,1, Ungt. molle ad 30,0 als Aftersalbe

Spulwürmer

- Wurmkrautöl (Oleum Chenopodii anthelminthice): Morgens nüchtern 1 Tropfen des Öls pro Lebensjahr auf Zucker, eine Stunde später die gleiche Dosis, 2 Stunden danach 1-2 EL Rizinusöl, wenn nach 3 Stunden keine Entleerung erfolgt, erneut Rizinusöl. Das Procedere frühestens nach 1 Woche wiederholen.

> **Achtung**
>
> Ölbehandlung nur bei kräftigen Kindern, da starke Reizwirkung möglich.

Seelische Erkrankungen

Naturheilkundliche Behandlungsprinzipien

Körper und Seele sind über zahlreiche nervale und hormonelle Kommunikationswege eng miteinander verbunden. Körperliche Symptome können Ausdruck seelischer Empfindungen oder Störungen sein (z.B. Schweißausbruch oder schnelles Herzschlagen bei Angst). Umgekehrt können körperliche Aktivitäten unser seelisches Empfinden beeinflussen (z.B. Depression durch lange Bettruhe nach Operation oder schwerer Krankheit, Euphorie bei oder nach langen Ausdauerläufen). Die naturheilkundliche Therapie psychischer und psychosomatischer Erkrankungen nutzt diese engen Beziehungen, um über körperliche Reize seelische Störungen positiv zu beeinflussen. Daneben spielen aber auch eine Ordnung des Lebens sowie psychotherapeutische Gespräche eine wichtige Rolle.

Literatur

Bruker, M.O.: Lebensbedingte Krankheiten. emu-Verlag, Lahnstein.

Selbsthilfegruppen

Bundesverband der Angehörigen psychisch Kranker e.V., Thomas-Mann-Str. 49a, 53111 Bonn, Tel. 0228-632646

Dachverband Psychosozialer Hilfsvereinigungen e.V., Thomas-Mann-Str. 49a, 53111 Bonn, Tel. 0228-632646

Wichtige Naturheilverfahren bei psychischen und psychosomatischen Erkrankungen

▶ Das eigene Leben im Sinne der **Ordnungstherapie** sinnvoll neu zu gestalten, ist meist die Voraussetzung für eine erfolgreiche Behandlung dieser Erkrankungen.

▶ **Entspannungstherapien** wie **Autogenes Training, Yoga, Muskelentspannungstraining** oder **Meditation** sind oft sehr hilfreich.

▶ **Physikalische Therapiemaßnahmen** wirken psychovegetativ ausgleichend und mildern die körperlichen Symptome psychischer Störungen.

▶ Das richtig gewählte **Homöopathikum** vermag psychische Störungen günstig zu beeinflussen. Oft ist allerdings eine konstitutionelle Behandlung durch einen erfahrenen Homöopathen erforderlich.

Schwermut (Depression)

Begriffsklärung, Ursachen

Was ist eine Depression? Wodurch entsteht sie?

Die Schwermut (Depression) ist kein einheitliches Krankheitsbild, sondern ein Syndrom bestehend aus verschiedenen seelischen und körperlichen Symptomen. Man unterscheidet:

- **Psychogene Depressionen**, die depressive Verstimmungen darstellen, welche auf erkennbare Anlässe und Motive zurückgeführt werden können. Man unterscheidet hier noch einmal die **reaktive Depressi-**

Tab. 8

Psychogene Depression	Endogene Depression	Somatogene Depression
Traurig, verstimmt, Antriebsmangel, Lustlosigkeit, ggf. appetitlos, bei „larvierter Depression" nur körperliche Symptome ohne Traurigkeit	„Grundlos" traurig, zwanghaftes Grübeln, schleppender Gang, schlaffe Haltung, nicht selten Wahnvorstellungen, appetitlos, Gewichtsabnahme, Potenzstörungen	Hölzern anmutende Traurigkeit, oft gereizt, starker Wechsel des Befindens abhängig von äußeren Einflüssen

on (ein akutes Erlebnis führt zur Depression, die in angemessenem oder auch in überzogenem Verhältnis zu dem auslösenden Erlebnis stehen kann, z.B. Trauerreaktionen) von der **neurotischen Depression**, bei der die Erlebnisverarbeitung durch teilweise oder ganz verdrängte Konflikte gestört ist und die mit einer depressiven Verstimmung einhergeht (z.B. neurotischer Ordnungszwang, mit dem Konflikte abgewehrt und verdrängt werden, der Patient ist aber unglücklich dabei). Hierunter fällt auch die sogenannte **larvierte Depression**, die sich nicht durch traurige Verstimmtheit, sondern durch bestimmte körperliche Symptome auszeichnet (z.B. Herz- oder Verdauungsbeschwerden). Die Patienten werden oft intensiv und lange internistisch untersucht und behandelt, bevor eine Depression als eigentliche Ursache der Beschwerden erkannt und entsprechend behandelt wird.

- **Endogene Depressionen**, die sich durch „grundlose" (endogene = von innen kommende) Traurigkeit auszeichnen. Die Ursache dieser Depression ist noch unbekannt.
- **Somatogene (organische) Depressionen**, die als direkte Folge eines organischen Krankheitsprozesses auftreten (z.B. Hirntumor, Vergiftungen).
- **Manische Depression**, bei der ein Wechsel zwischen extremen euphorischen und depressiven Phasen erfolgt („himmelhochjauchzend – zu Tode betrübt").

Einer Depression wird ein Krankheitswert beigemessen, wenn deutliche Schwermut mehr als zwei Wochen oder an mindestens 3 Tagen/Monat besteht.

Symptome

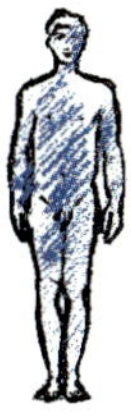

Woran ist eine Depression zu erkennen?

Die angegebenen Symptome geben Hinweise darauf, welche Depression vorliegt (Tab. 8). Im Einzelfall kann es jedoch selbst für den Experten schwierig sein, die Art der Depression zu erkennen.

Diagnostik und schulmedizinische Therapie

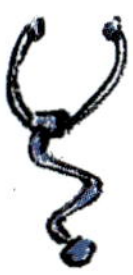

Was können Sie als Patient vom Arzt erwarten?

Bei Verdacht auf eine somatogene Depression sollte die Ursache (z.B. Hirntumor, Stoffwechselstörung) gesucht und behandelt werden. Eine endogene Depression gehört unbedingt in die Behandlung eines psychiatrisch erfahrenen Arztes. Bei larvierter oder bei neurotischer Depression müssen gegebenenfalls zahlreiche Untersuchungen durchgeführt werden – bis zur Herzkatheteruntersuchung oder Darmspiegelung –, damit man sich nach Ausschluß entsprechender Erkrankungen der eigentlichen seelischen Erkrankung widmen kann.

Somatogene, manische und endogene sowie schwere psychogene Depressionen gehören in entsprechende fachärztliche Behandlung. Beim geringsten Verdacht auf einen möglichen Selbstmord ist unbedingt ein Arzt hinzuzuziehen!

Naturheilkundliche Therapie

Mit naturheilkundlichen Mitteln sind bei somatogenen und endogenen Depressionen keine deutlichen Besserungen wahrscheinlich (eine endogene Depression könnte einmal auf das richtige homöopathische Konstitutionsmittel oder auf eine erfolgreiche neuraltherapeutische Behandlung eines Störfeldes gebessert werden). Die wichtigsten Anzeigen für Naturheilverfahren sind **leichte bis mittelschwere reaktive, larvierte und** – mit Einschränkungen – **neurotische Depressionen**. Hier lassen sich ausgezeichnete Erfolge erzielen, die denen mit synthetischen Psychopharmaka kaum nachstehen. So läßt sich mit Johanniskrautpräparaten eine Verbesserung der Stimmung vergleichbar mit denen unter Psychopharmaka erzielen, wobei allerdings der verzögerte Wirkungseintritt (erst nach 2-3 Wochen) zu beachten ist. Schwere Depressionen (oder wenn Selbstmordabsichten geäußert werden) gehören auf jeden Fall in fachärztliche Behandlung – Naturheilverfahren können hier nur unterstützend eingesetzt werden.

Was sollten Sie als Patient tun?

- **Pflanzliche Heilmittel** (z.B. Johanniskraut) sind bei Depressionen bewährt.
- Das richtig gewählte **Homöopathikum** kann eine Depression deutlich bessern.
- **Physikalische Maßnahmen** sind unterstützend sinnvoll.

Achtung

Ordnungstherapeutische Hinweise beachten.

Pflanzenheilkunde

- **Johanniskraut** als Tee (1-2 TL auf 1 Tasse Wasser, heiß überbrühen, 2-3 Tassen täglich) oder in: Cesradyston 200® Kapseln/Tabletten, Esbericum® Kapseln, Hyperforat® Dragees/Tropfen, Jarsin®, Kneipp® Johanniskraut-Pflanzensaft N/ Pflanzendragees N.

Achtung

Bei empfindlichen Personen erhöhte Lichtempfindlichkeit möglich, Wirkungseintritt erst nach 2-3 Wochen.

- **Kava-Kava, Rauschpfeffer** bei mehr agitierten Depressionen (Schwermut mit starker Unruhe) in: Antares® Tabletten, Kavasedon® Kapseln/Tropfen, Kavosporal® forte Kapseln
- **Kombinationspräparate:** Hewepsychon Duo® Tropfen, Hyperforat-forte® Tropfen, Nerviguttum® Tropfen, Sedariston® Tropfen

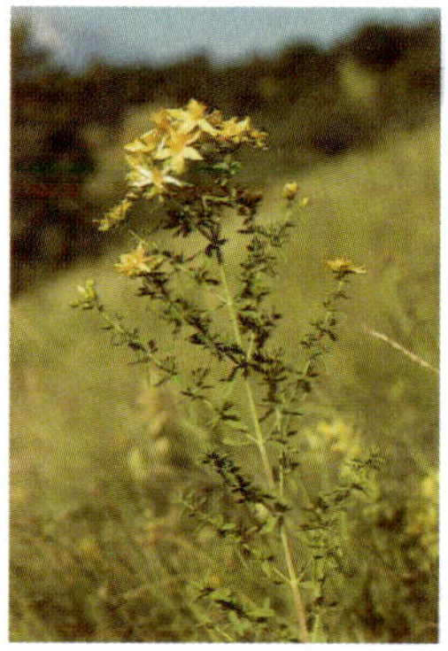

Abb. 87: Johanniskraut. Foto: Bruno Vonarburg, Teufen, Schweiz

Ordnungstherapie

Manche Depressionen unterliegen einer jahreszeitlichen oder tageszeitlichen Abhängigkeit (Depression im Herbst oder Winter häufig verstärkt). Dann sollten besonders Phototherapie oder die „Lichtaufnahme" erhöhende Johanniskrautpräparate angewendet werden. Manche Depressionen sprechen günstig auf einen Schlafentzug an. Versuchsweise können Sie ab 1 Uhr morgens eine Nacht durchwachen und beobachten, ob hierunter Besserung eintritt und wie lange diese anhält. Bei gutem Erfolg kann ein solcher Schlafentzug einmal/Monat bis einmal/Woche wiederholt werden.

Achtung

Bei zunehmender Depression oder gar dem Auftreten von konkreten Selbstmordgedanken sollte unbedingt ein Arzt aufgesucht werden.

Physikalische Therapie

Hydrotherapie: Zur allgemeinen Aktivierung sind wechselwarme Fußbäder, Vollbäder mit Fichtennadel oder Rosmarin, Kneippsche Güsse, Sauna und Trockenbürstungen sinnvoll.

Bewegungstherapie: Gruppengymnastik sowie Ausdauerbelastungen wie Laufen, Radfahren oder Schwimmen haben eine gesicherte stimmungsaufhellende Wirkung.

Massage: Täglich morgens Trockenbürstungen – wenn möglich am offenen Fenster

Phototherapie: Sonnenbäder, Solarium bei Depression in der „dunklen" Jahreszeit

Balneotherapie: Kneippkurorte empfohlen

Homöopathie

Bei passender Symptomatik kann die Selbstbehandlung mit den angegebenen Mitteln und Potenzen versucht werden. Oft wird aber erst eine konstitutionelle Behandlung mit Hochpotenzen deutliche Besserungen erbringen (→ erfahrener Homöopath).

- **Acidum phosphoricum D6, D12:** Nervöse Erschöpfung und Reizbarkeit, große körperliche und geistige Schwäche, Schwermut nach übermäßiger geistig-seelischer Anstrengung, nachts oder bei Kälte schlechter, Wärme und Ruhe bessern
- **Arsencium album D6, D12:** Melancholische Traurigkeit, besonders beim Alleinsein, Grübeln, macht sich große Sorgen um andere, qualvolle Angst und Ruhelosigkeit, glaubt nicht an seine Genesung, Angst vor dem Tod, dennoch Selbstmordgedanken, freundliche, tröstende Worte verschlechtern, nachts schlechter, Kälte verschlechtert, Wärme bessert
- **Aurum metallicum D6, D12:** Wehmütige Niedergeschlagenheit, Angst, Schwermut bis zur Selbstmordneigung, oft bei gedrungenen Menschen mit Vollblütigkeit, nachts schlechter
- **Ignatia D6, D12:** Das wichtigste „Kummermittel", nach Trennung, enttäuschter Liebe etc., oft eifersüchtig, häufiges Seufzen, Kloßgefühl im Hals, verträgt keinen Widerspruch, jede körperliche und geistige Anstrengung sowie Aufregung verschlechtert
- **Lachesis D6, D12:** Sehr mißtrauisch, eifersüchtig, sehr geschwätzig, berührungsempfindlich, verträgt keine einengende Kleidung, Kloßgefühl im Hals, morgens nach dem Schlafen alles schlimmer, feuchtes Wetter und Ruhe verschlechtern, Bewegung bessert
- **Natrium muriaticum D6, D12:** Folge von Kummer oder Kränkung, kann trotz Traurigkeit nicht weinen, Gewichtsabnahme, Verschlimmerung in den Vormittagsstunden (oder von Sonnenauf- bis -untergang), viel Durst, Verlangen nach Gesalzenem
- **Sepia D4, D6, D12:** Wichtigstes Mittel bei depressiven, reizbaren, launischen Frauen in den Wechseljahren, Leistungsschwäche, Frostigkeit, Kälte verschlechtert, Trost verschlechtert (!), abends und nachts besser, Wärme bessert

Akupunktur/Akupressur

Seelisch ausgleichend wirken: H3, 5, 7, Dü3, B13, 15, 17, 20, N6, 27, KS6, Le2, 3, Lu11, Di4, M36.
Besonders beruhigend wirken: KG15, LG20 (→ *Akupunktur/Akupressur*, S. 46).

Anthroposophische Therapie

Als unterstützende Maßnahme: Hepar-Magnesium, Hypericum Auro cultum (Weleda), Aurum/Apis regina compositum, Melissa/Sepia compositum (Wala).

Nährstofftherapie

Seelisch stabilisierend wirken: Magnesium 300-600 mg, Vitamin B_1, B_6, B_{12} (am besten als Vitamin-B-Komplex), Vitamin C 1-2 g, Niacin, Pantothensäure, Phenylalanin (→ *Nährstoffliste*, S. 624).
Tryptophan 3 mal 500-1000mg täglich.

Bach-Blüten-Therapie

Gute Erfolge bei gemütsorientierter Behandlung.

Ausleitende Verfahren

Blutiges Schröpfen über der Galle- oder der Depressionszone, mehrmalige Baunscheidtierungen des ganzen Rückens sind bei leichter Depression sehr hilfreich.

Reflexzonentherapie am Fuß

Als unterstützende Maßnahme sinnvoll.

Heilfasten

Kontraindiziert bei endogener oder anderer schwerer Depression! Fasten bei leichten Depressionen ist unter Aufsicht eines Fastenarztes möglich.

> **Achtung**
> Bei längerem Fasten sind Fastenkrisen mit Verstärkung der Depression möglich.

Literatur

Carnegie, D.: Sorge dich nicht – lebe. Scherz Verlag, Bern.

Flade, S.: Seelische Störungen natürlich behandeln. Gräfe und Unzer, München.

Helmchen/Rafaelsen: Depression, Melancholie, Manie. TRIAS-Verlag, Stuttgart.

Lowen, A.: Depression. Goldmann-Verlag, München.

Nuber, U.: Die verkannte Krankheit – Depression. Kreuz Verlag, Zürich.

Schmidt, H.G.: Ängste, Sorgen, Depressionen. Kneipp Verlag, Bad Wörishofen.

Schlafstörungen

Begriffsklärung

Was ist eigentlich Schlaf?

Welche Arten von Schlafstörungen gibt es?

Schlaf ist ein Ruhezustand, in dem das bewußte Erleben aufgehoben ist. Es gibt verschiedene Schlafstadien, die zyklisch durchlaufen werden. In einer Nacht mit normalem Schlaf werden ca. 3-5 solcher Schlafzyklen durchlaufen, wobei die Schlaftiefe immer geringer wird. Dazwischen gibt es sogenannte REM-Schlaf-Phasen (Rapid eyes movement = schnelle Augenbewegungen), die sich dadurch auszeichnen, daß nach dem Hirnstrommuster die Schlaftiefe eher gering ist, während die Weckschwelle hoch ist (= paradoxer Schlaf). In dieser Phase finden oft Träume statt (aber nicht nur in dieser Phase). In den Phasen geringer Schlaftiefe kommt es oft zum Erwachen, woran sich aber nicht immer erinnert wird. Der Schlaf ist in den normalen, biologischen, ca. 24stündigen Tagesrhythmus quasi „eingebettet“. Nachts ist die Schlaftendenz am größten mit einem Gipfel zwischen 2 und 6 Uhr, tagsüber gibt es am frühen Nachmittag noch einen kleinen Nebengipfel.

Der Schlaf dient der körperlichen und geistigen Erholung. Außerdem ist er bedeutsam für unser seelisches Befinden, wobei das Traumerleben eine große Bedeutung hat. Wir träumen jede Nacht mehrmals, auch wenn wir uns nicht daran erinnern können. Träume dienen auch dem Verarbeiten seelischer Probleme.

Eine „normale“ Schlafdauer gibt es nicht, da die Variabilität sehr groß ist – manche Menschen kommen mit weniger als vier Stunden Schlaf aus, andere benötigen mindestens 8 Stunden. Im Alter wird der Schlaf im Durchschnitt etwas kürzer, vor allem nimmt aber die Variabilität zu.

Es gibt eine große Anzahl unterschiedlicher **Schlafstörungen**, z.B.:

- Einschlafstörungen
- Durchschlafstörungen
- Zu frühes Erwachen
- Unruhiger, wenig erholsamer Schlaf
- Quälende Träume
- Kombinierte Störungen

Ursachen

Wodurch entstehen Schlafstörungen?

Als Ursachen von Schlafstörungen kommen in Frage:

- **Emotionale Gründe** (z.B. Angst, Trauer, Vorfreude)

- **Psychische Konfliktsituationen** (z.B. familiäre, sexuelle, finanzielle oder berufliche Probleme)
- **Ungünstige äußere Einflüsse** (z.B. Zeitumstellung auf größeren Reisen, Lärm, Wetter, Trinken, spätes Essen, Schichtarbeit)
- **Organische Störungen** (z.B. fieberhafte Infekte, Wadenkrämpfe, Migräne, Asthma bronchiale, Herzinsuffizienz, Magengeschwür, Zuckerkrankheit)
- **Psychische Krankheiten** (z.B. Depression, Psychose)
- **Schlafapnoe** und **Narkolepsie**: Bestimmte Schlafstörungen mit einer starken Neigung zum Einschlafen am Tage
- **Medikamente** und **Drogen** (z.B. Appetitzügler, bestimmte Asthmamittel, gelegentlich Betablocker, Alkohol, Koffein in Kaffee, Schwarztee, Colagetränken)

Diagnostik und schulmedizinische Therapie

Was können Sie als Patient vom Arzt erwarten?

Die meisten Fälle von Schlafstörungen sind sogenannte funktionelle Schlafstörungen, d.h. ihnen liegt keine organische Störung wie innere oder psychische Erkrankungen zugrunde. In diesen besonderen Fällen muß natürlich die Grunderkrankung entsprechend fachärztlich abgeklärt und behandelt werden.

Schlaf- und Beruhigungsmittel

Als chemische Einschlafhilfe werden heute kaum noch die aus verschiedenen Gründen sehr bedenklichen Brom- und Barbituratpräparate verwendet, sondern Sedativa, also Beruhigungsmittel, die dem Valium® chemisch verwandt sind (z.B. Normoc®, Noctamid®, Rohypnol®, Azutranquil®). Auch bei diesen Mitteln kann es zu einer Abhängigkeit kommen. Häufig wird eine sogenannte Low-dose-Abhängigkeit beobachtet, d.h. der Abhängige muß seine Dosis nicht ständig steigern, er kommt aber auch nicht mehr ohne eine, wenn auch geringe Menge dieses Mittels aus.

Außerdem wird der Schlaf in seinem normalen Ablauf gestört. Die oben erwähnten REM-Phasen werden teilweise unterdrückt, was auf den Erholungswert und die Traumarbeit negative Folgen haben kann. Die meisten dieser Beruhigungsmittel haben eine sehr lange Halbwertszeit (= die Zeit, in der die Hälfte des Arzneimittels abgebaut oder ausgeschieden wird). Sie beträgt beim Valium® immerhin 1-2 Tage, d.h. es dauert eine ganze Woche, bis der Körper wieder nahezu frei von dieser Substanz ist. Diese lange Halbwertszeit erklärt auch, warum nach abendlicher Einnahme oftmals bis weit in den nächsten Tag hinein Müdigkeit und Konzentrationsschwäche auftreten können (sogenannter hang-over).

Nach längerer Einnahme (mehr als einige Wochen) ist ein normaler Schlaf ohne diese Mittel nicht mehr möglich. Wird ein solches Mittel abrupt abgesetzt, so ist der Schlaf wesentlich schlechter, und zwar meist noch schlechter als vor Beginn der Einnahme des Beruhigungsmittels. Es kann mehrere Tage bis Wochen dauern, bis der beruhigungsmittelabhängige Schlafgestörte wieder zu einem normalen Schlafverhalten zurückfindet.

Das Absetzen eines Beruhigungsmittels, welches über längere Zeit eingenommen wurde, sollte daher niemals plötzlich erfolgen, sondern langsam und stufenweise (z.B. wöchentlich um 1/4 der Dosis) mit Unterstützung anderer schlaffördernder Maßnahmen. Gegebenenfalls kann die vorübergehende Umstellung auf ein chemisch-synthetisches Beruhigungsmittel in Tropfenform sinnvoll sein, da eine Reduktion der Dosis damit auch in sehr kleinen Schritten möglich ist.

Naturheilkundliche Therapie

Die wichtigste Erkenntnis für den Schlafgestörten ist, daß der Schlaf ein natürliches Geschehen ist. Viele Schlafstörungen entstehen durch äußere Störungen, die nach Möglichkeit zu beseitigen sind. Ein großer Teil der Schlafstörungen ist aber vom Schlafgestörten selbst oder vom Arzt erzeugt. Der Schlafgestörte meint oft, eine bestimmte Anzahl von Stunden schlafen zu müssen und läßt sich vom Arzt Beruhigungsmittel verschreiben, die langfristig tatsächlich den natürlichen Schlafrhythmus stören. Beruhigungsmittel zum Einschlafen sollten also nur äußerst sparsam, in besonderen Situationen und nicht länger als einige Tage hintereinander eingesetzt werden. Mit den unten angegebenen Verfahren wird das natürliche, rhythmische Schlaf-Wach-Geschehen unterstützt, der Schlaf nicht erzwungen, sondern besser ermöglicht. Die ganzheitliche, natürliche Behandlung der Schlafstörungen verlangt viel Geduld – besonders wenn bereits eine Beruhigungsmittelabhängigkeit besteht –, ist aber langfristig nahezu immer erfolgreich.

Was sollten Sie als Patient tun?

▶ Bei jeder Schlafstörung müssen **ordnungstherapeutische Hinweise** unbedingt berücksichtigt werden.

▶ **Physikalische Therapiemaßnahmen** (z.B. ein warmes Kräuterbad) sind oft hilfreich.

▶ **Pflanzliche Heilmittel** wirken milde schlaffördernd.

▶ Das passende **Homöopathikum** kann den Schlaf erleichtern.

Ordnungstherapie

Schlaf kann durch den Willen nicht herbeigeführt, er kann schon gar **nicht erzwungen** werden. Im Gegenteil, je mehr er gewollt wird, desto schwerer stellt er sich ein. Er ist etwas Passives, man kann ihn daher nicht durch aktives Tun erreichen, sondern nur durch ein **„Geschehen-lassen“**. Man kann aber die Bedingungen, die Schlaf ermöglichen, optimal gestalten. Dazu gehört:

- Sich selbst vom Zwang des „Schlafenmüssens“ befreien; Vertrauen in die natürlichen Fähigkeiten des Körpers gewinnen, der sich soviel Schlaf holt, wie er braucht; bei Schlaflosigkeit daher formelhafte Vorsatzbildung: „ **Ich muß nicht schlafen!** Ich möchte jetzt nur ruhen. Auch wenn ich nicht schlafe, finde ich beim Ruhen meine Erholung.“
- Im Bett keine anderen Tätigkeiten als Schlaf und Beischlaf (z.B. nicht lesen oder fernsehen)
- Der Schlaf ist eingebunden in den ca. 24stündigen biologischen Rhythmus und wird daher auch gestört, wenn wir durch unsere **Lebensweise** (z.B. Nachtschicht, Fernsehen, spätes Essen) diese natürlichen Rhythmen durchbrechen. Aktivität, Passivität, Mahlzeiten etc. sollten möglichst regelmäßig zu gleichen Tageszeiten stattfinden.
- Wechselschichten mit **Nachtschichtarbeit** sind bei Schlafgestörten eher ungünstig. Abends sollte der Schlafgestörte etwa zur selben Zeit ins Bett gehen, morgens zur selben Zeit aufstehen, Mittagsschlaf (zum „Nachholen“ des versäumten Nachtschlafs) sollte bei Schlafgestörten unbedingt vermieden werden, da hierdurch der Schlaf-Wach-Rhythmus vollends durcheinandergerät.
- Nach 18 Uhr sollten **starke körperliche Anstrengungen**, **schwerverdauliche Mahlzeiten** oder **aufregende Situationen** (z.B. Streitgespräche, spannende Fernsehsendungen) gemieden werden.
- Geist und Körper sollten langsam auf die Zeit der Ruhe vorbereitet werden. Diese kann durch Entspannungsübungen (s.u.) geschehen oder durch genußvolles Trinken eines Beruhigungstees (→ *Pflanzenheilkunde*, S. 161). Auch ein warmes, entspannendes Bad (→ *Physikalische Therapie*, S. 170) oder ein Abendspaziergang kann das Eintreten des Schlafes erleichtern.
- **Alkohol** in geringen Mengen kann schlaffördernd wirken, in größeren Mengen wird das natürliche Schlafprofil gestört, der Schlaf ist nicht mehr erholsam; regelmäßiger Gebrauch von Alkohol als Einschlafhilfe ist wegen des Gewöhnungseffektes nicht sinnvoll.
- Der Schlafgestörte sollte als Maßstab der Güte seines Schlafes nicht die Dauer, sondern sein Befinden am Tage wählen. Fühlt man sich tagsüber nicht müde, zerschlagen oder erschöpft, so war der Schlaf quantitativ und qualitativ zumindest ausreichend.

Entspannungstherapie

Mit **autogenem Training** sind gute Erfolge möglich (ohne „Zurücknehmen“ der Übung, Konzentration auf die Formel „Schlaf gleichgültig, Ruhe wichtig“). Das **Muskelentspannungstraining** ist unterstützend und zur Minderung von Anspannung und Unruhe sinnvoll.

Physikalische Therapie

Sie dient der Aktivierung am Tage und der Entspannung zur Nacht.

Hydrotherapie: Morgens ansteigende Fuß- oder Armbäder, abends absteigende Vollbäder, Bäder mit Zusätzen von Baldrian, Melisse, Lavendel, bei Schlafstörung abends kalte Ganzkörperwaschung, dann ohne Abtrocknen ins Bett, bei nächtlichem Grübelzwang Wassertreten, kalter Prießnitz-Wadenwickel oder kaltes Sitzbad (1-2 Minuten), Sauna mit anschließender ausgiebiger Ruhephase

Bewegungstherapie: Tagsüber viel sportliche Betätigung aktiviert den Körper, damit er reaktiv abends besser zur Ruhe kommen kann. Abends daher keine intensive sportliche Betätigung, ein abendlicher Spaziergang an der frischen Luft kann jedoch hilfreich sein.

Pflanzenheilkunde

Die milde, schlaffördernde Wirkung pflanzlicher Wirkstoffe ist belegt. Wichtig ist jedoch eine ausreichend hohe Dosierung. Mit selbstzubereiteten Tees oder Tinkturen aus der Apotheke läßt sich diese Dosierung meist einfacher (und preiswerter) erreichen als mit industriellen Fertigpräparaten.

- **Baldrian** als Tee (Wurzel, 2 TL auf 1 Tasse!), als Tinktur 1-2 TL in Kräutertee, oder in: Baldrian Phyton® Dragees, Kneipp® Baldrian-Pflanzensaft Nerventrost/ Pflanzendragees Baldrian, Nervipan® Kapseln, Plantival® Dragees, Valdispert® Dragees
- **Melisse** als Tee, Melissenwasser 3-4 EL täglich, Spiritus melissae 1-2 TL abends, Kneipp® Melissen-Pflanzensaft
- **Passionsblume** in: Passiflora® Curarina Tropfen

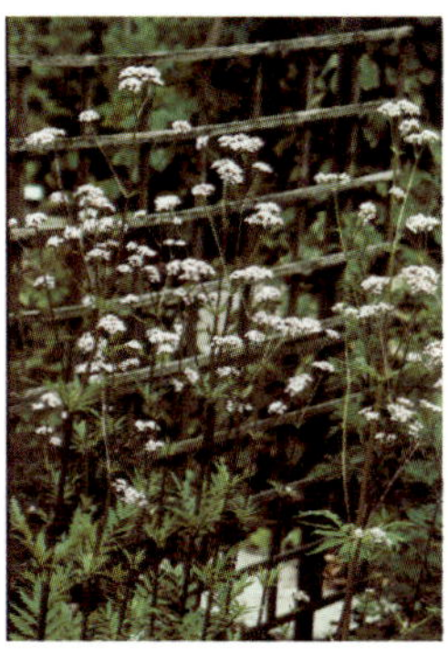

Abb. 88: Baldrian. Foto: Bruno Vonarburg, Teufen, Schweiz

- **Johanniskraut** → *Schwermut,* S. 534.
- **Kombinationspräparate:** Häufig Hafer, Hopfen und/oder Kalifornischer Mohn enthalten: Ardeysedon® Dragees, Euvegal® Dragees N/Saft, Kytta Sedativum® Dragees/N Tropfen, SedaPasc® N Tabletten, Biral® N Dragees, Requiesan® Tropfen
- **Fertigtee:** Beruhigungstee Renerval® N, Kneipp® Nerven- und Schlaftee N, Salus Nerven-Schlaf-Tee Nr.22®.

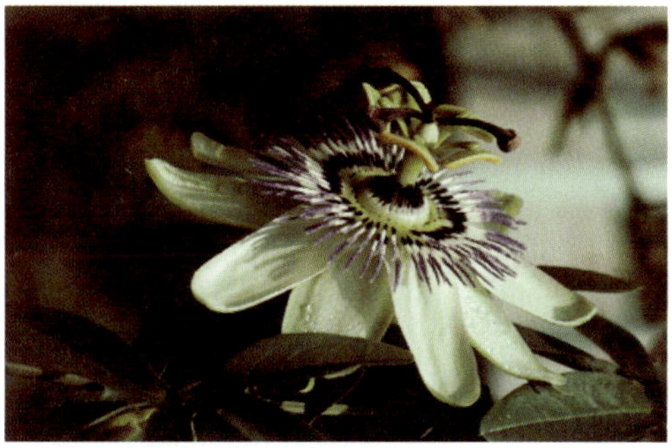

Abb. 89: Passionsblume. Foto: Bruno Vonarburg, Teufen, Schweiz

Homöopathie

Bei passender Symptomatik sind sehr gute Erfolge möglich:

- **Aconitum D4, D6:** Schlaflosigkeit nach Schreck, große Unruhe, Angst, Herzklopfen, bei akutem fieberhaften Infekt
- **Coffea D6, D12:** Ideenfülle verhindert das Einschlafen, Folge von geistiger Anstrengung, nach Erregung wegen großer Freude, nach Kaffeegenuß, nervöse Reizbarkeit, Herzklopfen
- **Zincum valerianicum D4:** Schlaflosigkeit durch unruhige Beine, Mattigkeit und große Schwäche in den Beinen, aber Zucken, Ziehen und Reißen, wie elektrische Schläge

Nahrungsergänzung

Magnesium 300 mg abends wirkt leicht entspannend (besonders bei Magnesiummangel mit Unruhe), bei Alpträumen oder fehlender Traumerinnerung ver-

suchsweise Vitamin B_6 50-100 mg für einige Wochen (→ *Nährstoffliste*, S. 624).
Tryptophan 500-1000mg eine halbe Stunde vor dem Schlafengehen, bei schweren Schlafstörungen 2000mg.

Ayurveda

Einschlaf- meist Vata-, Durchschlaf- meist Pittastörung, vor dem Schlafengehen 1 Tropfen Narde-Aromaöl in die Schläfen einreiben.

Anthroposophische Therapie

Als unterstützende Maßnahme: Valeriana compositum, Passiflora compositum, Avena compositum (Wala), Avena sativa compositum, Beruhigungs- und Schlaftee (Weleda).

Bach-Blüten-Therapie

Gute Erfolge bei gemütsorientierter Behandlung, oft White Chestnut.

Akupunktur/Akupressur

Gute Erfolge möglich (→ *Akupunktur/Akupressur*, S. 46):
Allgemein: H7, B15, LG20, MP6, M36.
Bei Reizbarkeit: M36, B10, G20, N3, KS6, KG6.

Ausleitende Verfahren

Bei vollblütigen Menschen sollten bis zur Normalisierung des Blutdrucks und des Hämatokrits (unter 40 %) häufige kleine Aderlässe (100-150 ml, 1mal/Woche) durchgeführt werden. Bei eher schwächlichen Menschen sind aktivierende Maßnahmen wie Trockenschröpfen oder Baunscheidtierungen sinnvoll.

Atemtherapie

Unterstützend zu anderen Maßnahmen sinnvoll.

Reflexzonentherapie am Fuß

Unterstützend zu anderen Maßnahmen sinnvoll.

Bioresonanztherapie

Bei Versagen obiger Verfahren kann zusätzlich hiermit ein Versuch durchgeführt werden (→ Therapeut).

Literatur

Alke, D.H.: Gesunder Schlaf, Buch + Audiokasette. Falken Verlag, Niedernhausen.
Friebel, V.: Was tun bei Schlafstörungen. TRIAS-Verlag, Stuttgart.
Hecht, K.: Selbsthilfe bei Schlafstörungen. Ullstein Verlag, München.
Leibold/Scheiner: Bewährte Naturheilverfahren bei Migräne und Schlafstörungen. Falken Verlag, Niedernhausen.
Luban-Plozza/Dickhaut: Schlaf, Dich gesund! TRIAS-Verlag, Stuttgart.
Pahlow/Buchtala: Mit Homöopathie natürlich behandeln. Gräfe und Unzer Verlag, München.
Wink, K.: Schlafstörungen. Erkennung und Behandlung. Gustav Fischer Verlag, Stuttgart.
Wink, K.: Schlafstörungen. Gustav Fischer Verlag, Stuttgart.

Angstzustände

Begriffsklärung

Was ist Angst?

Angst ist eine natürliche Empfindung, die wie andere Gefühle zu unserem Leben gehört und in gefährlichen Situationen durch Aktivierung von Geist und Körper das Überleben sichern hilft (Fluchtreaktion, Kampfreaktion). Diese natürliche Reaktion auf Lebenssituationen wird dann zur behandlungswürdigen Krankheit, wenn die Angst nicht der angstmachenden Situation angemessen ist (z.B. Angst vor Spinnen) und der Ängstliche so sehr darunter leidet, daß er in seiner Lebensqualität erheblich beeinträchtigt ist.

Man unterscheidet in der Art angemessene, aber in der Ausprägung **übersteigerte Ängste** (z.B. sehr große Examensangst, Lampenfieber) von sogenannten **Angstneurosen**. Neurosen sind seelisch bedingte Störungen, die auf eine gestörte Verarbeitung unbewußter Konflikte zurückgehen, wobei die neurotischen Symptome der Verdrängung dieser Konflikte dienen. Bei Angstneurosen wird diese Störung von der Angst beherrscht. Es gibt Angst vor weiten Plätzen (Agoraphobie), Angst vor engen, geschlossenen Räumen (Klaustrophobie), Angst vor Spinnen (Arachnophobie) oder anderen Tieren, panische Angst, das Herz könne stehenbleiben (Herzphobie), um nur einige zu nennen. Hat die Angst keinen konkreten Inhalt, so spricht man von „frei flottierender Angst".

Symptome

Woran ist Angst zu erkennen?

Herzklopfen, Schweißausbrüche, Zittern, Unruhe, Harndrang, Appetitlosigkeit oder Durchfall können Ausdruck einer Angstsymptomatik sein.

Diagnostik und schulmedizinische Therapie

Was können Sie als Patient vom Arzt erwarten?

Bei Verdacht auf eine neurotische Störung sollte eine **psychologische** oder **psychiatrische Untersuchung** durchgeführt werden, besonders wenn der Patient durch die Angst in seiner Lebensführung erheblich beeinträchtigt ist oder aufgrund der Angst Selbstmordgedanken auftauchen. Bei schweren Angststörungen oder Angstneurosen ist meist eine **Psychotherapie** erforderlich. Gegebenenfalls kann bei schweren, akuten Angstzuständen auch eine Therapie mit angstlösenden, beruhigenden **Medikamenten** (Tranquilizer, Psychopharmaka) angezeigt sein. Hier ist eine sorgfältige Abwägung zwischen möglichen Nebenwirkungen und der Abhängigkeitsgefahr einerseits sowie dem Nutzen andererseits angebracht, wobei in schweren Fällen oder bei Selbstmordgefahr der Nutzen der chemischen Medikamente gegenüber den Gefahren eindeutig überwiegt.

Naturheilkundliche Therapie

Bei leichteren Formen von Angstzuständen sind die unten angegebenen Maßnahmen sehr hilfreich.

Was sollten Sie als Patient tun?

- **Entspannungstherapien** mindern Angst und dadurch hervorgerufene Symptome.
- **Pflanzliche Heilmittel** wirken milde angstlösend.
- Das passende **Homöopathikum** vermag die Beschwerden deutlich zu lindern.

Ordnungstherapie

Bei Angstneurosen kann eine aufwendige, analytische Psychotherapie die der Angst zugrundeliegenden Konflikte aufdecken und behandeln. Meist wird aber eine symptomorientierte, psychotherapeutische Verhaltenstherapie ausreichend sein. Andere Formen der Angst lassen sich mit Entspannungstherapie, Heilpflanzen und weiteren Maßnahmen meist befriedigend behandeln.

Entspannungstherapie

Das **Autogene Training** kann bei guter Übung ausgezeichnet zur Entspannung und Beruhigung akuter Angst- und Erregungszustände eingesetzt werden. Stehen Unruhe und Anspannung im Vordergund, so ist das **Muskelentspannungstraining** gut einzusetzen.

Pflanzenheilkunde

Wegen seiner guten angstlösenden Wirkung ist das Mittel der Wahl:

- **Kava-Kava, Rauschpfeffer** in: Antares® Tabletten, Kavasedon® Kapseln/Tropfen, Kavosporal® forte Kapseln

Achtung

Wirkungseintritt erst nach 1-2 Wochen!

Alle anderen beruhigend wirkenden Pflanzenpräparate (→ *Schlafstörungen*, S. 538) können ebenfalls unterstützend bei Angstzuständen eingesetzt werden.

Homöopathie

Bei passender Symptomatik sind die angegebenen Mittel hilfreich. Da der Angst oft eine tieferliegende Persönlichkeitsstörung zugrundeliegt, werden langfristige gute Erfolge meist erst nach einer homöopathischen konstitutionellen Therapie erzielt werden (→ erfahrener Homöopath):

- **Acidum nitricum D6, D12:** Angst um die eigene Gesundheit, durch Daran-Denken, große Unzufriedenheit, oft übelriechende Schweiße, Magen-Darm-Beschwerden mit Splitterschmerz
- **Aconitum D4, D6:** große Angst und Unruhe, Folge von Schreck, schnelles, heftiges Herzklopfen, weiß sein Sterbedatum, abends, nachts und in Wärme schlechter
- **Argentum nitricum D4, D6, D12:** das Mittel vor Examen, bei Lampenfieber, oft passend bei abgemagerten, vorgealterten Menschen, nervöse Magenschleimhautentzündung, Splitterschmerz, Verlangen nach Süßigkeiten
- **Arsenicum album D4, D6, D12:** allgemeine Schwäche, abgemagert, blaß, nächtliche Angst nach Mitternacht, große Ordnungsliebe, Wärme bessert
- **Borax D6, D12:** Angst vor allen Abwärtsbewegungen (Lift, Flugzeug), Überempfindlichkeit gegen Geräusche, Schlafstörungen, Angst in der Nacht, naßkaltes Wetter verschlechtert
- **Lachesis D6, D12:** Angst vor Schlangen, Angst vor jeder Einengung (kann enge Kleidung nicht vertragen), vor Berührung, sehr eifersüchtig, mißtrauisch, geschwätzig, feuchtes Wetter und Ruhe verschlechtern, Bewegung bessert
- **Phosphor D4, D6, D12:** Angst vor dem Alleinsein, vor Einbrechern, vor Gewitter, vor dem Tod, vor Gespenstern, häufig bei hochaufgeschossenen, nervösen Menschen, abends und nachts schlechter, Kälte und frische Luft verschlechtern
- **Pulsatilla D4, D6:** oft bei verzagten, entschlußschwachen Frauen angezeigt, Angst vor Männern, Angst vor Krankheiten, Frostigkeit, aber frische Luft bessert, Bewegung bessert
- **Stramonium D4, D6, D12:** Angst mit hochgradiger Erregung, weite Pupillen, Angst vor Dunkelheit und Alleinsein, Angst vor Wasser, nächtliche Angst, im Dunkeln und bei grellem Licht alles schlechter.

Akupunktur/Akupressur

Gute Erfolge möglich (→ *Akupunktur/Akupressur*, S. 46):

Allgemein: H3, 5, 7, B15, N8, 27, KS6, M36, LG20, KG14, 15.

Nächtliche Angst: M44, KS6, 9, N6, B62, LG20.

Bach-Blüten-Therapie

Gute Erfolge bei gemütsorientierter Behandlung, oft Aspen, Cherry Plum.

Anthroposophische Therapie

Als unterstützende Maßnahme zur Dämpfung der ängstlichen Unruhe: Valeriana compositum, Passiflora-Nerventonikum (Wala).

Physikalische Therapie

Hydrotherapie: Ganzwaschungen, Arm- und Beingüsse, Vollbäder mit Fichtennadel wirken allgemein ausgleichend und stabilisierend.

Bewegungstherapie: Spaziergänge, Gymnastik, Mannschaftssportarten sind ausgleichend und stärken das Selbstwertgefühl.

Balneotherapie: Kneippkurorte empfohlen.

Atemtherapie

Als unterstützende Maßnahme sinnvoll, auch bei akuter Angst.

Literatur

Breton, S.: Angst als Krankheit. TRIAS-Verlag, Stuttgart.
Carnegie, D.: Sorge dich nicht - lebe. Scherz Verlag, Bern.
Flade, S.: Seelische Störungen natürlich behandeln. Gräfe und Unzer, München.
Leibold, G.: Angst und Panik. Econ Verlag, Düsseldorf.
Lowen, A.: Angst vor dem Leben. Goldmann-Verlag, München.
Mandorf, C.: Angstanfälle. Kreuz Verlag, Stuttgart.
Mohr, K.: Auflösung der Angst. Bircher-Benner-Verlag, Bad Homburg.
Schmidt, H.G.: Ängste, Sorgen, Depressionen. Kneipp-Verlag, Bad Wörishofen.
Wesiack, W.: Mut zur Angst. TRIAS-Verlag, Stuttgart.

Suchttherapie, Raucherentwöhnung

Begriffsklärung

Was ist Sucht?

Der häufig verwendete Begriff „Sucht" ist unscharf und mehrdeutig. Die WHO (Weltgesundheitsorganisation) hat daher empfohlen, diesen Bergiff nicht mehr zu verwenden, sondern von Drogenabhängigkeit zu sprechen. Unter Drogenabhängigkeit wird dabei der Zustand einer psychischen oder physischen (körperlichen) Abhängigkeit von einer Substanz mit Wirkung auf das zentrale Nervensystem verstanden.

Symptome

Woran ist eine Abhängigkeit zu erkennen?

Bei **physischer Abhängigkeit** kommt es nach Absetzen der Substanz zu körperlichen Entzugserscheinungen (z.B. bei Morphium- oder Heroinentzug: Aggressivität, Schlaflosigkeit, Schwitzen, Tränen- und Speichelfluß, Erbrechen, Durchfall). **Psychische Abhängigkeit** bedeutet „ein unbezwingbares, gieriges seelisches Verlangen, mit der Einnahme der Drogen fortzufahren und das Bedürfnis, sich die Drogen um jeden Preis zu verschaffen" (WHO). Oft ergeben sich Mischbilder aus psychischer und physischer Abhängigkeit.

Bei der **Nikotinabhängigkeit** kommt es neben dem starken Verlangen nach Zigaretten in den ersten Tagen vermehrt zu Appetit auf Süßes, Nervosität, Reizbarkeit, Schwitzen und Zittern. Diese körperlichen Entzugserscheinungen lassen nach wenigen Tagen nach – der körperliche Entzug ist in der Regel nach einer Woche überwunden. Die psychische Abhängigkeit besteht länger fort, möglicherweise das ganze Leben, so daß noch über Jahre von einer großen Rückfallgefahr ausgegangen werden muß – wie beim „trokkenen Alkoholiker", der auch nach Jahren bei dem ersten Glas wieder in die Abhängigkeit geraten kann. Die häufig zu beobachtende Gewichtszunahme nach Beendigung des Rauchens ist ein Symptom der Gesundung des Körpers: Der vorher künstlich auf übermäßigen Verbrauch eingestellte Stoffwechsel normalisiert sich, bei gleicher Nahrungsaufnahme und körperlicher Bewegung bedeutet das ein Einsparen von Energie, die in Form von Fett gespeichert wird.

Diagnostik und schulmedizinische Therapie

Was können Sie als Patient vom Arzt erwarten?

Die Untersuchungen sollten sich in erster Linie auf die durch die verwendeten Substanzen möglichen

Schäden beziehen (z.B. bei Rauchern Lungen- und Gefäßschäden, bei Alkoholikern Leberschäden). Bei starker Abhängigkeit – u.U. von mehreren Substanzen (z.B. Rauchen plus Alkohol plus Beruhigungsmittel) – ist eine **psychologische** oder **psychiatrische Diagnostik** („Suchtpersönlichkeit") und gegebenenfalls **stationäre Behandlung** erforderlich.

Bei **Alkoholikern** oder **Heroinabhängigen** wird eine stationäre Therapie kaum zu umgehen sein, der **Nikotinabhängige** kann es alleine zu Hause schaffen, die Teilnahme an einem Nichtraucherkurs (z.B. bei Krankenkassen), eine Kur oder ein Urlaub mit veränderten Lebensgewohnheiten kann die Drogenfreiheit erleichtern.

Naturheilkundliche Therapie

Naturheilkundliche Maßnahmen (z.B. Akupunktur) können Entzugserscheinungen deutlich mildern, es darf sich jedoch niemand der Illusion hingeben, man könne eine Abhängigkeit beispielweise „einfach wegnadeln". Entscheidend sind ein fester Wille und die Bereitschaft, den eigenen Kampf gegen die Droge aufzunehmen.

Was sollten Sie als Patient tun?

- **Entspannungstherapien** können Entzugserscheinungen lindern.
- **Akupunktur/Akupressur** sind unterstützend sehr hilfreich.
- **Homöopathie** sowie **Nährstoffe** sollten unterstützend eingesetzt werden.

Achtung

Ordnungstherapeutische Hinweise unbedingt beachten.

Ordnungstherapie

Der wichtigste erste Schritt ist die **Erkenntnis der eigenen Drogenabhängigkeit**. Dieser Schritt gelingt oft erst nach langer, leidvoller Krankheitsgeschichte, wobei der Abhängige in seinen Verdrängungs- und Verleugnungsmechanismen nicht selten von Angehörigen, Freunden und Kollegen „unterstützt" wird (sogenannte Co-Alkoholiker bei der Alkoholabhängigkeit). Erst wenn sich alle Beteiligten, besonders aber der Abhängige vorbehaltlos eingestehen, daß eine Abhängigkeit besteht, und der wirkliche Wille da ist, diese Abhängigkeit zu beenden, besteht eine echte Chance. Versuche der Angehörigen, möglichst lange ein weitgehend „normales" Leben aufrechtzuerhalten („er/sie wird sich schon wieder fangen"), verlängern nur die Krankheitsgeschichte. Der Abhängige muß bereit sein, Opfer zu bringen, da es einen leichten Weg aus der Abhängigkeit nicht gibt.

Entspannungstherapie

Das **Autogene Training** kann durch seine entspannende Wirkung körperliche Entzugserscheinungen besser erträglich machen. Durch formelhafte Vorsatzbildung kann die Selbstbestimmung des Abhängigen gefestigt und der erfolgreiche Entzug – besonders bei der lange bestehenden psychischen Abhängigkeit – ermöglicht werden. Das **Muskelenstpannungstraining** kann unterstützend bei starker Anspannung und Unruhe im Entzug eingesetzt werden.

Akupunktur/Akupressur

In der Behandlung von Abhängigkeiten (z.B.Alkohol, Zigaretten, Heroin, Essen) als unterstützende Maßnahme ausgezeichnet bewährt. Es eignen sich bestimmte Ohr-Akupunktur-Punkte (Abb. 90) sowie die Körperpunkte Di4, M36, gegebenenfalls zusätzlich einige der seelisch ausgleichenden Punkte (→ *Schwermut*, S. 534).

Nahrungsergänzung

Allgemein bei Entzugserscheinungen: Vitamin C mehrere Gramm täglich (1 TL = ca. 5 g), bei schweren Symptomen bis zu mehreren 10 g (erst bei Auftreten von Durchfall ist eine Dosisreduktion erforderlich), Vitamin B_6 50-100 mg täglich, Multivitamin- und Multimineralpräparate wegen der meist schlechten Versorgung des Abhängigen mit Vitaminen und Mineralen.

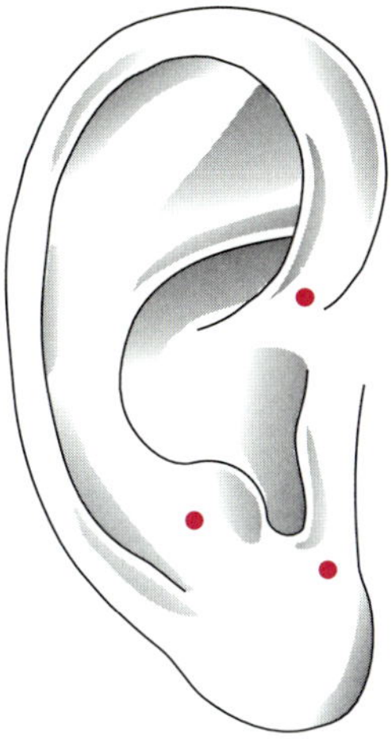

Abb. 90: Diese Punkte der Ohrakupunktur unterstützen eine Gewichtsabnahme und sind bei einer Raucherentwöhnung bzw. Suchttherapie geeignet. Zu massierende Punkte beim Nikotinentzug (Rechtshänder rechtes Ohr, Linkshänder linkes Ohr), am besten werden vom Therapeuten Ohrdauernadeln gesetzt, die der Patient bei Bedarf selbst stimulieren kann.

Alkoholismus: Magnesium 300-600 mg, Zink 20-40 mg, Vitamin-B-Komplex, Vitamin A (oder Beta-Karotin), Omega-6-Fettsäuren (→ *Nährstoffliste*, S. 624) wegen des häufigen Mangels an diesen Stoffen bei Alkoholikern.

Homöopathie

Die Abhängigkeitsbehandlung erfordert meist eine konstitutionelle Behandlung durch einen erfahrenen Homöopathen. Als Begleitmittel zur

- **Raucherentwöhnung:** Tabacum D4, Lobelia D4, Lycopodium D4 je 10,0, 3mal täglich 5 Tropfen
- **Alkoholismus:** Nux vomica D12, abends 10 Tropfen

Physikalische Therapie

Ein festes Programm mit Wasseranwendungen, Bürstungen, Vollbädern, Sauna und tägliche Bewegungstherapie (z.B. Gymnastik, Laufen, Schwimmen, Radfahren) lenkt den Abhängigen ab und gibt seinem Tagesablauf eine feste Struktur.

Pflanzenheilkunde

Beruhigende Pflanzenpräparate (→ *Schlafstörungen*, S. 538) bei Erregungszuständen im Entzug.

Achtung

Bei Alkoholikern keine Tropfen (Alkoholgehalt), am besten Tee zubereiten (verschafft Beschäftigung durch die Zubereitung und orale Befriedigung durch das Trinken).

Ayurveda

Während einer Panchakarma-Kur (→ *Ayurveda*, S. 67) wird immer wieder von einem deutlichen Nachlassen des Verlangens nach Genußmitteln berichtet. Deshalb ist eine solche Kur u.a. auch zum Entzug von Genußmitteln geeignet (z.B. Kaffee, Zigaretten, leichtere Formen von Tablettenabhängigkeit, nicht jedoch bei körperlicher Abhängigkeit von Alkohol oder anderen „harten“ Drogen).

Bioresonanztherapie

Als Grundbehandlung neben anderen Maßnahmen oft erfolgreich.

Literatur

Dahlke/Dahlke: Die Psychologie des blauen Dunstes. Knaur, München.

Feuerlein/Dittmar: Wenn Alkohol zum Problem wird. TRIAS-Verlag, Stuttgart.

Meyer, E.: Hat Ihr Kind Drogenprobleme? Karl F. Haug Verlag, Heidelberg.

Nie wieder rauchen. Videokasette, Falken Verlag, Niedernhausen.

Adressen

Al-Anon, Emilienstr. 4, 45128 Essen, Tel. 0201-773007

Anonyme Alkoholiker Interessengemeinschaft, Ingolstädter Straße 68a, 80939 München, Tel. 089-3169500

Blaues Kreuz, Freiligrathstr. 27, 42289 Wuppertal, Tel. 0202-620030

Deutscher Caritasverband, Karlstr. 40, 79104 Freiburg, Tel. 0761-200-0

Deutscher Guttempler-Orden, Adenauerallee 45, 20097 Hamburg, Tel. 040-245880

Deutsche Hauptstelle gegen die Suchtgefahren, Westring 2, 59065 Hamm, Tel. 02381-90150

Konzentrationsstörungen

Begriffsklärung

Was sind Konzentrationsstörungen?

Von Konzentrationsstörungen spricht man, wenn sich der Gestörte deutlich schlechter auf eine Tätigkeit (z.B. Arbeit, Gespräch, Lesen, Schreiben) konzentrieren kann, als dies dem vergleichbaren Altersdurchschnitt möglich ist oder als das bei derselben Person früher der Fall war.

Ursachen

Wodurch entstehen Konzentrationsstörungen?

Konzentrationsstörungen können mit bestimmten organischen Schädigungen der Gehirnzellen in Zusammenhang gebracht werden (z.B. durch Sauerstoffmangel nach Herzstillstand, Verkalkung der Hirngefäße, Alzheimer-Erkrankung), viele andere wiederum lassen sich ursächlich nicht befriedigend erklären.

Diagnostik und schulmedizinische Therapie

Was können Sie als Patient vom Arzt erwarten?

Um bestimmte Erkrankungen des Nervensystems als Ursache der Konzentrationsstörungen nachzuweisen, kann eine neurologische Untersuchung mit psychologischen Leistungstesten hilfreich sein.

Ist die Ursache für die Konzentrationsstörungen bekannt, so sollte diese – soweit möglich – optimal behandelt werden (z.B. bei Arteriosklerose als Ursache → *Arterienverkalkung*, S. 270). Bei anderen Krankheiten (z.B. Alzheimer-Erkrankung) ist derzeit keine zuverlässige Therapie bekannt.

Naturheilkundliche Therapie

Bei einer funktionellen Konzentrationsstörung, der sich keine organische Störung zuordnen läßt, sollten die unten angegebenen Maßnahmen versucht werden.

Was sollten Sie als Patient tun?

▶ **Physikalische Therapiemaßnahmen** wirken über eine allgemeine Anregung konzentrationsfördernd.

▶ Ein Versuch mit **pflanzlichen Heilmitteln** (Ginkgo) sollte unbedingt erfolgen.

▶ **Autogenes Training** oder **Yoga** sind unterstützend hilfreich.

▶ Das passende **Homöopathikum** kann Konzentrationsstörungen beheben.

Physikalische Therapie

Hydrotherapie: Morgendliche kalte Waschungen, Wechselduschen, Kneippsche Güsse oder Trockenbürstungen wirken allgemein anregend auf Körper und Geist.

Bewegungstherapie: Ebenso Spaziergänge sowie Sportarten an frischer Luft (z.B. Laufen, Radfahren, Schwimmen).

Pflanzenheilkunde

Gute Erfolge möglich mit:

- **Gingko biloba** in: Tebonin forte® Tropfen/Tabletten, Gingkobil ratio® Dragees, Rökan Lösung/Filmtabletten (Versuch über 3 Monate).
- **Ginseng** in: Ginsona® Ginseng Kapseln/Liquor

Entspannungstherapie

Das Autogene Training wirkt allgemein entspannend (konzentrative Selbstentspannung) und stärkt die Fähigkeit, ganz gezielt Dinge wahrzunehmen, übt also die Konzentration. Auch bestimmte Yoga-Übungen können sehr hilfreich sein.

Akupunktur/Akupressur

Gute Erfolge möglich: LG20, KS6, M36, H3, 5, B15 (→ *Akupunktur/Akupressur*, S. 46).

Homöopathie

Bei stark gestörter Konzentration ist gegebenenfalls eine konstitutionelle Behandlung erforderlich (→ erfahrener Homöopath), bei passender Symptomatik gute Erfolge möglich:

- **Acidum phosphoricum D4, D6, D12:** geistige und körperliche Überforderung, oft bei Jugendlichen, teilnahmslos, Gedächtnisschwäche, hat Schwierigkeiten, manche Wörter zu finden
- **Anacardium D4, D6:** Gedanken schweifen beim Lesen und Schreiben ab, kann sich schlecht an Namen und Wörter erinnern, geschwächte Sinneswahrnehmung
- **Calcium carbonicum D6, D12:** große Vergeßlichkeit, allgemein träge, Kopfschmerz nach geistiger Arbeit, Folge von geistiger oder körperlicher Anstrengung
- **Calcium phosphoricum D4, D6, D12:** Schulkopfschmerz bei abgemagerten, bei rasch geistig und körperlich erschöpfbaren Kindern, Kopfschmerz nach jeder Anstrengung, Bücken, jede Bewegung verschlechtert, Essen bessert (!)
- **Nux vomica D4, D6, D12:** Folge von geistiger Arbeit mit Bewegungsmangel („Schreibtischtäter"), große Reizbarkeit, Verlangen nach Genußmitteln (Tabak, Kaffee, Alkohol), kurzer Schlaf bessert, langer Schlaf verschlechtert
- **Sulfur D4, D6, D12:** große Vergeßlichkeit und Zerstreuung, unentschlossen, reizbar, Kopfschmerz nach geistiger Arbeit

Bach-Blüten-Therapie

Gute Erfolge möglich, häufig Clematis.

Ordnungstherapie

Bei Konzentrationsstörungen sollte immer hinterfragt werden, ob es bestimmte Konflikte oder Probleme gibt, die – möglicherweise unbewußt – so stark belasten und ablenken, daß die ungeteilte Aufmerksamkeit nicht der erwünschten Sache zuteil werden kann. Nicht selten sind es Beziehungsprobleme (z.B. Partner, Freunde, Eltern), die hier störend wirken. Nach einer Lösung dieser Konflikte verschwinden Konzentrationsstörungen meist von allein. Wichtig ist ein sogenanntes „Gehirnjogging", d.h. geistige Übungen, die die Konzentrationsfähigkeit fordern und fördern (z.B. Kreuzworträtsel, Kopfrechnen).

Nahrungsergänzung

Bei Blutmangel je nach Ursache des Mangels Eisen oder Folsäure und Vitamin B_{12} geben (→ *Nährstoffliste*, S. 624). Im Alter ist eine Kur-Serie mit Vitaminspritzen (z.B. Medivitan 3-6mal in wöchentlichen Abständen) oft hilfreich.

Ausleitende Verfahren

Bei vollblütigen Menschen mit „dickem Blut“ (Hämatokrit deutlich über 40 %) können kleine Aderlässe (100-150 ml in wöchentlichen Abständen) die Hirndurchblutung verbessern. Sehr günstig wirken auch blutiges Schröpfen an einer „heißen Nackenzone“ oder trockene Schröpfungen an Schultern und Nacken. Baunscheidtieren kann bei geschwächten Menschen über eine allgemeine Aktivitätssteigerung auch die Konzentration steigern.

Neuraltherapie

Quaddelungen am Kopf („Dornenkranz“) können hilfreich sein (→ Therapeut).

Reflexzonentherapie am Fuß

Als untertsützende Maßnahme sinnvoll.

Literatur

Lehrl/Koch/Fischer: Gehirnjogging. Mediteg Verlag, Wehrheim.

Vegetative Dystonie

Begriffsklärung, Ursachen

Was ist vegetative Dystonie?

Wodurch entsteht sie?

Bei der vegetativen Dystonie (vegetative Labilität) handelt es sich um eine Funktionsstörung von Regelmechanismen ohne nachweisbare Organschädigungen. Grundlage ist dabei eine Fehlregulation des vom sympathischen und vom parasympathischen System gebildeten sogenannten **Autonomen** oder **Vegetativen Nervensystems** sowie der damit zusammenhängenden nervalen und hormonellen Regelkreise. Anders als bei Nerven, die z.B. die Skelettmuskeln kontrollieren, sind diese autonomen Nerven nicht willentlich beeinflußbar und steuern Vorgänge, wie z.B. das Schwitzen, die Herz- oder die Darmtätigkeit. Der Sympathikus verkörpert dabei das eher „aktive“, der Parasympathikus eher das „passive“ Prinzip des Organismus (Tab. 9). Eine Dystonie (= „Fehlspannung“) macht sich je nach Überwiegen des Sympathikus oder Parasympathikus mit entsprechenden Symptomen bemerkbar.

Tab. 9

Überwiegen des Sympathikus	Überwiegen des Parasympathikus (Vagus)
Beschleunigung der Herzfrequenz	Verlangsamung der Herzfrequenz
Erweiterung der Pupillen	Verengung der Pupillen
Erweiterung der Bronchien	Verengung der Bronchien
Hemmung der Magen-Darm-Tätigkeit	Anregung der Magen-Darm-Tätigkeit
Anregung der Adrenalinsekretion	Hemmung der Adrenalinsekretion
Anregung der Schilddrüse	Hemmung der Schilddrüse
„Ich komme nicht zur Ruhe"	„Ich komme nicht in Schwung"

Symptome

Woran ist eine vegetative Dystonie zu erkennen?

Allgemein: Eher unspezifische Symptome wie Herzklopfen, -beklemmung, Schlafstörungen, Unruhe, Gefühl der Unausgeglichenheit, Kopfschmerzen, Verdauungsbeschwerden, feucht-kalte Glieder.

Diagnostik und schulmedizinische Therapie

Was können Sie als Patient vom Arzt erwarten?

Aufgrund ihrer eher unspezifischen Symptome ohne faßbare Organveränderungen werden vegetativ Dystone oder Labile nicht selten als psychisch Kranke oder gar als Simulanten betrachtet. Tatsächlich haben Neurotiker oft ganz ähnliche Symptome. Im Zweifelsfall sollte eine genaue psychologische oder psychiatrische Diagnostik erfolgen, um das Vorliegen einer Neurose, die dann ganz anders behandelt werden müßte, auszuschließen.

Schulmedizinisch wird der Begriff „Vegetative Dystonie“ ungern gebraucht, da das Denken in organisch nachweisbaren Schädigungen keinen Platz für Regulationsstörungen läßt, die mit herkömmlichen Methoden diagnostisch auch kaum faßbar sind. Außer einer symptomatischen Therapie (z.B. Betablocker bei Herzklopfen, Beruhigungsmittel bei Unruhe) gibt es kein sinnvolles Behandlungskonzept in der somatisch (körperlich) orientierten Schulmedizin.

Naturheilkundliche Therapie

Da die Grundlage der Erkrankung ein Ungleichgewicht zwischen zwei Prinzipien des Organismus darstellt, die sich als gegensätzliche Polaritäten zu einem Ganzen ergänzen, muß es Ziel jeder Therapie sein, dieses Gleichgewicht wiederherzustellen. Dieses Gleichgewicht ist dabei nicht als ein stabiles, sonders als ein dynamisches zu verstehen, d.h. es finden ständig natürliche Auslenkungen nach beiden Seiten hin statt (z.B. 100 m-Lauf = maximale Sympathikusaktivität, Tiefschlaf = maximale Parasympathikusaktivität), lediglich der Durchschnitt aller Aktivitäten sollte sich im Neutralbereich befinden. Der Organismus muß lernen, Auslenkungen, die von außen bedingt sind (z.B. durch psychischen Streß, körperliche Belastung oder Wetterwechsel) zu tolerieren und anschließend durch Gegenregulation wieder in die Normallage zurückzuschwingen. Um dies zu erreichen, bedarf der vegetativ Dystone keineswegs einer Schonung, die er aus Angst vor Befindlichkeitsstörungen gern praktiziert. Vielmehr sollte einerseits durch richtig gesetzte Reize – je nach Überwiegen der Sympathikus- oder Vagusaktivität – die Normallage angestrebt und andererseits durch richtig dosierte Reize die eigene Regulationsfähigkeit trainiert werden.

Beispiele:

1. Ein Sympathikotoniker, der abends nicht zur Ruhe kommt, kann von der sympathikusdämpfenden Wirkung eines warmen Vollbades mit Mellissezusatz profitieren.

2. Bei einem Sympathikotoniker wird die Sympathikusaktivität durch einen Dauerlauf zunächst eher gefördert, durch anschließende Gegenregulation des Organismus kommt es zu einem Zurückschwingen in die Normallage oder gar leicht überschießend zu einem Überwiegen der Parasympathikusaktivität. Voraussetzung hiefür ist aber ein moderater Dauerlauf, da bei einem zu schnellen Lauf möglicherweise die Überaktivität des Sympathikus für viele Stunden nach dem Lauf erhalten bliebe.

Was sollten Sie als Patient tun?

▶ **Physikalische Therapiemaßnahmen** wirken vegetativ ausgleichend und abhärtend.

▶ **Pflanzliche Heilmittel** wirken oft günstig.

▶ Muskelentspannungstraining, Bach-Blüten-Therapie, Homöopathie oder Nährstofftherapie können unterstützend sinnvoll sein.

Ordnungstherapie

Es sollte immer hinterfragt werden:

- Besteht eine Reizarmut, liegt ein **Schonungsverhalten** vor, welches die vegetative Dystonie begünstigt („Sie kommen nicht richtig in Schwung")? Dann sollten **aktivierende Maßnahmen** durchgeführt werden.
- Besteht eine ständige **Überforderung**, sind Streß, ständige geistige und körperliche Überlastungen für die vegetative Dystonie verantwortlich („Sie kommen nicht richtig zur Ruhe")? Dann sollten eher **entspannende Maßnahmen** durchgeführt werden.

Das Ziel ist immer ein Gleichgewichtszustand, von dem aus natürliche Auslenkungen (mehr zum aktiven und mehr zum passiven Pol) stets möglich sein müssen. Wichtig ist, durch regelmäßige Reize zu denselben Tageszeiten bzw. an denselben Wochentagen das rhythmische System zu stabilisieren.

Physikalische Therapie

Durch gezielte Reiztherapie wird der Organismus widerstandsfähiger gegen äußere Reize (z.B. Wetterwechsel) gemacht. Außerdem wird ein stabiler Gleichgewichtszustand zwischen erhöhtem Sympathiskus- und Parasympathikustonus ermöglicht.

Erhöhter Sympathikustonus

Hydrotherapie: Anregung des Parasympathikus durch ansteigende Teilbäder, Leibwickel, Vollbäder mit Zusätzen wie CO_2, Baldrian, Melisse, Lavendel, Sauna 1mal/Woche

Bewegungstherapie: Spaziergänge, Gartenarbeit, Ausdauerbelastungen (Laufen, Schwimmen, Radfahren) wirken reaktiv vagoton.

Massage: Bindegewebsmassage

Erhöhter Parasympathikustonus

Hydrotherapie: Anregung des Sympathikus durch Vollbäder mit Zusätzen wie Fichtennadeln, Luftperlbad, wechselwarme Waschungen, Kneippsche Güsse, Sauna 1mal/ Woche

Bewegungstherapie: Gymnmastik, Mannschafts- und Wettkampfsportarten (z.B. Fußball, Tennis) wirken sympathikoton.

Masage: Körperbürstungen

Phototherapie: Licht- und Sonnenbäder

Pflanzenheilkunde

Vegetativ ausgleichend wirken:

- **Melisse** als Tee, als Melissenwasser (3 EL täglich), als Melissengeist (1-2 TL abends, Achtung: hoher Alkoholgehalt!), als Kneipp® Melissen Pflanzensaft.
- **Kombinationspräparate:** Echtronervin® Tropfen
- **Fertigtee:** Beruhigungs-Tee Nervoflux®, Salus Nerven-Schlaf-Tee Nr. 22.

Entspannungstherapie

Das Muskelentspannungstraining ist zur Minderung von Unruhe und bei Anspannungen hilfreich.

Bach-Blüten-Therapie

Gute Erfolge bei gemütsorientierter Behandlung, oft Wild Rose, Wild Oat, Centaury.

Akupunktur/Akupressur

Vegetativ ausgleichende Punkte sind: H3, 5, 7, KG6, 15, KS6, M36, Di4, MP6 (→ *Akupunktur/Akupressur*, S. 46).

Nahrungsergänzung

Zufuhr von Magnesium 300-600 mg täglich, Kalzium 500-1000 mg täglich (nicht zusammen einnehmen!), ferner Eisen, Kalium können bei Mangelzuständen vegetativ stabilisieren; ebenso Vitamin C 1/2 TL täglich, Vitamin A (oder Beta-Karotin) und Vitamin B_1 (→ *Nährstoffliste*, S. 624).

Atemtherapie

Gezielte Atemtherapie kann vegetativ ausgleichend wirken.

Anthroposophische Therapie

Als unterstützende Maßnahme: Aurum/Apis regina compositum, Aurum/valeriana compositum (Wala).

Neuraltherapie

Hier sind oft Injektionen an die Schilddrüse sehr günstig (→ Therapeut).

Reflexzonentherapie am Fuß

Als unterstützende Maßnahme sinnvoll.

Ausleitende Verfahren

Konstitutionsbezogene Maßnahmen (→ *Ausleitende Verfahren*, S. 59) wirken vegetativ ausgleichend, besonders wichtig sind Baunscheidtierungen des ganzen Rückens.

Bioresonanztherapie

Bei unzureichendem Erfolg anderer Maßnahmen kann Bioresonanztherapie eventuell noch gute Erfolge verzeichnen.

Eigenbluttherapie

Eigenbluttherapie, Eigenblut mit Hämaktivator bzw. Potenziertes Eigenblut bei Kindern über mehrere Wochen angewandt, können unterstützend erfolgreich sein.

Literatur

Kass, K.A.: Bircher-Benner-Ratgeber für Nervenschwache - So heilt man vegetative Dystonie. Bircher-Benner-Verlag, Bad Homburg.

Krammer, H.: Kneipp-Ratgeber bei Streß und Überforderung. Karl F. Haug Verlag, Heidelberg.

Schmerzen

Begriffsklärung

Was sind Schmerzen?

Der Schmerz ist ein zentrales Signal in körperlicher und seelischer Hinsicht. Als nützliche Erscheinung kommt ihm eine lebenserhaltende Bedeutung für unseren Organismus zu, denn er informiert uns über Bedrohungen durch gewebeschädigende Reize, z.B. beim Anfassen einer heißen Herdplatte. Neben dieser Warnfunktion vor äußeren Gefahren liegt die Bedeutung des Schmerzes auch in der Mitteilung über eine innere Erkrankung, z.B. bei einem Magengeschwür. In beiden Fällen wäre es unklug, sich nur der Schmerzbekämpfung und nicht der Ursachensuche zu widmen.

Grundsätzlich unterscheiden die Mediziner einen sogenannten „**somatischen**" vom „**viszeralen**" Schmerz (Eingeweideschmerz).

Der somatische Schmerz kann entweder oberflächlich durch die Reizung von Hautnerven entstehen (z.B. Nadelstich) oder aber durch tiefer gelegene Reizungen von Knochen, Gelenken oder Bindegeweben (z.B. Knochenschmerzen, Migräne). Er ist tendenziell gut zu lokalisieren, an der Oberfläche schneidend und deutlich.

Der viszerale Schmerz betrifft innere Organe, besonders Hohlorgane. Er ist eher dumpf und weniger gut zu lokalisieren (z.B. Gallenkolik).

Zum Schmerz gehört neben der körperlichen Reaktion auch eine beachtliche emotionale Beteiligung. Der Grad der Hinwendung zum Schmerz entscheidet z.B. mit über die empfundene Schmerzhaftigkeit. Selbst starke Verletzungen wie tiefe Wunden bei Unfällen können im Augenblick des „Unfallstresses" unbemerkt bleiben. Umgekehrt können geringfügigere Verletzungen bei bewußter Hinwendung als beeinträchtigende Schmerzen erlebt werden.

Ursachen

Wodurch entstehen Schmerzen?

Schmerzen werden im gesamten Körper durch Nervenfasern fortgeleitet. Sie entstehen durch Reizung von Nervenendigungen oder spezieller Schmerzrezeptoren, die u.a. an der Haut, in den Wänden der Hohlorgane, an der Knochenhaut und in den Gefäßwänden vorkommen. Sobald Schmerzfasern gereizt werden, übertragen sie diese Information mit großer Geschwindigkeit an das Zentralnervensystem, wo der Schmerzimpuls auf verschiedene Weise verarbeitet wird. Eine Verarbeitungsform des Schmerzes ist z.B. der Muskelreflex, mit dem die Hand unwillkürlich zurückgezogen wird, wenn der Zeigefinger in einen Dorn gefaßt hat.

Als Schmerzauslöser kommen neben den mechanischen Ursachen (z.B. Verletzungen) auch thermische Reize (z.B. Verbrennung) und chemische Reize (v.a. durch körpereigene Botenstoffe bei Entzündungen) in Frage.

Aufgrund einer Verbindung zwischen Schmerzfasern aus inneren Organen und solchen der Haut kommt es vor, daß der Betreffende einen Schmerz, der sich eigentlich am inneren Organ bildet, an der Haut wahrnimmt. Typisch ist dies z.B. beim Herzinfarkt. Manchen Patienten tut hier nicht die Brust weh, sondern sie empfinden einen ausstrahlenden Schmerz in die Haut des linken Armes. Man spricht dann von einem „**übertragenen Schmerz**".

Psychosomatische Bedeutung von Schmerzen

Wegen der großen Verflechtung zwischen psychischen und somatischen Faktoren des Schmerzes soll auf folgende Formen von Schmerzen mit psychosomatischen Anteilen besonders hingewiesen werden:

- **Konversionsneurotischer Schmerz** („Neigung, Schmerzen zu erleiden"): Hier tritt der Schmerz als verlagerte psychische Konfliktsituation auf. Betroffen sind Menschen mit starker Abhängigkeit von Bezugspersonen, mit Neigung zu depressiven Reaktionen, Suizidversuchen, Abhängigkeit von Medikamenten, häufigen Störungen im sexuellen Verhalten (viele Partnerwechsel, Scheidungen). Sie sind oft traurig, haben eine Lebensgeschichte mit vielen Schmerzzuständen ohne organische Krankheitsursache, viele Operationen mit unklarer Indikation und oft dient der Schmerz dazu, ein psychisches Gleichgewicht zu erhalten. Dieser Schmerz kann nicht mit Schmerzmitteln oder Operationen genommen werden, da die zugrundeliegende Störung damit nicht verschwindet. Er kann „von selbst“ verschwinden, wenn psychische Stabilität einkehrt. Der Patient sollte lernen, seinen Schmerz zu akzeptieren, als Teil seiner selbst, seiner Lebensgeschichte. Keine unnötigen diagnostischen oder therapeutischen Eingriffe.

- **Hypochondrischer Schmerz**: Leichte Störungen, die mit Schmerz einhergehen können (z.B. normale Darmtätigkeit mit leichtem Bauchdruck) oder auffällige, aber oft harmlose Symptome (z.B. vorübergehender roter Fleck auf der Haut) werden übermäßig beobachtet und mit schweren Krankheiten in Verbindung gebracht („Ich glaube, ich habe Krebs“). Aufmunternde Beruhigung und Versuche, den Patient von der Harmlosigkeit der Erscheinung zu überzeugen, führen höchstens vorübergehend zu einer Besserung.

- **Reaktiv depressiver Schmerz:** Oft bei schweren Lebensumständen oder Änderungen der Lebenssituation mit Verlust (z.B. Tod des Partners, Scheidung, Verlust des Arbeitsplatzes, Übergang in den Ruhestand), oft mit Mangel an Energie, Interesselosigkeit, Apathie, Weinanfällen „ohne Grund“, großem Schlafbedürfnis oder Schlaflosigkeit, Appetitlosigkeit oder vermehrtem Essen (aber ohne Vergnügen daran). Therapie: stützende Gespräche durch Nahestehende, Psychotherapeut.

- Eine **endogene Depression** (Schwermut ohne bisher bekannte Ursache) kann auch mit Schmerzen einhergehen.

- **Schmerz durch Affekte**: Wiederholt oder chronisch auftretende Wut, Ärger kann zu Muskelanspannung und diese wiederum zu Schmerzen führen. Zusammengepreßte Lippen, geballte Fäuste, erzwungenes Lächeln, Unterdrücken jeglichen Ärgers sind hier wegweisend. Therapie: Bewußtmachen des Zusammenhanges Ärger-Schmerz, Entspannungsübungen.

- **Simulierter Schmerz:** Willentliche Vortäuschung von Schmerz zur Erlangung eines Vorteils (verschwindet meist, wenn die Täuschung aufgedeckt wird).

Diagnostik und schulmedizinische Therapie

Was können Sie als Patient vom Arzt erwarten?

Vor der Bekämpfung des Schmerzes sollte sich der Therapeut anhand der Vorgeschichte und des klinischen Befundes zumindest ein erstes Bild von den möglichen Ursachen machen. Wenn es das Schmerzausmaß noch erlaubt, können auch weitergehende Untersuchungen notwendig sein, die sich nach Art und Lokalisation des Schmerzes richten.

Wenn eine ursächliche Behandlung des Schmerzes nicht möglich ist, kommen verschiedene Maßnahmen gegen die Symptome in Frage. Meist wird der Schmerz mit schmerzhemmenden Pharmaka (= Analgetika) behandelt. Je nach Stärke des Schmerzes gibt es mehrere Stufen von Analgetika. Eher schwächer analgetisch wirkende Präparate sind Azetylsalizylsäure (z.B. Aspirin®), Paracetamol (z.B. Ben-u-ron®), Ibuprofen, Indometacin (z.B. Amuno®) oder Diclofenac (z.B. Voltaren®). Stärker wirksam sind Metamizol (z.B. Novalgin®) und Tramadol (z.B. Tramal®). Am stärksten wirksam sind die Abkömmlinge des Morphins und andere sogenannte Opiate, wie Pethidin (Dolantin®) oder Buprenorphin (Temgesic®).

Die schwächer wirksamen Analgetika wie Paracetamol haben neben ihrer schmerzhemmenden Wirkungen auch noch weitere, gegen Entzündungen oder Fieber gerichtete Wirkungen. Sie werden ihren Eigenschaften entsprechend bei einer Vielzahl von Erkrankungen individuell eingesetzt.

Neben den Analgetika können – je nach Ursache – weitere Medikamente zur Schmerzbekämpfung sinnvoll sein. Bei Koliken gibt man z.B. auch Medikamente, die Krämpfe innerer Organe lösen, z.B. Scopolaminbutylbromid (Buscopan®) bei Nierenkolik.

Bei Migräne und anderen akuten Schmerzen werden – ähnlich der Neuraltherapie – örtliche Betäubungsmittel (Lokalanästhetika) gespritzt. Bei sehr starken Schmerzen werden sie unter bestimmten Umständen auch als Injektion in die Nähe des Rückenmarks oder als Dauerinfusionen verabreicht.

Vor allem bei chronischen Schmerzen werden auch Psychopharmaka eingesetzt, welche den Teufelskreis aus Schmerzen und Schmerzreaktion durchbrechen helfen sollen. Besonders wirksam sind sie in fein abgestimmter Kombination mit Schmerzmitteln.

Als nicht-medikamentöse Therapie bei Schmerzen wird in der Schulmedizin auch auf physikalische Maßnahmen zurückgegriffen, z.B. Elektrotherapie bei Ischiasschmerzen, Massagebehandlung oder Fango bei Rückenschmerzen oder Eisbehandlung bei Prellungen.

Naturheilkundliche Therapie

→ siehe auch bei den folgenden Krankheitsbildern: *Mandelentzündung* (S. 311), *Mittelohrentzündung* (S. 315), *Zahnschmerzen* (S. 325), *Magenschleimhautentzündung* (S. 329), *Magen- und Zwölffingerdarm-Geschwür* (S. 332), *Gallenkolik* (S. 359), *Nierensteine* (S. 374), *Prostataentzündung* (S. 383), *Bewegungsapparat* (S. 432), *Nervensystem* (S. 461), *Herpesinfektionen* (S. 496).

Was sollten Sie als Patient tun?

▶ Manche Formen von chronischen Schmerzen entstehen oder verstärken sich durch Anspannung und „Streß" → Streßbereiche bewußt machen, diese reduzieren, Entspannungsverfahren beginnen.

▶ Physikalische Anwendungen (Wärme, Kälte) entsprechend der Verträglichkeit durchführen.

Ordnungstherapie

- Vor jeder Schmerzbehandlung sollte eine ausreichende **Abklärung der Schmerzursachen** erfolgt sein.
- Eine Schmerztherapie, die nur eine einzige Ursache für Schmerzen gelten läßt und entsprechend behandelt, ist unvollkommen. Vielmehr muß den vielfältigen Ursachen und Einflußmöglichkeiten bei der Schmerzentstehung und -verstärkung Rechnung getragen werden.
- Dementsprechend sollte mit einer **individuellen Kombination von Therapien** behandelt werden.
- Die notwendige Menge an Analgetika kann durch naturheilkundliche Maßnahmen oft vermindert werden. Dies sollte jedoch vorsichtig und nicht um jeden Preis geschehen.
- Auch wenn naturheilkundliche Maßnahmen greifen, kann in Schmerzschüben die vorübergehende **zusätzliche Gabe von Schmerzmitteln** nötig werden, um den Wirkkreis aus Schmerzen → Verspannung → mehr Schmerzen zu durchbrechen.
- Nicht wenige Patienten (aber auch nicht alle) reagieren sehr gut auf **Hypnose**.
- **Entspannungtherapien** können oft günstig wirken.
- Ängstliche, anklammernde Persönlichkeiten benötigen **Mitgefühl und warmherzige Zuwendung** seitens der Behandler und Angehörigen.

Akupunktur/Akupressur

Die Akupunktur ist für die Behandlung von Schmerzen verschiedener Art gut geeignet. Die zu wählenden Punkte richten sich nach der Art der Beschwerden. Die verschiedenen Schmerzsyndrome werden daher in den entsprechenden Unterkapiteln abgehandelt.

Auch mit der Akupressur können viele Arten von Schmerzen zusätzlich behandelt werden (→ *Akupunktur/Akupressur*, S. 46).

Ausleitende Verfahren

Bei Schmerzen aufgrund von Wirbelsäulenveränderungen und Erkrankungen innerer Organe sowie Schmerzen bei funktionellen Störungen (einschließlich Kopfschmerzen) guter analgetischer Effekt der blutigen Schröpfung an Füllegelosen sowie der trockenen Schröpfung (durch Schröpfkopfmassagen) bei Leeregelosen und Schwächezuständen.

Das Baunscheidtverfahren wirkt besonders bei flächigen, das Cantharidenpflaster bei umschriebenen Schmerzzuständen im Bereich des Bewegungsapparates, aber auch innerer Organe. Es wird sogar zur Schmerztherapie bei isolierten Knochenmetastasen eingesetzt.

Autogenes Training

Das AT kann zur Linderung oder sogar Behebung von Schmerzen entscheidend beitragen:

1. Örtliche **Schmerzbeeinflussung** durch Kühle- oder Kältevorstellungen, die zu einer Verengung der peripheren Blutgefäße und zur Herabsetzung der Schmerzempfindung führen.

2. Schmerzbeeinflussung durch die zum AT gehörende Bewußtseinseinengung, die sich mit der Lenkung der Aufmerksamkeit nach innen (Introspektion) verbindet.

3. Schmerzbeeinflussung und -dämpfung über die Veränderungsmöglichkeiten der mit jedem Schmerz einhergehenden vegetativen Veränderungen, insbesondere durch eine Senkung der sympathikotonen Erregung, also einer Dämpfung der „Alarmreaktion" des Organismus.

4. Schmerzbeeinflussung und -dämpfung durch die Einflußmöglichkeiten des Autogenen Trainings auf die „Gefühlsempfindungen" des Menschen, die in der Regel eng mit der Empfindung des Schmerzes einhergehen („Resonanzdämpfung der Affekte"), besonders im Sinne der Reduzierung von Ängsten. In diesem Sinne vermag das AT auch einen wichtigen Beitrag zur Verarbeitung der Schmerzempfindung wie der gesamten Krankheitserfahrung zu leisten.

Enzymtherapie

Sinnvoll bei schmerzhaften Schwellungen nach Prellungen, Operationen und anderen Verletzungen. Zum Beispiel Wobenzym® 3mal 3 Dragees für 3-4 Wochen, in schweren Fällen auch bis zu 30 Dragees täglich. Andere Präparate: Alph-intern® Tabletten, Phlogenzym® Tabletten.

Homöopathie

Bei akuten und chronischen Schmerzen jeweils nach den Vorschlägen der speziellen Erkrankungen vorgehen.

Hinweise zu Mittelgaben und Reaktionen

- Fehlende Reaktion: Mittelwahl war falsch
- Hat ein Mittel schnell geholfen → Gabe nicht wiederholen
- Kehren die Schmerzen wieder zurück → Gabe wiederholen
- Am besten 5 Globuli in Wasser auflösen (nicht mit Metalllöffel umrühren) und nach Bedarf schluckweise einnehmen.

Ohrenschmerzen

- **Aconitum C30:** Heftigst, zum Verrücktwerden, Kinder brüllen vor Schmerz, Patienten sind so beeinträchtigt, daß keine vernünftige Anamnese möglich ist, plötzlich aufgetreten, Folge von kaltem Wind oder Unterkühlung, häufig mit Fieber
- **Belladonna C30:** Unruhig, überaktiv, roter Kopf und/oder Ohr, kurze anfallsweise Attacken, meist durch Sinnesreize ausgelöst, extrem berührungsempfindlich (Untersuchung sehr schwierig), gestörter Schlaf, wälzt sich hin und her
- **Chamomilla C30:** Sehr reizbar und empfindlich, besonders auf Geräusche, stechende, einschießende Schmerzen, eine Wange rot, die andere weiß, Kinder wollen ständig getragen werden
- **Dulcamara C30:** Folgen von Naßwerden und/oder feuchtkalter Witterung, ziehend stechend, u.U. mit Ohrgeräuschen, Wärme/Bewegung verbessert
- **Hepar sulfuris C30:** Große Empfindlichkeit gegenüber äußeren Eindrücken, stechend schießend oft auch zum gesunden Ohr, Folge von trockenem, kaltem Wind, häufig im Verlaufe einer Angina, Neigung zur Eiterung
- **Lachesis C30:** Wellenförmiger, reißender Schmerz vom Jochbein in das Ohr ziehend, eher rechtes Ohr, Ohrschmalz hart und trocken, Beschwerden beson-

ders nach dem Aufwachen, schläft sich in die Verschlimmerung hinein, warme Anwendungen verbessern

Mercurius vivus C30: Brennen, Ziehen, besonders nachts in Bettwärme, u.U. gelbe, blutige, stinkende Absonderungen

Pulsatilla C30: Folgen von Kälte, sanftmütig, weinerlich, braucht Trost, Wärme verschlechtert, kühle, frische Luft verbessert

Gesichtsneuralgien („Gesichtsschmerzen")

Aconitum C30: Hochakute, ganz plötzlich einsetzende Schmerzzustände, qualvoll den Nerven entlangschießend, Patient sehr unruhig, schreit vor Schmerz, hat Angst bis hin zur Todesangst, Folge von kaltem Wind

Belladonna C30: Plötzlich auftretend, kurze Schmerzattacken,dann wieder schmerzfrei, roter pulsierender Kopf, zuckende Gesichtsmuskulatur

Causticum C30: Reißende Schmerzen, Gesicht fühlt sich bisweilen taub und gelähmt an, Folgen von Kälteexposition, jedoch kühlfeuchte Anwendungen verbessern

Colocynthis C30: Folgen von Ärger oder Kränkung, Schmerz entsteht langsam, wird dann vehement und schneidend oder schießend, Ruhe verbessert, Druck verbessert, Liegen auf der betroffenen Seite verbessert, Wärme verbessert

Hypericum C30: Folgen von Nervenverletzung, reißend ziehend, Patienten depressiv, Schmerzausstrahlung in Auge und Ohr, geringste Kälteeinwirkung verschlechtert, Kopf nach hinten beugen verbessert

Magnesium phosphoricum C30: Gesicht im betroffenen Gebiet geschwollen, scharfe, blitzartig schießende Schmerzen entlang des Nerven, jede Bewegung und jede Berührung der Gesichtsmuskulatur löst den Schmerz aus, extrem kälteempfindlich, warm einwikkeln verbessert

Spigelia C30: Schmerz fühlt sich an, als ob glühende Nadeln eingestochen würden, kommt und geht plötzlich, mittags schlimmste Zeit, jede Berührung und Bewegung verschlechtert

Ischiasschmerz → *Kreuzschmerzen* (S. 447)

Koliken

Aconitum C30: Nierenkolik: Folge von kaltem Wind oder Unterkühlung nach Schwitzen, subfebril, schneidender, heftigster Schmerz, der auch starke Krämpfe in der Blase auslöst, Patient macht sich große Sorgen um seine Gesundheit, ängstlich und unruhig, sehr schmerzhafter, unergiebiger Harndrang, Makrohämaturie, Gallenkolik: nach Unterkühlung bzw. kaltem Wind, hier hohes Fieber

Arsenicum album C30: Massiver Brennschmerz mit Krämpfen im ganzen Bauch, Patient frostig, aber Verlangen nach großen Mengen kalter Getränke, die sofort wieder erbrochen werden, Unruhe mit Todesangst, nachts verschlechtert

Belladonna C30: Kolik kommt und geht urplötzlich, dabei roter Kopf, Druck verbessert, Zusammenkrümmen verbessert, Schonhaltung verbessert

Berberis C30: Besonders bei Nierenkolik, Schmerz punktuell schneidend (als ob ein Messer drin steckte), ausstrahlend in harnableitende Wege, u.U. bis in die Beine und Waden, sehr druckempfindlich, Gefühl von Resturin nach dem Urinieren, Blut- und Schleimbeimengungen des Urins

Chelidonium C30: Besonders Gallenkolik, Schmerz von der Leber ausgehend in die rechte Schulter ziehend, außer heißen Getränken wird nahezu alles erbrochen, sehr heiße Anwendungen verbessern

Coffea C30: Patient ist außer sich vor Schmerz, wirft sich hin und her, Luftnot, weint vor Schmerz, Todesangst, starkes Sodbrennen, der ganze Körper fühlt sich eiskalt an

Colocynthis C30: Schneidender, schießender Schmerz, Patient krümmt sich und preßt sich etwas gegen den Bauch, was Erleichterung verschafft, Folge von Ärger und Kränkung, warme Anwendungen verbessern

Lycopodium C30: Konstitution! Folge von „Überfressen", Bauch massiv gebläht, weder nach oben noch nach unten können Winde entweichen, erträgt keinen Druck (Kleider) am Bauch

Nux vomica C30: Völlegefühl im Oberbauch, Bauchdecke bretthart, schneidender Schmerz, Übelkeit ohne Erbrechen, was Erleichterung bringen könnte, in den frühen Morgenstunden verschlechtert

Tabacum C30: Während des Anfalles sterbendselende Übelkeit, kalter Schweiß, schockähnlich, kann nur noch mit geschlossenen Augen daliegen, Schmerzen in die Harnleiter ausstrahlend

Unabhängig von diesen Anhaltspunkten kann bei chronischen Schmerzen die Gabe des entsprechenden **Konstitutionsmittels** hilfreich sein. Hier erfolgt keine Angabe von Einzelmitteln, da es „das" oder „die" homöopathischen Schmerzmittel sowie „die" homöopathische Schmerzkonstitution nicht gibt.

Neuraltherapie

Hervorragend zur Schmerztherapie geeignet (→ Fachtherapeut). Durch die Blockade der Nervenleitung von Schmerzfasern und vegetativen Fasern werden sowohl direkte Schmerzempfindungen wie auch reflektorische Schmerzverspannungszirkel durchbrochen. Zu den Techniken → *Neuraltherapie* (S. 143).

Physikalische Therapie

Sehr wirksam ist die **Hydro-Thermotherapie**: Je nach Schmerzart können Wärmeanwendungen günstiger sein (z.B. Wärmflasche, Heublumensäcke bei krampfartigen Leibschmerzen) oder aber Kälteanwendungen besser vertragen werden (z.B. Eisbeutel nach einer Prellung). Hierüber sollte auch die individuelle Verträglichkeit des Patienten mitentscheiden.

Pflanzenheilkunde

Schmerzen allgemein

Kombinationspräparate:

– Phytodolor® N, enthält Auszüge aus Zitterpappelblättern und -rinde, Goldrutenkraut und Eschenrinde. 3-4mal täglich 20-30 Tropfen, bei akuten starken Schmerzen auch häufiger. Auch äußerlich für Umschläge und Auflagen (1-2 TL auf 1/2 l warmes Wasser).

– Cesranol® Tropfen, enthält Auszüge aus Hamamelis, Calendula, Kamille, Arnika, Tausendgüldenkraut, Schafgarbenkraut. 3-4mal täglich 15-25 Tropfen, bei Bedarf auch häufiger. Auch äußerlich für Umschläge und Auflagen (1-2 TL auf 1/2 l warmes Wasser).

Weidenrindenabkochungen (Cortex salicis) wirken analgetisch (Salizylgehalt), wegen fehlender Standardisierbarkeit des Gehaltes und der Nebenwirkungen sollte aber auf ASS-Präparate (z.B. Aspirin®) zurückgegriffen werden.

Krampfartige (spastische, kolikartige) Schmerzen

Magen-Darm-Bereich

– Belladonnapulver, auch Fertigpräparat verfügbar (Belladonysat® Tropfen) – rezeptpflichtig!

Harnwege

– Pestwurz-Wurzelstock als Tee oder Fertigpräparat: Petadolex® Kapseln

Zahnschmerzen

Gewürznelken zerkauen

Schmerzhafte Schwellungen nach Verletzungen, Operationen

Arnikablüten: kühle Arnikaumschläge mit Tinctura Arnicae, mehrfach täglich

Steinkleekraut als Tee (zusammenstellen lassen); davon 1-3 Tassen täglich

Roßkastaniensamen (z.B. Venostasin® Dragees)

Ananas

Schachtelhalmkraut als Tee (z.B. Nieron® Tee), 1-2 Tassen täglich trinken

Starke Schmerzen

Schlafmohn (Papaver somniferum) in Tinctura Opii bzw. Morphin und dessen Derivate in z.B. MST 10/-30/-60/-100 Mundipharma® (darf nur durch Arzt auf speziellem Rezept verordnet werden)

Trigeminusneuralgie

- Eisenhut (Aconitum napellus) in Aconitysat® Bürger Tropfen, täglich 3mal 10 Tropfen (Vorsicht – Gefahr der Überdosierung bei mehr als 30 Tropfen pro Einnahme !) – rezeptpflichtig!

Tiefenmuskelentspannung

Kann bei muskulär bedingten Schmerzen zum Abbau von Verspannungen beitragen (→ *Muskelentspannungstraining*, S. 227)

Reflexzonenmassage des Fußes

Bei zahlreichen Schmerzsyndromen kann eine zusätzliche Behandlung mit der RZF sinnvoll sein. Die entsprechenden Zonen bei akuten Schmerzen sedierend, bei chronischen tonisierend behandeln.

- Dosierung: Nach Verlauf, in der Regel 2-3mal/Woche 20-25 Minuten, 6-12 Sitzungen.

Bach-Blüten-Therapie

Der Gemütsstimmung entsprechend anwenden – häufig mildert Rescue als Salbe oder Tropfen.

Bioresonanztherapie

Wird einzeln oder in Kombination mit anderen naturheilkundlichen Verfahren bei Schmerzzuständen aller Art angeboten.

Heilfasten

Gute Wirkung auf Schmerzen bei Gelenkerkrankungen (z.B. Arthrose, Arthritis) möglich.

Manuelle Medizin

Prinzipiell ist jede Art von Schmerz in der Lage, primär oder sekundär auf das muskuloskelettale System pathologisch Einfluß zu nehmen, was bei chronischem Fortbestehen zu Dysfunktionen führen kann. Deshalb ist die manuelle Medizin ein wesentlicher Faktor im Gesamtkonzept der Schmerztherapie.

Nährstofftherapie

Phenylalanin bewirkt einen verzögerten Abbau körpereigener Endorphine (morphinähnlicher Substanzen), daher bei chronischen Schmerzen als Zusatz. **Vitamin-B$_1$-Gabe** versuchsweise (Mangel erhöht Schmerzempfindlichkeit).

Literatur

Weber, A.: Schmerz und Schmerzkrankheiten. TRIAS-Verlag, Stuttgart.

Fieber

Begriffsklärung

Was ist Fieber?

Der Mensch zählt zu den Warmblütern, bei denen die Körperkerntemperatur stets in einem konstanten Bereich gehalten wir. Diese liegt mit individuellen Schwankungen zwischen 36,5 und 37,2°C. Unterhalb dieser Körperkerntemperatur können viele Funktionen des Organismus nicht stattfinden. Auch bei zu hohen Temperaturen kann es zu eingeschränkten Körperfunktionen kommen, bei Temperaturen des Körperkerns über ca. 42°C ist ein Überleben praktisch nicht mehr möglich. Dies liegt vor allem daran, daß zahlreiche Eiweißmoleküle und Enzyme im Körper bei höheren Temperaturen nicht mehr stabil sind.

Unter **Fieber** versteht man eine erhöhte Körpertemperatur über 38,2°C, gemessen an der Rektumschleimhaut oder über 37,8°C, gemessen in der Mundhöhle.

Der Temperaturbereich von 37,2 bis 37,8°C (gemessen in der Mundhöhle) wird noch nicht als Fieber bezeichnet, sondern als **erhöhte Temperatur**.

Insgesamt ist Fieber wie auch Schmerz ein Zustand im Körper, der eine **Alarmfunktion** hat und den Organismus zunächst in eine höhere Abwehrbereitschaft versetzt. Zahlreiche Abwehrvorgänge, insbesondere die Immunabwehr, können bei Fieber besser ablaufen. Langanhaltendes Fieber führt jedoch auch zu einer Schwächung des Organismus, so daß bei der Therapie immer zwischen einer Fiebererhaltung aus therapeutischen Gründen und einer Fiebersenkung zur Schonung des Organismus abgewogen werden muß.

Ursachen

Wodurch entsteht Fieber?

Fieber wird vom Organismus selbst erzeugt, indem zum einen die Wärmeabgabe an die Umgebung gedrosselt wird, z.B. durch geringeres Schwitzen und verminderte Durchblutung der Körperoberfläche. Wichtiger noch sind die Stoffwechselvorgänge, mit denen in den einzelnen Zellen mehr Wärme erzeugt wird. Sie werden durch ein sehr fein reguliertes Rückkopplungssystem in einem Temperaturzentrum des Gehirnes eingeleitet, welches die Freisetzung von Botenstoffen auslöst, z.B. Interleukin-1. Diese bewirken eine vermehrte Muskelarbeit durch Zittern und Schüttelfrost, worauf sich zusätzliche Wärme bildet.

Auch von außen einwirkende Substanzen können an der Fieberentstehung beteiligt sein. So weisen viele Bakterien an ihrer Oberfläche bestimmte Molekülgruppen auf, die im Organismus unmittelbar zu einer Abwehr- und Fieberreaktion führen.

Welche Formen des Fiebers gibt es?

Schon im letzten Jahrhundert wurden genaue Aufzeichnungen von Fieberverläufen vorgenommen, um daraus auf die zugrundeliegenden Erkrankungen zu schließen.

Hier zeigte sich, daß schon beim Gesunden eine Schwankung der Körperkerntemperatur zu verzeichnen ist. Dies gilt für den Tagesablauf wie auch bei der Frau für die monatliche Fieberkurve. Heute weiß man, daß sowohl hormonelle Faktoren wie auch eine Regulation durch das Gehirn zu den Schwankungen führen.

Die Fieberverläufe selbst können sowohl **regelmäßig** als auch **unregelmäßig** sein, ferner als regelmäßige Verläufe **gleichbleibend** oder **wellenförmig** auftreten. Auch **sporadisches** Fieber kann auftreten, z.B. im Abstand von Wochen bei der Malaria.

Als weiteres Merkmal unterschiedlicher Fieberverläufe kann die Art des Fieberanstiegs angesehen werden, welcher langsam oder abrupt ansteigend sein kann.

Wodurch kann Fieber ausgelöst werden?

Fieber kann durch eine Vielzahl von Ursachen ausgelöst werden. Hierzu gehören Infektionen jeder Art, mechanische Verletzungen und Traumen, Tumorerkrankungen, Stoffwechselerkrankungen wie Überfunktion der Schilddrüse, Erkrankungen des Immunsystems (z.B. Autoimmunerkrankungen oder Allergien), Medikamente.

Symptome

Woran ist Fieber zu erkennen?

Neben den Zeichen einer Überhitzung mit rotem Gesicht, Schweißneigung und Abgeschlagenheit können auch Kopfschmerzen, Fröstelgefühl, Schüttelfrost und Müdigkeit auftreten. Bei sehr hohem Fieber kommt es oft zu Sehstörungen, Halluzinationen, Krämpfen als Zeichen eines Deliriums. Weitere Symptome finden sich entsprechend der Grunderkrankung, welche zum Fieber führt.

Diagnostik und schulmedizinische Therapie

Was können Sie als Patient vom Arzt erwarten?

Grundsätzlich sollten bei Fieber eine sorgfältige Anamnese und ein guter körperlicher Befund erhoben werden. Hierzu zählt auch die Überprüfung der Patientenangaben hinsichtlich der Fieberhöhe.

Meist ist Fieber durch harmlose Infekte bedingt, so daß keine weiteren Untersuchungen erforderlich sind. Es kann jedoch auch – besonders bei fehlender Besserung oder schwerem Krankheitsverlauf – auf ernstere Ursachen hinweisen. Da die Vielfalt der möglichen Fieberursachen sehr groß ist, kann dann meist nur eine gezielte Labor- und Gerätediagnostik weiterhelfen. Diese richtet sich nach den Verdachtsmomenten. Sie kann z.B. die Blutsenkung, weiße und rote Blutkörperchen und spezielle Nachweise von Viren oder Bakterien umfassen.

Die Behandlung von Fieber sollte sich möglichst nach der ermittelten Grunderkrankung richten. Darüber hinaus werden in schwereren Fällen spezielle fiebersenkende Mittel (Antipyretika) verwendet, wozu z.B. auch Aspirin® und Paracetamol gehören. Bei hohem Fieber kann es zu größerem Flüssigkeitsverlust kommen, so daß oftmals Infusionen verabreicht werden müssen.

Wenn Fieber durch Arzneimittel selbst bedingt ist, so müssen diese meist abgesetzt werden.

Naturheilkundliche Therapie

Ordnungstherapie

Neben seiner Warnfunktion hat Fieber die natürliche Aufgabe, Immunprozesse zu begünstigen. Seine Unterdrückung läßt sich in der Abwägung nur rechtfertigen, wenn die Beeinträchtigung des Allgemeinbefindens sehr stark ist oder sehr hohes Fieber den Organismus selbst zu schädigen droht.

Für die Bewertung einer erhöhten Körpertemperatur sind drei Fragen zu stellen:

- Wie lange schon, in welchem Stadium des Krankheitsprozesses?
- Wie gut verträgt der Mensch das Fieber, wie krank fühlt er sich?
- Wie reagiert die Temperatur auf Behandlungsversuche?

Anhaltspunkte

- Niedriges Fieber ist meist erst dann gefährlich, wenn es über sehr lange Zeit anhält. Manchmal muß das Fieber noch für einige Tage ansteigen, damit die Temperatur dann auf normale Werte abfallen kann.
- Im Frühstadium einer Infektionskrankheit (die ersten 1-4 Tage) kann Temperaturerhöhung die Ausheilung und das Überwinden der Krankheit beschleunigen. Sehr heißes Baden oder warm zugedeckt im Bett zu schwitzen, ist in dieser Phase günstig.
- Bei beginnendem Infekt sportlich nicht belasten, um ins Schwitzen zu kommen.
- Wenn sich eine fieberhafte Krankheit dem Höhepunkt nähert oder schon einige Tage andauert, den Körper von außen kühlen. In diesem Krankheitsstadium fühlt sich der Patient sehr wahrscheinlich auch wohler, wenn er kalt abgewaschen wird und sich im Bett nur minimal anzieht.

Wenn sich ein Kranker mit Fieber sehr schlecht fühlt, kommt als erste Maßnahme die äußere physikalische Kühlung in Frage. Sobald die Kühlung durch Kälteanwendung keinen weiteren Effekt mehr bringt, nicht aufhören, sondern noch die zweite und notfalls die dritte Stufe addieren: Zunächst z.B. Homöopathika, dann erst schulmedizinische fiebersenkende Mittel (Antipyretika).

Abzuklären: Frage nach Auslandsaufenthalten (v.a. Tropen), Einnahme von Medikamenten, die Fieber verursachen können.

Akupunktur/Akupressur

Die Punkte werden meist entsprechend der Grunderkrankung gewählt. **Direkten Einfluß auf das Fieber** wird u.a. den folgenden Punkten nachgesagt: Lu 10 und 11, Di 4 und 11, KS 3 sowie bei Erkältungen 3E 1 und LG 13.

Diese Punkte können auch akupressiert werden.

Bach-Blüten-Therapie

Der Gemütsstimmung entsprechend anwenden – häufig hilft Rescue oder Rock Rose.

Ernährungstherapie

Flüssigkeitszufuhr erhöhen. Appetitlosigkeit respektieren. Fleischarme Kost, Versuch einer Safttherapie.

Heilfasten

Bei einer Infektion mit Fieber fastet der Körper nicht selten „physiologischerweise“. Dieser Fastenwille des Körpers sollte nicht durch erzwungene Nahrungszufuhr unterdrückt werden, sondern durch geeignete Maßnahmen (Flüssigkeitszufuhr, gegebenenfalls Einläufe, die leicht fiebersenkend wirken) unterstützt werden, bis der Körper wieder spontan Nahrung verlangt.

Homöopathie

Bei anhaltendem Fieber jeweils nach den Vorschlägen der speziellen Erkrankungen vorgehen.

Hinweise zu Mittelgaben und Reaktionen

- Fehlende Reaktion: Mittelwahl war falsch
- Hat ein Mittel schnell geholfen → Gabe nicht wiederholen
- Kehrt das Fieber wieder zurück → Gabe wiederholen
- Am besten 5 Globuli in Wasser auflösen (nicht mit Metallöffel umrühren) und nach Bedarf schluckweise einnehmen.

Bewährte Fiebermittel

- **Aconitum C30:** Stürmischer plötzlicher Beginn, Folge von kaltem, trockenen Wetter oder Unterkühlung nach Schwitzen, Symptome können sich innerhalb von Minuten entwickeln, großer Durst auf Kaltes, Haut heiß und trocken, hohes Fieber, ängstlich und sehr unruhig, Gesicht im Liegen rot, im Sitzen blaß, Schwindel beim Aufsitzen
- **Belladonna C30:** Genauso plötzliche Entwicklung wie Aconitum, hochroter Kopf, Blutandrang zum Kopf, alles pulsiert, z.T. nach außen sichtbar, Haut feucht, dampfender Schweiß, rotfleckig an Rumpf und Hals, Patient will gut zugedeckt sein, trockene Schleimhäute, großer Durst auf kaltes Wasser, hämmernder Kopfschmerz, bei Erschütterung und Bücken verschlechtert, sehr schreckhaft, das kleinste Geräusch läßt die Patienten wie elektrisiert auffahren, Neigung zu Fieberdelirien, Kleinkinder können bei hohem Fieber zu Fieberkrämpfen neigen
- **Bryonia C30:** Fieber entwickelt sich in der Regel langsam, Patienten überfordern sich, indem sie sich keine Ruhe gönnen und trotz Fieber arbeiten, am Abend gegen 21 Uhr wird alles schlimmer, Fieberanstieg nachts, großer Durst, Patient möchte absolut bewegungslos daliegen, sehr berührungsempfindlich, appetitlos außer Verlangen nach Suppen
- **Ferrum phosphoricum C30:** Im Zusammenhang mit katarrhalischen Infekten, bei schnell erschöpflichen Patienten, trockene kitzelnde Schleimhäute, rotes Gesicht ohne Schweiß, Durst auf Kaltes, Neigung zu Nasenbluten, alles nicht so dramatisch bzw. plötzlich wie Aconitum

● **Echinacea angustifolia C30:** Patienten matt und müde, appetitlos, Gärungsdyspepsie und saures Aufstoßen, Zunge weiß belegt mit roten Rändern, Übelkeit, durch Hinlegen verbessert, Frösteln und Schüttelfrost, besonders im Rücken, sehr mürrisch und unwirsch, besonders über seine Krankheit, ungeduldig, will sofort wieder gesund sein

● **Eupatorium perfoliatum C30:** Der ganze Körper tut weh, alles wie zerschlagen oder verrenkt, berstende Kopfschmerzen, Fieber in den Morgenstunden am höchsten, nachts frostig, alles wird besser durch einen kräftigen Schweißausbruch, Galle-Erbrechen und druckempfindliche Lebergegend

● **Gelsemium C30:** Zittrige Schwäche und Benommenheit, Kälteschauer ziehen den Rücken herauf und herunter mit heftigem Zittern und Zähneklappern, wäßriger brennender Fließschnupfen nach 1-2 Tagen, schwere matte Glieder, völlig kraftlos, Patient kann kaum die Augen aufhalten, Gesicht dunkel bis purpurfarben, heißer Kopf, kalte Glieder, relativ durstlos

● **Pulsatilla C30:** Meist im Frühjahr oder Herbst, Patient friert leicht, trotzdem Abneigung gegenüber beheizten Räumen, Verlangen nach frischer Luft, glühend heiße Haut, Durst auf kleine Mengen kalten Wassers, weinerlich, abends körperlich und geistig erschöpft, Betreten eines warmen Raumes aus frischer Luft verschlechtert

● **Rhus toxicodendron C30:** Rheumatische Diathese, reißende Gliederschmerzen, jede Bewegung ist schmerzhaft, Patient muß sich trotzdem bewegen, Folge von feucht-kaltem Wetter, große Unruhe, muß ständig seine Position verändern

Physikalische Therapie

Hydrotherapie

● Kalte Prießnitz-Wadenwickel, alle 5-10 Minuten erneuert, senken das Fieber um bis zu 1-2°C.

● Brust-Leib-Rumpfwickel mehrfach täglich anlegen, jeweils bis der Wickel die Hauttemperatur hat.

● Beginnendes Fieber: Ansteigende Fußbäder von ca. 36 auf 39°C.

● Anhaltendes Fieber: Warme Vollbäder mit absteigender Temperatur. Mit Wassertemperatur von 2°C unter Körpertemperatur beginnen, in 10 Minuten um 5°C senken.

Pflanzenheilkunde

● Weidenrindenabkochungen (Cortex salicis) wirken fiebersenkend (Salizylgehalt), wegen fehlender Standardisierbarkeit des Gehaltes und der Nebenwirkungen sollte aber besser auf ASS-Präparate (z.B. Aspirin®) zurückgegriffen werden.

● Fieber bei z.B. grippalem Infekt: Schweißtreibende Mittel anwenden (→ *Infektionen*, S. 522).

Eigenbluttherapie

Eigenblut: Anfangs 3,0-5,0 ml Eigenblut intramuskulär, eventuell Wiederholung nach 24 Stunden.
Potenziertes Eigenblut für Kinder: C5, 1. und 2. Tag 3mal täglich 5 Tropfen, anschließend C7 in 2tägigen Abständen 1mal täglich 5 Tropfen

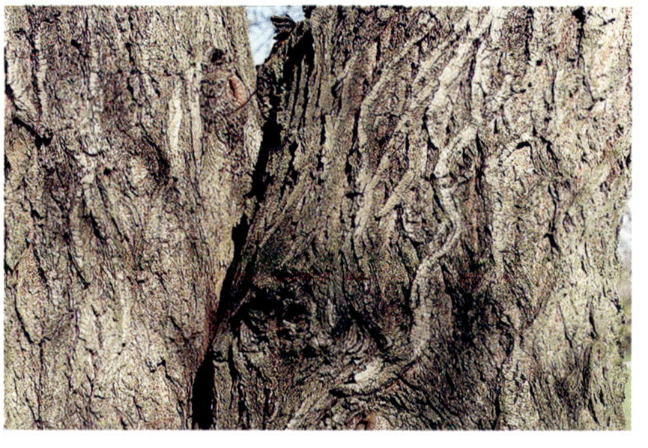

Abb. 91: Weidenrinde. Foto: Beat Ernst, Basel, Schweiz

Krebs

Begriffsklärung

Was ist Krebs?

Unter Krebs versteht man jede **bösartige Erkrankung**, bei der es im Körper zu einem **unkontrollierten Wachstum körpereigener Zellen** kommt. Dieses Wachstum führt zu Auszehrung, Verdrängung körpereigener Gewebe und Organe, oftmals einer Absiedlung von Tochtergeschwülsten in andere Bereiche des Körpers (= Metastasierung) und in vielen Fällen schließlich zum Tod.

Ursachen

Wodurch entsteht Krebs?

Das Wachstum und die Vermehrung von körpereigenen Zellen ist eine biologische Notwendigkeit, damit der Organismus sich ständig erneuern kann und damit zum Beispiel Verletzungen vom Körper behoben werden können. In jeder Sekunde kommt es zu **Millionen von Zellteilungen** und -neubildungen, was erst durch eine komplizierte Regulation im Körper möglich wird. Dabei gibt es zahlreiche Mechanismen, mit denen verhindert wird, daß sich die vermehrenden Zellen mehr als nötig teilen und dadurch unkontrolliert weiterwachsen. Auch sorgen sehr fein gesteuerte **Reparaturmechanismen** dafür, daß Fehler, die bei der Zellteilung auftreten, umgehend repariert werden. Besonders empfindlich ist im Rahmen der Zellteilung die Erbsubstanz, welche aus sogenannter **DNS** (**Desoxyribonukleinsäure**) besteht, das sind ineinander verdrillte Ketten aus langen Molekülen, welche die gesamten Erbinformationen für den Bau des Körpers enthalten. Die DNS wird bei einer Zellteilung verdoppelt, so daß auch die entstehenden neuen Zellen alle für ihre Funktion wichtigen Informationen haben. Kommt es im Rahmen der Zellteilung zu fehlerhaften Verdopplungen der DNS, so kann es passieren, daß die nachfolgende Zelle nicht mehr genügend Informationen zur Kontrolle der Zellteilung besitzt. Weitere Zellteilungen finden dann eventuell ungeordnet und ungebremst statt, so daß die daraus entstehenden Zellen in einem Schneeballsystem immer weiter wuchern. Schließlich bilden sich aus diesen Zellwucherungen Geschwülste, die sich irgendwann z.B. als Knoten bemerkbar machen.

Das Risiko einer Entartung von Zellen im Körper steigt also mit dem Grad der **Schädigung der Erbsubstanz**. Als schädigende Faktoren kommen zum Beispiel in Frage: Radioaktive Strahlung, UV-Licht bestimmter Frequenz, zahlreiche Chemikalien (z.B. Benzol), langandauernde Entzündungen und Reizungen im Körper. Viele krebserzeugende Schädigungen werden durch sogenannte **freie Sauerstoffradikale** vermittelt. Dies sind sehr reaktionsfreudige Sauerstoffverbindungen, welche in großen Mengen durch Einwirkung von radioaktiver Strahlung auf die Körperzellen entstehen. Auch bei der normalen Verbrennung von kohlenstoffhaltigen Energieträgern in den Körperzellen sowie bei zahlreichen weiteren Stoffwechselzuständen fallen ständig freie Radikale an – allerdings in geringeren Mengen als durch Strahleneinwirkung (Tab. 10).

Tab. 10: Quellen für freie Radikale im Organismus

- ▶ Normale Atmung, verstärkt bei körperlicher Belastung
- ▶ Infektionen
- ▶ Sauerstoffmangel im Gewebe (z.B. Angina pectoris-Anfall, Herzinfarkt, Schlaganfall)
- ▶ Diabetes mellitus (Zuckerkrankheit)
- ▶ Strahlen (z.B. Röntgen, UV-Strahlen)
- ▶ Luftschadstoffe (z.B. Stickoxide, Ozon)
- ▶ Zigarettenrauch
- ▶ Pestizide
- ▶ Organische Lösungsmittel
- ▶ Hohe Eisenzufuhr (z.B. Eisentabletten, Fleisch)
- ▶ Manche Arzneimittel (z.B. Narkosemittel, Zytostatika)
- ▶ Fraglich psychischer Streß

Die freien Sauerstoffradikale können das DNS-Molekül erheblich schädigen. Diese Schädigungen der Erbsubstanz spielen aber so lange keine Rolle, wie der Körper in der Lage ist, sie wieder zu reparieren. Erst bei Überforderung der Reparaturmechanismen beginnt das unkontrollierte Wachstum.

Neben einer Meidung von äußeren Einflüssen, die die Erbsubstanz schädigen, ist es deswegen ebenso wichtig, die natürlichen Reparaturvorgänge an der Erbsubstanz zu fördern. Hilfsmittel hierbei sind die sogenannten Antioxidantien. Dies sind Substanzen, welche schädliche Sauerstoffradikale abfangen können und damit einer Schädigung der Erbsubstanz entgegenwirken. Zu diesen Antioxidantien zählen zum Beispiel Vitamin C, Vitamin E und Selen.

Auch das **Immunsystem** spielt bei der Krebsentstehung eine Rolle. Die Natur hat nämlich dafür gesorgt, daß auch nach Versagen der Schutz- und Reparaturmechanismen der DNS weitere Sicherheitsmaßnahmen gegen das Tumorwachstum greifen. Dies sind vornehmlich Zellen des Immunsystems, welche auf unkontrolliert wachsende Zellen achten, sie angreifen und vernichten. Zu den **tumorbekämpfenden Zellen** gehören die natürlichen Killerzellen und tumorinfiltrierende Lymphozyten. Nicht immer gelingt es diesen Zellen, den Tumor ausreichend zu erkennen und zu vernichten. Manchmal wachsen die Tumorzellen zu schnell und entziehen sich mit raffinierten Mechanismen der Erkennung und Vernichtung durch die Immunzellen. Dennoch ist es grundsätzlich wichtig, zur Vorbeugung von Krebs und auch zur Verhinderung von erneuten Krebsbildungen nach Entfernung eines Krebses ein intaktes Immunsystem zu besitzen.

Welche Formen von Krebs gibt es?

In der Medizin werden die Krebsarten zunächst nach der Herkunft der entarteten Krebszellen unterschieden. Praktisch aus jedem Körpergewebe können Zellen entarten und ein Krebswachstum beginnen. Häufigste tödliche Krebse bei der Frau sind Brustkrebs, Darmkrebs und Unterleibskreb. Beim Mann kommen Sterbefälle am häufigsten bei Lungenkrebs vor, gefolgt von Magenkrebs, Darmkrebs und Prostatakrebs.

Neben einer Unterscheidung der Krebsformen gemäß ihrer Herkunft werden von Spezialisten auch noch unterschiedliche Wachstumsformen, feingewebliche Bilder und das generelle Wachstumsverhalten mit oder ohne Metastasenbildung zur Unterscheidung herangezogen.

Diagnostik und schulmedizinische Therapie

Was können Sie als Patient vom Arzt erwarten?

Da es sehr viele verschiedene Arten von Krebs gibt, lassen sich keine allgemeinen Richtlinien zur Diagnostik und Therapie aufführen. Grundsätzlich gilt immer die Regel, **auffällige Veränderungen im Körper ernstzunehmen** und sie sachgerecht abzuklären. Die Zeit, welche zwischen dem Auftreten erster Symptome und der tatsächlichen Behandlung vergeht, ist meist unnötig lang, weil die ersten Anzeichen vom Patienten oder auch vom Arzt zuweilen nicht ernst genommen werden. Wenn der Verdacht auf eine Krebserkrankung besteht, sollte die Diagnostik konsequent, jedoch auch umsichtig durchgeführt werden, damit bei möglichst geringer Belastung des Patienten möglichst vollständige Ergebnisse vorliegen.

Eine besondere Rolle kommt der **Früherkennung** von Krebserkrankungen zu. So kann die Prognose (Überlebenswahrscheinlichkeit) z.B. bei Brustkrebs, Hautkrebs oder Prostatakrebs bei rechtzeitiger Diagnosestellung erheblich verbessert werden. Ein früh erkannter Hautkrebs (Melanom) ist z.B. im frühen Stadium praktisch zu 100% heilbar, ohne Behandlung aber fast immer tödlich. Männer und Frauen können deswegen von einem bestimmten Alter an regelmäßige, kostenlose **Vorsorgeuntersuchungen** durchführen lassen.

Die Therapie von Krebserkrankungen ist sehr vielfältig. Wo immer es möglich ist, sollte die **Entfernung von Tumorgewebe** nicht unterlassen werden. Ein früh und komplett entfernter Krebs kann mit guter Wahrscheinlichkeit geheilt werden. Auch wenn die Entfernung nicht komplett geschieht, so hilft die Entfernung von Teilen des Tumors dem Immunsystem, mit den restlichen Tumorzellen besser fertig zu werden. Dies heißt in der Regel, eine Operation durchzuführen, wann immer sie hinsichtlich der Nebenwirkungen und des Operationsrisikos vertretbar ist.

Zusätzlich zur Operation werden in der schulmedizinischen Behandlung verschiedene Strahlenformen eingesetzt, um durch die **Strahlentherapie** zusätzlich Tumorzellen abzutöten. Auch kommen gezielte Gaben von sogenannten **Zytostatika** in Betracht. Dies sind Substanzen, welche die Zellteilung verhindern und somit eine Vermehrung der Tumorzellen erschweren oder verhindern. Allerdings werden hierbei auch körpereigene Zellen an der Vermehrung gehindert, zum Beispiel die schnellwachsenden und sehr erneuerungsbedürftigen Zellen der Schleimhäute. Als weitere, moderne Therapieverfahren werden unterschiedliche Formen von **Immuntherapien** eingesetzt, bei denen körpereigene Botenstoffe oder Zellen, welche eine Abwehrkraft gegen Tumorzellen haben, von außen zugefügt werden. Hierzu gehört die Behandlung mit verschiedenen Interferonen, Interleukinen, aktivierten körpereigenen Makrophagen (Freßzellen) und Lymphozyten.

Die Immuntherapie wurde inzwischen auch durch gentherapeutische Verfahren ergänzt, die zu einer Wirkungsverstärkung der Immuneffekte führen sollen.

Strahlen- und Chemotherapie – Ja oder Nein?

Strahlentherapie und Chemotherapie können das Fortschreiten der Krebskrankheit häufig nur verlangsamen, jedoch nicht gänzlich aufhalten. Da sie nicht selten auch mit erheblichen Nebenwirkungen verbunden sind, werden sie von vielen Patienten und auch manchen Ärzten eher kritisch angesehen oder sogar gänzlich abgelehnt. Stets sollte aber im Einzelfall abgewogen werden, welche zusätzlichen Therapien mit welcher Wahrscheinlichkeit eine Verbesserung oder gar Heilung erbringen könnten und welche Nebenwirkungen dabei in Kauf zu nehmen sind. Neben der Frage nach einem Zurückdrängen des Krebses sollte dabei die Frage nach der Lebensqualität des Betroffenen einen gleich wichtigen Rang einnehmen. Die Suche nach dem richtigen Vorgehen wird durch eine vertrauensvolle Beziehung zum behandelnden Arzt und durch unterstützende Angehörige sehr erleichert. Gegebenenfalls sollte man sich auch nicht scheuen, mehrere Ärzte um ihren Rat zu fragen. Eine unterstützende psychologische Beratung kann es dem Betroffenen erleichtern, seine eigenen Lebensziele in ihrer Wichtigkeit zu ordnen und sie bei der Wahl des Vorgehens zu berücksichtigen.

Naturheilkundliche Therapie

Was sollten Sie als Patient tun?

▶ Nehmen Sie die angebotenen **Vorsorgeuntersuchungen** regelmäßig wahr. Für Brust- und Unterleibskrebs bei Frauen, Prostatakrebs bei Männern und Hautkrebs bei beiden Geschlechtern gibt es hier bundesweite Vorsorgeprogramme.

▶ Als allgemein wichtige Maßnahmen bei einer Krebserkrankung sind vorteilhaft: Ausreichend **Schlaf** und **Bewegung**, viel **frische Luft** und Sonne, moderates **Essen**, Abbau chronischer **Streßfaktoren**.

▶ Die Behandlung einer Tumorerkrankung verläuft meist über einen **längeren Zeitraum** und ist mit zahlreichen Arztbesuchen verbunden.

– Legen Sie Vertrauen in das Tun der Ärzte, aber trauen Sie sich auch, immer wieder nachzufragen, wenn Sie etwas nicht verstanden haben oder anderer Meinung sind.
– Niemand kann als Patient alle Informationen beschaffen oder gar verstehen, die im Zusammenhang mit der Krebserkrankung wichtig sind. Suchen Sie deswegen die Zusammenarbeit mit einem Arzt Ihres Vertrauens, der die verschiedenen Behandlungen bei den Fachärzten und in den Kliniken koordiniert und alle Resultate zusammenträgt.
– Besprechen Sie mit den behandelnden schulmedizinisch orientierten Ärzten, daß Sie weitere, sogenannte „alternative" Verfahren einsetzen möchten. Oftmals stößt dies durchaus auf Verständnis.
– Versuchen Sie, neben den Ärzten auch Personen aus Ihrer Familie oder dem Bekanntenkreis als Ansprechpartner zu gewinnen. Meistens können diese Vertrauenspersonen mit

der Wahrheit einer Krebserkrankung und Ihren damit verbundenen Problemen besser umgehen, als Sie meinen.
– Auch eine Selbsthilfegruppe von Krebskranken kann helfen, mit eigenen Vorurteilen und Ängsten umzugehen. Hier stellt man auch fest, daß es viele andere Menschen gibt, die in ähnlicher Weise von einer Krankheit betroffen sind.

▶ Versuchen Sie, die Krebserkrankung auch als **Signal Ihres Körpers** an Sie zu verstehen. Bei der Deutung der Erkrankung kann eine psychologische Beratung hilfreich sein.

▶ Nehmen Sie die **Hilfe professioneller Helfer und Berater** in Anspruch, z.B. neben den Ärzten auch von Psychologen oder Seelsorgern. Versuchen Sie aber, die Verantwortung für Ihr Tun bei sich zu behalten.

▶ Die Teilnahme an regelmäßigen **Nachsorgeuntersuchungen** kann dazu beitragen, wiederauftretendes Krebswachstum rechtzeitig zu erkennen und zu behandeln.

Ordnungstherapie

Die Entartung körpereigener Zellen ist das Ergebnis einer komplexen Kette von Ereignissen. Sie umfaßt u.a. äußerliche Schädigungen des Körpers und eine Überforderung der Abwehr- und Reparaturmechanismen, beides begünstigt oder herausgefordert durch die besondere Lebenssituation des Menschen.

In keinem Erkrankungsbereich ist eine **ganzheitliche, umfassende Behandlung** wichtiger als bei der Therapie bösartiger Tumoren. Hierzu gehört – unter Abwägung aller Risiken – die **Entfernung von Tumorgewebe**, im gleichen Maße aber auch die **prä- und postoperative Entlastung des Körpers** von Störfeldern (z.B. chronisch entzündeten Mandeln) und toxischen Belastungen (z.B. Quecksilber) sowie eine **aktive Immunstimulation**. Der **kombinierte Einsatz mehrerer Verfahren** sollte hier nicht als Ausdruck einer Ratlosigkeit verstanden werden, er wird vielmehr den komplexen Entstehungsmechanismen von Tumoren gerecht.

Auf **seelisch-geistiger Ebene** können zahlreiche naturheilkundliche Verfahren dem Patienten helfen, sein Verhältnis zu sich und seiner Umwelt neu zu ordnen. Zu den wichtigen Bereichen, die einer Klärung bedürfen, gehören: Negative Lebensereignisse und Verluste in der Vergangenheit, Verleugnungstendenz, Beziehungskonflikte und Ängste in der Gegenwart, Lebensziele und Pläne für die Zukunft.

Zu achten ist auch auf die **Meidung von Genußgiften**, welche die Immunabwehr schwächen, besonders Alkohol und Nikotin in größeren Mengen.

Enzymtherapie

Enzympräparate aktivieren u.a. das Abwehrsystem. Auch sollen sie die Nebenwirkungen von Strahlen- und Chemotherapie mindern. Beispiele ihres Einsatzes:

Patienten mit gesicherten Metastasen: Wobe-Mugos® E, 3mal 4 Tabletten täglich, gegebenenfalls mit Thymus kombinieren (z.B. Thymus Mucos® 2mal 1 Tablette).

Metastasenprophylaxe: Unterstützende Intervalltherapie mit Wobe-Mugos® E. 1mal 1 Tablette täglich für eine Woche, dann 3 Wochen Pause.

Kombination mit Mistelpräparaten: Wobe-Mugos® E. 3mal 2 Tabletten täglich.

Während Strahlen- oder Chemotherapie: Wobe-Mugos® 3mal 1-2 Tabletten täglich.

(Auch andere Ergänzungspräparate sind möglich.)

Ernährungstherapie

Eine nachweislich gegen jeden Tumor wirksame spezielle „Ernährung gegen Krebs" gibt es nicht. Anzustreben ist zur Vorbeugung aber eine Vollwertkost mit hohem Anteil an Ballaststoffen (vorbeugend gegen Darmkrebs) und Antioxidantien (z.B. Beta-Karotin, Vitamin C, Vitamin E; → *Nährstoffliste*, S. 659 bzw. 661). Günstig sind hier rote und blaue Früchte wie Rote Bete und Heidelbeeren (enthalten Anthrocyane) sowie Trauben (enthalten u.a. Bio-Flavonoide).

Bei manifestem Krebs gegebenenfalls tierisches Eiweiß reduzieren, nach manchen Quellen besonders Schweinefleisch. In fortgeschrittenen Stadien von Krebserkrankungen können manche Nahrungsanteile nicht vertragen werden. Hier individuell entscheiden, welche Kost am verträglichsten ist.

Heilfasten

Achtung: Stellt bei manifestem Tumorleiden eine Gegenanzeige dar. Frühestens 6 Monate nach Operation, Bestrahlung oder Chemotherapie anwenden, sofern kein Hinweis auf Rezidiv oder Metastase vorliegt.

Homöopathie

Einzelne Ärzte berichten über das Verschwinden von Tumoren unter homöopathischer Therapie. Begreift man den Tumor nicht als Krankheit, sondern nur als Krankheitssymptom, ist durch geeignete konstitutionelle Therapie eine erfolgreiche Tumortherapie („Löschung der Krebsdisposition") zumindest denkbar. Eher sollte die homöopathische Behandlung aber als **unterstützende Maßnahme** bei der Tumorbehandlung angesehen werden.

Bösartige Tumoren homöopathisch behandeln zu wollen, erfordert große Erfahrung. Die angegebenen Mittel können jedoch auch vom Anfänger bei passender Symptomatik zusätzlich zu anderen Therapien eingesetzt werden. Oft werden in der homöopathischen Krebstherapie auch Nosoden eingesetzt.

- **Argentum nitricum D12, D30:** Unterstützend bei Magenkrebs
- **Arsenicum album D6, D12, D30:** Kachexie, Kräfteverlust, Ruhelosigkeit, (Todes-) Angst, brennende, unerträgliche Schmerzen, Appetitlosigkeit, Ekel vor dem Essen, schon beim Geruch der Speisen, periodische Wiederkehr der Beschwerden, pedantische Genauigkeit, nachts (um Mitternacht) verschlechtert, Wärme verbessert, auch im Endstadium einsetzbar
- **Carbo vegetabilis D6, D12, D30:** Große Schwäche, Mattigkeit, Verlangen nach frischer Luft trotz Frieren und eiskalten Gliedern, kalter Schweiß, Kollapsneigung, starke Blähungen, Aufstoßen und Abgang der Blähungen verbessert, Abneigung gegen Fett und Milch, besondere Beziehung zu Magen- und Rektumkarzinomen, bei Uteruskarzinomen und Drüsentumoren, auch im Endstadium einsetzbar
- **Colocynthis D3, D4, D6:** Versuchsweise bei Tumorschmerzen, periodisch und anfallsweise wiederkehrender Schmerz, ab 16 Uhr und nachts verschlechtert, Zusammenkrümmen verbessert, Ruhe verbessert, Wärme verbessert, Druck verbessert, Liegen auf der erkrankten Seite verbessert
- **Conium D4, D6, D30:** Additiv und palliativ bei Tumoren (insbesondere der Mamma), starker Schwindel, Mattigkeit, Zittern, Koordinationsstörungen der Glieder, der Augen, der Zunge, Ruhe verschlechtert, Kälte verschlechtert, nachts verschlechtert
- **Echinacea D4, D6:** Über längere Zeit bei Mangel an weißen Blutkörperchen durch Chemotherapie geben
- **Kreosotum D4, D6:** Kachexie, Appetitlosigkeit bei Tumoren, insbesondere bei Blutungsneigung und Gewebszerfall, scharfe, übelriechende Sekrete, Kälte verschlechtert, Ruhe verschlechtert
- **Thuja occidentalis D12, D30:** Neigung zu wachsenden Prozessen (Warzen, Polypen etc.), allgemeine Frostigkeit, starker Schweiß (besonders Kopf, Hals), Kälte verschlechtert, Nässe (feuchtes Wetter) verschlechtert

Nährstofftherapie

Allgemein bei bösartigen Tumoren (in Tagesdosen): Selen 50-200 μg, Vitamin C 1-5 oder sogar mehr als 10 g, Vitamin E 200-800 mg, Vitamin A 10000 I.E. als Antioxidantien und Radikalfänger, Zink 10-25 mg außerdem als Immunstimulans. Einzelheiten → *Nährstofftherapie* (S. 137).

Strahlentherapie: Eine Woche vorher mit täglich 3mal 1 EL Bierhefe beginnen (kann bessere Verträglichkeit bewirken).

Neuraltherapie

Als unterstützende Maßnahme in der Schmerztherapie einsetzbar. Ferner zur Störfeldsanierung und Nachbehandlung.

Physikalische Therapie

Unspezifische Allgemeinbehandlung zur Konditionierung und Verbesserung der allgemeinen Abwehrlage:

Hydrotherapie: Hydrotherapeutische Reizserien mit Kneippkur, Körperbürstungen und Sauna.

Balneotherapie: Reizserien mit Badekur, Reizklima (Meer- u. Seebäder), feuchte 3/4 Packung.

Bewegungstherapie: Spaziergänge und Bewegung an frischer Luft, Atemtherapie, eventuell Sauerstoff-Mehrschritttherapie. In der Nachbehandlung vorsichtig dosierte Sporttherapie, Radfahren an frischer Luft, Schwimmen.

Massage: Körpertrockenbürstungen, Bindegewebsmassage, Reflexzonentherapie.

Phototherapie: Mäßiges Sonnenbaden, ein zuviel wirkt immunschwächend.

Ziel: Abhärtung, Erreichen einer normalen Spannungslage (= Eutonie) des Vegetativums.

Pflanzenheilkunde

- Mistel (Viscum album) als Krebsmittel in: Helixor® A/ -M/ -P, Iscador® M/ -P/ -Qu, Plenosol N®, Vysorel® A/ -M/ -P, verbessert die unspezifische Immunabwehr

Weitere Präparate mit immunstimulierender Wirkung

- Sonnenhut (Echinacea purpurea oder angustifolia): in Echinacin® Liquor/ Ampullen/ Capsetten, Echinacea-ratio® Tabletten, Pascotox 100® Tabletten/ Tropfen/ forte Injektopas
- Kombinationspräparate: Esberitox® N Tropfen, Lymphozil K/ forte E® Tabletten,Tonsilgon® Tropfen/ N Dragees
- Rote Bete (Beta vulgaris) ist umstritten, Zytostatika und Radiatio sollen besser vertragen werden, 1 l Saft täglich, 2-3 Monate lang

Akupunktur/Akupressur

Als Basistherapie bei bösartigen Tumoren nicht geeignet, da diese mit Akupunktur nicht kausal behandelbar sind. Allerdings kann bei noch nicht vollständig ausgeprägter Reaktionsstarre auch der Tumorschmerz auf eine Akupunkturbehandlung ansprechen. In solchen Fällen einen Versuch mit den allgemeinen Schmerzpunkten unternehmen (→ *Schmerzen*, S. 554).

Atemtherapie

Einstellungen zur Tumorkrankheit und auch körperliche Funktionen können sich im Laufe der Atemtherapie nach Middendorf positiv verändern, jedoch sind symptomorientierte Indikationen kein Anlaß für eine Therapie. Voraussetzungen für eine sinnvolle Behandlung sind die Fähigkeit des Patienten zur Selbstreflektion und die Bereitschaft, Verantwortung für seine Krankheit zu übernehmen. Einsatzbeispiele bei gegebenen Grundvoraussetzungen: Begleitend und nach schweren Eingriffen (Operation, Chemotherapie, Bestrahlung) als Krebsnachsorge.

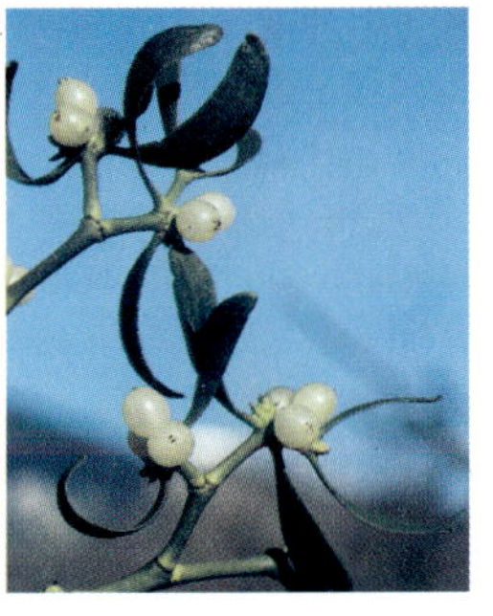

Abb. 92: Mistel. Foto: Bruno Vonarburg, Teufen, Schweiz

Ausleitende Verfahren

Als zusätzliche Maßnahmen zur Immunstimulation einsetzbar, insbesondere das Baunscheidtverfahren und das Cantharidenpflaster.

Autogenes Training

Wird mit Erfolg u.a. im Rahmen einer psychotherapeutischen Behandlung zum Abbau von Spannungen und Ängsten eingesetzt. Günstig ist Visualisierung nach Simonton.

Bach-Blüten-Therapie

Kann zusätzlich zur Nachbehandlung von Operation, Chemo- oder Strahlentherapie empfohlen werden.

Bioresonanztherapie

Einzeln oder in Kombination mit anderen naturheilkundlichen Verfahren als unterstützende Maßnahme einsetzbar. Sie wird von erfahrenen Therapeuten besonders zur Toxinentgiftung, Ausschaltung von Narbenstörfeldern, Immunstimulation und bei der Behandlung von Tumorschmerzen angewendet.

Eigenbluttherapie

Allgemeine Abwehrsteigerung

Eigenblutbehandlung mit Hämoaktivator: Aktiviertes Eigenblut + Juv 110 Ampullen Phönix in ansteigender Dosierung zunächst 2, später 3-5 Ampullen oder Thym-Uvokal 1-2 Ampullen

Sauerstoff- und Ozontherapien

O_3: Die Kleine Eigenbluttherapie wird mit dem Ziel angewendet, die Nebenwirkungen der herkömmlichen Therapien zu verringern und ihre Verträglichkeit zu verbessern.

HOT: als Zusatztherapie, stabilisiert körpereigene Abwehr, soll ebenfalls die Verträglichkeit der Chemotherapeutika und Hochvoltstrahlen verbessern.

Literatur

Beyersdorff, D.: Biologische Wege zur Krebsabwehr. Karl F. Haug Verlag, Heidelberg.

Canacakis/Schneider: Krebs – die Angst hat nicht das letzte Wort. Kreuz Verlag, Stuttgart.

Conradt/Neumeyer: Krebsbehandlung mit biologisch ergänzenden Methoden. Karl F. Haug Verlag, Heidelberg.

Englisch, O.: Krebs und seine biologische Bekämpfung. Simon-Verlag, Michelau.

Freudenberg, E.: Der Krebskranke und seine Familie. TRIAS-Verlag, Stuttgart.

Kretschmer-Dehnhardt, L.: Die Ernährung bei Krebs und Krebsgefährdung. Karl F. Haug Verlag, Heidelberg.

Linden, zur V.: Krebs – Impuls für neues Leben. Karl F. Haug Verlag, Heidelberg.

Löser/Hoss: Krebsbehandlung mit Strahlen- und Chemotherapie. TRIAS-Verlag, Stuttgart.

Mohr, J.: So steigern Sie Ihre Abwehrkräfte gegen Krebs. Bircher-Benner-Verlag, Bad Homburg.

Pichler/Richter: Unser Kind hat Krebs. TRIAS-Verlag, Stuttgart.

Renner/Canzler: Ernährung und Krebs. Karl F. Haug Verlag, Heidelberg.

Signal – Leben mit Krebs. Zeitschrift, Karl F. Haug Verlag (vierteljährlich), Heidelberg.

Was essen und trinken bei Krebserkrankungen? Broschüre, Diaita-Verlag, Bad Homburg (im Reformhaus erhältlich).

Selbsthilfegruppen

Deutsche Leukämie-Forschungshilfe, Aktion für krebskranke Kinder e.V., Joachimstraße 20, 53113 Bonn, Tel. 0228-9139430

Frauenselbsthilfe nach Krebs – Bundesverband – e.V., B6 10-11, 68159 Mannheim, Tel. 0621-24434

Gesellschaft für biologische Krebsabwehr e.V., Postfach 10 25 49, 69015 Heidelberg, Tel. 06221-161525 (Verein zur Förderung biologischer Heilverfahren bei Krebs, keine Selbsthilfegruppe)

Allergische Erkrankungen

Begriffsklärung

Was sind Allergien?

Allergien sind Überempfindlichkeitsreaktionen des Organismus auf körperfremde Substanzen. Sie können sich an der Haut, den Schleimhäuten und auch in anderen Organbereichen (z.B. Blut) äußern. Die entsprechenden Erkrankungen sind Kontaktekzeme, Nesselsucht, Heuschnupfen, allergische Bindehautentzündung, allergisches Asthma bronchiale und (in schwersten Fällen) anaphylaktische Schocks.

Ursachen

Wodurch entstehen Allergien?

Das menschliche Immunsystem ist in der Lage, viele Millionen verschiedener körperfremder Substanzen, darunter zum Beispiel Bestandteile von Bakterien, Viren und Pilzen als Eindringlinge zu erkennen, unschädlich zu machen und aus dem Körper zu entfernen. Normalerweise kann das Immunsystem die Stärke der Abwehrreaktionen so begrenzen, daß nur der jeweilige Erreger vernichtet wird, jedoch kein Schaden für den Körper selbst entsteht und die Abwehrreaktion unmittelbar nach Entfernung des Eindringlings beendet wird. Auf harmlose Stoffe der Umwelt, die eigentlich keine Gefahr darstellen, z.B. Gräserpollen, reagiert das Immunsystem normalerweise nicht oder nur schwach, man spricht hier von einer Toleranz gegenüber diesen Stoffen. Bei einem Allergiker ist diese Fähigkeit des Immunsystems zur Toleranz vermindert oder aufgehoben, so daß auch gegen harmlose Substanzen, welche dem Körper eigentlich keinen Schaden zuführen würden, eine starke Abwehrreaktion des Immunsystems stattfindet.

Warum es zu dieser Umschaltung von Toleranz- auf Alarmreaktion kommt, ist im einzelnen noch nicht geklärt. Es scheint aber, daß Schadstoffe der Umwelt, wie Ruß und Schwefeldioxid, an der vermehrten Entstehung von Allergien beteiligt sind. So findet man bei Menschen, die in der Nähe stark verkehrsbelasteter Zonen wohnen, höhere Allergieraten als in weniger verkehrsreichen Zonen. Auch die modernen Hygieneverhältnisse, welche zu deutlich verminderten Infektionsraten führen und eigentlich sehr erwünscht sind, haben hinsichtlich Allergien ihre Kehrseite: Sie begünstigen nämlich die Entstehung von allergischen Reaktionen. Es wird vermutet, daß regelmäßiger Kontakt mit Mikroorganismen, z.B. Würmern und anderen Parasiten, das Immunsystem davon abhält, allergische Überempfindlichkeitsreaktionen zu entwickeln.

Ist die Rolle der Umweltschadstoffe bei der Allergieentstehung noch nicht ganz geklärt, so ist die Rolle der Vererbung unstrittig, denn die meisten Formen von Allergien kommen gehäuft in bestimmten Familien vor. Vererbt wird vermutlich eine allgemeine Neigung zu Allergien, denn diejenigen Menschen, welche von einer Allergie betroffen sind, zum Beispiel dem Heuschnupfen, können auch andere Formen von Allergieerkrankungen entwickeln, zum Beispiel Asthma oder Neurodermitis. Der Formenkreis dieser Erkrankungen, also allergisches Asthma, Heuschnupfen, Neurodermitis und allergische Bindehautentzündung (Konjunktivitis) wird deswegen auch zusammengefaßt und als sogenannter „atopischer Formenkreis" bezeichnet.

Als ein weiterer Faktor bei der Auslösung allergischer Reaktionen sind psychische Einflüsse anzusehen. Eine Vielzahl von Untersuchungen hat gezeigt, daß der Schweregrad allergischer Reaktionen stark mit der psychischen Verfassung schwanken kann. Auch gibt es direkte Hinweise für die Auslösung von z.B. allergischem Asthma unter Streßeinwirkung. Sogar die alleinige Vorstellung der Einwirkung von Allergenen kann bei manchen Allergikern Symptome hervorrufen.

Symptome

Welche Formen von Allergien gibt es und woran sind sie zu erkennen?

Allergien können in verschiedener Hinsicht gegliedert werden. Je nach dem Weg, den eine allergieauslösende Substanz nimmt, wird zwischen Kontaktallergien der Haut, Nahrungsmittelallergien (des Darmes), inhalativen Allergien (über die Atmung) und Medikamentenallergien unterschieden.

Eine weitere Einteilung berücksichtigt die Erscheinungsform der Allergie. Hier sind zu unterscheiden:

- **Kontaktallergien der Haut und Schleimhäute**: Sie entwickeln sich nach direktem Kontakt mit einer allergieauslösenden Substanz (= Allergen). Zwischen dem ersten Hautkontakt und der Reaktion liegt charakteristischerweise ein zeitlicher Abstand von 24-72 Stunden. Kontaktallergien machen sich typischerweise durch Juckreiz, Hautrötungen, Schuppungen, in starken Fällen auch nässende Hautveränderungen und Blasenbildungen bemerkbar. Sie zeigen sich meist genau an den Hautstellen, wo das Kontaktallergen von außen eingewirkt hat. Allerdings besteht auch eine Tendenz zu Streureaktionen über den Einwirkungsort hinaus.

Einige der häufigen Kontaktallergene (d.h. Substanzen, die eine Kontaktallergie auslösen) sind in Tabelle 11 zusammengefaßt.

- **Heuschnupfen**: Entsteht typischerweise saisonal, d.h. nur in bestimmten Wochen und Monaten des Jahres, wenn Pollen von Bäumen, Gräsern, Kräutern oder Blumen fliegen. Symptome sind Juckreiz an der Nasenschleimhaut, gerötete Augen, Niesreiz und Fließschnupfen.

- **Allergisches Asthma bronchiale**: Überempfindlichkeitsreaktionen der Bronchien, bei denen es zu einer Verengung der Atemwege mit nachfolgender erschwerter Atmung, besonders Ausatmung, kommt. Das allergische Asthma kann durch eine Vielzahl von Substanzen ausgelöst werden, die über die Atemwege aufgenommen werden. Hierzu zählen z.B. Pollen, Tierhaare, Schimmelpilze. Auch Medikamente und Nahrungsmittel können bei oraler Aufnahme zu Asthma führen. Klinische Merkmale des Asthmas sind pfeifende oder keuchende Atemgeräusche, besonders bei der Ausatmung sowie subjektiv das Gefühl von Atemnot, welches auch mit großer Angst einhergehen kann. In schweren Fällen kommt es zu starker Luftnot mit bläulich verändertem Gesicht.

- **Allergische Bindehautentzündung (Konjunctivitis allergica):** Sie entsteht meist ähnlich wie der Heuschnupfen und kann mit diesem auch kombiniert vorkommen (Rhinokonjunctivitis allergica). Symptome sind tränende Augen und gerötete, oft juckende oder brennende Schleimhäute am Auge.

- **Nesselsucht (Urtikaria)**: Sie kann, muß aber nicht durch allergische Einflüsse entstehen. Bei allergischer Ursache sind Nahrungsmittel, Tierhaare und Medikamente typische Auslöser. Auffallend sind weißliche oder rötliche kleine bis flächige Quaddeln an einzelnen Körperstellen oder an der gesamten Haut. An den Schleimhäuten können auch Schwellungen auftreten

Tab. 11: Beispiele für häufige Kontaktallergene

Allergen	Herkunft (Beispiele)
Nickel	Modeschmuck, Jeansknopf, BH-Schnallen, Uhrarmbänder
Chromat	gegerbtes Leder, Zement (Maurer)
Duftstoffe	Kosmetika, Deos, Parfum, Zahnpasta, Rasierwasser
Salbeninhaltsstoffe	Salben, Cremes, Kosmetika
Lokalanästhetika	Betäubungsmittel, Lutschtabletten gegen Schmerzen
Konservierungsstoffe	Medizinische Lösungen, Augentropfen
Kolophonium	Harz von Nadelhölzern, Farben, Lacke, Druckerschwärze
Phenylendiamin	dunkle Textilfarbe

(v.a. Zunge, Lippen, Augenlider). In schweren Fällen kommt es zu Schluckbeschwerden, Atemnot und Kreislaufkollaps.

- **Neurodermitis**: Die Neurodermitis ist keine allergische Erkrankung im eigentlichen Sinne, denn nicht immer können Ekzemschübe mit der Einwirkung von Allergenen in Verbindung gebracht werden. Dennoch sind viele Patienten mit Neurodermitis gegen inhalative Allergene allergisch, zum Beispiel Hausstaub, Tierhaare, Pollen. Auch verschlechtert sich die Haut bei vielen Neurodermitikern nach Einwirkung der Allergene. Die klinischen Merkmale der Neurodermitis sind unter *Neurodermitis* (S. 488) zusammengestellt.

- **Nahrungsmittelallergie mit Darmsymptomen**: Allergien auf Nahrungsmittel machen sich oftmals durch Juckreiz, Hautausschläge, Schwellungen der Schleimhäute oder eine Nesselsucht bemerkbar. Doch kann es auch vorkommen, daß sich eine Nahrungsmittelallergie zuerst am Darm zeigt, z.B. durch Durchfall, Überblähung, Krämpfe oder Übelkeit. Diese Symptome werden oft zunächst fehlgedeutet als „verdorbener Magen", Magen-Darm-Infekt oder Reizdarm. Umgekehrt können diese Erkrankungen und besonders ein Mangel an Verdauungsfermenten (z.B. von Laktase, welche für den Milchabbau wichtig ist) eine Nahrungsmittelallergie vortäuschen.

Diagnostik und schulmedizinische Therapie

Was können Sie als Patient vom Arzt erwarten?

Allergien zeichnen sich durch eine große Vielfalt an Symptomen und oftmals komplexe Zusammenhänge der Auslösung aus. Die Behandlung, besonders die Diagnostik, sollte von erfahrenen Allergologen eingeleitet werden.

Zur Diagnostik gehören:

- Sorgfältige **Anamnese** zur Findung möglicher Allergene und Auslöser:
  - Klinische Erscheinungen wann, wo, wie lange, wodurch schlimmer/besser?
  - Medikamente, externe Behandlung und Pflege
  - Unverträglichkeit von Nahrungsmitteln, Textilien, Tierhaaren, Pflanzen
  - Berufliche Kontakte zu Allergenen, Wechsel von Arbeitsplatz, Wohnung, Lebensgewohnheiten (z.B. Hobbys), Prothesenmaterial im Körper (einschließlich Zahnfüllungen)
  - Begleiterkrankungen, toxische Vorbelastungen
  - Familienanamnese bezüglich Allergien
  - Psychische Belastungen
- Gegebenenfalls kann das Führen eines Tagebuchs hilfreich sein, um Zusammenhänge der Allergieschübe mit beruflichen und privaten Tätigkeiten, Aufnahme von Nahrung und Medikamenten, sonstigen Ereignisse zu erkennen.
- Bestimmung allergologischer Werte im Blut; z.B. Ermittlung der Allergie-assoziierten Antikörper im Blut (Gesamt-IgE)
- Hauttestungen: Epikutantestungen (mit Pflastern auf dem Rücken) bei Verdacht auf Kontaktallergien, sonst Prick- und Intrakutantestungen (Stichelungen der Haut am Unterarm, nachfolgend Auftragen der Testsubstanzen)

Naturheilkundliche Therapie

Ordnungstherapie

Ebenso komplex wie die Diagnostik von Allergien ist die Therapie. Als allgemeine therapeutische Maßnahmen können sinnvoll sein:

- Auslösende **Allergene meiden**
- **Lebensführung** und gestörte Beziehungen harmonisieren, chronische Stressoren abbauen
- Abwehrbarrieren gegenüber potentiellen Allergen stärken:
  - **Haut**: Angemessen pflegen, jedoch nicht überpflegen; vor Überbeanspruchung durch Waschmittel, Kosmetika, sonstigen Chemikalien, UV-Licht schützen
  - **Darm**: Darmsymbiose verbessern, besonders nach Antibiotikatherapie, Ernährung verbessern, durch Fremdstoffe belastete Nahrung meiden, bei Nahrungsmittelallergien gegebenenfalls diagnostische Auslaßversuche, Rotationsdiäten

– **Atemwege**: Prophylaxe bzw. Behandlung von Atemwegsinfektionen, auf Rauchen verzichten (auch passiv), belastete Luft meiden

- **Symptomunterdrückende Therapieformen** wenn möglich **vermeiden** bzw. vermindern (Kortikosteroide, Antibiotika, Antihistaminika)
- **Toxine und Herdbelastungen** ausleiten (ausleitende Verfahren, antihomotoxische Präparate, Neuraltherapie, Bioresonanztherapie, physikalische und Reflextherapien, Heilfasten, orthomolekulare Therapie)
- **Umstimmende Maßnahmen** zur Normalisierung der Immunlage (Eigenbluttherapie, Enzymtherapie, Pflanzenheilkunde, Homöopathie)

Homöopathie

Einzelmittel: Gemäß Konstitutionstyp anwenden.

Komplexmittel: Z.B. Allergie-Injektopas® Ampullen subkutan, Pascallerg® Tabletten

Heuschnupfen: Luffa® compositum

Akupunktur/Akupressur

Allgemeine Punkte, die bei Allergien zum Einsatz kommen: KS 6, N 6, Le 9, MP 6, 10, LG 13, Di 11, 15.
Allergiepunkt am Ohr: Extra 4 (Erijan, Punkt außerhalb der Meridianen 10) = höchster Punkt der nach vorn geklappten Ohrmuschel.

Bei allergischen Hauterscheinungen erfolgt die Auswahl der Meridiane nach der Lokalisation der Hautveränderungen.

Zusätzliche Auswahlkriterien

- Lungenmeridian: Trockenheit als verschlimmernder Faktor, z.B trockene Ekzeme: Lu 5, 7, 9
- Dickdarmmeridian: Di 11 als Tonisierungspunkt, Di 2-4 als Stoffwechselpunkte
- Milz-Pankreas-Meridian: Zur Abwehraktivierung: MP 6, 9, 10
- Magenmeridian: Energieaktivierung bei Schwächesymptomatik: M 21, 25, 36
- Gallenblasenmeridian: Nahrungsmittelallergien: G 20, 30, 34, 39
- Lebermeridian: Juckreiz, Nesselsucht: Le 3, 6, 9, 13
- Nierenmeridian: Steigerung der körperlichen Abwehr: N 2, 3, 6

Heilfasten

- Kann bei Allergien sowohl unter diagnostischen, wie auch therapeutischen Aspekten sinnvoll sein.
- Bei Nahrungsmittelallergien sollte nach einem Kurzzeitfasten (4-7 Tage) Symptomfreiheit auftreten.
- Durch stufenweises Einführen verschiedener Nahrungsmittel kann die Verträglichkeit gut ausgetestet werden.
- Auch andere Allergien können durch das Heilfasten über eine allgemeine Umstimmung günstig beeinflußt werden.

Ernährungstherapie

Bekannte Allergene in der Nahrung meiden, sonst ausgewogene Vollwertkost unter besonderer Reduktion tierischer Eiweiße. Dabei auf Produkte mit Hilfs- und Konservierungsstoffen verzichten (verursachen häufiger Unverträglichkeitsreaktionen). Biologisch einwandfreie, schadstoffarme Lebensmittel kaufen.

- Bei Verdacht auf Nahrungsmittelallergien: Spezielle Suchdiäten, z.B. Kartoffel-Reis-Diät über 5-7 Tage, danach langsamer Ernährungsaufbau von täglich nicht mehr als 1-2 zusätzlichen Nahrungsmitteln.
- Bei unklaren Bildern eventuell Rotationsdiät: Jedes verdächtige Nahrungsmittel (z.B. Getreide, Milchprodukte) nur alle 4-6 Tage essen, um dem Darm Gelegenheit zur Regeneration zu geben. Kommt es bei erneuter Aufnahme zu wiederholter Reaktion, kann von einer Unverträglichkeit ausgegangen werden (→ Diätplan durch Fachtherapeuten).
- Auch Trennkost nach Hay und Ernährungsmaßnahmen nach Mayr können hilfreich sein
- Als unverträglich erkannte Lebensmittel sollten frühestens nach 6 Monaten beschwerdefreier Zeit wieder versuchsweise eingesetzt werden, bei anhaltenden Unverträglichkeiten ist eventuell jahre- bis lebenslange Meidung erforderlich.

Nährstofftherapie

- Kalzium 1000 mg (hemmt Freisetzung juckreizfördernder Stoffe)
- Magnesium 300-600 mg (leichte Hemmung juckreizfördernder Stoffe)
- Zink 10-25 mg (hemmt die Freisetzung juckreizfördernder Stoffe)
- Mangan 4-50 mg (hemmt Freisetzung juckreizfördernder Stoffe)
- Methionin 3mal 500 mg (hemmt Freisetzung juckreiz-fördernder Stoffe)

Versuchsweise auch:

- Vitamin C, möglichst als Kalzium-Ascorbat 4-12 g/d (1-3 TL), im akuten Schub zusätzlich 1 TL
- Vitamin A 10000-25000 I.E.

Achtung

in der Gravidität nicht mehr als 8000 I.E.

oder Beta-Karotin 15 mg

- Pantothensäure 100-1000 mg (an der Synthese körpereigener Cortison-Hormone beteiligt)

Autogenes Training

Bewährte adjuvante Maßnahme zur Verminderung von Juckreiz und Schwellungen wie auch zur Herabsetzung der inneren Spannung des Patienten. Besonders bei Asthma und Nesselsucht sehr gut anwendbar.

Mikrobiologische Therapie

An der Auslösung allergischer Reaktionen sind oftmals auch **Störungen der Darmflora** beteiligt. Die Mikrobiologische Therapie des Darmes hat sich hier als Basismaßnahme bewährt.

Pflanzenheilkunde

Heuschnupfen: Pollinose S Kapseln Ronneburg. Inhalation mit Kamillenextrakt oder -tee. Zum Beispiel 2 EL Kamillenblüten auf 1/2 l heißes Wasser, Dampf unter einem Handtuch inhalieren.

Ausleitende Verfahren

Aderlässe 100-150 ml alle 1-2 Wochen können als unterstützende Maßnahme bei Allergien verschiedener Art in Frage kommen.

Eigenbluttherapie

Bewährte Therapieschemata existieren für allergische Exantheme, akute und chronische Nesselsucht sowie Juckreiz verschieder Ursachen (⟶ Fachtherapeut).

Neuraltherapie

- Bei verschiedenen Allergien kann eine Grundbehandlung mit Injektionen an die **Schilddrüse** hilfreich sein.
- Besonders bei Nesselsucht und unklaren allergischen Bildern auch **Störfeldsuche**

Physikalische Therapie

Hydrotherapie: Saunabad, Reibebäder zur allgemeinen Senkung der Anspannung, ansteigende Teilbäder. Auch Ganzwaschungen und kalte Teilgüsse morgens. Gegen Juckreiz kühle bis lauwarme Bäder, juckreizstillende Badezusätze wie Kamille und Kleie, Umschläge mit Schwarztee.

Bewegungstherapie: Sport an frischer Luft, Wandern, Strandspaziergänge

Phototherapie: Bei Hautbeteiligung UV-Bestrahlungen, Licht- und Luftbäder (cave: nicht bei Photoallergien)

Balneotherapie: Klimakur im Hochgebirge oder an der See, besonders bei Inhalationsallergien

Literatur

Bircher-Benner-Ratgeber: So heilt man Asthma, Heuschnupfen und andere Allergien. Bircher-Benner-Verlag, Bad Homburg.

Böhm/Freimuth-Krämer/Stumm: Gute und gesunde Küche bei Neurodermitis und Allergien. Karl F. Haug Verlag, Heidelberg.

Enders, N.: Homöopathische Heuschnupfenfibel – Ein Lesebuch bei Allergien, Asthma und auch Erkältungen. Karl F. Haug Verlag, Heidelberg.

Flade, S.: Allergie natürlich behandeln. Gräfe und Unzer, München.

Geißler, D.: Vollwertkost trotz Asthma und Allergie. TRIAS-Verlag, Stuttgart.

Leibold, G.: Allergien. Falken Verlag, Niedernhausen.

Odinga/Klose: Kuhmilchallergie – Was nun? ML-Verlag, Uelzen.

Raab, W.: Die Allergiefibel. Gustav Fischer Verlag, Stuttgart.

Theil/Fuhrmann/Spindel: Asthma, Ekzem, Nahrungsmittelallergie. Gustav Fischer Verlag, Stuttgart.

Umwelt und Gesundheit. Zeitschrift, Eigenverlag, AllergieVerein in Europa, Mannheim.

Was essen und trinken bei Lebensmittelallergien? / Suchkost. Broschüre, Diaita-Verlag, Bad Homburg (im Reformhaus erhältlich).

Weber/Goll/Küllenberg: Lebensmittelallergien. Hädekke Verlag, Weil der Stadt.

Werthmann, K.: Kinderallergien – Erkennen und Behandeln durch individuelle Diät. Sonntag, Berlin.

Selbsthilfegruppen

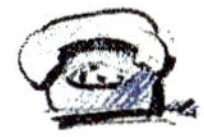

Allergiker- und Asthmatikerbund e.V., Hindenburgstraße 110, 41061 Mönchengladbach, Tel. 02161-814940

Arbeitsgemeinschaft Allergiekrankes Kind – Hilfen für Kinder mit Asthma, Ekzem oder Heuschnupfen – e.V., Hauptstraße 29, 35745 Herborn, Tel. 02772-41237

Schwangerschaft und Geburt

Naturheilkundliche Behandlungsprinzipien

Während der Schwangerschaft, in der Geburtsphase und in der Stillzeit können auch bei ansonsten gesunden Frauen typische Beschwerden auftreten, z.B. Schwangerschaftserbrechen, mangelnder Milchfluß oder eine Brustentzündung. Da viele allopathische Medikamente in diesen Phasen gar nicht oder nur unter Vorbehalt eingesetzt werden können, kommt den Naturheilverfahren hier eine besondere Bedeutung zu.

Allerdings: Auch manche Naturheilverfahren müssen in der Schwangerschaft mit einer gewissen Vorsicht eingesetzt werden, z.B. die Akupunktur (bestimmte Punkte können Wehen auslösen) oder einige pflanzliche Präparate (unklare Wirkung auf die Frucht).

Günstig und oft erstaunlich gut wirksam sind neben ordnungstherapeutischen Maßnahmen: Akupunktur (z.B. bei Schwangerschaftserbrechen), Homöopathie (z.B. in der Geburtsvorbereitung), Pflanzenheilkunde (z.B. zur Milchbildung), physikalische Therapien (z.B. bei der Brustentzündung) und Bach-Blüten-Therapie (z.B. bei Depression im Wochenbett).

Literatur

Adam/Daimler/Korbei: Kinder kriegen. Kiepenheuer & Witsch, Köln.

Carrera, J.: Schwangerschaft – Geburt – Wochenbett. TRIAS-Verlag, Stuttgart.

Kitzinger, S.: Natürliche Geburt. Kösel-Verlag, München.

Kitzinger, S.: Schwangerschaft und Geburt. Kösel-Verlag, München.

Kohlhaas/von Dorrer/Kayser: Schwangerschaft und Geburtsvorbereitung. Gustav Fischer Verlag, Stuttgart.

Nees-Delaval, B.: Ich bekomme ein Baby. Falken Verlag, Niedernhausen.

Portz-Schmitt, E.: Ich freue mich auf mein Baby. Falken Verlag, Niedernhausen.

Prinz, W.: Schwangerschaft. Gräfe und Unzer, München.

Was essen und trinken bei Schwangerschaft und Stillzeit? Broschüre, Diaita-Verlag, Bad Homburg (im Reformhaus erhältlich).

Schwangerschaftserbrechen (Hyperemesis gravidarum)

Begriffsklärung

Was ist Schwangerschaftserbrechen?

Das Schwangerschaftserbrechen ist eine typische Erscheinung in den ersten Monaten der Schwangerschaft. Sie kommt bei etwa der Hälfte der Schwangerschaften vor, tritt meistens morgens auf und zeigt verschieden schwere Grade von gelegentlichem Erbrechen bis hin zu häufigem oder ständigem Erbrechen mit Gewichtsabnahme und Stoffwechselstörung.

Ursachen

Wodurch entsteht Schwangerschaftserbrechen?

Die Ursache des Erbrechens ist nicht gänzlich geklärt. Neben körperlichen Umstellungen, zum Beispiel des Hormonhaushaltes, spielt die psychische Verfassung der Frau offenbar eine große Rolle. So hat es sich gezeigt, daß die schwere Hyperemesis in den letzten Jahrzehnten seltener geworden ist, möglicherweise auch als Zeichen einer stärkeren Selbständigkeit der Frauen mit einem anderen Rollenverständnis als früher.

Symptome

Woran ist Schwangerschaftserbrechen zu erkennen?

Das nicht stillbare Erbrechen tritt meistens im ersten Schwangerschaftsdrittel, vor allem in der sechsten bis achten Schwangerschaftwoche auf. Unabhängig von der Nahrungsaufnahme kommt es zu mehrfachem Erbrechen täglich, bis zu zehnmal. Als Folge des Wasserverlustes entsteht ein brennender Durst, das Gewicht geht zurück, es kann sich Fieber einstellen, und in schweren Fällen das Allgemeinbefinden reduzieren.

Diagnostik und schulmedizinische Therapie

Was können Sie als Patientin vom Arzt erwarten?

Das leichte morgendliche Erbrechen in der Frühschwangerschaft wird im allgemeinen nicht behandelt. Bei stärker belastenden Formen sind eine Schwangerschaftsuntersuchung sowie Kontrollen des Blutes erforderlich.

In sehr schwerwiegenden Fällen wird die Schwangere meistens in eine Klinik eingewiesen, um dort den weiteren Verlauf besser zu kontrollieren. Hierdurch kommt es auch zu einem größeren Abstand vom Sozialumfeld, was allein schon zu einer Besserung führen kann.

Die Ernährung wird auf kleinere Mahlzeiten mit eventuell zusätzlicher Ernährung über einen Tropf durchgeführt. In schwereren Fällen werden auch sogenannte Antiemetika eingesetzt, die den Brechreiz unterdrücken (z.B. Vomex® A).

Naturheilkundliche Therapie

Homöopathie

- **Arsenicum album D4, D6:** Appetitlos, Übelkeit beim Sehen oder Riechen von Speisen, alles was getrunken oder gegessen wird, führt zum Erbrechen, auf das Erbrechen erfolgt extreme Erschöpfung und Schwäche, große Ängstlichkeit, besonders um das Wohlergehen des Kindes, großer Durst
- **Asarum D3, D4, D6:** Extreme Empfindlichkeit gegenüber Geräuschen und Gerüchen, Übelkeit mit Krämpfen, nach dem Erbrechen verschlechtert, Verlangen nach Wein
- **Ipecacuanha D3, D4, D6:** Unstillbares Erbrechen, ständige Übelkeit, nach dem Erbrechen nicht verbessert, Schleimerbrechen, Durchfall, abends und nachts verschlechtert, reizbar und erschöpft
- **Natrium muriaticum D3, D4, D6:** Völlig appetitlos, beständiges Zusammenfließen von Wasser im Munde, Sodbrennen und Schmerzen in der Magengrube, Verlangen nach Salz, Durst
- **Nux vomica D3, D4, D6:** Besonders im ersten Trimenon, Übelkeit besonders morgens, u.U. bis zur Ohnmacht, Erbrechen während oder kurz nach dem Essen, saurer Mundgeschmack, Magenschmerzen, hartnäckige Verstopfung, extreme Reizbarkeit
- **Phosphor D3, D4, D6:** Magenbrennen mit Wundheitsgefühl, Verlangen nach kalten Getränken, die kurz darauf wieder erbrochen werden, Sodbrennen
- **Pulsatilla D4, D6:** Schleimig-galliges Erbrechen besonders abends und nachts, weißbelegte Zunge, grünlich schleimige Durchfälle, durstlos, Abneigung gegen Fett und Fleisch, Verlangen nach Süßem, jedoch unverträglich, weinerlich
- **Sepia D3, D4, D6:** Meist beständige Übelkeit besonders am frühen Morgen, wenn sie sich im Bett um-

dreht, Aufstoßen und Erbrechen von Milchigem, extrem empfindlich gegenüber Speisegerüchen, Essen verschlechtert

- **Sulfur D3, D4, D6:** Übelkeit über das erste Trimenon hinaus, morgendliches Erbrechen, flaues Gefühl gegen 11 Uhr, Verlangen nach Süßem, jedoch unverträglich, übler Mundgeruch.

- **Symphoricarpus racemosus C30:** Alle Symptome sehr heftig, nahezu „trockenes" Erbrechen, nur Schleim, u.U. mit Blutbeimengungen, durch Sehen, Riechen, Denken an Speisen verschlechtert, durch Rückenlage verbessert (Leitsymptom!), jede Bewegung löst Übelkeit aus

- **Tabacum D3, D4, D6:** Sterbendselende Übelkeit mit kalten Schweißen, Schwindel, vermehrter Speichelfluß, durch Erbrechen verbessert, danach Verlangen zu essen

Ordnungstherapie

Zweifellos spielen bei der Hyperemesis gravidarum psychosomatische Faktoren eine große Rolle. Dies darf wiederum nicht zu der Vermutung veranlassen, daß die Schwangere selbst für ihr Erbrechen verantwortlich sei. Vielmehr handelt es sich in der Regel um unbewußte Vorgänge, welche durchaus normal für diese Umstellungsphase im Leben der Schwangeren sind.

Insgesamt wird das Erbrechen häufig als ein Nichtannehmen der Schwangerschaft interpretiert. Dies heißt nicht, daß die Schwangere sich das erwartete Kind nicht wünscht, sondern daß sie der neuen Situation gegenüber ambivalent ist und dem starken Wunsch auch eine Furcht vor der neuen Situation gegenübersteht. Hinzu kommt bei zahlreichen Schwangeren auch eine anders erlebte Beziehung zu sich und dem Partner.

Aus psychoanalytischer Sicht wird oft der „orale Charakter" des Erbrechens hervorgehoben, dessen Hintergrund das Erleben des heranwachsenden Kindes als „Mitesser" ist. Das entstehende Kind und die damit verbundene Verantwortung gefährden die eigenen Bedürfnisse und Sehnsüchte der Schwangeren, die unbewußt eher Kind als Mutter sein möchte. Die Behandlung von Schwangeren mit Erbrechen sollte deswegen im Einzelfall auch die psychologischen und psychosomatischen Anteile herausfiltern und umsichtig mit in die Behandlung einbringen.

Nährstofftherapie

Vitamin B_6 20 mg täglich wirkt oft lindernd.

Akupunktur/Akupressur

Schwangerschaftserbrechen kann durch wenige Akupunktursitzungen oft hervorragend behandelt werden. Häufige Punkte: KS 6 (Hauptpunkt), KG 12, LG 20, M 36, Le 13, 14, N 21, B 21. Ohrakupunktur ist ebenfalls aussichtsreich.
Akupressur ist weniger stark wirksam, oft aber schon ausreichend.

Ernährungstherapie

In leichten Fällen versuchsweise erste Flüssigkeitszufuhr (Tee) morgens im Bett. Langsam aufstehen.

Physikalische Therapie

Hydrotherapie: Warme bis heiße Anwendungen am Bauch (Fango, Wickel, Heusäcke).

Bach-Blüten-Therapie

Häufig Scleranthus.

Geburtserleichternde Maßnahmen

Die Geburt ist für die Schwangere ein unabwendbares und kaum aufschiebbares Ereignis, das intensiv vorbereitet werden kann. Oft gehen schon lange im Vorfeld die guten Ratschläge anderer Frauen in die eigene Einstellung ein, ferner Erlebtes, Gehörtes und Gelesenes.

Im Mittelpunkt der Erwartung der Geburt steht die Frage des Schmerzes, zu dem die Schwangere eine Einstellung zu gewinnen versucht.

Die Zahl der verschiedenen Techniken zur Geburtsvorbereitung ist groß. Im allgemeinen können sie auf einige wenige Wirkungsweisen reduziert werden, welche praktisch an allen Kliniken von Hebammen in Vorbereitungskursen gelehrt werden. Die Wahl der jeweiligen Art von Entbindung, des Entbindungsortes, der beteiligten Personen, gehört ebenso zur individuellen Geburtsvorbereitung.

An dieser Stelle sollen aus dem breiten Spektrum der Geburtsvorbereitung lediglich die naturheilkundlichen Verfahren genannt werden, welche bei der Vorbereitung daheim und auch im Kreißsaal hilfreich sein können. Es empfiehlt sich stets, die getroffenen Maßnahmen mit dem vorbehandelnden Arzt, den Hebammen und dem Ärzteteam bei der Entbindung abzusprechen. Häufig kommen auch seitens der Hebammen gute Vorschläge zur „natürlichen Geburtsvorbereitung“.

Naturheilkundliche Therapie

Homöopathie

Zur allgemeinen Geburtsvorbereitung

- **Pulsatilla D4 und Caulophyllum D3, D4:** Je 2mal täglich im Wechsel ab ca. 6 Wochen vor dem Geburtstermin, jede Woche 2 Tage Pause

- **Calcium phosphoricum D6 und Calcium fluor D12:** Je 2mal täglich im Wechsel bei Disposition für Schäden an Zähnen und Knochen der Mutter **Calcium fluor-Salbe** (DHU) und/oder **Johanniskrautöl** als Einreibung des Dammbereiches zur Stärkung des Gewebes

Abortneigung (hier u.U. höhere Potenzen)

- **Caulophyllum D3, D4, D6:** Uterusschwäche, intermittierende Schmerzen nadelartig in der Zervix

- **Sabina D3, D4, D6:** 1. Trimenon, stechend schießende Schmerzen vom Kreuzbein beginnend, zum Schambein wandernd, rote, flüssige aber auch klumpige Hämorrhagie, großer Durst, frostig, große Angst, das Kind zu verlieren, in Wärme verschlechtert, bei Bewegung verschlechtert, frische Luft verbessert

- **Secale D3, D4, D6:** 1. Trimenon, dunkle, u.U. stinkende Sickerblutung, kalte, blasse, brennende Haut, besonders der Extremitäten, Ameisenlaufen, ziehende Wadenkrämpfe mit Schwäche, Todesangst, Mißtrauen, kalte Luft, will unbedeckt sein trotz Frieren, Massagen besonders der Beine verbessert, im Warmen verschlechtert, bei Anstrengung verschlechtert, nach dem Essen verschlechtert

- **Sepia D3, D4, D6:** 2. Trimenon, herabdrängende Schmerzen, Patientin überkreuzt die Beine, dunkle Sikkerblutung besonders bei Bewegung, niedergeschlagen traurig, sondert sich von der Familie ab, Abneigung gegen Sex, Verlangen nach sauren Speisen

- **Viburnum opulus D3, D4, D6:** Krampfartige Schmerzen, die in die Beine ziehen, milchige Blutung, Patientin sehr gereizt und indifferent, linksseitiges Liegen/abends/nachts/warmer geschlossener Raum verschlechtert, frische Luft/Ruhe/Niederliegen verbessert

Psyche

Angst vor der Geburt

- **Aconitum C30:** Panische Angst, Patientin glaubt, sie müsse bei der Geburt sterben

- **Cimicifuga C30:** Verzweifelte Stimmung, glaubt, nach der Geburt nicht mehr „gesund“ zu werden, körperlich und geistig unruhig und sprunghaft

- **Gelsemium C30:** Erschöpft und niedergeschlagen, glaubt, nicht genügend Kraft für die Geburt zu haben, nach geistiger Erregung folgt benommene Stumpfheit aller Sinne

- **Platina C30:** Starke Stimmungswechsel zwischen hochmütig aufbrausend und einsilbig trübsinnig, verschlossen, weinerlich

- **Veratrum album C30:** Angst, sterben zu müssen (nicht so stark wie Aconitum), streitlustig, „heitere Delirien“

Depression

- **Ignatia C30:** Feinfühliges, zartes Gemüt, kann aber bei Kleinigkeiten aufbrausend und heftig reagieren, stumm in sich gekehrt und unzugänglich, Stimmungswechsel, Globusgefühl

- **Natrium muriaticum C30:** Nervöse Reizbarkeit, will nicht angesprochen werden, verträgt keinen Zuspruch und Trost, kann Kummer und Ärger nicht vergessen, muß unwillkürlich und viel weinen
- **Pulsatilla C30:** Normalerweise mildes, nachgiebiges Gemüt, sehr weinerlich, neigt zu stillem Kummer, nimmt aber Trost dankbar an, rasch wechselnde Wünsche, sprunghaft

Wehen

Circa 5 Globuli in Wasser auflösen und in den Wehenpausen bis zur Besserung einnehmen.

Eröffnungsphase

- **Aconitum C30:** Sehr schmerzhafte, fast pausenlose Wehen mit großer Unruhe bis hin zur Todesangst
- **Belladonna C30:** Lang erschöpfende Eröffnungsphase mit rotem Kopf, Bindehaut- und petechialen Gesichtsblutungen, Wehen kommen und gehen plötzlich
- **Caulophyllum C30:** Rigider Muttermund bei guten Wehen, unregelmäßige, stürmische Wehen prallen gegen den geschlossenen Muttermund
- **Chamomilla C30:** Extrem schmerzhafte Wehen, Patientin äußerst gereizt und ungeduldig, schimpft und schlägt um sich, will Geburt abbrechen
- **Cimicifuga C30:** Rigider Muttermund bei schwachen Wehen, Schwäche mit Ängstlichkeit, alles verkrampft
- **Gelsemium C30:** Rigider Muttermund, Wehen sind ineffektiv und laufen in den Rücken, rotes gestautes Gesicht, apathisch

Austreibungsphase

- **Belladonna C30:** Sich zu lang hinziehende Preßwehen, sonst s.o.
- **Caulophyllum C30:** Zu schwache fehlende Preßwehen nach erschöpfender Eröffnungsphase
- **Cuprum, Nux vomica C30:** Waden- und Zehenkrämpfe

Akupunktur/Akupressur

> **Achtung**
>
> Akupunktur und Akupressur sollten in der Schwangerschaft nur bei sachgerechter Anwendung eingesetzt werden.

Mit der Behandlung schon 4 Wochen vor dem Termin beginnen. Hauptpunkt: B 67 (eventuell Moxa). B 60, Le 1, MP 1, 5, N 6, 8.

Abnorme Fötuslage: Moxa auf B 67

Eröffnung: Le 3

Austreibung: G 34

Beschleunigung: N 6, B 60, 67, Di 4, MP 6, (LG 3)

Atemtherapie

Schwangerschaftsbeschwerden können sich im Laufe der Atemtherapie nach Middendorf positiv verändern, jedoch sind symptomorientierte Indikationen kein Anlaß für eine Therapie. Voraussetzungen für eine sinnvolle Behandlung sind die Fähigkeit der Patientin zur Selbstreflektion und die Bereitschaft, Verantwortung für ihre Situation zu übernehmen. Bei gegebenen Voraussetzungen und entsprechender Motivation der Patientin bewährt u.a. in der Geburtsvorbereitung.

Autogenes Training

Mit Hilfe des Autogenen Trainings lassen sich sowohl funktionelle Schwangerschaftsbeschwerden wie über spezielle geburtserleichternde Übungen Muskelspannung, Furcht und Schmerz wesentlich reduzieren oder sogar ganz abbauen.

Physikalische Therapie

Bewegungstherapie: Schwangerschaftsgymnastik (Beckenboden- u. Bauchmuskelübungen, Atemtherapie, Entspannungs- und Stoffwechselgymnastik) im Wechsel mit Schwangerschaftsschwimmen, Wassertreten.

Milchbildungsstörungen

Ursachen

Wodurch entstehen Milchbildungsstörungen?

Die Milchsekretion beginnt meist relativ plötzlich am dritten bis vierten Tag nach der Entbindung. Das „Einschießen“ kann zu schmerzhaften Spannungen der Brust und zu Temperaturanstieg führen. In den ersten Wochen nach der Entbindung nimmt die Milchproduktion ständig zu, bis es zu einem Gleichgewicht zwischen dem Bedarf des Säuglings und der produzierten Milch kommt.

Anreiz für die Milchbildung sind hormonelle Vorgänge der Spätschwangerschaft sowie der Saugreiz des Säuglings an den Brustwarzen.

Das Stillen geht auch mit starken emotionellen Veränderungen der Mutter einher. Es bedeutet eine neue Form der Symbiose zwischen Mutter und Kind und hat prägende Wirkung für die Entwicklung des Neugeborenen.

Störungen der Milchbildung können daher sowohl Ausdruck hormoneller und anderer somatischer Störungen wie auch Folge psychischer Probleme sein.

Häufige Ursachen fehlenden Milcheinschusses sind komplizierte Schwangerschaften, operative Entbindungen (z.B. Kaiserschnitt) oder anhaltende Schmerzen, welche die hormonelle Regulation beeinträchtigen. Nach Milcheinschuß kommt es nicht selten zu geringer Brustentleerung bei fehlerhafter Stilltechnik oder geringer Saugleistung des Kindes.

Diagnostik und schulmedizinische Therapie

Was können Sie als Patientin vom Arzt erwarten?

Ein gänzlich ausbleibender Milcheinschuß ist sehr selten. Zur Verbesserung der Milchproduktion sollte das Neugeborene häufiger angelegt werden, damit ein Reiz auf die Milchsekretion erfolgt. Auch sollte frühzeitig angelegt werden, möglichst bereits unmittelbar nach der Entbindung im Kreißsaal.

Zur verbesserten Milchproduktion trägt das gute Leertrinken oder Abpumpen jeder Brust bei jeder Mahlzeit bei.

Wenn diese einfachen Maßnahmen nicht genügen, so wird gelegentlich zum besseren Milchfluß Oxytocin als Nasenspray verabreicht, was die Entleerung der Milchdrüsengänge durch verstärkte Muskelarbeit erhöht.

Naturheilkundliche Therapie

Ordnungstherapie

An streß- und problembedingte Unterfunktion der Brustdrüse denken. Der Stillenden möglichst einen Freiraum in zeitlicher und örtlicher Hinsicht einrichten.

Homöopathie

Verminderter Milchfluß

- **Lac defloratum D3, D4, D6:** Sehr fröstelig, schmerzhafte schrumpfende Brüste, großer Durst
- **Agnus castus D3, D4, D6:** Wird aufgrund klinischer Erfahrung gegeben, traurig verzagt
- **Pulsatilla D4, D6:** Milchstau, Konstitution!
- **Silicea D3, D4, D6:** Gleichzeitig entzündete Brustwarzen
- **Sulfur D3, D4, D6:** Nach „Unterdrückungen“ – Grippe, Hautausschlägen
- **Urtica D1,D2,D3:** Oder Brennesseltee

Vermehrter Milchfluß

- **Calcium carbonicum D3, D4, D6:** Heiße geschwollene Brüste, wäßrige Milch
- **Lac caninum D3, D4, D6:** Steinharte Brüste, extrem empfindliche Brustwarzen

Milcheinschuß

- **Secale D3, D4, D6:** Bleibt aus
- **Phytolacca D3, D4, D6:** Brüste hart, empfindlich, gestaut

Entzündete Brustwarzen

- **Acidum nitricum D3, D4, D6:** Extrem empfindlich, stechende splitterartige Schmerzen, Verlangen nach Fettigem und Salzigem
- **Chamomilla D3, D4, D6:** Stark entzündet, kann vor Schmerzen fast nicht stillen, sehr reizbar
- **Lycopodium D3, D4, D6:** Fissuren, Schrunden, Schorf, aus dem Milchgang blutend
- **Petroleum D3, D4, D6:** Stark juckend
- **Pulsatilla D4, D6:** Patientin weint, wenn sie stillen muß, wandernde, ausstrahlende Schmerzen in Nacken, Brust und Rücken
- **Staphisagria D4, D6:** Stillen praktisch unmöglich, Patientin verzweifelt, sehr empfindsam und verletzlich
- **Sulfur D3, D4, D6:** Brustwarzen schmerzen und brennen nach dem Stillen, schmutziges Aussehen

Pflanzenheilkunde

- Mönchspfeffer (Vitex agnus-castus) in: Agnolyt® Tropfen, Castufemin Tropfen

„Milchbildungstees", z.B.:

- Brennessel, Anis, Kümmel und Fenchel zu gleichen Teilen mischen, davon ca. 1 EL pro Tasse Wasser, heiß überbrühen, abseihen und mehrmals täglich warm trinken (bis zu 1 l täglich).
- Brennessel, Anis, Kümmel, Dill, Majoran und Fenchel zu gleichen Teilen mischen, davon ca. 1 EL pro Tasse Wasser, heiß überbrühen, abseihen und mehrmals täglich warm trinken.

Neuraltherapie

Kann als unterstützende Maßnahme sinnvoll sein. Durchgeführt wird meist: Brustkranz, Schilddrüsenbehandlung und gynäkologischer Raum (→ Fachtherapeut).

Physikalische Therapie

Massage: Bei Milchstauung – Bindegewebsmassage: Behandlung des Kreuzbeines und sogenannten „Milchstrich" vom 6./7. Zwischenrippenraum (Höhe vordere Achsellinie) zum unteren Schulterblattwinkel, zum 7. Halswirbel.
Elektrotherapie: Kurzwellendurchströmung im Kondensator- oder Spulenfeld, Rotlichtbestrahlung

Akupunktur/Akupressur

Mangelhafte Laktation: G 21, 37, 41, KG 17, N 1, (MP 12, 18, M 18, 25).
Auch zur Akupressurbehandlung geeignet.

Heilfasten

Während des Stillens sollte nicht gefastet werden, da toxische Substanzen (Pestizide, Schwermetalle etc.) aus den Körperdepots – besonders aus dem Fett – freigesetzt werden können und nachfolgend auf die Muttermilch übergehen könnten.

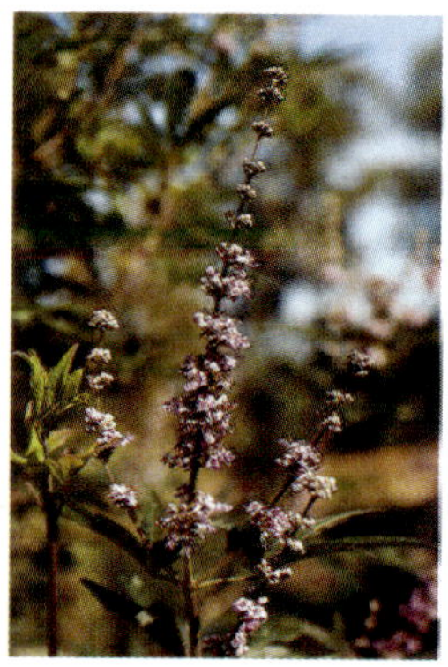

Abb. 93: Mönchspfeffer. Foto: Bruno Vonarburg, Teufen, Schweiz

Milchdrüsenentzündung (Mastitis puerperalis)

Begriffsklärung

Was ist eine Milchdrüsenentzündung?

Die Milchdrüsenentzündung ist eine bakterielle Infektion einer oder (in etwa einem Viertel der Fälle) beider Brüste. Sie beginnt meist in der zweiten Woche nach Entbindung durch die Verbreitung von Bakterien in den Milchgängen.

Ursachen

Wodurch entsteht eine Milchdrüsenentzündung?

Eine Besiedlung der Milchgänge durch Bakterien ist fast immer durch Keimübertragung vom Neugeborenen auf die Brust bedingt. Begünstigt wird sie durch Verletzungen, zum Beispiel kleine Risse in der Brustwarze, von wo aus sich die Bakterien im gesamten Brustgewebe verbreiten. Als weitere begünstigende Faktoren sind schlechte Brusthygiene und Milchstau zu nennen.

In etwa 90 % der Fälle wird die Entzündung durch Staphylokokkus aureus hervorgerufen, einem häufigen Keim der Schleimhäute, welcher sich unmittelbar nach der Geburt praktisch bei jedem Säugling in geringen Mengen im Rachenraum einnistet.

Symptome

Woran ist eine Milchdrüsenentzündung zu erkennen?

Die stillende Frau empfindet eine schmerzhafte Schwellung der Brust, welche bald auch von außen als Rötung und Überwärmung zu erkennen ist. Das Betasten der Brust ist sehr schmerzhaft, häufig kommt es auch zu stärkerem Fieber mit Lymphknotenschwellung im Achselbereich. In starken Fällen bildet sich ein eitriger Abszeß, der die Haut zum Einschmelzen bringen kann, so daß er sich spontan entleert.

Diagnostik und schulmedizinische Therapie

Was können Sie als Patientin vom Arzt erwarten?

Das klinische Erscheinungsbild der Milchdrüsenentzündung ist so typisch, daß im allgemeinen keine weitere Diagnostik erforderlich ist. Lediglich bei Abszeßverdacht sollte eine Ultraschalluntersuchung durchgeführt werden, in starken Fällen können auch Abstriche und Laboruntersuchungen nötig sein.

Die Therapie beschränkt sich in der leichten Form oder in der Frühphase auf eine gute Brustentleerung mit sorgfältigem Abpumpen, worauf die Beschwerden oft verschwinden und weitergestillt werden kann. Zusätzlich helfen örtliche kühlende Maßnahmen wie Eisblase und Alkoholumschläge.

Kommt es nicht bald zu einem Rückgang der Beschwerden, dann wird meist mit einem Medikament abgestillt (Pravidel®). Auch werden verschiedene Antibiotika eingesetzt.

Die Milch aus der entzündeten Brust darf im fortgeschrittenen Stadium nicht mehr an den Säugling gefüttert werden.

Bei beginnender Abszeßbildung wird dieser durch Wärmeanwendung und Rotlicht zum Reifen gebracht und dann geöffnet und entleert.

Als vorbeugende Maßnahmen sollte auf eine gute Brusthygiene und auf die Pflege der gereizten Brust geachtet werden (kleinere Risse z.B. eincremen).

Naturheilkundliche Therapie

Ordnungstherapie

Zugrunde liegen kann – aus psychosomatischer Sicht

- Ein Interessenkonflikt zwischen Mutter und Kind. Prüfen, ob die Mutter gerne stillt. Pflege der Brustwarze intensivieren.

- Auf Erschöpfung der Mutter – z.B. durch Eisenmangel achten: Im Mangelfall muß die Mutter „gefüttert“ werden.

Wichtig für die Mutter: Bettruhe, ausreichend Schlaf.

Akupunktur/Akupressur

KS 6, KG 17, (Dü 1), 3, 11, G 21, Le 14, M 36.
Akupressur nur versuchsweise.

Ernährungstherapie

Viel trinken (2-3 l täglich)

Homöopathie

> **Achtung**
>
> Gehört in die Hand eines erfahrenen Homöopathen. So früh wie möglich behandeln. Kinder können während der homöopathischen Behandlung weitergestillt werden.

- **Belladonna C30:** Extreme Stauung, Brüste heiß und rot, vom Zentrum ausgehende Streifen, oft mit hohem Fieber
- **Bryonia D3, D4, D6:** Brüste hart und schwer, extrem berührungsempfindlich, stechende, scharfe Schmerzen, Patientin möchte alleine sein, reizbar, wünscht keinen Trost, heftiger linksseitiger Kopfschmerz, abends verschlechtert
- **Castor equi D3, D4, D6:** Mit entzündeten Brustwarzen, Patientin erträgt praktisch keine Berührung (Kleider), innerer und äußerer Juckreiz, linke Brust meist schmerzhafter
- **Hepar sulfuris D3, D4, D6:** Hauptmittel bei beginnender Abszeßbildung, sehr verfroren, der Körper muß gut zugedeckt sein, Wärme verbessert
- **Lac caninum D3,D4,D6:** Stark erschütterungs- und kälteempfindlich
- **Phytolacca D3, D4, D6:** Sehr schmerzhaftes Stillen, Tendenz zur Ulzeration, Lymphknotenschwellung, Mastitis häufig parallel zu einer Erkältung oder Grippe, Folge von Besorgnis und Angst, durch Bewegung verschlechtert, Kälte verschlechtert, Fieber verschlechtert

Pflanzenheilkunde

Externa: Kamillosan® Salbe, Unguentum Truw® Salbe
Intern: Eventuell Immunstimulation mit Echinacea-Präparaten (→ *Infektionen*, S. 522).

Physikalische Therapie

Hydrotherapie

- Bei akuter Entzündung Kälte: Kalte Kompressen (z.B. mit Quark), Heilerde, Kytta-Plasma® Umschläge, kalte Umschläge mit Retterspitz , Eisblase zur Rückbildung
- Zur Förderung der Einschmelzung Wärme: Rotlicht, heiße Auflagen

Elektrotherapie

Kurzwellendurchflutung im Kondensatorfeld- oder Spulenfeld, Dezimeterwellenbestrahlung (Rundfeldstrahler oder Muldenapplikator), Mikrowellenbestrahlung bei oberflächlichen Prozessen.

Heilfasten

Während des Stillens kontraindiziert wegen Mobilisierung toxischer Substanzen (Pestizide, Schwermetalle etc.) aus den Körperdepots und nachfolgende Kontamination der Muttermilch.

Besonderheiten kindlicher Erkrankungen

Naturheilkundliche Behandlungsprinzipien

Kinder reagieren in der Regel sehr viel sensibler sowohl auf Umweltgifte als auch auf naturheilkundliche Reize. Dadurch sprechen sie zwar besonders gut auf Naturheilverfahren an, andererseits muß die Reizstärke bei ihnen vorsichtig gewählt werden, um die körpereigene Selbstregulation des jungen Organismus nicht zu überfordern. Bei den einzelnen Verfahren ist folgendes zu bedenken:

Wichtige Naturheilverfahren bei kindlichen Erkrankungen

in alphabetischer Reihenfolge mit ihren Besonderheiten

▶ **Akupunktur/Akupressur:** Vorzugsweise sollte Akupressur angewendet werden. Laserakupunktur ist der Nadelakupunktur vorzuziehen. Bei der Nadelakupunktur sollten nur dünne „Gesichtsnadeln" genommen werden.

▶ **Autogenes Training** ist bei Unruhe, Nervosität, Konzentrationsstörungen und Verhaltensauffälligkeiten sehr gut geeignet. In der Regel können Kinder bereits ab dem 6. Lebensjahr mit dem Autogenen Training beginnen.

▶ **Bach-Blüten-Therapie** hat sich bei Kindererkrankungen ausgezeichnet bewährt.

▶ **Homöopathie:** Kinder sprechen sehr gut auf Homöopathika an.

▶ **Heilfasten** ist bei Kindern vor Abschluß des Körperwachstums kontraindiziert.

▶ **Mikrobiologische Therapie:** Bereits bei Kindern liegt aufgrund von Fehlernährung (zuviel Süßes, zuwenig Ballaststoffe) häufig eine Dysbiose des Darmes vor, die zahlreichen Krankheiten den Boden bereitet. Die Mikrobiologische Therapie ist daher oft eine unterstützende Maßnahme, die den Heilungsverlauf beschleunigt. Manchmal ist sie auch für die Genesung das entscheidende Verfahren.

▶ **Nährstofftherapie** ist bei Kindern oft unterstützend hilfreich, wobei bei der Dosierung das niedrigere Körpergewicht zu berücksichtigen ist.

▶ **Neuraltherapie** kann auch bei Kindern sehr gute Erfolge nachweisen, wird aber wegen der erforderlichen Injektionen eher zurückhaltend angewendet.

▶ **Ordnungstherapie:** Gerade Kinder brauchen eine „Ordnung des Lebens". Diese beginnt bereits bei einer rhythmischen Gliederung des Tagesablaufes mit möglichst regelmäßigen Zeiten des Aufstehens, der Mahlzeiten und des Zubettgehens. Gesunde Ernährung und viel Bewegung an frischer Luft sind nur einige der weiteren bedeutsamen ordnungstherapeutischen Aspekte. Die Behandlung vieler Krankheiten mit Naturheilverfahren – aber auch mit der Schulmedizin – bleibt letztlich unbefriedigend, wenn die Lebensordnung mißachtet wird.

▶ **Pflanzenheilkunde:** Die milde wirkenden pflanzlichen Heilmittel haben gerade bei Kindern einen großen Stellenwert. Teezubereitungen sind – wenn möglich – zu bevorzugen.

▶ **Physikalische Therapie:** Hier muß insbesondere der Wert der Bewegungstherapie und der Hydrotherapie betont werden.

▶ **Umweltmedizin:** Von der zunehmenden Umweltbelastung sind besonders Kinder betroffen, was sich u.a. in der dramatischen Zunahme von Allergien und Hautkrankheiten niederschlägt. Umweltmedizinische Aspekte sind daher bei allen chronischen Erkrankungen zu berücksichtigen, besonders wenn Verfahren, die sonst eigentlich zuverlässig wirken, nicht den erhofften Erfolg bringen.

Literatur

Kursbuch Kinder. Kiepenheuer & Witsch, Köln.

Mommsen, H.: So bleibt mein Kind gesund! Karl F. Haug Verlag, Heidelberg.

Potacs, W.: Bewährte Hausmittel für das kranke Kind. Karl F. Haug Verlag, Heidelberg.

Schutt, K.: Der große Falken BabyKurs. Falken Verlag, Niedernhausen.

Stellmann, K.: Kinderkrankheiten natürlich behandeln. Gräfer und Unzer, München.

Was essen und trinken bei Säuglingen und Kindern? Broschüre, Diaita-Verlag, Bad Homburg (im Reformhaus erhältlich).

Zenz, G.: Natürlich durch das erste Lebensjahr. Karl F. Haug Verlag, Heidelberg.

Milchschorf

Begriffsklärung

Was ist Milchschorf?

Milchschorf ist eine Hauterkrankung, die bei Säuglingen im Alter von ca. 3-9 Monaten auftritt. Ihre Ursache ist eine noch nicht einwandfrei funktionierende Regulation der Fett- und Talgausscheidung. Sie wird nicht – wie manchmal irrtümlich angenommen – durch Milchallergie oder andere Reaktionen auf Milch ausgelöst. Ihr Name erinnert vielmehr an die früher formulierte Ähnlichkeit der Hauterscheinungen mit geronnener Milch.

Symptome

Woran ist Milchschorf zu erkennen?

Milchschorf bildet sich typischerweise erst ab dem dritten Lebensmonat. Die Säuglinge zeigen auf der Kopfhaut fettig erscheinende grobe Schuppungen, die zum Teil von allein abfallen. Die Kopfhaut ist gerötet und näßt. Auch am sonstigen Körper kann es zu Rötungen und fettigen Schuppungen kommen.

Nicht verwechselt werden darf der Milchschorf mit dem seborrhoischen Ekzem des Säuglings, einer ähnlich aussehenden Hauterkrankung anderer Genese, bei der es schon in frühen Lebenswochen zu schuppigen und geröteten Veränderungen der Kopfhaut kommt.

Diagnostik und schulmedizinische Therapie

Was können Sie als Eltern vom Arzt erwarten?

Milchschorf ist eine harmlose Erkrankung, so daß es meistens genügt, die Symptome lindernd zu behandeln. Eine weitergehende Diagnostik ist meist nicht erforderlich. Allerdings ist Milchschorf eine erste typische Erscheinung für Kinder mit der Neigung zu atopischen Erkrankungen, das heißt Neigung zu Heuschnupfen, Neurodermitis oder Asthma. Der behandelnde Arzt sollte deswegen schon frühzeitig über die prophylaktischen Maßnahmen zur Vorbeugung dieser Erkrankungen beraten. Hierzu gehört unter anderem das Bruststillen über mindestens sechs Monate, Vermeidung von Hausstaub und Pilzsporenbelastung sowie das strikte Meiden von Kuhmilcheiweiß im ersten Lebensjahr (Einzelheiten → *Allergische Erkrankungen*, S. 572).

Naturheilkundliche Therapie

Was sollten Sie als Eltern tun?

▶ Beim Auftreten von Milchschorf **Ruhe bewahren** – die Erscheinungen beim Kind bilden sich meist auch ohne stärkere Therapien bei symptomatischer Behandlung wieder zurück.
▶ In der Spiel- und Schlafumgebung des Säuglings **Produkte aus Tierhaaren** sowie **Wolltextilien vermeiden**.
▶ Prophylaktische Maßnahmen zur **Hausstaubsanierung** ergreifen (→ *Allergische Erkrankungen*, S. 572).
▶ Möglichst **lange stillen**, Zurückhaltung mit dem Zufüttern vor dem sechsten Lebensmonat.
▶ Obstsäfte mit stärkerem **Säuregehalt** (z.B. aus Zitrusfrüchten) vermeiden.
▶ Möglichst keine **Haar- und Federtiere** in der Wohnung halten.
▶ Ausschläge mit Umschlägen aus **Pflanzentees** behandeln.
▶ **Sorgfältige Körperpflege** betreiben.

Ordnungstherapie

Der Milchschorf führt häufig zu einer Verunsicherung der Eltern, so daß hier eine gute Aufklärung über die Möglichkeiten eigenen Behandelns und Vorbeugens wichtig ist.

In der *Eltern-Kind-Beziehung* kann es problematisch sein, wenn der Säugling bei starkem Hautausschlag für die Eltern unberührbar erscheint. Dies verhindert das natürliche Kontaktbedürfnis zwischen Kind und Eltern und kann u.a. zu Schuldgefühlen bei den Eltern führen: zum einen wegen einer vermeintlichen Vernachlässigung des Säuglings, zum anderen, weil sie ihn auch nicht von seinen Beschwerden befreien können. Im Gegenzuge wiederum finden sich Aggressionen der Eltern, die erneut zu Schuldgefühlen führen. Wenn sich ein solcher Kreislauf aufbaut, ist eine ausführliche Beratung in psychologischer Hinsicht angezeigt.

Ernährungstherapie

Milchschorf bei voll gestillten Säuglingen ist kein Grund zum Abstillen. Die Ernährung der Mutter sollte geprüft werden. Besonders die folgenden Nahrungsmittel können während der Stillzeit beim empfindlichen Kind zu Hautausschlägen führen: Obstsäfte, Zitrusfrüchte, Tomaten, Erdbeeren, Sellerie, Milchprodukte.

Weitere Ernährungshinweise für das Kind → *Neurodermitis* (S. 488).

Homöopathie

● **Calcium carbonicum D4, D6, D12, (D30):** Milchschorf, seborrhoisches Ekzem, Nässe hinter den Ohren, Bläschen mit Jucken und Brennen, allgemeine Mattigkeit, keine Initiative, rasche Ermüdbarkeit bei jeder physischen oder psychischen Belastung, geistige Schwerfälligkeit, Mutlosigkeit, Ängstlichkeit, typisches Schwitzen an einzelnen Körperteilen (Kopf, Füße, Hände), oft nasses Kissen vom Kopfschweiß, alles ist sauer (Schweiß, Stuhl, Erbrochenes, Hautgeruch), Abneigung oder Unverträglichkeit von Milch, Neigung zu Fettleibigkeit, Neigung zu Obstipation, die aber nicht stört, oft großer Kopf mit verzögertem Fontanellenschluß, auch geistige Entwicklung (z.B. Laufenlernen) oft verzögert, Kälte verschlechtert, Nässe verschlechtert, Essen verschlechtert, jede Anstrengung verschlechtert, Vollmond verschlechtert, im Freien verbessert, trockenes, warmes Wetter verbessert (Mittel der Wahl! Besonders bei konstitutioneller Behandlung)

● **Sarsaparilla D2, D3:** Heftig juckender Hautausschlag mit Pusteln und Quaddeln, nässende, eitrige Bläschen, besonders an Kopf, Fingern und Genitale, Traurigkeit, Ängstlichkeit, Verdrießlichkeit, unruhiger Schlaf, häufige Kopfschmerzen

● **Silicea D3, D4, D6, D12, (D30):** Nässende Ekzeme, besonders an Händen und Füßen, starke Neigung zu Eiterbildung bei allen Hautentzündungen, schlecht heilende Wunden, Hautjucken, Pusteln, Furunkel, Abmagerung, Frostigkeit, Erkältlichkeit, Schweißneigung, übler Schweißgeruch, Überempfindlichkeit gegen Berührung und gegen alle Sinneseindrücke, Obstipation, große Verletzlichkeit, Weinerlichkeit, Mangel an Selbstvertrauen, Mangel an Lebenswärme, Zorn, Unerträglichkeit von Widerspruch, Kälte verschlechtert, abends und nachts verschlechtert, Wärme verbessert

- **Sulfur D4, D6, D12**: Rauhe, trockene, juckende Haut, Abneigung gegen Waschen und Baden, Brennen und Jucken der Haut verschlechtert durch Bettwärme, übler Hautgeruch, übler Schweißgeruch, Traurigkeit, Unruhe, Zerstreutheit, Gereiztheit, Vergeßlichkeit, großes Hitzegefühl (muß sich nachts aufdecken oder Füße aus dem Bett strecken), Durchfall, 11 Uhr verschlechtert, Nässe verschlechtert, Kälte verschlechtert, Stehen verschlechtert, Ruhe verschlechtert, Bewegung verbessert, trockenes Wetter verbessert, Wärme verbessert
- **Viola tricolor Ø, D1, D2, D3:** Trockenes oder nasses Ekzem im Gesicht und an den Ohren, Frieselausschlag des ganzen Körpers, Pusteln mit Krustenbildung, starkes Jucken, Traurigkeit, Verdrießlichkeit

Physikalische Therapie

Hydrotherapie: Auflagen, Waschungen, Teilbäder und niedrigtemperierte Bäder mit Zusätzen von Kleie, Kamille, Zinnkraut oder Eichenrinde.

Pflanzenheilkunde

Innerlich

- Stiefmütterchen (Viola tricolor) als Tee (Herba Violae tricolor). Bei Säuglingen kann die Nahrung mit dem Tee zubereitet werden.
- Kleinkinder ab 1. Lebensjahr: Nachtkerzensamenöl; z.B. Öl aus Epogam® Kapseln 2mal 2 in die Nahrung einrühren

Äußerlich

- Bittersüß (Solanum dulcamara) in: Cefabene® Salbe, Cardiospermum in: Halicar® Salbe
- Befelka® Öl

Nässende Stellen

- Umschläge mit Schwarztee; 15 Minuten ziehen lassen, nach Abkühlen direkt anwenden. Keine aromatisierten Tees verwenden
- Umschläge mit Eichenrindentee; 1 TL Eichenrinde auf 1 Tasse Wasser 5 Minuten sieden lassen, dann 15 Minuten ziehen lassen, nach Abkühlen direkt für Umschlag verwenden.

Achtung

Umschläge nur 10-15 Minuten anwenden – Haut wird sonst zu stark ausgetrocknet.

Akupunktur/Akupressur

Basiskombination: Di 4, 11; Lu 9, B 13, 23, 47, LG 4, Lu 5, B 54, 58.

Eigenbluttherapie

Potenziertes Eigenblut für Kinder: Nacheinander je 1mal/Woche 5 Tropfen C7 über 6 Wochen, dann C9 über 6 Wochen, dann C10 über 6 Wochen, dann C12 über 6 Wochen (u.U. auch 3-6 Monate) oder C15 für 3-6 Monate.

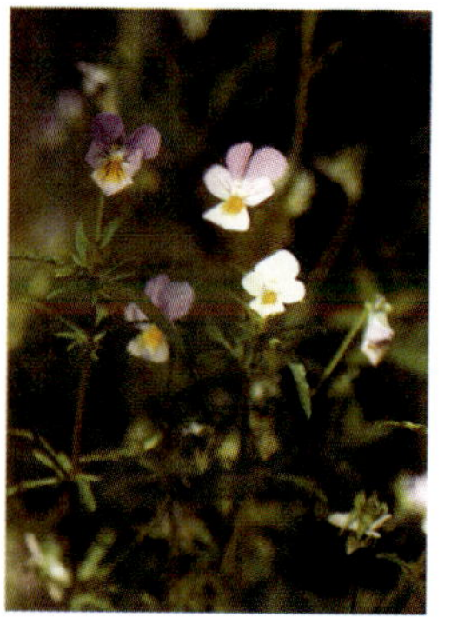

Abb. 94: Stiefmütterchen. Foto: Bruno Vonarburg, Teufen, Schweiz

Windeldermatitis

Begriffsklärung

Was ist eine Windeldermatitis?

Unter Windeldermatitis versteht man eine Entzündung der Haut im Windelbereich durch reizende Bestandteile von Urin und Kot sowie möglicherweise nachfolgender Keimbesiedlung.

Ursachen

Wodurch entsteht eine Windeldermatitis?

Bei empfindlicher Haut kann es ohne ersichtlichen Grund durch die Einwirkung von Nässe und Kot zu Rötungen und Ekzembildung kommen. Verstärkt werden diese dann, wenn Windeln selten gewechselt werden. Auch die Ernährung des Säuglings kann Einfluß auf das Ausmaß der Entzündung haben. So führen zu große Mengen von Obstsäften und Zitrusfrüchten bei manchen Säuglingen zu Hautreizungen.

Eine Verschlechterung tritt auch bei Anwendung falscher örtlicher Therapien ein, z.B. einer zu fetten Salbe auf nasser Haut. Die entzündete und nässende Haut ist ein Nährboden für Pilze, besonders Candida, und Bakterien, so daß es häufig zu zusätzlichen Infektionen kommt.

Bei manchen Kindern treten Ausschläge im Windelbereich nur im Zusammenhang mit allgemeinen Infekten (z.B. Erkältung) oder mit dem Zahnen auf.

Symptome

Woran ist eine Windeldermatitis zu erkennen?

Im Bereich des Gesäßes, der Genitalien und der Leisten finden sich symmetrische Rötungen, die bald nässen und auch offene („wunde") Anteile haben können. Die wunde Haut verursacht Schmerzen, so daß der Säugling besonders nach dem Einnässen und Einkoten weint. Zusätzliche Infektionen mit Bakterien oder Pilzen zeigen sich durch stärkere schmierige Beläge, Pusteln und krustenartige Auflagerungen.

Diagnostik und schulmedizinische Therapie

Was können Sie als Eltern vom Arzt erwarten?

Die Diagnose einer Windeldermatitis kann meistens allein vom klinischen Bild her gestellt werden. Gelegentlich können Abstriche hilfreich sein, um Erreger gezielt zu behandeln.

Die Therapie umfaßt vorbeugende Maßnahmen wie häufiges Wechseln der Windeln, gegebenenfalls Verzicht auf Textilwindeln zugunsten von Einwegwindeln sowie sorgfältige Hygiene beim Windelwechseln.

Als örtliche Maßnahmen werden antiseptische Salben, Farbstoffe, gegen Pilze wirksame Cremes und bei trockener Haut auch Puder eingesetzt.

Naturheilkundliche Therapie

Was sollten Sie als Eltern tun?

▶ Bei ersten Anzeichen von Wundheit im Windelbereich **Windel häufiger wechseln**, auch wenn keine Einkotung erfolgt ist.

▶ Bei wunder Haut Windelbereich mit lauwarmem Wasser **ohne Seife vorsichtig waschen**, danach mit Handtuch leicht abtupfen.

▶ Nach dem Handtuch die Haut vorsichtig **trocken föhnen**.

▶ Bei nässenden Hautarealen **keine Pasten oder Salben** verwenden – führt zu Okklusion (luftdichtem Verschluß) der Haut.

▶ Besser: **feuchte Umschläge und Bäder**, Schüttelmixturen, weiche Pasten, Farbstoffe.

▶ Bei fehlender Besserung Rücksprache mit **Kinder- oder Hautarzt** halten.

Ernährungstherapie

Gelegentlich zu Hautreizungen führen: Obstsäfte, Zitrusfrüchte, Tomaten, Erdbeeren. Diese gegebenenfalls meiden, wenn sich ein Zusammenhang zwischen Einnahme und Auftreten des Ausschlags zeigt.

Homöopathie

- **Calcium carbonicum D4, D6, D12, (D30):** Milchschorf, seborrhoisches Ekzem, Nässe hinter den Ohren, Bläschen mit Jucken und Brennen, allgemeine Mattigkeit, keine Initiative, rasche Ermüdbarkeit bei jeder physischen oder psychischen Belastung, geistige Schwerfälligkeit, Mutlosigkeit, Ängstlichkeit, typisches Schwitzen an einzelnen Körperteilen (Kopf, Füße, Hände), oft nasses Kissen vom Kopfschweiß, alles ist sauer (Schweiß, Stuhl, Erbrochenes, Hautgeruch), Abneigung oder Unverträglichkeit von Milch, Neigung zu Fettleibigkeit, Neigung zu Obstipation, die aber nicht stört, oft großer Kopf mit verzögertem Fontanellenschluß, auch geistige Entwicklung (z.B. Laufenlernen) oft verzögert, Kälte verschlechtert, Nässe verschlechtert, Essen verschlechtert, jede Anstrengung verschlechtert, Vollmond verschlechtert, im Freien verbessert, trockenes, warmes Wetter verbessert (Mittel der Wahl! Besonders bei konstitutioneller Behandlung)
- **Silicea D3, D4, D6, D12, (D30):** Nässende Ekzeme, besonders an Händen und Füßen, starke Neigung zu Eiterbildung bei allen Hautentzündungen, schlecht heilende Wunden, Hautjucken, Pusteln, Furunkel, Abmagerung, Frostigkeit, Erkältlichkeit, Schweißneigung, übler Schweißgeruch, Überempfindlichkeit gegen Berührung und gegen alle Sinneseindrücke, Obstipation, große Verletzlichkeit, Weinerlichkeit, Mangel an Selbstvertrauen, Mangel an Lebenswärme, Zorn, Unerträglichkeit von Widerspruch, Kälte verschlechtert, abends und nachts verschlechtert, Wärme verbessert
- **Sulfur D4, D6, D12, (D30)**: Rauhe, trockene, juckende Haut, Abneigung gegen Waschen und Baden, Brennen und Jucken der Haut verschlechtert durch Bettwärme, übler Hautgeruch, übler Schweißgeruch, Traurigkeit, Unruhe, Zerstreutheit, Gereiztheit, Vergeßlichkeit, großes Hitzegefühl (muß sich nachts aufdecken oder Füße aus dem Bett strecken), Diarrhoe, 11 Uhr verschlechtert, Nässe verschlechtert, Kälte verschlechtert, Stehen verschlechtert, Ruhe verschlechtert , Bewegung verbessert, trockenes Wetter verbessert, Wärme verbessert (cave: Erstverschlimmerung durch Hochpotenzen! Eventuell mit LM VI beginnen und langsam zu höheren Potenzen gehen)

Physikalische Therapie

Hydrotherapie: Auflagen, Waschungen, Teilbäder und niedrigtemperierte Bäder mit Zusätzen von Kleie, Kamille, Zinnkraut oder Eichenrinde.

Pflanzenheilkunde

Nässende Stellen

- Umschläge mit Schwarztee; 15 Minuten ziehen lassen, nach Abkühlen direkt anwenden. Keine aromatisierten Tees verwenden
- Umschläge mit Eichenrindentee; 1 TL Eichenrinde auf 1 Tasse Wasser 5 Minuten sieden lassen, dann 15 Minuten ziehen lassen, nach Abkühlen direkt für Umschlag verwenden.

> **Achtung**
>
> Umschläge nur 10-15 Minuten anwenden – Haut wird sonst zu stark ausgetrocknet.

Einnässen (Enuresis)

Begriffsklärung, Ursachen

Was ist Einnässen?

Welche Formen des Einnässens gibt es?

Wodurch entsteht es?

Beim Einnässen (Enuresis) handelt es sich um eine **unwillkürliche Blasenentleerung**. Im Gegensatz zur Inkontinenz, bei der eine organische Störung vorliegt, ist das Einnässen eine funktionelle Störung, d.h. Blase, Beckenboden, Muskulatur des Blasenverschlusses weisen keinen Schaden auf, funktionieren aber (noch) nicht wie gewünscht. Man unterscheidet:

- *Primäre Enuresis*: Das Kind war nie trocken.
- *Sekundäre Enuresis*: Das Kind war für eine gewisse Zeit trocken, bis das Einnässen wieder einsetzte.
- *Enuresis nocturna*: Das Einnässen tritt nur nachts im Schlafe auf.
- *Enuresis diurna*: Das Einnässen tritt nur tagsüber auf.
- *Enuresis nocturna/diurna*: Das Einnässen tritt tagsüber und nachts auf.

Die Blasenentleerung ist ein kompliziertes Zusammenspiel der beteiligten Muskeln und Organe. Sie geschieht zunächst reflexhaft und unwillkürlich, später bewußt und kontrolliert. Erst nach Abschluß des 4. Lebensjahres sind 90% der Kinder trocken. Auch diejenigen, die bis dahin noch nicht trocken sind, werden in einem hohen Prozentsatz im Laufe der Zeit ohne jegliche Behandlung spontan trocken. Vor dem Abschluß des 5. Lebensjahres sollte also keinesfalls von einer krankhaften Störung gesprochen werden. Übertriebene Versuche, Sauberkeit vorher zu erreichen, sind unbedingt zu vermeiden. Beim sekundären Einnässen lassen sich oftmals seelische Belastungen als auslösende Ursachen finden (z.B. Verluste, familiäre Konflikte, Schulprobleme, Konkurrenzsituation unter Geschwistern). Das Kind kann darauf mit einer Regression, also einem Zurückfallen in eine bereits überwundene Phase der Entwicklung, reagieren, wovon das Einnässen ein Symptom darstellt.

Diagnostik und schulmedizinische Therapie

Was können Sie als Eltern vom Arzt erwarten?

Organische Ursachen des Bettnässens wie chronische Entzündungen der Harnwege oder Zuckerkrankheit sollten ausgeschlossen werden. Bei primärer Enuresis kommen auch Fehlbildungen des Harnsystems in Frage.

Schulmedizinisch werden gelegentlich Psychopharmaka eingesetzt, was nicht sinnvoll und meistens auch gar nicht nötig ist. Der Einsatz eines Windelhöschens, welches bei Kontakt mit Harn einen Hupton aussendet, wirkt als apparatives Konditionierungstraining und ist sehr oft erfolgreich. Es wird allerdings versagen, wenn es sich um eine neurotische Fehlentwicklung des Kindes handelt, d.h. wenn das Kind das Einnässen „braucht", um auf sich und tieferliegende Konflikte aufmerksam zu machen. Dann ist gegebenenfalls eine psychotherapeutische Behandlung erforderlich.

Naturheilkundliche Therapie

Was sollten Sie als Eltern tun?

Achtung

Das Kind darf **nicht bestraft** werden! Belohnungen bei einem Erfolgserlebnis wirken hingegen ermutigend.

▶ Die **ordnungstherapeutischen Hinweise** sind unbedingt zu beachten.

▶ Unterstützend können andere Verfahren wie **Pflanzenheilkunde, Homöopathie** oder **Physikalische Therapie** eingesetzt werden.

Ordnungstherapie

Nicht selten werden Auffälligkeiten bei einnässenden Kindern beobachtet, wobei zwei Hauptrichtungen auftreten:

- Eine Tendenz zu **emotionaler Abhängigkeit**: Das Kind hat wenig Beziehungen zu Gleichaltrigen, dafür eine übermäßige Bindung zur Mutter, die dazu neigt, ihr Kind „klein" zu halten, eine enge Körperpflegebeziehung zum Kind pflegt und Selbständigkeitsbestrebungen des Kindes wenig unterstützt.
- Probleme in der richtigen Äußerung **aggressiver Impulse**: Das Einnässen kann hier ein Symptom für unterdrückte Aggressionen sein, die anders nicht geäußert werden können.

In schweren Fällen kann eine **Psychotherapie mit Kind und Eltern** erforderlich sein, die die innerfamiliären Beziehungen aufgreift. Bei leichteren Fällen sollte folgendermaßen verfahren werden:

- Die Eltern sollten dem Bettnässen mit Gelassenheit entgegentreten, vor allem Strafen vermeiden und bei sich selbst schauen, in welchem Alter und unter welchen Bedingungen sie sauber geworden sind. Nicht selten werden die eigenen Erlebnisse beim Kind nachgeholt. Gerade Eltern bettnässender Kinder legen oft einen (über?)großen Wert auf Sauberkeit.
- Mögliche Konflikte, die das Einnässen bedingen können, sollten bewußt gemacht und – wenn möglich – gelöst werden.
- Eine Weckmatratze oder -windel (elektrisches Signal bei Feuchtigkeit) kann hilfreich sein, sollte aber nur eingesetzt werden, wenn das Kind dafür motiviert ist.

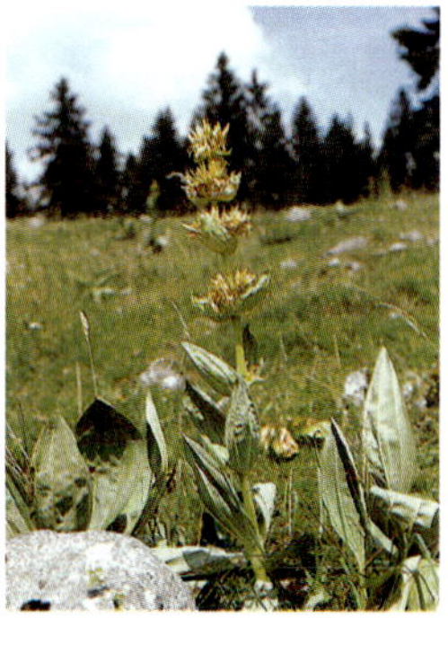

Abb. 95: Enzian. Foto: Bruno Vonarburg, Teufen, Schweiz

- Ein „Einnäßkalender", in dem die einnäßfreien Tage oder Nächte rot angekreuzt werden, kann sinnvoll sein. Beim Einnässen sollte das Kind getröstet und ermutigt, beim Nicht-Einnässen belobigt und positiv bestärkt werden. Das Kind muß aber wissen, daß es auch geliebt wird, wenn es einnäßt! Es darf auf keinen Fall für Einnässen bestraft werden!

Ernährungstherapie

Es ist heute nicht mehr üblich, dem Kind abends Flüssigkeit zu verweigern, übergroße Flüssigkeitsmengen sollten vor dem Schlafengehen aber auch nicht zugeführt werden.

Alle folgenden Verfahren können unterstützend zu den ordnungstherapeutischen Maßnahmen hilfreich sein:

Pflanzenheilkunde

- **Johanniskraut** als Teekur über mehrere Wochen (auch für die Mutter), 2 TL mit 1 Tasse heißem Wasser überbrühen, 10 Minuten ziehen lassen, 1 Tasse abends, als Extrakt 3mal 5-10 Tropfen, als Kneipp® Johanniskraut-Pflanzensaft N/Pflanzendragees N, Hyperforat Dragees/Tropfen
- **Enzian** als Tinktur 20 Tropfen mittags und abends.

> **Achtung**
> Sehr bitter!

- **Gewürzsumach** als Tinktur 3mal 20 Tropfen täglich.

> **Achtung**
> Bitter!

Homöopathie

Bei Versagen anderer Therapien ist gegebenenfalls eine konstitutionelle homöopathische Therapie angezeigt (→ erfahrener Homöopath). Wenn eines der nachfolgend aufgeführten Mittel paßt, sollte es versuchsweise eingesetzt werden:

- **Causticum D4, D6, D12:** Bettnässen im ersten Schlaf, Urinabgang bei Husten, Niesen, Lachen, Urinabgang am Tage wird oft nicht bemerkt, Neigung zu Husten, trockener Haut, Heiserkeit, Ängstlichkeit, Reizbarkeit, Kälte verschlechtert, trockenes Sommerwetter verschlechtert, feuchtes Wetter bessert

- **Equisetum hiemale D2, D3:** Bettnässen im ersten Schlaf
- **Ferrum metallicum D4, D6:** Nächtlicher Urinabgang, aber auch tagsüber unwillkürlich, blühendes, vollblütiges oder aschfahles, bleiches Gesicht, plötzliches Erröten, große Schwäche, Ruhe verschlechtert, mäßige Bewegung bessert
- **Plantago major Ø, D1:** Häufiger, reichlicher Urinabgang, Speichelfluß, Neigung zu Kopf- und Zahnschmerzen
- **Platinum D6, D12:** Nächtliches Bettnässen, große Traurigkeit, introvertiert, rascher Stimmungswechsel, Überheblichkeit, Neigung zu Verstopfung, im Freien schlechter
- **Pulsatilla D12:** Häufiger Harndrang, Urinabgang nachts, beim Husten und Gehen, traurig, aber Trost verschlechtert, schüchtern, depressiv, weinerlich, frostig, aber Wärme verschlechtert, Neigung zu Erkältungen, Abneigung gegen Fett, Bettwärme und Ruhe verschlechtern, Bewegung im Freien bessert

Anthroposophische Therapie

Als unterstützende Maßnahme: Berberis/Hypericum compositum (Wala).

Bach-Blüten-Therapie

Gute Erfolge bei gemütsorientierter Behandlung.

Physikalische Therapie

Hydrotherapie: Abends ansteigende Fußbäder, morgens kalte Rückenwaschungen.

Bewegungstherapie: Viel Bewegung und Sport.

Massage: Bindegwebsmassage der Blasenzone (→ Masseur).

Akupunktur/Akupressur

Versuchsweise vor dem Zubettgehen nacheinander die folgenden Punkte massieren: Le 1, 9, M 36, H 3, MP 6, KG 3, B 67 (→ *Akupunktur/Akupressur*, S. 46).

Reflexzonenmassage am Fuß

Als unterstützende Maßnahme sinnvoll.

Schlafstörungen bei Kindern

Begriffsklärung, Ursachen

Was sind Schlafstörungen bei Kindern?

Wodurch entstehen sie?

Ein Schlaf-Wach-Rhythmus kann beim Fötus bereits ab der 32. Schwangerschaftswoche registriert werden. Ab dem 3. Lebensmonat können 70%, ab dem 6. Monat 83% der Kinder nachts – zumindest überwiegend – durchschlafen. Die Entwicklung eines individuellen Schlafmusters ist das Produkt einer biologischen Reifung des Nervensystems wie auch von Umweltfaktoren, die stimulierend, befriedigend oder frustrierend wirken können. Beim Säugling tritt der Schlaf weitgehend infolge Sättigung ein. Schlafstörungen in diesem Alter werden meist durch **Ernährungsstörungen** oder **Reizüberflutung** verursacht. Zwischen dem 3. und 12. Monat werden Schlafstörungen oft dem **Zahnen** zugeschrieben, nicht selten besteht aber ein enger Zusammenhang zum **Gefühlszustand der Mutter**, der an den Schlafstörungen mitbeteiligt sein kann. Im 2. und 3. Lebensjahr gibt es die **freudige Schlaflosigkeit** des lebhaften Kindes, die **trotzige** und die **ängstliche Schlaflosigkeit**. **Reizüberflutung** (z.B. durch Fernsehen, Video) oder **erschreckende Er-**

lebnisse (z.B. Unfall, Operation, Trennungserlebnis) erzeugen Angst und Spannung, die den Schlaf massiv stören können. Im späten Kindes- sowie im Jugendalter können auch **Drogen** (z.B. Aufputschmittel), **Genußmittel** (z.B. Koffein in Kaffee, Tee und Colagetränken) und manche **Medikamente** zu Schlafstörungen führen.

Naturheilkundliche Therapie

Alle die kindliche Schlafstörung begünstigenden Faktoren sind – soweit bekannt und möglich – auszuschalten. Chemische Beruhigungs- und Schlafmittel sollten Sie wegen der Gefahr der Gewöhnung nicht geben – auch unter dem Aspekt der Gewöhnung an die Behandlung jedweder Art von Befindlichkeitsstörungen durch Medikamente. Selbst pflanzliche Heilmittel sollten eher in Teeform oder als Tropfen in Tee oder Saft eingenommen werden.

Was sollten Sie als Eltern tun?

- **Ordnungstherapeutische Hinweise** unbedingt beachten!
- **Pflanzliche Beruhigungsmittel** wirken milde schlaffördernd.
- Das passende **Homöopathikum** vermag den Schlaf herbeizuführen.
- **Physikalische Therapiemaßnahmen** unterstützen den natürlichen Schlaf-Wach-Rhythmus.

Ordnungstherapie

Hinweise zur Vorbeugung und Behandlung:

- Schützen Sie das Kind vor **Reizüberflutung** (z.B. kein Fernsehen bei Säugling und Kleinkind, später nur wenige, ausgewählte Sendungen).
- Besprechen Sie **Ängste** mit dem Kind (z.B. vor Dunkelheit, vor Gespenstern) und versuchen Sie, sie behutsam zu nehmen, akzeptieren Sie aber das Kind in seinen Ängsten (z.B. nicht über Gespenster lustig machen).
- Eine **rhythmische Lebensweise** ist für einen gesunden Schlaf von enormer Bedeutung: Das Kind sollte möglichst regelmäßig zur gleichen Zeit ins Bett gehen, gegebenenfalls bei Kleinkindern mit gleichlaufenden Ritualen (z.B. in der Reihenfolge Waschen, Zähneputzen, Gutenachtlied oder -geschichte, Gutenachtkuß) auf den Schlaf vorbereitet werden. Kinder fühlen sich in dieser Regelmäßigkeit sicher und geborgen.
- Bei älteren Kindern mit Schlafstörungen an **stimulierende Genußmittel** und **Pharmaka** als Ursache denken – vor allem Colagetränke sind hier zu nennen – und diese ausschalten!
- Tagsüber viel **Bewegung** („Müde toben"), gegen Abend aber ruhigere Spiele zur Vorbereitung auf die Ruhephase wählen.
- Spätabends **keine größeren, schweren Mahlzeiten**, die den Schlaf stören können.
- Zwischenmenschliche **Konflikte** (z.B. drohende Trennung der Eltern, Geschwisterrivalitäten) sind nicht selten für Schlafstörungen verantwortlich. Diese Probleme sollten – unter Berücksichtigung des Alters – mit dem Kind angemessen besprochen werden. Reine Beschwichtigungsversuche werden vom Kind in der Regel rasch erkannt und verschärfen die Problematik nur unnötig.

Physikalische Therapie

Hydrotherapie: Mehrmals wöchentlich warme Vollbäder mit Baldrian oder Melisse, danach kühle Abwaschung, an den anderen Abenden beim Zubettgehen Wadenwickel (wenn er toleriert wird)

Bewegungstherapie: Tagsüber viel Sport und Bewegung an frischer Luft, abends ruhigere Spiele oder ein ausgedehnter Spaziergang (nicht allein)

Pflanzenheilkunde

- **Baldrian** als Tee (Wurzel, 2 TL auf 1 Tasse!), als Tinktur (1TL) in Kräutertee, oder in: Kneipp® Baldrian-Pflanzensaft Nerventrost
- **Melisse** als Tee, Melissenwasser 1-2 EL abends, Kneipp® Melissen-Pflanzensaft

● **Passionsblume** in: Passiflora® Curarina Tropfen

● **Johanniskraut** → *Schwermut* (S. 534)

● **Kombinationspräparate:** Enthalten häufig Hafer, Hopfen und/oder Kalifornischer Mohn: Euvegal® Saft, Kytta Sedativum® N Tropfen, Requiesan® Tropfen

● **Fertigtee:** Beruhigungstee Renerval® N, Kneipp® Nerven- und Schlaftee N, Salus Nerven-Schlaf-Tee Nr.22®.

● **Teemischung:** Baldrianwurzel, Melissenblätter, Lavendelblüten, Orangenblüten zu gleichen Teilen, 1 TL mit 1 Tasse heißem Wasser überbrühen, 5-10 Minuten ziehen lassen, zum Abendessen oder vor dem Zubettgehen warm trinken lassen.

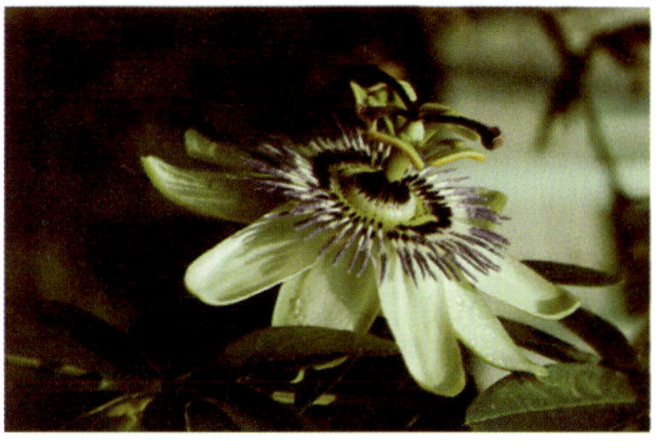

Abb. 96: Passionsblume. Foto: Bruno Vonarburg, Teufen, Schweiz

Homöopathie

Bei Versagen anderer Verfahren kann eine konstitutionelle homöopathische Behandlung gegebenenfalls weiterhelfen (→ erfahrener Homöopath). Oft sind bereits die nachfolgend angegebenen Mittel hilfreich:

● **Ambra D3, D4:** Unruhiger Schlaf infolge lebhafter Träume, aufgeregte Phantasien, Menschenscheu, Schwäche, Reizbarkeit, alle äußeren Eindrücke, Musik, Erregung können verschlechtern

● **Avena sativa Ø:** Abends 10-15 Tropfen in Tee, besonders bei Schlaflosigkeit mit Appetitmangel und allgemeiner seelischer Erschöpfung

● **Borax D3, D4, D6:** Erschwertes Einschlafen, das Kind läßt sich nicht hinlegen, möchte auf den Arm genommen werden, jede Abwärtsbewegung (beim Wiegen in den Armen) verschlechtert, Überempfindlichkeit gegen unerwartete Geräusche

● **Chamomilla D6, D12:** Unruhiger Schlaf, nervöse Schlaflosigkeit, Ungeduld, Reizbarkeit, Überempfindlichkeit gegen Sinneseindrücke, das Kind will getragen werden, heißer Kopfschweiß, Röte einer (!) Wange, Wärme und Ärger verschlechtern

● **Coffea D12:** Lebhafte Erregung, Schlaflosigkeit infolge Gedankenzufluß, Herzklopfen, Folge von freudiger Erregung, von Schreck, von Kaffee- oder Colagenuß, Überempfindlichkeit gegen Schmerzen, Sinneseindrücke und Kälte verschlechtern

● **Cypripedium D3, D4:** Das Kind lacht, schwatzt und will spielen wie am Tage, kein Schlafbedürfnis, völlige Wachheit

● **Hyoscyamus D4, D6, D12:** Angst vor der Nacht, große Ruhelosigkeit, Schwatzhaftigkeit, unanständiges Reden, schwere Träume (u.U. von wilden, angreifenden Tieren), Schreien im Schlaf, Gewalttätigkeit, krampfartiger, nächtlicher Husten, unwillkürlicher Wasser- und Stuhlabgang

● **Lachesis D8, D12:** Schlaflosigkeit durch innere Unruhe, nächtliches, schreckhaftes Erwachen, angstvolle Träume (u.U. von Schlangen), langer Schlaf, große Berührungsempfindlichkeit, enge Kleidung unerträglich, geschwätzig, morgens schlechter, Wärme und Ruhe verschlechtern, Bewegung bessert

● **Phosphorus D6, D12:** Oft bei hochaufgeschossenen, nervösen Kindern, tagsüber schläfrig, nachts schlaflos durch ständige Unruhe, lebhafte, quälende Träume, Furcht vor Alleinsein, vor Gewitter, vor Gespenstern, überempfindlich gegen äußere Eindrücke, abends und nachts schlechter, Kälte und frische Luft verschlechtern, Ruhe und Schlaf verbessern

● **Sulfur D6, D12:** Verspätetes Einschlafen, häufiges Erwachen nach kurzem Schlaf, ruheloses Umherwerfen, Erwachen durch angstvolle, lebhafte Träume, Hitzegefühl besonders an den Füßen, die aus dem Bett gestreckt werden, Erwachen um 3 Uhr morgens, erschwertes Wachwerden, tagesschläfrig, Bettwärme, Wetterwechsel oder naß-kaltes Wetter verschlechtern

● **Zincum metallicum D4, D6, D12:** Tagesschläfrig, nachts schlaflos mit Zucken der Glieder, Hauptsymptom sind unruhige Beine, außerdem unruhige Träume, Zähneknirschen im Schlaf, geistige Anstrengung verschlechtert, Bewegung bessert

Anthroposophische Therapie

Als unterstützende Maßnahme: Valeriana compositum, Passiflora/Avena compositum Zäpfchen für Kinder, Passiflora-Nerventonikum (Wala), Avena sativa compositum, Beruhigungs- und Schlaftee (Weleda).

Entspannungstherapie

Das Autogene Training wirkt allgemein entspannend, was Einschlafstörungen mildern kann. Durch Suggestion schöner Bilder und Vorstellungen können Alpträume behandelt werden.

Bach-Blüten-Therapie

Bei gemütsorientierter Behandlung oft erfolgreich, häufig Aspen (nicht selten treten am Anfang der Behandlung Alpträume auf, die aber bald wieder verschwinden).

Akupunktur/Akupressur

Bei Alpträumen bewährt: H 3, KG 5, B 39, KG 17, M 44 (→ *Akupunktur/Akupressur*, S. 46).

Literatur

Douglas/Richman: Mein Kind will nicht schlafen. Gustav Fischer Verlag, Stuttgart.

Friebel/Friedrich: Schlafstörungen bei Kindern. TRIAS-Verlag, Stuttgart.

Haak/Kruse: Autogenes Training für Kinder ab 6 Jahre, Buch + Audiokassette. Falken Verlag, Niedernhausen.

Kast-Zahn/Morgenroth: Jedes Kind kann schlafen lernen, O&P, Ratingen.

Weinberg, E.: Autogenes Training für Kinder. Karl F. Haug Verlag, Heidelberg.

Unruhe und Aggressivität (Hyperkinetisches Syndrom, Überaktivität)

Begriffsklärung, Ursachen

Was sind Unruhe und Aggressivität?

Wodurch entstehen sie?

Nervöse Unruhe ist eine häufige Störung bei Kleinkindern. Bei Schulkindern ist sie oft mit Schulschwierigkeiten und Erziehungsproblemen vergesellschaftet. Mit vorübergehender Unruhe kann ein Kind auf jede **Störung des inneren oder äußeren Gleichgewichtes** reagieren. Aggressivität liegt meist in seelischen Problemen begründet (z.B. Enttäuschungen, Eifersucht, Auflehnung gegen strenge Eltern).

Von einem **hyperkinetischen Syndrom** spricht man, wenn eine ständige Bewegungsunruhe mit „überschüssiger Energie" ohne andere neurologische oder psychische Ursache vorliegt. Als Ursache wird ein frühkindlicher Hirnschaden vermutet (z.B. Sauerstoffmangel unter der Geburt), aber auch Nahrungsbestandteile (z.B. Phosphat, Farb- und Konservierungsstoffe) werden verdächtigt.

Symptome

Woran sind Unruhe und Aggressivität zu erkennen?

- Ständige Unruhe mit Bewegungsdrang
- Mangelnde Konzentrationsfähigkeit
- Leichte Ablenkbarkeit, keine Ausdauer bei Beschäftigungen
- Distanzlosigkeit, „Störer", „Klassenkasper"
- Schlechte Schulleistungen trotz normaler Intelligenz

Diagnostik und schulmedizinische Therapie

Was können Sie als Eltern vom Arzt erwarten?

Bei starker Unruhe oder Verdacht auf hyperkinetisches Syndrom sollte eine kinderpsychologische Untersuchung erfolgen.

In schweren Fällen wird oft eine psychotherapeutische Behandlung erforderlich sein, wobei einer Familientherapie der Vorzug zu geben ist. Pharmaka (z.B. Ritalin®) werden beim hyperkinetischen Syndrom oft verschrieben, sollten aber nur bei Versagen aller anderer Behandlungsversuche eingesetzt werden.

Naturheilkundliche Therapie

Was sollten Sie als Eltern tun?

Achtung

Keine Behandlung ohne Beachtung der ordungstherapeutischen Hinweise!

▶ **Entspannungsverfahren** (z.B. Autogenes Training) sind sinnvoll.

▶ **Pflanzliche Heilmittel** beruhigen milde.

▶ **Ernährungsumstellungen** (z.B. keine Lebensmittelzusatzstoffe, phosphatarme Ernährung) führen nicht selten zu einer deutlichen Verbesserung.

▶ Das passende **Homöopathikum** kann entscheidend helfen.

Ordnungstherapie

Es sollte versucht werden herauszufinden, welche Probleme das Kind belasten, was es „beunruhigt". Nicht selten sind es auch elterliche Verhaltensweisen, die die Unruhe und Aggressivität bedingen oder fördern. Sind die Ursachen bekannt, sollten sie nach Möglichkeit beseitigt werden. Bei schweren Fällen wird zum Aufdecken und zur Behandlung der zugrundeliegenden Probleme die Hilfe eines mit Kindern und Jugendlichen erfahrenen Psychotherapeuten erforderlich sein.

Prinzipiell ist es wichtig, daß das Kind **Freiräume** hat, innerhalb derer es sich selbstverantwortlich „bewegen" kann. Es sollten dem Kind aber auch **Grenzen** gesetzt werden. Sie sollten als Eltern überprüfen, ob die von Ihnen gewährten Freiräume zu groß oder zu klein sind und sich dabei gegebenenfalls beraten lassen.

Entspannungstherapie

Das Autogene Training wirkt allgemein entspannend und beruhigend. Es kann somit unterstützend zu anderen Verfahren gut eingesetzt werden.

Physikalische Therapie

Hydrotherapie: Abhärtende Maßnahmen wie Wechselbäder, Wechselgüsse, kalte Kniegüsse, später Bein- und Vollgüsse, sowie Sauna 1-2mal/Woche wirken ausgleichend. Warme Vollbäder mit Baldrian, Melisse oder Lavendel wirken mild beruhigend.

Bewegungstherapie: Spiele im Freien, ausgiebiges Wandern, rhythmische Gymnastik, Ausdauersportarten (Laufen, Radfahren, Schwimmen) kanalisieren die „überschüssige Energie" sinnvoll.

Pflanzenheilkunde

Milde beruhigend als unterstützende Maßnahme wirken:

- **Kombinationspräparate:** Sedinfant® Liquor, Visinal® Dragees, EsberiNervin®, Euvegal® N Tropfen, Plantival® N Tropfen, Valomenth® Dragees/ Tropfen, Avedorm® N Tropfen

Ernährung

Überaktivität soll mit phosphatreicher Ernährung zusammenhängen (noch nicht bewiesen). Versuchsweise sollten Sie für einige Monate eine phosphatarme Ernährung (→ *Nährstoffliste*, S. 641) durchführen, bei deutlicher Besserung sollte diese beibehalten werden.

Sogenannte maskierte Nahrungsmittelallergien werden ebenfalls als Auslöser verdächtigt (→ *Allergische Erkrankungen*, S. 572). Das verdächtigte Nahrungsmittel sollte 5 Tage ausgelassen werden, danach kommt es bei Provokation mit dem Nahrungsmittel zu einer deutlichen Verstärkung der Beschwerden. In nicht eindeutigen Fällen empfiehlt sich eine Wiederholung des Versuches. Da nicht selten mehrere Nahrungsmittelallergien vorliegen, kann eine solche Austestung gegebenenfalls Monate dauern.

Eine Vollwertkost mit hohem Frischkostanteil und möglichst ohne Lebensmittelzusatzstoffe ist in jedem Fall sinnvoll.

Nahrungsergänzung

Folgende Nährstoffe können versuchsweise täglich zusätzlich zugeführt werden:

Magnesium 200-400 mg, Kalzium 500-1000 mg, Zink 10-20 mg, Vitamin B_6 10-100 mg, Vitamin C 1-2 g (Dosierungen je nach Alter). Außerdem sollte ein dreimonatiger Versuch mit Omega-6-Fettsäuren unternommen werden (→ *Nährstoffliste*, S. 657).

Homöopathie

Bei passender Symptomatik können die nachfolgenden Mittel eingesetzt werden. Oft wird aber erst eine konstitutionelle Behandlung einen deutlichen Erfolg bringen (→ erfahrener Homöopath):

- **Acidum nitricum D6, D12, LM VI:** Ärgerlich über jede Kleinigkeit, über sich selbst, Wutanfälle, Fluchen, Bösartigkeit, auch Schwermut, Angst, Weinen, Verzweiflung, Schwäche, Neigung zu Schleimhautentzündungen, übelriechender Schweiß und Urin, Kälte, Schlaf und Wetterwechsel verschlechtern, abends schlechter, Wärme, Essen und Bewegung bessern

- **Arsenicum album D6, D12, LM VI:** Große Angst, Todesangst, innere Unruhe, ständige Rastlosigkeit, Schwermut, Ärger, unzufrieden mit allem, zwanghafte Ordnungsliebe, pedantische Pünktlichkeit, Periodizität der Beschwerden (jeden Tag nach Mitternacht, alle 14 Tage, jährlich), Schwäche, Abmagerung, Eiseskälte, Appetitlosigkeit, unstillbarer Durst auf kleine Mengen kalten Wassers, Kälte verschlechtert, Wärme bessert

- **Chamomilla D6, D12:** Sehr reizbar, ungeduldig, zornig, überempfindlich gegen Schmerz, möchte nicht angesprochen oder angesehen werden, wirft angebotenes Spielzeug von sich, möchte ständig umhergetragen werden, unruhiger Schlaf, überempfindlich gegen alle Sinneseindrücke (Licht, Lärm), heißer Kopfschweiß, Blutandrang zum Kopf, Röte einer (!) Wange, abends und nachts schlechter, Ärger, Wärme verschlechtern, passive Bewegung bessert

- **Ignatia D4, D6, D12:** Melancholisch, sehr empfindlich, launenhaft, verträgt keinen Widerspruch, Lach- oder Weinkrämpfe, Mittel der Wahl (5 Kügelchen C30) bei Affektkrämpfen der Kinder mit Heulen, Schreien, Außersichsein, typisch ist das Widersprüchliche: Kopfweh besser durch Bücken, Brechreiz besser durch Essen, leicht bekömmliches wird nicht, fettes Essen wird gut vertragen, Folge von Schreck, Enttäuschung oder Kummer, Mittel der Wahl bei Liebes- oder Trennungskummer (Scheidung der Eltern), jede körperliche oder geistige Anstrengung verschlechtert, morgens schlechter, Aufregung, kalte Luft verschlechtern

- **Hyoscyamus D6, D12:** Große Erregung, Halluzinationen, unanständiges Reden, Schwatzhaftigkeit, Eifersucht, Muskelkrämpfe, Zucken, Zittern, unwillkürlicher Harn- oder Stuhlabgang, will keine Medikamente nehmen, lacht über alles, weint dann wieder, Umherwerfen der Glieder, Schlaflosigkeit, schwere Träume, schreit im Schlaf, Berührung verschlechtert

- **Magnesium carbonicum D4, D6, D12:** Sehr gereizt, Arbeitsunlust, Ängstlichkeit, Impulsivität, Aggressivität, Schreckhaftigkeit, Berührungsangst, Kind läßt sich nicht vom Arzt untersuchen, tagesschläfrig, alles ist sauer (Laune, Stuhl, Schweiß, Hautgeruch, Aufstoßen), Abneigung gegen oder Unverträglichkeit von Milch, nachts schlechter, Berührung verschlechtert, Bewegung in frischer Luft bessert

- **Nux vomica D6, D12:** Sehr reizbar, Jähzorn, Streitsucht, Ärger über Kleinigkeiten, überempfindlich gegen äußere Eindrücke (Licht, Lärm, Gerüche), morgens unausgeschlafen, Neigung zu Magenbeschwerden, Sodbrennen, Übelkeit, Verstopfung, morgens schlechter, langer Schlaf, geistige Anstrengung, Essen, trockenes Wetter, frische Luft verschlechtern, kurzer Schlaf, Aufenthalt in warmem Zimmer bessern

- **Stramonium D6, D12:** Höchstgradig erregt, verwirrt, tobsüchtig, dabei erhitztes, rotes Gesicht, sehr schreckhaft, Angstzustände, ununterbrochene Schwatzhaftigkeit (lacht, singt, schreit unaufhörlich), will immer Licht haben, kann im Dunkeln nicht einschlafen), aber grelles Licht oder glänzende Gegenstände verschlechtern (Spiegel), Verlangen nach Gesellschaft

Anthroposophische Therapie

Als unterstützende Maßnahme: Passiflora/Avena compositum Zäpfchen für Kinder, Passiflora-Nerventonikum (Wala), Chamomilla Cupro culta, Hyoscyamus/Valeriana (Weleda).

Bach-Blüten-Therapie

Gute Erfolge bei gemütsorientierter Behandlung möglich.

Akupunktur/Akupressur

Psychisch ausgleichend können wirken: B 38, Le 2, 3, LG 20, G 20, N 3, MP 6, M 36 (→ *Akupunktur/Akupressur*, S. 46).

Literatur

Schweizer/Prekop: Was unsere Kinder unruhig macht. TRIAS-Verlag, Stuttgart.

Was essen und trinken bei hyperaktiven Kindern? Broschüre, Diaita-Verlag, Bad Homburg (im Reformhaus erhältlich).

Weinberg, E.: Autogenes Training für Kinder. Karl F. Haug Verlag, Heidelberg.

Selbsthilfegruppe

Arbeitskreis Überaktives Kind e.V., Dieterichstr. 9, 30159 Hannover 1, Tel. 0511-3632729

Eßunlust, Appetitlosigkeit

Begriffsklärung, Ursachen

Was ist Appetitlosigkeit?

Wodurch entsteht sie?

Eßunlust oder Appetitlosigkeit hat bei Kindern **viele Ursachen**. Bei Säuglingen ist die Appetitlosigkeit oft nur scheinbar, da viele Mütter **falsche Vorstellungen** von der kindlichen Nahrungsaufnahme haben. Ein zu starres Still- oder Fütterungsschema ist möglicherweise nicht den natürlichen, kindlichen Bedürfnissen angepaßt. **Unsicherheiten beim Füttern oder Stillen**, **Ungeduld** oder **Ängstlichkeit** können sich auf das Kind übertragen. Aus einer freudigen und befriedigenden kann so eine gespannte Situation entstehen, die zu einer verminderten Nahrungsaufnahme führt. Das Anbieten der **falschen Nahrung** (z.B. zu früh feste Nahrung wie Breie, Obst) kann ebenfalls Störungen der Nahrungsaufnahme bedingen. **Infektionen** – nicht nur des Magen-Darm-Bereichs – können zu einem vorübergehenden Ablehnen jeglicher Nahrungsaufnahme führen. Auch **Antibiotika** können den Appetit mindern. Die Pylorusstenose (Verengung des Magenausgangs) ist eine eher seltenere Ursache für eine Störung der Nahrungsaufnahme und des Gedeihens.

Bei Kleinkindern und Kindern ist neben Infektionen die häufigste Ursache einer Verweigerung der Essensaufnahme eine Art **Trotzreaktion**. Die Kinder weisen damit auf seelische Belastungen hin, oft wehren sie sich damit auch gegen eine **Überfürsorglichkeit** der Mutter. Diese reagiert auf die Verweigerung des Essens nicht selten mit verstärktem Eßzwang, was das Kind mit weiterer Verweigerung beantwortet.

Bei Pubertierenden oder Jugendlichen – überwiegend bei Mädchen – gibt es noch die sogenannte Anorexia nervosa. Dabei handelt es sich um eine Ablehnung der natürlichen körperlichen Entwicklung, die sich in einer Weigerung der notwendigen Nahrungsaufnahme äußert. Anorektiker nehmen nicht selten große Nahrungsmengen zu sich, erbrechen diese aber wieder (Bulimie), nehmen Abführmittel oder treiben extrem viel Sport.

Symptome

Woran ist Appetitlosigkeit zu erkennen?

Die Störungen können recht vielfältig sein. Das Kind verweigert bestimmte Nahrungsmittel oder jegliche feste Nahrung. Es ißt widerwillig oder zu wenig.

Diagnostik und schulmedizinische Therapie

Was können Sie als Eltern vom Arzt erwarten?

Organische Erkrankungen als Ursache der Eßstörung sollten **ausgeschlossen** werden. Bei Säuglingen sollte gegebenenfalls eine Verengung des Magenausgangs (Pylorusstenose) ausgeschlossen werden. Infektionen – nicht nur im Magen-Darm-Bereich – sollten erkannt und entsprechend behandelt werden. Bei raschem Gewichtsverlust und Zeichen der Austrocknung (→ *Durchfall*, S. 347) ist eine rasche ärztliche Behandlung bzw. klinisch-stationäre Einweisung erforderlich.

Organische Erkrankungen (Infektionen, Pylorusstenose) müssen entsprechend behandelt werden. Bei Säuglingen ist zu klären, ob überhaupt eine Störung der Nahrungsaufnahme vorliegt.

Gedeiht das Kind gut und nimmt es entsprechend der Gewichtstabellen zu, so ist eine solche Störung praktisch ausgeschlossen!

Die Erwartungen der Mutter (der Großeltern, sonstiger „Berater“) sollten überprüft werden, die Atmosphäre beim Stillen, Füttern oder Essen sollte stets ruhig und ungezwungen sein. Jeder Zwang verstärkt eine Eßstörung, mit der das Kind Protest ausdrücken will! Schwere Störungen bedürfen einer Psychotherapie von Mutter und Kind, eine Anorexie bei Jugendlichen bedarf immer einer Psychotherapie – bei sehr starker Unterernährung kann sogar eine Zwangseinweisung mit Zwangsernährung erforderlich werden.

Naturheilkundliche Therapie

Was sollten Sie als Eltern tun?

- ▶ Grundlage der Behandlung sind die Beachtung der **ordnungstherapeutischen** und der **Ernährungshinweise**.
- ▶ **Pflanzliche** und **homöopathische Heilmittel** sind unterstützend hilfreich.
- ▶ Das Kind sollte zu ausgiebiger **Bewegung** animiert werden.

Ordnungstherapie

Wenn organische Ursachen ausgeschlossen sind, kommen ursächlich viele Faktoren in Betracht (z.B. Abstillen, Trennungserlebnisse, Geburt eines Geschwisterchens). Wichtig ist, daß die kindliche Nahrungsaufnahme nicht zu einem Kampf wird (in dem das Kind ohnehin meist der Sieger bleibt). Auch sollte das Kind weder mit verführerischen Tricks und Verführungen (z.B. Belohnungen in Form von Zuwendung oder Süßigkeiten), noch mit massivem Druck und Drohungen (z.B. „Wenn du nicht ißt, wirst du nicht groß, mußt sterben, darfst du nicht zur Oma gehen“) zum Essen zwingen. Vielmehr sollte

- Nahrung, die klar abgelehnt wird, weggelassen werden,
- keine große Nahrungsmenge angeboten werden,
- zwischen den Mahlzeiten nichts gegeben werden, vor allem keine Süßigkeiten („damit das Kind wenigstens irgend etwas ißt“).
- Wenn immer möglich sollte die Beziehung zwischen Mutter und Kind auf bestehende Konflikte überprüft werden, die möglicherweise eine Verweigerung des Essens bedingen. Ist ein Konflikt die Ursache, so kehrt normales Eßverhalten zurück, wenn der Konflikt gelöst wird.

Wichtig ist, sich keine übertriebenen Sorgen zu machen. Wenn das Kind nicht an Gewicht abnimmt, keine Austrocknungserscheinungen (z.B. tiefliegende Augen, Hautfalten, die lange stehenbleiben, wenn man die Haut kneift, sehr wenig, konzentrierter Urin) zeigt oder keine sonstigen deutlichen Verhaltensauffälligkeiten bietet (z.B. Apathie) – dann ist allerdings rasche ärztliche Therapie angebracht –, sollte der Eßunlust mit Gelassenheit begegnet werden.

Achtung

Je größer die Besorgnis der Eltern ist, desto mehr werden diese durch das Kind mit dem Essen erpreßbar.

Ernährungstherapie

Bieten Sie abwechslungsreiche Kost an, insbesondere frisches Obst und Gemüse, frisch geschnitten und dekorativ angerichtet. Bei ausreichendem Nahrungsangebot besteht – bei Ausschluß organischer Erkrankungen und schwerer psychischer Störungen – keine Gefahr einer Unterernährung!

Pflanzenheilkunde

Guter Effekt aller Amara (Bittermittel):

- **Tausendgüldenkraut** als Tee vor jeder Mahlzeit einige EL bis eine Tasse
- **Engelwurz (Angelica)** als Tee vor jeder Mahlzeit eine Tasse
- **Benediktenkraut** als Tee vor jeder Mahlzeit eine Tasse

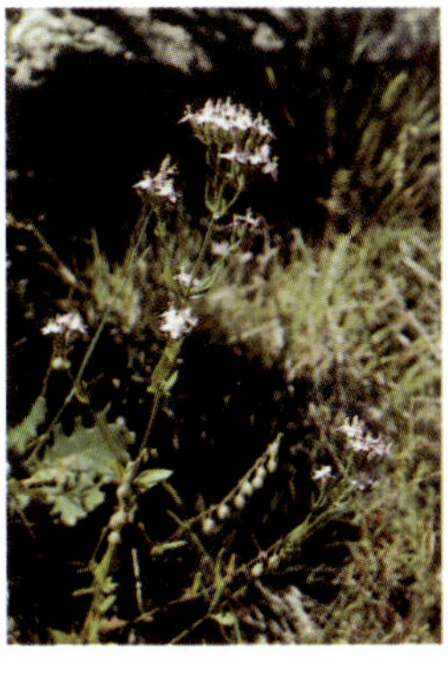

Abb. 97: Tausendgüldenkraut. Foto: Bruno Vonarburg, Teufen, Schweiz

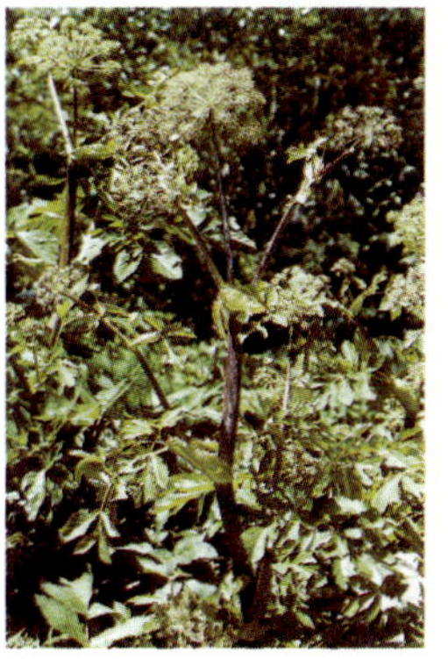

Abb. 98: Angelika. Foto: Bruno Vonarburg, Teufen, Schweiz

- **Kombinationspräparate:** Amara Tropfen Weleda®, Kneipp Magentrost® Liquor, Digestivum Hetterich® N Tropfen, Sedovent® Tropfen, Amara-Tropfen Pascoe®, ventri-loges® Tropfen

Homöopathie

Bei passender Symptomatik gute Erfolge mit:

- **Abrotanum Ø, D1, D2:** Schlechter Appetit oder Gewichtsabnahme bei Heißhunger, Gewichtsabnahme besonders an den Beinen, bleiches, runzliges, hohläugiges Gesicht, kann den Kopf nicht vom Kissen heben, ständiger Wechsel von Durchfall und Verstopfung, starke Blähungen
- **Calcium phosphoricum D6, D12:** Appetitlosigkeit bei abgemagerten, körperlich und geistig rasch erschöpften Kindern, Verlangen nach Salzigem, Abneigung gegen oder Unverträglichkeit von Milch, Blähungen, chronischer Durchfall, schmerzhafte Knochen und Gelenke, Schulkopfschmerz, Nässe, Kälte, Zugluft und jede Anstrengung verschlechtern, Essen bessert
- **China D2, D3:** Appetitlosigkeit, bitterer Mundgeschmack, Völlegefühl, Blähungen, Aufstoßen bessert nicht, Durchfall nach dem Essen, Durst, allgemeine Schwäche, Erschöpfung und Schläfrigkeit, heißes Gesicht, kalte Glieder, Empfindlichkeit gegen alle äußeren Eindrücke, besonders gegen Berührung, Mittel der Wahl bei Zustand nach Blutverlust, Operation, schwerer Krankheit; Kälte, Luftzug, Nässe und Essen verschlechtert, nachts schlechter, Wärme bessert

- **Colchicum D4, D6:** Appetitlosigkeit, Appetit auf bestimmte Speisen, aber Ekel beim Anblick oder Geruch derselben, Ekel vor Fisch, Eiern oder fettem Fleisch, heftiges Brennen oder Gefühl der Kälte im Magen, Erbrechen von Galle und Wasser, durch Blähungen aufgetriebener Leib, berührungsempfindlich, Durchfall, Durst, Erschöpfung, Kraftlosigkeit, Kollapsneigung, nachts schlechter, Kälte und Bewegung verschlechtern, Wärme und Ruhe bessern

Physikalische Therapie

Hydrotherapie: Abhärtende Maßnahmen wie Wechselbäder, Wechselgüsse, kalte Kniegüsse, später Bein- und Vollgüsse, sowie Sauna 1-2mal/Woche wirken ausgleichend. Warme Vollbäder mit Baldrian, Melisse oder Lavendel wirken mild beruhigend.

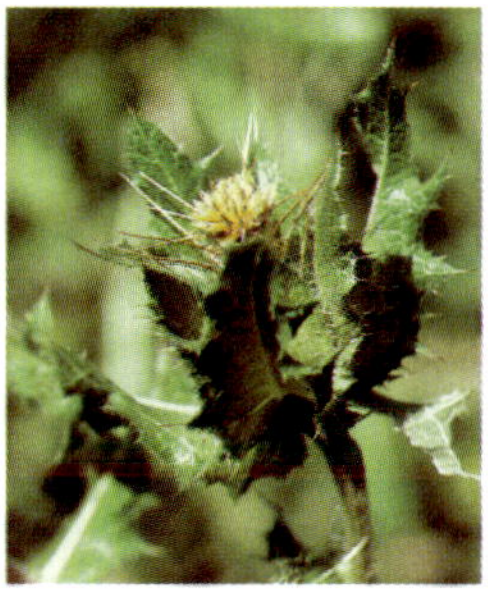

Abb. 99: Benediktenkraut. Foto: Bruno Vonarburg, Teufen, Schweiz

Bewegungstherapie: Spiele im Freien, ausgiebiges Wandern, rhythmische Gymnastik, Ausdauersportarten (Laufen, Radfahren, Schwimmen) machen Appetit.

Anthroposophische Therapie

Als unterstützende Maßnahme: Enzian-Magentonikum (Wala), Amara-Tropfen, Enzian-Anaemodoron (Weleda).

Bach-Blüten-Therapie

Gute Erfolge mit gemütsorientierter Therapie.

Akupunktur/Akupressur

Unterstützend zu anderen Maßnahmen: Le 2 (→ *Akupunktur/Akupressur*, S. 46).

Reflexzonentherapie am Fuß

Unterstützend zu anderen Maßnahmen sinnvoll.

Selbsthilfegruppe

Aktionskreis für Eß- und Magersucht e.V. „Cinderella", Westendstr. 35, 80339 München, Tel. 089-5021212

Wachstumsstörungen

Begriffsklärung

Was ist eine Wachstumsstörung?

Von einer Wachstumsstörung mit vermindertem Wachstum spricht man, wenn die Körpergröße deutlich unterhalb der Altersnorm liegt. Aus Normwerttabellen und -kurven läßt sich einfach ablesen, ob eine Wachstumsstörung vorliegt.

Ursachen

Wodurch entsteht eine Wachstumsstörung?

Die Ursachen sind vielfältig:

- Mangel an Aufbaustoffen durch **Mangelernährung** (zuwenig Kalorien, zuwenig Eiweiß, Vitamin-D-Mangel) ist hierzulande sehr selten.

- **Familiärer Minderwuchs** oder **konstitutionelle Entwicklungsverzögerung** liegen nicht selten vor (Fragen: Wie groß sind die Geschwister, Eltern, Großeltern? Wie groß waren diese im gleichen Alter?).
- **Erbkrankheiten** (z.B. Down-Syndrom = „Mongolismus")
- Minderwuchs durch **innere Krankheiten** (z.B. angeborene Herzfehler, Mukoviszidose, Leberzirrhose, Nierenfunktionsstörung, seltene Fett- oder Kohlenhydratspeicherkrankheiten)
- **Hormonale Störungen** (z.B. Schilddrüsen-, Nebennieren- oder Hirnanhangdrüsenstörung)
- Minderwuchs bei **Skelettfehlbildungen**

Diagnostik und schulmedizinische Therapie

Was können Sie als Eltern vom Arzt erwarten?

Bei deutlicher Wachstumsstörung sollte eine eingehende kinderärztliche Untersuchung stattfinden, um die genaue Ursache herauszufinden. Gegebenenfalls sind Spezialuntersuchungen in einer Kinderklinik erforderlich, besonders bei Verdacht auf eine der seltenen Ursachen.

Zunächst sollte herausgefunden werden, ob überhaupt eine weiter abklärungsbedürftige oder behandlungswürdige Wachstumsstörung vorliegt. Nicht selten liegt die Größe bei Abgleich mit entsprechenden Wachstumskurven noch im Normbereich oder es handelt sich um konstitutionelle oder familiäre „Minderwüchsigkeit". Besteht eine der oben angegebenen Ursachen, so ist die Grundkrankheit – wenn möglich – optimal zu behandeln. Dazu wird man sich in der Regel der entsprechenden schulmedizinischen Therapie bedienen müssen.

Naturheilkundliche Therapie

Bei leichten Wachstumsstörungen, die nicht durch organische Erkrankungen erklärbar sind, können die nachfolgend angegebenen Verfahren eingesetzt werden.

Was sollten Sie als Eltern tun?

- Sorgen Sie für eine **Ernährung**, die alle notwendigen Nährstoffe enthält.
- Bei plötzlich aufgetretenen oder schweren Wachstumsstörungen ohne organische Ursache sollten unbedingt die **ordnungstherapeutischen Hinweise** beachtet werden.
- **Bewegungstherapie** fördert das Knochen- und Muskelwachstum.
- Das passende **Homöopathikum** kann hilfreich sein.

Ernährungstherapie

Eine Vollwertkost mit hohem Frischkostanteil enthält alle zum Wachstum erforderlichen Nährstoffe und stellt damit die beste Grundlage für gesundes Wachstum dar. Bei Säuglingen bietet das Stillen die günstigste Voraussetzung. Auch eine ovo-lakto-vegetarische (mit Milch und Ei) Ernährung enthält – im Gegensatz zu früheren Ansichten – alle erforderlichen Bestandteile.

Ordnungstherapie

Tritt ein Knick in der Wachstumskurve auf oder liegt ein deutlicher Wachstumsrückstand vor – oft auch mit Schlafstörung, verzögerter intellektueller Entwicklung und Verhaltensauffälligkeiten –, so sind oft psychosomatische Zusammenhänge anzunehmen, wenn organische Ursachen ausgeschlossen werden können.

Die Beziehungen zwischen Eltern und Kind sind nicht selten durch einen emotionalen Mangel geprägt, oft hat das Kind in der Familie die Funktion des Sündenbocks. Es stabilisiert damit das Familiengleichgewicht. Therapie: Intensive psychotherapeutische Arbeit mit Eltern/Mutter, gegebenenfalls kann sogar eine Trennung von der Familie erforderlich sein, um eine Normalisierung des Wachstums zu erreichen.

Physikalische Therapie

Bewegungstherapie: Viel Sport, möglichst in frischer Luft, fördert das Knochen- und Muskelwachstum.

Homöopathie

Bei passender Symptomatik, oft ist eine konstitutionelle homöopathische Therapie angezeigt (→ erfahrener Homöopath):

- **Calcium carbonicum D4, D6, D12:** Oft Kinder mit großem Kopf und dickem Bauch, langsames Laufenlernen, verspätetes Zahnen, allgemeine Schwäche, Mangel an Initiative, rasche Ermüdbarkeit bei geistigen und körperlichen Anstrengungen, Lymphknotenschwellungen, nächtlicher Kopfschweiß (auch häufig Fußschweiß), saurer Stuhl, saurer Schweiß, Neigung zu Verstopfung, die aber nicht stört, Essen, jede Anstrengung, Aufenthalt im Freien, Kälte und Nässe verschlechtern

- **Calcium phosphoricum D4, D6, D12:** Schlanke, hochaufgeschossene Kinder, rasche körperliche und geistige Ermüdbarkeit, Kopfschmerzneigung (Schulkopfschmerz), Verlangen nach Salzigem und Geräuchertem, Mittel der Wahl bei Knochenschmerzen („Wachstumsschmerz"), Kälte, Nässe, Zugluft verschlechtern, Essen, warmes, trockenes Wetter bessern

- **Silicea D4, D6, D12:** Abmagerung, große Frostigkeit, Erkältlichkeit, Mangel an Lebenswärme, übler Geruch von Schweiß, Stuhl, Eiter, starkes Schwitzen, besonders am Kopf, Blähungen, Verstopfung, sehr empfindlich, verträgt keinen Widerspruch, mangelndes Selbstvertrauen, Zorn, Eigensinn, Vergeßlichkeit, abends und nachts schlechter, Kälte verschlechtert, Wärme und warmes Einhüllen bessern

Anthroposophische Therapie

Als unterstützende Maßnahme: Roseneisen/Graphit (Wala), Ferrum praeparatum compositum (Weleda), zur Förderung der Zahn- und Knochenentwicklung: Aufbaukalk 1 und 2 (Weleda).

Bach-Blüten-Therapie

Gute Erfolge bei gemütsorientierter Behandlung, oft Walnut, Chestnut Bud.

Lernschwierigkeiten und Legasthenie

Begriffsklärung, Ursachen

Was sind Lernschwierigkeiten?

Wodurch entstehen sie?

Von Lernschwierigkeiten spricht man, wenn in der Schule nicht die Leistung erbracht wird, die dem Alter und Entwicklungsstand des Kindes entsprechen sollte. Die Ursachen sind sehr vielfältig:

- **Intelligenzmangel**, welcher angeboren oder erworben sein kann (z.B. bestimmte erbliche Stoffwechselstörungen, Schädigung des embryonalen oder frühkindlichen Hirns durch Alkoholismus der Mutter, Sauerstoffmangel unter der Geburt, genetische Schäden wie Morbus Down = „Mongolismus")

- **Konzentrationsunfähigkeit** durch große Unruhe bei normaler Intelligenz (→ *Unruhe, Aggressivität*, S. 598)

- **Mangelnde Anpassungsbereitschaft** bei verzögerter sozialer Reifung oder zu früher Einschulung

- **Neurotische Lernhemmung** bei sehr ängstlichen oder seelisch labilen Kindern. Häufig sind hier ein überhöhter Leistungsdruck durch die Eltern oder familiäre Probleme zu beobachten. Die Kinder sind im Unterricht oft unauffällig, verrichten ihre Hausaufgaben sorgfältig, versagen aber, wenn sie aufgerufen werden oder Klassenarbeiten schreiben

- **Innerschulische Ursachen** können in der Person des Lehrers, dem für das Kind ungeeigneten Schultyp, der Klassenzusammensetzung oder dem Lernstoffangebot begründet liegen.

- **Außerschulische Ursachen** können Konflikte des Kindes, Eheschwierigkeiten der Eltern oder Reizüberflutung (z.B. durch Fernsehen oder Videospiele) sein.
- **Legasthenie** bedeutet eine Lese-Rechtschreibeschwäche bei normaler Intelligenz. Dabei werden Buchstaben, die sich optisch oder akustisch ähnlich sind, oft verwechselt, es kommt zu Auslassungen von Buchstaben und anderen Fehlern. Eine spezielle **Rechenschwäche** bei sonst normaler Intelligenz kann ebenfalls vorkommen.

Diagnostik und schulmedizinische Therapie

Was können Sie als Eltern vom Arzt erwarten?

Krankheiten, die zu **Intelligenzmangel** führen können, sollten kinderärztlich ausgeschlossen werden. **Konzentrationsunfähigkeit, mangelnde Anpassungsbereitschaft und neurotische Lernhemmung** müssen – gegebenenfalls mit Hilfe eines Schulpsychologen – erkannt werden. Der Schulpsychologe wird auch beratend zur Seite stehen. U.U. wird eine psychotherapeutische Behandlung des Kindes (und der Eltern) erforderlich sein. **Innerschulische Ursachen** sind mit dem Lehrer herauszufinden. Gegebenenfalls kann eine Versetzung in eine andere Klasse oder Schule notwendig sein. **Außerschulische Ursachen** sollten – gegebenenfalls mit Hilfe eines Schulpsychologen – erkannt und dann – wenn möglich – beseitigt werden. Eine **Lese-Rechtschreibe-** oder **Rechenschwäche** liegt vor, wenn in Intelligenztests deutliche Abweichungen zwischen der Leistung beim Lesen/Schreiben oder Rechnen und der sonstigen Intelligenz festgestellt werden. Es sollte dann ein spezielles Training dieser Fähigkeiten in besonderen Fördergruppen durchgeführt werden.

Naturheilkundliche Therapie

Neben den oben aufgeführten grundlegenden Behandlungen können alle unten aufgeführten Verfahren zusätzlich unterstützend eingesetzt werden. Es kann jedoch nicht erwartet werden, daß eine Vitamingabe oder ein homöopathisches Mittel wirkt, wenn die Eltern nicht bereit sind, einen eigentlich ursächlichen seelischen Konflikt zu erkennen und zu behandeln.

Was sollten Sie als Eltern tun?

- ▶ Beachten Sie die **ordnungstherapeutischen Aspekte!**
- ▶ **Nährstofftherapie** kann unterstützend hilfreich sein.
- ▶ Das passende **Homöopathikum** ist oft erfolgreich.

Ordnungstherapie

Neben dem Erkennen und Behandeln seelischer Ursachen sind folgende ordnungstherapeutische Aspekte bedeutsam:

- Der Tagesablauf des Kindes sollte **rhythmisch sinnvoll gegliedert** sein: Aktivitätsphasen sollten sich mit eher ruhigeren Spielphasen abwechseln. Aufstehen und Zubettgehen zu weitgehend gleichen Tageszeiten hilft dem Kind, seinen Rhythmus zu finden. Ein Kind kann morgens in der Schule nicht aufmerksam sein, wenn es wegen eines späten Fernsehfilms zuwenig Schlaf hatte.
- Ein Kind muß sich auch austoben können, um **aggressive Impulse ausleben** und abbauen zu können. Gegen Abend sollten weniger „wilde Spiele" stattfinden.
- **Konzentrationsspiele** (z.B. Puzzle, Brettspiele) fordern und fördern die geistigen Fähigkeiten, die Konzentrationsfähigkeit und den sozialen Kontakt (Eltern, andere Kinder).

Nährstofftherapie

Multivitamin- und Mineralpräparate können hier unterstützend wirken (keine „Wundermittel"), wobei besonders auf den Gehalt an Magnesium, Zink, Selen, Mangan und Molybdän bzw. auf Vitamin C, B_6, B_{12}, Vitamin E, Niacin und Beta-Karotin geachtet werden sollte, Glutamin soll die Konzentration und geistige Leistungsfähigkeiten verbessern (→ *Nährstoffliste*, S. 624).

Homöopathie

- **Bufo D6, D12:** Unverständliches Sprechen, mangelhafte Wortbildung, Gedächtnisschwäche, Kopfschmerz (durch Bewegung, helles Licht, Geräusche verstärkt), Neigung zu Nasenbluten, warmes Zimmer verschlechtert, frische Luft bessert
- **Calcium phosporicum D4, D6, D12:** Mittel der Wahl bei Schulkopfschmerz
- **Carbonicum sulfuratum D12:** Gesteigerte geistige Tätigkeit, aber unfähig, die Gedanken auf das Gelesene zu konzentrieren, zerstreut, findet beim Lesen nicht die richtigen Worte, Gedächtnisschwäche, Neigung zu Schwindel, warmes Zimmer, feucht-warmes Wetter oder heiße Bäder verschlechtern, frische Luft oder Abkühlung bessern
- **Helleborus D12:** Abgestumpft, vergißt, was gerade gelesen wurde, vergißt, was das Kind gerade sagen wollte, Kopf betäubt wie betrunken, gleichgültig, melancholisch, reizbar, will nicht angesprochen werden, pulsierender Kopfschmerz, Muskelkrämpfe, allgemeine Schwäche, Kollapsneigung, abends und nachts schlechter
- **Silicea D6, D12:** Erschwertes Denken, rasch erschöpft bei geistiger Anstrengung, vergeßlich, oft abgemagert, große Frostigkeit, Erkältlichkeit, Mangel an Lebenswärme, übler Geruch von Schweiß, Eiter oder Stuhl, schwitzt stark, besonders am Kopf, Blähungen, Verstopfung, große Empfindlichkeit, Unerträglichkeit von Widerspruch, mangelndes Selbstvertrauen, Zorn, Eigensinn, abends und nachts schlechter, Kälte verschlechtert, Wärme und warmes Einhüllen bessern
- **Sulfur D6, D12:** Zerstreut, konzentrationsunfähig, große Hast und Unruhe, Widerwille gegen jede Beschäftigung, reizbar, unordentlich, vergeßlich („vergißt das Wort im Munde"), Neigung zu philosophischen und religiösen Schwärmereien, um 11 Uhr flaues Gefühl, Abneigung gegen Waschen, steckt nachts die Füße aus dem Bett, abends und nachts schlechter, Bettwärme, Nässe, Kälte und Ruhe verschlechtern, Wärme und trockenes Wetter verschlechtern.

Bach-Blüten-Therapie

Gute Erfolge bei gemütsorientierter Therapie, häufig Walnut, Chestnut Bud.

Entspannungstherapie

Das Autogene Training ist bei Konzentrationsstörungen oft hilfreich.

Selbsthilfegruppen

Bundesverband Legasthenie e.V., Königstr. 32, 30175 Hannover, Tel. 0511-318738
LERNEN FÖRDERN - Bundesverband zur Förderung Lernbehinderter e.V., Rolandstr. 61, 50677 Köln, Tel. 0221-380666

Krankheiten im Alter

Begriffsklärung, Ursachen

Was sind Krankheiten im Alter? Wodurch entstehen sie?

Eigentlich gibt es keine Krankheiten, die allein durch das Alter hervorgerufen werden. Man bezeichnet bestimmte Erkrankungen als Alterskrankheiten, weil sie im Alter gehäuft vorkommen. Es liegen jedoch ganz andere Ursachen vor (z.B. der sog. Alterszucker, der meist ein Zucker des übergewichtigen, älteren Menschen ist). Prinzipiell lassen bestimmte Organfunktionen im Alter nach (z.B. Muskeltätigkeit, Nierenfunktion, Entgiftungsfähigkeit der Leber). Durch maßvolle Lebensgewohnheiten (z.B. Vermeiden von großen Alkoholmengen zur Leberschonung) und die Körperfunktionen anregende Reize (z.B. feucht-warme Leberwickel zur Förderung der Leberdurchblutung, Ausdauertraining für Herz, Lunge und Muskeln) kann der Abbau der Leistungsfähigkeit einzelner Organe und des Gesamtorganismus verzögert bzw. sogar aufgehalten werden. Aufgrund ungesunder Lebensweise können alle sog. Alterskrankheiten heute auch bei jungen Menschen beobachtet werden (z.B. Herzinfarkte, Schlaganfälle bei Dreißigjährigen). Häufige Krankheiten im Alter sind u.a. Arteriosklerose, vergrößerte Prostata, Zuckerkrankheit, rheumatoide Arthritis, Arthrose, Osteoporose, Morbus Parkinson, Depression, Schlafstörung.

Diagnostik und schulmedizinische Therapie

Was können Sie als Patient vom Arzt erwarten?

Die diagnostischen Maßnahmen richten sich nach der vorhandenen oder vermuteten Grundkrankheit (z.B. koronare Herzkrankheit). Die Intensität der Untersuchungen, d.h. ob auch belastende diagnostische Maßnahmen eingesetzt werden (z.B. Linksherzkatheteruntersuchung), hängt von den Konsequenzen ab. Lehnt der alte Mensch Konsequenzen wie eine Operation in jedem Falle ab oder liegen andere, schwere Erkrankungen vor (z.B. deutlicher Abbau der geistigen Leistung, Krebs), wird man mit belastenden diagnostischen und therapeutischen Maßnahmen zurückhaltend sein. Prinzipiell spricht aber nichts gegen intensive Behandlungen (z.B. Operationen) auch bei über 80jährigen, wenn der erwartete Nutzen größer als die Risiken und Belastungen durch die Maßnahme ist. **Verlängerung der Lebenserwartung und Verbesserung der Lebensqualität** müssen sorgfältig gegen die **Gefahren und Belastungen** der Behandlung abgewogen werden. Auch und gerade als älterer Mensch sollten Sie sich vom Arzt genau über die vorgesehenen medizinischen Maßnahmen, deren Risiken und Konsequenzen informieren lassen – und zwar solange, bis alle Ihre Fragen geklärt sind. Erst dann sollten Sie entscheiden, ob Sie diese Maßnahme durchführen lassen wollen.

Naturheilkundliche Therapie

Der alte Mensch weist eine wesentlich schlechtere Regulationsfähigkeit im Vergleich zu Jüngeren auf. Reize (z.B. Bewegungstherapie, Kaltwasserreize) werden vom älteren Organismus wesentlich langsamer beantwortet. Während beim Kind stürmische Reizantworten (z.B. hohes Fieber auf Viren) im Vordergrund stehen, wird der alte Mensch eher von degenerativen Prozessen (z.B. Arthrose) beeinträchtigt. All dies bedeutet aber nicht, daß die Regulationsfähigkeit des Organsimus fördernde Reize beim alten Menschen nutzlos sind. Wichtig ist hier vielmehr eine genaue Dosierung dieser Reize bezüglich ihrer Dauer, Intensität und Häufigkeit. Die Reaktion auf alle therapeutischen Maßnahmen sollte genau beobachtet und daraus Konsequenzen gezogen werden. Generell bedeutet dies, daß bei allen Reizen mit kleineren Reizstärken (z.B. Knieguß statt Vollguß) begonnen wird, die Reize langsamer gesteigert werden und genügend lange Pausen zwischen den Reizen gemacht werden (z.B. nicht jeden Tag Schwimmen, sondern nur 1-2mal /Woche, später 2-3mal). Werden diese Voraussetzungen eingehalten, können Naturheilverfahren gerade beim älteren Menschen dazu beitragen, seine Vitalität und seine Lebensfreude zu verbessern und lange Zeit aufrechtzuerhalten.

Was sollten Sie als Patient (oder Angehöriger) tun?

▶ Beachten Sie unbedingt die **ordnungstherapeutischen Hinweise**.

▶ Eine **abwechslungsreiche, gesunde Ernährung** ist die Grundlage der Vorbeugung und Behandlung vieler Alterskrankheiten.

▶ Gegebenenfalls kann die gezielte zusätzliche Gabe von **Nährstoffpräparaten** sinnvoll sein.

▶ Viele Alterskrankheiten können durch **pflanzliche Heilmittel** wirkungsvoll und nebenwirkungsarm behandelt werden.

Ordnungstherapie

Das Altern stellt einen natürlichen Prozeß dar, bei dem körperliche, seelische und soziale Gesichtspunkte bedeutsam sind. Gerade der alte Mensch, der weniger gut flexibel auf veränderte Lebensbedingungen reagieren kann, sieht sich mit vielen – meist irreversiblen – **Änderungen der Lebenssituation** konfrontiert, z.B.:

- Übergang vom Erwerbsleben in den Ruhestand
- Auszug der eigenen Kinder
- Umzug aus der eigenen Wohnung ins Altersheim
- Sterben naher Verwandter (z.B. Partner, eigene Eltern, Geschwister, Freunde) und damit auch Konfrontation mit dem eigenen Tod
- Häufiges Auftreten chronischer Krankheiten, die teilweise lebensbedrohlich sein können (z.B. Herzinfarkt, Krebs), teilweise die Gefahr der Pflegebedürftigkeit bedeuten (z.B. Schlaganfall, Parkinson-Erkrankung)
- Häufiges Auftreten funktioneller Störungen, d.h. körperlicher Symptome mit Krankheitswert, bei denen sich aber keine organische Veränderungen nachweisen lassen (Beispiel: Viele Ältere sind zu gefühlsmäßiger Trauer bei Verlust des Partners nicht fähig, entwickeln aber keine „echte“ Depression, sondern funktionelle Störungen wie Schlaflosigkeit, unklare Oberbauchbeschwerden oder Rückenschmerzen; die Unterscheidung zwischen einer organischen und einer funktionellen Störung kann sich als sehr schwierig erweisen, zumal organische Störungen im Alter auch gehäuft vorkommen und nicht immer an die Möglichkeit einer funktionellen Störung gedacht wird)
- Viele Funktionen (z.B. Hören, Sehen, Beweglichkeit, Potenz) lassen im Alter nach, was von alternden Menschen als körperlich beeinträchtigend und seelisch belastend empfunden wird.

Hilfestellungen im Alter

- Die noch vorhandenen (oder nur leicht eingeschränkten) Funktionen sollten ständig geübt sowie Interessen und Fähigkeiten des alten Menschen genutzt werden.
- Behandler und Angehörige neigen dazu, medizinische Probleme, diagnostische oder therapeutische Maßnahmen nicht mehr **mit** dem alten Menschen zu besprechen, sondern nur **über** ihn zu sprechen. Die Meinungen, Ängste und Fragen des alten Patienten sollten jedoch berücksichtigt und seine Person als eigenverantwortlicher Mensch mit Selbstwertgefühl und Würde respektiert werden. Er sollte sich nicht scheuen, sein Recht als mündiger Patient einzufordern.
- Nach Kummer, Trauer und Verzweiflung sollte – sofern der Verdacht darauf besteht – von Angehörigen und Behandlern gezielt gefragt werden. Bei gezielter und behutsamer Ansprache sowie offener Aussprache werden viele funktionelle Beschwerden möglicherweise „überflüssig“. Der alternde Mensch – oft noch von autoritärer Erziehung geprägt („Zähne zusammenbeißen, nicht klagen“) – sollte sich nicht scheuen, seine Gefühle auszudrücken und Menschen zu suchen, mit denen er sich aussprechen kann.
- Alte Menschen benötigen mehr Zeit, um Probleme zu besprechen. Angehörige und Behandler sollten sich dafür entsprechend Zeit nehmen. Die alten Menschen

mit Problemen sollten Situationen zur Aussprache nutzen, in denen keine Zeitnot herrscht. Sie sollten vorher signalisieren, daß sie jetzt Zeit benötigen.

- Es gibt heute in vielen Orten umfassende Hilfs- und Versorgungsangebote. Richtig genutzt kann sich der alte Mensch damit ein großes Maß an Unabhängigkeit bewahren. Zu diesen Angeboten gehören:

– Altenberatungsstellen
– Ambulante Versorgungsdienste (z.B. Essen auf Rädern, ambulante Pflegedienste)
– Stationäre Pflegeangebote (z.B. Tagespflegeeinrichtungen, Kurzzeitunterbringung)
– Altenhilfe und -arbeit (z.B. Altenclubs, -zentren, -erholung, Volkshochschulkurse)
– Wohlfahrtsverbände und kirchliche Einrichtungen

- Medikamente wie Schlafmittel, Beruhigungsmittel, Psychopharmaka oder manche Schmerzmittel können den ohnehin oft antriebsarmen alten Menschen weiter dämpfen und in seiner geistigen und körperlichen Leistungsfähigkeit einschränken. Diese Medikamente sollten – wenn irgend möglich – nur kurzzeitig (z.B. Tage bis Wochen) gegeben werden. Sie sollten andererseits aber keineswegs eigenmächtig, sondern nur in Absprache mit dem verordnenden Arzt in der Dosis reduziert oder abgesetzt werden. In begründeten Einzelfällen kann auch eine längerfristige Gabe erforderlich sein.

- Das Absetzen von nicht mehr für erforderlich gehaltenen Medikamenten gestaltet sich mitunter schwierig. Die Medikamente geben dem alten Menschen oft eine gewisse Sicherheit, die er beim Absetzen möglicherweise gefährdet sieht. Daher ist gelegentlich mit Verschlechterungen nach dem Absetzen zu rechnen, die medizinisch eigentlich nicht erklärbar scheinen. Dieses psychologische Moment kann bei allen Medikamenten von starken Psychopharmaka bis hin zu „harmlosen" rezeptfreien Arzneimitteln, die mitunter Verjüngungseffekte verheißen, beobachtet werden. Liegt der Verdacht auf ein solches psychisches Geschehen vor, dann sollte ein Medikament nur in Absprache mit dem Patienten abgesetzt werden, wenn er durch Erfolge anderer Maßnahmen genügend Sicherheit gewonnen hat sowie die Gewißheit, das fragliche Medikament wirklich nicht mehr zu benötigen.

Entspannungstherapie

Das Autogene Training, die Tiefenmuskelentspannung und andere Entspannungverfahren können bei vielen funktionellen Beschwerden (z.B. Schlafstörungen, Unruhe) sinnvoll eingesetzt werden.

Physikalische Therapie

Hydrotherapie: Lauwarme Ganzwaschungen, warme Fußbäder, abends ansteigende Fußbäder, Bürstenbäder, Luftperlbäder, Tautreten wirken belebend und verbessern das subjektive Befinden.

Achtung

Bei Herzschwäche keine Vollbäder!

Bewegungstherapie: Ausdauerbelastungen wie Spazierengehen, Wandern, Schwimmen, Radfahren, Laufen – sofern die entsprechende Leistungsfähigkeit vorliegt und keine Gegenanzeigen bestehen – können auch im Alter zu einer verbesserten Leistungsfähigkeit führen, die sich bei Alltagsbelastungen günstig auswirkt. Gymnastik verbessert die Koordinationsfähigkeit und Beweglichkeit.

Balneotherapie: Kneippsche Kurorte, Kurorte mit eher geringem Reizklima (z.B. Mittelgebirge), Jodquellen, Kohlensäurebäder wirken oft hilfreich.

Ernährungstherapie

Alte Menschen haben einen geringeren Energiebedarf, aber keinen verringerten Bedarf an Vitaminen und Mineralien. Sie sollten daher besonders auf eine Zufuhr nährstoffreicher Lebensmittel achten. Viel Gemüse, viel Obst, wenig (mageres) Fleisch sollten daher den Speiseplan bestimmen. Es sollte reichlich Frischkost zugeführt werden (bei Verträglichkeit). Das Gebiß oder die Prothese sollten in Ordnung sein, damit die Nahrung gut gekaut werden kann (wichtige Vorverdauung im Mund!). Gegebenenfalls kann das Pürieren von Frischkost bei Gebißschwierigkeiten helfen.

Nährstofftherapie

Ältere Menschen entwickeln häufig aufgrund geringerer Nahrungszufuhr bei gleichbleibendem Bedarf an essentiellen Nährstoffen Defizite nahezu aller wichtiger Minerale und Vitamine. Manche Medikamente können den Bedarf zusätzlich steigern (→ *Nährstofftherapie*, S. 137). Bei Verdacht auf Nährstoffmangel sollte der entsprechende Nährstoff großzügig zugeführt werden. Auch Multivitamin- und Mineralpräparate können großzügig eingenommen werden:

- **Kombinationspräparate:** Echtrovit® K-Kapseln, Geriatron Pharmakon® Kapseln, Glutergen® + H3 Kapseln, Vigodana® Kapseln, Vita-Gerin-Geistlich® Kapseln, Geriakneipp® N Kapseln, Pasgensin® Dragees, Geriatrie-Mulsin® Emulsion.

Pflanzenheilkunde

Leichte Herzschwäche, leichtgradige koronare Herzkrankheit

- **Weißdorn** als Tee, Weißdorn-Tinktur 3mal 20 Tropfen, oder in: Born® 3mal 20 Tropfen, Crataegus Verla® Dragees 2mal 2, Crataegutt forte® Kapseln 3mal 2, Orthangin forte® Kapseln 2-3mal 1.
- **Kombinationspräparate** (leichte Herzschwäche): Miroton® forte Dragees, cor-loges® Dragees

Arteriosklerose

- **Knoblauch** roh verzehrt (2 frische Zehen täglich), als Tinktur 3mal 20 Tropfen, als Knoblauchfrischsaft: Knoblauch Pflanzensaft Kneipp®, als Knoblauch Kapseln: AktivKapseln®, Carisano Dragees

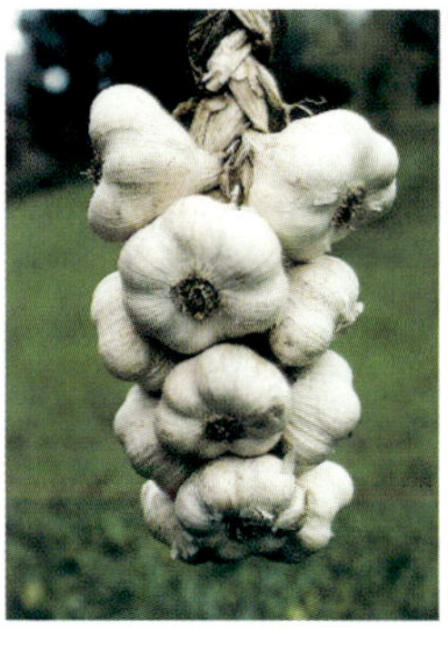

Abb. 100: Knoblauch. Foto: Bruno Vonarburg, Teufen, Schweiz

- **Taigawurzel** (Eleutherokokkus) in: Vital-Kapseln-ratio®, Kaukafin® Dragees (tonisierender Effekt)
- **Ginseng** in: Ginsana® Ginseng Kapseln/ Tonic Liquor, Ginseng Kneipp® Dragees, Kneipp Ginseng Tonic® (tonisierender Effekt)
- **Kombinationspräparate:** Arterosan® Kapseln, Ilja Rogoff Knoblauchpillen mit Rutin®, Klosterfrau Aktiv® Kapseln, Seniovita Aktiv® Kapseln

Ayurveda

Das höhere Alter ist vata-dominiert, zur allgemeinen Vorbeugung und Stärkung wird die tägliche Selbstmassage mit Öl empfohlen (→ *Ayurveda*, S. 67), sehr wirksam sind auch Stärkungsmittel wie Chyawanprash oder Amlaki Rasayana (beide von Fa. Charysat → *Ayurveda*, S. 67).

Homöopathie

Altersherz

- **Aurum D4, D6:** Herzklopfen, -beklemmung, Angst, Depression, Blutandrang zum Kopf, rotes Gesicht, nachts schlechter
- **Barium carbonicum D3, D4, D6:** Herzschwäche, langsames Herzschlagen, Schwindel, Gedächtnisschwäche, Schlaflosigkeit, Angst, Depression, Zorn über Kleinigkeiten, Erkältlichkeit, naßkaltes Wetter verschlechtert
- **Crataegus Ø, D1:** Herzklopfen, -unruhe, beginnende Herzschwäche alter, arteriosklerotischer Menschen, Schlaflosigkeit

Altersjuckreiz

- **Dolichos pruriens D2, D3:** Bettwärme und Kratzen verschlechtert

Juckreiz bei Zuckerkrankheit: Kreosotum D6

Harninkontinenz

- **Causticum D4, D6, D12:** Harninkontinenz bei Husten oder Niesen, auch im Schlaf, kalte Luft verschlechtert, feuchtes Wetter bessert

- **Hyoscyamus niger D6, D12:** Harn- und Stuhlinkontinenz, Erregung bis zum Delirium, Halluzinationen, Schwatzhaftigkeit, krampfartiger, nächtlicher Husten, Muskelkrämpfe, „Flockenlesen" vom Bett
- **Plantago major Ø, D1:** Versuchsweise bei nächtlicher Harninkontinenz

Grauer Star (Katarakt)

- **Secale D4, D6:** Versuchsweise (Operation nicht zu lange hinauszögern!)

Psychische Auffälligkeiten im Alter

- **Arsenicum album D12:** Rastlosigkeit, Todesangst, Depression, Ärgerlichkeit, pedantische Pünktlichkeit und Genauigkeit, abgemagert, Durst auf kleine Mengen kalten Wassers, Appetitlosigkeit, nachts (nach Mitternacht) schlechter, Wärme bessert
- **Aurum metallicum D12:** Angst, mangelndes Selbstvertrauen, Melancholie bis zum Selbstmord, ärgerliche Gereiztheit, innere Unruhe, rotes Gesicht, nachts schlechter, geistige Anstrengung und Kälte verschlechtern
- **Hyoscyamus niger D12:** Ruhelosigkeit, Schwatzhaftigkeit, unzüchtiges Reden, Aggressivität, Schamlosigkeit, Eifersucht, „Flockenlesen" in der Luft und auf der Bettdecke, Muskelkrämpfe, nächtlicher Krampfhusten, Harn- und Stuhlinkontinenz
- **Stramonium D12:** Lebhafte Phantasie, Halluzinationen, Geschwätzigkeit, hochgradige Erregung, wütendes Delirium, Gegenstände erscheinen zu klein, Träume von großen Hunden, Katzen, Angst vor Alleinsein oder Dunkelheit, aber grelles Licht verschlechtert, Schlaf und Kälte verschlechtern
- **Veratrum album D6, D12:** Geschäftige Unruhe, ärgerliche Gereiztheit, Melancholie, religiöse Manie, Gedächtnisschwäche

Anthroposophische Therapie

Als unterstützende Maßnahme bei

Altersherz: Crataegus compositum (Weleda), Crataegus/Cor compositum, Viscum/Crataegus (Wala)

Altershaut: Echinacea/Viscum compositum Gel (Wala)

Alterssehschwäche: Ananassa compositum (Wala)

Heilfasten

Hohes Lebensalter ist keine Gegenanzeige für das Fasten. Gerade bei den im Alter häufig vorkommenden Erkrankungen wie Bluthochdruck, Alterszucker und Fettstoffwechselstörungen ist das Fasten eine sehr wirksame Maßnahme. Voraussetzung ist eine ausreichende geistige Leistungsfähigkeit, um die Fastenregeln zu verstehen und einzuhalten. Grundsätzlich gelten die Gegenanzeigen wie bei anderen Altersgruppen auch (→ *Heilfasten*, S. 112).

Achtung

Die Wirkung vieler Medikamente ist während des Fastens verstärkt. Werden Medikamente eingenommen, sollte daher nur unter ärztlicher Aufsicht gefastet werden!

Sauerstofftherapie

Bei Zerebralsklerose sind die große Ozon-Eigenbluttherapie oder die HOT (→ *Sauerstofftherapien*, S. 217) sinnvoll.

Mikrobiologische Therapie

Bei alten Menschen liegt oft eine Dysbiose (→ *Mikrobiologische Therapie*, S. 132) vor, eine Mikrobiologische Therapie kann dann viele Beschwerden bessern.

Bach-Blüten-Therapie

Gute Erfolge bei gemütsorientierter Therapie.

Eigenbluttherapie

Unterstützend zu anderen Maßnahmen als Eigenbluttherapie oder Eigenblut mit Hämaktivator hilfreich bei: Appetitlosigkeit, zur allgemeinen Abwehrsteigerung, bei rheumatischen Beschwerden, versuchsweise bei Altersjuckreiz, Katarakt und Harninkontinenz.

Literatur

Bircher-Benner-Ratgeber 13: Prostataleiden und andere Altersbeschwerden. Bircher-Benner-Verlag, Bad Homburg.

Bircher-Benner-Ratgeber für Senioren. Bircher-Benner-Verlag, Bad Homburg.

Buchinger/Baden: Älter werden ohne zu altern. Karl F. Haug Verlag, Heidelberg.

Krämer, G.: Die Alzheimer Krankheit. TRIAS-Verlag, Stuttgart.

Gotved, H.: Harninkontinenz ist überwindbar. TRIAS-Verlag, Stuttgart.

Scharll, M.: Bewegungstraining mit alten Menschen. TRIAS-Verlag, Stuttgart.

Schneidrzik, W.E.: Gesundheitsratgeber für Senioren. Gustav Fischer Verlag, Stuttgart.

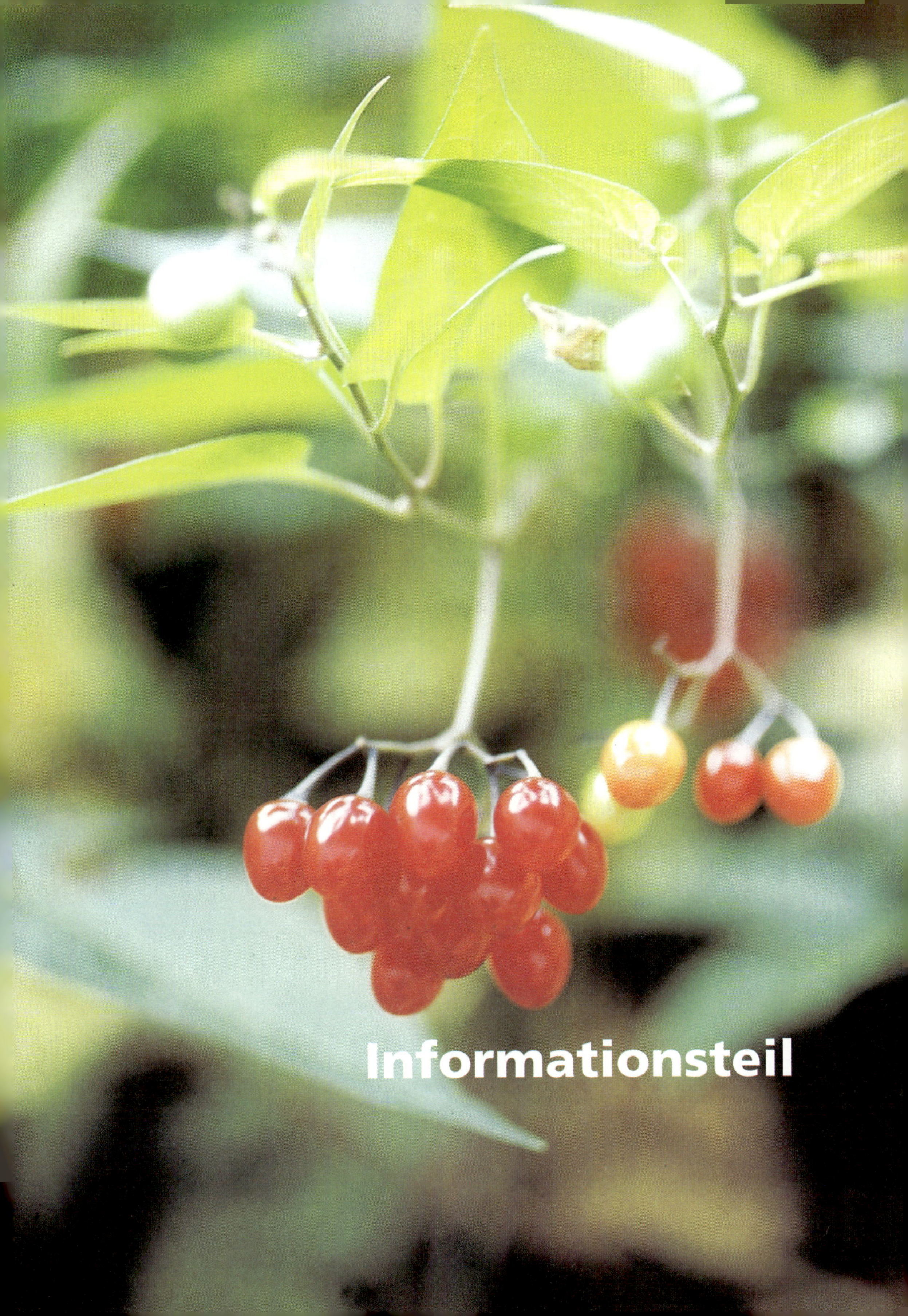

Informationsteil

Adressenliste

In dieser Auflistung werden wichtige Adressen aufgeführt, die dem naturheilkundlich interessierten Laien nützlich sein können. Viele Patienten möchten gern naturheilkundlich behandelt werden, kennen aber keine entsprechenden Ärzte in ihrer näheren Umgebung. Bei der zuständigen **Landesärztekammer** können Sie die Adressen von praktizierenden Ärzten erfahren, die die Zusatzbezeichnungen **Naturheilverfahren, Homöopathie** oder **Physikalische Therapie** führen. Die **Ärztlichen Gesellschaften für Naturheilverfahren** führen ebenfalls Listen von Mitgliedern, die naturheilkundlich arbeiten. Nicht selten können Sie hier auch die Spezialgebiete dieser Ärzte erfahren. Bei der Vielzahl der verschiedenen Naturheilverfahren ist es verständlich, daß nicht jeder Arzt mit der Zusatzbezeichnung Naturheilverfahren in all diesen Verfahren bewandert ist. Suchen Sie daher einen Therapeuten für ein bestimmtes Verfahren, so sollten Sie sich an die entsprechende **Fachgesellschaft** wenden. Mitunter ist es sinnvoll, wenn Sie sich an mehrere Institutionen wenden. Nicht jeder, der die Zusatzbezeichnung „Naturheilverfahren" oder „Homöopathie" führt und niedergelassen praktiziert, ist Mitglied der entsprechenden Ärztegesellschaften – wohl aber bei der Landesärztekammer registriert. Ein Arzt kann aber auch naturheilkundlich praktizieren, ohne die Zusatzbezeichnung zu besitzen – er ist dann nicht bei der Landesärztekammer, möglicherweise aber bei einer der Ärztegesellschaften registriert.

Beispiele

- Einen Arzt, der homöopathisch arbeitet, finden Sie am besten durch die zuständige Landesärztekammer oder beim Deutschen Zentralverein homöopathischer Ärzte.
- Einen Arzt, der mit Akupunktur arbeitet, finden Sie am besten bei der Deutsche Ärztgesellschaft für Akupunktur.

Außerdem werden die Adressen wichtiger **Firmen aus dem Naturheilbereich** und **Selbsthilfegruppen** von Patienten sowie **Zeitschriften für Patienten** aufgeführt. Abgeschlossen wird die Liste mit den Telefonnummern von **Informationszentren für Vergiftungsfälle.**

Landesärztekammern

Baden-Württemberg: Jahnstr. 38 A, 70597 Stuttgart, Tel. 0711/76989-0

Bayern: Mühlbaurstr. 16, 81677 München, Tel. 089/4147-0

Berlin: Flottenstr. 28-42, 13407 Berlin, Tel. 030/408060

Brandenburg: Dreifertstr. 12, 03044 Cottbus, Tel. 0355/780100

Bremen: Schwachhauser Heerstr. 30, 28209 Bremen, Tel. 0421/3404-200

Hamburg: Humboldtstr. 56, 22083 Hamburg, Tel. 040/22802-0

Hessen: Im Vogelsgesang 3, 60488 Frankfurt, Tel. 069/97672-0

Mecklenburg-Vorpommern: Humboldtstr. 6, 18055 Rostock, Tel. 0381/492800

Niedersachsen: Berliner Allee 20, 30175 Hannover, Tel. 0511/380-02

Nordrhein-Westfalen: Tersteegenstr. 31, 40474 Düsseldorf, Tel. 0211/4302-0

Rheinland-Pfalz: Deutschhausplatz 3, 55116 Mainz, Tel. 06131/288220

Saarland: Faktoreistr. 4, 66111 Saarbrücken, Tel. 0681/4003-0

Sachsen: Schützenhöhe 16-18, 01099 Dresden, Tel. 0351/82670

Sachsen-Anhalt: Doctor-Eisenbart-Ring 2, 39120 Magdeburg, Tel. 0391/60546

Schleswig-Holstein: Bismarckallee 8-12, 23795 Bad Segeberg, Tel. 04551/803-0

Thüringen: Stoystr. 2, 07743 Jena, Tel. 03641/68970

Westfalen-Lippe: Gartenstr. 210-214, 48147 Münster, Tel. 0251/9290

Ärztliche Gesellschaften für Naturheilverfahren

Ärztegesellschaft für Erfahrungsheilkunde, Postfach 102840, 69018 Heidelberg, Tel. 06221/489469

Ärztliche Gesellschaft zur Förderung von Naturheilverfahren, Schefflenztalstr. 11, 74842 Billigheim, Tel. 06265/1555

Bundesverband Deutscher Ärzte für Naturheilverfahren, Alfred Baumgarten Str. 4, 86825 Bad Wörishofen, Tel. 08247/7001

Zentralverband der Ärzte für Naturheilverfahren (ZÄN), Alfredstr. 21, 72250 Freudenstadt, Tel. 07441/2151

Fachgesellschaften

Ärztegesellschaft für Funktionelle Medizin, c/o Grieshaber Akademie und Stiftung, Am Hohenstein, 77761 Schiltach, Tel. 07836/2814

Ärztegesellschaft für Sauerstoff-Mehrschrittherapie, Harburger Ring 10, 27073 Hamburg, Tel. 040/771000

Ärztegesellschaft Heilfasten und Ernährung, Säntisstr. 82, 88662 Überlingen, Tel. 07551/807805

Ärztliche Gesellschaft für Ozontherapie, Nordring 8, 76473 Iffezheim, Tel. 07229/304617

Arbeitsgemeinschaft für Chinesische Medizin, Hohenstaufenring 61, 50674 Köln, Tel. 0221/212712

Arbeitskreis für Ernährungsforschung, Zwerweg 19, 75378 Bad Liebenzell-Unterlengenhardt, Tel. 07052/3061 oder 3062

Arbeitskreis für mikrobiologische Therapie, Postfach 1765, 35727 Herborn, Tel. 02772/931126

Deutsche Ärztegesellschaft für Akupunktur, Würmtalstr. 54, 81375 München, Tel. 089/1005-06

Deutsche Gesellschaft für Ayurveda, Dr. Scheffler, Lautschern 155, A-8952 Irdning, Tel. 0043/3682/228410

Deutsche Gesellschaft für Thermographie e.V., Rheinstr. 7, 76337 Waldbronn, Tel. 07243/66022

Deutscher Zentralverein homöopathischer Ärzte e.V., Alte Steige 3, 72213 Altensteig, Tel. 07453/3300

Gesellschaft anthroposophischer Ärzte, Postfach 75 02 21, 70602 Stuttgart, Tel. 0711/471501

Gesellschaft der Mayr-Ärzte, Gesundheitszentrum am Wörther See, A-9082 Maria Wörth-Dellach, Tel. 00434273/2511

Gesellschaft für manuelle Lymphdrainage nach Dr. Vodder, A-6344 Walchsee 79, Tel. 0043/5374/5245

Internationale Ärztegesellschaft für Biophysikalische Informationstherapie, Schänzelstr. 14, 79104 Freiburg, Tel. 0761/53380

Internationale Forschungsgemeinschaft für Bioelektronische Funktionsdiagnostik, Knesebeckstr. 8, 14167 Berlin, Tel. 030/81499609

Internationale Gesellschaft für Ganzheitliche Zahnmedizin, Seckenheimer Hauptstr. 110, 68239 Mannheim, Tel. 0621/476400

Internationale Gesellschaft für Psychotherapie und Psychopädie (IGPP), Danziger Str. 15a, 82110 Germering, Tel. 089/847571

Internationale Gesellschaft für Thymologie und Immuntherapie, Am Stadtpark 18, 38667 Bad Harzburg, Tel. 05322/6520

Internationale medizinische Gesellschaft für Elektroakupunktur nach Voll, Im Brühl 20, 66130 Saarbrücken, Tel. 06393/6400

Internationale medizinische Gesellschaft für Neuraltherapie nach Huneke – Regulationstherapie, Alfredstr. 21, 72250 Freudenstadt, Tel. 07441/2151

Kneippärztebund, Alfred-Baumgartenstr. 4, 86825 Bad Wörishofen, Tel. 08247/90110

Kooperation Organotherapeutika, Czernyring 30-32, 69115 Heidelberg, Tel. 06221/163633

Ludwig Boltzmann Institut für Akupunktur, Huglgasse 1-3, A-1150 Wien, Tel. 0043/1/98104-423

Societas Medicinae Sinensis – Internationale Gesellschaft für chinesische Medizin, Leopoldstr. 17, 80802 München, Tel. 089/335612

Vegetarierbund Deutschlands, Blumenstr. 3, 30159 Hannover, Tel. 0511/3632050

Verband der Atempädagoginnen/Atemtherapeutinnen (AFA), Waldstr. 51, 10551 Berlin, Tel. 030/3953860

Institutionen, die die Stellung der Naturheilverfahren fördern

Aktion für Biologische Medizin, Friedenstr. 101, 75173 Pforzheim, Tel. 07231/26023

Gesellschaft für biologische Krebsabwehr, Hauptstr. 27, 69117 Heidelberg, Tel. 06221/161525

Hufelandgesellschaft für Gesamtmedizin, Ortenaustr. 10, 76199 Karlsruhe, Tel. 0721/886276 oder 886277

Internationale Gesellschaft für Biologische Medizin, Postfach 115, 76481 Baden-Baden, Tel. 07221/501115

Karl und Veronica Carstens-Stiftung, Barockhoverallee 1, 45239 Essen, Tel. 0201/8401111

Natur und Medizin-Fördergemeinschaft für Erfahrungsheilkunde e.V., Am Michaelshof 6, 53177 Bonn, Tel. 0228/352503

Stiftung Homöopathie, Alte Gladbacher Str. 274d, 47804 Krefeld, Tel. 02151/393898

Zentrum zur Dokumentation für Naturheilverfahren (ZDN), Hufelandstr. 56, 45147 Essen, Tel. 0201/745551

Naturheilkundliche Zeitschriften für Laien, Verlagsanschriften

Aphasie und Schlaganfall – **Sprachverlust**, Bundesverband für die Rehabilitation der Aphasiker, Oberthürstraße 11, 97070 Würzburg

Der Naturarzt – Access Verlag, AH, Falkenstein 37a, 61462 Königstein-Falkenstein – monatlich

Der Vegetarier, Vegetarierbund Deutschlands e.V., Blumenstr. 3, 30159 Hannover

Hautfreund – Zeitschrift des Deutschen Neurodermitiker Bundes e.V. – Karl F. Haug Verlag, Postfach 10 28 69, 69018 Heidelberg, zweimonatlich

Herzhilfe aktuell, **Deutsche Herzhilfe e.V.**, Pestalozzistraße 3a, 80469 München

Mit Rheuma leben, Verlag Moderne Gesundheit GmbH, Postfach 11 63, 67485 Maikammer

Paraplegiker – Das Nachrichtenmagazin der Querschnittgelähmten, Karl F. Haug Verlag, Postfach 10 28 69, 69018 Heidelberg, vierteljährlich

Signal – Leben mit Krebs, Karl F. Haug Verlag, Postfach 10 28 69, 69018 Heidelberg, vierteljährlich

Umwelt und Gesundheit, Red. und Kontakt Fr. Zienczyk, Im Wörtel 28, 68199 Mannheim

Zeitung für Umweltmedizin – Mattentwiete 2, 20410 Hamburg

Selbsthilfegruppen

Allergien, Asthma

Allergiker- und Asthmatikerbund, Hindenburgstr. 110, 41061 Mönchengladbach, 02161/183024

Allergien, Asthma, Ekzeme bei Kindern

Arbeitsgemeinschaft Allergiekrankes Kind – Hilfen für Kinder mit Asthma, Ekzem oder Heuschnupfen - e.V., Hauptstr. 29, 35745 Herborn, Tel. 02772/ 41237

Angehörige psychisch Kranker

Bundesverband der Angehörigen psychisch Kranker, Thomas-Mann-Str. 49a, 53111 Bonn, Tel. 0228/632646

Aphasie

Bundesverband für die Rehabilitation der Aphasiker, Oberthürstr. 11a, 97070 Würzburg, Tel. 0931/ 573749

Diabetes

Deutscher Diabetiker-Bund, Danziger Weg 1, 58511 Lüdenscheid, Tel. 02351/989153

Impfschäden

Schutzverband für Impfgeschädigte, Postfach 1160, 57271 Hilchenbach, Tel. 0271/55019

Lähmungen

Bundesverband für spastisch Gelähmte und andere Körperbehinderte, Brehmstr. 5-7, 40239 Düsseldorf, Tel. 0211/640040

Krebs

Frauenselbsthilfe nach Krebs – Bundesverband – e.V., B6, 10/11, 68159 Mannheim, Tel. 0621/24434

Deutsche Leukämie-Forschungshilfe Aktion für krebskranke Kinder, Joachimstr. 20, 53113 Bonn, Tel. 0228/9139430

Gesellschaft für Biologische Krebsabwehr, Hauptstr. 27, 69117 Heidelberg (Verein zur Förderung biologischer Heilverfahren bei Krebs, keine Selbsthilfegruppe), Tel. 06221/161525

Legasthenie

Bundesverband Legasthenie, Königstr. 32, 30175 Hannover, Tel. 0511/318738

Lernbehinderung

LERNEN FÖRDERN - Bundesverband zur Förderung Lernbehinderter e.V., Rolandstr. 61, 50677 Köln, Tel. 0221/380666

Morbus Bechterew

Deutsche Vereinigung Morbus Bechterew, Metzgergasse 16, 97421 Schweinfurt, Tel. 09721/22033

Morbus Crohn/Colitis ulcerosa

Deutsche Morbus Crohn/Colitis ulcerosa, Jägerhalde 121, 70327 Stuttgart, Tel. 0711/424574

Morbus Parkinson

Deutsche Parkinson Vereinigung, Moselstr. 31, 41464 Neuss, Tel. 02131/41016

Neurodermitis

Deutscher Neurodermitiker Bund, Mozartstr. 11, 22083 Hamburg 76, Tel. 040/230744

Niereninsuffizienz

Dialysepatienten Deutschlands, Weberstr. 2, 55130 Mainz, Tel. 06131/85152

Psoriasis

Deutscher Psoriasis Bund, Oberaltenallee 20a, 22081 Hamburg, Tel. 040/223399

Psychisch Kranke

Dachverband Psychosozialer Hilfsvereinigungen, Thomas-Mann-Str. 49a, 53111 Bonn, Tel. 0228/632646

Rheuma

Deutsche Rheuma-Liga Bundesverband, Rheinallee 69, 53173 Bonn, Tel. 0228/957500

Tinnitus (Ohrensausen)

Deutsche Tinnitus-Liga, Am Lohsiepen 18, 42369 Wuppertal, Tel. 0202/246520

Überaktivität, Hyperkinetisches Syndrom

Arbeitskreis Überaktives Kind, Dieterichstr. 9, 30159 Hannover, Tel. 0511/3632729

Umwelt

Institut für Umweltkrankheiten, Im Kurpark 1, 34308 Bad Emstal, Tel. 05624/8061

Interessengemeinschaft der Holzschutzmittelgeschädigten, Gelderner Str. 380, 47632 Kevelaer, Tel. 02832/4593

Informationszentren für Vergiftungsfälle

Diese Zentren sind Tag und Nacht besetzt und geben bei Vergiftungen oder bei Verdacht darauf telefonisch Auskunft. Ihnen liegen Informationsdateien über Giftstoffe vor, die in Haushalts-, Pflanzenschutz- und Schädlingsbekämpfungsmitteln enthalten sind.

Berlin: 030/19240

Bonn: 0228/28 73 211

Braunschweig: 0531/62 290

Erfurt: 0361/73 07 30 oder 73 07 311

Freiburg: 0761/27 04 361

Göttingen: 0551/19240

Hamburg: 040/63 85 33 45 oder 63 85 33 46 oder 63 851

Homburg/Saar: 06841/19240

Kassel: 0561/9188320

Mainz: 06131/19240

Mönchengladbach: 02161/81 940

München: 089/19240

Nürnberg: 0911/398 24 51

Österreich, Wien: 0043/1/40643430

Schweiz, Zürich: 0041/1/2515151

Eine Auswahl wichtiger Firmen

Homöopathische Firmen

Deutsche Homöopathische Union (DHU), Ottostr. 22, 76227 Karlsruhe, Tel. 0721/4093-01

ISO-Arzneimittel, Bunsenstr. 6-10, 76275 Ettlingen

Staufen-Pharma, Bahnhofstr. 35, 73011 Göppingen

Anthroposophische Firmen

Wala-Heilmittel, Boßlerweg 2, 73087 Echwälden/Bad Boll

Weleda, Möhlerstr. 3-5, 73525 Schwäbisch Gmünd

Helixor Heilmittel GmbH, Hofgut Fischermühle, 72348 Rosenfeld, Tel. 07428/2910

Sonstige Firmen

Ardeypharm GmbH, Loerfeldstr. 20, 58313 Herdecke, Tel. 02330/7677

Artesan GmbH, Wendlandstr. 1, 29439 Lüchow, Tel. 05841/3551 oder 3552

Asche AG, Fischers Allee 49-59, 22763 Hamburg, Tel. 040/39822-0

Asta Medica AG, Weißmüllerstr. 45, 60314 Frankfurt, Tel. 069/400101

Atzinger, Dr. Atzinger Str. 5, 94036 Passau, Tel. 0851/95521-0

Bionorica GmbH, Kerschensteinerstr. 11-15, 92318 Neumarkt, Tel. 09181/23190

Brenner-Efeka Pharma GmbH, Schleebrüggenkamp 15, 48159 Münster, Tel. 0251/2040

Cefak Arzneimittel, Ostbahnhofstr. 15, 87437 Kempten, Tel. 0831/57401-0

Dreluso Pharmazeutika, Markt 5, 31840 Hessisch Oldendorf, Tel. 05152/9424-0

Engelhard, Sandweg 94, 60316 Frankfurt, Tel. 069/40503-050

Fides GmbH, Bahnackerstr. 16a, 76532 Baden-Baden, Tel. 07221/501200

Fink GmbH, Benzstr. 25, 71083 Herrenberg, Tel. 07032/9220

Fresenius AG, 61343 Bad Homburg v. d. H., Tel. 06171/600

Galenika Hetterich GmbH, Gebhardtstr. 5, 90762 Fürth, Tel. 0911/9770-6

G.N. Pharm GmbH, Schorndorfer Str. 32, 70734 Fellbach, Tel. 0711/57532-01

Hanosan GmbH, Hanosanstr. 1, 30826 Garbsen, Tel. 05131/45930

Harras-Pharma, Plinganserstr. 40, 81369 München, Tel. 089/763052

Heel GmbH, Dr. Reckeweg-Str. 2-4, 76532 Baden-Baden, Tel. 07221/501-00

Hermal, Scholtzstr. 3, 21465 Reinbek, Tel. 040-72704-0

Heumann Pharma GmbH, Heideloffstr. 18-28, 90478 Nürnberg, Tel. 0911/4302-0

Hevert-Arzneimittel GmbH, In der Weiherwiese 1, 55560 Bad Sobernheim, Tel. 06751/9100

Infirmarius-Rovit GmbH, Eislingerstr. 66, 73084 Salach, Tel. 07162/930800

Jenapharm GmbH, Otto-Schott-Str. 15, 07745 Jena, Tel. 03641/645

Jossa-Arzneimittel, Brüder-Grimm-Str. 121, 36396 Steinau, Tel. 06663/96030

Kade GmbH, Rigistr. 2, 12277 Berlin, Tel. 030/72082/0

Klein Arzneimittelherstellung, Steinenfeld 3, 77736 Zell-Harmersbach, Tel. 07835/6355

Klinge Pharma GmbH, Berg-am-Laim-Str. 129, 81673 München, Tel. 089/4544-01

Klosterfrau Vetriebsgesellschaft mbH, Gereonsmühlengasse 1, 50670 Köln, Tel. 0221/16520

Kneipp-Werke, Steinbachtal 43, 97064 Würzburg, Tel. 0931/80020

Köhler-Pharma, Neue Bergstr. 5, 64665 Alsbach, Tel. 06257/61031

Krewel-Werke GmbH, Krewelstr. 2, 53783 Eitorf, Tel. 02243/87-0

Kytta-Werk, Robert-Koch-Str. 2, 72275 Alpirsbach, Tel. 07444/6170

Laves Arzneimittel-GmbH, Barabarastr. 14, 30952 Ronneberg, Tel. 0511/463082-84

Lichtenstein GmbH, Hohenrhein 87, 56112 Lahnstein, Tel. 02621/4138

Lichtwer Pharma GmbH, Wallenroder Str. 8-10, 13435 Berlin, Tel. 030/40370-0

Loges GmbH Arzneimittel, Schützenplatz 5, 21423 Winsen, Tel. 04171/70701

Lomapharm GmbH, Langes Feld 5, 31860 Emmenthal, Tel. 05155/63240

Mack Chem.-pharmaz. Fabrik, Heinrich-Mack-Str. 35, 89257 Illertissen, Tel. 07303/120

Madaus AG, Ostmerheimer Str. 198, 51109 Köln, Tel. 0221/8998-1

Medice GmbH, Kuhloweg 37-39, 58638 Iserlohn, Tel. 02371/937-0

Merckle GmbH, Graf-Arco-Str- 3, 89079 Ulm, Tel. 0731/402-01

Merz & Co., Eckenheimer Landstr. 100-104, 60318 Frankfurt, Tel. 069/1503-1

meta Fackler KG, Bogenstr. 3, 30165 Hannover, Tel. 0511/93794-0

Minden Pharma GmbH, Karlstr. 42-44, 32419 Minden, Tel. 0571/391-0

Mucos Pharma GmbH und Co., Malvenweg 2, 82538 Geretsried, Tel. 08171/518-0

Müller Göppingen, Bahnhofstr. 33-35, 73033 Göppingen, Tel. 07161/676-0

Nattermann GmbH, Nattermannallee 1, 50829 Köln, Tel. 0221/50901

Nordmark Arzneimittel GmbH, Pinnauallee, 25436 Uetersen, Tel. 04122/712-0

Norgine GmbH, Im Schwarzenborn 4, 35041 Marburg, Tel. 06421/98520

Pascoe GmbH, Schiffenberger Weg 55, 35394 Gießen, Tel. 0641/79600

Pfleger GmbH, Dr.-Robert-Pfleger-Str. 12, 96045 Bamberg, Tel. 0951/6043-0

Pflüger GmbH & Co. KG, Bielefelder Str. 17, 33378 Rheda,-Wiedenbrück Tel. 05242/9282-0

Pharmakon Arzneimittel GmbH, Albert-Schweitzer-Str. 52-54, 67592 Flörsheim-Dalsheim, Tel. 06243/90809-0

Pino GmbH, Notkestr. 13, 22706 Hamburg, Tel. 040/8997850

Plantina GmbH, Czernyring 22/10, 69115 Heidelberg, Tel. 06221/97510

Plantorgan GmbH & Co., Hornbusch 1, 26160 Bad Zwischenahn, Tel. 04403/602-0

Pohl-Boskamp GmbH & Co., Kieler Str. 11, 25551 Hohenlockstedt, Tel. 04826/59111

Presselin-Werk, Bahnhofstr. 12, 32278 Kirchlengern, Tel. 05223/82798

ratiopharm GmbH & Co., Graf-Arco-Str. 3, 89079 Ulm, Tel. 0731/402-02

Reckeweg GmbH, Berliner Ring 32, 64625 Bensheim, Tel. 06251/1097-0

Redel-Cesra Arzneimittelfabrik, Braunmattstr. 20, 76532 Baden-Baden, Tel. 07221/95400

Regenaplex GmbH, Robert-Bosch-Str. 3, 78467 Konstanz, Tel. 07531/55071

Repha GmbH, Alt-Godshorn 87, 30855 Langenhagen, Tel. 0511/781033

Retterspitz GmbH, Laufer Str. 17, 90571 Schwaig, Tel. 0911/50700-0

Rhein-Pharma GmbH, Brauereistr., 68723 Plankstadt, Tel. 06202/99-01

Ritsert GmbH & Co. KG, Klausenweg 12, 69412 Eberbach, Tel. 06271/4048

Robugen GmbH, Alleenstr. 22, 73730 Esslingen, Tel. 0711/366016

Rödler GmbH, Rhöndorferstr. 80, 53604 Bad Honef, Tel. 02224/7740

Rorer GmbH, Nattermannallee 1, 50829 Köln, Tel. 0221/509-01

Salushaus, Bahnhofstr. 24, 83052 Bruckmühl, Tel. 08062/901-0

Sanol GmbH, Alfred-Nobel-Str. 10, 40789 Monheim, Tel. 02173/48-0

Schaper & Brümmer GmbH & Co. KG, Bahnhofstr. 35, 38251 Salzgitter, Tel. 05341/307-0

Schuck GmbH, Industriestr. 11, 90571 Schwaig, Tel. 0911/500185

Schwabe GmbH & Co., Willmar-Schwabe-Str. 4, 76227 Karlsruhe, Tel. 0721/4005-0

Schwörer GmbH, Goethestr. 29, 69257 Wiesenbach, Tel. 06223/4347

Sertürner GmbH, Stadtring Nordhorn 113, 33332 Gütersloh, Tel. 05241/935-3

Spitzner GmbH, Bunsenstr. 6-10, 76275 Ettlingen, Tel. 07243/106-0

Stada Arzneimittel AG, Stadastr. 2-18, 61118 Bad Vilbel, Tel. 06101/6030

Steierl Pharma GmbH, Mühlfelder Str. 48, 82211 Herrsching, Tel. 08152/9322-0

Steigerwald GmbH, Havelstr. 5, 64295 Darmstadt, Tel. 06151/3305-0

Steiner & Co., Ostpreußendamm 72/74, 12207 Berlin, Tel. 030/71094-0

Strath-Labor GmbH, Strath-Str. 5, 93093 Donaustauf, Tel. 09403/9509-0

Stroschein GmbH, Sellhopsweg 1, 22459 Hamburg, Tel. 040/55905-0

Syxyl GmbH & Co. KG, Flamweg 132/134, 25335 Elmshorn, Tel. 04121/23370

Thiemann GmbH, Im Wirrigen 25, 45731 Waltrop, Tel. 02309/640

Thomae GmbH, Birkendorfer Str. 65, 88397 Biberach/Riß, Tel. 07351/540

Töpfer GmbH, Heisingerstr. 6, 87463 Dietmannsried, Tel. 08374/934-0

Truw-Arzneimittel GmbH, Alfred-Nobel-Str. 5, 50226 Frechen, Tel. 02234/9554910

Ursapharm GmbH, Industriestr., 66129 Saarbrücken, Tel. 06805/9292-0

Verla-Pharm, Hauptstr. 98, 82327 Tutzing, Tel. 08158/257-0

vitOrgan GmbH, Brunnwiesenstr. 21, 73760 Ostfildern, Tel. 0711/44812-0

Weber & Weber GmbH, Herrschingerstr. 33, 82266 Inning, Tel. 08143/1041

Woelm Pharma GmbH & Co., Max-Woelm-Str. 4, 37258 Eschwege, Tel. 05651/801-01

Wörwag Pharma GmbH, Calwer Str. 7, 71034 Böblingen, Tel. 07031/62040

Ysatfabrik, Herzog-Julius-Str. 81-83, 38667 Bad Harzburg, Tel. 05322/4444

Zyma GmbH, Zielstattstr. 40, 81379 München, Tel. 089/7877-0

Literatur

Weitere wichtige Adressen, z.B. auch über therapeutische Einrichtungen, erfahren Sie in:

Heilmann, A.: Adressenverzeichnis Naturheilverfahren. Karl F. Haug Verlag, Heidelberg.

Nährstoffliste

Vitamine und vitaminähnliche Stoffe, Mineralstoffe und Spurenelemente, Aminosäuren und Fettsäuren sowie als Nahrungsbestandteile ohne Nährstoffcharakter Ballaststoffe, Purine und Oxalate

Die Liste mit in der Apotheke erhältlichen Markenpräparaten enthält den Handelsnamen (in Klammern gegebenenfalls den Vertreiber oder Importeur), die Dosis in mg oder g pro verabreichter Gabe (Tabletten, Granulat, Tropfen) sowie den Preis für eine bestimmte Standarddosis. Bei den Mineralen ist nicht berücksichtigt, daß sie in unterschiedlichen chemischen Bindungen vorliegen, die die Aufnahme vom Darm in den Körper etwas unterschiedlich beeinflussen können. Spezielle Fragen hierzu können Sie mit Ihrem Apotheker besprechen. Beim Preis ist derjenige angegeben, der sich aus der jeweils größten Packungsgröße errechnet (Stand 1997). Die Tabellen mit den Handelspräparaten stellen jeweils nur eine Auswahl der auf dem Markt erhältlichen Mittel dar. Es wurden dabei meist die preisgünstigsten Präparate berücksichtigt. Die Tabellen erheben jedoch keinen Anspruch auf Vollständigkeit.

Bei der Einnahme von Nahrungsergänzungpräparaten gilt es folgendes zu bedenken:

- Man sollte sich über die **Dosis** Klarheit verschaffen. Es ist ein Unterschied, ob ein Vitamin zur Vermeidung eines Mangels gegeben wird oder um einen bestimmten therapeutischen Effekt zu erzielen.

Beispiel: Um Vitamin-C-Mangelerscheinungen zu verhindern, reichen in der Regel 75 mg bzw. bei erhöhtem Bedarf (z.B. Schwangerschaft, viel Sport, Rauchen) 200 mg aus (beim Rauchen wird mit dieser Gabe selbstverständlich nur ein Vitamin-C-Mangel, nicht aber die anderen schädlichen Wirkungen des Rauchens verhindert). Soll jedoch eine bestimmte Wirkung erzielt werden (z.B. Vermeidung eines sich anbahnenden grippalen Infektes, Krebsbehandlung), so sollte Vitamin C im Gramm- bzw. (bei Krebs) sogar im 10-Grammbereich dosiert werden, d.h. mit der 13- bzw. sogar 133fachen der Dosis, die Vitamin-C-Mangelerscheinungen verhindert!

- Zur besseren Orientierung bei dem fast unüberschaubar großen Angebot an Vitaminpräparaten sind unten einige Handelspräparate aufgeführt, wobei ein **Preisvergleich** eine günstige Auswahl erleichtern soll. Gerade die bekannten, **stark beworbenen Präparate** zeichnen sich oft durch einen **sehr hohen Preis** aus!

- Andererseits sollte von den unten aufgeführten Präparaten nicht immer unbedingt das preiswerteste gewählt, sondern **auch andere Kriterien** bei der Auswahl mitberücksichtigt werden:

– Beim hier durchgeführten Preisvergleich schneiden die hochdosierten Präparate natürlich relativ, d.h. bezogen auf eine Standarddosis, fast immer günstiger ab. Wird ein hoch dosiertes Präparat aber gar nicht benötigt (→ therapeutische Dosis), dann kann ein niedrig dosiertes Präparat preislich günstiger sein, auch wenn es relativ teurer ist.

– Präparate, die eine aufwendiger hergestellte Darreichungsform haben, sind natürlich auch teurer. Je nach individueller Vorliebe und Bekömmlichkeit kann es aber sinnvoller sein, die teurere Darreichungsform zu wählen (z.B. bei Abneigung, Tabletten oder Kapseln einzunehmen, die meist teurere Brausetablette; bei Kindern oder älteren Menschen mit Schluckbeschwerden sind Tropfen oder Säfte oft günstiger als Dragees oder Tabletten).

Der Apotheker kann alle unten angegebenen Handelspräparate sowie die losen Nährstoffpräparate besorgen. Bei den Importeuren ausländischer Produkte oder bei einigen Herstellern muß er gegebenenfalls nicht über den Großhandel, sondern beim Importeur oder beim Direktvermarkter bestellen. Daher geben wir hier deren Adressen an:

- **ascopharm:** Bogenstr. 4c, 30165 Hannover, Tel. 0511/3581710, Fax 0511/3581717
- **Formula:** Mariannenweg 46, 61348 Bad Homburg, Tel. 06172/938844, Fax 06172/938855
- **Orthica:** In der Steele 2, 40599 Düsseldorf, Tel. 0211/742550, Fax 0211/742507
- **Vitamine & mehr:** Tel. 0130/840086, Fax 0031/45322420.

Bei diesen Importeuren bzw. Direktvermarktern fallen allerdings zusätzliche Versandkosten von 5-10 DM an, die bei apothekenüblichen Präparaten nicht bestehen. Der Kunde kann sich auch direkt an diese Adressen wenden.

Die hier angegebenen Mittel sind rezeptfrei erhältlich, wenn es nicht anders vermerkt ist. Eine **Erstattung von Nahrungsergänzungen** durch Krankenkassen wird meist abgelehnt, ist aber prinzipiell möglich.

Beispiele: Bei nachgewiesenem Mangel eines Nährstoffes (dieser Nachweis ist allerdings oft schwierig bis unmöglich) muß die Krankenkasse zahlen. Die ärztliche Verordnung von Magnesiumpräparaten bei Wadenkrämpfen oder Herzrhythmusstörungen wird meist problemlos erstattet. Ein mehrmonatiger Therapieversuch mit Gammalinolensäure bei bisher kaum beeinflußbarer Neurodermitis wird im Einzelfall nach Rücksprache mit der Krankenkasse nicht selten bezahlt. Im Einzelfall sollte immer mit Arzt, Apotheker und Krankenkasse besprochen werden, ob es sich bei einem angezeigten Nährstoffpräparat um ein erstattungsfähiges Medikament handelt, welches in diesem speziellen Fall von der Kasse mit deren Genehmigung auch erstattet wird oder nicht.

Vitamine und vitaminähnliche Stoffe

Vitamine sind organische Verbindungen, die für Wachstum, Erhaltung und Fortpflanzung lebenswichtig sind. Sie können vom Körper nicht gebildet werden und müssen daher in geringen Mengen (μg bis mg = millionstel bis tausendstel Gramm) ständig zugeführt werden. Bei einigen Vitaminen kann auch die Vorstufe zugeführt werden, die der Körper dann selbst zum Vitamin umwandelt (z.B. Beta-Karotin →Vitamin A). Für den Menschen als essentiell, d.h. lebensnotwendig gelten heute die Vitamine **A, D, E, K** (die fett-

Wichtige Hinweise zur Therapie mit Nährstoffen

▶ Die Behandlung sollte so kurz wie möglich und so lange wie nötig erfolgen. Beispiel: Bei einer Verstopfung ist eine hochdosierte Magnesiumtherapie als „natürliches Abführmittel" zwar hochwirksam und ungefährlich, die Therapie sollte aber trotzdem nur solange erfolgen, bis durch eine ballaststoffreiche Ernährung, ausreichend Flüssigkeitszufuhr, Bewegung und gegebenenfalls weitere Naturheilmaßnahmen eine Stuhlnormalisierung erreicht wurde, die ein langsames Ausschleichen und später ein Absetzen der zusätzlichen Magnesiumgabe ermöglichen.

▶ Gegebenenfalls kann auch eine jahre- oder lebenslange Behandlung erforderlich sein (z.B. bei hochgradigen Herzrhythmusstörungen, die – im Einzelfall nachgewiesen – gut auf Magnesium ansprechen).

▶ Die Behandlung mit Nährstoffen ist in der Regel sehr risiko- und nebenwirkungsarm. Bei längerer Behandlung oder bei höheren Dosen sollte jedoch ein in der Nährstofftherapie erfahrener Arzt hinzugezogen werden. Bei unkritischer Einnahme von Nährstoffen können möglicherweise Mangelzustände anderer Stoffe erzeugt werden (z.B. kann die Einnahme von Zink zu einem Eisen- und/oder Kupfermangel führen; längere, hochdosierte Einnahme von Kalzium führt möglicherweise zu einem Magnesiummangel).

löslichen Vitamine), sowie **B_1, B_2, Niacin (B_3), Pantothensäure (B_5), B_6, Folsäure (B_9), B_{12}, Biotin** und **Vitamin C**. Vitaminähnliche Substanzen sind z.B. Inosit und Cholin (in Lezithin) sowie Pangamsäure.

Vitamin A (Retinol) und Beta-Karotin (Provitamin A)

Bedarf (therapeutische Dosis): 4000-5000 I.E. Vitamin A oder 3 mg Beta-Karotin täglich (10.000-50.000 I.E. Vitamin A oder 5-50 mg Beta-Karotin). 10.000 I.E. Vitamin A entsprechen ungefähr 6 mg Beta-Karotin. Als Antioxidans (s.u. bei Antioxidantien) gibt man 15-25 mg, als Lichtschutz (z.B. zur Vorbeugung von Mallorca-Akne) 50 mg Beta-Karotin.

Umrechnung: 1.000 I.E. Vitamin A = 0,6 mg Beta-Karotin, 1 mg Beta-Karotin = 1667 I.E. Vitamin A, 1 mg Vitamin A = 3.300 I.E., 1.000 I.E. = 0,3 mg Vitamin A, 1 mg Vitamin A = 2 mg Beta-Karotin, 1 mg Beta-Karotin = 0,5 mg Vitamin A

Vorkommen
Eier, Milchprodukte, Leber (Vitamin A); gelb-rote Früchte und Gemüse, besonders Karotten, Paprika, Grünkohl,Tomaten, Hagebutten, Orangen, Pfirsiche (Beta-Karotin).

> **Achtung**
> Leber sollte wegen der Schwermetallbelastung und der Gefahr der Überdosierung von Vitamin A von Schwangeren nicht verzehrt werden!

Eigenschaften
Vitamin A kommt in tierischen, Beta-Karotin in pflanzlichen Produkten vor. Beta-Karotin ist eine Vorstufe des Vitamin A und kann im Körper in dieses umgewandelt werden. Vitamin A kann bei Überdosierung zu Vergiftungserscheinungen führen. Daher sind hochdosierte Vitamin-A-Präparate rezeptpflichtig. Beta-Karotin ist auch in hohen Dosen nicht giftig (kann aber in sehr hohen Dosen zu einer unangenehmen Gelbfärbung der Haut führen, die jedoch reversibel ist).

Als Bestandteil des Sehpigments ist Vitamin A Voraussetzung für gutes Sehen, besonders beim Nacht- und Dämmerungssehen. Ein Mangel macht sich zuerst beim Nachtsehen bemerkbar. Außerdem ist Vitamin A für die Funktion der Haut und Schleimhäute mitverantwortlich. Es ist bedeutsam bei der Verstoffwechselung von Eiweiß. Eiweißreiche Ernährung, Schwangerschaft, Streß und Krankheiten können zu einem erhöhten Bedarf führen. In letzter Zeit werden die antioxidativen Eigenschaften von Vitamin A und Beta-Karotin stark diskutiert. Sie schützen den Körper und seine Strukturen vor einer Schädigung durch Oxidation (→ *Antioxidantien-Kombinationen*, S. 659).

Anwendung
- Krebsvorbeugung und -therapie
- Akne (hohe Dosen Vitamin A erforderlich, nur unter ärztlicher Überwachung)
- Bestimmte Hautkrankheiten (z.B. Ichthyosis, Keratosis follicularis)
- Als Schutz der Haut und der Schleimhäute (z.B. bei Erkrankungen des Magen-Darm-Traktes, der Bronchien, bei Verbrennungen, bei Allergien)
- Porphyrie (seltene, vererbte Krankheit mit hoher Lichtempfindlichkeit, 50-150 mg Beta-Karotin)
- Sonnenallergie und andere Störungen mit erhöhter Lichtempfindlichkeit (z.B. Einnahme von Medikamenten, die die Lichtempfindlichkeit der Haut erhöhen), 25-50 mg Beta-Karotin.

> **Achtung**
> Beta-Karotin ersetzt nicht das Auftragen von Sonnenschutzmitteln und schützt nur wenig vor Sonnenbrand!

- Vorbeugung von arteriosklerotischen Veränderungen der Gefäße wegen des antioxidativen Effektes (z.B. koronare Herzkrankheit, Schlaganfall, Durchblutungsstörungen der Beine)
- Stärkung des Immunsystems
- Störungen des Dämmerungs- und Nachtsehens

Gegenanzeigen und Nebenwirkungen

Achtung

In der Schwangerschaft maximal 8000 I.E. Vitamin A täglich wegen der Mißbildungsgefahr bei hohen Dosen! Frauen im gebärfähigen Alter sollten bei Dosen über 25.000 I.E. eine sichere Verhütung betreiben. Dosierungen über 10.000 I.E. über längere Zeit sollten nur nach ärztlicher Rücksprache erfolgen, da Überdosierungen bei Vitamin A – im Gegensatz zu Beta-Karotin – möglich sind. Symptome der Überdosierung sind: Kopfschmerz, Schwindel, trockene oder schuppende Haut, Haarausfall, Knochen- oder Gelenkschmerzen. Vitamin A ist das Vitamin mit dem geringsten Abstand zwischen therapeutischer und giftiger Dosis!

Handelspräparate

Vitamin A	**Dosis/Einheit in I.E.**	**Preis/10.000 I.E. in DM**
A-Mulsin® forte Emulsion	1 ml = 30.000	0,07
A-Mulsin® Hochkonzentrat	1 g = 300.000	0,02*
A-Vicotrat® oleosum Tropfen	1 ml = 40.000	0,07*
A-Vicotrat® Kapseln	50.000	0,04*
Retinol® Tabletten	20.000	0,11
Vitamin A-Saar Dragees	10.000	0,20

* Rezeptpflichtig!

Beta-Karotin	**Dosis/Einheit in mg**	**Preis/10 mg in DM**
Beta-Carotene Kapseln (Formula)	15	0,33
Beta-Carotin 25.000 I.E (Orthica)	15	0,22
Carotaben® Kapseln	25	0,27
Beta Carotin (Vitamine & mehr)	15	0,21

Vitamin B_1 (Thiamin)

Bedarf (therapeutische Dosis): 1-1,5 mg (10-1000 mg) täglich

Vorkommen

Vollkorngetreide, Fleisch, Fisch, Hülsenfrüchte, besonders Sojabohnen, Hefe, Erdnüsse, Gemüse, Pilze.

Eigenschaften

Vitamin B_1 ist an vielen Reaktionen im Kohlenhydrat- und Fettstoffwechsel beteiligt, außerdem bei der Bildung von Azetylcholin, einem wichtigen Botenstoff im Nervensystem, und bei der Übertragung von elektrischen Impulsen vom Nerv zum Muskel.

Anwendung

- Vitamin-B_1-Mangel (Beriberi)
- Neuropathien (Erkrankungen der Nerven)
- Neuralgien (Nervenschmerzen)
- Alkoholbedingte Nervenschäden
- Diabetes mellitus (zur Vorbeugung oder Behandlung der Diabetes-Neuropathie)
- Depressionen

- Multiple Sklerose (versuchsweise)
- Hyperkinetisches Syndrom („Zappelphilipp-Syndrom“, versuchsweise)
- Bei Neigung zu Hasenscharte in der Familie soll Vitamin B_1 vor und in der Schwangerschaft gegeben vorbeugend wirken.

Gegenanzeigen und Nebenwirkungen
Selten kommt es zu Überempfindlichkeitsreaktionen mit Schweißausbrüchen, schnellem Herzschlagen und/oder Juckreiz.

Handelspräparate

Vitamin B_1 (Thiamin)	Dosis/Einheit in mg	Preis/100 mg in DM
Aneurin-AS 100 Dragees	100	0,23
Aneurin-AS 500 Filmtabletten	500	0,10
B_1-100mg (Orthica)	100	0,19
B_1-Vicotrat® 100	100	0,44
Benfogamma® 50/150 Dragees	50/150	0,79/0,62
Betabion® 10/100 Tabletten	10/100	2,84/0,73
Vitamin B_1 5 mg Jenapharm Tabletten	5	2,26
Vitamin B_1 Kattwiga Dragees	100	0,20
Vitamin B_1-ratiopharm® Tabletten	200	0,11

Vitamin B_2 (Riboflavin)

Bedarf (therapeutische Dosis): 1,2-5 mg (10-50 mg) täglich

Vorkommen
Gemüse, Pilze, Milchprodukte, Innereien, Fleisch

Eigenschaften
Vitamin B_2 ist an der Energiegewinnung und am Sehvorgang beteiligt. Bei Vitamin B_2-Mangel kommt es zu Entzündungen an Mund-Magen-Darm, Hautschuppung und Augenhornhautentzündung.

Anwendung
- Erkrankungen von Haut und Schleimhäuten
- Grauer Star (vorbeugend)

Handelspräparate

Vitamin B_2 (Riboflavin)	Dosis/Einheit in mg	Preis/10 mg in DM
B_2-100mg Tabletten (Vitamine & mehr)	100	0,03
B_2-100mg (Orthica)	100	0,02
Vitamin B_2 10 mg Jenapharm Dragees	10	0,19
Vitamin B_2 100 mg Kapseln (Formula)	100	0,04
Werdo® 10 Riboflavin Tabletten	10	0,59

Vitamin B_3 (Niacin, Nikotinsäure, PP)

Bedarf (therapeutische Dosis): 15-20 mg (50-4000 mg) täglich

Vorkommen
Vollkornprodukte, Pilze, Fleisch, Leber, Fisch

Eigenschaften
Niacin ist an der Energiegewinnung beteiligt. In hohen Dosen wirkt es gefäßerweiternd, Hautrötungen und Kribbeln sind möglich, in sehr hohen Dosen (500-4000 mg) kann es die körpereigene Cholesterinproduktion hemmen.

Anwendung
- Durchblutungsstörungen (vor allem der Beine), Dosen von 100-300 mg täglich
- Morbus Raynaud (Gefäßspasmen an den Händen), 100-300 mg täglich
- Fettstoffwechselstörungen (Cholesterin, Triglyzeride), wegen unangenehmer Hautrötungen bei hoher Dosierung zunächst mit 3mal 100 mg beginnen, innerhalb eines Monats auf 2000 mg steigern, innerhalb des nächsten Monats auf bis zu 4000 mg täglich steigern
- Arthritis (3mal 1000 mg + 500 I.E. Vitamin D + mehrere Gramm Vitamin C)
- Hautkrankheiten (durch Förderung der Durchblutung)
- Seelische Erkrankungen (Lernstörungen, Depressionen, versuchsweise Schizophrenie)
- Neuralgien (Nervenschmerzen)
- Niacin-Mangel (Pellagra)

Gegenanzeigen und Nebenwirkungen
In hohen Dosen wirkt es gefäßerweiternd, was zu unangenehmen Hautrötungen und Kribbeln führen kann. Bei einer hohen angestrebten Dosis sollte mit 3mal 100-250 mg täglich zu den Mahlzeiten begonnen, dann langsam je nach Verträglichkeit die Dosis langsam gesteigert werden, bis 2-4 g täglich erreicht sind. Bei Auftreten von Nebenwirkungen (Hautrötung, Kribbeln) sollte die Dosis etwas zurückgenommen und nach einer Woche weiter gesteigert werden. Der Körper „gewöhnt" sich im Laufe der Zeit an Nikotinsäure und „verträgt" nach einiger Zeit Dosierungen, die ein Mehrfaches über derjenigen liegt, die am Anfang der Behandlung nicht vertragen wird.

Achtung
Bei Patienten mit hoher Harnsäure kann es die Ablagerung von Harnsäurekristallen in den Gelenken fördern!

Handelspräparate

Vitamin B_3 (Nikotinsäure, Niacin)	Dosis/Einheit in mg	Preis/100 mg in DM
B_3 100 mg (Vitamine & mehr)	100	0,08
Complamin® 150/300/retard	150/300/500	0,32/0,23/0,14
Hexanicit® /forte	200/600	0,11/0,05
Nicolip®	800	0,04
Niacin 100mg Tabletten (Orthica)	100	0,12
Niacinamid 250mg Tabletten (Orthica)	250	0,06
Niacin 100mg Tabletten (Formula)	100	0,17
Niacin 500mg Tabletten (Formula)	500	0,07
Nicobion® Tabletten	200	0,48
Nicotinsäureamid 200 mg Jenapharm Tabletten	200	0,33

Vitamin B_5 (Pantothensäure)

Bedarf (therapeutische Dosis): 4-7 mg (50-1000 mg) täglich

Vorkommen
Vollkorngetreide, Pilze, Hefe, Gemüse, Obst, besonders Wassermelone, Fisch, Fleisch, Leber

Eigenschaften
Pantothensäure ist bei der Verstoffwechselung von Zucker und Fettsäuren sowie beim Aufbau wichtiger Hormone (z.B. Cortison, Sexualhormone) beteiligt.

Anwendung
- Colitis ulcerosa
- Lupus erythematodes (seltene Autoimmunerkrankung mit Hautbeteiligung), versuchsweise hohe Dosen (10-15 g + 1000-2000 mg Vitamin E) unter ärztlicher Aufsicht
- Infektabwehr
- Allergien
- Fettstoffwechselstörungen (Cholesterin, Triglyzeride), hohe Dosen (1 g täglich)

Handelspräparate

Pantothensäure	Dosis/Einheit in mg	Preis/100 mg in DM
Bepanthen® Roche Tabletten	100	0,33
Pantothenic Acid 200 mg Kapseln (Formula)	200	0,20
Pantothenic Acid 550 mg Kapseln (Formula)	550	0,07
Panthenol 100 mg Jenapharm Tabletten	100	0,29
Pantothensäure 250mg (Orthica)	250	0,09
Pantothensäure B_5 (Vitamine & mehr)	200	0,10

Vitamin B_6 (Pyridoxin)

Bedarf (therapeutische Dosis): 1,5-2 mg (10-200 mg) täglich

Vorkommen
Vollkorngetreide, Obst, Gemüse, Fisch, besonders Sardine, Fleisch

Eigenschaften
Pyridoxin ist u.a. am Aminosäurenstoffwechsel, am Stoffwechsel des zentralen Nervensystems und bei der Synthese von Lezithin beteiligt. Darüber hinaus sind die Synthese von Eiweiß sowie die Zellteilung ohne Pyridoxin nicht möglich.

Anwendung
- Gynäkologische Erkrankungen (z.B. Schwangerschaftserbrechen, Menstruationsbeschwerden)
- Lernstörungen, Konzentrationsschwäche, Überaktivität (zusammen mit Glutamin)
- Depressionen, Schlafstörungen, Alpträume oder fehlende Traumerinnerung
- Reisekrankheit
- Nervenkrankheiten (z.B. Epilepsie, Nervenentzündungen)
- Karpaltunnelsyndrom (vor einer Operation sollten versuchsweise 3 Monate lang 50-300 mg täglich eingenommen werden)

- Homozysteinämie: Zusammen mit Folsäure und Vitamin B_{12} werden erhöhte Homozysteinwerte und somit das Arterioskleroserisiko gesenkt.
- Bei Oxalatsteinbildung in der Niere zur Rezidivvermeidung (Verringerung der Oxalsäureausscheidung in den Nieren)
- Infektabwehr

Gegenanzeigen und Nebenwirkungen

> **Achtung**
>
> Während Schwangerschaft und Stillzeit sollten nicht mehr als 25 mg eingenommen werden!

Handelspräparate

Vitamin B_6 (Pyridoxin)	Dosis/Einheit in mg	Preis/100 mg in DM
B_6-50 Tabletten (Orthica)	50	0,36
B_6-100 Kapseln (Orthica)	100	0,23
B_6-100 mg (Vitamine & mehr)	100	0,16
B_6-200 mg (Vitamine & mehr)	200	0,19
B_6-Vicotrat® Tabletten	40	0,39
B_6-Vicotrat® forte Dragees	300	0,27
Bonasit® Tabletten	100	0,34
Vitamin B_6-Hevert® Tabletten	100	0,13
Vitamin B_6-ratiopharm Lacktabletten	40	0,35
Vitamin B_6 20 mg Jenapharm	20	0,45
Vitamin B_6 250mg Kapseln (Formula)	250	0,18

Vitamin B_9 (Folsäure)

Bedarf (therapeutische Dosis): 0,16-0,2 mg (0,4-5 mg) täglich

Vorkommen

Hefe, Gemüse, besonders Spinat, Brokkoli, Endivien, Hülsenfrüchte, besonders Sojabohnen, Vollkornprodukte, Eier, Leber

Eigenschaften

Folsäure ist an der Bildung von DNS-Bestandteilen (DNS = Erbsubstanz) beteiligt. Sie ist daher für alle Wachstumsprozesse, bei denen Zellteilungen (mit Vermehrung der DNS) stattfinden, bedeutsam.

Anwendung

- Bestimmte Formen der Blutarmut (Megaloblastische Anämie)
- Erniedrigte Zahlen von weißen Blutkörperchen und Blutplättchen (Leukozytopenie, Thrombozytopenie)
- Bei und einige Zeit nach Antibiotikaeinnahme (Antibiotika zerstören folsäurebildende Darmbakterien)
- Schwangerschaft: Besonders in den ersten Schwangerschaftswochen, besser noch vor der (geplanten) Schwangerschaft, vermag Folsäure das Risiko bestimmter Mißbildungen zu reduzieren. Die Abortrate ist unter Folsäure ebenfalls deutlich niedriger.
- Einnahme der „Pille" (erhöhter Bedarf an Folsäure)

- Unfruchtbarkeit der Frau (besonders nach langjähriger Einnahme der „Pille")
- Dysplasie des Gebärmutterhalses (Vorstufe für Gebärmutterkrebs)
- Gicht: 3mal 5 mg Folsäure + 3mal 1 g Vitamin C soll die Ablagerung von Harnsäurekristallen in den Gelenken mindern. Bei normalisierter bis niedriger Harnsäure können die Vitamine wieder weggelassen werden.
- Homozysteinämie: Zusammen mit Vitamin B_6 und B_{12} werden erhöhte Homozysteinwerte und somit das Arterioskleroserisiko gesenkt.
- Stärkung des Immunsystems durch Förderung der Zellteilung der Abwehrzellen.

Gegenanzeigen

Megaloblastenanämie infolge eines Vitamin B_{12}-Mangels.

Handelspräparate

Folsäure	Dosis/Einheit in mg	Preis/mg in DM
Folarell® Tabletten	5	0,11
Folgamma® Tabletten	1,5	0,26
Folic Acid (Vitamine & mehr)	0,4	0,16
Folic Acid 400mcg Tabletten (Formula)	0,4	0,28
Folic Acid 800mcg Tabletten (Formula)	0,8	0,24
Folsan® Tabletten	5	0,10
Folsäure 800 (Orthica)	0,8	0,17
Folsäure-Biosyn® Tabletten	5	0,12
Folsäure-Hevert® Tabletten	5	0,09
Innovafolat® Tabletten	5	0,07
Lafol® Kapseln	0,4	0,72

Vitamin B_{12} (Cobalamin)

Bedarf (therapeutische Dosis): 2 μg (10-1000 μg) täglich (1 mg = 1000 μg)

Eigenschaften

Vitamin B_{12} ist an der Bildung von DNS-Bestandteilen (DNS = Erbsubstanz) beteiligt. Es ist daher bei allen Wachstumsprozessen, die mit Zellteilung einhergehen, bedeutsam. Außerdem ist Vitamin B_{12} für ein gut funktionierendes Nervensystem verantwortlich.

In der Leber kann eine Menge gespeichert werden, die den Bedarf für mehrere Monate bis Jahre deckt. Mangelerscheinungen entstehen daher nur sehr langsam.

Damit Vitamin B_{12} aus der Nahrung aufgenommen wird, bedarf es eines sog. Intrinsic-Faktors („Transportfaktor"), der im Magen gebildet wird. Bei bestimmten Magenerkrankungen (z.B. Magenentfernung, chronisch atrophische Magenschleimhautentzündung) muß Vitamin B_{12} daher in regelmäßigen Abständen injiziert werden.

Anwendung

- Bestimmte Form der Blutarmut (Perniziöse Anämie)
- Diabetes mellitus
- Homozysteinämie: Zusammen mit Vitamin B_6 und Folsäure werden erhöhte Homozysteinwerte und somit das Arterioskleroserisiko gesenkt.
- Nervenkrankheiten

Vorkommen

Vitamin B_{12} kommt nur in tierischen Produkten (Fleisch, besonders Innereien, Fisch, Eier und Milchprodukte) und Mikroorganismen vor. Bei Vegetariern, die sich ovo-lakto-vegetabil (mit Ei und Milchprodukten) ernähren, besteht daher keine Gefahr eines Mangels. Strenge Vegetarier (Veganer) können möglicherweise einen Mangel entwickeln. Die Möglichkeit der ausreichenden Vitamin-B_{12}-Synthese im Darm durch Mikroorganismen wird diskutiert, ist aber nicht bewiesen.

Handelspräparate

Vitamin B_{12}	Dosis/Einheit in µg	Preis/100 µg in DM
B_{12}-Ehrl Tropfen	1 ml = 30	1,71
B_{12}-Ehrl forte Tropfen	1 ml = 60	1,15
B_{12}-Vicotrat® Tabletten	5	3,96
B_{12}-Vicotrat® forte Tabletten	10	2,90
B_{12}-Vicotrat® 100 Tabletten	100	0,35
Cytobion® 300 Dragees	300	0,11
Vitamin B_{12} „Phytopharma" Kindertropfen	1 ml = 50	0,91
Vitamin B_{12}-ratiopharm® Lacktabletten	10	1,98
Vitamin B_{12} 100 mcg Kapseln (Formula)	100	0,19
Vitamin B_{12} 500 mcg Kapseln (Formula)	500	0,08

Vitamin-B-Kombinationen

Kombinationspräparate können bei diesen Erkrankungen sinnvoll sein:

- Schwangerschaft, Schwangerschaftserbrechen
- Nervenerkrankungen: Neuralgien (Nervenschmerzen), Neuritiden (Nervenentzündungen), Gürtelrose
- Wirbelsäulenerkrankungen: Ischias, Bandenscheibensyndrom, Schulter-Arm-Syndrom
- Blutarmut, die durch Vitamin-B-Mangel bedingt ist
- Leberschäden
- Bei oder nach Antibiotikabehandlung

Vitamin-B-Kombinationen (weitere Bestandteile sind in Klammern angegeben)	B_1(mg)	B_6(mg)	B_{12}(µg)	Preis/Einheit in DM
Bevit forte Dragees	100	100	–	0,28
B-Komplex-Vicotrat® Dragees + C (+B_2, Nicotinamid, Pantothenat, Folsäure, Biotin, C)	6	7	–	0,35
BVK Roche® plus C Kapseln (+B_2, Nicotinamid, Pantothenat, Biotin, C)	2	1	–	0,22
Dreisavit® N Filmtabletten (+Vitamin C, B_2, Folsäure, Biotin, Nicotinamid, Pantothenat)	8	10	–	0,38

Vitamin-B-Kombinationen (weitere Bestandteile sind in Klammern angegeben)	B_1(mg)	B_6(mg)	B_{12}(µg)	Preis/Einheit in DM
Neuro-Lichtenstein N Dragees	100	100	–	0,21
Polybion® N Tropfen (+B_2, Nicotinamid, Dexpanthenol, Biotin)	2,5	1	–	0,45/20 Tr.
Vitamin-B-Komplex Lichtenstein Dragees (+B_2, Nicotinamid, Pantothenat, Folsäure)	5	2	–	0,18
Vitamin-B-Komplex forte Dragees (+B_2, Nicotinamid, Pantothenat, Folsäure)	16	8	–	0,21
Neuro-AS N Dragees	100	100	–	0,31
Neuro-ratiopharm® Filmtabletten	200	50	1000	0,25
Vitamin-B-Komplex forte-ratiopharm® Dragees (+B_2, Nicotinamid, Pantothenat, Biotin)	15	10	10	0,25
Formula-B-Complex „50" Kapseln (Formula) (+B_2, Nicotinamid, Folsäure, Pantothenat, PABA, Cholin, Inosit, Biotin)	100	100	100	0,40

Vitamin B_{15} (Pangamsäure)

Bedarf (therapeutische Dosis): 5 mg (5-240 mg) täglich

Vorkommen
Hefe, Obst, Samen, Gemüse, Leber

Eigenschaften: Pangamsäure steigert die Sauerstoffausnutzung in den Zellen. Darüber hinaus wirkt sie gefäßerweiternd und verbessert dadurch die Sauerstoffversorgung von Herz, Gehirn und anderen Geweben.

Anwendung

- Koronare Herzkrankheit (als Zusatztherapie)
- Migräne (nicht im Anfall, sondern als Anfallsvorbeugung)
- Arterielle Durchblutungsstörungen der Beine (als Zusatztherapie)
- Vergeßlichkeit, Schwindel, Müdigkeit, Wetterfühligkeit, Leistungsschwäche
- Ohrensausen (versuchsweise zusammen mit anderen Maßnahmen wie Ginkgopräparaten).

Handelspräparate

Vitamin B_{15} (Pangamsäure)	Dosis/Einheit in mg	Preis/100 mg in DM
B-15 50 mg (Vitamine & mehr)	50	0,56
Oyo® Dragees	40	1,07

Vitamin C (Ascorbinsäure)

Bedarf (therapeutische Dosis): 75 mg täglich (50-10.000 mg (= 10 g), im Einzelfall werden auch die 10 g noch deutlich überschritten. Die Grenze ist hierbei die Dosis, bei der dünne Stühle auftreten). Bei längerer Anwendung von „Megadosen" im Grammbereich sollte die Vitamin-C-Gabe nicht abrupt abgesetzt, sondern ausgeschlichen werden, damit es nach der langen hohen Versorgung und der Gewöhnung des Körpers daran zu keiner anschließenden Unterversorgung kommt.

Vorkommen
Obst, besonders Zitrusfrüchte, Johannisbeeren, Kiwi, Acerola, Sanddorn, Hagebutten, Gemüse, besonders Paprika, Brokkoli, alle Kohlsorten, Kräuter, besonders Petersilie, Kartoffeln, Innereien

Eigenschaften
Vitamin C ist ein starkes Antioxidans und schützt daher Zellbestandteile vor Oxidationsprozessen. Es hat eine Schlüsselstellung bei der Kollagensynthese und ist daher wichtig beim Aufbau und Erhalt von Haut, Bindegewebe, Knochen und Zähnen. Es schützt andere Vitamine (z.B. Vitamin E) vor Oxidation und hilft daher, diese einzusparen. Vitamin C verbessert die Eisenaufnahme im Darm und fördert damit indirekt die Blutbildung. Es verhindert die Bildung von krebserzeugenden Nitrosaminen im Magen-Darm-Trakt. Auch fördert es bestimmte Stoffwechselaktivitäten (z.B. Bildung von körpereigenem Cortison) und stärkt das Immunsystem gegenüber viralen und bakteriellen Infekten, indem die Produktion von Antikörpern und Interferon sowie die Funktion der Lymphozyten gefördert wird.

Anwendung

- Vitamin-C-Mangel (Skorbut)

- Bei verzögerter Wundheilung nach Verletzungen oder Operationen (hohe Dosen: bis 25 g und mehr täglich)

- Infektabwehr: Alle bakteriellen und viralen Infekte. Wichtig: früh und hoch genug mit der Behandlung beginnen (bei Beginn 1 g jede Stunde, später mindestens 3mal 1 g täglich).

- Vergiftungen: Bestimmte Giftstoffe (z.B. Schwermetalle, manche Pharmaka, Nikotin) werden unter Vitamin-C-Gaben besser gebunden und ausgeschieden.

- Krebsvorbeugung und -therapie: Krebsvorbeugung durch antioxidativen Zellschutz (täglich Gaben im Grammbereich), Krebstherapie mit extrem hohen Dosen (je nach Veträglichkeit im 10-Grammbereich und darüber hinaus)

- Bei Arthrose im Anfangsstadium wegen Förderung der Kollagenbildung positive Beeinflussung möglich

- Rheumatoide Arthritis: Als Oxidationsschutz wegen des hohen Anfalls oxidativer Substanzen bei chronisch entzündlichem Geschehen

- Arteriosklerose, koronare Herzkrankheit: Vitamin C schützt die Gefäßwände vor dem Angriff oxidativer Substanzen, die Ablagerung von Cholesterin an den Gefäßwänden soll behindert werden.

- Fettstoffwechselstörungen: In hoher Dosierung (Grammbereich) bewirkt Vitamin C möglicherweise eine leichte Senkung von Cholesterin (und Triglyzeriden).

- Allergien: Vitamin C fördert den Abbau von Histamin, welches bei der Allergiereaktion entscheidende Bedeutung hat (bei beginnender akuter Allergie hochdosiert einnehmen, mindestens 5 g Vitamin C oder besser noch Kalziumascorbat).

Gegenanzeigen und Nebenwirkungen
Nach der Einnahme von Brausetabletten oder Pulver sollte der Mund gut ausgespült werden, da Vitamin C den Zahnschmelz angreifen kann.

Handelspräparate		
Vitamin C	**Dosis/Einheit in mg**	**Preis/g in DM**
Ascorvit® 200/500 Dragees	200/500	0,93/0,57
Cebion® C50/C200/C500 Tabletten	50/200/500	1,82/1,50/1,26
Cebion® Brausetabletten	1000	0,32
Cetebe® Kapseln	500	0,73
Hermes Cevitt® Vitamin C Brausetabletten	1000	0,25
Vitamin C500/C1000 Tabletten Wörwag	500/1000	0,74/0,47
Vitamin C Phythopharma® /forte	200/500	1,09/0,83
Ascorbinsäure (lose, Apotheke)	1 TL = ca. 5,5 g	ca. 0,06

Vitamin D (Vitamin D_3 = Cholecalciferol)

Bedarf (therapeutische Dosis): 200-400 I.E. (400-1000 I.E.) täglich

Vorkommen

Milch, Eier, Butter, besonders reich ist Leber, hier besonders Fischleber und Fischlebertrane, allerdings sind diese häufig stark mit Pestiziden und Schwermetallen belastet, Fisch, besonders Hering, Lachs, Aal

Eigenschaften

Vitamin D_3 wird unter Sonnenlichtbestrahlung der Haut aus Vorstufen gebildet. Bei ungenügender Sonnenbestrahlung und bei gleichzeitiger unzureichender Zufuhr über die Nahrung kommt es zu einem Mangel. Vitamin D_3 fördert die Aufnahme von Kalzium und Phosphor aus der Nahrung und ist daher für gesunde Knochen und Zähne wichtig.

Anwendung

- Rachitisvorbeugung bei Säuglingen und Kleinkindern. Bei älteren Kindern, Jugendlichen und Erwachsenen nur bei ungenügender Sonnenbestrahlung notwendig, außerdem während der Schwangerschaft empfehlenswert.
- Rheumatoide Arthritis und Arthrose: 500 I.E. + mehrere Gramm Vitamin C + Kalzium
- Schuppenflechte (Psoriasis): Versuchsweise über einige Monate als äußere Behandlung (Vitamin D-Creme)
- Brustkrebs: Vitamin D schützt möglicherweise vor einem Rezidiv.
- Darmkrebs: Gute Vitamin-D-Zufuhr wirkt vorbeugend.

Gegenanzeigen und Nebenwirkungen

Vitamin D darf nicht bei Hyperkalzämie (zuviel Kalzium im Blut) gegeben werden! Vorsicht ist bei Nierensteinen in der Vorgeschichte und bei Morbus Boeck geboten (Vitamin D nur nach Rücksprache mit dem Arzt)! Werden bestimmte Entwässerungsmittel eingenommen (Thiazide), sollte Vitamin D nur nach Rücksprache mit dem Arzt verabreicht werden. In der Schwangerschaft sollten max. 200 I.E. eingenommen werden. Bei hohen Dosen über längere Zeit sind Überdosierungen möglich. Symptome einer Überdosierung sind: Schwäche, Müdigkeit, Kopfschmerz, Übelkeit, Erbrechen, Durchfall, Nierenstörungen, Verwirrtheit.

Handelspräparate		
Vitamin D	**Dosis/Einheit in I.E.**	**Preis/1000 I.E. in DM**
Dekristol® 400 Tabletten	400	0,26
D-Mulsin® Emulsion	1 ml = 6000	0,04*
D-Tracetten® Tabletten	10.000	0,02*
Ospur® D_3 Tabletten	1000	0,15*
Vigantol® Oel	1 ml = 20.000	0.02*
Vigantol® 10.000 Tabletten	10.000	0,02*
Vigantoletten® 500/ 1000 Tabletten	500/ 1000	0,24/ 0,15
Vigorsan® 500/ 1000 Tabletten	500/ 1000	0,24/ 0,15
Vitamin D_3-Hevert® Tabletten	1000	0,10

* Rezeptpflichtig!

Vitamin E (Tocopherol)

Bedarf (therapeutische Dosis): 8-12 I.E. (100-1200 I.E.) täglich
Umrechnung: 1 I.E. (D-Alpha-Tocopherol) = 0,7 mg, 1 mg = 1,4 I.E.

Vorkommen

Vitamin E kommt nur in Pflanzen und Mikroorganismen vor: Pflanzliche Öle, besonders Weizenkeimöl, Sonnenblumenöl, Walnußöl, Getreidekeime, Nüsse und Samen, die meisten Gemüse, besonders Schwarzwurzel, Fenchel, Paprika, Sojabohnen und einige Obstsorten.

Eigenschaften

Es gibt verschiedene Tocopherole, die zusammen als Vitamin E bezeichnet werden und durch I.E. miteinander vergleichbar sind. Vitamin E ist ein starkes Antioxidans und schützt körpereigene Strukturen vor Angriffen oxidativer Substanzen – insbesondere ungesättigte Fettsäuren, Vitamine, Hormone, Enzyme und Zellmembranen. Es hemmt das Zusammenklumpen der Blutplättchen und wirkt so der Gerinnselbildung entgegen. Zusammen mit Selen stimuliert es die Antikörperbildung. Zusammen mit Vitamin C verhindert es die Bildung von krebserregenden Nitrosaminen im Magen-Darm-Trakt.

Anwendung

- Vorbeugung von Arteriosklerose, Koronarer Herzkrankheit: Durch den antioxidativen Effekt werden die Gefäßwände in gewissem Maße vor Ablagerungen geschützt.
- Krebs: Niedrige Vitamin-E-Spiegel erhöhen das Risiko der Entstehung von Krebs. Zur Vorbeugung und zur unterstützenden Therapie bei Krebs ist Vitamin E inzwischen weitgehend etabliert.
- Arthrose mit aktiven Entzündungszeichen und Arthritis: Oxidative Substanzen, die bei den Entzündungsprozessen entstehen und die Gelenke schädigen können, werden abgefangen.
- Stärkung des Immunsystems durch erhöhte Antikörperproduktion (zusammen mit Selen)
- Menstruationsbeschwerden
- Beschwerden der Wechseljahre
- Diabetes mellitus: Vitamin E (200-800 I.E. täglich) soll den Insulinbedarf senken.
- Unterstützend zur Schwermetallentgiftung (hauptsächlich Blei und Quecksilber)
- Vermeidung von Keloidbildung: Die Entstehung unschöner Wulstnarben soll durch das Auftragen von Vitamin E verhindert werden.

Handelspräparate		
Vitamin E	**Dosis/Einheit in I.E.**	**Preis/100 I.E. in DM**
Embial® 600 Kapseln	600	0,14
E-Mulsin® forte Emulsion	1 ml = 36	0,63
E-Mulsin® fortissimum Emulsion	1 ml = 150	0,24
Ephynal® Kaudragees	100	0,20
Eusovit® 300 Kapseln	300	0,12
E-Vitamin-ratiopharm® 400 Kapseln	400	0,12
Kneipp® Vitamin E Kapseln	200	0,16
Natürliches Vitamin E Softgels (Vitamine & mehr)	400	0,05
Optovit® /forte/fortissimum	100/200/500	0,39/0,15/0,09
Pexan® E 600 Kapseln	816	0,12
Sanavitan S Kapseln	544	0,08
Togasan® Kapseln	544	0,07
Vitagutt® Vitamin E 1000 Kapseln	1360	0,08
Vitamin E forte Kapseln (ascopharm)	400	0,08
Vitamin-E-300-Kapseln (Twardy)	300	0,14

Vitamin H (Biotin)

Bedarf (therapeutische Dosis): 30-100 μg (300-5000 μg) täglich (1 mg = 1000 μg)

Vorkommen
Hülsenfrüchte, besonders Sojabohnen, Gemüse, Pilze, Innereien (der häufige Verzehr von rohen Eiern kann zu Biotinmangel führen)

Eigenschaften
Biotin ist an der Energiegewinnung der Zelle beteiligt und bei der Verstoffwechselung von Aminosäuren bedeutsam.

Anwendungen
- Störungen an der Bildung von Haut, Haaren und Nägeln können mit Biotin behandelt werden.

Handelspräparate		
Biotin	**Dosis/Einheit in mg**	**Preis/mg in DM**
BIO-H-TIN® Tabletten	2,5	0,38
BIO-H-TIN® 5 mg Tabletten	5	0,20
Deacura® Dragees	2,5	0,27
Gabunat Kapseln	5	0,15
medobiotin Tabletten	2,5	0,24
Rombellin Tabletten	2,5	0,24

Vitamin K (Phyllochinon)

Vorkommen
Reichlich in grünen Gemüsen, vor allem Kohlsorten (z.B. Brokkoli, Spinat, Sauerkraut) und Sojabohnen. Deswegen wird Patienten, die gerinnungshemmende Medikamente einnehmen, oft vom Genuß dieser Gemüse abgeraten, da diese Medikamente und Vitamin K Gegenspieler sind. Diese Empfehlung ist jedoch falsch! Richtig ist vielmehr, daß nach reichlichem Genuß dieser Gemüse die Dosis des Gerinnungshemmers angepaßt werden muß. Bei gleichbleibend hohem Genuß – entscheidend ist der Durchschnitt mehrerer Tage – bleibt auch die Medikamentendosis gleich. Ausschlaggebend ist das stabile Gleichgewicht zwischen Vitamin K und Gerinnungshemmern!

Eigenschaften
Vitamin K ist notwendig zur Bildung von Gerinnungsfaktoren. Es wird vorbeugend bei Schwangeren vor der Entbindung und bei Neugeborenen gegeben, um Gerinnungsstörungen zu vermeiden, sowie bei Patienten, deren Blutgerinnung künstlich mit Phenprocoumon (z.B. Marcumar®, Coumadin®, Phenpro-ratiopharm®) gehemmt wurde, wenn man die Gerinnung wieder verbessern möchte. Ein günstiger Effekt bei Osteoporose wird diskutiert.

Lezithin

Bedarf (therapeutische Dosis): 1-3 g (5-10 g) täglich

Vorkommen
Reichlich in Hefe, Leber, Soja

Eigenschaften
Lezithin ist kein Vitamin im engeren Sinne. Es enthält die vitaminähnlichen Substanzen Cholin und Inositol. Cholin ist Bestandteil des Azetylcholins, einem wichtigen Botenstoff bei der Übermittlung von Nervenimpulsen. Inositol ist Bestandteil von Zellmembranen. Lezithin ist Bestandteil eines Enzyms, welches beim Cholesterinabbau wichtig ist.

Anwendungen
- Fettstoffwechselstörungen
- Arteriosklerose
- Fettleber

Handelspräparate

Lezithin	Menge/Einheit in g	Preis/g in DM
asco-Lecithin Granulat (ascopharm)	-	0,06
Lecithin Kapseln (ascopharm)	0,5	0,24
Lecithin 1200mg Kapseln (Orthica)	1,2	0,21
Lecithin Softgels 1360 (Formula)	1,36	0,18
Lecithin Granulat Allpharm	-	0,07
Lecithin Pulver (Hans Bischoff GmbH)	-	0,07
Lecithin „95" Granules (Formula)	-	0,09
PHD Lecithin Granulat	-	0,08

Multivitaminpräparate

Hier sind nur die Handelspräparate und deren Inhaltsstoffe ohne Mengenangabe berücksichtigt:

Wegen unterschiedlicher Zusammensetzungen und unterschiedlicher Dosierungen sind Preisvergleiche hier kaum möglich. Daneben gibt es noch zahlreiche Multivitaminpräparate mit Mineralstoffen und/oder anderen Substanzen.

Multivitaminpräparate	Inhaltsstoffe
A+D+E-Vicotrat® Kapseln	Vitamin A, D, E
Multibionta® Kapseln	Vitamin A, B_1, B_2, Biotin, Nicotinamid, Dexpanthenol, Vitamin B_6, B_{12}, C, E, D, Folsäure
Multibionta® Lösung	Vitamin A, B_1, B_2, Nicotinamid, Dexpanthenol, Vitamin B_6, C, D, E
Multibionta® forte Kapseln	Vitamin A, B_1, B_2, Biotin, Nicotinamid, Dexpanthenol, Vitamin B_6, B_{12}, C, E, Rutosid
Multimulsin Tropfen	Vitamin A, B_1, B_2, B_6, B_{12}, E, Cholin, Nicotinamid, Vitamin D, Pantothenat
Multivitamin-Dragees-Pascoe®	Vitamin A, B_1, B_6, B_{12}, Folsäure, Vitamin C, E
Multivitamin-Hevert Dragees	Vitamin A, D, B_1, B_2, B_6, Pantothenat, Nicotinamid, Folsäure, Vitamin B_{12}
Multivitamin „Lappe"® Dragees/Saft	Vitamin A, B_1, B_2, Dexpanthenol, Nicotinamid, Vitamin B_6, Folsäure, Vitamin B_{12}, C, D, E, Rutosid
Polydurat® N Kapseln	Vitamin A, D, E, B_1, B_2, B_6, B_{12}, Pantothenat, Folsäure, Nicotinamid, Vitamin C
Poly-Mulsin® Lutschdragees	Vitamin A, D, C, E, B_1, B_2, B_6, B_{12}, Nicotinamid, Folsäure, Pantothenat
Pregnavit® F Brausetabletten	Vitamin A, D, E, B_1, B_6, C, Folsäure, Nicotinamid, Pantothenat
Provitamin A+D+E Kapseln	Karotin, Vitamin A, D, E
9 Vitaminekomplex-ratiopharm® Kapseln	Vitamin A, B_1, B_2, B_6, B_{12}, C, E, Nicotinamid, Dexpanthenol
xam® Brausetabletten/Kapseln	Vitamin A, B_1, B_2, B_6, B_{12}, C, D, E, Pantothenat, Nicotinamid
Vitamins Only Kapseln (Formula)	Vitamin A, B_1, B_2, B_6, B_{12}, C, D, E, Niacin, Pantothenat, Biotin, Folsäure, PABA, Cholin, Inosit

Mineralstoffe

Mineralstoffe kommen in unserem Körper mit Anteilen von 25 bis 1000 g vor. Die Minerale **Chlor** und **Schwefel** sind hier nicht berücksichtigt, da deren Zufuhr mit der Nahrung in der Regel ausreichend ist und keine Effekte bei der Behandlung von Krankheiten durch zusätzliche Gaben bekannt sind.

Natrium

Bedarf: 0,5 g täglich

1 Gramm Kochsalz enthält ca. 0,4 g Natrium. Eine kochsalzarme Diät enthält ca. 5 g, die bundesdeutsche Durchschnittsernährung weit über 10 g Kochsalz. Der

Bedarf wird also mit der Ernährung üblicherweise mehr als gedeckt. Es existiert keine therapeutische Dosis, da Natrium nicht als Heilmittel angewandt wird. Lediglich bei großen Schweiß- und damit auch Natriumverlusten (z.B. bei großen Ausdauerbelastungen) können zusätzliche Salzgaben sinnvoll sein. Bei der Entstehung des Bluthochdrucks wird dem Natrium in Verbindung mit dem Chlor (also im Kochsalz) eine fördernde Wirkung zugesprochen. Nicht alle Bluthochdruckkranken sind allerdings „salzsensitiv", d.h. sie reagieren auf erhöhte Salzzufuhr mit erhöhtem Blutdruck.

Vorkommen
Kochsalz und alle damit hergestellten Nahrungsmittel wie Wurst- und Fleischwaren, Käse, Salzhering, Knabbereien (z.B. gesalzene Erdnüsse, Kartoffelchips), Brot

Für eine **natriumarme Kost** sind geeignet: Alle Gemüse- und Obstsorten, Pilze, Getreide und daraus hergestellte Produkte – wenn dabei nicht gesalzen wird –, Teigwaren, Hülsenfrüchte, Samen und Nüsse, Butter (ungesalzen), pflanzliche Öle und Fette

Phosphor

Bedarf: 800 mg täglich
Der Bedarf wird mit der Ernährung üblicherweise mehr als gedeckt. Es existiert keine therapeutische Dosis, da Phosphor nicht als Heilmittel angewandt wird. Bei langanhaltendem Mangel kann es zu Muskelschwäche und Knochenschädigungen kommen. Hoher Konsum von Phosphor behindert die Aufnahme von Kalzium und kann somit Störungen im Kalziumstoffwechsel und daher auch im Knochenaufbau bedingen. Ein Zusammenhang zwischen hoher Phosphoraufnahme und Überaktivität wird diskutiert.

Vorkommen
Schmelzkäse, alle Fleisch- und Wurstwaren, Fische, Getreide, Getreideprodukte, Hülsenfrüchte, Cola-Getränke und Limonaden

Kalzium

Bedarf (therapeutische Dosis): 800-1200 mg (1000-1500 mg) täglich

Vorkommen
Milchprodukte, Nüsse, Gemüse, Vollkornprodukte, kalziumreiche Mineralwässer (über 200 mg/l)

Die **Kalziumaufnahme** wird **verbessert** durch
- Vitamin D
- Milchzucker
- Säuren (Zitronensäure, Ascorbinsäure)

Die **Kalziumaufnahme** wird **verschlechtert** durch
- Oxalat (S. 662)
- Phosphor (s.o.)

Eigenschaften
99% des Kalziums im Körper sind im Skelettsystem gebunden. Bei Mangelzuständen kann dieses Kalzium mobilisiert werden. Es stabilisiert die Zellmembranen, ist an der Reizübertragung der Nerven- und Muskelzellen beteiligt, aktiviert die Blutgerinnung und beeinflußt zahlreiche Enzyme. Entgegen früherer Ansichten führt eine reichliche Zufuhr von Kalzium nicht zu einer „Verkalkung" der Gefäße. Diese Kalkanlagerung ist vielmehr der Endpunkt eines Krankheitsprozesses, der nichts mit dem Kalziumspiegel oder der -zufuhr zu tun hat (→ *Arterienverkalkung*, S. 270).

Anwendung
- Osteoporose
- Wachstum, Schwangerschaft, Stillperiode, übermäßige Eiweißzufuhr: Hier ist der Kalziumbedarf erhöht,

insbesondere wenn phosphathaltige Lebensmittel (z.B. Wurst, Cola, viele Fertiggerichte) in großem Umfang verzehrt werden.

- Allergien: Kalzium stabilisiert die Mastzellen (Speicherzellen für Histamin) und behindert so die Freisetzung des für allergische Reaktionen wichtigen Histamins (hohe Dosen erforderlich, 1000-1500 mg täglich, die Wirkung üblicher antiallergischer Mittel wird durch Kalzium verstärkt).
- Muskelkrämpfe
- Schlaflosigkeit, Konzentrationsmangel, Nervosität: Diese Störungen können Folge eines Kalziummangels sein, daher versuchsweise Kalzium einnehmen.
- Rheumatische Erkrankungen: Zusammen mit 500 I.E. Vitamin D und mehreren Gramm Vitamin C.
- Darmkrebs: Eine hohe Kalziumzufuhr wirkt durch Bindung der kokarzinogenen Gallensäuren vorbeugend.

Gegenanzeigen und Nebenwirkungen

Hyperkalzämie (zuviel Kalzium im Blut), bei eingeschränkter Nierenfunktion dürfen keine hohen Dosen über längere Zeit ohne ärztliche Kontrolle eingenommen werden. Hohe Dosen können außerdem zu Verstopfung führen. Bei Einnahme von Digitalispräparaten wird deren Wirkung (und deren Nebenwirkungen) durch Kalzium gesteigert, die Wirkung von Kalziumantagonisten wird jedoch abgeschwächt (wenn Sie Herz- oder Blutdruckmedikamente nehmen, schauen Sie vor einer Kalziumeinnahme in den Beipackzettel und fragen Ihren Arzt oder Apotheker).

Handelspräparate

Kalzium	Dosis/Einheit in mg	Preis/g in DM
Biolectra® Calcium 500 forte Brausetabletten	500	0,96
Calcedon® 500/1000 Brausetabletten	500/1000	1,00/0,80
Calcimagon® 500 Kautabletten	500	0,80
Calcium Dago®-Steiner Granulat	160mg/3g (1/2 TL)	1,29
Calcium dura Filmtabletten	600	0,50
Calcium Hexal 500/1000 Brausetabletten	500/1000	0,80/0,73
Calcium-Sandoz® forte Brausetabletten	500	1,02
Calcium-Sandoz® fortissimum Brausetabletten	1000	0,91
Calcium Verla® 500/1000 Brausetabletten	500/1000	1,00/0,89
Löscalcon 500/1000	500/1000	1,02/0,91
Ospur® Ca 500/1000 Brausetabletten	500/1000	1,02/0,91
Vivural® 500/1000 Brausetabletten	500/1000	0,82/0,73
Kalziumzitrat (lose, Apotheke)	1 gehäufter TL = ca. 735	0,75 (bei 250 g)

Kalium

Bedarf (therapeutische Dosis): 3000-4000 mg (1000-8000 mg) täglich

Vorkommen

Gemüse, Obst, Nüsse, Pilze, Hülsenfrüchte, Vollkornprodukte

Eigenschaften

Über 90% des Kaliums im Körper befindet sich innerhalb der Zellen. Ein Kaliummangel kann daher schon vorliegen, wenn im Blut noch normale Werte gemessen werden. Ist das Kalium im Blut erniedrigt, liegt mit Sicherheit ein bedeutsamer Mangel vor. Bei Kaliummangel kann es zu Herzrhythmusstörungen bis zum lebensgefährlichen Kammerflimmern kommen.

Kalium reguliert den Wasser- und den Säure-Basen-Haushalt. Es ist wichtig bei der Erregungsleitung von Muskeln und Nerven, bei der Herstellung von Eiweiß und der Aktivität einiger Enzyme.

Anwendung

- Bei regelmäßiger Einnahme von Medikamenten, die die Kaliumausscheidung fördern (z.B. Entwässerungsmittel, Abführmittel, Cortisonpräparate) oder die den Körper für einen Kaliummangel empfindlicher machen (z.B. Digitalispräparate)
- Häufiges starkes Schwitzen (z.B. häufige Saunabesuche, Ausdauersport)
- Bluthochdruck: In der herkömmlichen Nahrung besteht oft ein Ungleichgewicht zwischen Natrium und Kalium mit einer Betonung des Natrium. Bei hierfür empfindlichen (sog. „salzsensitiven") Menschen kann dies zu Blutdruckerhöhungen führen. Durch Kochsalzbeschränkung und reichliche Zufuhr von Kalium kann der Blutdruck günstig beeinflußt werden.

Gegenanzeigen und Nebenwirkungen

Achtung

Nicht bei Hyperkaliämie (zuviel Kalium im Blut) oder eingeschränkter Nierenfunktion einnehmen! Die Einnahme von Kalium kann zu Übelkeit, Blähungen und Durchfällen führen. Die Gabe von retardierten Präparaten (verzögerte Wirkstoff-Freigabe) kann bei empfindlichen Menschen zu Magen-Darm-Schleimhautschäden und Blutungen führen.

Handelspräparate

Kalium	Dosis/Einheit in mg	Preis/g in DM
Kalinor®-Brausetabletten	1560	0,61
Kalinor®-retard P Kapseln	315	0,90
Kalitrans® Brausetabletten	985	0,61
Kalitrans® retard Kapseln	315	0,90
Kalium Apogepha® Tabletten	176	0,61
Kalium-Duriles® Retardtabletten	394	0,78
KCl-retard Zyma®	315	0,90
Rekawan®-Granulat	528	0,61
Rekawan®-Kapseln	315	0,61
Rekawan®-Filmtabletten	528	0,50
Kaliumzitrat (lose, Apotheke)	1 gehäufter TL = ca. 2000	0,31 (bei 250 g)

Magnesium

Bedarf (therapeutische Dosis): 280-350 mg (300-900 mg) täglich

Vorkommen

Grüne Gemüse, Vollkornprodukte, Nüsse, Hülsenfrüchte, besonders Sojabohnen, Kakao, magnesiumreiche Mineralwässer (mindestens 100 mg/l)

Eigenschaften

Ebenso wie Kalium befindet sich der überwiegende Teil des Magnesiums innerhalb der Zellen, mehr als die Hälfte ist im Knochen gebunden. Ein Magnesiummangel kann daher auch schon vorliegen, wenn der Blutspiegel noch normal ist. Bei niedrigem Magnesium im Blut liegt mit Sicherheit ein Magnesiummangel vor.

Circa 300 Enzyme sind in ihrer Funktion auf Magnesium angewiesen. Es spielt bei der Energiegewinnung und bei der Bildung der Erbsubstanz eine wichtige Rolle. Es hat einen großen Einfluß auf die Erregbarkeit von Nerven und Muskeln. Unter Magnesiummangel kann es daher leicht zu Muskelkrämpfen und Herzrhythmusstörungen kommen.

Anwendung

- Muskelkrämpfe: Die Mehrzahl der Muskelkrämpfe reagiert sehr gut auf Magnesiumgaben.
- Herzrhythmusstörungen: Magnesium wirkt hier – vor allem, wenn ein Mangel vorliegt, aber nicht nur dann – stabilisierend.
- Vegetative Dystonie: Magnesium wirkt hier beruhigend und ausgleichend.
- Bluthochdruck: Magnesium wirkt milde blutdrucksenkend.
- Schwangerschaft: Vorbeugend gegen Frühgeburt, Eklampsie, unter der Geburt bei zu starker, spastischer Wehentätigkeit
- Nierensteine: Vorbeugend bei Kalziumoxalatsteinen
- Alkohol: Hoher Alkoholkonsum fördert Magnesiumverluste über die Niere.
- Allergien: Leichte antiallergische Wirkung
- Thrombose: Vorbeugende Wirkung
- Erhöhtes Cholesterin: Gute Magnesiumzufuhr bewirkt möglicherweise eine leichte Senkung.

Gegenanzeigen und Nebenwirkungen

Achtung

Nicht – oder nur nach ärztlicher Rücksprache – bei eingeschränkter Nierenfunktion anwenden! Hohe Dosen können zu dünnen Stühlen führen. Die Dosis sollte dann reduziert oder über den Tag verteilt werden.

Handelspräparate

Magnesium	Dosis/Einheit in mg	Preis/100 mg in DM
Basti-Mag® Brausetabletten	122	0,29
Biomagnesin® Lutschtabletten	43	0,30
Chelated Magnesium Tabletten (Formula)	400	0,10
Lösnesium® Brausegranulat	365	0,21
Magium® Kautabletten	122	0,20
Magnsaspart®-10/-20 Pulver	243/486	0,20/0,19
magnerot A-120 Kautabletten	122	0,33
magnerot-100/300/500 Granulat	100/300/500	1,00/0,27/0,30
magnerot N Tabletten	49	0,23
Magnesiocard® Granulat	122	0,25
Magnesium 50 Apogepha®	50	0,26
Magnesium 100 Jenapharm	100	0,24
Magnesium-400 Tabletten (Orthica)	400	0,11
Magnesium-Diasporal® 150	151	0,19
Magnesium-Diasporal® N Lutschtabletten	99	0,26
Magnesium-Diasporal® N 300 Granulat	296	0,19
Magnesium-Optopan Kapseln	151	0,18
Magnesium-ratiopharm® Kautabletten	122	0,23

Handelspräparate		
Magnesium	**Dosis/Einheit in mg**	**Preis/100 mg in DM**
Magnesium Sandoz® Brausetabletten	122	0,52
Magnesium Tonil® N Kautabletten	67	0,37
Magnesium Verla® Kau-/Brausetabletten	122/122	0,25/0,29
Magnesium Verla® N Dragees/Konzentrat	40/122	0,30/0,25
Magnetrans® forte Kapseln	151	0,22
Magtrom® Kautabletten	122	0,21
metamagnesol® Kautabletten	122	0,25
Mg 5-Longoral® Kautabletten/Granulat	122/243	0,25/0,24
Mg-nor® Kautabletten	122	0,25
Nourymag® Kautabletten	122	0,25
Magnesiumzitrat (lose, Apotheke)	1 gehäufter TL = ca. 450	0,08 (bei 250 g)

Spurenelemente

Spurenelemente sind solche Elemente, die in unserem Körper in Spuren, d.h. vom Milligrammbereich bis maximal 5 g vorkommen. Bei Elementen wie **Germanium, Nickel** oder **Vanadium** wird diskutiert, ob es es sich bei ihnen auch um essentielle, d.h. lebenswichtige Spurenelemente handelt. Da dies aber noch nicht gesichert ist und auch kein täglicher Bedarf angegeben werden kann – geschweige denn eine therapeutische Dosierung bei bestimmten (eventuell noch zu ermittelnden) Krankheiten –, werden diese Elemente hier nicht aufgeführt. Dasselbe gilt für **Blei** und **Zinn**, bei denen ein Nutzen geringer Dosen möglicherweise ebenfalls gegeben ist. Selbst wenn sich dies bestätigen sollte, wird es vermutlich nicht zu einem Einsatz dieser Elemente als Nahrungsergänzung kommen, da wir mit ihnen in unserer Umwelt (z.B. Blei durch Autoverkehr, Industrie; Zinn durch Konservendosen) eher überbelastet sind.

Chrom

Bedarf (therapeutische Dosis): 50-200 µg (100-300 µg) täglich
Umrechnung: 1 mg = 1000 µg

Vorkommen

Bierhefe, Weizenkeime, Vollkornprodukte, Nüsse, Kartoffeln, Käse, Kakao, Schwarztee, Leber

Eigenschaften

Chrom wirkt als „Glukosetoleranzfaktor“, d.h. es erhöht die Wirksamkeit körpereigenen oder von außen zugeführten Insulins bei der Alterszuckerkrankheit und verbessert dadurch die Blutzuckereinstellung. Chrommangel beeinträchtigt auch den Fettstoffwechsel und führt möglicherweise zu erhöhten Cholesterinwerten.

Anwendung

- Zur Vorbeugung und Behandlung des Alterszuckers
- Erhöhte Cholesterinwerte (bei Chrommangel)

Handelspräparate	Dosis/Einheit in µg	Preis/100 µg in DM
Chelated Chromium Tabletten (Formula)	200	0,14
Chrom-GTF-Kapseln, TerraBion (Fa. BioPan)	100	0,50
Chromium Piccolinate 200 (Formula)	200	0,24
Chromium Picolinate (Vitamine & mehr)	200	0,14
Pico-Chrom 200mcg (Orthica)	200	0,14

Eisen

Bedarf (therapeutische Dosis): 10-18 mg (10-100 mg) täglich

Vorkommen
Gemüse, Hülsenfrüchte, besonders Sojabohnen, Vollkornprodukte, Bierhefe, Fleisch, Innereien

Eigenschaften
Der größte Teil des Eisens im Körper befindet sich im Blutfarbstoff der roten Blutkörperchen, wo es für den Sauerstofftransport verantwortlich ist. Der Rest findet sich in den Muskelzellen, einigen Enzymen und als Speichereisen hauptsächlich in der Leber. Katalase, ein wichtiges Enzym mit antioxidativen Eigenschaften, enthält Eisen. Auch im Immunsystem kommt dem Eisen eine wichtige Funktion zu.

Anwendung
Eisenmangelanämie durch:

- Gesteigerten Bedarf (z.B. Wachstum, Schwangerschaft, Stillperiode)
- Eisenverluste durch Blutungen (z.B. Verletzungen, Operationen, extreme Monatsblutungen bei der Frau)
- Ungenügende Aufnahme aus der Nahrung: Eisenarme Kost, viel Kaffee oder Tee, welches die Aufnahme von Eisen behindert. Vegetarier haben in der Regel – entgegen früheren Ansichten – keinen Eisenmangel (Ausnahme: Junge Vegetarierinnen mit starken Monatsblutungen).

Gegenanzeigen und Nebenwirkungen
Nicht bei Eisenspeicher- und -verwertungsstörungen einnehmen! Die Einnahme von Eisen kann zu Verstopfung und Magen-Darm-Beschwerden führen.

Aufgrund des niedrigen Energiegehaltes haben Gemüse außerordentlich hohe Nährstoffdichten (Nährstoffgehalt bezogen auf den Energiegehalt) an Eisen. Hohe Eisendichte haben außerdem Hülsenfrüchte, Getreide – besonders Weizenkeime, Hirse – sowie Innereien. Andere Fleischwaren (auch magere) haben aufgrund des hohen Fett- und damit Energiegehaltes geringe relative Nährstoffdichten an Eisen. Auch unter Berücksichtigung der verbesserten Aufnahme von Eisen aus Fleisch können Gemüse relativ mehr zu einer Eisenversorgung beitragen.

Die **Eisenaufnahme** aus der Nahrung wird **verbessert** durch:

- Fleisch
- Fisch
- Eiweiß
- Vitamin C

Die **Eisenaufnahme** wird **verschlechtert** durch

- Kaffee
- Tee
- Ovalbumin (in Eiern)
- Phytat (in frisch gemahlenem, nicht eingeweichtem Getreide)

Handelspräparate		
Eisen	**Dosis/Einheit in mg**	**Preis/100 mg in DM**
Chelated Iron Tabletten (Formula)	30	1,09
Dreisafer Filmtabletten	100 (+ Vitamin C)	0,37
Eisendragees-ratiopharm	50	0,42
Eryfer 100 Kapseln	100	0,50
Ferrlecit® 2 Dragees	95	0,51
Ferro 66 Tropfen	44/ ml	0,82
Ferrokapsul Kapseln	115	0,40
ferro sanol duodenal Kapseln	100	0,50
Ferrum Hausmann® Retardkapseln	100	0,50
Ferrum Hausmann® Sirup	50/5 ml	0,93
Ferrum Hausmann® Lösung	50/ml	0,87
Ferrum Verla®-80,5 Brausetabletten	81	0,50
Hämatopan® 50/100 Dragees	50/100	0,59/0,44
Hämoprotect® 50/100	50/100	0,57/0,45
Lösan® Fe	81	0,47
Lösferron Brausetabletten	80	0,54
Rulofer G Saft	25/5 ml	1,27
Vitaferro 100 Fe/ 50 Fe Kapseln	100/50	0,40/0,47

Fluor

Bedarf (therapeutische Dosis): 1 mg (1-100 mg) täglich

Vorkommen

In fast allen Nahrungsmitteln ausreichend vorhanden, besonders reich sind manche Leitungs- und Mineralwässer (wenn ca. 1mg/l enthalten ist), sowie Schwarztee, außerdem Fische, Gemüse, Getreide, Fleisch. Wird hiermit bereits eine gute Zufuhr erreicht – besonders wenn das Trinkwasser sehr fluorhaltig ist –, so verbietet sich die zusätzliche Gabe zur Vorbeugung des Karies ohnehin (bei der Behandlung der Osteoporose bewegt man sich in anderen, viel höheren Dosisbereichen).

Eigenschaften

Mehr als 95% des Fluorbestandes im Körper sind in den Knochen und Zähnen gebunden. Fluor härtet den Zahn und macht ihn widerstandsfähiger gegen Karies. Auch in der Behandlung der Osteoporose soll Fluor zur Festigkeit des Knochens und zur Vorbeugung gegen Brüche beitragen.

Anwendungen

- In der Zahnentwicklung als Vorbeugung gegen Karies (Dosis im mg-Bereich): Bei Kindern, die sich schlecht ernähren (z.B. viele Süßigkeiten, zuckerhaltige Lebensmittel, Limonaden) und eine schlechte Zahnhygiene befolgen, kann die zusätzliche Gabe von Fluor die Häufigkeit des Karies etwas vermindern. Bei einer sinnvollen Ernährung und einer vernünftigen Mundreinigung sind Gaben von Fluor überflüssig – im Gegenteil besteht hier nur die Gefahr von Nebenwirkungen (z.B. Beeinträchtigung des Zahnschmelz bei überhöhter Zufuhr, gelb-braune Verfärbung der Zähne). Weitere giftige oder sogar krebsbegünstigende Effekte von Fluor werden diskutiert.

- Osteoporose (Dosis bis 100 mg): Der Einsatz von Fluor ist hier äußerst umstritten, da es Studien gibt, die unter Fluorgaben sogar eine erhöhte Rate von Knochenbrüchen fanden. Solange hier keine einheitliche Empfehlung ausgesprochen werden kann und die unter *Osteoporose* (S. 444) gegebenen Hinweise befolgt werden, sollte der Einnahme von Fluor zurückhaltend begegnet werden.

Gegenanzeigen und Nebenwirkungen
Bei Überschreiten der empfohlenen Fluormenge in den ersten Lebensjahren können sich Flecken im Zahnschmelz und Störungen des Knochenaufbaus entwickeln (bereits eine Zufuhr von 2 mg täglich kann zuviel sein!).

Handelspräparate

Fluor	Dosis/Einheit in mg	Preis/mg in DM
Fluoretten 0,25/0,5/0,75/1 mg	0,25/0,5/0,75/1	0,16/0,09/0,07/0,06
Zymafluor 0,25/0,5/0,75/1 mg	0,25/0,5/0,75/1	0,16/0,09/0,07/0,06

Jod

Bedarf (therapeutische Dosis): 0,1-0,25 mg (0,1-mehr als 1 mg) täglich
Einige Schilddrüsenpräparate enthalten Dosierungen über 1 mg = 1000 μg und werden 1mal/Woche eingenommen.

Vorkommen
Meeresprodukte (z.B. Fische, Krustentiere, Tang), jodiertes Speisesalz und damit hergestellte Produkte, Gemüse (je nach Jodgehalt des Bodens), Milch und Milchprodukte

Eigenschaften
Jod ist der entscheidende Bestandteil der Schilddrüsenhormone, die den Sauerstoffverbrauch in den Geweben und den Grundumsatz steuern. Bei Mangel an Jod kommt es zu einer erniedrigten Produktion an diesen Hormonen mit der Folge von Trägheit, Gewichtszunahme, geringerer Körpertemperatur und Kropfbildung. Bei Kindern und Jugendlichen besteht die Gefahr einer verzögerten körperlichen und geistigen Entwicklung (Kretinismus). Ein Zuviel an Jod kann Jodakne hervorrufen sowie – besonders bei vergrößerter Schilddrüse nach jahrelangem Mangel – eine Schilddrüsenüberfunktion.

Anwendungen
- Zu geringe Produktion an Schilddrüsenhormonen durch Jodmangel
- Vorbeugung des Kropfes in Jodmangelgebieten

Gegenanzeigen und Nebenwirkungen
Jod darf nicht bei Überfunktion der Schilddrüse eingenommen werden! In seltenen Fällen kommt es bei Einnahme von Jod zu Überempfindlichkeitsreaktionen.

Handelspräparate

Jod	Dosis/Einheit in µg	Preis/100 µg in DM
Jodetten® 100/200/depot Henning	100/200/1530	0,09/0,07/0,05
Jodid 100/200/500	100/200/500	0,09/0,07/0,05
jodminerase 100/2500	100/2500	0,09/0,03
Kaliumiodid BC® 200	200	0,07
Strumedical® 400 Henning	400	0,06
Strumex®	100	0,11

Kupfer

Bedarf (therapeutische Dosis): 1-3 mg (2-4 mg) täglich

Vorkommen
Nüsse, Kakao, Gemüse, Hülsenfrüchte, Pilze, Kokosnüsse, Käse, Fisch, Fleisch, besonders Innereien

Eigenschaften
Kupfer ist Bestandteil vieler wichtiger Enzyme im Eiweißstoffwechsel, bei der Energiegewinnung und der Superoxiddismutase, die antioxidativ wirkt. Kupfer begünstigt die Aufnahme von Eisen aus der Nahrung und ist bei der Bildung von rotem Blutfarbstoff bedeutsam. Durch Verwendung von Trinkwasser aus stark kupferhaltigen Leitungen, Rauchen, die „Pille" oder durch Zinkmangel kann es zu einem Kupferüberschuß kommen.

Anwendungen
- Blutarmut bei Kupfermangel
- Arthritis

Gegenanzeigen und Nebenwirkungen
Nicht bei Lebererkrankungen, engeschränkter Nierenfunktion oder Morbus Wilson anwenden!

Handelspräparate

Kupfer	Dosis/Einheit in mg	Preis/mg in DM
Chelated Copper Tabletten (Formula)	2,5	0,10
cuprenase® peroral Trinkampullen	0,705	4,14
Kongo® Tabletten	0,014	6,32
Kupferorotat Tabletten	0,310	1,36
Kupfer-comp-Kapseln (Fa. BioPan)	1,5	0,33

Mangan

Bedarf (therapeutische Dosis): 2-5 mg (2-50 mg) täglich

Vorkommen
Tropische Früchte, Gemüse, Hülsenfrüchte, Obst, besonders Heidelbeeren, Getreide, besonders Weizenkeime, Schwarztee

Eigenschaften
Mangan ist Bestandteil vieler Enzyme, die für den Eiweißstoffwechsel, die Energiegewinnung und den Aufbau von Knochen und Bindegewebe verantwortlich sind. Darüber hinaus ist es in der Superoxiddismutase enthalten, die den Körper vor Oxidation schützt.

Anwendungen
- Bandscheibenschäden
- Gewebsschwäche: Krampfadern, Gewebebrüche
- Arthrose und Arthritis
- Niedriger Blutdruck
- Bestimmte seelische und Nervenerkrankungen: Depression, Schizophrenie und Epilepsie sollen durch Mangan gebessert werden
- Überaktivität, Lernstörungen
- Allergien: Mangan behindert die Histaminfreisetzung aus den Mastzellen
- Altersschwachsinn: Versuchsweise Mangan einsetzen
- Zuckerkrankheit: Möglicherweise Verbesserung der Zuckereinstellung

Handelspräparate		
Mangan	**Dosis/Einheit in mg**	**Preis/10 mg in DM**
Chelated Manganese Tabletten (Formula)	50	0,06
Mangan 12mg (Orthica)	12	0,14
Manganese (Vitamine & mehr)	50	0,05
Mangan-Kapseln (Fa. BioPan)	2,5	1,25

Molybdän

Bedarf (therapeutische Dosis): 75-250 μg (100-1000 μg) täglich
Umrechnung: 1 mg = 1000 μg

Vorkommen

Vollkornprodukte, Hülsenfrüchte, besonders Sojabohnen, Bierhefe, Eier, Innereien

Eigenschaften

Molybdän ist Bestandteil mehrerer Enzyme. Bestimmte Enzyme, die Nitrite und Sulfite (in vielen Nahrungsmitteln und Medikamenten als Konservierungsstoff verwendet) entgiften, sind molybdänhaltig. Es ist notwendig für gesundes Wachstum und Entwicklung.

Anwendungen

- Karies: Es soll mit dazu beitragen, Karies zu verhindern
- Potenzstörungen in höherem Lebensalter

Handelspräparate		
Molybdän	**Dosis/Einheit**	**Preis/0,1 mg in DM**
Chelated Molybdenum Tabletten (Formula)	0,15 mg	0,20
Molybdän-Kapseln (Fa. BioPan)	0,075 mg	0,66

Selen

Bedarf (therapeutische Dosis): 50-200 μg (50-300 μg) täglich
Umrechnung: 1 mg = 1000 μg

Vorkommen

Vollkornprodukte, Sojabohnen, Meerestiere, Hefe, besonders sog. Selenhefe, Fleisch, Knoblauch

Eigenschaften

Selen ist Bestandteil der Glutathionperoxidase, eines der wichtigsten antioxidativen Enzyme. Selen schützt uns damit vor Oxidationsprozessen, die beim Altern, aber auch bei der Entstehung vieler Krankheiten wie Krebs oder Arteriosklerose bedeutsam sind. Außerdem unterstützt Selen die Entgiftung vieler Schwermetalle (z.B. Quecksilber, Arsen, Blei, Kadmium).

Anwendungen

- Vorbeugung und Behandlung von Krebs
- Vorbeugung der Arteriosklerose
- Arthritis
- Infektabwehr (zusammen mit Vitamin E)
- Kardiomyopathien
- Schwermetallbelastungen

Gegenanzeigen und Nebenwirkungen

Achtung

Selen weist eine geringe therapeutische Breite auf, d.h. es kann bei übermäßiger Zufuhr zu Überdosierungen bzw. Vergiftungen kommen! Die Einnahme von mehr als 200 µg über längere Zeit sollte daher nur unter ärztlicher Kontrolle erfolgen.

Handelspräparate

Selen	Dosis/Einheit in µg	Preis/100 µg in DM
Cefasel® mite/forte Tabletten	50/100	0,74/0,49*
Cefasel® forte Lösung	30/ml	1,26*
Heweselen mono Tabletten	25	0,44
Selenase® peroral Trinkampullen	100	2,35*
Selenium (Vitamine & mehr)	50/200	0,32/0,15
Selenium 50/100/200 mcg (Formula)	50/100/200	0,52/0,35/0,20
Selenminerase® Tabletten	50	1,83
Selit® Tabletten	79	0,48*
Seltrans® peroral Trinkampullen	60	2,42*
L-Selenomethionin 100mcg Kapseln (Orthica)	100	0,37

* Rezeptpflichtig (nicht Cefasel® mite)

Silizium

Bedarf: 20-30 mg täglich

Vorkommen

Vollkorngetreide (besonders Hafer und Gerste), alle grünen Gemüse mit starker Faserbildung (und daher kieselsäure-, d.h. siliziumreich, besonders Petersilie), Tee aus Zinnkraut (mehrere Minuten kochen lassen, damit die Kieselsäure sich löst), kieselsäurehaltige Mineralwässer (mindestens 25 mg/l)

Eigenschaften

Silizium sorgt für Elastizität und Festigkeit der Blutgefäße. Es ist für den Kalkstoffwechsel von Zähnen und Knochen bedeutsam und am Wachstum von Haaren und Nägeln beteiligt. Darüber hinaus stärkt es die Immunabwehr (Aktivierung der Makrophagen).

Anwendung

- Bindegewebsschwäche
- Zahnfleischschwund und Anfälligkeit für Karies
- Störungen bei der Haar- und Nagelbildung
- Knochenschwund (Osteoporose)

Handelspräparate

Silizium	Dosis/Einheit	Preis/10 mg in DM
Oceanic Silica 25 mg Kapseln (Formula)	25	0,21
Silicea Gel (im Reformhaus erhältlich)	1,3 g/ 100 g	0,04
Biotin Kieselsäure Gelfert Kapseln	50 mg (+0,25 mg Biotin)	0,05

Zink

Bedarf (therapeutische Dosis): 12-15 mg (20-100 mg) täglich

Vorkommen

Meerestiere, besonders Austern, Vollkorngetreide, Gemüse, Hülsenfrüchte, Käse, Fleisch

Eigenschaften

Zink ist in mehr als 300 Enzymen enthalten, u.a. auch in der Superoxiddismutase, die antioxidative Wirkung hat und damit den Körper vor oxidativen Prozessen schützt. Zink ist in der Speicherform des Insulin in der Bauchspeicheldrüse enthalten und somit für die Regulierung des Blutzuckers wichtig. Bei der Wundheilung ist es bedeutsam. Außerdem spielt es eine wichtige Rolle bei der Immunabwehr. Es ist am Eiweißaufbau und bei der Zellteilung beteiligt. Zink ist an der Umwandlung von Retinol (Vitamin A) in das Retinal beteiligt, welches in der Netzhaut für das Sehen benötigt wird.

Anwendungen

- Akne vulgaris und andere Hautkrankheiten (zusammen mit Vitamin A)
- Wundheilung (zusammen mit Vitamin C)
- Entzündliche Darmerkrankungen (z.B. M.Crohn/Colitis)
- Stärkung der Infektabwehr
- Diabetes mellitus
- Rheumatoide Arthritis
- Vegetarier: Haben oft einen Zinkmangel
- Ältere Menschen: Haben oft einen Zinkmangel
- Störungen der Geruchs- und Geschmacksempfindung (versuchsweise)
- Schwangerschaft: Zink soll das Risiko von Fehlgeburten und Mißbildungen verringern.
- Malabsorptionssyndrome: Alle Darmkrankheiten mit verminderter Aufnahme von Nährstoffen (z.B. chronische Darmentzündungen mit Durchfällen) gehen mit einem Zinkmangel einher.
- Lebererkrankungen (Zink unterstützt viele Leberenzyme)
- Chronische Nierenerkrankungen: Gehen oft mit einem Zinkmangel einher.
- Wachstumsstörungen bei Kindern und Jugendlichen
- Unterentwicklung der Geschlechtsorgane (z.B. vermindertes Hodenwachstum, zuwenig Spermien in der Samenflüssigkeit, erniedrigte Testosteronspiegel)
- Sichelzellanämie: In Deutschland sehr seltene Blutarmut aufgrund eines genetischen Defektes, in Afrika relativ häufig (die Erkrankung liefert einen gewissen Schutz vor Malaria) ist häufig mit Zinkmangel vergesellschaftet.
- Acrodermatitis enterohepatica: Eine seltene, erbliche Zinkmangelkrankheit (Dosen bis 150 mg täglich bringen sichere Behandlungserfolge)

Gegenanzeigen und Nebenwirkungen

Nicht bei schweren Nierenfunktionsstörungen anwenden!

Handelspräparate

Zink	Dosis/Einheit in mg	Preis/10mg in DM
Chelated Zink Tabletten (Formula)	22	0,12
Tri-Zink 50mg (Orthica)	50	0,05
Unizink® 50 Filmtabletten	9,8	0,35
Zinc Citrate 30 mg Kapseln (Formula)	30	0,09
Zinkamin-Falk®	15	0,24

Handelspräparate		
Zink	**Dosis/Einheit in mg**	**Preis/10mg in DM**
Zink-D-Longoral® Filmtabletten	6,5	0,49
Zinkit® 3/-10/-20 Dragees	3/10/20	0,95/0,34/0,19
Zinkit® 3/-10/-20 Brausetabletten	3/10/20	2,66/0,84/0,45
Zinkorot® 25 Tabletten	25	0,16
Zinkorotat 20/-Pos® Tabletten	3,2/6,3	0,89/0,50
zinkotase® Filmtabletten	25	0,17
Zink „50" Tabletten (Formula)	50	0,06
Zink-15mg (Orthica)	15	0,11

Kombinationen

Hierbei wird nur die Zusammensetzung, nicht aber die Menge der einzelnen Mineralien angegeben:

Wegen unterschiedlicher Zusammensetzungen und Dosierungen sind Preisvergleiche hier kaum möglich.

Präparat	Zusammensetzung
Bilatin® Magnesium + Vitamin E Kapseln	Magnesium, Vitamin E
E-Vicotrat® 500 + Magnesium Kapseln	Magnesium, Vitamin E
Magnesium-Plus-Hevert® Kapseln	Magnesium, Vitamin E
Mapurit® Kapseln	Magnesium, Vitamin E
Microsan® N Kaps.	Magnesium, Vitamin E, Vitamin A, B_2, B_6, Nicotinamid
Kalium-Magnesium "Apogepha" Tabletten	Kalium, Magnesium
Magium® K forte Tabletten	Kalium, Magnesium
Tromcardin® Dragees/ forte Tabletten	Kalium, Magnesium
Trophicard-Köhler Dragees	Kalium, Magnesium
Phosetamin® Filmtabletten	Kalium, Magnesium, Kalzium
Zentramin Bastian® N Tabletten	Kalium, Magnesium, Kalzium
Biometalle II-Heyl® Tabletten	Eisen, Kobalt, Kupfer, Magnesium, Mangan, Zink
Biometalle III-Heyl® Tabletten	Eisen, Kobalt, Magnesium, Mangan, Zink
Feto-Longoral® Filmtabletten	Magnesium, Kalium, Vitamin A, C, B_1, B_2, B_6, B_{12}, E, Nicotinamid, Folsäure
Inzelloval® Filmtabletten	Kalium, Magnesium, Eisen, Mangan, Zink, Kupfer
Chelated Solamins Multimeral Tabletten (Formula)	Kalzium, Phosphor, Magnesium, Kalium, Mangan, Eisen, Zink, Kupfer, Jod, Chrom, Selen, Molybdän
Amino Max Tabletten (Orthica)	Kalzium, Eisen, Magnesium, Kupfer, Zink, Mangan, Kalium, Chrom, Jod, Selen

Aminosäuren

Aminosäuren sind stickstoffhaltige Moleküle, aus denen Eiweiß gebildet wird. Wir führen diese mit der Nahrung zu oder bilden sie selbst. Essentielle Aminosäuren sind solche, die vom Körper nicht gebildet werden können und daher unbedingt mit der Nahrung zugeführt werden müssen. Würde nur eine einzige essentielle Aminosäure fehlen (in jeder eiweißhaltigen Nahrung sind sie mehr oder weniger ausgewogen enthalten), könnte kein Eiweiß mehr aufgebaut werden. Ein Wachstumsstillstand bzw. die Unfähigkeit zur Regeneration, Stoffwechselstörungen und eine Schwächung des Immunsystems wären die Folgen.

Bestimmte essentielle und auch manche nicht-essentiellen Aminosäuren können in hohen Dosen zur Behandlung von Erkrankungen eingesetzt werden.

Lysin

Eigenschaften

Lysin ist in den meisten Getreidesorten (z.B. Weizen) nur in geringer Menge enthalten. Es ist wichtig bei der Synthese von Kollagen und daher für gesundes Wachstum und Regeneration erforderlich.

Anwendungen

- Herpes: Bei Herpes simplex (im Bereich des Gesichtes) 1000-3000 mg täglich, bei Herpes genitalis (im Bereich der Geschlechtsorgane) 3000-6000 mg täglich – möglichst früh begonnen – führt zu einer deutlich schnelleren Abheilung.
- Schwangerschaft, Wachstum, Wundheilung: Zusätzliche Lysingaben (z.B. 1000 mg) können sinnvoll sein.

Handelspräparate

Lysin	Dosis/Einheit in mg	Preis/g in DM
L-Lysine Tablets 500/1000 mg (Formula)	500/1000	0,94/0,44
L-Lysine Tabletten (Vitamine & mehr)	500	0,76
L-Lysin 500mg Tabletten (Orthica)	500	0,52

Methionin

Eigenschaften

Methionin ist eine schwefelhaltige essentielle Aminosäure, die nicht nur als Eiweißbaustein, sondern auch bei zahlreichen Stoffwechselschritten im Körper von entscheidender Bedeutung ist (z.B. Methylierungsreaktionen, Entgiftungsvorgänge in der Leber, Bildung von Cholin, einem Bestandteil von Lezithin).

Anwendung

- „Leberschutz“: Unterstützung von Entgiftungsreaktionen der Leber, Fettleber
- Wundheilung: Blutgefäße enthalten schwefelhaltige Kollagene. Schwefelhaltige Aminosäuren werden daher bei der Gefäßeinsprossung in Wundgebiete benötigt.
- Allergien: Methionin trägt dazu bei, Histamin, welches in der Allergiereaktion bedeutsam ist, durch Methylierung abzubauen.
- Harnwegsinfekte, Behandlung sowie Vorbeugung bei sich häufig wiederholenden Infekten: Methionin säuert den Harn an, was das Bakterienwachstum behindert und die Wirksamkeit von Antibiotika verbessert.
- Nierensteine (Phosphatsteine): Vorbeugend bei wiederholtem Auftreten dieser Steine

Handelspräparate

Methionin	Dosis/Einheit in mg	Preis/g in DM
L-Methionine 500 mg Vegicaps (Formula)	500	1,85
Acimethin® Filmtabletten	500	1,40

Phenylalanin

Eigenschaften

Phenylalanin ist die Vorstufe von Dopamin, Adrenalin und Noradrenalin, die wichtige Botenstoffe im Nervenstoffwechsel darstellen.

Anwendung

- Schmerzen: Phenlylalanin verhindert den Abbau von Endorphinen, die körpereigene Schmerzmittel darstellen.
- Parkinson-Erkrankung: Sie beruht auf dem Mangel von Dopamin in bestimmten Hirnarealen. Als Vorstufe von Dopamin kann Phenylalanin Erfolge bringen.
- Depressionen

Handelspräparate

Phenylalanin	Dosis/Einheit in mg	Preis/g in DM
L-Phenylalanine 500 mg Vegicaps (Formula)	500	1,13
L-Phenylalanin 500 mg Kapseln (Orthica)	500	1,73

Tryptophan

Eigenschaften

Tryptophan ist eine Vorstufe des körpereigenen Neurotransmitters Serotonin und kann im Gegensatz zu diesem die Blut-Hirn-Schranke überwinden (wenn es nicht mit anderen Aminosäuren – z.B. bei eiweißreicher Kost – um den Transportmechanismus konkurrieren muß). Schlafstörungen werden u.a. auf einen Serotoninmangel im Stammhirn zurückgeführt. Bei Depressionen werden Antidepressiva eingesetzt, die die Rückresorption von Serotonin in den präsynaptischen Pool behindern, oder MAO-Hemmer, die Serotonin durch Desaminierung inaktivieren. Eine großzügige Bereitstellung von Tryptophan führt durch eine vermehrte Synthese zu einer größeren Serotoninkonzentration im synaptischen Spalt.

Anwendung

- Schlafstörungen: 30 Minuten vor dem Schlafengehen 500-1000 mg; bei schwerer Schlafstörung oder Tranquilantienabhängigheit Intervalltherapie mit 2000 mg an drei Tagen, dann vier Tage Pause, in den nächsten Wochen langsame Reduktion des synthetischen Schlafmittels, später auch des Tryptophan.
- Depression: 3mal 500-1000 mg.

Gegenanzeigen/Nebenwirkungen

Beeinträchtigungen des Reaktionsvermögens (Straßenverkehr!) sind möglich, in hohen Dosen auch Schwindel, Übelkeit, Kopfschmerz, Müdigkeit. Das Eosinophilie-Myalgie-Syndrom mit z.T. letalem Ausgang (deswegen war die Substanz in Deutschland bis 9/96 verboten) war eine Folge einer Verunreinigung durch die gentechnische Produktion und nicht durch Tryptophan selbst verursacht. Jetzt freigegebene Chargen werden gezielt auf diese Verunreinigung kontrolliert.

Handelspräparate		
Tryptophan	**Dosis/Einheit in mg**	**Preis/g in DM**
Ardeytropin® Tabletten	500	1,94
L-Tryptophan (Orthica)	400 (+ Vitamin B_6)	1,56
Kalma Filmtabletten	500	2,32

Cystein, Cystin

Eigenschaften
Cystein und Cystin sind schwefelhaltige nicht-essentielle Aminosäuren. Aus Zystein kann der Organismus Cystin bilden. Cystein ist ein wichtiger Bestandteil der Glutathionperoxidase, welches eines der wirksamsten antioxidativen Enzyme ist. Keratin, welches in Haaren, Nägeln und Hornhaut enthalten ist, enthält einen großen Anteil Zystin. Beide Aminosäuren bilden mit Schwermetallen wasserlösliche Verbindungen, die über die Niere ausgeschieden werden können.

Anwendung
- Haarausfall, Störungen der Haar- und Nagelbildung
- Wundheilung nach Verletzungen oder Operationen
- Schwermetallbelastungen

Handelspräparate		
Cystein	**Dosis/Einheit in mg**	**Preis/g in DM**
ACC® 600 tabs hexal (=Azetylcystein)*	600	1,08
L-Cystein 500 mg Kapseln (Formula)	500	2,42
L-Cysteine (Vitamine & mehr)	500	1,36
* Rezeptpflichtig!		

Glutamin

Eigenschaften
Glutamin spielt eine wichtige Rolle bei der Entgiftung von Ammoniak. Ein Abkömmling der Glutaminsäure ist die Gamma-Amino-Buttersäure (GABA), ein wichtiger Botenstoff im zentralen Nervensystem.

Anwendung
- Schwerer Leberschaden (z.B. Leberzirrhose), bei dem die Leber das anfallende Ammoniak nicht mehr entgiften kann.
- Lernschwierigkeiten und Konzentrationsschwäche bei Kindern: Bei verminderter GABA kommt es zu einer erhöhten Erregbarkeit des zentralen Nervensystems mit der Folge von Konzentrationsschwäche. Glutamin kann die Konzentration von GABA erhöhen. Versuchsweise Glutamin zusammen mit Vitamin B_6 einsetzen.

Handelspräparate		
Glutamin	**Dosis/Einheit in mg**	**Preis/g in DM**
Glutaminsäure (Vitamine & mehr)	500	0,48
Glutamin-Verla® Dragees/Granulat	330/ 1 TL = 1950	0,32/0,29
L-Glutamine 500 mg Kapseln (Formula)	500	1,04

Fettsäuren

Es gibt gesättigte, einfach ungesättigte und mehrfach ungesättigte Fettsäuren, die in der Nahrung etwa zu gleichen Teilen enthalten sein sollten. Trotz einer Überernährung mit Fett bei der durchschnittlichen bundesdeutschen Ernährung führen wir nicht genügend ungesättigte (günstige), dafür aber viel zuviel gesättigte (ungünstige) Fettsäuren zu. Die Ursache hierfür liegt im hohen Verzehr an tierischen Fetten (z.B. Wurst, Fleisch, Butter, Schmalz) bei einer Vernachlässigung von pflanzlichen Fetten und Ölen. Essentiell, d.h. lebenswichtig sind nur die mehrfach ungesättigten Fettsäuren **Linolsäure** und **Alpha-Linolensäure**. Ihr Fehlen führt zu Wachstumsstillstand, Hautentzündungen, Nierenschädigung und Beeinträchtigung der Fortpflanzung.

Linolsäure, Omega-6-Fettsäuren

Bedarf (therapeutische Dosis): 10 g Linolsäure (bis 30 g), Therapie mit Gamma-Linolensäure ca. 1g täglich

Eigenschaften

Linolsäure kann in Gamma-Linolensäure (beide werden auch als Omega-6-Fettsäuren bezeichnet) umgewandelt werden, diese wiederum in bestimmte entzündungshemmende Prostaglandine. Bei bestimmten Erkrankungen (z.B. Neurodermitis) scheint das Enzym, welches Linolsäure in Gamma-Linolensäure umwandelt, in der Funktion beeinträchtigt zu sein. Es kommt daher zu einem Mangel an Gamma-Linolensäure und entzündungshemmenden Prostaglandinen auch bei ausreichender Linolsäurezufuhr.

Anwendung

- Neurodermitis (atopisches Ekzem): Vorbeugende Zufuhr von Gamma-Linolensäure
- Asthma bronchiale: Vorbeugende Zufuhr von Gamma-Linolensäure (Prostaglandin E1 hat eine krampflösende Wirkung auf die Bronchialmuskulatur)

Gegenanzeigen und Nebenwirkungen

Achtung

Patienten, die Phenothiazine (z.B. in Atosil®) einnehmen, dürfen keine Omega-6-Fettsäuren zusätzlich erhalten. Bei Kindern unter 1 Jahr sollte die Gabe unter ärztlicher Kontrolle erfolgen.

Vorkommen

Linolsäure ist in allen pflanzlichen Ölen enthalten (z.B. Sonnenblumen-, Soja-, Distelöl 50-70%, Olivenöl 10%), Gamma-Linolensäure ist in Borretschsamenöl, schwarzem Johannisbeeröl und Nachtkerzenöl enthalten.

Handelspräparate		
Gamma-Linolensäure	**Menge/Einheit in mg**	**Preis/g in DM**
Borretschöl Kapseln (Pharmadrog)	ca. 100	3,97
Borretschöl (Zehlendorfer Ölmühle)	1 TL = ca. 920	0,91
Glandol® Kapseln	120	4,08
Glandol forte® Kapseln	180	5,00
Glandol spezial® Kapseln	360	3,89
Unigam®	40	10,07
Quintesal 180®	180	5,46
Quintesal 360®	360	4,16
GridiMed® Nachtkerzenöl (Gridimed GmbH)	1 TL = ca. 450	3,17

Alpha-Linolensäure, Omega-3-Fettsäuren

Bedarf (therapeutische Dosis): 1 g (1-4 g) täglich

Eigenschaften

Aus Alpha-Linolensäure bildet der Organismus Eicosapentaen- und Docosahexaensäure (alle diese Säuren werden auch als Omega-3-Fettsäuren bezeichnet). Aus den Omega-3-Fettsäuren werden bestimmte Thromboxane und Prostaglandine gebildet, die die Gefäße erweitern und die Zusammenklumpung von Blutplättchen, d.h. übermäßige Gerinnselbildung verhindern.

Anwendungen

- Vorbeugung von Arteriosklerose und koronarer Herzkrankheit: Durch Senkung der Blutfette, des Blutdrucks und Thrombozytenaggregationshemmung (Hemmung der Klebrigkeit der Blutplättchen, ähnlich wie ASS, z.B. Aspirin®).
- Herzrhythmusstörungen: Günstige Wirkung ist nachgewiesen.
- Fettstoffwechselstörungen: Triglyzeride und Cholesterin werden gesenkt, das günstige HDL-Cholesterin angehoben.
- Bluthochdruck: Milde blutdrucksenkende Wirkung
- Enzündliche Darmerkrankungen (z.B. Morbus Crohn/Colitis ulcerosa): Das Rezidivrisiko wird deutlich gesenkt.
- Rheumatoide Arthritis: Günstige Beeinflussung der Entzündungsaktivität

Vorkommen

Alpha-Linolensäure kommt in allen pflanzlichen Ölen, – allerdings nur in geringer Menge – vor (besonders reich ist Leinöl, etwas weniger Weizenkeimöl, Sojaöl und Walnüsse bzw. dessen Öl), Eicosapentaen- und Docosahexaensäure sind reichlich in Kaltwasserfischen enthalten.

Handelspräparate		
Omega-3-Fettsäuren	**Menge/Einheit in mg (nur Omega-3-Fettsäuren)**	**Preis/g in DM**
Ameu® Kapseln	175	1,67
Bilatin® Fischöl-Kapseln	240	2,00

Handelspräparate		
Omega-3-Fettsäuren	**Menge/Einheit in mg (nur Omega-3-Fettsäuren)**	**Preis/g in DM**
Eicosapen® Kapseln	180	1,93
Lachsöl (Fa. Caelo)	1 TL= ca.1250	0,46*
Lachsöl Kapseln (ascopharm)	150	0,57
Lebertrankapseln Pohl® 0,5 g/1,0 g	100/200 (+ Vitamin A, D)	1,88/1,25
Lipiscor® Kapseln	120	2,09
Omega-3 „700" Softgels (Formula)	700	1,73
Leinöl (Reformhaus)	ca. 2500	0,29**

* Probleme mit der Haltbarkeit (nur kleine Mengen bei Luftabschluß im Kühlschrank über wenige Tage bis Wochen haltbar)

** 3 g Alpha-Linolensäure entsprechen in der biologischen Wirksamkeit wahrscheinlich 1 g Omega-3-Fettsäuren aus Fischöl, da die Alpha-Linolensäure im Körper erst in die Vorstufen der Prostaglandine umgewandelt werden muß.

Antioxidantien-Kombinationen

Antioxidantien wirken sog. freien Radikalen entgegen. Freie Radikale sind hochreaktive chemische Stoffe, die körpereigene Fette, Eiweiße sowie Zellstrukturen (z.B. Zellmembran, Erbsubstanz) angreifen und schädigen. Bekannte Beispiele für Radikale oder deren Vorstufen sind Wasserstoffperoxid und Ozon. Radikale entstehen natürlicherweise in begrenzten Mengen im körpereigenen Stoffwechsel. Darüber hinaus werden vermehrt Radikale durch bestimmte äußere Einflüsse gebildet.

Schädliche Mengen freier Radikale können durch diese Einflüsse wie auch durch Versagen der körpereigenen Abwehrmechanismen entstehen. Es gibt nämlich einige Enzyme (z.B. Glutathionperoxidase, Katalase, Superoxiddismutase), die Radikale unschädlich machen können. Bestimmte Nährstoffe wirken selbst antioxidativ (z.B. Vitamin E) oder unterstützen die antioxidativen Enzyme (z.B. ist die Glutathionperoxidase weitgehend selenabhängig). Als Folgeerkrankungen der Radikalwirkungen werden u.a. Arteriosklerose, Lungenemphysem und der beschleunigte Altersprozeß diskutiert. Krankheiten wie Rheuma oder Diabetes führen über eine vermehrte Radikalenbildung zu entsprechenden Folgeschäden.

Quellen für Radikale

- In den weißen Blutkörperchen bei Infektionen
- Natürlicherweise in der Atmungskette bei der Verbrennung von Sauerstoff (bei körperlichen Anstrengungen vermehrt)
- Erhöhter Anfall bei Diabetes mellitus
- Erhöhter Anfall bei Sauerstoffmangelzuständen (z.B. Angina-pectoris-Anfall, Zustand nach Herzinfarkt, besonders nach lysiertem Herzinfarkt)
- Hyperhomozysteinämie (erhöhtes Homozystein im Blut, z.B. bei Mangel an Vitamin B_6, B_{12} oder Folsäure)
- Ionisierende Strahlen (Röntgen, UV-Strahlung, radioaktive Substanzen)
- Luftverunreinigungen (Stickoxide aus dem Autoverkehr, Ozon)
- Zigarettenrauch
- Pestizide
- Manche Arzneimittel (z.B. Narkosemittel, Zytostatika)
- Fraglich auch durch psychischen Streß

Bei folgenden Erkrankungen werden positive Wirkungen von Antioxidantien diskutiert, wobei einige Anwendungen (z.B. *Arterienverkalkung*, S. 270, *Krebs*, S. 565) schon recht gut belegt, andere (z.B. Morbus Alzheimer, Parkinson) noch umstritten sind:

Anwendungen

- Arteriosklerose
- Krebserkrankungen
- Nebenwirkungen von Krebsmitteln
- Chronische Gelenkerkrankungen und Rheuma
- Asthma
- Schwächung des Immunsystems mit wiederholten Infektionen
- Diabetische Gefäßerkrankungen
- Katarakt
- Hautalterung
- Erhöhte Belastung mit Radikalen (z.B. Zigarettenrauch)
- Intensive sportliche Belastungen mit deutlich erhöhtem Sauerstoffumsatz (z.B. Langstreckenlauf)
- Herzinsuffizienz
- Unmittelbar nach einer Organtransplantation oder nach einer Lysetherapie des Herzinfarktes
- Erkrankungen des Nervensystems (Morbus Alzheimer, Morbus Parkinson, Epilepsien)

Es können noch keine gesicherten Dosisempfehlungen gegeben werden. Mit 1 (-2) Dosen eines der unten aufgeführten Präparate wird bereits eine gute Grundlage geschaffen. Bei einzelnen Krankheiten können jedoch wesentlich höhere Dosierungen verschiedener Antioxidantien sinnvoll sein (z.B. Vitamin C bei Krebs im Grammbereich, Vitamin E bei Arteriosklerose, 100-400 mg, bei Rheuma bis zu 1200 mg).

Handelspräparate	Selen	Beta-Karotin	Vitamin C	Vitamin E	Preis/Einheit in DM
Adult Chewable Antioxidant Tablets (Formula)	20 µg	3 mg	250 mg	86 mg	0,67
Antioxirell®	50 µg	8,1 mg	60 mg	12 mg	0,65
AntOxid® Tabletten (Orthica)	50 µg	6 mg	600 mg	140 mg	1,03
H.E.L.P.P.® Suppletten	50 µg	4,8 mg	-	36 mg	0,92
Oxytex®	50 µg	18 mg	225 mg	36 mg	0,53
Selen-Hefe-®Tabletten mit Vitamin A+C+E (Pharmadrog)	50 µg	0,9 mg	50 mg	12 mg	0,18
Selen® plus E,C und Carotin (ascopharm)	50 µg	5,4 mg	50 mg	36 mg	0,12
Selen-Vitamin AE-Kapseln (Fa. Biopan)	50 µg	2,4 mg	-	12 mg	0,50
Selviteac®	100 µg	18 mg	225 mg	54 mg	0,65
Symbion®	60 µg	6 mg	200 mg	36 mg	ca. 0,75
Syxxyl-Selen-forte®	100 µg	7,5 mg	100 mg	36 mg	0,53
Vitace-Pascoe® Dragees	-	1,8 mg	50 mg	5 mg	0,22

Ballaststoffe

Bedarf: mindestens 30 g täglich

Vorkommen

Alle Gemüse, besonders Schwarzwurzeln, Staudensellerie, Hülsenfrüchte, Obst, Vollkornprodukte, Kleie, Leinsamen

Eigenschaften

Ballaststoffe sind für den Menschen unverdauliche Pflanzenbestandteile (z.B. Zellulose, Hemizellulose, Pektin, Lignin). Die einzelnen Ballaststoffe unterscheiden sich teilweise erheblich in ihrer Wasserbindungsfähigkeit und der Abbaurate durch Darmbakterien. Ballaststoffe sind für eine geregelte Verdauung notwendig. Sie binden Cholesterin, Gallensäuren und Giftstoffe. Ballaststoffarme Zivilisationskost fördert die Entstehung zahlreicher Erkrankungen.

Anwendung

- Verstopfung
- Reizdarm
- Zur Vorbeugung von Darmkrebs
- Fettstoffwechselstörungen
- Diabetes mellitus (die Aufnahme der Kohlenhydrate wird verzögert, Blutzuckerspitzen werden vermieden)
- Zur besseren Sättigung bei Übergewicht

Gegenanzeigen und Nebenwirkungen

Achtung

Nicht bei Ileus (Darmverschluß) einnehmen! Auf reichliche Flüssigkeitszufuhr während der Ballaststoffeinnahme achten, da es sonst zu einem Darmverschluß kommen kann!

Die verschiedenen Ballaststoffpräparate sind wegen des unterschiedlichen Wasserbindungsvermögens und anderer unterschiedlicher Eigenschaften nur bedingt untereinander vergleichbar. Die fertigen Flohsamenpräparate enthalten teilweise große Anteile an Zucker.

Handelspräparate

Ballaststoffe	Herkunft	Preis/100 g in DM
Linusit® Creola	Leinsamen	1,99
Semen lini (lose, Apotheke)	Leinsamen	0,89
Kneipp® Abführ Herbagran® Granulat Psyllium®	Flohsamen	4,80
Agiolind Granulat®	Flohsamen	5,12
Semen psyllii (lose, Apotheke)	Flohsamen	5,87
Dr. Kousa® Weizenkleie	Weizenkleie	ca. 1,60
Haferkleie mit Keim Resana®	Haferkleie	ca. 1,60
Wiblosan®	Ballaststoffe aus Zuckerrüben	7,33
Chufas®-Nüssli	Erdmandelflocken	2,60

Purine

Purine sind Vorstufen der Harnsäure, die bei genügender Höhe Gichtanfälle auslösen können, die Enstehung von Harnsäure-Nierensteinen begünstigen und einen Risikofaktor für die koronare Herzkrankheit darstellen.

Einen hohen Gehalt haben alle Fleisch- und Wurstwaren, besonders Innereien und Fleischextrakt, Hülsenfrüchte, besonders Sojabohnen.

Für eine **purinarme Kost** sind geeignet: Getreideprodukte, besonders Reis, alle Gemüse- und Obstsorten, Nüsse (außer Erdnüsse). Alkoholhaltige Getränke enthalten selbst wenig Purine, behindern aber die Ausscheidung von Harnsäure in der Niere und wirken so harnsäuresteigernd.

Oxalate

Oxalate sind Salze der Oxalsäure, die in manchen Pflanzen gehäuft vorkommen und die Bildung bestimmter Nierensteine begünstigen.

Besonders reich an Oxalsäure sind Rhabarber, Spinat, Rote Bete, Bohnen, Kakaopulver und daraus hergestellte Produkte (Schokolade, Nuß-Nougat-Creme, Ovomaltine). Einen mäßig hohen Gehalt haben Brombeeren, Erdbeeren, Himbeeren, Stachelbeeren, Pflaumen, Schwarztee und Vollkornbrot.

Kurzportraits wichtiger Heilpflanzen

Hier werden die wichtigsten Heilpflanzen (in Klammern gegebenenfalls weitere Namen sowie die lateinische Bezeichnung der verwendeten Bestandteile) und für die praktische Anwendung wichtige Informationen dargestellt. Am Ende jeden Portraits sind einige Handelspräparate aufgeführt, wobei diese Aufzählung in den meisten Fällen keineswegs vollständig ist.

Wichtige Hinweise zur Therapie mit Heilpflanzen

▶ Bei der Beschreibung des Tees ist stets ein Aufguß (Überbrühen mit fast kochendem Wasser) gemeint. Soll eine Mazeration (Ansetzen mit kaltem Wasser) oder ein Dekokt (Abkochung) durchgeführt werden, so wird dies ausdrücklich angegeben.

▶ Viele Pflanzen gibt es nicht nur als fertige Handelspräparate, sondern auch als unbehandelte Pflanzendroge (*z.B. Baldrianwurzel*), als Tinktur (*z.B. Baldriantinktur*) oder in ähnlichen einfachen Zubereitungen (z.B. *Fenchelsirup*) in der Apotheke zu kaufen. Nicht selten sind diese Zubereitungen sogar günstiger als fertige Handelspräparate – nicht nur im Preis, sondern auch in der Wirksamkeit (*z.B. enthalten die Fertigpräparate mit Flohsamen zwischen 18 und 50% Zucker, was für die Verdauungsförderung eher ungünstig ist*).

▶ Bei Unklarheiten oder weiterem Informationsbedürfnis fragen Sie Ihren Apotheker, der aufgrund seiner Ausbildung hier der kompetenteste Ratgeber ist.

Ackerschachtelhalm → Schachtelhalm

Adoniskraut (Adonidis herba)

Verwendete Bestandteile: Getrocknete oberirdische Bestandteile (Kraut)

Darreichungsformen: Pulver (mittlere Tagesdosis 0,6g, maximal 3,0g), keine Teezubereitung

Wirkungen: Herzkräftigend

Nebenwirkungen: Bei Überdosierung Übelkeit, Erbrechen, Herzrhythmusstörungen

Wechselwirkungen: Verstärkte Wirkung bei gleichzeitiger Einnahme von Entwässerungsmitteln, Abführmitteln, Cortisonpräparaten, Chinidinpräparaten

Anwendungen: Leichtgradige Herzschwäche, besonders, wenn diese von nervöser Unruhe begleitet ist

Gegenanzeigen: Behandlung mit Digitalispräparaten, Kaliummangel

Handelspräparate: Kombinationspräparate: Miroton®, Oxacant forte®, Cardalept®, Szillosan®.

Aloe (Aloe barbadensis), Kap-Aloe (Aloe capensis)

Verwendete Bestandteile: Getrockneter eingedickter Saft der Blätter

Darreichungsformen: Pulver, Trockenextrakte

Wirkungen: Aktive Sekretion von Elektrolyten (Blutsalzen) und Wasser in den Darm und Hemmung ihrer Rückaufnahme, dadurch Zunahme des Volumens und der Darmtätigkeit

Nebenwirkungen: Bei chronischer Anwendung Mangel an Elektrolyten, insbesondere Kalium und Magnesium, dadurch Verstopfung und Herzrhythmusstörungen möglich, Schwarzfärbung der Darmschleimhaut, Auslösung von Aborten möglich

Wechselwirkungen: Bei chronischem Gebrauch ist eine Verstärkung der Wirkung und der Nebenwirkungen von Digitalispräparaten möglich.

Anwendungen: Verstopfung, kurzfristige Anwendung bei Krankheiten, bei denen ein weicher Stuhl erwünscht ist (z.B. Hämorrhoiden, nach Operationen im Enddarmbereich)

Gegenanzeigen: Darmverschluß, Stillzeit, Schwangerschaft

Handelspräparate: Kombinationspräparate: Aristochol®, Kneipp-Wörisetten®, Cesralax®, Chol Kugeletten®.

Ammi-visnaga (Ammeos visnagae fructus, Khella)

Verwendete Bestandteile: Getrocknete, reife Früchte sowie deren Zubereitungen

Darreichungsformen: Zerkleinerte Droge sowie deren Zubereitungen

Wirkungen: Krampflösend an der Muskulatur von Bronchien und Gefäßen, Steigerung der Herzdurchblutung, leichte Steigerung der Herzkraft

Anwendungen: Leichte Herzenge, unterstützend bei spastischen asthmoiden Erkrankungen, Kombination von Atemwegserkrankungen und Rechtsherzbelastung

Handelspräparate: Carduben®, Stenocrat®, Oxacant-Khella N®

Angelika (Engelwurz, Angelicae radix)

Verwendete Bestandteile: Wurzel

Darreichungsformen: Mehrmals täglich eine Tasse Tee (Aufguß oder Abkochung mit 1 TL/Tasse) vor den Mahlzeiten

Wirkungen: Krampflösend, Anregung der Galle und der Magensaftsekretion

Anwendungen: Appetitlosigkeit, Völlegefühl, Blähungen, leichte Magen-Darm-Krämpfe

Gegenanzeigen: Magen-Darm-Geschwüre

Handelspräparate: Kombinationspräparate: Carvomin®, Iberogast®, Ventrovis®

Anis (Anisi fructus)

Verwendete Bestandteile: Getrocknete Früchte

Darreichungsformen: Zerkleinerte Früchte, Anisöl; Tee mit 1-2 TL frisch gequetschtem Anis, äußerlich Einreibungen von Bauch oder Brust/Rücken mit 5-10%igem Anisöl

Wirkungen: Förderung des Auswurfs, schwach krampflösend und antibakteriell

Nebenwirkungen: Selten allergische Reaktionen (Haut, Atemwege, Magen-Darm)

Anwendungen: Atemwegskatarrhe, Verdauungsbeschwerden mit Blähungen, besonders bei Säuglingen und Kleinkindern

Gegenanzeigen: Allergie gegen Anis

Handelspräparate: Kombinationspräparate: Kneipp Kräuter Hustensaft® (Atemwegskatarrh), Ventrodigest®, NeoBallistol® (Verdauungsbeschwerden), Pulvhydrops® (entwässernd)

Arnika (Bergwohlverleih, Arnicae flos)

Verwendete Bestandteile: Frische oder getrocknete Blütenstände sowie deren Zubereitungen

Darreichungsformen: Zerkleinerte Droge, Pulver, Extrakte, Tinkturen, Tee mit 1-2 TL/Tasse, nur für Umschläge oder Kompressen, nicht innerlich einnehmen! Für Umschläge Tee oder Arnikatinktur (3-10fach verdünnt), für Mundspülungen Tee oder Tinktur (10fach verdünnt)

Wirkungen: Entzündungshemmend, schmerzlindernd, antiseptisch

Nebenwirkungen: Bei längerer Anwendung oder bei Vorschädigung (z.B. offene Verletzung, Unterschenkelgeschwür) sind Schwellungen, Bläschenbildungen und Ekzeme möglich.

Anwendungen: Stumpfe Verletzungen (z.B. Prellungen, Blutergüsse, Schwellungen nach Brüchen), Entzündungen im Mund-Rachen-Bereich, Insektenstiche, oberflächliche Venenentzündungen, Gelenkentzündungen

Gegenanzeigen: Allergie gegen Korbblütler

Handelspräparate: Kombinationspräparate: ABC-Wärme-Pflaster®, Arnica Kneipp Salbe®, Arnica Heel-Salbe®, Arnikamill®, Arthrosenex®

Artischocken (Cynarae folium)

Verwendete Bestandteile: Frische oder getrocknete Laubblätter sowie deren Zubereitungen

Darreichungsformen: Als Tee 1-2 TL/Tasse, Frischpflanzenpreßsaft, getrocknete, zerkleinerte Droge

Wirkungen: Förderung der Galle, Leberschutz, cholesterinsenkend

Anwendungen: Verdauungsbeschwerden, vorbeugend gegen Wiederauftreten von Gallensteinen, erhöhtes Cholesterin

Gegenanzeigen: Allergie gegen Korbblütler, Verschluß der Gallenwege

Handelspräparate: Hepar-Pos®, Hepar SL® forte, Cynarix®

Bärentraube (Uvae ursi folium)

Verwendete Bestandteile: Frische oder getrocknete Laubblätter

Darreichungsformen: Pulver, Trockenextrakte oder zerkleinerte Droge für Teeaufgüsse, 1 TL/Tasse (Kaltaufguß!), 3 Tassen täglich, antibakterielle Wirkung nur bei alkalischem Harn (pH 7-8)

Wirkungen: Desinfizierende, antibakterielle Wirkung

Nebenwirkungen: Bei magenempfindlichen Patienten und Kindern Übelkeit und Erbrechen möglich, nicht länger als 4 Wochen anwenden

Wechselwirkungen: Arzneimittel, die den Harn ansäuern, führen zu einer Wirkungsabschwächung.

Anwendungen: Unterstützend bei Infektionen der Niere oder der Blase

Handelspräparate: Uvalysat®, Kombinationspräparate: Cefanephrin®, Cystinol®

Baldrian (Valerianae radix)

Verwendete Bestandteile: Wurzel sowie deren Zubereitungen

Darreichungsformen: Extrakte, Frischpflanzenpreßsaft, zerkleinerte Droge für Teeaufgüsse, 2 TL/Tasse, 3mal täglich bzw. abends vor dem Schlafengehen, Tinktur: 1-2 TL vor dem Schlafengehen

Wirkungen: Beruhigend, angstlösend, schwach krampflösend und muskelentspannend, Förderung der Schlafbereitschaft

Anwendungen: Nervöse Erregungszustände, Einschlafstörungen

Handelspräparate: Baldrian Phyton®, Kombinationspräparate: Baldrisedon®, Euvegal® (Tee und Tinktur sind vorzuziehen, weil damit besser die erwünschte hohe Dosierung erreicht werden kann)

Beinwell (Symphyti radix)

Verwendete Bestandteile: Frische oder getrocknete, unterirdische Bestandteile oder deren Zubereitungen

Darreichungsformen: Zerkleinerte Droge für Extrakte, Frischpflanzenpreßsaft, nur zur äußeren Anwendung geeignet!

Wirkungen: Entzündungshemmend, Förderung der Kallusbildung nach Knochenbruch

Nebenwirkungen: Die enthaltenen Pyrrolizidine waren im Tierversuch leberschädigend, krebserregend und konnten Mißbildungen erzeugen, daher keine Anwendung über mehr als 4-6 Wochen, nur äußerlich und nur auf intakter Haut anwenden!

Anwendungen: Prellungen, Zerrungen, Stauchungen, Knochenbrüche

Gegenanzeigen: Schwangerschaft, Stillzeit, bei Kindern

Handelspräparate: Kombinationspräparate: Kytta Plasma®, Kytta® Salbe

Benediktenkraut (Cnici benedicti herba)

Verwendete Bestandteile: Getrocknete Blätter und Stengel einschließlich Blüten sowie deren Zubereitungen

Darreichungsformen: Trockenextrakte, zerkleinerte Droge für Teeaufgüsse, 2 TL/Tasse, 30 Minuten ziehen lassen, 3 Tassen täglich

Wirkungen: Förderung der Speichel- und Magensaftsekretion

Nebenwirkungen: Allergische Reaktionen möglich, Abneigung gegen den bitteren Geschmack

Anwendungen: Verdauungsbeschwerden, Appetitlosigkeit

Gegenanzeigen: Allergie gegen Korbblütler

Handelspräparate: Digestivum Hetterich N®, Esberigal®, Ventrodigest®

Bergwohlverleih → Arnika

Birke (Betulae folium)

Verwendete Bestandteile: Frische oder getrocknete Laubblätter sowie deren Zubereitungen

Darreichungsformen: Trockenextrakte, Frischpflanzenpreßsaft, zerkleinerte Droge für Tee, 1-2 EL/Tasse, 3 Tassen täglich

Wirkungen: Leicht harntreibende Wirkung in Verbindung mit viel Flüssigkeit

Anwendungen: Unterstützend bei bakteriellen Entzündungen der Harnwege und bei Nierengrieß, vorbeugend bei Neigung zu Nierensteinen

Gegenanzeigen: Stark eingeschränkte Herzleistung oder Nierenfunktion

Handelspräparate: Kombinationspräparate: Birkenblätter Pflanzensaft Kneipp®, Cystinol®

Bittersüß (Stipites Dulcamarae)

Verwendete Bestandteile: Stengel

Darreichungsformen: Trockenextrakt, alkoholischer Auszug

Wirkungen: Adstringierend (zusammenziehend), antimikrobiell, entzündungshemmend

Anwendungen: Unterstützend bei chronischem Ekzem

Handelspräparate: Cefabene® Salbe, Filmtabletten, Tropfen, Deloxaderm® Salbe

Brennessel (Urticae herba, U. folium, U. radix)

Verwendete Bestandteile: Während der Blüte gesammelte, frische oder getrocknete, oberirdische Bestandteile (Kraut), während der Blüte gesammelte frische oder getrocknete Blätter, unterirdische Teile (Wurzel) sowie deren Zubereitungen

Darreichungsformen: zerkleinerte Droge, Tee 2 TL/Tasse Kraut oder Blätter, 10 Minuten ziehen lassen, 1 TL/Tasse Wurzel, 20 Minuten ziehen lassen, mehrere Tassen täglich, Frischpflanzenpreßsaft 3mal 1 EL täglich, Brennesselspiritus zur äußeren Anwendung

Wirkungen: Harntreibend

Nebenwirkungen: Bei Wurzel gelegentlich leichte Magen-Darm-Beschwerden

Anwendungen: Unterstützend zur Durchspülung bei Entzündungen der Harnwege, vorbeugend bei Nierengrieß, Wurzel: Gutartige Prostatavergrößerung mit Restharn, Spiritus äußerlich: unterstützend bei rheumatischen Beschwerden

Gegenanzeigen: Stark eingeschränkte Herzleistung oder Nierenfunktion

Handelspräparate: Kneipp Brennessel Pflanzensaft®, Bazoton®, Urtica plus®, Prostaherb®, Prostaforton N®, Kombinationspräparate: Nephropur N®, Prostagalen N®, Prostagutt®

Condurango (Condurango cortex)

Verwendete Bestandteile: Getrocknete Rinde sowie deren Zubereitungen

Darreichungsformen: Tinktur 1 TL vor den Mahlzeiten, zerkleinerte Droge für Tee, 1 TL/Tasse, 10 Minuten ziehen lassen, morgens und abends eine Tasse vor den Mahlzeiten

Wirkungen: Anregung der Magensaftsekretion

Anwendungen: Appetitlosigkeit

Handelspräparate: Kombinationspräparate: Carvomin®, Nervogastrol®

Curcuma (Curcumae longae rhizoma)

Verwendete Bestandteile: Wurzelstock sowie dessen Zubereitungen

Darreichungsformen: Zerkleinerte Droge, Tee mit 1-2 TL auf eine Tasse, 5 Minuten ziehen lassen, eine Tasse vor den Mahlzeiten

Wirkungen: Anregung der Galle

Nebenwirkungen: Bei längerem Gebrauch oder hoher Dosierung Magenreizung möglich

Anwendungen: Verdauungsbeschwerden

Gegenanzeigen: Verschluß der Gallenwege, Gallensteine

Handelspräparate: Kombinationspräparate: Cholagogum N Nattermann®, Choleodoron®

Efeu (Hedera helicis folium)

Verwendete Bestandteile: Getrocknete Laubblätter sowie deren Zubereitungen

Darreichungsformen: Zerkleinerte Droge und deren Zubereitungen, kein Tee

Wirkungen: Schleimlösend, auswurffördernd, krampflösend

Nebenwirkungen: Bei hohen Dosen haut- und schleimhautreizend

Anwendungen: Katarrhe der Atemwege, chronisch-entzündliche Bronchialerkrankungen, trockener Reizhusten, Keuchhusten

Handelspräparate: Prospan®

Eibisch (Altheae folium)

Verwendete Bestandteile: Blätter

Darreichungsformen: Zerkleinerte Droge, Tee: 1 TL/Tasse, mehrmals täglich eine Tasse

Wirkungen: Hustenreizlindernd

Anwendungen: Hustenreiz bei Bronchialerkrankungen

Handelspräparate: Kombinationspräparate: Atmulen K für Kinder®, Bronchitussin N®, Junisana®, Tonsilgon®

Eiche (Quercus cortex)

Verwendete Bestandteile: Im Frühjahr gesammelte Rinde von jungen Zweigen sowie deren Zubereitungen

Darreichungsformen: Zerkleinerte Droge sowie deren Zubereitungen, für Gurgellösungen, Spülungen, Umschläge 2 EL auf 500 ml, für Bäder 500 g in 5 l Wasser 15 Minuten kochen

Wirkungen: Aufgrund des hohen Gerbstoffgehaltes adstringierend, außerdem entzündungshemmend

Wechselwirkungen: Nicht bekannt bei äußerlicher Anwendung

Anwendungen: Entzündliche Hauterkrankungen, lokale Behandlung von Entzündungen im Mund-Rachen- oder Genital-Anal-Bereich

Gegenanzeigen: Großflächige Hautschäden, Vollbäder, fieberhafte Infektionen, schwere Herzschwäche, sehr schlecht eingestellter Bluthochdruck

Handelspräparate: Eichenrinden-Extrakt Spitzner®, Silvapin Eichenrindenextrakt®

Enzian (Gentianae radix)

Verwendete Bestandteile: Getrocknete Wurzel und deren Zubereitungen

Darreichungsformen: Zerkleinerte Droge und Extrakte, Tee: 1/2-1 TL auf eine Tasse kalten Wassers, 5 Stunden ziehen lassen, vor den Mahlzeiten eine Tasse, Tinktur: 20 Tropfen in etwas Wasser vor den Mahlzeiten

Wirkungen: Anregung der Speichel- und Magensaftsekretion, allgemeine Anregung und Stärkung

Nebenwirkungen: In seltenen Fällen Kopfschmerzen, Abneigung wegen des bitteren Geschmacks möglich

Anwendungen: Appetitlosigkeit, Verdauungsbeschwerden mit Völlegefühl und Blähungen

Gegenanzeigen: Magen- und Zwölffingerdarmgeschwüre

Handelspräparate: Kombinationspräparate: Unex®, Ventrodigest®, Vitasana-Lebenstropfen®, Gastricard®

Erdrauch (Fumariae herba)

Verwendete Bestandteile: Getrocknete, während der Blütezeit gesammelte oberirdische Bestandteile und deren Zubereitungen

Darreichungsformen: Zerkleinerte Droge und deren Zubereitungen, Tee: 2 TL/Tasse, 10 Minuten ziehen lassen, mehrmals täglich zu den Mahlzeiten eine Tasse

Wirkungen: Krampflösend an den Gallenwegen und im Magen-Darm-Bereich

Anwendungen: Krampfartige Beschwerden der Galle, des Magens und des Darmes

Handelspräparate: Oddibil®, Bilobene®

Eukalyptus (Eucalypti folium)

Verwendete Bestandteile: Getrocknete Laubblätter älterer Bäume und deren Zubereitungen

Darreichungsformen: Zerkleinerte Droge, Öl, Tee: 2 TL/Tasse, 10 Minuten ziehen lassen, eine Tasse in kleinen Schlucken über den Tag verteilt trinken, Dämpfe des Aufgusses tief inhalieren

Wirkungen: Auswurffördernd, schwach krampflösend

Nebenwirkungen: In seltenen Fällen Übelkeit, Erbrechen, Durchfall

Wechselwirkungen: Die Wirkung anderer Arzneimittel kann abgeschwächt werden.

Anwendungen: Erkältungskrankheiten der Atemwege, Bronchitis

Gegenanzeigen: Entzündliche Magen-Darm-Erkrankungen, Gallenwegserkrankungen, schwere Lebererkrankungen, bei Säuglingen und Kleinkindern keine Zubereitungen im Gesicht (Gefahr des Atemstillstands)

Handelspräparate: Inhalol Eukalyptus Lösung®, Kombinationspräparate: Bronchicum Elixier N®, Pinimenthol®

Faulbaum (Rhamni purshiani cortex, Cortex frangulae)

Verwendete Bestandteile: Baumrinde

Darreichungsformen: Als Teeaufguß (morgens und/oder abends 1/2-1 TL), Pulver oder Trockenextrakte, nur wenige Tage anwenden

Wirkungen: Hemmung der Aufnahme von Elektrolyten (Blutsalzen) und Wasser aus dem Darm, dadurch Volumenzunahme und Anregung der Darmtätigkeit

Nebenwirkungen: Bei chronischer Anwendung Mangel an Elektrolyten, insbesondere Kalium und Magnesium, dadurch Verstopfung und Herzrhythmusstörungen möglich, Schwarzfärbung der Darmschleimhaut

Wechselwirkungen: Bei chronischem Gebrauch ist eine Verstärkung der Wirkung und der Nebenwirkungen von Digitalispräparaten möglich.

Anwendungen: Verstopfung, kurzfristige Anwendung bei Krankheiten, bei denen ein weicher Stuhl erwünscht ist (z.B. Hämorrhoiden, nach Operationen im Enddarmbereich)

Gegenanzeigen: Darmverschluß, Stillzeit

Handelspräparate: Kombinationspräparate: Chol-Truw®, Frux®, gallo Sanol N®, Laxherba N®

Fenchel (Foeniculi fructus)

Verwendete Bestandteile: Reife Früchte sowie deren Zubereitungen

Darreichungsformen: Frisch gequetschte Früchte, Tee: 1 TL/Tasse, abgedeckt 5-10 Minuten ziehen lassen, bei Säuglingen und Kleinkindern kann der Tee auch zur Zubereitung der Milch oder des Breies benutzt werden.

Wirkungen: Krampflösend, entblähend, auswurffördernd

Anwendungen: Blähungen und Magen-Darm-Krämpfe, zur Schleimlösung der Atemwege

Handelspräparate: Kombinationspräparate: Atmulen K für Kinder® (Atemwege), Carminativum Hetterich®, Carminativum Babynos Blähungstropfen®, Unex®, Meteophyt®, NeoBallistol® (Blähungen), Pulvhydrops (entwässernd)

Flohsamen (Psylii semen)

Verwendete Bestandteile: Getrocknete reife Samen

Darreichungsformen: Ganze oder zerkleinerte Droge

Wirkungen: Gleit- und Füllmittel, die Darmtätigkeit dadurch anregend

Nebenwirkungen: Selten allergische Reaktionen

Anwendungen: Verstopfung, Reizdarm (Colon irritabile), unterstützend bei Morbus Crohn

Gegenanzeigen: Darmverschluß

Handelspräparate: Agiocur®, Metamucil® Pulver, Psyllium Kneipp® Pulver

Frauenmantel (Alchemillae herba)

Verwendete Bestandteile: Während der Blütezeit gesammelte, frische oberirdische Bestandteile und deren Zubereitungen

Darreichungsformen: Zerkleinerte Droge, Tee: 3 TL/Tasse, 10 Minuten ziehen lassen, bis zu 3 Tassen täglich

Wirkungen: Adstringierend (die Schleimhäute zusammenziehend und abdichtend)

Anwendungen: Leichte Durchfallerkrankung

Gänsefingerkraut (Potentillae anserinae herba)

Verwendete Bestandteile: Kurz vor oder während der Blüte gesammelte, frische oder getrocknete Blätter und Blüten und deren Zubereitungen

Darreichungsformen: Pulver, zerkleinerte Droge, Tee: 1 TL/Tasse, 10 Minuten ziehen lassen, mehrere Tassen täglich

Wirkungen: Adstringierend

Nebenwirkungen: Selten Magenbeschwerden

Anwendungen: Leichte Durchfallerkrankungen, Menstruationsbeschwerden, Entzündungen im Mund-Rachen-Bereich (mehrmals täglich Spülungen mit Tee)

Handelspräparate: Kombinationspräparate: Gastritol Dr. Klein®, Rephalysin®

Galgant (Galangae rhizoma)

Verwendete Bestandteile: Getrockneter Wurzelstock und dessen Zubereitungen

Darreichungsformen: Pulver, zerkleinerte Droge, Tee: 1 TL/Tasse, bedeckt 5 Minuten ziehen lassen, mehrere Tassen täglich, 3mal 10 Tropfen Tinktur in etwas Wasser vor den Mahlzeiten

Wirkungen: Krampflösend, entzündungshemmend, antibakteriell

Anwendungen: Appetitlosigkeit, Verdauungsbeschwerden

Gewürznelken (Caryophylli flos)

Verwendete Bestandteile: Getrocknete Blütenknospen

Darreichungsformen: Ganze, zerkleinerte oder pulverisierte Droge, Öl

Wirkungen: Das ätherische Öl wirkt gegen Pilze, Viren und Bakterien, krampflösend, lokal betäubend.

Nebenwirkungen: In konzentrierter Form Schleimhautreizungen

Anwendungen: Entzündungen im Mund-Rachen-Bereich, lokale Schmerzstillung bei Zahn- oder Mundschleimhauterkrankungen

Ginkgo (Ginkgo biloba folium)

Verwendete Bestandteile: Getrocknete Blätter sowie deren Zubereitungen

Darreichungsformen: Extrakte, zerkleinerte Droge

Wirkungen: Förderung der Hirndurchblutung und der peripheren Gefäße, Verbesserung der Sauerstoffausnutzung des Gewebes, verbesserte Fließeigenschaften des Blutes

Nebenwirkungen: Bei Einnahme über den Mund nicht bekannt

Anwendungen: Verminderte Hirnleistung, Ohrensausen, Schwindel, arterielle Durchblutungsstörungen der Beine

Handelspräparate: Tebonin®, rökan®, kaveri®

Goldrute (Solidaginis herba)

Verwendete Bestandteile: Während der Blüte gesammelte und schonend getrocknete oberirdische Bestandteile

Darreichungsformen: Zerkleinerte Droge, Tee: 2 TL/Tasse, 10 Minuten ziehen lassen, mehrere Tassen täglich

Wirkungen: Entwässernd, entzündungshemmend, krampflösend

Anwendungen: Zur Durchspülung bei entzündlichen Erkrankungen der Harnwege, Nierengrieß, Nierensteine, auch vorbeugend

Gegenanzeigen: Schwere Herzschwäche, schwere Einschränkung der Nierenfunktion

Handelspräparate: Kombinationspräparate: Solidagoren®, Cefanephrin®, Cystinol®, Nephro-loges®, Solbitrat® Tee

Hamamelis (Hamamelidis folium, H. cortex)

Verwendete Bestandteile: Getrocknete Laubblätter, getrocknete Rinde sowie deren Zubereitungen

Darreichungsformen: Zerkleinerte Droge, Aqua Hamamelidis, Salben oder Zäpfchen mit Extrakt, Tee: 1 EL/Tasse, 20 Minuten ziehen lassen, 1-2 Tassen täglich, Aqua Hamamelidis: Mehrmals täglich 2 TL, Umschläge mit Tee oder Aqua Hamamelidis

Wirkungen: Adstringierend, entzündungshemmend, blutstillend

Nebenwirkungen: Sind nicht bekannt.

Anwendungen: Leichte Hautverletzungen, lokale Entzündungen der Haut und Schleimhäute, Hämorrhoiden, Krampfadern

Handelspräparate: Hametum® Salbe, Zäpfchen, Hamadestsalbe®, Hamasana® Salbe

Haronga (Harunganae cortex, H. folium)

Verwendete Bestandteile: Getrocknete Rinde, getrocknete Blätter sowie deren Zubereitungen

Darreichungsformen: Geschnittene Droge, Extrakte

Wirkungen: Förderung der Galle, Magensaftsekretion und der Verdauungssäfte der Bauchspeicheldrüse

Nebenwirkungen: Bei hellhäutigen Menschen kann es zu einer Erhöhung der Lichtempfindlichkeit kommen.

Anwendungen: Verdauungsbeschwerden, leichter Mangel der Produktion von Bauchspeicheldrüsensekreten

Gegenanzeigen: Bauchspeicheldrüsenentzündung, schwere Leberfunktionsstörung, Verschluß der Gallenwege, Gallenblasenentzündung, Darmverschluß

Handelspräparate: Harongan®

Hauhechel (Ononidis radix)

Verwendete Bestandteile: Im Herbst gesammelte getrocknete Wurzel

Darreichungsformen: Zerkleinerte Droge, Tee: 1 TL/Tasse, 10 Minuten ziehen lassen, mehrere Tassen täglich

Wirkungen: Leicht entwässernde Wirkung in Verbindung mit Flüssigkeitszufuhr

Anwendungen: Zur Durchspülung bei Entzündungen der Harnwege, Nierengrieß, auch vorbeugend

Gegenanzeigen: Schwere Herzschwäche, schwere Nierenfunktionsstörung

Handelspräparate: Aqualibra®, Nieron® Blasen- und Nierentee

Heidelbeeren (Myrtili fructus)

Verwendete Bestandteile: Getrocknete reife Früchte

Darreichungsformen: Gequetschte Droge, mehrmals täglich 1 EL Heidelbeeren gut kauen und schlucken, lokale Anwendung: 3 EL auf 1/2 l Wasser, 30 Minuten kochen, damit mehrmals täglich spülen

Wirkungen: Adstringierend (zusammenziehend, abdichtend), lindernd bei Durchfall

Anwendungen: Durchfallerkrankungen, Schleimhautentzündungen im Mund-Rachen-Bereich

Gegenanzeigen: Durchfall, der auch nach 3 Tagen mit Heidelbeeren und weiteren Maßnahmen nicht beendet ist (→ Arzt aufsuchen)

Herzgespann (Leonuri cardiacae herba)

Verwendete Bestandteile: Während der Blütezeit gesammelte oberirdische Blätter sowie deren Zubereitungen

Darreichungsformen: Zerkleinerte Droge, Tee: 1 TL/Tasse, 5 Minuten ziehen lassen, 2 Tassen täglich

Wirkungen: Leicht blutdrucksenkend, beruhigend

Anwendungen: Nervöse Herzbeschwerden bei leichter Schilddrüsenüberfunktion

Handelspräparate: Thyreogutt®, Mutellon®

Heublumen (Graminis flos)

Verwendete Bestandteile: Blüten, Früchte und andere oberirdische Bestandteile

Darreichungsformen: Heublumensack für feucht-heiße Kompressen, Badezusatz

Wirkungen: Durchblutungssteigernd

Nebenwirkungen: Selten allergische Hautreaktionen

Anwendungen: Degenerative Gelenkerkrankungen, rheumatische Erkrankungen, Bandscheibenbeschwerden

Gegenanzeigen: Offene Wunden, Hautentzündungen, akut entzündlicher Schub einer rheumatischen Erkrankung

Handelspräparate: Fertige Heublumensäcke in der Apotheke, Badezusatz: Silvapin® Heublumen/Kräuter-Extrakt N.

Holunder (Sambuci flos)

Verwendete Bestandteile: Getrocknete Blütenstände

Darreichungsformen: Tee: 2 TL/Tasse, kurz ziehen lassen, mehrere Tassen täglich möglichst heiß trinken

Wirkungen: Steigerung des Bronchialschleimes, schweißtreibend

Anwendungen: Schwitzkuren bei Erkältungskrankheiten

Handelspräparate: Kombinationspräparate: Sinupret®, Hustensaft Nestmann®

Hopfen (Lupuli strobulus)

Verwendete Bestandteile: Getrocknete Fruchtstände (Hopfenzapfen) sowie deren Zubereitungen

Darreichungsformen: Zerkleinerte Droge, Pulver, Trockenextrakt, Badezusätze, Tee: 1 TL/Tasse, 10 Minuten bedeckt ziehen lassen, 2 Tassen täglich und vor dem Schlafengehen

Wirkungen: Schlaffördernd, beruhigend

Anwendungen: Schlafstörungen, Unruhe, Angstzustände

Handelspräparate: Kombinationspräparate: Euvegal®, Hovaletten®, Ivel®

Huflattich (Farfarae folium)

Verwendete Bestandteile: Frische oder getrocknete Laubblätter sowie deren Zubereitungen

Darreichungsformen: Frischpflanzenpreßsaft, zerkleinerte Droge, Tee: 2 TL/Tasse, 5 Minuten ziehen lassen, mehrere Tassen täglich

Wirkungen: Reizlindernd, entzündungshemmend

Nebenwirkungen: Im Tierversuch leberschädigend, krebserzeugend und mißbildungerzeugend, daher nicht länger als 4 Wochen anwenden

Anwendungen: Katarrhe der Atemwege, chronische Bronchitis, leichte Entzündungen im Mund-Rachen-Bereich

Gegenanzeigen: Schwangerschaft, Stillzeit, Kinder

Handelspräparate: Kneipp Huflattich Pflanzensaft®, in vielen Hustentees enthalten

Indische Flohsamen (Plantaginis ovatae testa)

Verwendete Bestandteile: Indische Flohsamenschalen

Darreichungsformen: Ganzdroge oder grob zerkleinert, bei Verstopfung 1-2 TL mehrmals täglich mit Flüssigkeit (mindestens ein Glas auf 1 TL) einnehmen, bei Durchfall nach 3-4 Tagen ist der Arzt aufzusuchen, wenn der Durchfall nicht beendet ist.

Wirkungen: Durch Volumenzunahme des Stuhles Anregung der Darmtätigkeit, bei Durchfällen Verlängerung der Transitzeit durch Wasserbindung

Nebenwirkungen: Selten allergische Reaktionen

Wechselwirkungen: Die Aufnahme gleichzeitig eingenommener Medikamente kann beeinträchtigt werden, daher Abstand von 1-2 Stunden einhalten.

Anwendungen: Durchfall, Erkrankungen, bei denen eine Stuhlerweichung erwünscht ist (z.B. Hämorrhoiden, Koronare Herzkrankheit), Durchfallerkrankungen

Gegenanzeigen: Verengungen im Magen-Darmtrakt, Darmverschluß

Handelspräparate: Agiocur®, Mucofalk®, Psyllium Kneipp®

Ingwer (Zingiberis rhizoma)

Verwendete Bestandteile: Geschälter, frischer oder getrockneter Wurzelstock und dessen Zubereitungen

Darreichungsformen: Zerkleinerte Droge, Trockenextrakt, Tee: 1 TL/Tasse, 5 Minuten abgedeckt ziehen lassen, eine Tasse vor der Mahlzeit, Tinktur 20 Tropfen vor der Mahlzeit, Pulver 1 TL mit etwas Wasser einnehmen

Wirkungen: Förderung der Speichel- und Magensaftsekretion, Anregung der Darmtätigkeit, brechreizmindernd

Anwendungen: Appetitlosigkeit, Verdauungsbeschwerden, Reisekrankheit

Gegenanzeigen: Schwangerschaftserbrechen

Handelspräparate: Zintona®

Isländisch Moos (Ceterariae islandicae lichen)

Verwendete Bestandteile: Flechte und deren Zubereitung

Darreichungsformen: Tee: 1-2 TL/Tasse, 5-10 Minuten ziehen lassen, mehrere Tassen täglich, wegen des bitteren Geschmacks Mischung mit anderen Heilpflanzen als Geschmackskorrigens sinnvoll, bei Appetitlosigkeit als Kaltaufguß

Wirkungen: Reizlindernd, schwach antimikrobiell, die Bitterstoffe wirken tonisierend und regen den Appetit an

Nebenwirkungen: Abneigung gegen den bitteren Geschmack

Anwendungen: Katarrhe der oberen Atemwege, besonders chronische Bronchialkatarrhe, Appetitlosigkeit

Handelspräparate: Isla-Moos® Lutschpastillen

Javanische Gelbwurz (Curcumae xanthorrizhae rhizoma)

Verwendete Bestandteile: Getrocknete, knollige Wurzelstöcke sowie deren Zubereitungen

Darreichungsformen: Zerkleinerte Droge, Tee: 1 TL/Tasse, kalt ansetzen, eine Stunde ziehen lassen, vor den Mahlzeiten eine Tasse

Wirkungen: Anregung der Galle

Nebenwirkungen: Bei längerem Gebrauch oder Überdosierung sind Magenreizungen möglich

Anwendungen: Verdauungsbeschwerden, Blähungen, Völlegefühl

Gegenanzeigen: Verschluß der Gallenwege, Gallensteine

Johanniskraut (Hyperici herba)

Verwendete Bestandteile: Während der Blütezeit gesammelte oberirdische Bestandteile

Darreichungsformen: Geschnittene Droge, Pulver, Öl, Tee: 1 TL/Tasse, 10 Minuten abgedeckt ziehen lassen, 2 Tassen täglich, Wirkungseintritt erst nach ca. 2 Wochen möglich, über mehrere Monate anwenden

Wirkungen: Mild beruhigend, antidepressiv, angstlösend, äußerliche Anwendung mit Öl wirkt entzündungshemmend

Nebenwirkungen: Selten Überempfindlichkeit gegen Licht (Achtung: Keine starke Sonnenbestrahlung, keine Sonnenbank!)

Anwendungen: Leichte Depression, Angst, Unruhe, äußerlich bei stumpfen Verletzungen, Muskelschmerzen und leichten Verbrennungen

Handelspräparate: Hyperforat®, Neuroplant®, Jarsin®, Psychotonin M®

Kaffeekohle (Coffea carbo)

Verwendete Bestandteile: Gemahlene, bis zur Verkohlung geröstete, grüne, getrocknete Früchte

Darreichungsformen: Gemahlene Kohle sowie deren Zubereitungen, mehrmals täglich 1 TL mit etwas Wasser einnehmen

Wirkungen: Adstringierend, adsorbierend (Aufnahme von anderen Stoffen wie Giftstoffen)

Nebenwirkungen: Nicht bekannt

Wechselwirkungen: Die Aufnahme anderer gleichzeitig eingenommener Arzneimittel kann beeinträchtigt sein, daher genügend großen zeitlichen Abstand einhalten.

Anwendungen: Durchfallerkrankungen, wenn nach 3-4 Tagen der Durchfall nicht beendet ist, sollte ein Arzt aufgesucht werden, leichte Entzündungen des Mund-Rachen-Bereichs

Handelspräparate: Carbo Königsfeld®

Kamille (Matricariae flos)

Verwendete Bestandteile: Frische oder getrocknete Blüten sowie deren Zubereitungen

Darreichungsformen: Ganzdroge, Extrakte, Tee: 1-2 TL/Tasse, 5 Minuten bedeckt ziehen lassen, 3 Tassen täglich, für Umschläge oder Spülungen den abgekühlten Tee verwenden, für Kopfdampfbäder 1-2 EL mit heißem Wasser übergießen (oder fertige Kamillenextrakte)

Wirkungen: Entzündungshemmend, krampflösend, antibakteriell, wundheilungsfördernd

Anwendungen: Entzündliche Erkrankungen des Magen-Darm-Traktes mit Krämpfen, Magenschleimhautentzündungen, Magengeschwüre, äußerliche Anwendung: Haut- und Schleimhautentzündungen, Entzündungen der Atemwege, Entzündungen im Enddarmbereich

Handelspräparate: Kamillosan®, Eukamillat® Liquidum, Perkamillon® Liquidum, äußerlich: Kamillenbad „Robugen“®, Kamillosan® Salbe, -Mundspray

Kampfer (Camphora)

Verwendete Bestandteile: Kampfer wird durch Wasserdampfdestillation aus dem Holz des Kampferbaumes gewonnen.

Darreichungsformen: Kampferspiritus zur äußeren Anwendung, Kampfer zur Inhalation und zur inneren Anwendung in festen oder flüssigen Zubereitungsformen, meist mit anderen Pflanzen

Wirkungen: Stimulation der Atmung, kreislauftonisierend, bei Inhalation schleimlösend, bei Anwendung auf der (intakten!) Haut durchblutungsfördernd

Nebenwirkungen: Kontaktekzeme bei äußerer Anwendung

Anwendungen: Innerlich: Niedriger Blutdruck, Kreislaufschwäche, Katarrhe der oberen Atemwege, äußerlich: Muskelrheumatismus, Katarrhe der oberen Atemwege

Gegenanzeigen: Keine äußere Anwendung auf geschädigter Haut (z.B. offene Wunde, Verbrennung), bei Säuglingen und Kleinkindern keine Anwendung im Bereich von Gesicht oder Nase (Gefahr des reflektorischen Atemstillstands)

Handelspräparate: Kombinationspräparate: Korodin®, Diacard® bei Herz-Kreislauf-Beschwerden, in zahlreichen Rheuma- und Brustsalben enthalten

Kava-Kava (Rauschpfeffer, Piperis mystici rhizoma)

Verwendete Bestandteile: Getrockneter Wurzelstock sowie dessen Zubereitungen

Darreichungsformen: Zerkleinerte Droge, Extrakte, keine Teezubereitung

Wirkungen: Angstlösend, beruhigend, muskelentspannend, krampflösend

Nebenwirkungen: Bei länger dauernder Einnahme reversible Gelbfärbung der Haut und der Hautanhangsgebilde möglich, selten allergische Reaktionen

Wechselwirkungen: Wirkungsverstärkung von Substanzen möglich, die auf die Psyche wirken (z.B. Alkohol und andere Drogen, Beruhigungsmittel, Schlafmittel, Psychopharmaka)

Anwendungen: Nervöse Angst-, Spannungs- und Erregungszustände

Gegenanzeigen: Schwangerschaft, Stillzeit, endogene Depression

Handelspräparate: Kavosporal®, Antares®

Keuschlamm (Mönchspfeffer, Agni casti fructus)

Verwendete Bestandteile: Reife, getrocknete Früchte sowie deren Zubereitungen

Darreichungsformen: Extrakte, kein Tee

Wirkungen: Hormonartige Wirkung (Gelbkörperwirkung)

Nebenwirkungen: Selten juckende Hautausschläge

Anwendungen: Menstruationsstörungen infolge Gelbkörpermangel, Menstruationsbeschwerden, Brustdrüsenschmerzen (Mastodynie), Beschwerden der Wechseljahre, mangelnde Stilleistung

Handelspräparate: Agnolyt®, Kombinationspräparat: Femisana Mixtur®

Khella → Ammi-visnaga

Kiefernsprossen (Pini turiones)

Verwendete Bestandteile: Im Frühjahr gesammelte frische oder getrocknete Triebe

Darreichungsformen: Sirup, Tinktur, zerkleinerte Droge für Tee: 1 TL/Tasse, 5 Minuten ziehen lassen, drei Tassen täglich, Extrakt für äußerliche Anwendungen wie Einreibungen oder Bäder

Wirkungen: Innerlich: Bronchialschleimlösend, antibakteriell, äußerlich: Durchblutungsfördernd

Anwendungen: Innerlich: Atemwegskatarrhe, äußerlich: Muskel- und Nervenschmerzen

Handelspräparate: Kombinationspräparate: Babiforton® Inhalat, Babytranspulmin®, Bronchicum® Inhalat

Knoblauch (Allii sativi bulbus)

Verwendete Bestandteile: Frische oder getrocknete Zwiebeln sowie deren Zubereitungen

Darreichungsformen: Zerkleinerte Droge, Pulver, Extrakt, Öl

Wirkungen: Antibakteriell, antimykotisch (gegen Pilze), fettsenkend (Cholesterin und Triglyzeride), Verbesserung der Blutfließeigenschaften, leicht gerinnungshemmend

Nebenwirkungen: Selten allergische Reaktionen, selten Magen-Darm-Beschwerden, typische Geruchsveränderungen der Atemluft und der Haut

Anwendungen: Erhöhte Blutfettwerte, Arteriosklerose (Vorbeugung und Behandlung)

Handelspräparate: Knoblauch-Pflanzensaft Kneipp®, Vitagutt Knoblauch 300®, Carisano®, Sapec®, Kombinationspräparate: Kwai®, Klosterfrau Aktiv Kapseln®

Königskerze (Wollblume, Verbasci flos)

Verwendete Bestandteile: Blüten und deren Zubereitungen

Darreichungsformen: Extrakte, Tinkturen, geschnittene Droge für Tee: 1 TL/Tasse, 5 Minuten ziehen lassen, 3 Tassen täglich

Wirkungen: Auswurffördernd, reizlindernd

Anwendungen: Atemwegskatarrhe

Handelspräparate: Eres N®

Kümmel (Carvi fructus)

Verwendete Bestandteile: Reife, getrocknete Früchte sowie deren Zubereitungen

Darreichungsformen: Ätherisches Öl, frisch zerkleinerte Droge für Tee: 1 TL/Tasse, 5 Minuten abgedeckt ziehen lassen, 3 Tassen täglich, Säuglinge erhalten einige TL Tee in der Flasche, äußerlich: Einreibungen des Bauches mit 10%igem Kümmelöl

Wirkungen: Krampflösend, antimikrobiell, blähungstreibend

Anwendungen: Verdauungsbeschwerden, besonders wenn sie mit krampfartigen Schmerzen, Blähungen und Völlegefühl einhergehen, bei Blähungen gestillter Säuglinge sollte die Mutter drei Tassen Kümmeltee täglich trinken, milchbildungsfördernd

Handelspräparate: Kombinationspräparate: Weleda Milchbildungstee®, Carminativum Hetterich N®, Friosmin®, Gastricard N®, Gastrol S®, Stovalid N®

Kürbis (Cucurbitae peponis semen)

Verwendete Bestandteile: Reife, getrocknete Samen des Arzneikürbis (besonders wirkstoffreiche Züchtungen) sowie deren Zubereitungen

Darreichungsformen: Ganze oder grob zerkleinerte Samen, 2 EL täglich einnehmen

Wirkungen: Entzündungshemmend, antioxidativ

Anwendungen: Beschwerden beim Wasserlassen bei leicht vergrößerter Prostata, Reizblase

Handelspräparate: Kürbiskerne Granufink ®, Kombinationspräparate: Prostamed®, Uvirgan®, Normon N®, Kürbiskern Kapseln Granufink®

Lavendel (Lavendulae flos)

Verwendete Bestandteile: Kurz vor der Entfaltung gesammelte und getrocknete Blüten sowie deren Zubereitungen

Darreichungsformen: Extrakte, Ganzdroge für Tee: 1-2 TL/Tasse, 5 Minuten bedeckt ziehen lassen, abends 1-2 Tassen, als Badezusatz 100 g Blüten mit 2 l Wasser kurz aufkochen und das Konzentrat ins Badewasser geben

Wirkungen: Leicht beruhigend, äußerlich: Durchblutungssteigernd

Anwendungen: Unruhe, Schlafstörungen

Handelspräparate: Kombinationspräparate: Sedatruw®, Cefarheumin® Salbe, Kytta-Plasma®

Leinsamen (Lini semen)

Verwendete Bestandteile: Getrocknete, reife Samen sowie deren Zubereitungen

Darreichungsformen: Ganzer oder geschroteter Samen, Leinsamenschleim, -mehl, innerlich: 1-3mal täglich 1 EL ganzen oder geschroteten Samen mit viel Flüssigkeit einnehmen; zur Herstellung eines Schleimes 2-3 EL geschroteten Samen abends in 1/4-1/2 l Wasser einlegen, am nächsten Tag verwenden; äußerlich: 30-50 g Mehl als feuchtheiße Kompresse

Wirkungen: Durch Quellung im Darm erhöht sich das Stuhlvolumen, dadurch Anregung der Darmtätigkeit, außerdem schleimhautschützende Wirkung

Nebenwirkungen: Nicht zu erwarten, wenn ausreichend Flüssigkeit zugeführt wird (sonst Gefahr des Darmverschlusses)

Wechselwirkungen: Die Aufnahme anderer, gleichzeitig eingenommer Arzneimittel kann behindert werden, daher ausreichend zeitlichen Abstand einhalten

Anwendungen: Verstopfung, Reizdarm (Colon irritabile), Divertikulitis, als Schleim bei Magenschleimhaut- oder Darmentzündung, äußerlich: Lokale Hautentzündungen

Gegenanzeigen: Darmverschluß

Handelspräparate: Linusit®, Kombinationspräparate: Pascomag®.

Lindenblüten (Tiliae flos)

Verwendete Bestandteile: Getrocknete Blütenstände sowie deren Zubereitungen

Darreichungsformen: Zerkleinerte Droge für Tee: 1 TL/Tasse, 15 Minuten ziehen lassen, mehrere Tassen täglich heiß trinken, danach zugedeckt hinlegen

Wirkungen: Schweißtreibend, auswurffördernd, reizlindernd

Anwendungen: Atemwegskatarrhe, trockener Reizhusten, Erkältungskrankheiten, bei denen eine Schwitzkur sinnvoll ist

Handelspräparate: Kombinationspräparat: Hustensaft Nestmann®

Löwenzahn (Taraxacum officinale radix cum herba)

Verwendete Bestandteile: Zur Blütezeit gesammelte Wurzel mit Kraut sowie deren Zubereitungen

Darreichungsformen: Extrakt, Preßsaft, zerkleinerte Droge für Tee: 1 TL/Tasse, kalt ansetzen, kurz aufkochen, mehrmals täglich eine Tasse

Wirkungen: Förderung der Galle und der Magensaftsekretion, appetitanregend, entwässernd

Nebenwirkungen: Selten Magenbeschwerden

Anwendungen: Verdauungsbeschwerden, Appetitlosigkeit, entzündliche Erkrankungen der Harnwege, in der Volksmedizin als „Blutreinigungsmittel“ bekannt, daher zur Unterstützung von Fastenkuren oder „Entschlackungskuren“ geeignet

Gegenanzeigen: Verschluß der Gallenwege, Gallenblasenentzündung

Handelspräparate: Kneipp Löwenzahnpflanzensaft®, Tareolol®, Kombinationspräparate:Urol®, Neurochol N®, Nieron N®, Pascohepan®

Maiglöckchen (Convallariae herba)

Verwendete Bestandteile: Während der Blütezeit gesammelte, getrocknete, oberirdische Bestandteile sowie deren Zubereitungen

Darreichungsformen: Zerkleinerte Droge, Pulver, Extrakt, kein Tee

Wirkungen: Herzstärkend, entwässernd

Nebenwirkungen: Bei Überdosierung Übelkeit, Erbrechen, Herzrhythmusstörungen

Wechselwirkungen: Wirkungssteigerung bei gleichzeitiger Gabe von Entwässerungsmitteln, Abführmitteln, Cortisonpräparaten infolge Kaliumverlusten

Anwendungen: Leichte Herzschwäche

Gegenanzeigen: Kalium-, Magnesiummangel, gleichzeitige Behandlung mit Digitalispräparaten

Handelspräparate: Convacard, Kombinationspräparate: Aesrutal®, Cardalept®, Cardiasan®, Concardisett®, Convastabil®, cor-loges®, Guttacor®

Mariendistel (Cardui mariae fructus)

Verwendete Bestandteile: Reife Früchte sowie deren Zubereitungen

Darreichungsformen: Extrakte, Tinkturen, zerkleinerte Droge für Tee: 2 TL/Tasse, 10-15 Minuten ziehen lassen, 3 Tassen täglich, Tinktur: 3mal 20 Tropfen täglich

Wirkungen: Schutz der Leberzellen, Anregung der Leberregeneration

Nebenwirkungen: Selten dünne Stühle

Anwendungen: Leberschaden, chronisch entzündliche Lebererkrankungen, Leberzirrhose, Verdauungsbeschwerden

Handelspräparate: Legalon®, durasilymarin®, hepa-loges N®, Hepar-merz sil®, Kombinationspräparate: Hepaticum medice N®, Hepaton®, Legapas®, Marianon Dr. Klein®

Meerrettich (Armoraciae rusticanae radix)

Verwendete Bestandteile: Frische oder getrocknete Wurzel sowie deren Zubereitungen

Darreichungsformen: Frischpflanzenpreßsaft, zerkleinerte Droge, innerlich: 3mal 1 TL täglich (gegebenenfalls mit etwas Honig) einnehmen, äußerlich: als Umschlag maximal 10 Minuten auf der Haut lassen

Wirkungen: Antimikrobiell, durchblutungsfördernd

Nebenwirkungen: Magen-Darm-Beschwerden

Anwendungen: Atemwegskatarrhe, Harnwegsinfektionen, äußerlich: Bei Atemwegskatarrhen, Muskelschmerzen

Gegenanzeigen: Magen-Darm-Geschwüre, Nierenentzündungen, Kinder unter 4 Jahren

Handelspräparate: Kombinationspräparat: Angocin®

Meerzwiebel (Scillae bulbus)

Verwendete Bestandteile: Zwiebelschuppen der nach der Blütezeit gesammelten Zwiebel sowie deren Zubereitungen

Darreichungsformen: Zerkleinerte Droge, Pulver

Wirkungen: Herzstärkend

Nebenwirkungen: Bei Überdosierung Übelkeit, Erbrechen, Herzrhythmusstörungen

Wechselwirkungen: Wirkungsverstärkung bei gleichzeitiger Einnahme von Entwässerungsmitteln, Abführmitteln, Cortisonpräparaten, Chinidin

Anwendungen: Leichte Herzschwäche

Gegenanzeigen: Behandlung mit Digitalispräparaten, Kalium-, Magnesiummangel

Handelspräparate: Kombinationspräparate: Cor loges®, Miroton®, Szillosan®

Melisse (Melissae folium)

Verwendete Bestandteile: Frische oder getrocknete Laubblätter sowie deren Zubereitungen

Darreichungsformen: Extrakte, Pulver, zerkleinerte Droge für Tee: 2 TL/Tasse, 5 Minuten bedeckt ziehen lassen, mehrere Tassen täglich

Wirkungen: Beruhigend, blähungstreibend, krampflösend, antibakteriell

Anwendungen: Nervöse Unruhe, Schlafstörungen, Magen-Darm-Beschwerden mit Blähungen, äußerlich: Herpes simplex (Lomaherpan® Creme)

Handelspräparate: Kombinationspräparate: Oxacant sedativ®, Pascosedon S®, Sedapasc N®, Sedariston®, Sedaselect®

Mistel (Visci albi herba)

Verwendete Bestandteile: Frische oder getrocknete Zweige mit Blättern, Blüten und Früchten sowie deren Zubereitungen

Darreichungsformen: Extrakt, zerkleinerte Droge für Tee: 3 TL mit 1/4 l kaltem Wasser abends ansetzen, morgens nüchtern trinken und dieselbe Menge für den Abend vorbereiten

Wirkungen: Blutdrucksenkend

Anwendungen: Bluthochdruck (allerdings umstrittene Wirksamkeit)

Handelspräparate: Viscysat®, Mistel-Pflanzensaft Kneipp®, Viscum P®, Kombinationspräparate: Tonoplantin®, Asgoviscum®, Trias®, Verus®, Viscum Dragees® (Mistelzubereitungen werden außerdem noch bei Arthrose und Krebserkrankungen verwendet, allerdings nur als Injektionen)

Myrrhe (Myrrha)

Verwendete Bestandteile: An der Luft getrocknetes Harz von Commiphora molmol

Darreichungsformen: Tinktur, Pulver, entzündete oder schmerzende Stellen mit unverdünnter Tinktur einpinseln, Spülungen mit verdünnter Tinktur

Wirkungen: Adstringierend, desinfizierend

Anwendungen: Entzündungen im Mund-Rachen-Bereich, Prothesendruckstellen

Handelspräparate: Kombinationspräparate: Dentinox®, Salviathymol®, Ad-Muc® Salbe

Nelke → Gewürznelke

Odermennig (Agrimoniae herba)

Verwendete Bestandteile: Kurz vor oder während der Blütezeit geerntete und getrocknete oberirdische Bestandteile sowie deren Zubereitungen

Darreichungsformen: Pulver, zerkleinerte Droge für Tee: 1 TL/Tasse, 5 Minuten ziehen lassen, 1-3 Tassen täglich, abgekühlter Tee für feuchte Umschläge

Wirkungen: Adstringierend (zusammenziehend, abdichtend)

Wechselwirkungen: Die Aufnahme gleichzeitig eingenommener Arzneimittel kann behindert werden, daher ausreichenden zeitlichen Abstand einhalten

Anwendungen: Durchfall, Entzündungen der Mund- oder Rachenschleimhaut, leichte oberflächliche Hautentzündungen

Handelspräparate: Kombinationspräparate: Hepaticum Dinaval®, Rhoival®

Orthosiphon (Orthosiphonis folium)

Verwendete Bestandteile: Kurz vor der Blütezeit geerntete und getrocknete Laubblätter und Stengelspitzen sowie deren Zubereitungen

Darreichungsformen: Zerkleinerte Droge für Tee: 3 TL/Tasse, 15 Minuten ziehen lassen, mehrere Tassen täglich

Wirkungen: Leicht entwässernd, krampflösend

Anwendungen: Entzündliche Erkrankungen der Harnwege, Nierengrieß, auch vorbeugend bei Nierengrieß und -steinen, für ausreichende Flüssigkeitszufuhr sorgen

Gegenanzeigen: Schwere Herzschwäche, schwere Nierenfunktionsstörung

Handelspräparate: Folindor® Tee, Indischer Nierentee Fides®, Late Orphon Tee®

Pappel (Populi cortex, P. folium)

Verwendete Bestandteile: Frische oder getrocknete Rinde, frische oder getrocknete Laubblätter sowie deren Zubereitungen

Darreichungsformen: Extrakt, zerkleinerte Droge für Tee: 2 TL(Rinde oder Blätter)/Tasse, 10 Minuten ziehen lassen, mehrere Tassen täglich

Wirkungen: Entzündungshemmend, schmerzlindernd, krampflösend, antibakteriell

Anwendungen: Beschwerden beim Wasserlassen bei Prostatavergrößerung

Handelspräparate: Kombinationspräparate: Prostagutt®, Prostamed®

Passionsblume (Passiflorae herba)

Verwendete Bestandteile: Frische oder getrocknete oberirdische Teile sowie deren Zubereitungen

Darreichungsformen: Extrakt, zerkleinerte Droge für Tee: 1 TL/Tasse, 5 Minuten ziehen lassen, mehrere Tassen täglich, abends vor dem Schlafengehen

Wirkungen: Krampflösend, zentraldämpfend

Anwendungen: Nervöse Unruhezustände

Handelspräparate: Passiflora Tropfen Curarina®, Kombinationspräparate: Euvegal®, Passiorin®

Pfefferminze (Menthae piperitae folium)

Verwendete Bestandteile: Frische oder getrocknete Blätter sowie deren Zubereitungen

Darreichungsformen: Extrakt, Öl, zerkleinerte Droge für Tee: 1 TL/Tasse, 5 Minuten ziehen lassen, mehrere Tassen täglich, Öl: 1-2 Tropfen mehrmals täglich mit etwas Wasser einnehmen, zur Inhalation 3-5 Tropfen in heißes Wasser

Wirkungen: Krampflösend, Förderung der Galle, blähungstreibend, antibakteriell, bronchialschleimlösend, an der Haut kühlend

Anwendungen: Krampfartige Beschwerden der Galle oder des Magen-Darm-Traktes, Reizdarm (nur in magensaftresistenter Hülle, z.B. Mentacur®), Atemwegskatarrhe, Schleimhautentzündungen im Mund-Rachen-Bereich, äußerlich: Muskel-, Nerven-, Kopfschmerzen

Gegenanzeigen: Verschluß der Gallenwege, Gallenentzündungen, schwerer Leberschaden, bei Säuglingen und Kleinkindern pfefferminzölhaltige Zubereitungen nicht im Gesicht anwenden (Gefahr des Atemstillstands)

Handelspräparate: Mentacur®, Kombinationspräparate: Rowachol®, Gastricholan-N®

Primel (Primulae radix, P. flos)

Verwendete Bestandteile: Getrocknete Wurzel, getrocknete ganze Blüten und deren Zubereitungen

Darreichungsformen: Extrakt, zerkleinerte Droge als Tee: 1 TL Wurzel/Tasse mit kaltem Wasser ansetzen, kurz aufkochen, mehrere Tassen täglich, 1 TL Blüten/Tasse, 5 Minuten ziehen lassen

Wirkungen: Schleimlösend, auswurffördernd

Nebenwirkungen: Selten Übelkeit und Magenbeschwerden

Anwendungen: Atemwegskatarrhe

Gegenanzeigen: Primelallergie

Handelspräparate: Kombinationspräparate: Expectysat®, Expectussin®

Quendel (Serpylli herba)

Verwendete Bestandteile: Zur Blütezeit gesammelte, getrocknete oberirdische Sprossen sowie deren Zubereitungen

Darreichungsformen: Zerkleinerte Droge für Tee: 2 TL/Tasse, 5 Minuten bedeckt ziehen lassen, mehrere Tassen täglich

Wirkungen: Krampflösend auf die Bronchien, antimikrobiell

Anwendungen: Atemwegskatarrhe

Handelspräparate: Kombinationspräparat: Fugacid® Bronchialtee

Ratanhia (Ratanhiae radix)

Verwendete Bestandteile: Getrocknete Wurzel sowie deren Zubereitungen

Darreichungsformen: Tinktur, Extrakt, zerkleinerte Droge für Tee: 1 TL/Tasse mit kochendem Wasser übergießen, 10 Minuten kochen lassen, mehrmals täglich mit abgekühltem Tee gurgeln, Tinktur: 5-10 Tropfen auf ein Glas Wasser, mehrmals täglich gurgeln, Pinselung mit unverdünnter Tinktur

Wirkungen: Adstringierend

Nebenwirkungen: Sehr selten allergische Reaktionen

Anwendungen: Erkrankungen der Zahn-, Mund- , Rachenschleimhaut

Handelspräparate: Kombinationspräparate: Salviathymol®, Repha-Os® Mundspray

Rauschpfeffer → Kava-Kava

Rhabarber (Rhei radix)

Verwendete Bestandteile: Getrocknete, unterirdische Teile sowie deren Zubereitungen

Darreichungsformen: Extrakt, Pulver, zerkleinerte Droge für Tee: 1 TL/Tasse, 10 Minuten ziehen lassen, abends zwei Tassen, Tinktur: abends 2 EL, Achtung: Nur gelegentlich oder wenige Tage hintereinander anwenden!

Wirkungen: Hemmung der Aufnahme von Wasser und Elektrolyten (Blutsalzen) im Darm, dadurch Volumenzunahme des Stuhls, Anregung der Darmtätigkeit

Nebenwirkungen: Blutsalzverluste (besonders Kalium und Magnesium), dadurch Verstopfung und Herzrhythmusstörungen möglich, Gewöhnung

Wechselwirkungen: Wirkungsverstärkung von Digitalispräparaten

Anwendungen: Verstopfung, Erkrankungen, bei denen ein weicher Stuhl erwünscht ist (z.B. Hämorrhoiden, koronare Herzkrankheit)

Gegenanzeigen: Darmverschluß, Schwangerschaft, Stillzeit

Handelspräparate: Kombinationspräparate: abdomilon®, Cesralax®, Daluwal®, Kneipp Abführ Dragees N®

Ringelblume (Calendulae flos)

Verwendete Bestandteile: Getrocknete Blüten sowie deren Zubereitungen

Darreichungsformen: Tinktur, zerkleinerte Droge für Tee: 2 TL/Tasse, 10 Minuten ziehen lassen, mit dem warmen Aufguß mehrmals täglich gurgeln; für Umschläge Leinentücher mit dem Aufguß tränken, mehrmals täglich wechseln; 2 TL Tinktur auf 1/2 l Wasser zum Gurgeln oder für Umschläge

Wirkungen: Entzündungshemmend, günstige Auswirkungen auf die Wundheilung

Anwendungen: Entzündungen der Mund- und Rachenschleimhaut, Wunden mit schlechter Heilungstendenz, z.B. Unterschenkelgeschwür

Handelspräparate: Calendula-Salbe, Kombinationspräparate: Ucee N® Salbe, Befelka® Öl, Cesranol® Gurgellösung

Rosmarin (Rosmarini folium)

Verwendete Bestandteile: Während und nach der Blütezeit gesammelte frische oder getrocknete Laubblätter sowie deren Zubereitungen

Darreichungsformen: Trockenextrakt, Pulver, zerkleinerte Droge für Tee: 1 TL/Tasse, 5 Minuten bedeckt ziehen lassen, vor den Mahlzeiten warm trinken, Tinktur: 3mal täglich 5 Tropfen in etwas Wasser vor den Mahlzeiten trinken, Badezusatz: 50 g auf 1 l heißes Wasser, 30 Minuten bedeckt ziehen lassen, abseihen, in ein Vollbad geben

Wirkungen: Krampflösend, leicht herzstärkend und koronarflußsteigernd, bei äußerer Anwendung Förderung der Hautdurchblutung

Anwendungen: Krampfartige Magen-Darm-Galle-Beschwerden (nur Randbedeutung), äußerlich: Anregende Bäder, vorzugsweise morgens

Handelspräparate: Rosmarin Bademilch Weleda®, Rosmarinbad Spitzner®, Rosmarin-Ölbad Schupp®

Roßkastanie (Hippocastani semen)

Verwendete Bestandteile: Getrocknete Samen sowie deren Zubereitungen

Darreichungsformen: Extrakt, Pulver, kein Tee

Wirkungen: Abschwellend, venentonisierend

Nebenwirkungen: Innerlich: Selten Magen-Darm-Beschwerden

Anwendungen: Chronische Venenschwäche, Ödeme, Wadenkrämpfe durch Krampfadern, Schweregefühl der Beine, Krampfadern, Unterschenkelgeschwür durch venöse Abflußstörung, Schwellung nach Operation oder Verletzung

Handelspräparate: Reparil®, Kombinationspräparate: Venostasin®, Venoplant®, äußerlich: Concentrin® Gel, Venostasin® Salbe

Sägepalme (Sabalis serrulati fructus)

Verwendete Bestandteile: Reife, getrocknete Früchte sowie deren Zubereitungen

Darreichungsformen: Extrakt, zerkleinerte Droge, Tinktur: 3mal täglich 10 Tropfen in Wasser

Wirkungen: Hemmung der Bildung männlicher Sexualhormone und des Austritts von Flüssigkeit aus Gefäßen

Anwendungen: Beschwerden beim Wasserlassen bei Prostatavergrößerung, Reizblase

Handelspräparate: Remigeron®, Kombinationspräparate: Prostafink®, Prostagutt®

Salbei (Salviae folium)

Verwendete Bestandteile: Frische oder getrocknete Laubblätter sowie deren Zubereitungen

Darreichungsformen: Frischpflanzenpreßsaft, alkoholische Auszüge, Destillate, zerkleinerte Droge für Tee: 1 TL/Tasse, 5 Minuten ziehen lassen oder 3 Tropfen des ätherischen Öls oder 5 g alkoholischer Auszug auf eine Tasse, Pinselung mit dem unverdünnten alkoholischen Auszug

Wirkungen: Adstringierend, Hemmung der Schweißsekretion, das Öl wirkt antimikrobiell

Nebenwirkungen: Nach längerdauernder Einnahme wurden epilepsieähnliche Anfälle beschrieben

Anwendungen: Bei Entzündungen der Mund- oder Rachenschleimhaut Gurgeln, Spülungen oder Pinselungen, innerlich bei Verdauungsbeschwerden und bei übermäßigem Schwitzen

Gegenanzeigen: Schwangerschaft

Handelspräparate: Salbei Tropfen Curarina®, Salus Salbeitropfen®, Salvysat®

Schachtelhalm (Ackerschachtelhalm, Zinnkraut, Equiseti herba)

Verwendete Bestandteile: Frische oder getrocknete grüne Sprosse sowie deren Zubereitungen

Darreichungsformen: Zerkleinerte Droge für Tee: 2 TL/Tasse, 15 Minuten ziehen lassen, mehrere Tassen täglich, für äußere Anwendung: 10 g auf 1 l Wasser, 30 Minuten kochen lassen

Wirkungen: Schwach harntreibend

Anwendungen: Entzündliche Erkrankungen der Harnwege, Nierengrieß, äußerlich: Schlecht heilende Wunden

Gegenanzeigen: Schwere Herzschwäche, stark eingeschränkte Nierenfunktion

Handelspräparate: Kombinationspräparate: nephrologes®, Nephro-select N®, Nieral N®, Cystinol®,Hernia-Tee N®, Nieron® Tee, Buccotean® Tee

Schafgarbe (Millefolii herba)

Verwendete Bestandteile: Zur Blütezeit geerntete frische oder getrocknete oberirdische Teile sowie deren Zubereitungen

Darreichungsformen: Frischpflanzenpreßsaft, zerkleinerte Droge für Tee: 1 TL/Tasse, 5 Minuten bedeckt ziehen lassen, mehrere Tassen täglich, für Sitzbäder: 100 g auf 20 l Wasser

Wirkungen: Förderung der Galle, krampflösend, adstringierend, verdauungsfördernd

Anwendungen: Appetitlosigkeit, Verdauungsbeschwerden, äußerlich: Sitzbäder bei Unterleibskrämpfen psychovegetativen Ursprungs, feuchtwarme Umschläge bei Lebererkrankungen und Völlegefühl im rechten Oberbauch

Gegenanzeigen: Allergie gegen Korbblütler

Handelspräparate: Kneipp Schafgarbe-Pflanzensaft, Kombinationspräparate: Fugacid Galletee®, Magentee Stada®

Schlüsselblume → Primel

Schöllkraut (Celidonii herba)

Verwendete Bestandteile: Zur Blütezeit gesammelte, getrocknete, oberirdische Teile sowie deren Zubereitungen

Darreichungsformen: Pulver, Trockenextrakte, zerkleinerte Droge für Tee: 1-2 TL/Tasse, 5 Minuten ziehen lassen, eine Tasse vor den Mahlzeiten, Tinktur: 3mal 10 Tropfen täglich

Wirkungen: Krampflösend, galletreibend

Anwendungen: Krampfartige Beschwerden der Galle oder des Magen-Darm-Traktes

Handelspräparate: Panchelidon®, Cholarist®, Kombinationspräparat: Choleodoron®

Sennes (Sennae folium, S. fructus)

Verwendete Bestandteile: Getrocknete Fiederblätter, getrocknete Früchte sowie deren Zubereitungen

Darreichungsformen: Pulver, Trockenextrakte, zerkleinerte Droge für Tee: 2 TL Früchte und/oder Blätter/Tasse, 5 Minuten ziehen lassen, abends 1-2 Tassen, nur gelegentlich oder wenige Tage hintereinander einnehmen

Wirkungen: Durch Hemmung der Aufnahme von Wasser und Elektrolyten (Blutsalzen) Volumenzunahme des Stuhls, Anregung der Darmtätigkeit

Nebenwirkungen: Bei chronischer Anwendung Schwarzfärbung der Darmschleimhaut, Elektrolytverluste (besonders Kalium und Magnesium), dadurch Verstopfung und Herzrhythmusstörungen

Wechselwirkungen: Verstärkung der Wirkung von Digitalispräparaten durch Kaliummangel

Anwendungen: Verstopfung, Erkrankungen, bei denen ein weicher Stuhl erwünscht ist (z.B. Hämorrhoiden, koronare Herzkrankheit)

Gegenanzeigen: Darmverschluß, Schwangerschaft, Stillzeit

Handelspräparate: Liquidepur®, Drisi-lax®, Kombinationspräparate: Depuran®, Göppilax®, Kräuterlax®, Laxherba®

Sonnenhut (Roter S., Echinaceae purpureae herba)

Verwendete Bestandteile: Zur Blütezeit geerntete, frische, oberirdische Teile sowie deren Zubereitungen

Darreichungsformen: Frischpflanzenpreßsaft, Extrakt, bei den ersten Anzeichen eines Infektes 50 Tropfen, dann alle 2 Stunden 20 Tropfen, nicht über längere Zeit (mehr als 4 Wochen) anwenden, da die immunstimulierende Wirkung nachläßt, nach 2 Wochen Pause erneute Dauergabe möglich

Wirkungen: Immunstimulierend

Nebenwirkungen: Kurzfristig Fieber, Schüttelfrost, Übelkeit (nur bei Injektion), Verschlechterung einer diabetischen Stoffwechsellage möglich (nur bei Injektion)

Anwendungen: Infekte der Atemwege oder der Harnwege, äußerlich: Oberflächliche Wunden mit schlechter Heilungstendenz

Gegenanzeigen: Tuberkulose, Leukämie, Kollagenosen, Multiple Sklerose, Allergien gegen Korbblütler, Injektionen nicht in der Schwangerschaft

Handelspräparate: Echinacin®, Echinacea-ratiopharm®, Pascotox 100®, Kombinationspräparate: Esberitox®, äußerlich: Echinacin-Salbe®

Sonnentau (Droserae herba)

Verwendete Bestandteile: Getrocknete ober- und unterirdische Teile sowie deren Zubereitungen

Darreichungsformen: Tinktur, zerkleinerte Droge als Tee: 2 TL/Tasse, 10 Minuten ziehen lassen, mehrere Tassen täglich

Wirkungen: Krampflösend, hustenreizlindernd

Anwendungen: Krampf- und Reizhusten

Handelspräparate: Makatussin Saft Drosera®, Drosithym®, Kombinationspräparate: Thymipin, Pertussin®, Primotussan®

Spitzwegerich (Plantaginis lanceolatae herba)

Verwendete Bestandteile: Zur Blütezeit geerntete, frische oder getrocknete, oberirdische Teile sowie deren Zubereitungen

Darreichungsformen: Frischpfanzenpreßsaft, Extrakt, zerkleinerte Droge für Tee: 2 TL/Tasse, 5 Minuten ziehen lassen, mehrere Tassen täglich

Wirkungen: Adstringierend, antibakteriell

Anwendungen: Atemwegskatarrhe, Entzündungen im Mund-Rachen-Bereich, äußerlich: Leicht entzündliche Hauterkrankungen

Handelspräparate: Kneipp Spitzwegerich Pflanzensaft®, Spitzwegerich Hustensaft, Kombinationspräparat: Bronchitussin N®

Steinklee (Meliloti herba)

Verwendete Bestandteile: Oberirdische Teile sowie deren Zubereitungen

Darreichungsformen: Zerkleinerte Droge für Tee: 1-2 TL/Tasse, 5-10 Minuten ziehen lassen, 2-3 Tassen täglich

Wirkungen: Abschwellend, verbesserte Wundheilung

Nebenwirkungen: Selten Kopfschmerzen, in Einzelfällen vorübergehende Störungen der Leber mit Anstieg der Leberwerte im Blut

Wechselwirkungen: Nicht bekannt (trotz des Gehaltes an Cumarin ist keine Wirkungsverstärkung von Phenprocoumon, z.B. Marcumar®, oder Störungen der Gerinnung zu erwarten)

Anwendungen: Chronische Venenschwäche, Krampfadern, Schweregefühl der Beine, unterstützend bei Unterschenkelgeschwür, Lymphödem, oberflächliche Venenentzündung

Handelspräparate: Venalot® Kapseln,Venalot® Depot, Phlebodril® Creme, Venalot® Liniment

Stiefmütterchen (Violae tricoloris herba)

Verwendete Bestandteile: Zur Blütezeit gesammelte, getrocknete, oberirdische Teile sowie deren Zubereitungen

Darreichungsformen: Zerkleinerte Droge für Tee: 1 TL/Tasse, 5 Minuten ziehen lassen, 3 Tassen täglich, Umschläge: Mehrmals täglich mit abgekühltem Tee getränkte Mullkompresse auflegen

Wirkungen: Entzündungshemmend

Anwendungen: Leichte seborrhoische Hauterkrankungen, Milchschorf

Handelspräparate: Dolexaderm S Salbe®, Kombinationspräparat: Befelka-Oel®

Süßholzwurzel (Liquiritiae radix)

Verwendete Bestandteile: Ungeschälte, getrocknete Wurzeln sowie deren Zubereitungen

Darreichungsformen: Pulver, Trockenextrakt, Saft, zerkleinerte Droge für Tee: 1 TL/Tasse, mit heißem Wasser überbrühen, 5 Minuten leicht kochen lassen, 3 Tassen täglich, nicht mehr als 4 Wochen lang

Wirkungen: Magenschleimhautschützend, krampflösend am Darm, schleimlösend und auswurffördernd an der Bronchialschleimhaut

Nebenwirkungen: Bei längerer Anwendung Kaliumverluste, Zurückhalten von Natrium und Wasser, daher Bluthochdruck und Schwellungen möglich

Wechselwirkungen: Verstärkung der Kaliumverluste bei gleichzeitiger Einnahme von Entwässerungsmitteln, Abführmitteln oder Cortisonpräparaten, die

Wirkung von Digitalispräparaten kann aufgrund des Kaliummangels verstärkt sein

Anwendungen: Magen-Darm-Geschwüre, Atemwegskatarrhe

Gegenanzeigen: Lebererkrankungen mit Gallestau, Bluthochdruck, Kaliummangel

Handelspräparate: Kombinationspräparate: Bisuc®, Caved-S®, Suculen®, Ulcolind®, Ulgastrin®

Tausendgüldenkraut (Centaurii herba)

Verwendete Bestandteile: Zur Blütezeit gesammelte, getrocknete, oberirdische Teile sowie deren Zubereitungen

Darreichungsformen: Tinktur 3mal 10 Tropfen vor den Mahlzeiten, zerkleinerte Droge für Tee: 1-2 TL/Tasse, 5 Minuten ziehen lassen, 3 Tassen täglich

Wirkungen: Anregung der Magensaftsekretion

Nebenwirkungen: Abneigung wegen des bitteren Geschmacks

Anwendungen: Appetitlosigkeit, Verdauungsbeschwerden

Handelspräparate: Kombinationspräparat: Canephron®

Teufelskralle (Harpagophyti radix)

Verwendete Bestandteile: Getrocknete, knollige Speicherwurzeln sowie deren Zubereitungen

Darreichungsformen: Pulver, Extrakt, zerkleinerte Droge für Tee: 1 TL/Tasse, mit kaltem Wasser ansetzen, zum Kochen bringen, bei kleiner Flamme 15 Minuten ziehen lassen, 3 Tassen täglich

Wirkungen: Anregung der Galle, appetitanregend, entzündungshemmend, schmerzlindernd

Anwendungen: Appetitlosigkeit, Verdauungsbeschwerden, unterstützende Behandlung degenerativer und entzündlicher Erkrankungen des Bewegungsapparates

Gegenanzeigen: Magen-Darm-Geschwüre

Handelspräparate: Roleca Teufelskralle Kapseln®, Kombinationspräparat: Phyto-Geriatrikum®

Thymian (Thymi herba)

Verwendete Bestandteile: Getrocknete Laubblätter und Blüten sowie deren Zubereitungen

Darreichungsformen: Pulver, Flüssigextrakt, Trokkenextrakt, zerkleinerte Droge für Tee: 2 TL/Tasse, 5 Minuten ziehen lassen, mehrere Tassen täglich

Wirkungen: Auswurffördernd, krampflösend, antibakteriell

Anwendungen: Atemwegskatarrhe, Husten, symptomatisch bei Keuchhusten (hoch dosieren)

Handelspräparate: Kombinationspräparate: Bronchicum®, Thymipin®, Tussipect®

Tormentillwurzelstock (Tormentillae rhizoma)

Verwendete Bestandteile: Von Wurzeln befreiter Wurzelstock sowie dessen Zubereitungen

Darreichungsformen: Pulver: mehrmals täglich eine Messerspitze, zerkleinerte Droge, Tinktur: 10-20 Tropfen auf ein Glas Wasser für Spülungen

Wirkungen: Adstringierend

Nebenwirkungen: Bei empfindlichen Patienten Magenbeschwerden

Anwendungen: Durchfall, wenn nach 3-4 Tagen keine Besserung, dann Arzt aufsuchen; Schleimhautentzündungen im Mund-Rachen-Bereich

Handelspräparate: Cefadiarrhon®

Wacholderbeeren (Juniperi fructus)

Verwendete Bestandteile: Reife, frische oder getrocknete Beerenzapfen sowie deren Zubereitungen

Darreichungsformen: Ganze, gequetschte oder gepulverte Droge, Tee: 1 TL/Tasse, 5 Minuten bedeckt ziehen lassen, 3 Tassen täglich, maximal 6 Wochen

Wirkungen: Entwässernd

Nebenwirkungen: Bei Überdosierung oder länger dauernder Anwendung Nierenschäden möglich

Anwendungen: Entzündungen der ableitenden Harnwege

Gegenanzeigen: Schwangerschaft, entzündliche Nierenerkrankungen

Handelspräparate: Wacholder Kapseln Roleca®, Kneipp Pflanzendragees Wacholder N®

Wanzenkraut (Cimicifugae rhizoma)

Verwendete Bestandteile: Zubereitung aus oberirdischen Bestandteilen

Darreichungsformen: Tinktur

Wirkungen: Östrogenartig

Anwendungen: Menstruationsbeschwerden, Beschwerden der Wechseljahre

Handelspräparate: Remifemin®, Kombinationspräparat: Feminon®

Weißdorn (Crataegi folium cum floribus, C. fructus)

Verwendete Bestandteile: Blätter, Blüten und Früchte sowie deren Zubereitungen

Darreichungsformen: Preßsaft, Extrakt, zerkleinerte Droge für Tee: 1 TL/Tasse, 15 Minuten ziehen lassen, 3 Tassen täglich, bei Fertigpräparaten mit Extrakten sollten 600-900 mg täglich eingenommen werden

Wirkungen: Steigerung der Koronardurchblutung, herzstärkend, ein gewisser Schutz vor Herzrhythmusstörungen

Anwendungen: Leichte Herzschwäche, unterstützend bei koronarer Herzerkrankung, unangenehmes Herzklopfen, -stolpern

Handelspräparate: Crataegutt forte®, Crataegysat®, Esbericard®, in zahlreichen Herzmitteln als Bestandteil enthalten

Wermut (Absinthii herba)

Verwendete Bestandteile: Zur Blütezeit gesammelte, getrocknete, obere Sproßteile und Laubblätter sowie deren Zubereitungen

Darreichungsformen: Fluidextrakt, Trockenextrakt, Tinktur, Pulver, zerkleinerte Droge für Tee: 1 TL/Tasse, 5 Minuten ziehen lassen, 2 Tassen täglich vor den Mahlzeiten

Wirkungen: Steigerung der Magensaftsekretion, Förderung der Galle

Nebenwirkungen: Abneigung wegen des sehr bitteren Geschmackes

Anwendungen: Appetitlosigkeit, Verdauungsbeschwerden, Störungen der Gallesekretion, Völlegefühl, Blähungen

Gegenanzeigen: Magen-Darm-Geschwüre

Handelspräparate: Schoenenbergers Wermutsaft „Florabio"®, Kombinationspräparate: Absinthium Nestmann®, Gastrolon®, Gastricholan®, Gastrichol Dr. Klein®, Gastriflorin®

Wolfstrapp (Lycopi herba)

Verwendete Bestandteile: Kurz vor der Blüte geerntete, frische oder getrocknete, oberirdische Teile sowie deren Zubereitungen

Darreichungsformen: Frischpflanzenpreßsaft, Extrakt, zerkleinerte Droge für Tee: 1 TL/Tasse, 5-10 Minuten ziehen lassen, 1 Tasse täglich

Wirkungen: Schilddrüsenhemmend, Senkung des Prolaktinspiegels (bestimmtes Hormon)

Nebenwirkungen: Nach längerer Anwendung Schilddrüsenvergrößerung möglich, nach plötzlichem Absetzen Verstärkung der Mastodynie und der anderen Beschwerden möglich, bei geplanter Schilddrüsenszintigraphie zwei Wochen vorher absetzen

Wechselwirkungen: Keine gleichzeitige Gabe von Schilddrüsenhormonen

Anwendungen: Leichte Schilddrüsenüberfunktion mit nervösen Beschwerden, Spannungsgefühl und Schmerzen in der Brustdrüse (Mastodynie)

Gegenanzeigen: Unterfunktion der Schilddrüse, Schilddrüsenvergrößerung ohne Funtktionsstörung (euthyreote Struma)

Handelspräparate: Kombinationspräparat: Thyreogutt®, Mutellon®

Wollblume → Königskerze

Zahnstocher-Ammei → Ammi-visnaga

Zimt (Cinnamoni cortex)

Verwendete Bestandteile: Getrocknete Rinde sowie deren Zubereitungen

Darreichungsformen: Ätherisches Öl: 3mal 2 Tropfen in etwas Wasser vor den Mahlzeiten, äußerlich: Wenige Tropfen auf die Haut geben und verreiben, Tinktur: 3mal 10 Tropfen vor den Mahlzeiten, zerkleinerte Droge

Wirkungen: Anregung der Magensaftsekretion, äußerlich durchblutungsfördernd

Anwendungen: Appetitlosigkeit (eher Geschmackskorrigens in Kombination mit anderen Mitteln), äußerlich: Durchblutungsförderung für Einreibungen

Zwiebel (Allii cepae bulbus)

Verwendete Bestandteile: Frische oder getrocknete Zwiebel sowie deren Zubereitungen

Darreichungsformen: Preßsaft: 3mal 1 EL täglich, zerkleinerte Droge: frisch 50 g, getrocknet 20 g täglich

Wirkungen: Schwach lipidsenkend (nicht so stark wie Knoblauch), antimikrobiell

Nebenwirkungen: Gelegentlich unangenehmer Geruch

Anwendungen: Appetitlosigkeit, Vorbeugung der Arteriosklerose

Handelspräparate: Biologische Zwiebelöl-Kapseln

Beispiele für Teemischungen

Die Tees können **bei Bedarf** zur Linderung der aufgeführten Beschwerden getrunken werden, es kann aber auch eine **Teekur über 3-4 Wochen** Dauer durchgeführt werden.

Achtung

Kein Tee – auch nicht der harmloseste Pfefferminztee – sollte länger als 4 (bis 6) Wochen regelmäßig getrunken werden, da sich sonst die Wirkung abschwächt oder sogar Nebenwirkungen auftreten können. Es empfiehlt sich dann ein Wechsel des Tees.

Arzneiliche Tees (und jeder Pfefferminz-, Fenchel- oder Kamillentee ist letztlich ein arzneilicher Tee) sollte nicht regelmäßig zum Durstlöschen getrunken werden. Auch hier sollte auf einen Wechsel geachtet werden (z.B. 7 verschiedene Kräutertees, jeden Tag ein anderer als Hausgetränk).

Abführender Tee

Rp. Gequetschte Kümmelfrüchte
Gequetschte Fenchelfrüchte
Sennesblätter
Pfefferminzblätter je 25,0 g

2 TL mit 1/4 l Wasser heiß übergießen, 15 Minuten ziehen lassen, je nach Wirksamkeit morgens eine Tasse oder morgens und abends eine Tasse;

Achtung

Nur wenige Tage anwenden oder nur selten bei besonderen Gelegenheiten (z.B. Reise-Verstopfung) wegen der Nebenwirkungen und der Gewöhnungsgefahr.

Appetitlosigkeit (→ auch Magensaftsekretion, ungenügende)

Rp.		
Rp.	Tausendgüldenkraut	
	Scharfgarbenkraut	
	Pfefferminzblätter	je 20,0 g

1 TL/Tasse, heiß übergießen, 10 Minuten ziehen lassen, vor dem Essen kalt oder lauwarm trinken

Beruhigungs- und Schlaftee

Rp.		
Rp.	Baldrianwurzel	
	Hopfenzapfen	
	Melissenblätter	je 30,0 g

2 TL/Tasse, heiß übergießen, 15 Minuten ziehen lassen, eine Tasse vor dem Schlafengehen

Beruhigungs- und Schlaftee ohne Baldrian

Rp.		
Rp.	Lavendelblüten	
	Melissenblätter	
	Hopfenzapfen	je 30,0 g

Zubereitung wie oben

Bilanzierte Trinklösung (nach Angaben der Weltgesundheitsorganisation) bei Durchfallerkrankungen

Rp.		
Rp.	Kochsalz	3,5 g
	Natriumbikarbonat	2,5 g
	Kaliumchlorid	1,5 g
	Traubenzucker	20,0 g

Mit 1 l Wasser mischen, mehrmals täglich 1 Glas trinken, bis Durchfall vorbei ist, dann langamer Kostaufbau

Blähungen

Rp.		
Rp.	Gequetschte Kümmelfrüchte	
	Gequetschte Anisfrüchte	
	Gequetschte Fenchelfrüchte	je 20,0 g

1 TL/Tasse, heiß übergießen, 20 Minuten ziehen lassen, nach jeder Mahlzeit eine Tasse warm trinken

Rp.		
Rp.	Gequetschte Kümmelfrüchte	
	Gequetschte Fenchelfrüchte	je 20,0 g
	Pfefferminzblätter	
	Melissenblätter	je 30,0 g

Zubereitung wie oben

Blähungen mit Herzdruck (Roemheld-Syndrom)

Rp.		
Rp.	Kamillenblüten	30,0 g
	Tausendgüldenkraut	20,0 g
	Melissenblätter	30,0 g
	Erdrauchkraut	10,0 g
	Katzenpfötchenblüten	10,0 g

1 TL/Tasse, heiß übergießen, 10 Minuten ziehen lassen, nach den Mahlzeiten eine Tasse

Blähungen (auch mit Koliken)

Rp.		
Rp.	Pfefferminzblätter	
	Anisfrüchte	
	Kalmuswurzelstock	je 20,0 g

1 EL auf 1/2 l Wasser, heiß übergießen, 30 Minuten ziehen lassen, vor jeder Mahlzeit eine Tasse heiß trinken

Rp.		
Rp.	Benediktenkraut	
	Wermutkraut	
	Melissenblätter	je 20,0 g

1 TL/Tasse, heiß übergießen, 20 Minuten ziehen lassen, 3mal täglich eine Tasse

Brechreiz (→ Magentee bei Übelkeit, Brechreiz)

Durchfall (→ Magentee bei Durchfall, → Bilanzierte Trinklösung)

Erkältungstee, schweißtreibend

Rp.	Holunderblüten	
	Kamillenblüten	
	Lindenblüten	je 30,0 g

3 TL mit 1/4 l heißem Wasser übergießen, 10 Miuten ziehen lassen, rasch heiß trinken, anschließend warm zudecken

Gallentee mit entkrampfender Wirkung

Rp.	Pfefferminzblätter	30,0 g
	Kümmelfrüchte	10,0 g
	Johanniskraut	20,0 g
	Fenchelfrüchte	10,0 g
	Ringelblumenblüten	10,0 g

1 TL/Tasse, heiß übergießen, 10 Minuten ziehen lassen, 3 Tassen täglich

Galletreibender Tee

Rp.	Benediktenkraut	
	Wermutkraut	
	Pfefferminzblätter	
	Löwenzahnkraut	
	Mariendistelfrüchte	je 20,0 g

1 TL/Tasse, heiß übergießen, 20 Minuten ziehen lassen, 3 Tassen täglich

Harntreibender Tee (→ auch Nieren- und Blasentee)

Rp.	Wacholderbeeren	
	Petersilienfrüchte	
	Hauhechelwurzel	
	Pfefferminzblätter	
	Fenchelfrüchte	
	Ackerschachtelhalmkraut	zu gleichen Teilen auf 200,0 g

1-2 TL/Tasse, heiß übergießen, 20 Minuten ziehen lassen, 3 Tassen täglich

Herztee (funktionelle Herzbeschwerden, leichte Herzschwäche mit Unruhe, leichte Herzrhythmusstörungen, Herzklopfen)

Rp.	Weißdornblüten	
	Maiglöckchenkraut	je 30,0 g
	Melissenblätter	
	Baldrianwurzel	je 20,0 g

2 TL/Tasse, heiß übergießen, 10 Minuten ziehen lassen, morgens und abends eine Tasse

Hustentee bei Atemwegskatarrh, Bronchitis (auswurffördernd)

Rp.	Gequetschte Fenchelfrüchte	
	Gequetschte Anisfrüchte	
	Primelwurzel	
	Huflattichblätter	je 20,0 g

2 TL/Tasse, heiß übergießen, 10 Minuten ziehen lassen, 3 Tassen täglich (nicht länger als 4 Wochen anwenden!)

Hustentee bei Luftröhrenentzündung, Bronchitis

Rp.	Wollblumenblüten	
	Eibischwurzel	
	Gequetschte Anisfrüchte	
	Huflattichblätter	je 20,0 g

2 TL/Tasse, heiß üergießen, 20 Minuten ziehen lassen, 3 Tassen täglich (nicht länger als 4 Wochen anwenden!)

Hustentee bei trockenem Reizhusten, Keuchhusten

Rp. Thymiankraut
Sonnentaukraut
Gequetschte Anisfrüchte je 30,0 g

1 TL/Tasse, heiß übergießen, 20 Minuten ziehen lassen, mehrmals täglich eine Tasse

Husten mit zähem Schleim (auch für Kinder gut geeignet)

Rp.		
	Süßholzwurzel	20,0 g
	Huflattichblätter	20,0 g
	Spitzwegerichkraut	20,0 g
	Thymiankraut	10,0 g
	Lindenblüten	10,0 g
	Schlüsselblumenblüten	10,0 g

1 TL/Tasse, heiß übergießen, 10 Minuten ziehen lassen, mehrere Tassen täglich(nicht länger als 4 Wochen anwenden!)

Magen-Darmkatarrh mit Blähungen

Rp. Kümmelfrüchte
Fenchelfrüchte je 10,0 g
Kamillenblüten auf 100,0 g

1 TL/Tasse, heiß übergießen, 10 Minuten ziehen lassen, mehrmals 2 Tassen täglich

Magensaftsekretion, ungenügende (auch bei Appetitlosigkeit)

Rp. Tausendgüldenkraut
Bitterklee
Kalmuswurzelstock je 20,0 g

1 EL auf 1/2 l Wasser, 15 Minuten kochen lassen, vor jeder Mahlzeit eine Tasse warm trinken

oder

Rp. Wermutkraut
Melissenblätter je 30,0 g

1 TL/Tasse, heiß übergießen, 10 Minuten ziehen lassen, vor jeder Mahlzeit schluckweise trinken;

Achtung

sehr bitter!

Magentee bei chronischer Magenschleimhautentzündung

Rp. Fenchelfrüchte
Pfefferminzblätter
Melissenblätter
Kalmuswurzel je 20,0 g

1 TL/Tasse, heiß übergießen, 10 Minuten ziehen lassen, 2-3 Tassen täglich

Magentee bei Durchfällen ohne Krämpfe

Rp.		
	Eichenrinde	20,0 g
	Heidelbeerfrüchte	10,0 g
	Walnußblätter	10,0 g
	Melissenblätter	20,0 g

1 TL/Tasse, heiß übergießen, 10 Minuten ziehen lassen, mehrere Tassen täglich

Magentee bei krampfartigen Durchfällen

Rp.		
	Kamillenblüten	20,0 g
	Melissenblätter	20,0 g
	Kalmuswurzel	10,0 g
	Heidelbeerfrüchte	10,0 g

1 TL/Tasse, heiß übergießen, 10 Minuten ziehen lassen, mehrere Tassen täglich

Magentee bei Übelkeit, Brechreiz

Rp.	Pfefferminzblätter	30,0 g
	Melissenblätter	30,0 g
	Thymiankraut	10,0 g
	Fenchelfrüchte	10,0 g
	Kamillenblüten	10,0 g

1 TL/Tasse, heiß übergießen, 10 Minuten ziehen lassen, mehrere Tassen täglich

Nerventee (auch für Kinder)

Rp.	Melissenblätter	30,0 g
	Johanniskraut	20,0 g
	Lavendelblüten	20,0 g
	Pomeranzenschalen	10,0 g

1 TL/Tasse, heiß übergießen, 10 Minuten ziehen lassen, 2-3 Tassen täglich

Nieren- und Blasentee (→ auch Harntreibender Tee)

Rp.	Birkenblätter	30,0 g
	Goldrute	20,0 g
	Hauhechel	10,0 g
	Pfefferminzblätter	10,0 g
	Fenchelfrüchte	10,0 g

1 TL/Tasse, heiß übergießen, 10 Minuten ziehen lassen, mehrere Tassen täglich

Schlaftee (→ Beruhigungs- und Schlaftee)

Verdauungsbeschwerden (→ Blähungen)

Heilpflanzenliste der botanischen Namen und ihrer deutschen Übersetzung

In vielen pharmazeutischen Fertigpräparaten mit pflanzlichen Inhaltsstoffen sind nur die botanischen Pflanzennamen angegeben, ohne daß der Patient weiß, um welche Pflanzen es sich dabei im einzelnen handelt. Mit dieser Liste kann sich der Interessierte rasch selbst darüber orientieren, welche Pflanzen das Präparat enthält – und am Anfang dieses Kapitels weitere Informationen über diese Pflanze nachlesen. Enthält das Präparat isolierte Pflanzeninhaltsstoffe (z.B. Bromelain aus der Ananas, Cumarin aus dem Steinklee), so hilft diese Liste allerdings nicht mehr weiter. Dann gilt: Fragen Sie Ihren Arzt oder Apotheker!

Die Liste enthält nicht nur pflanzenheilkundlich, sondern auch homöopathisch bedeutsame Pflanzen. Bei einigen Pflanzen sind daher mitunter zwei Namen angegeben – die Bezeichnung der alten homöopathischen Nomenklatur (z.B. Opium = Schlafmohn) und der exakte botanische Name (z.B. Papaver somniferum = Schlafmohn).

A

Abies nigra .... Amerikanische Schwarzfichte
Abrotanum .... Eberraute
Acalypha indica .... Brennkraut
Achillea millefolium .... Schafgarbe
Aconitum napellus .... Sturm-, Eisenhut
Acorus calamus .... Kalmus
Adlumia .... Erdrauch
Adonis vernalis .... Adonisröschen
Aesculus hippocastanum .... Roßkastanie
Aethusa .... Hundspetersilie
Agaricus muscarius .... Fliegenpilz
Agnus castus .... Keuschlamm, Mönchspfeffer
Agrimonia eupatoria .... Odermennig
Agropyron regens .... Quecke
Ailanthus glandulosa .... Götterbaum
Alchemilla vulgaris .... Frauenmantel
Aletris farinosa .... Sternwurzel
Allium cepa .... Küchenzwiebel
Allium sativum .... Knoblauch
Allium ursinum .... Bärlauch
Aloe .... Aloe
Alpenveilchen .... Cyclamen europaeum
Althaea officinalis .... Eibisch
Amanita caesarea .... Kaiserschwamm
Ammi visnaga .... Zahnstocher-Ammei
Amygdalae amarae .... Bittermandeln
Anacardium .... Malakkanuß, Elefantenlaus
Angelica archangelica .... Angelika
Anhalonium .... Peyotl
Anthemis nobilis .... Römische Kamille
Apocynum .... Indianerhanf
Arachis .... Erdnuß
Aralia racemosa .... Amerikanische Narde
Arctium .... Klette
Arctostaphylos uva-ursi .... Bärentraube
Aristolochia .... Osterluzei
Armoracia rusticana .... Meerrettich
Arnica montana .... Bergwohlverleih
Artemisia absinthium .... Wermut
Artemisia vulgaris .... Gemeiner Beifuß
Arum maculatum .... Gefleckter Aronstab
Arum triphyllum .... Zehrwurzel
Asa foetida .... Stinkasant
Asarum .... Haselwurz
Asclepias tuberosa .... Knollige Seidenpflanze
Asparagus officinalis .... Spargel
Asperula odorata .... Waldmeister
Astralagus exscapus .... Erdtragant
Atropa belladonna .... Tollkirsche
Avena sativa .... Hafer

B

Baptisia	Wilder Indigo
Basilicum	Basilienkraut
Belladonna	Tollkirsche
Bellis perennis	Gänseblümchen
Berberis vulgaris	Berberitze
Betula	Birke
Borago officinalis	Borretsch
Bovista	Bovist, Staubschwamm
Bryonia	Zaunrübe
Bryophyllum	Keimzumpe

C

Cactus grandiflorus	Königin der Nacht
Caladium seguinum	Schweigrohr
Calamus	Kalmus
Calendula	Ringelblume
Capsella bursa-pastoris	Hirtentäschelkraut
Capsicum	Spanischer Pfeffer
Cardiospermum	Herzsame
Carduus benedictus	Benediktenkraut
Carduus marianus	Mariendistel
Carex arenaria	Sandsegge
Carlina acaulis	Eberwurz
Carthamus tinctorius	Färberdistel
Carum carvi	Kümmel
Caulophyllum	Frauenwurzel
Ceanothus americanus	Säckelblume
Centaurea minus	Tausendgüldenkraut
Cepa	Küchenzwiebel
Cetraria islandica	Isländisches Moos
Chamomilla	Echte Kamille
Chelidonium majus	Schöllkraut
Chimaphila umbellata	Winterlieb
China	Chinarindenbaum
Chionanthus virginica	Schneeflockenbaum
Cichorium	Zichorie, Wegwarte
Cicuta virosa	Wasserschierling
Cimicifuga	Wanzenkraut
Citrus medica	Zitrone
Claviceps purpurea	Mutterkorn
Clematis	Aufrechte Waldrebe
Cnicus benedictus	Benediktenkraut
Cochlearia officinalis	Löffelkraut
Coffea arabica	Kaffee
Colchicum	Herbstzeitlose
Collinsonia canadensis	Grießwurzel
Colocynthis	Koloquinte
Condurango	Geierpflanze, Condurangobaum
Conium	Gefleckter Schierling
Convallaria	Maiglöckchen
Coriandrum sativum	Koriander
Crataegus	Weißdorn
Crocus	Safran
Cucurbita	Kürbis
Curcuma	Gelbwurz
Cyclamen europaeum	Alpenveilchen
Cydonia vulgaris	Quitte
Cynara scolymus	Artischocke
Cynosbatus	Hagebutte
Cypripedium	Amerikanischer Frauenschuh

D

Datisca	Gelbhanf
Datura stramonium	Stechapfel
Delphinium staphisagria	Stephanskraut
Digitalis lanata	Wolliger Fingerhut
Digitalis purpurea	Roter Fingerhut
Dioscorea villosa	Zottige Yamswurzel
Dolichos pruriens	Juckbohne
Drosera rotundifolia	Sonnentau
Dulcamara	Bittersüß

E

Echinacea angustifolia	Sonnenhut
Echinacea purpurea	Roter Sonnenhut
Eichhornia	Wasserhyazinthe
Ephedra vulgaris	Meerträubel
Equisetum arvense	Zinnkraut, Schachtelhalm
Erigeron canadensis	Dürrwurz
Erysimum	Schottendotter

Eucalyptus .... Fieberbaum
Eupatorium perfoliatum ..... Wasserhanf
Euphrasia .... Augentrost

F

Fagopyrum .... Buchweizen
Flor de piedra .... Steinblüte
Foeniculum .... Fenchel
Fragaria vesca .... Erdbeere
Frangula alnus .... Faulbaum
Fucus vsiculosus .... Blasentang
Fumaria officinalis .... Erdrauch

G

Galanthus nivalis .... Schneeglöckchen
Galium odoratum .... Waldmeister
Gelsemium sempervirens .... Falscher Jasmin
Gentiana lutea .... Enzian
Geranium robertianum .... Ruprechtskraut
Ginkgo biloba .... Ginkgo
Glycyrrhiza glabra .... Süßholz
Gnaphalium .... Wollkraut
Gnaphalium leontopodium .... Edelweiß
Gratiola officinalis .... Gottesgnadenkraut

H

Hamamalis virginica .... Virginische Zaubernuß
Haronga madagascariensis .. Harongabaum
Harpagophytum .... Teufelskralle
Hedera helix .... Efeu
Helenium (Inula) .... Echter Alant
Helianthus tuberosus .... Topinambur
Helleborus foetidus .... Stinkende Nieswurz
Helleborus niger .... Christrose, Schwarze Nieswurz
Helonias dioica .... Falsche Einhornwurzel
Herniaria .... Bruchkraut
Hibiscus .... Kakarde, Afrikanische Malve
Hippophae rhamnoides .... Sanddorn
Hordeum vulgare .... Gerste
Humulus lupulus .... Hopfen
Hydrastis .... Kanadische Gelbwurz
Hydrocotyle asiatica .... Wassernabel
Hyoscyamus niger .... Bilsenkraut
Hypericum perforatum .... Johanniskraut
Hyssopus officinalis .... Ysop

I

Iberis amara .... Bauernsenf
Ignatia .... Ignatiusbohne
Inula helenium .... Echter Alant
Ipecacuanha .... Brechwurzel
Iris versicolor .... Schwertlilie

J

Jaborandi .... Jaborandistrauch
Juglans regia .... Walnuß
Juniperus communis .... Wacholder

K

Kalmia latifolia .... Berglorbeer
Kava-Kava .... Rauschpfeffer

L

Lamium album .... Taubnessel
Lathyrus sativus .... Platterbse
Laurocerasus .... Kirschlorbeer
Lavendula angustifolia .... Lavendel
Ledum palustre .... Sumpfporst
Leonurus cardiacus .... Herzgespann
Levisticum officinale .... Liebstöckel
Lilium tigrinum .... Tigerlilie
Linum usitatissimum .... Lein
Lobaria pulmonaria .... Lungenmoos
Lobelia inflata .... Indianischer Tabak
Lupulus .... Hopfen
Lycopodium .... Bärlapp
Lycopus virginicus .... Virginischer Wolfsfuß

M

Mandragora .... Alraune
Marrubium vulgare .... Andorn
Marum verum .... Katzengamander
Matricaria chamomilla .... Kamille
Melilotus officinalis .... Steinklee
Melissa officinalis .... Melisse
Mentha crispae .... Krauseminze
Mentha piperitae .... Pfefferminze
Menyanthes trifoliata .... Bitterklee
Mercurialis perennis .... Bingelkraut
Mezereum .... Seidelbast
Millefolium .... Schafgarbe
Myrica cerifera .... Wachsgagel
Myristica sebifera .... Talgmuskatnußbaum
Myrrhis odorata .... Anisdolde
Myrtillus .... Heidelbeere

N

Nasturtium officinale .... Brunnenkresse
Nerium oleander .... Oleander
Nicotiana tabacum .... Tabak
Nux moschata .... Muskatnuß
Nux vomica .... Brechnuß

O

Ocimum basilicum .... Basilienkraut, Basilikum
Oenanthe crocata .... Rebendolde
Ononis spinosa .... Hauhechel
Opium .... Schlafmohn
Origanum majorana .... Majoran
Origanum vulgare .... Dost
Oxalis .... Sauerklee

P

Paeonia officinalis .... Pfingstrose
Panax ginseng .... Ginseng
Papaver rhoeas .... Klatschmohn
Papaver somniferum .... Schlafmohn
Pareira brava .... Grießwurz
Paris quadrifolia .... Einbeere
Passiflora .... Passionsblume
Perilla ocymoides .... Schwarznessel
Petasites .... Pestwurz
Petroselinum .... Petersilie
Phaseoli pericarpium .... Bohne
Phellandrium .... Wasserfenchel
Phytolacca .... Kermesbeere
Pimpinella anisum .... Anis
Pimpinella saxifraga .... Bibernelle
Piper methysticum .... Kava-Kava, Rauschpfeffer
Piper nigrum .... Schwarzer Pfeffer
Plantago lanceolata .... Spitzwegerich
Plantago major .... Breitblättriger Wegerich
Plantago ovata .... Flohwegerich
Podophyllum .... Maiapfel, Entenfuß
Populus tremula .... Zitterpappel
Potentilla anserina .... Gänsefingerkraut
Potentilla erecta (=tormentilla) .... Blutwurz, Tormentill
Primula .... Schlüsselblume
Prunus spinosa .... Schlehe
Pulmonaria officinalis .... Lungenkraut
Pulsatilla .... Küchenschelle

Q

Quassia amara .... Bitterholz
Quercus .... Eiche

R

Ranunculus bulbosus .... Knollenhahnenfuß
Rauwolfia serpentina .... Indische Schlangenwurzel
Rhamnus carthaticus .... Kreuzdorn
Rhamnus frangula .... Faulbaum
Rheum .... Chinesischer Rhabarber
Rhododendron .... Alpenrose
Rhus toxicodendron .... Giftsumach
Ricinus communis .... Rizinus
Robinia pseudoacacia .... Akazie

Rosa canina .... Hundsrose, Hagebutte
Rosa centifolia .... Rose
Rosmarinus officinalis .... Rosmarin
Rubia tinctorum .... Krapp
Rubus fruticosus .... Brombeere
Rumex crispus .... Krauser Ampfer
Ruta graveolens .... Wein-, Edelraute

S

Sabal serrulatum .... Zwergpalme
Sabdariffa .... Afrikanische Malve
Sabina .... Sadebaum
Saccharum sacchari .... Rohrzucker
Salix .... Weide
Salvia officinalis .... Salbei
Sambucus nigra .... Schwarzer Holunder
Sambucus ebulus .... Zwergholunder, Attich
Sanguinaria .... Kanadische Blutwurzel
Sanicula europaea .... Sanikel
Saponaria officinalis .... Seifenkraut
Sarothamnus scoparius .... Besenginster
Scilla maritima .... Meerzwiebel
Secale cornutum .... Mutterkorn
Sedum purpureum .... Fetthenne
Senecio aureus .... Amerikanisches Goldkreuzkraut
Senega .... Senegawurzel
Silybum marianum .... Mariendistel
Solanum dulcamara .... Bittersüß
Solanum lycopersicum .... Tomate
Solidago virgaurea .... Goldrute
Spartium scoparium .... Besenginster
Spigelia .... Wurmkraut
Spinacea .... Spinat
Spirea ulmaria .... Echtes Mädesüß
Staphisagira .... Stephanskraut
Stellaria media .... Vogelmiere
Sticta pulmonaria .... Lungenmoos
Stramonium .... Stechapfel
Symphytum officinale .... Beinwell
Syzygium jambolanum .... Jambulbaum

T

Tabacum .... Tabak
Tanacetum vulgare .... Rainfarn
Taraxacum officinale .... Löwenzahn
Teucrium scorodonia .... Salbeigamander
Thea nigra .... Schwarzer Tee
Thlaspi bursa pastoris .... Hirtentäschelkraut
Thuja occidentalis .... Lebensbaum
Thymus vulgaris .... Thymian
Tilia .... Linde
Tormentilla .... Blutwurz
Trifolium arvense .... Mäuseklee
Trillium pendulum .... Amerikanische Waldlilie
Tussilago farfara .... Huflattich

U

Urtica dioica .... Brennessel
Urtica urens .... Brennessel
Ustilago maydis .... Maisbrand
Uva ursi .... Bärentraube

V

Vaccinium myrtillus .... Heidelbeere
Vaccinium vitis-idaea .... Preiselbeere
Valeriana officinalis .... Baldrian
Veratrum album .... Weiße Nieswurz
Veratrum viride .... Grüne Nieswurz
Verbascum .... Königskerze, Wollblume
Verbena officinalis .... Verbena
Veronica officinalis .... Ehrenpreis
Viburnum opulus .... Gemeiner Schneeball
Vicia faba .... Pferdebohne
Viola tricolor .... Stiefmütterchen
Viscum .... Mistel
Viscum mali .... Apfelbaummistel
Viscum pini .... Kiefernmistel
Viscum querci .... Eichenmistel

Kleines naturheilkundliches Lexikon

Dieses kleine Lexikon soll wichtige Begriffe aus der Medizin und der Naturheilkunde kurz erklären. Begriffe, die im Buch ausführlich besprochen werden, (→ *Neuraltherapie*, S. 143, *Autogenes Training*, S. 223), werden hier nicht aufgeführt.

A

Abhärtung, Gesamtheit der planmäßigen Maßnahmen zur Gewöhnung des Organismus an belastende Umwelteinflüsse; geeignet sind u.a.: Sauna, Licht- und Luftbäder, Gymnastik, kalte Güsse

Abreibung, milde Wasseranwendung mit zusätzlichem Massagereiz

Adaptation, Anpassung eines Organismus an veränderte Umweltbedingungen (z.B. Höhenaufenthalt, Nachtschichtarbeit, Klimaveränderungen, sportliche Betätigungen)

Aderlaß, Abnahme von Blut zu Heilzwecken (→ *Ausleitende Verfahren,* S. 59)

Adstringentien, zusammenziehende Mittel, die auf Haut und Schleimhaut dadurch entzündungswidrig, austrocknend und blutstillend wirken (z.B. Eichenrinde)

Akklimatisation, Art der → Adaptation bei veränderten klimatischen Bedingungen (z.B. Höhe, Luftfeuchtigkeit, Temperatur)

Anamnese, Teil der Krankengeschichte, Abklärung der Krankheitserscheinungen, der näheren Krankheitsumstände, der Vorerkrankungen und der Krankheiten in der Familie

Antazida, Mittel zur Neutralisation überschüssiger Magensäure (z.B. Heilerde)

Antibiotika, Mittel zur Vernichtung krankheitsverursachender Mikroorganismen (z.B. Penicillin); es wird dabei allerdings auch die normale → Darmflora geschädigt

Antihidrotika, Mittel zur Hemmung der Schweißsekretion (z.B. Salbei)

Antimykotika, Mittel zur Behandlung von Pilzerkrankungen (z.B. Nystatin bei Hefepilzen)

Antioxidantien, Mittel zur Vorbeugung von Schäden durch → Freie Radikale (→ *Nährstofftherapie,* S. 137)

Antitussiva, Mittel zur Hemmung des Hustenreizes (z.B. das verschreibungspflichtige Kodein)

Aromatherapie, Naturheilverfahren, welches mit Düften therapeutische Wirkungen erzielt, meist werden → Ätherische Öle verwendet

Arndt-Schulzsches Gesetz, sogenanntes „biologisches Grundgesetz“: Schwache Reize regen die Lebenstätigkeit an, mittlere fördern sie, starke hemmen sie

Arteriosklerose, chronisch fortschreitende Degeneration der Arterien mit Verengungen der Gefäße, die sogenannte „Verkalkung“ ist nur der Endpunkt der Arteriosklerose

Arzneimittelbild, in der Homöopathie (→ *Homöopathie,* S. 121) die Gesamtheit der Symptome eines Arzneimittels

Ätherische Öle, Pflanzenprodukte mit öliger Konsistenz, die z.B. appetitanregende, verdauungsfördernde oder schleimlösende Eigenschaften besitzen (→ *Pflanzenheilkunde,* S. 161)

Ausleitung, Behebung einer Stauung oder einer Blutfülle zum Zwecke der Entlastung; ausleitend wirken u.a. Kneippsche Wasseranwendungen, Schröpfen, Blutegel, Baunscheidtieren (→ *Ausleitende Verfahren,* S. 59)

B

Badekur, Behandlung mit natürlichen Heilmitteln nach ärztlich festgelegtem Plan an einem Kurort (z.B. Seebäder, Kneippkurorte), Dauer meist 3-6 Wochen (→ *Balneotherapie,* S. 207)

Ballaststoffe, unverdauliche Nahrungsbestandteile, die für die normale Darmtätigkeit unverzichtbar sind (→ *Ernährungstherapie,* S. 96, *Nährstoffliste,* S. 624)

Baunscheidtismus, von K. Baunscheidt entwickeltes Verfahren, bei dem die Haut leicht verletzt und dann mit einem reizenden Öl behandelt wird (→ *Ausleitende Verfahren*, S. 59)

Beschäftigungstherapie, die Anwendung der Beschäftigung zu Heilzwecken

Bindegewebsmassage, Sonderform der → Reflexzonenmassage (→ *Massage*, S. 194)

Bindegewebsschwäche, meist angeboren bei hochwüchsigen, grazil gebauten Menschen, geht mit Neigung zu Eingeweidebrüchen (Leistenbruch), Krampfadern und Hämorrhoiden einher

Bioelektronische Funktionsdiagnostik (BFD), Verfahren zur Funktionsdiagnostik, basiert auf der Erkenntnis, daß sich Funktionsstörungen in Form elektrischer Veränderungen an der Körperoberfläche nachweisen lassen (→ *Bioelektronische Therapie,* S. 85)

Biologisch-dynamische Wirtschaftsweise, Landbauverfahren auf der Grundlage der Anthroposophie; es wird nur organischer Dünger verwendet, keine Mineraldünger oder synthetische Pflanzenschutzmittel, kosmische und biorhythmische Gegebenheiten werden berücksichtigt

Biologische Krebsabwehr, Anwendung natürlicher Substanzen und Methoden in der Krebstherapie. Wichtigstes Ziel ist dabei die Stärkung der oft geschwächten Immunabwehr des Patienten, um die Selbstheilung des Organismus zu unterstützen.

Biorhythmologie, Chronobiologie, Lehre von der Zeitgestalt aller Lebensvorgänge; Darmtätigkeit, Atmung, Puls und viele weitere Vorgänge sind rhythmisch gegliedert, die verschiedenen Rhythmen sind oft durch ganzzahlige Verhältnisse miteinander verzahnt (z.B. Atmung/Puls = 1/4). Auch der 24-Stunden-Rhythmus (circadiane Rhythmik), Wochen-, Monats-, und Jahresrhythmen gehören dazu. Biorhythmische Berechnungen auf der Grundlage von 29-, 31- oder 33-Tage-Rhythmen gehören hingegen in den Bereich des Aberglaubens und haben in etwa die Bedeutung von Horoskopen in Tageszeitungen

Blutegelbehandlung, Ausleitung von Blut und Entzündungsstoffen aus der Haut (→ *Ausleitende Verfahren,* S. 59)

Blutreinigung, Entfernung von – oft durch ungünstige Lebensweise – im Körper entstandenen Abbauprodukten durch Ausleitung, oft im Frühjahr kurmäßig durchgeführt (Fasten, Saft-, Obstkuren, Rohkost, sogenannte Blutreinigungstees, die die Ausscheidungsorgane anregen, unterstützt durch Bewegung, Kneippsche Hydrotherapie und andere Verfahren)

C

Candidamykose, Candidiasis, Soor, Besiedelung von Haut oder Schleimhäuten durch Hefepilze (→ *Mikrobiologische Therapie,* S. 132)

Chelat-Therapie, komplexe molekulare Strukturen können ein Metallion scherenartig umschließen und so zur Ausscheidung bringen. Die Diagnostik und Therapie mit DMPS (→ *Umweltmedizin,* S. 232) ist im Prinzip ein solche Chelat-Therapie. Im engeren Sinne wird darunter allerdings die Entfernung von Kalzium zum Abbau von arteriosklerotischen Ablagerungen verstanden. Es handelt sich dabei um eine unseriöse Therapie, da Verkalkung nicht die Ursache, sondern die Folge der Arteriosklerose ist. Chelat-Therapie ist daher nicht nur unsinnig, sondern darüber hinaus gefährlich, da dem Körper wichtige Mineralien entzogen werden – neben Kalzium, außerdem u.a. Zink, Eisen, Kupfer

Chemotherapie, Behandlung mit Substanzen, die krankheitserregende Mikroorganismen hemmen oder abtöten, sowie mit Stoffen, die Tumoren bekämpfen. Man unterscheidet → **Antibiotika** (gegen Bakterien), **Tuberkulostatika** (gegen Tbc-Bakterien), → **Antimykotika** (gegen Pilze), **Virostatika** (gegen Viren), **Anthelminthika** (gegen

Parasiten, z.B. Bandwurm) und **Zytostatika** (gegen Zellwachstum, speziell gegen Tumorzellen).

Chiropraktik, Behandlung von Wirbelblockierungen durch bestimmte Handgriffe

Chirotherapie, Lehre von der Praxis gezielter Handgrifftechniken zur Behandlung der Wirbelsäule und der Gliedmaßen, wird heute meist als **Manuelle Medizin** bezeichnet

Compliance, Bereitschaft des Patienten, an den Empfehlungen des Behandlers aktiv mitzuarbeiten. Naturheilverfahren setzen meist eine hohe C. voraus.

Cortison, Hormon der Nebennierenrinde. In hohen Dosen bei bestimmten akuten Erkrankungen oft lebensrettend, bei Dauergebrauch von Cortison oder dessen chemischen Abkömmlingen treten oft Nebenwirkungen auf. Zur Cortisonproblematik → *Asthma,* S. 304.

D

Darmflora, Gesamtheit der Bakterien, Viren und Pilze, die den Magen-Darm-Trakt besiedeln. Eine normale, gesunde Darmflora steht mit dem besiedelten Organismus in einem ökologischen Gleichgewicht mit Nutzen für beide Seiten (Symbiose). Eine Störung der Darmflora nennt man → Dysbiose (→ *Mikrobiologische Therapie,* S. 132).

Diagnose, das Erkennen der vorliegenden Krankheit. Die richtige Diagnose ist Voraussetzung zur Wahl der geeigneten → Therapie.

Diätformen, Kostformen, bei denen die Art, Menge und Zubereitung der Nahrung speziell auf eine bestimmte Krankheit abgestimmt ist (z.B. Magen-Schonkost, Diabetesdiät). Diätformen können kurzfristig (z.B. Saftfasten), mittelfristig (z.B. Rohkost) oder lebenslang angewendet werden (z.B. Vollwerternährung, lakto-vegetabile Kost).

Dysbiose, Störung der → Darmflora (→ *Mikrobiologische Therapie*, S. 132), Besiedelung des Darmes mit für uns ungünstigen Keimen

Dysfunktion, Störung im funktionellen Ablauf (z.B. Herzrhythmusstörungen, Verstopfung)

E

Einlauf, Einbringen größerer Flüssigkeitsmengen in den Dickdarm (→ *Heilfasten*, S. 112)

Eiweißspeicherkrankheiten, L.Wendt widerlegte die herrschende These, daß der Mensch nicht zur Eiweißspeicherung befähigt sei. Bei Über- und Fehlernährung kann es zu einer Eiweißspeicherung in den Basalmembranen der Kapillaren und im Bindegewebe kommen. Dadurch wird die Ver- und Entsorgung der Zellen mit Nährstoffen bzw. der Abtransport der Abbauprodukte behindert und das Entstehen von Krankheiten (z.B. Rheuma, Arteriosklerose) begünstigt. Eiweißreduzierte Kost, Fasten und Aderlässe können die überfüllten Speicher wieder entleeren.

Elementartherapie, Naturheilverfahren auf der Grundlage der natürlichen Elemente (z.B. Dauerbrause mit Wasser, Felkekur mit Lehm, Heliotherapie mit Sonnenlicht)

Elektrolyte, Blutsalze (z.B. Natrium, Kalium). Manche Krankheiten (z.B. Durchfall) und Therapien (z.B. Entwässerungstabletten) können den Elektrolythaushalt empfindlich stören und damit Krankheiten verursachen (z.B. Herzrhythmusstörungen bei Magnesiummangel).

Entschlackung, Förderung der Ausscheidung von Stoffwechselrückständen durch u.a. Schwitzen bei Bewegung, Sauna, Wechselduschen, Trockenbürsten, Trinkkuren, Reistage, Heilfasten, Rohkost, Darmbäder, Aderlässe, Blutegel (→ *Heilfasten,* S. 112, *Ausleitende Verfahren,* S. 59)

Entzündung, örtliche Gewebsreaktion mit Rötung, Schwellung, Erwärmung und Schmerz, durch mechanische, chemische, thermische oder infektiöse Einwirkung

Enzym, Ferment, ein Eiweiß, welches als Biokatalysator bestimmte chemische Reaktionen im Körper beschleunigt

Erstreaktion, Erstverschlechterung, nicht selten bei Beginn einer naturheilkundlichen Therapie zu beobachtendes Phänomen, welches mit einer kurzfristigen, vorübergehenden Verschlechterung des

Befindens einhergeht und prognostisch eher günstig ist (richtige Mittelwahl, → auch *Homöopathie,* S. 121)

F

Felkekur, nach dem „Lehmpastor" Felke benannte Kur, die hauptsächlich auf Lehmpackungen, -wikkeln und -bädern, ergänzt durch Massage, Gymnastik, Wasserbehandlungen und Ernährungsmaßnahmen beruht

Freie Radikale sind hochreaktive chemische Stoffe, die körpereigene Fette, Eiweiße sowie Zellstrukturen (z.B. Zellmembran, Erbsubstanz) angreifen und schädigen (→ *Nährstoffliste,* Antioxidantienkombinationen, S. 659).

G

Gegenanzeige, besteht, wenn ein Heilverfahren oder Arzneimittel bei bestimmten Krankheiten, Personen oder unter bestimmten Umständen nicht angewendet werden darf. Man unterscheidet die **absolute G.**, die ein Verfahren oder Mittel ganz verbietet (z.B. die Gabe von Kamillentee bei sicherer Allergie auf Kamille) von der **relativen G.**, bei der ein Verfahren oder Mittel im Prinzip nicht angewendet werden sollte, unter bestimmten Umständen aber möglich ist.

Gerbstoffe, bewirken die Überführung von Häuten in Leder, in der Naturheilkunde zur Austrocknung, Reizminderung, Entzündungslinderung und Sekretionshemmung bei Hämorrhoiden, Verbrennungen und Wunden, Blutungen, Entzündungen und bei Durchfall angewendet (z.B. Eichenrinde, Blutwurz, → *Pflanzenheilkunde,* S. 161).

Gesundheit, Zustand des völligen körperlichen, seelischen und sozialen Wohlbefindens (WHO), aus naturheilkundlicher Sicht die Fähigkeit, auf Umweltreize (z.B. Temperaturänderungen, körperliche und seelische Belastungen, Bakterien) angemessen reagieren zu können. Beispiel: Die Fähigkeit, bei einem Infekt Fieber zu erzeugen, ist in diesem Sinne eine gesunde Reaktion. Die Unfähigkeit, Fieber zu erzeugen, ist trotz der scheinbaren Gesundheit eher ungünstig, was durch eine erhöhte Krebsrate bestätigt wird.

Grundregulationssystem nach Pischinger, besteht aus Zellen des Bindegewebes, aus der Flüssigkeit zwischen den Zellen, den Kapillaren und dem vegetativen Nervenendfasergeflecht. Viele Krankheitszustände (z.B. Entzündungen) spielen sich hier ab, die meisten Naturheilverfahren wirken über eine Regulation des Grundsystems.

H

Hämatogene Oxydationstherapie (HOT), Patientenblut wird in einer speziellen Apparatur mit Sauerstoff aufgeschäumt und mit UV-Strahlen bestrahlt und anschließend dem Patienten zurückgeführt (→ *Sauerstoff- und Ozontherapie,* S. 217)

Hautreizung, wirkt über die Haut- und vegetative Nerven belebend auf den Kreislauf (z.B. Trockenbürsten, → Kneippsche Therapien), als chemische Reize wirken u.a. Senföl, Cantharis, Bienengift, Mistel (→ *Pflanzenheilkunde*, S. 161, *Ausleitende Verfahren,* S. 59)

Heilerde, feinpulverisierter Löß zur inneren und äußeren Anwendung (z.B. Hautleiden, Magen-Darm-Erkrankungen)

Heilquellen, Quellwässer mit heilkräftiger Wirkung in Form von Inhalationen, Bädern oder Trinkkuren (→ *Balneotherapie,* S. 207)

Homöostase, durch Selbstregulation erzielter Gleichgewichtszustand des Organismus (z.B. wird die Körpertemperatur im Rahmen natürlicher, rhythmischer Schwankungen stets auf gleicher Höhe gehalten)

Huneke-Phänomen, Sekundenphänomen, blitzartige Heilung durch Injektion an ein Störfeld (→ *Neuraltherapie,* S. 143)

I

Idiopathisch, ohne bekannte Ursache entstanden

Immunstimulantien, Substanzen, die die Aktivität des Immunsystems steigern (z.B. Sonnenhut, Thymuspräparate)

Indikation, Heilanzeige, Voraussetzung für die Durchführung einer sinnvollen Maßnahme unter Abschätzung von Nutzen und Risiko (z.B. sind bei Fieber Wadenwickel indiziert)

Infusion, Flüssigkeitszufuhr – gegebenenfalls mit Elektrolyten, Nährstoffen oder Medikamenten – über ein Blutgefäß

Inhalation, Einatmen von Heilmitteln in Dampf- oder Gasform (z.B. Kamillendampfbad)

Injektion, intrakutane, Einspritzung in die Haut (z.B. Quaddelung bei der Neuraltherapie)

Injektion, intramuskuläre, Einspritzung in den Muskel

Injektion, intravenöse, Einspritzung in die Vene

Injektion, subkutane, Einspritzung unter die Haut

Insuffizienz, unzureichende Leistung von Organen oder Organsystemen (z.B. Herzinsuffizienz: Das Herz pumpt weniger Blut als der Körper bedarf)

K

Karzinogene, Stoffe, die → Krebs erzeugen; natürlich vorkommende K. sind u.a. Aflatoxine aus Schimmelpilzen (nicht beim Edelschimmel), Asbest, Cadmium, Arsen, Chromate

Komplexhomöopathie, verschiedene homöopathische Einzelmittel werden in einem Arzneimittel zur Behandlung einer Krankheit zusammengefaßt (→ *Homöopathie*, S. 121)

Kontraindikation, → Gegenanzeige für ein Heilverfahren oder ein Arzneimittel bei bestimmten Krankheiten, Personen oder unter bestimmten Umständen

Krankheit, Störung des Zustands völligen körperlichen, seelischen und sozialen Wohlbefindens (WHO); allerdings: Ein Mensch kann sich subjektiv wohl fühlen, obwohl er schwer krank ist (z.B. einen nicht mehr operablen Tumor hat); ein Mensch kann sich subjektiv krank fühlen, ohne daß objektiv ein krankhafter Befund erhoben werden kann (z.B. bei einem Herzneurotiker)

Krebs, umgangssprachlich für bösartige Geschwulste

M

Manuelle Lymphdrainage, Massageverfahren bei Lymphstauungen (z.B. nach Brustkrebsoperation mit Entfernung der Achsellymphknoten, → *Massage,* S. 194)

Mayr-Kur, Kur nach F.X. Mayr, beinhaltet u.a. eine spezielle Diät (meist Milch und getrocknetes Weißbrot) sowie eine besonders Bauchdiagnostik (→ *Ernährungstherapie,* S. 96)

Mineralstoffe, lebensnotwendige, anorganische Stoffe (z.B. Eisen, Fluor, Jod, Kalzium, Magnesium, Natrium, Zink, → *Nährstofftherapie,* S. 96, *Nährstoffliste,* S. 624)

Moxibustion, Verfahren der traditionellen chinesischen Medizin, bei der Kräuter auf Akupunkturpunkten der Haut abgebrannt werden

Musiktherapie, Verfahren der angewandten Psychotherapie, bei dem die Musik spannungslösend wirkt

P

Peloide, Substanzen, die durch biologische oder geologische Vorgänge entstanden (z.B. Moor, Fango) und zu Heilzwecken eingesetzt werden (→ *Balneotherapie,* S. 207)

Physiotherapie, Fachgebiet, welches Verfahren der Physikalischen Therapie umfaßt, u.a. Balneotherapie, Hydrotherapie, Elektrotherapie, Ultraschalltherapie (→ entsprechende Stichworte)

Phytotherapie, Pflanzenheilkunde (→ *Pflanzenheilkunde,* S. 161)

Plazebo, Scheinmedikament, besteht aus eigentlich wirkungslosen Stoffen, zeigt aber in erheblichem Umfang therapeutische Wirkung (sogenannter Plazeboeffekt). Kritiker einiger Naturheilverfahren unterstellen diesen, ausschließlich Plazeboeffekte zu erzeugen, und fordern daher kontrollierte Doppelblind-Studien, die diese Effekte ausschalten sollen.

Potenzierung, Wirkungsverstärkung verschiedener Arzneimittel; in der Homöopathie Wirkungsverstärkung durch Verdünnung nach besonderen Anweisungen (→ *Homöopathie*, S. 121)

Prävention, vorbeugende Maßnahmen, um Krankheiten zu vermeiden

Q

Quaddelung, Injektion in die Haut (→ *Neuraltherapie,* S. 143)

R

Regulationsthermographie, diagnostisches Verfahren, welches die Hauttemperatur an verschiedenen Stellen sowie deren Reaktion auf einen Kältereiz mißt und aus diesen Informationen Hinweise auf Störungen ableitet (→ *Bioelektronische Verfahren,* S. 85)

Rehabilitation, Wiedereingliederung eines körperlich, seelisch oder geistig Behinderten oder Geschädigten in normale Lebens- und Arbeitsbedingungen

Reizantwort, durch Reize ausgelöste Reaktion von Zellgeweben oder Organen

Reizkörpertherapie, bewußte Provokation einer Allgemeinreaktion, z.B. Fieber

Reizstrom, elektrischer Strom zur Anwendung bei Erkrankungen der Nerven und des Muskelsystems (→ *Elektrotherapie,* S. 200)

Risikofaktoren, Gesamtheit der anlage- oder umweltbedingten Umstände, die gesichert ein erhöhtes Risiko der Entstehung bestimmter Krankheiten darstellen (z.B. Bluthochdruck und Schlaganfall, Übergewicht und Zuckerkrankheit, Rauchen und Lungenkrebs)

Roederbehandlung, Roedern, Behandlung der Gaumenmandeln mit einer Saugglocke zur Anregung des Lymphstroms und zur reflektorischen Beeinflussung anderer Organe

Rohkost, Nahrung, die ohne Anwendung von Hitze zubereitet wird (z.B. rohes Getreide, Obst, Gemüse, Nüsse, → *Ernährungstherapie*, S. 96)

S

Sauna, finnisches Bad mit trockener Heißluft (60-100°C) → *Kneippsche Therapie,* S. 170

Schröpfen, Verfahren, bei dem durch Unterdruck in aufgesetzten Saugglocken ein Sog auf die Haut ausgeübt wird (→ *Ausleitende Verfahren,* S. 59)

Schrothkur, nach J. Schroth benannte Kur, die aus Schrothschen Packungen, einem periodischen Wechsel von Trocken- und Trinktagen und einer besonderen Kurdiät besteht (→ *Ernährungstherapie,* S. 96)

Streß, beschreibt die Anpassungsleistung und -belastung des Organismus auf unterschiedlichste Reize (z.B. auf einen Kältereiz, auf einen Bewegungsreiz). Im engeren Sinne wird unter Streß die Reaktion auf psychische Belastungen (z.B. Reizüberflutung durch Fernsehen, Autoverkehr, Zeitdruck, Konflikte) verstanden.

T

Thalassotherapie, Behandlung mit den Heilfaktoren des Meeres (Klima, Schlick, Wasser)

Therapeutische Breite, Spanne zwischen therapeutisch wirksamer und giftiger Wirkung eines Arzneimittels; Naturheilmittel zeichnen sich meist durch eine große therapeutische Breite aus.

Thermotherapie, Behandlung mit Wärme- und Kältereizen (→ *Kneippsche Therapie,* S. 170)

Traditionelle chinesische Medizin (TCM), chinesisches Heilsystem, welches sich nicht nur der Akupunktur (→ *Akupunktur/Akupressur,* S. 46), sondern u.a. auch der → Moxibustion sowie spezieller Heilkräutermischungen bedient

Trockenbürsten, Form der Massage (→ *Kneippsche Therapie,* S. 170)

Tumor, allgemein jede umschriebene Schwellung, auch entzündliche (z.B. nach Insektenstich), im engeren Sinn Geschwulst, d.h. eine gut- oder bösartige Neubildung

U

Umstimmung, Bezeichnung für eine durch innere oder äußere Einflüsse hervorgerufene Veränderung der Ausgangslage für bestimmte Reaktionen; viele Naturheilverfahren (z.B. Heilfasten) wirken in diesem Sinne stark umstimmend.

V

Vegetarische Kost, besteht aus pflanzlichen Stoffen (Vegetabilien), bei der lakto-vegetabilen Kost sind zusätzlich Milch und Milchprodukte erlaubt (→ *Ernährungstherapie,* S. 96)

Vegetatives Nervensystem, der autonome, willkürlich nicht beeinflußbare Teil des Nervensystems; es sorgt für den zweckmäßigen Ablauf aller unbewußten Lebensvorgänge (z.B. Schwitzen, Verdauung) und verbindet körperliche und seelische Funktionen, daher kommt es bei seelischen Belastungen häufig zu sogenannten vegetativen Störungen (z.B. übermäßiges Schwitzen, Schlaf- und Verdauungsstörungen).

Vitamine, lebensnotwendige Nahrungsbestandteile, deren Fehlen Mangelerscheinungen hervorrufen würde. Bei vielen Krankheiten kann sich die Zufuhr bestimmter Vitamine günstig auswirken (→ *Nährstofftherapie,* S. 137, *Nährstoffliste,* S. 624).

W

Wassertreten, abhärtende Maßnahme mit Umhergehen in wadenhohem kalten Wasser (→ *Kneippsche Therapie,* S. 170)

Y

Yang, chinesischer Begriff („besonnte Seite des Berges"), stellt das u.a. aktive, männliche Prinzip dar

Yin, chinesischer Begriff („Schattenseite des Berges"), stellt u.a. das passive, weibliche Prinzip dar; beide Prinzipien können niemals losgelöst voneinander existieren, sondern ergänzen sich zu einem harmonischen Ganzen. Krankheit wird danach als Verlust eines Gleichgewichtszustandes mit Überwiegen von Yin oder Yang verstanden (→ *Akupunktur/Akupressur,* S. 46)

Z

Zilgrei, von Zilli und Greissing entwickeltes Verfahren mit Elementen der Atemtherapie, der Chiropraktik und des Yoga zur Therapie von u.a. Schmerzzuständen und Störungen psychischen Ursprungs

Zivilisationskrankheiten, Sammelbezeichnung für Krankheitserscheinungen, die durch Auswirkungen der Zivilisation hervorgerufen oder verstärkt werden (z.B. durch einseitige Ernährung, berufliche Überlastung und Umweltverschmutzung kommt es u.a. vermehrt zu Zuckerkrankheit, Herzinfarkt, Krebserkrankungen). Gerade Naturheilverfahren vermögen die meisten Z. vorbeugend zu verhindern bzw. sie bei Ausbruch günstig zu beeinflussen.

Weiterführende Literatur

Krug, E.: Lexikon der Naturheilkunde. Karl F. Haug Verlag, Heidelberg (einige Definitionen sind diesem Buch entnommen).

Pschyrembel: Wörterbuch Naturheilkunde. Walter de Gruyter, Berlin.

Homöopathische Haus- und Reiseapotheke

Die vorliegende Liste mit 50 der wichtigsten homöopathischen Einzelmittel soll eine kurze Übersicht über Mittel darstellen, die der homöopathisch behandelnde Laie zu Hause vorrätig haben sollte, damit bei Bedarf schnelle Hilfe möglich ist. Es muß jedoch betont werden, daß eine Behandlung nicht reflexartig nach den aufgeführten Anzeigen erfolgen sollte (z.B. Magenschleimhautentzündung → Argentum nitricum), sondern es sollte im entsprechenden Abschnitt im *Therapieteil* überprüft werden, ob bei der Krankheit und den angegebenen Symptomen das gewählte Mittel tatsächlich geeignet ist (nicht jede Magenschleimhautentzündung läßt sich mit Argentum nitricum günstig beeinflussen). Die angegebenen Krankheiten und Symptome stellen natürlich meist nur eine kleine Auswahl der mit dem angegebenen Mittel beeinflußbaren Beschwerden dar. Die angegebenen Potenzen sind ein Vorschlag und nicht so entscheidend wie die richtige Mittelwahl (→ *Homöopathie,* S. 121). Gute Erfolge können auch mit anderen D-Potenzen sowie C- oder LM-Potenzen erzielt werden.

Sollten sich Beschwerden unter der Eigenbehandlung nicht bessern, so sollte ein Arzt hinzugezogen werden. Dieser sollte bei schweren Beschwerden auf jeden Fall von vornherein aufgesucht werden.

Mittel	Anzeigen
Acidum phosphoricum D4	Nervöse Erschöpfung, Rekonvaleszenz, Gedächtnisschwäche, Knochenwachstumsstörung
Acidum sulfuricum D4	Chronische Bronchitis, Asthma, klimakterische Wallungen
Aconitum D6	Akute Fieberzustände, Neuralgien, Ischias, Angina pectoris
Aesculus Ø	Venöse Stauungen, Krampfadern, oberflächliche Venenentzündung, Hämorrhoiden
Apis mellifica D4	Akute Entzündungen der Haut und der Schleimhäute, entzündliche Schwellungen, Furunkel
Argentum nitricum D12	Magenschleimhautentzündung, Magen-Darm-Geschwüre, chronische Schleimhautkatarrhe, Erschöpfungszustände, Lampenfieber, Prüfungsangst
Arnica D3	Stumpfe Verletzungen, Blutergüsse, Schlaganfall, Nerven- und Muskelschmerzen, Bluthochdruck, Angina pectoris, Arteriosklerose
Arsenicum album D12	Brechdurchfall, Nervenschmerzen, Hauterkrankungen
Belladonna D4	Beginnende Fieberzustände, Halsentzündung, Scharlach
Bryonia D4	Rachenentzündung, Bronchitis, Rippenfellentzündung, Lungenentzündung, rheumatische Beschwerden
Cactus D3	Angina pectoris
Camphora Ø	Kollaps, beginnende Grippe, Schnupfen, Koliken
Cantharis D4	Entzündungen der Harnwege, Rippenfellentzündung, Hautentzündungen
Carbo vegetabilis D6	Magenschleimhautentzündung, Drüsenschwellungen, Kollapsneigung, Blähungen, Unterschenkelgeschwür, Krampfadern, Hautgeschwüre
Cepa D3	Bindehautentzündung, Schnupfen, Rachenentzündung, Nervenschmerzen

Mittel	Anzeigen
Chamomilla D6	Zahnungsbeschwerden, nervöse Schlaflosigkeit, Blähungskoliken, Menstruationsbeschwerden
China D3	Rekonvaleszenz nach schweren Infektionen, Operationen, Blutverlusten, Kopfschmerzen, Trigeminusneuralgie, Schwindel, Magenschleimhautentzündung
Cimicifuga D3	Wechseljahrsbeschwerden, Migräne, Depression, Menstruationsbeschwerden
Cocculus D6	Schwindel, Erschöpfung, Migräne, Menstruationsbeschwerden, Blähungskoliken
Coffea D6	Schlaflosigkeit, Migräne, nervöses Herzklopfen
Colocynthis D4	Nervenschmerzen, -entzündungen, Ischias, Migräne, Koliken, Menstruationsbeschwerden
Cuprum aceticum D4	Magen-Darm-Koliken, Krampfhusten, Asthma bronchiale
Dolichos pruriens D2	Juckreiz
Drosera D2	Keuch- und Krampfhusten, Bronchitis, Asthma bronchiale
Dulcamara D3	Rheumatismus, Blasenkatarrh, Darmgrippe (alles nach Durchnässen)
Echinacea Ø	Beginnender Infekt, zur Abwehrsteigerung
Eupatorium perfoliatum D2	Grippe, Erkältungskrankheiten
Ferrum metallicum D6	Beginnendes Fieber (bei Kindern), Lungenentzündung, Muskel- und Gelenkrheuma, Migräne
Gelsemium D4	Grippe mit Hinterhauptschmerzen, Trigeminusneuralgie
Glonoinum D4	Angina pectoris, Bluthochdruck, Sonnenstich, Migräne, Glaukom, heißer, roter Kopf
Hepar sulfuris D12	Furunkel, Abszesse, Bronchitis, Rachenentzündung, Mittelohrentzündung, Bindehautentzündung
Ipecacuanha D4	Bronchitis, Keuchhusten, Asthma bronchiale, Brechdurchfall, Übelkeit
Lachesis D12	Infizierte Wunden, oberflächliche Venenentzündung, Menstruations- und Wechseljahrsbeschwerden
Luffa D6	Kopfschmerz bei Katarrh der oberen Luftwege, allergischer Schnupfen, Nasennebenhöhlenentzündung
Lycopodium D4	Blähungen, Verstopfung, Leberleiden
Mercurius solubilis D6	Schleimhautentzündungen, Mandelentzündung, Kolitis, Furunkel, Hautentzündungen
Natrium chloratum D6	Migräne, nervöse Herzstörungen, Verstopfung
Nux vomica D4	Magenbeschwerden (besonders nach Genußmitteln), Verstopfung, Hämorrhoiden, Ischias
Phosphorus D12	Erschöpfung, Asthma bronchiale, Lungenentzündung, Magengeschwür, Nervenschmerzen, -entzündung
Plumbum metallicum D12	Nervenschmerzen, Ischias, Mumps, spastische Verstopfung, Nabelkoliken, Magen-Darm-Koliken
Pulsatilla D4	Menstruationsbeschwerden, Mittelohrentzündung, Magenschleimhautentzündung, Masern
Rhus toxicodendron D4	Gelenkrheumatismus, Nervenschmerzen, Ischias, Grippe nach Durchnässung, Hautentzündungen mit Bläschen

Mittel	Anzeigen
Secale cornutum D4	Migräne, Menstruationsbeschwerden, starke Monatsblutungen, Ameisenlaufen bei Durchblutungsstörungen, Arteriosklerose
Sepia D6	Depression der Wechseljahre, Nervenschmerzen, Blasensenkung, chronische Magen-Darm-Entzündung, Verstopfung, venöse Stauung, Krampfadern
Silicea D12	Chronische Eiterung, chronische Entzündungen, Fisteln, schlechte Heilhaut, Wachstumsstörungen der Haare und Nägel
Sulfur D6	Hauterkrankungen (Ekzeme, Furunkel, Akne), Unterschenkelgeschwür, Hämorrhoiden, Magen-Darm-Entzündung, Rippenfellentzündung
Tabacum D4	Schwindel, große Übelkeit, Migräne, Schluckauf
Tartarus emeticus D4	Lungenerkrankungen alter Menschen und kleiner Kinder, Schleimrasseln, aber erschwertes Abhusten
Veratrum album D4	Kreislaufschwäche mit Kollapsneigung, Brechdurchfall
Zincum valerianicum D6	Unruhige Beine, Reizzustände, nervöse Magen- und Blasenstörungen, Ischias, Krampfadern

Es gibt auch fertig zusammengestellte homöopathische Taschenapotheken, z.B.:

Homöopathische Reiseapotheke nach Dr. Gebhardt (DHU, 24 Mittel, D-Potenzen)

Homöopathische Haus- und Praxis-Apotheke (DHU, 72 Mittel, D-Potenzen)

Homöopathische Taschenapotheke (DHU, 32 Mittel, D-Potenzen)

Biochemische Haus- und Reise-Apotheke nach Dr. Schüssler (DHU, 24 Tabletten + 2 Salben, alles in der D6-Potenz)

LM-Praxis-Apotheke (DHU, 100 Mittel in LM XVIII oder nach eigener Wahl)

LM-Taschenapotheke (DHU, 30 Mittel, eigene Mittel- und Potenzwahl)

Homöopathische Taschenapotheke nach Dorcsi (JSO-Werk, 28 Mittel, D-Potenzen)

Homöopathische Taschenapotheke für Sportler (JSO-Werk, 28 Mittel, D+C-Potenzen)

Taschenapotheke D-Potenzen (Staufen-Pharma, 48 Mittel)

Taschenapotheke LM-Potenzen (Staufen-Pharma, 48 Mittel)

Vor dem Erwerb einer solchen homöopathischen Apotheke sollten genaue Informationen beim Apotheker oder beim Hersteller (→ *Adressenliste,* S. 616) über Zusammensetzung und Preis eingeholt werden, da dieser mehrere hundert bis über tausend Mark (z.B. LM-Praxis-Apotheke) betragen kann. So kann es durchaus sinnvoll sein, sich eine kleine Reise- oder Taschenapotheke anzuschaffen, die gut transportabel ist, allerdings keine sehr große Auswahl an Mitteln enthält, und für die häuslichen Bedürfnisse zusätzlich eine Auswahl an Mitteln zu besorgen – wie in dieser Liste vorgeschlagen – die dann im Krankheitsfall zur Verfügung stehen. Diese Mittel sollten dann individuell zusammengestellt sein (die junge Familie mit kleinen Kindern wird oft andere Mittel benötigen als das Rentnerehepaar).

Register

A

F

G

H

L

M

N

O

P

Q

R

S

T

U

V

W

Y

Z

Die Autoren

Dr. Matthias Augustin arbeitet als Hautarzt und Allergologe. Zur Zeit ist er als Oberarzt an der Universitätshautklinik in Freiburg tätig. Schwerpunkte seiner Arbeit sind zum einen Untersuchungen der psychosomatischen Aspekte bei Hautkrankheiten und Allergien. Zum anderen betreibt er Forschungsstudien zur Wirksamkeit von Naturheilverfahren.

Dr. Volker Schmiedel, Facharzt für Physikalische und Rehabilitative Medizin und derzeit Chefarzt der Inneren Abteilung in der Habichtswald-Klinik, Kassel, ist seit 12 Jahren in der Naturheilkunde aktiv. Schwerpunkte seiner Tätigkeit liegen in den Bereichen Ernährung, Bewegungstherapie, Ordnungstherapie, Pflanzenheilkunde, Homöopathie, Neuraltherapie, Akupunktur und Ausleitende Verfahren. Aufgrund seiner langen Praxis- und mehrjährigen Klinikerfahrung hält er die Einbeziehung schulmedizinischer Behandlungsmethoden bei akuten Erkrankungen für sinnvoll.
Volker Schmiedel hat sich als Autor zahlreicher Veröffentlichungen ebenso einen Namen gemacht wie durch seine Vortragstätigkeit. Daneben ist er an Weiterbildungsmaßnahmen für Ärzte zur Erlangung der Zusatzbezeichnung „Naturheilverfahren" beteiligt.

Beim Karl F. Haug Verlag sind vom ihm bereits folgende Bände erschienen:

Cholesterin naturgemäß behandeln. 1996.
239 Seiten. DM 29,80. ISBN 3-7760-1565-9

Natürlich frei von Verstopfung. 1997.
186 Seiten. DM 24,80. ISBN 3-7760-1623-X

Natur pur

Ihre Handbibliothek zur Naturheilkunde

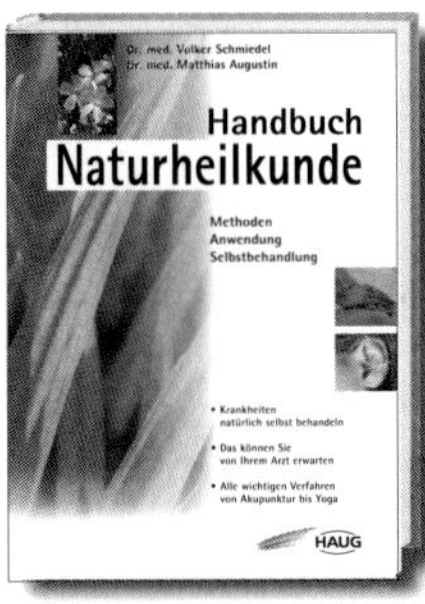

Dr. med. Volker Schmiedel/Dr. med. Matthias Augustin
Handbuch Naturheilkunde
Methoden – Anwendung – Selbstbehandlung
Mit einem Vorwort von Dr. med. Veronica Carstens
1997. 720 Seiten, 180 überwiegend farb. Abb.
und 34 Tabellen, Lesebändchen, gebunden
DM 58,-/öS 423,-/sFr 52,50
ISBN 3-7760-1624-8

Naturheilkundliche Heilverfahren helfen, Krankheiten zu heilen, Schmerzen zu lindern oder Beschwerden vorzubeugen. Dieses Handbuch gibt einen kompletten Überblick über alle wichtigen ganzheitlichen und natürlichen Heilverfahren. Der Leser erfährt, wie er sich selbst mit Naturheilkunde behandeln kann, wann Naturheilverfahren helfen und was er von seinem Arzt erwarten kann. Nebenwirkungen und Gegenanzeigen werden ebenso sachkundig erläutert, wie das Problem, wann eine konventionelle, schulmedizinische Behandlung angebracht ist.

- Das ganzheitliche Gesundheitsbuch für die ganze Familie
- Krankheiten natürlich selbst behandeln
- Was Sie von Ihrem Arzt erwarten können
- Alle wichtigen naturheilkundlichen Verfahren von Akupunktur bis Yoga

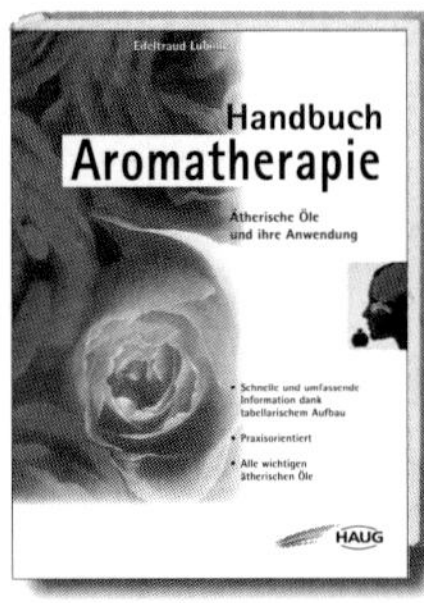

Edeltraud Lubinic
Handbuch Aromatherapie
Ätherische Öle und ihre Anwendung
1997. 244 Seiten, 43 Abbildungen, gebunden
DM 39,80/öS 291,-/sFr 37,-
ISBN 3-7760-1662-0

Die Aromatherapie ist eine traditionsreiche, jedoch erst in neuerer Zeit wiederentdeckte Heilweise, die auf direktem Wege, Körper, Seele und Geist des Menschen anspricht. Die dabei verwandten ätherischen Öle, aus Pflanzen gewonnen, wirken über den Geruch, über die Haut und zum Teil auch durch innerlichen Gebrauch. Anhand des umfangreichen Indikationsverzeichnisses und der klaren, tabellarischen Struktur findet der Anwender rasch das passende Öl und dessen richtige Anwendung.

- Umfassendes Handbuch aller wichtigen Ätherischen Öle
- Klare tabellarische Struktur
- 75 ätherische Öle und 13 Basis-Öle für die praktische Anwendung

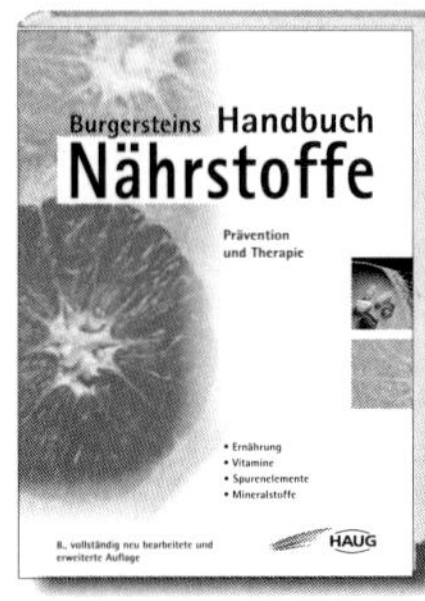

Zimmermann/Schurgast/Burgerstein
Burgersteins Handbuch Nährstoffe
Prävention und Therapie
1997. 492 Seiten, 41 Abbildungen, 181 Tabellen
Farbleitsystem, gebunden
DM 58,-/öS 423,-/sFr 52,50
ISBN 3-7760-1666-3

Auch eine ausgewogene Ernährung kann unseren Bedarf an zum Teil lebenswichtigen Nährstoffen oft nicht decken. Jeder Mensch muß also mit seinem individuellen Bedarf an lebenswichtigen Vitaminen, Mineralstoffen, Spurenelementen und Aminosäuren versorgt werden, damit er gesund bleibt. Dazu erfährt der Leser alles Wissenswerte und kann in einem gesonderten Teil Ernährungs- und Nährstoffempfehlungen für einzelne Krankheiten nachschlagen.

- Das kompetente und aktuelle Fachbuch zum Thema
- Alles über Vitamine, Mineralstoffe, Spurenelemente, Fette, Aminosäuren und Proteine
- Neuauflage des Klassikers der Orthomolekularen Medizin

Karl F. Haug Verlag / Hüthig GmbH
Im Weiher 10, D-69121 Heidelberg
Tel. 06221/489-555, Fax 06221/489-410
Internet http://www.huethig.de
E-Mail: hvs_buch@huethig.de

HAUG
Hüthig

Kompakt. Kompetent. Ganzheitlich.